U0894469

全国高等中医药院校成人教育教材

中医骨伤科学

国家中医药管理局人事教育司委托修订

主编单位： 江西中医药大学

主　　编： 彭太平

副 主 编： 熊渭平　邓运明　陈明人

编　　委：（按姓氏笔画为序）

王　力　龙剑峰　陈　岗

胡立敏　梁　翔

编　　者：（按姓氏笔画为序）

王　力　王丽华　邓运明

龙剑峰　刘　峰　陈明人

陈　岗　肖昭佳　张伊拉

胡立敏　涂　宏　黄和生

梁　翔　彭太平　熊渭平

主　　审： 王和鸣　施　杞

湖南科学技术出版社

出版说明

根据中医事业发展需要，为促进中医人才的培养，进一步提高全国中医院校函授教育的质量，1983 年，原卫生部中医司指定成都、湖南、湖北、江西、浙江、长春、辽宁、陕西、南京、黑龙江、河南等 11 所中医院校联合编写《全国高等中医院校函授教材》，并确定了教材编审组成员。1984 年元月，各参编单位在长沙举行了第一次编写会议，会议讨论了教材的编写原则和编写体例。会议一致认为，教材的编写要根据中医高等函授教育的目标，切实做到“体现中医特色，确保大专水平，突出函授特点”。为此，在内容分配上要和全日制大专教材相当；在编写过程中要坚持“一家编，多家审”的原则，广泛征求意见，力求重点明确，通俗易懂。为方便函授教学，教材统一设置了一些指导函授教学的栏目，如“自学指导”、“复习思考题”，考虑基层学员查阅文献有所不便，教材各章附有“参考文献摘录”，将与教学内容密切相关的经典著述附录在课文后，供学员借鉴，加深对课文理解。会议确定全套教材共设 19 门课程，按函授教学需要的先后顺序，于 1985 年陆续出版，1988 年 2 月出齐。尔后，根据中医临床的需要和函授师生的反映，经国家中医药管理局同意，决定在 19 门中医课程教材的基础上，增设 5 门西医课程教材，分别由北京、广州、南京、河南、湖南 5 所中医院校主编，并于 1988 年 4 月在长沙举行了编写会议，在坚持整套教材编写原则和体例风格的基础上，会议商讨了有关中医学习西医知识教材编写出版事宜。西医课程教材于 1990 年全部出版。

《全国高等中医院校函授教材》的出版对规范函授中医专业教学内容及人才知识结构起到十分重要的作用。因其有重点突出，内容丰富，编写形式适合在职中医人员业余学习等优点，多年来一直被多数中医院校选用。1995 年全国普通高等院校函授部、夜大学教材评估时，对这套教材的编写质量有较高的评价。

10 多年来，随着医药科学的发展，知识更新，医学模式转变和中医药教育改革的不断深入，教材内容也需要作相应的修订和完善。1999 年 12 月在成都召开的全国中医药成人教育学会理事会四届一次会议上，全体理事讨论了湖南科学技术出版社提出的《关于修订〈全国高等中医院校函授教材〉的报告》；2000 年 5 月，国家中医药管理局本着政府职能转变的原则要求，为充分发挥学会和中介组织作用，决定委托全国中医药成人教育学会高等教育研究会负责组织《全国高等中医院校函授教材》的修订和编写工作。同时，为适应中医药成人教育的需求，决定将教材更名为《全国高等中医药院校成人教育教材》。根据国家中医药管理局的决定，全国中医药成人教育学会高等教育研究会2000年6月在长沙举行了教材修订主编会议，成都、广州、南京、北京、山东、湖南、河南、辽宁、浙江、黑龙江、湖北、长春、陕西、江西等14所中医药院校的主编出席了会议。会议进一步明确了《全国高等中医药院校成人教育教材》是在1983年编写的《全国高等中医院校函授教材》基础上的修订和补充编写，要求这次修订编写在原函授教材的基础上保持基本架构不变，重在充实完善，要根据教学实践中发现的问题和新形势下成人教育的需要来修订编写。考虑到成人教育主要是培养基层实用型人才，编写教材要求做到“理论够用为度，便于自学，重在实用”。

修订新版的《全国高等中医药院校成人教育教材》由国家中医药管理局人事教育司（原科技教育司）委托组织编写（修订），实行主编负责制，坚持“一家编，多家审”的原则，强调质量第一。修订后的教材保留适应成人教育、方便业余学习的体例形式，同时结合中医药成人教育改革与发展的趋势，作了进一步改进和完善。为适应当前中医药事业的发展，在课程设置上新教材增设了《推拿学》、《医学心理学》、《药理学》、《预防医学》、《急诊医学》、《卫生法规》等6门课程。为了满足不同层次的教学需要，修订新版教材采用“一书两纲”的形式，即一本教材内容定位在本科教学水准，同时考虑专科教学需要，两本大纲分别指导本科、大专两个层次的教学。教学时数分配，本科部分在中医本科成人教育教学计划未发布以前，暂时参照全日制本科教学计划安排；专科部分按国家中医药管理局确定的成人高等专科教育中医学专业教学计划安排。

中医药成人教育是中医人才队伍建设的一个重要组成部分，尽管我们已取得了相当的成绩，积累了许多宝贵经验，前进的道路仍十分漫长，还有许多课题需要我们去探索，还有许多困难有待我们去克服。教材编写是教育事业的一项基础工作，直接关系到教学质量的提高，编好教材不仅需要作者们呕心沥血，更需要教学师生的关心和支持，诸如课程体系设置是否合理、教学内容详略是否恰当、大纲安排是否切合实际等等，都有待广大师生提出批评和建议，以便今后修订再版时更臻完善。

最后，我们要感谢参编院校的领导和各位主编，他们为教材的编写、修订作出了无私的贡献和积极的努力；感谢使用教材的院校领导和师生，他们一直关心教材的编写、修订，并提出了许多宝贵的建议。我们深信，有编者、读者和出版者的共同努力，《全国高等中医药院校成人教育教材》必将成为中医药园地中一朵绚丽的奇葩。

湖南科学技术出版社

前　言

《中医骨伤科学》是受国家中医药管理局科技教育司委托，根据全国中医药成人教育学会高等教育研究会于2000年6月在长沙召开的《全国高等中医药院校成人教育教材》主编会议精神进行修订的，供全国高等中医药院校成人教育教学（本、专科）使用，亦可供全日制本科生和中医自学者参考使用。

本教材编写在内容和形式上均有较大的更新，以适应新世纪中医骨伤科学教学的发展和便于成人教育学生的理解和自学。考虑到成人教育以培养基层实用型人才为主要目的，本教材在编写过程中贯彻"确保本科水平，突出成教特色，重在实用，便于自学"的原则，并充分吸收当今学科发展的新进展、新成果，力求体现教材的思想性、科学性、先进性、实用性、启发性和新颖性。本教材共分8章，包括中医骨伤科学发展简史、损伤分类及病因病机、辨证检查、治疗方法、骨折、关节脱位、筋伤和常见骨关节疾病等内容。考虑到教学和临床应用的实际情况，本教材在增加"常见骨关节疾病"一章的同时，删除了原函授教材《中医伤科学》中的"内伤"，而将其主要相关内容分别融入总论、骨折、关节脱位及常见骨关节疾病等章节之中。同时为了便于学生理解骨伤病病机和模拟手法操作，本教材增加了大量图解，体现了中医骨伤科学形象性强的特色。为帮助学生自学复习时参考，各章节后还编有自学指导，书末附有3套模拟试题及答案。

本教材系由临床教师在临床和教学之余利用业余时间编写而成，由于作者水平有限，疏漏之处在所难免。希望各校在使用过程中提出宝贵意见，以便今后修订时改进提高。

本教材的编写大纲及全书统稿工作由熊渭平教授负责完成。全书编写完成后，邀请福建中医学院王和鸣教授和上海中医药大学施杞教授主审，两位教授对教材内容进行了精心审阅并提出了宝贵的修改意见和建议，在此表示衷心的谢意！

编　者

2004年3月于南昌

目　　录

附　篇

第一章　中医骨伤科学发展简史

【目的要求】

1. 了解中医骨伤科学的源流及发展概况。
2. 熟悉唐代以来中医骨伤科学的发展成就、医家和专著。
3. 熟悉建国以后中医骨伤科学发展的重要成就。

【自学时数】

2～4 学时。

中医骨伤科学是中医学的一大临床学科，与其他临床学科一样，占有重要的地位。它是一门研究人体皮肉、筋骨、脏腑、经络、气血、津液损伤和疾病防治的学科。中医骨伤科学历史悠久，内容丰富，理论完整，对中华民族的繁衍昌盛和中医学的发展起了积极作用，产生了深远的影响。骨伤科历史上曾有折疡、金疡、金镞、接骨、正骨、正体等不同称谓，现称骨伤科，当今骨伤科形成了完整的理论体系和中西合璧的新的诊治方法。

一、中医骨伤科学的起源（远古～公元前 21 世纪）

在距今大约 50 万年以前，我们的祖先在与大自然的恶劣条件搏斗中，历尽艰苦，险劣的生活环境和艰苦劳动，常常造成损伤。各种损伤严重威胁着他们的生存，人类为求得生存，必须与威胁其生命的损伤疾病作顽强斗争，如同在茫茫的大自然中寻找食物，细心摸索着医治损伤疾病的方法。从偶然的发现，到有意识去寻觅；从点滴的体会，到共同的经验。日积月累，逐渐产生了原始的医药知识。“北京猿人”已能制造粗糙的石器工具和原始骨器，且已学会用火，在此基础上，懂得用兽皮、树枝包上烧过的砂土或石块作局部热熨以消除伤痛，这是原始的热熨法。原始人与猛兽搏斗或部落之间发生战争也经常发生损伤，于是便采用树叶、草茎等敷裹伤处止血、止痛，久而久之就发现了一些外用草药，这就是外治法的起源。在距今 6000～7000 年的新石器时代的遗址中，发现了各种各样的石针、骨针，这就是针术的萌芽，也是骨伤科应用原始医疗工具的开始。后世《帝王世纪》“伏羲尝百草，制九针，以极夭枉”，既说明了原始人认识药物的历史，也说明了当时已采用石针治疗疾病。近代的考古发现证明仰韶文化时期已有石镰（又称磷石、磷镰、石针），这种石器外形近似现代的镰刀，尖锐可以砭刺，凹陷可以用于切割。原始社会石器时代的晚期已有专门的伤科医生。《史记·扁鹊仓公列传》记载：“上古之时，医有俞拊，治病不以汤液醴酒，镵石桥引，案杌毒熨，一拨见病之应，因五脏之输，乃割皮解肌，决脉结筋。”俞拊就是新石器时代的伤科医生，他采用石针，导引按摩、推拿与药物熨贴方法，并用砭石针刺，切割皮肤肌肉，以疏通筋脉。

二、中医骨伤科学的萌芽（公元前21世纪～前475年）

我国奴隶社会经历了夏、商、周三代。奴隶社会较之原始社会在生产力、文化等方面都有了发展，促进了医学的进步，骨伤科开始萌芽，出现了骨伤科医生——“疡医”。

据记载，夏代已发明了酿酒，酒可以通血脉，行药势，也可用以止痛，这对处理创伤疾病具有重要的意义。

从殷墟出土文物来看，商代不仅有刀、针、锛、矢等青铜器，还发现了炼铜遗址和铜范，表明商代已达到青铜器的全盛时期。青铜器的广泛使用，改进了医疗工具，砭石逐渐被金属的刀、针所代替。这是我国针术的萌芽，也是骨伤科应用原始医疗工具的开始。商代后期，我国汉字发展已经基本成熟，从甲骨卜辞和器物铭文的文字中，可看出当时已经懂得用器官和部位定病名，其中骨伤科方面有疾手、疾肘、疾胫、疾趾、疾骨等。疾骨是指骨骼的伤病；疾手是指手部伤病；疾肘是指肘关节伤病；疾胫是指小腿伤病；疾趾是指手指或脚趾伤病。如此等等，都反映了商代对骨伤病的认识。此外，在治疗方面，伊尹创制了汤液，标志复合方剂诞生，提高了药物疗效，为创伤实施内治奠定了基础。

周代随着社会的进步，政治、经济、科技文化的繁荣和发展，社会分工已很明确，出现了专门的医生职业，使医学从巫术中解脱而独立，医学本身也出现了专科分化，并有考核制度、病历报告制度等等。这种医事制度在当时是十分进步的，对促进医药学的发展具有重要的意义。

《周礼·天官》记载：“医师掌医之政令，聚毒药以共（供）医事。”医生分为“食医”、“疾医”、“疡医”和“兽医”。其中疡医就是外科和骨伤科医生。这是我国最早的医学分科记载。

《礼记·月令孟秋》记载：“命理瞻伤、察创、视折、审断，决狱讼必端平。”汉代蔡邕注：“皮曰伤（皮肤损伤破裂），肉曰创（皮肤与肌肉损伤破裂），骨曰折（骨骼折断），骨肉皆绝曰断（皮、肉、筋、骨损伤断裂）。”说明当时已把损伤分成4种不同类型，同时采用“瞻”、“察”、“视”、“审”4种诊断方法，这既是法医学起源的记述，又反映了当时骨伤科的水平，对后世骨伤科的发展影响颇大。

三、中医骨伤科学理论的初步形成（公元前475～221年）

战国、秦汉时代，我国从奴隶社会进入封建社会，政治、经济、文化都有显著的进步，学术思想十分活跃，出现“诸子蜂起，百家争鸣”的局面，促进了医学的发展，骨伤科基础理论亦初步形成。

据考古发现，在湖南长沙马王堆三号墓发掘的医学帛书中，有《足臂十一脉灸经》、《阴阳十一脉灸经》、《阴阳脉死候》、《五十二病方》和《帛画导引图》等。专家考证系战国时代的文献，保存了当时诊治骨折、创伤及骨病的丰富经验，包括手术、练功及方药等。《足臂十一脉灸经》记载了“折骨绝筋”（即闭合性骨折），共103个病名，涉及内、外、骨伤、妇、儿、眼、耳、鼻、咽喉、口腔诸科，其中有“诸伤”、“胻伤”、“骨疽”、“骨瘤”等骨伤病症。《五十二病方》中应用水银膏治疗外伤感染，这是世界上应用水银于外伤科的最早记录。《帛画导引图》绘有导引练功图像与治疗骨伤疾患的文字注释。

《黄帝内经》是我国最早的一部医学典籍，较全面、系统地阐述了人体解剖、生理、病因、病机、诊断、治疗等基础理论，奠定了中医理论体系。《内经》已有系统的人体解剖学知识，如《灵枢·骨度》对人体头颅、躯干、四肢各部骨骼长短、大小、广狭标记出测量的尺寸。《内经》对人体的骨、脉、筋、肉及气血都有精辟的论述。如《灵枢·经脉》曰："骨为干，脉为营，筋为刚，肉为墙。"并指出人体外部皮肉筋骨与体内五脏六腑关系密切。《内经》阐发的肝主筋、肾主骨、肺主皮毛、脾主肌肉、心主血脉及气伤痛、形伤肿等基础理论，一直指导着骨伤科的临床实践。《内经》还阐述骨病的病因、病机。如《灵枢·痈疽》曰："热盛则腐肉，肉腐则为脓。"《灵枢·刺节真邪》曰："烂肉腐肌为脓，内伤骨为骨蚀……有所结，深中骨，气因于骨，骨与气并，日以益大，则为骨疽。"《素问·痹论》曰："风寒湿三气杂至，合而为痹。"《素问·萎论》还将萎证分为萎躄、脉萎、筋萎、骨萎、肉萎等，分别加以论述。此外，《吕氏春秋·季春纪》认为："流水不腐，户枢不蠹，动也；形气亦然，形不动则不流，精不流则气郁。"主张用练功的方法治疗足部"萎躄"（肢体筋脉迟缓，软弱无力，行动不便的疾病），为后世骨伤科"动静结合"的理论奠定了基础。

秦汉时期，骨伤科临床医学得到发展。西汉初期，名医淳于意的"诊籍"记录了两例完整骨伤科病案：一则是堕马致伤；一则是举重致伤。西汉中期《居延汉简》中"折伤部"记载了创伤骨折的治疗医案。东汉早期《武威汉代医简》载录治疗金疡、外伤方10余首，有止痛、逐瘀、止痉的作用，较之《五十二病方》有明显进步。东汉时期的《神农本草经》载中药365种，其中用于骨伤科的药物近100种。汉代著名外伤科医家华佗，既能用方药、针灸治病，更擅长开刀手术，并注重养生练功。他发明了麻沸散，用以全身麻醉，施行剖腹术和刮骨术；还创立了五禽戏，指出体育疗法的作用和重要性。东汉末年杰出医学家张仲景总结了前人的医疗成就，并结合自己的临床经验著成《伤寒杂病论》，这是我国第一部临床医学巨著。他在《内经》、《难经》的理论基础上，以六经论伤寒，以脏腑论杂病，创立了理、法、方、药结合的辨证论治法则。书中记载的攻下逐瘀方药，如大承气汤、桃仁承气汤、大黄牡丹皮汤、大黄䗪虫丸和下瘀血汤等，至今依然被骨伤科医家所推崇。书中还记载了牵臂法人工呼吸、胸外心脏按摩等创伤复苏术。

四、中医骨伤科学的进步与发展（公元221～960年）

魏、晋、隋、唐、五代，随着经济、文化的不断发展，医疗经验的逐渐丰富，医学理论的提高，医学的发展趋向专科化，骨伤科在临床诊断和治疗技术方面都有显著的进步和提高，并成为一门独立的学科。北魏太医署已有骨伤专科医生——折伤医。晋代葛洪著《肘后救卒方》记载了颞颌关节脱位口腔内整复方法："令人两手牵其颐，暂推之，急出大指，或咋伤也。"这是世界上最早的颞颌关节脱位整复方法，直至现在还普遍沿用。他还首先记载使用竹片夹板固定骨折，夹缚松紧要适宜，指出固定后勿令转动，避免骨折再移动。对开放性损伤，指出创口早期处理的重要性；对外伤性肠断裂，采用桑皮线进行缝合术；记载了烧灼止血法；首创了以口对口吹气法抢救猝死病人的复苏术。

南北朝时期，龚庆宣整理的《刘涓子鬼遗方》（公元483年）是我国现存最早的外伤科专书，对金疮和痈疽的诊治有较详尽的论述。收载了治疗金疮跌仆方，计有34首之多。

隋代巢元方著《诸病源候论》（公元610年），探求诸病之源、九候之要，载列证候1720条，为我国第一部病理学专著。该书已经将骨伤科病列为专章，其中有"金疮病诸候"

二十三论，“腕伤病诸候”九论，对创伤骨折及其并发症的病源和证候有较深入的论述，对骨折的处理提出了很多合理的治疗方法。该书对破伤风的症状描写得非常透彻，并指出这是创伤后并发症。“金疮筋急相引痛不得屈伸候”和“金疮伤筋断骨候”记载了循环障碍、神经麻痹、运动障碍的症状，还指出软组织断裂伤、关节开放性损伤必须在受伤后立即进行缝合，折断的骨骼亦可用线缝合固定，这是有关骨折治疗、施行内固定的最早记载。“金疮病诸候”还精辟地论述了金疮化脓感染的病因、病理，提出清创疗法四要点（清创要早、要彻底、要正确地分层缝合、要正确包扎），为后世清创手术奠定了理论基础。该书在治疗开放性覆辙、清除异物、结扎血管止血、分层缝合等方面的论述，都达到了很高水平。

唐代孙思邈著《备急千金要方》，在骨伤科方面总结了补髓、生肌、坚筋、壮骨等类药物，介绍了人工呼吸复苏、止血、镇痛、补血、活血化瘀等疗法；记载了下颌关节脱位复位后采用蜡疗、热敷、针灸等外治法，丰富了骨伤科治疗的内容。

唐代王焘著《外治秘要》（公元752年），其中收录了折损、金疮等骨伤科疾病治疗方药；把损伤分为外损与内损；列骨折、脱位、内伤、金疮和急危重症等五大类。

唐代蔺道人著《仙授理伤续断秘方》是我国现存最早的骨伤科专著，分述骨折、脱位、内伤三大类证型；总结了一套诊疗骨折、脱位的手法，如“相度损处、拔伸、用力收入骨、捺正”等；提出了正确复位、夹板固定、内外用药和功能锻炼四大治疗原则；对筋骨并重、动静结合的理论也作了进一步阐发。该书对于难以手法复位的闭合性或开放性骨折，主张采用手术复位；首次记载了髋关节脱位，并将髋关节脱位分为前脱和后脱位两种类型，采用手牵足蹬法治疗髋关节后脱位；利用杠杆原理，采用“椅背复位法”治疗肩关节脱位。该书还介绍了杉树皮夹板固定法：“凡用杉皮，浸约如指大片，疏排令周匝，用小绳三度紧缚。”对内伤症，采用“七步”治疗法；提出了伤损按早、中、晚三期治疗的方案。所载药139味，方50首，包括内服方及填疮、敷贴等外用方剂，体现了骨伤科内外兼治的整体观。

五、中医骨伤科学的繁荣与兴旺（公元960～1368年）

宋元时期医学较隋唐五代有较大发展。宋朝“太医局”设9科，内有“疮肿兼折疡科”，太医局编辑的医书《圣济总录》内容丰富，其中折伤总结了宋代以前的骨伤科医疗经验，强调骨折、脱位复位的重要性；记载了刀、针、钩、镊等手术器械，对腹破肠出的重伤采用合理的处理方法。张杲著《医说》记载了随军医生“凿出败骨”，治疗开放性胫腓骨骨折成功的病案，并介绍了用脚踏转轴及竹管的搓滚舒筋练功疗法，以促进骨折损伤后膝、距小腿（踝）等关节的功能恢复。《夷坚志·卷十九·邢氏补颐》记载了在颌部施行类似同种异体植骨术的病例，这是世界上最早的同种异体骨移植法记载。宋代王怀隐等编的《太平圣惠方》，其中“折伤”、“金疮”属骨伤科范畴，对骨折内治提出了“补筋骨、益精髓、通血脉”的治疗思想，对骨折外固定提出了用柳木夹板固定，并推广淋、熨、贴、熁、膏摩等外治法治疗损伤。宋代法医学家宋慈所著《洗冤集录》是我国现存最早的法医学专著，对全身骨骼、关节结构描述颇详，同时还记载了人体各部位损伤的病因、症状及检查方法，促进了骨伤科的繁荣。

元朝“太医院”设13科，其中包括“正骨科”和“金镞兼疮肿科”。元代危亦林著《世医得效方》，不仅继承了前人治疗骨伤病的经验，而且对骨折、脱位的整复手法和固定技术有所创新。他是世界上采用悬吊复位法治疗脊柱骨折的第一人：“凡挫脊骨，不可用手整顿，须用软绳从脚吊起，坠下身直，其骨使自归窠，未直则未归窠，须要坠下，待其骨直归窠，然后用大桑皮一片，放在背皮上，杉树皮两三片，安在桑皮上，用软物缠夹定，莫令屈，用药治之。”此法比达维（Davi）1927年开始使用相同方法至少早580年。该书还把距小腿关节（又称踝关节）骨折脱位分为内翻、外翻两型，并按不同类型施用不同复位手法。危氏对开放性骨折，主张扩创复位加外固定治疗。危氏还创制了内服麻药“草乌散”（又称麻药方），对其组成、功用、剂量及注意事项都有详细记载。元代《回回药方》载有“金疮门”和“折伤门”，大部内容继承《仙授理伤续断秘方》和《世医得效方》等经验，有些部分还结合阿拉伯外来医学知识，反映了元代骨伤科的繁荣与兴旺。

六、中医骨伤科学的兴盛与提高（公元1368～1840年）

明清时期，骨伤科出现了许多有相当成就的医学家，撰写了大量的骨伤科专著，他们不仅总结了前人的经验，而且不断提出新的理论和观点，从而形成不同学派，这是骨伤科发展史上的兴盛与提高时期。

明朝太医院设13科，其中设“金镞”和“接骨”两个专科，隆庆五年（公元1571年）改名为外科和正骨科（又称正体科）。永乐年间（公元1406年）朱橚等编著的《普济方·折伤门》中辑录了15世纪以前的正骨技术，内容十分丰富。书中有关骨伤科方1256首，首先专列总论，强调手法整复的重要性，并介绍用“伸舒揣捏”整复前臂双骨折和胫腓骨骨折；对伸直型桡骨远端骨折，创用了“将掌向上，医用手撙损动处，将掌曲向外捺令平正”的整复手法，并采用超腕关节固定；用按压复位、抱膝圈固定法治疗髌骨骨折等；还提出了以“粘膝不能开”和“不粘膝”的鉴别髋关节后脱位和前脱位的诊断方法。薛己著《正体类要》两卷，上卷论正体主治大法及扑伤、坠跌金伤治验、汤火伤治验；下卷附诸方药。全书记载验案65则，载方71首，主要介绍跌打损伤的辨证论治。薛氏非常重视整体疗法，在该书序文中指出“肢体损于外，则气血伤于内，营卫有所不贯，脏腑由之不和”，阐明了骨伤科疾病局部与整体的辨证关系，这一论点对后世产生了巨大影响。异远真人著《跌损妙方》记载全身57个穴位，总结了一套按穴位受伤而施治的方药，其“用药歌”在骨伤科界广为流传。著名医药学家李时珍的《本草纲目》载药1892味，其中有关骨伤科药物170余种。王肯堂著《证治准绳》，其卷六为损伤门，对骨折有较精辟的论述。对肱骨外科颈骨折采用不同体位固定，若向前成角畸形，则用手巾悬吊腕部置于胸前；若向后成角，则应置于胸后。该书还把髌骨损伤分为脱位、骨折两类，骨折又分为分离移位和无移位两种，分离移位者主张复位后用竹箍扎好，置膝于半伸曲位。

清朝太医院设9科，其中有“疮疡科”和“正骨科”。吴谦等编著《医宗金鉴·正骨心法要旨》系统地总结清代以前的骨伤科经验，对人体各部位的骨度、内外治法方药记述颇详，既有理论又重实践，图文并茂。该书把正骨手法归纳为摸、接、端、提、推、拿、按、摩八法。介绍用手法治疗腰腿痛等伤筋疾患，使用攀索叠砖整复胸腰椎骨折脱位，并主张于腰背骨折处垫枕，保持脊柱过伸位，以维持其复位效果。在固定方面提出：“爰因身体上下、正侧之象，制器以正之，用辅手法之所不逮，以冀分者复合，欹者复正，高者就其平，陷者升其位。”并创造和改革了多种固定器具，如对脊柱中段损伤采用通木固定，下腰损伤采用腰柱固定，四肢长骨干骨折采用竹帘、杉篱固定，髌骨骨折采用抱膝圈固定等。钱秀昌著《伤科补要》，较详细地论述骨折、脱位的临床表现及诊治方法，对髋关节后脱位采用屈髋、屈膝拔伸回旋法整复。该书还载有医疗器械固定图说、周身各部骨度释义、骨伤科脉诊以及大量方剂。《伤科补要》序文中还有杨木接骨的记载，这是利用人工假体代替骨头植入体内治疗骨缺损的一种尝试。沈金鳌著《沈氏尊生书·杂病源流犀烛》，发展了骨伤科气血病机学说，对内伤的病因、病机、辨证论治有所阐发。胡廷光著《伤科汇纂》，收集了清代以前有关骨伤科文献，结合其临床经验加以整理，是一部价值较高的骨伤科专著。该书系统地阐述了各种损伤的诊治，记载了骨折、脱位、筋伤的检查、复位法，附录许多治验医案，并介绍大量骨伤科处方及用药方法。赵廷海著《救伤秘旨》收录少林学派的治伤经验，记载人体36个致命大穴，介绍了损伤各种轻、重症的治疗方法，收载“少林寺秘传内外损伤主方”，并增加了“按证加减法”。王清任著《医林改错》，对人体解剖非常重视，善活血化瘀法治疗损伤。如血府逐瘀汤、通窍活血汤、膈下逐瘀汤、身痛逐瘀汤等，至今仍为骨伤医家广为采用。于此可见，明清两代堪称我国骨伤科发展的鼎盛与提高时期。

七、中医骨伤科学的厄运与危机（公元1840～1949年）

中医骨伤科学是我国劳动人民在长期与损伤及骨关节疾病作斗争中所积累的丰富理论和宝贵实践经验的结晶，其中有不少是世界上最早的发明和创造，代表了当时的世界先进水平，对我国以及世界人民的健康事业作出巨大的贡献。但是1840年鸦片战争以后，中国沦为半封建半殖民地，随着帝国主义文化侵略，中国医学备受摧残，骨伤科面临危机。

1914年北洋军阀统治时期，教育总长汪大燮即主张废除中医中药。1929年2月，国民党政府召开第一次中央卫生委员会议，通过余岩（云岫）等人提出的“废止旧医以扫除医事卫生之障碍案”。同时提出消灭中医的所谓“理由”，企图全盘否认中医在我国历史上对中华民族的繁衍、昌盛和保健事业的卓越贡献。

余岩在他的《医学革命论》中写道：“我国旧医之理论，荒唐诞怪无可掩饰，惟有听其沦丧而已……欲保存国粹，于方药尚有一线之望。”同时他还把针灸、按摩等我国长期以来行之有效的诊疗方法与巫术占卜等迷信活动混为一谈，从而提出“废医存药”之谬说。

新中国建立之前，中医中药其延续的方式，只能是以家传或师承为主，医疗活动也只是以规模极其有限的私人诊所形式开展，许多骨伤科医生流于民间。私人诊所在当时不仅是医疗单位，而且也是教徒授业的教学场所，借此中医的许多宝贵学术思想与医疗经验才得以流传下来。

八、中医骨伤科学的新生与空前发展（公元1949年～　　）

中华人民共和国成立后，随着经济、政治与文化科学的变革，骨伤科也从分散的个体开业形式向集中的医院形式过渡。1958年以后，全国各地有条件的省、市、县均相继成立了中医院，中医院多设有骨伤科，不少地区还建立了专门的骨伤科医院。在医疗事业的基础上，上海市首先成立了“骨伤科研究所”。20世纪70年代北京中国中医研究院骨伤科研究所与天津市中西医结合治疗骨伤研究所相继成立。嗣后其他不少省市也纷纷成立骨伤科研究机构。这标志着中医骨伤科不仅在临床医疗实践方面，而且在基础理论与科学研究方面都取得了进展。

自20世纪50年代开始，全国各省市普遍建立中医院与中医学院（校），为国家培养了大批骨伤科人才；80年代各中医学院相继成立中医骨伤系，北京针灸骨伤学院、广州、福建、江西等14所中医院校编写了我国第一部骨伤专业系列教材，促进了骨伤科迅速发展。除了招收学士学位的大学本科生外，16所院校培养了一批骨伤专业硕士研究生，3所院校培养了骨伤科博士研究生。

全国各地著名老中医的正骨经验也普遍得到整理与继承，有代表性的著作如石筱山《正骨疗法》、《平乐郭氏正骨法》、《魏指薪治伤手法与导引》，郑怀贤《伤科诊疗》，杜自明《中医正骨经验概述》，梁铁民《正骨学》，《刘寿山正骨经验》，《林如高正骨经验》及《林如高正骨经验荟萃》等。

1958年，我国著名骨科专家方先之、尚天裕学习名老中医正骨经验，博采各地中医骨科之长，运用现代科学知识和方法，总结出新的正骨八大手法，研制成功新的夹板外固定器具，同时配合中药内服、外治及传统的练功方法，形成一套中西医结合治疗骨折的新疗法。其编著的《中西医结合治疗骨折》一书，提出“动静结合”、“筋骨并重”、“内外兼治”、“医患合作”治疗骨折的四项基本原则，使骨折治疗提高到一个新水平，在国内外产生了重大影响。

20世纪70年代，我国在治疗开放性骨折感染、脊椎骨折、关节内骨折及陈旧性骨折脱位等方面总结了成功经验，治疗慢性骨髓炎、化脓性关节炎等取得了很好疗效，传统的中医骨伤科经验得到进一步发掘、整理与提高，逐步形成一套有中国特色的治疗骨折、骨病与软组织损伤的新疗法。在外固定方面，各地在总结中西医固定器械优缺点的基础上，把两者有机地结合在一起，运用现代科学理论加以论证。在这方面工作较突出的有北京中国中医研究院“骨折复位固定器”、天津医院“抓髌器”、河南洛阳正骨医院“尺骨鹰嘴骨折固定器”以及上海第六人民医院“单侧多功能外固定器”等。

近年来，由于临床与实践研究的发展，在传统方剂的基础上，各地都总结出了各种有效方剂。如吉林省刘伯龄教授研制的“骨质增生胶囊”，贵州省时光达教授研制的“仙灵骨葆”治疗骨痹证，均取得了良好的治疗效果。上海根据气血理论，运用益气化瘀法治疗颅脑外伤后形成的慢性硬脑膜下血肿46例，经CT确诊并复查证实治疗效果优良率为95.7%。这些新方药的出现，是对原来传统方剂的继承和发展。由于近年来不断对临床方药有效成分的研究，并增强了实验室数据，在基础理论方面得到很大提高，这些都促进了新的骨伤科方剂学的产生。

1986年，中国中医药学会骨伤科第一届委员会在上海成立，由此中医骨伤科学术交流日趋频繁，一方面推广传统、有效的医疗方法，另一方面用先进的科学技术深入研究骨伤病治疗机制。尤其是近年来光镜、电镜、电生理、生物化学、分子生物学、放射性核素、电子计算机横断扫描、磁共振等现代科学技术在骨伤科基础研究与临床医疗中普遍得到应用，极大地推动了中医骨伤科学的发展。改革开放以来，中医骨伤科学已走出国门，对外交流亦日益频繁。加快步伐使中医骨伤科学的发展适应新的形势发展需要，与国际先进医疗技术接轨，赶超世界先进水平成为当务之急。

自学指导

【重点难点】

本章通过自学了解中医骨伤科学发展的悠久历史，中医骨伤科学萌芽（公元前21世纪～前475年），中医骨伤科学理论的初步形成（公元前475～221年），中医骨伤科学临床医学进步（公元221～960年），中医骨伤科学的繁荣和发展（公元960～1840年），中医骨伤科学的危机（公元1840～1949年），中医骨伤科学的新生与发展（公元1949年～　）。熟悉唐代以来中医骨伤科学发展的成就及骨伤科专著的主要内容，主要熟悉建国以来中医骨伤科学的发展和重要成就，尤其是首先提出的新理论、新方法、新成果。在历史著作中重点熟悉《仙授理伤续断秘方》、《洗冤集录》、《世医得效方》、《正体类要》、《医宗金鉴·正骨心法要旨》、《伤科汇纂》、《伤科补要》、《救伤秘旨》等专著的主要内容。

【复习思考题】

1. 我国现存最早的病理学专著、外科学专著、骨伤科专著、法医学专著分别是什么？出于哪个朝代？作者是谁？
2. 《医宗金鉴·正骨心法要旨》提出的正骨八法是什么？
3. 《仙授理伤续断秘方》有哪些主要学术成就？
4. 《正体类要》在阐述骨伤疾病局部和整体关系中指出什么？
5. 《伤科补要》主要有哪些学术成就？
6. 建国以后中医骨伤科学有哪些主要成就？

〔彭太平〕

第二章　损伤分类与病因病机

【目的要求】

1. 了解造成损伤的各种因素，气血津液、筋骨及脏腑的病机特点及其相互关系。

2. 熟悉各种分类方法的特点和内在联系及内因对伤病发生发展的影响。

3. 掌握损伤的常用分类方法、外力作用的4种基本性质和致伤特点。

4. 掌握损伤后局部外伤与脏腑气血功能紊乱的内在联系以及气血病机与损伤的关系。

【自学时数】

6～8学时。

本章共3节。第一节介绍了损伤的概念和各种分类方法及其临床意义；第二节叙述了损伤的病因，重点论述了外力在损伤发病中的主导作用及其不同性质外力所致的损伤的临床特点，同时亦强调了内因对伤病发生、发展的重要影响；第三节阐述了损伤的病因病机，着重说明了气血、筋骨病机与损伤的重要关系。

第一节　损伤的分类

外界各种致伤因素作用于人体，使皮肉、筋骨、脏腑等组织器官出现结构上的破坏和功能上的紊乱，此即为损伤。中医学对损伤早就有所认识，在周代即有分类的记载。如《礼记·卷九》已将损伤分为金疡、折疡，书中并记载了损伤可分为伤（皮伤）、创（肉创）、折（骨折）、断（骨肉皆离断）四类。唐代《外台秘要》又将损伤分为外伤和内伤两类。后世对损伤分类的认识又有不少的发展。现代社会随着工、农业的发展和交通的发达，损伤类疾病呈上升趋势。因此，根据损伤特点进行科学分类，以指导临床治疗是十分必要的。

一、按损伤部位分类

（一）外伤

外伤包括皮肉、筋骨的损伤，具体可分为骨伤（包括骨折和脱位）、筋伤。

1. 骨伤：由于外力作用而使骨关节遭受损伤。

（1）骨折：古称折骨，指骨骼受伤而使骨的完整性或连续性部分或完全中断。根据损伤的程度不同而分为骨裂（主要指不完全骨折）、骨断（主要指骨骼完全断裂并有错位者）、骨碎（主要指粉碎性骨折、爆裂性骨折和严重的多段骨折或多发性骨折等）3 种。如根据骨折前骨质是否正常，则可分为外伤性骨折和病理性骨折。

（2）脱位：又称脱臼或脱骱，古称出臼。上下骨之相合处有臼有杵，脱臼是指伤后杵骨位置改变而脱离其窠臼者，所以凡在受伤后，使组成关节各骨之关节面失去相互之间正常位置，脱离原位者都称为脱臼或关节脱位。根据脱位的原因临床上常有外伤性脱位、病理性脱位、习惯性脱位、先天性脱位之分；根据受伤的程度可分为全脱位与半脱位两种；根据脱出的方向常分为前脱、后脱、上脱、下脱、内侧脱出、外侧脱出等。

2．筋伤：中医学筋伤的范畴较为广泛。由于扭转、闪挫、切割以及劳损常使筋络、筋膜以及韧带、软骨等受伤或组织退行性变等，均属筋伤的范畴。古代文献把筋伤分为筋断、筋走、筋弛、筋强、筋挛、筋翻、筋错等。

现代骨伤科临床常作如下分类：①按筋伤的暴力性质分为扭伤、挫伤和碾挫伤；②按筋伤的病理特点分为瘀血凝滞（系指筋膜、肌肉的脉络受伤，无筋膜、肌肉、韧带的断裂或撕裂），筋伤断裂（含牵拉伤、撕裂伤和断裂伤），筋纵弛软（含神经损伤和肌肉废用性萎缩等），筋挛拘急（含关节僵硬和肌肉痉挛等），筋出其槽（即筋位异常，含肌腱滑脱和关节的细微错缝）；③按筋伤后局部皮肤黏膜是否完整分为闭合性损伤和开放性损伤，后者（古称“金疡”、“金创”、“红伤”）又可分为擦伤、刺伤、切割伤、裂伤、穿凿伤等。

（二）内伤

骨伤科学范畴中的内伤是指由损伤引起的气血、脏腑、经络组织结构破坏及生理功能障碍，不同于内科领域里的内伤概念。为了区别，又称“内损”。

1．按内伤病理特点分类：可分为伤气（气滞、气闭、气虚、气脱）、伤血（血瘀、血热、血虚、血脱）、伤脏腑（包括脏腑功能损伤和脏器结构的实质性损伤）。

2．按内伤部位不同分类：可分为头部伤、胸部伤、腹部伤。内伤后可出现诸多内证，如损伤血证、损伤疼痛、损伤昏厥、损伤呕吐等。

二、按损伤的过程和外力作用的性质分类

（一）急性损伤

急性损伤是指由突发暴力所致造成的损伤。

（二）慢性劳损

慢性劳损是指由于外力持续作用，劳逸失度或长期姿势不正确的工作而致的损伤，又称劳伤。

三、按损伤后就诊时间的长短分类

（一）新伤

新伤是指受伤时间比较短（一般为 2～3 周之内）的损伤，又称新鲜性损伤。

（二）陈伤

陈伤是指受伤时间比较长（一般为 2～3 周以上）的损伤，又称陈旧性损伤、宿伤，俗称老伤。陈伤的特点是既往一般有损伤史，多为日久失治或久治未愈，或缓解后又因某些诱

因而反复发作。

四、按损伤部位的皮肤或黏膜完整与否分类

（一）闭合性损伤

闭合性损伤是指由钝性暴力作用而致的损伤，受伤部位的皮肤或黏膜完整，无创口。闭合性损伤可分为挫伤、扭伤、挤压伤和冲击伤（爆震伤）等几类。

（二）开放性损伤

开放性损伤多由锐器、火器致伤，但亦可由钝性暴力碾挫造成，受伤部位的皮肤或黏膜破裂而出现创口，创口的形态、大小、深浅因暴力的性质及损伤的程度而异。可深达骨骼、关节，形成开放性骨折和开放性脱位；或仅涉及皮肤筋膜肌肉组织，而形成开放性软组织损伤。

五、按损伤部位的多少及严重程度分类

按损伤部位的多少及严重程度可分为单发性损伤、复杂性损伤和多发性损伤（指 2 个以上解剖部位的较严重的损伤）。

六、按损伤因素的性质及种类分类

按损伤因素的性质种类可分为物理性损伤、化学性损伤、生物性损伤以及复合性损伤（指两种以上不同性质的致伤因素所造成的损伤，如热压伤、烧冲伤等）。

七、按致伤因素的职业特点分类

按致伤因素的职业特点分类可分为生活损伤、工业损伤、农业损伤、交通损伤、运动损伤等。

〔邓运明　陈明人〕

第二节　损伤的病因

损伤的病因即造成人体损伤发生的原因，又称损伤的致病因素。损伤是人体在一定条件下对外界损害因素作用的反应。人体对外界损害因素的反应有其固有的规律，但由于人体所处的环境不同，生理及病理特点等内在因素的不同，生理特点和病理因素等内在条件的不同，加之种类、强度不一的外界致伤因素，因此形成了多种多样的伤病。

中医文献中对损伤病因的论述很多。《内经》即有“坠堕”、“击仆”、“举重用力”、“五劳所伤”等损伤致病因素的记载。历代大多数医家认为损伤的致病原因就是内因和外因。了解损伤的病因，才能对损伤的性质和程度作出比较正确的估计，而对损伤的治疗有着重要的指导意义。

一、外因

损伤外因是指从外界作用于人体而致损伤的因素，主要系外力伤害，但与外感六淫及邪

毒感染等有密切的关系。

（一）外力作用

外力作用可导致机体的组织结构、生理功能失常而引起一系列证候，轻则皮肉损伤而出现肿痛瘀斑，重则皮肉开裂，损伤出血或筋断骨错，甚则内脏损害危及生命。

外力作用根据力的性质不同可分为直接暴力、间接暴力、肌肉强烈收缩力、持续劳损力等。

1. 直接暴力：直接暴力所致的损伤发生在外力直接作用的部位，可由跌仆、坠堕、撞击、扭闪、挤压、击杀、负重等引起（图 2－1）。直接外力损伤造成的骨折常为粉碎或横断性；造成的筋伤多较严重或形成开放性损伤；造成的脱位多并发筋伤断裂和骨端撕脱。

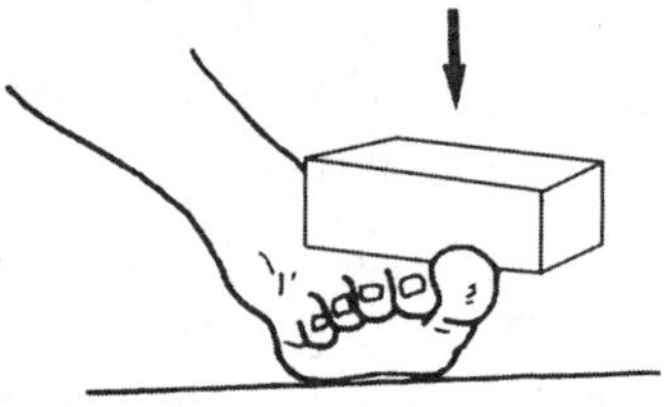

图 2－1　直接暴力（打击）作用形式

2. 间接暴力：间接暴力所致的损伤发生在远离外力作用的部位，间接暴力造成的骨折多为斜形、螺旋形、压缩性和撕裂性。如为筋腱损伤，则多为扭伤；如为内脏损伤，则多为震荡伤。依据间接暴力的不同形式可分为传达暴力、扭转暴力、杠杆暴力 3 种（图 2－2）。

（1）传达暴力：多由大小相等、方向相反的纵向作用力形成，易发生在四肢和脊柱。跌仆和坠堕时多为此种损伤，损伤部位在力的作用中心。而骨质结构薄弱处及运动与静止交界处、骨松质和骨密质交界处易形成力的作用中心，造成骨与关节的损伤。如发生骨折多为斜形或压缩性。

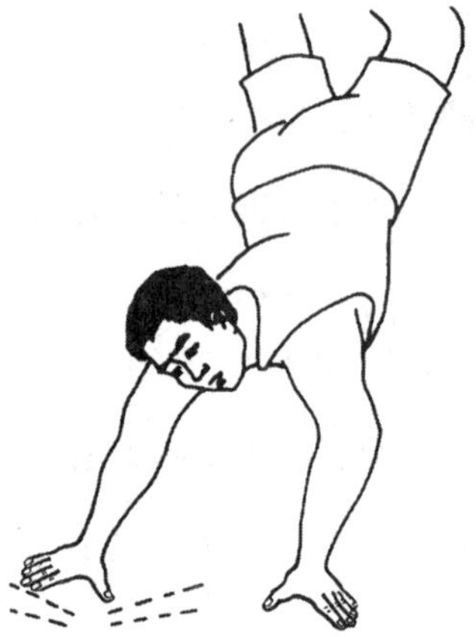

图 2－2　间接（传达）暴力作用形式

（2）扭转暴力：为大小相等、作用方向相反的绕骨干纵轴轴心旋转作用力。所致损伤多发生在关节、筋腱结构薄弱处或骨干细弱处。扭转暴力多形成关节囊、韧带的撕裂伤，如发生骨折多为撕裂性或螺旋形。

（3）杠杆暴力：易在关节和关节附近形成支点，因支撬作用造成筋腱断裂或骨折脱位。如跌仆时上肢高度外展外旋而形成的肩关节脱位，膝关节的急骤屈曲所形成的髌骨骨折均属此类损伤。

3. 肌肉收缩力：在损伤中由于机体的防御反射或在劳作时用力过猛，均可致肌肉强烈收缩，造成筋腱断裂或骨折，如运动员股四头肌强烈收缩致股四头肌断裂，杂技演员翻跟斗小腿三头肌的强烈收缩造成跟腱断裂。若为骨折易形成撕脱性、螺旋形或横断形骨折。如掰手腕所致的肱骨内上髁撕脱骨折，投弹所致的肱骨下 1/3 螺旋骨折等均属此类损伤。

4. 持续劳损力：由于劳作过度或操作姿势不正确，易形成筋肉、骨关节积累性劳损而使组织变性，甚至断裂，此为局部气血阻滞、积劳成疾所致。如长期跋涉可形成第 2 跖骨的疲劳骨折，长期伏案工作易形成颈项部肌肉劳损，长期负重劳作易引起腰肌劳损或椎间盘退行性变均属此类损伤。此外，长期劳损还可致筋肉松弛萎弱，关节失稳，出现筋出槽、骨错缝等。

持续劳损致病多由轻及重，由表及里，由筋及骨，由气血及脏腑。或复加外伤而成急性损伤，但其内因仍是劳损。所以，病势缠绵，反复发作。若持续致局部气血不足，瘀血内停，经脉受阻，风、寒、湿等外邪入侵而成痹证，逢阴雨天易发作，缠绵难愈。

劳损不仅损伤筋骨，还可内伤气血。《灵枢·百病始生》曰："用力过度，则络脉伤，阳络伤则血外溢。"可见，劳损造成的内出血不仅损耗气血，而且溢出之血变成瘀血，而变生其他疾病。《素问·宣明五气篇》曰："五劳所伤，久视伤血，久卧伤气，久坐伤肉，久立伤骨，久行伤筋，是为五劳所伤。"都说明了劳损可内伤气血筋骨。劳损病变可累及脏腑，尤以肾为明显。肾主腰脚，腰为肾之腑，腰腿长期劳累，耗伤气血，气虚精亏则肾更虚。所以《灵枢·邪气脏腑病形》有"有所用力举重，若入房过度，汗出浴水，则伤肾"之论。

（二）外感六淫

外感六淫诸邪对损伤疾病有一定的影响。人体四肢百骸遭受外伤后，气血、筋骨、脏腑经络受损，尤其年老体弱或久病体虚者，六淫之邪常乘虚而入。如损伤后，若受风、寒、湿的侵袭，可引起腰部和四肢关节痹痛及宿伤外合风湿所形成的陈伤旧患经久难愈，均属此类疾患。正如《诸病源候论·卒腰痛候》指出："夫劳伤之人，肾气虚损，而肾主腰脚，其经贯肾络脊，风邪乘虚，卒入肾经，故卒然而患腰痛。"《仙授理伤续断秘方》曰："损后中风，手足痿痹，不能举动，筋骨乖张，挛缩不伸。"说明各种损伤可因风寒湿邪乘虚侵袭。经络阻塞，气机不得宣通，引起肌肉挛缩或松弛无力，故致关节活动不利，肢体功能障碍。

此外，古代医家亦认为六淫诸邪亦可致筋骨、关节发生疾病。如对落枕的病因，《伤科补要》认为是"感冒风寒，以患失颈，头不能转"。而《诸病源候论》中则有"二曰风痹，风寒着腰是以痛……五曰寝卧湿地是以痛"之说。

（三）邪毒感染

人体受伤后，常有皮肉破损，严重者筋骨断裂，形成开放性骨折，则邪毒可从伤口侵入，引起邪毒感染。轻者局部伤口红、肿、热、痛；重者腐肉为脓肢体坏死，甚者邪毒内陷，侵犯脏腑，导致全身化脓性感染，出现火毒攻心的证候。创伤感染出现败血症就是邪毒感染的结果。此外，邪毒感染还可引动肝风，从而出现牙关紧闭、角弓反张、全身抽搐等证候，见于创伤后破伤风患者。

（四）虫兽伤害

虫兽伤害包括毒蛇、猛兽、狂犬、毒虫等动物的伤害。这些伤害不仅形成伤口产生出血、皮损、疼痛等症，更主要的是伤害毒素从伤口进入人体，使伤者出现昏迷、发热、精神失常等全身中毒症状，甚则中毒死亡。如狂犬咬伤（狂犬病）、毒蛇咬伤（血液循环毒素和神经毒素）往往是致命性损伤。

二、内因

内因是指人体内部影响伤病发生发展的因素。损伤的发生无论是急性的外力损伤或慢性的劳损，或兼六淫侵袭及邪毒感染，主要都由外界伤害因素所致，但是伤病的发生又往往与患者的年龄体质、局部结构、职业性质、病理因素及先天遗传有关。《素问》指出"邪之所凑，其气必虚"，说明了外在因素致病必须通过内在因素起作用，而且许多伤病的发病与人体生理特点、病理反应等内在因素有关。因此，在认识病因时，不可忽视内在因素。

（一）年龄

不同的年龄，伤病的发生率及损伤的性质、部位各不一样。从损伤发生的性质看，中老年人易发生劳损性、退行性伤病，而青少年则极少发生。从损伤发生的部位看，跌仆外伤手掌撑地若发生骨折，老年人易发生在桡骨远端处，儿童多发生在肱骨髁上，青壮年则发生在尺桡骨或肱骨干处。从骨折的性质来看，老年人易形成完全性或粉碎性骨折，且多产生并发症；儿童往往形成不完全性骨折即青枝骨折或骨骺分离；青壮年则多形成横断或斜形骨折。

（二）体质

体质的强弱、盛衰与伤病的发生有明显的关系。素体虚弱者，因气血不足、肝肾亏损、筋骨失养，一般外力即可造成损伤；而体质壮实、气血旺盛者，在相同外力下很少造成损伤，即使形成损伤，其程度亦较轻。如扛同一质量的物体，腰肌强壮者，不易发生扭伤；反之，腰肌薄弱者，可发生急性腰扭伤。故《伤科补要》在下颌关节脱位的病因中指出“下颌者，即牙车相交之骨也，若脱，则饮食言语不便，由肾虚所致”。《正体类要·正体主治大法》曰：“若骨骱接而复脱，肝肾虚也。”说明肝肾虚是引起习惯性脱位的病理因素之一。

（三）局部结构

在外力作用下，机体局部的结构与伤病的形成密切相关。如传导暴力作用于某一骨骼时，通常是在其解剖结构的薄弱处发生骨折。如骨松质与骨密质交界处和形态变化部位均为力学上的薄弱点，前者如肱骨外科颈、桡骨远端、肱骨髁上；后者如锁骨中、外 1/3 交界处，胫骨中下 1/3 交界处等。各关节部位的骨端结构、筋经的结构（包括关节囊、韧带、肌腱、滑膜等）也与损伤相关。如由于外踝位置较内踝为低，加之外侧韧带不如内侧韧带坚强，故踝部扭伤以内翻型居多（图 2－3）；又如肩关节结构关节盂小，肱骨头大，关节灵活但不稳定，故一般跌仆暴力即可引起脱位；与此相反，髋关节由于股骨头深纳于髋臼之内，且其头臼比例一致，故关节稳定，除非遭受强大暴力，一般不发生脱位。由此可见，局部解剖结构与伤病的形成密切相关。

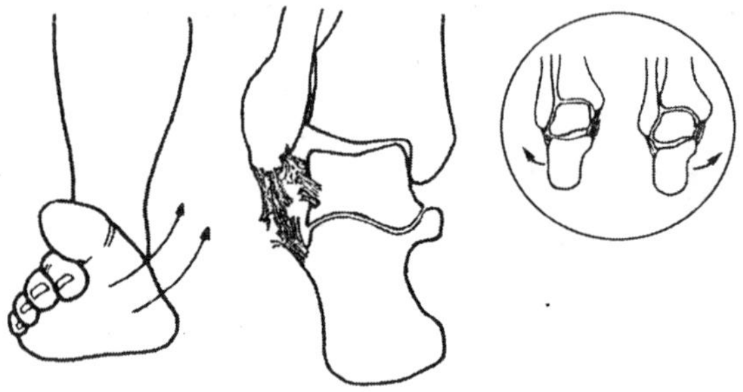

图 2－3　踝部韧带损伤以外侧多见

（四）职业性质

损伤的发生与职业性质也有一定的关系，手部损伤多发生于缺乏必要防护设备的机械工人之中；肱骨外上髁炎多发生于网球运动员、手工业工人等职业；胫骨结节骨骺炎多发生于青少年田径、足球运动员；经常弯腰负重的体力劳动者，腰部容易形成劳损；高空作业的建筑工人，易因跌伤形成脊柱骨折；经常低头伏案工作的脑力劳动者，容易患颈部劳损和颈椎病；而运动员、杂技演员则易形成运动性损伤。

（五）病理因素

伤病的形成还与诸多的病理因素有关，如内分泌代谢障碍中甲状旁腺功能亢进等；骨病中骨肿瘤、骨结核、骨髓炎等；某些先天性疾患如脆骨症等均会影响骨组织结构，削弱骨组织的强度和刚度，使骨组织在轻微外力作用下即发生病理性骨折。

〔邓运明　陈明人〕

第三节　损伤的病机

人体是由脏腑、气血、经络、皮肉、筋骨与津液共同组成的统一整体。机体的活动主要是脏腑功能的反映，其物质基础是气血、津液。脏腑通过经络联系全身的皮肉筋骨等组织，各组织之间相互依存、相互联系、相互制约，保持着相对的平衡与统一，构成复杂生命活动。故外力损伤不仅皮肉筋骨受损，也常导致脏腑、经络、气血的紊乱，而产生一系列的内外症状。正如陆师道在《正体类要·序》中所说："且肢体损于外，则气血伤于内，营卫有所不贯，脏腑由之不和。"明确地指出了外伤与内损、局部与整体之间的关系是相互影响的。故只有从整体观念出发，对骨伤病进行分析，才能认识其本质和病理变化的因果关系。

骨伤科疾患的病机演变有一定的规律，常由皮肉筋骨损伤而引起经络阻塞，继而气血凝滞、精津亏损，或瘀血邪毒由表入里导致脏腑不和，功能失调。亦可由于内伤脏腑，由里及表，引起经络、气血、精津的病变，导致皮肉筋骨病损。

一、气血津液损伤病机

（一）气血病机

气血的盛衰可影响疾病的发生和发展。《本草衍义》曰："夫人之生以气血为本，人之病未有不先伤其气血者。"《洞天奥旨》曰："气血旺而外邪不能感，气血衰而内正不能拒。"说明气血旺盛则充沛，身体强健，抗病力强，即使发病，病程较短，恢复亦较快；反之，气血虚衰则身体虚弱，抗病力差，发病后病程较长，恢复亦较慢。

损伤与气血的关系极为密切。当人体遭受外力伤害后，均可影响气血的正常运行，导致机体功能紊乱而产生一系列的病理变化。人体一切伤病的发生、发展无不与气血有关，因肿痛是损伤的共症，而肿痛又是气血俱伤的病理表现之一。故《杂病源流犀烛·跌仆闪挫源流》曰："跌仆闪挫，卒然身受，由外及内，气血俱伤病也。"

损伤后气血循环发生障碍，则皮肉筋骨与五脏六腑均可失去濡养，以致脏腑组织的功能发生异常。即《素问·调经论》所曰："五藏之道，皆出于经隧，以行血气，血气不和百病乃变化而生。"因此，气血病机是损伤病机的核心内容。

1. 气病病机：跌仆闪挫，或负重用力过度，或外邪、情志、饮食、劳倦等病因作用于人体，均可导致气机运行失常，引起"气"的病理变化。从骨伤科临床角度看，气的病症相当广泛，基本上可归纳为气滞、气闭、气虚、气脱等。

(1) 气滞：指伤后气机运行障碍。"气滞"的病理现象，多由闪挫劳损、情志内伤等因素引起。气本无形，故郁滞则气滞，聚则似有形而无实质。气机不通之处，即病变所在之处，以胀闷、疼痛、胀多于痛、痛无定处等为临床主要特征。气滞在全身各处均可发生，临床以胸胁内伤气滞为多。

(2) 气闭：多见于严重损伤而骤然导致气道闭塞，壅聚不通。主要表现为猝然昏仆，不省人事，或烦躁妄动，面赤，牙关紧闭，瞑目遗尿，脉洪实有力。此症多发生于严重的头部损伤、胸腹部损伤以及严重的骨折而剧烈疼痛的患者。

若伤后颅内积瘀，气为血壅，或兼有大失血，血不养心，致神魂散失，其主要见症为一时性晕厥或昏迷不省人事，恶心呕吐，甚至发为厥证，并有牙关紧闭、四肢抽搐等。

（3）气虚：气虚是全身或某一脏腑、器官、组织出现功能衰退的病理现象。其发生与气的生成和来源不足、过耗等有关。骨伤科常见于慢性损伤患者、严重损伤恢复期及年老体弱者。全身症状以疲倦乏力、语声低微、呼吸气短、自汗、胃纳不佳、脉细软无力为主症。局部可见疼痛绵绵、肿处日久不散、创口漫肿发白、脓液清稀、久不愈合等症。

（4）气脱：指气机失调而引起的阳气虚衰。当血液或津液大量损耗时，可导致“气随血脱”或“气随液泄”、“本元不固”的病象而发生气脱。这是气虚最严重的表现。骨伤科疾患中，损伤失血过多或严重头、胸、腹部内伤的患者，常致气脱发生，症见伤后突然神色颓变，目光无神，甚则骤然昏倒，面色苍白，口唇发绀，四肢厥冷，汗出淋漓，胸闷气憋，呼吸浅促，语声低微，脉微弱等。

2. 血病病机：由于跌打坠堕、辗轧挫撞等外力作用，可伤及经络血脉，发生出血；或血行之道不得宣通，瘀血停积；或血液不能循环流注，离经妄行，即可出现“伤血”的病理变化。故有“损伤一证，专从血论。但须分其有瘀血停积，或亡血过多之证，盖打仆坠堕皮不破而内损者，必有瘀血；若金刃伤皮出血或致亡血过多，二者不可同法而治”之说。

血病病机基本可归纳为血瘀、血虚、血热、亡血等四类，血瘀、血热属实，血虚、亡血属虚。

（1）血瘀：血液运行不畅，瘀积凝滞，或血溢脉外离经之血停积于皮下、肌肤腠理之中，或蓄积于脏腑、体腔内，即为血瘀证。骨伤科疾患中血瘀证多为局部及内脏组织损伤出血所致。血为有形之物，故血溢于肌肉之间多为肿胀；溢于肌肤之间则见瘀斑；瘀血阻滞，不通则痛，故局部多为疼痛，且疼痛如针刺样，痛点固定不移。全身症状有唇舌青紫，面色晦暗，肌肤甲错，毛发不荣，脉细或涩等。凡脏腑损伤有诸窍出血表现，虽出血已止，仍应考虑有瘀血的存在。

血瘀日久，常可变生他症。骨伤科临床可见瘀久生热，表现为自觉或他觉的发热，常以午后及夜间为甚；瘀血兼有癥积则为癥积包块；瘀血流注于四肢关节，脉络不通，筋失所养，可见筋肉挛缩，瘀血宿积，经久不愈，即为陈伤等。

（2）血虚：指血虚不能濡养脏腑、经络、皮肉、筋骨而出现的病理变化。在骨伤科疾患中，由于失血过多，新血不能速生；或因瘀血不去，新血不生；或因筋骨严重损伤，累及肝肾，肝血肾精不充，均可导致血虚。血虚所出现的各种临床症状，均与“失于濡养”有关。如血不养筋，则筋弛不收，肢体麻木，关节不利，爪甲无华，血虚精亏，肝肾不足，骨失濡养，则骨折筋断后迟缓愈合或不愈合等。

（3）血热：指血分有热，或热邪侵犯血分的病理变化。多由损伤后积瘀化热，或金刃创伤，邪毒感染所致。火热熏灼为主要病机，血热的临床主要见症有发热、口苦、口渴、心烦、舌红苔黄、脉数等症，严重时出现高热昏迷，或躁扰发狂。或因邪毒感染，郁而化热，致使局部血肉腐败，酿液成脓。邪热盛于血分，血受热迫，血路损伤，则见出血不止。一般来说，血证初期以实火为多，中后期因反复出血而致精血亏损，气随血脱，此时多为阴虚火旺和气虚不摄，亦可继续出血，应予注意。

（4）亡血：是伤血中一种较严重的病理征象，多出现在较严重的创伤失血之后。如损伤后较大的血脉破裂、内脏破裂出血，伤血蓄于体内或自诸窍、伤口溢于体外。亡血是一种危笃证候，表现为四肢厥冷、面色苍白、大汗淋漓、烦躁不安甚则晕厥等虚脱症状。

3. 气血同病病机：气病可以影响及血，血病亦可影响及气，以致气血同病。在骨伤科临床上气血同病较单独的气病、血病更为常见。

(1) 气滞血瘀：在骨伤科疾病中，气滞血瘀多同时并见。《素问·阴阳应象大论》曰："气伤痛，形伤肿。故先痛后肿者，气伤形也；先肿而后痛者，形伤气也。"故临床上多气血两伤、肿痛并见。如病损部位胀满疼痛，或痞块刺痛拒按，舌质紫暗和瘀斑等症。但具体分析则有所偏重，治疗上亦应辨证施治。

(2) 气血两虚：指气虚与血虚同时存在的证候。多因久病不愈，气血两伤；或先有失血，气随血耗；或先因气虚，生化失职，以致气血两虚。骨伤科疾患中以慢性损伤，严重创伤患者多见。临床表现兼有气虚和血虚两方面的证候。如面色苍白或萎黄，头晕，心悸，气短乏力，自汗，失眠，伤口久不愈合，舌淡嫩，脉细弱等。

(3) 气不摄血：指因气虚不能统摄血液而致失血的病理改变。多因严重损伤或脏腑功能衰退导致气虚，统摄无权，以致血离经隧，溢出脉外，故见失血。临床表现兼有气虚和鼻衄、吐血、便血、尿血等血症。血以下溢者，又称血随气陷。

(4) 气随血脱：指由于大量出血而引起气随之暴脱的证候。多因损伤大出血所致。血脱则气无所依附而随之外脱，以致气脱，阳亡。临床表现为大失血的同时见面色苍白，四肢厥冷，汗出如珠，甚则昏厥、脉微细或芤等症。

(二) 津液病机

津液与气血等共同组成人体生命活动的物质基础，在人体的生理活动过程中，三者相互为用。当津液的生成、输布、调节、转化、代谢等因损伤、外邪侵袭及其他致病因素影响而失常时，不仅直接影响皮肉筋骨、关节孔窍的润泽和濡养，且可形成水湿痰饮等病证及导致气、血、精髓等方面的病理变化。

1. 津液亏损：指体内津液不足。骨伤科常见于损伤失血过多，大汗或久病精血内夺，或治疗不当，误用辛燥之品等，以致脏腑津液亏损，组织器官失去滋润和濡养，进而产生一系列的病理变化。

津液是血的重要组成部分，津液耗损过多，会导致津亏血虚，症见咽干舌燥，口渴，肌肤干燥，小便短少，大便秘结等；反之，亡血、失血亦可导致津液不足。

损伤致瘀，如积瘀化热，灼伤津液，常引起血瘀津耗；或重伤久病，耗伤阴液，此时除表现有较重的伤津证候外，还可见全身情况差，舌绛而干，舌体瘦瘪，舌苔光剥，口干而不欲饮等症。

津液亏损，影响脏腑的气化功能，可导致气不化津，津气失调，生成减少或运行受阻，甚则因气无所依附，发生"气随液脱"的病理变化。而气虚不能固摄，又可致津液损伤。若津液亏耗过多，阴液乃至真阴消亡，可致亡阴；阳无所附，而导致亡阳。临床表现为面色苍白，四肢厥冷，汗出淋漓，脉微欲绝等症。

2. 水停痰聚：指体内水液不得输化，停留或渗注于某一部位而发生的病理变化。脏腑气化失司，水液停留，气血浊邪熏蒸凝聚，则形成痰、饮、水肿；反之，水液停留，痰饮积聚，亦可阻碍气机流通。它既是疾病的病理产物，又是引起病变的致病因素。

痰随气升降于人体各部，无处不到，可引起种种病变。骨伤科不少疑难杂症的发生，亦常与痰饮有关。如水饮外溢，滞留于四肢肌肉，可见肢体重痛，甚则水肿，关节滑液停积，可积聚为肿；痰流于经络，可阻滞气血流通，出现骨痹刺痛，四肢不举，关节不利，脉沉迟等症。

有必要指出：由于津血同源，而痰为津液之变，瘀为血液凝滞，故病损严重时常互相影响和转化，导致痰瘀互结。或因痰而致瘀，或因瘀而成痰，或互为兼挟，辨证时应予注意。

二、皮肉筋骨病机

皮肉筋骨病机研究皮肉筋骨的生理功能、病理变化及其相互关系。暴力所致皮肉筋骨首当其冲，骨伤科疾患大多以皮肉筋骨为其主体。

（一）皮肉损伤病机

1. 皮破肉损：外来暴力作用于人体，皮肉往往首当其冲，最易受损。损伤破其皮肉，犹壁之有穴，墙之有窦，无异门户洞开，易导致毒邪入侵，深窜入里，引起感染。若引动肝风，则可引起破伤风。人体之脉络藏于皮肉之内，皮破肉绽，脉络破损，血流体外，津液外溢，气亦随之耗损。

2. 皮肉瘀阻：皮肉挫伤，局部气血凝滞，血行之道阻滞不通，逆于皮肉之间，引起经络阻塞，营气不从，瘀血内停，阻滞经脉通道，可引起一系列的病理变化。除有肿胀、疼痛、青紫瘀斑外，还可出现郁而化热，以致瘀热为毒，局部出现红肿热痛，全身出现发热口渴、尿赤便秘、烦躁不安等症状。甚则因热毒炽盛，血气凝滞，可致局部肉腐化脓。

3. 腠理不固：腠理不固则六淫外邪乘虚而入，常致营气阻滞，营卫不和而发病。症见筋脉拘急、恶风、疼痛、关节活动不利等。如落枕、肩关节周围炎的发生即与此密切相关。

4. 皮肉失荣：皮肉受营气血的濡养，才能发挥正常的功能。若损伤导致脏腑经络功能紊乱，肺气不固，脾虚不运，营卫运行滞涩，则卫外阳气不能熏泽皮毛，可致皮肉失却濡养。临床可产生肢体麻木不仁，肌萎无力，挛缩等症状。

（二）筋骨损伤病机

1. 筋伤：凡跌仆坠堕，闪挫扭捩，筋易受暴力作用而发生扭挫伤。临床上筋伤后局部常出现肿胀、疼痛、功能障碍等症，肿痛在筋伤的早期、中期和后期均可出现。根据筋伤的病理性质可分为：

（1）筋伤断裂：多因急性损伤所致。如外力强烈牵拉扭转、肌肉急剧收缩、刀刃刺割，或钝器碾挫而致。根据损伤程度的差异，筋伤断裂有部分和完全断裂之分。前者称为撕裂，如行走失足所致的距小腿关节扭伤常为侧副韧带的部分撕裂；后者称为断裂，如跳高时小腿三头肌强烈收缩所致的跟腱断裂。关节重要部位的筋伤断裂可使关节出现异常活动和不稳定，如膝交叉韧带断裂。因筋多附着于骨，故筋伤的同时可合并骨折或脱位，如肱骨内上髁骨折。此外，由于慢性劳损，气血亏虚，筋脉失养，筋痿不坚，亦可发生断裂，如慢性冈上肌腱断裂。

（2）筋纵弛软：指筋软松弛乏力。“肝主筋”，损伤后久病未愈而肝气虚弱，致筋失所养筋软松弛，并可导致关节不稳，如废用性或神经损伤所致的肌萎缩等。

（3）筋挛拘急：《杂病源流犀烛》指出“筋急之原，由血脉不荣于筋之故也”，说明由于营卫不和，气血不畅，经脉阻滞，筋失其荣致筋失柔韧而筋挛拘急。如临床所见的缺血性肌挛缩、关节僵硬等症。

（4）筋出其槽：由于外力作用致筋膜破裂，筋失所束而筋离其位，即所谓的“筋出槽”，亦可称之为“筋出其槽”。筋离其位则难司其职，关节活动由之不利。如肱二头肌长头腱滑移至肱骨结节间沟外，引起肩部疼痛，功能障碍。《正骨心法要旨》中的“筋翻”、“筋转”、“筋离”的记载均属此类，仅有损伤程度不同而已。

2. 骨伤：多由跌仆、坠堕、撞击、压轧、刀刃等外界致伤因素引起，轻者骨膜受损，严重者可使骨骼的完整性和连续性或骨端关节面的相互位置关系发生破坏。

骨伤并不是单纯或孤立的损伤，如前所述伤骨多及筋，伤筋亦能动骨，同时筋骨的损伤必然累及气血，因骨伤必损经络，可引起血凝气滞，为肿为痛。

筋骨是肝肾的外合，故伤筋损骨还可累及肝肾精气。骨折如肾生养精髓不足，则无以养骨；筋骨相连，骨折亦必损伤筋。筋伤内动于肝，肝血不充，血无以养筋，故可以影响筋骨的修复。

（1）骨骼折损：《正骨心法要旨》中“凡骨之跌伤错落，或断而两分，或折而陷下，或碎而散乱，或歧而旁突”详细指出了外力作用下骨骼发生折损的种种表现。暴力引起的骨伤，由于暴力大小、性质和人体体质差异，损伤的情况亦不同。轻者仅为骨膜受损，骨质本身无断裂。较重者可致骨骼断裂而无移位。更重者骨骼断裂粉碎，骨折端移位严重。脊柱骨、跟骨等骨松质多呈压缩骨折，肱骨大结节、股骨大粗隆等肌肉附着部常为撕脱性骨折。长期劳损亦可引起骨伤。如长途行走所致的第 2 跖骨疲劳骨折。骨伤后可出现肿胀、疼痛、活动功能障碍症状，如骨折端不稳移位还可出现特征性表现如畸形、骨擦音及异常活动。

（2）关节脱位：根据脱位的程度不同可分为脱位和半脱位。

骨端相合，有臼有杵，外束以筋，可伸可屈，是肢体活动之枢纽，杵头为外力所伤脱离其窠穴，即为关节脱位，古称脱臼或脱骱。杵离其臼，失其滑利之性，多引起严重功能障碍。关节脱位必定伤其约束之筋。故临床出现肿胀疼痛，骨端位置不正常，加之疼痛，肌肉痉挛，可使附着之筋紧张而出现弹性固定，并出现畸形、关节盂空虚等症。

如骨端关节面发生微小的错位时则称为骨骼错缝，属半脱位的范畴。骨骼错缝多发生于胸背及腰部小关节、骶髂关节等部位。早在唐代蔺道人《仙授理伤续断秘方》中即有“凡左右损伤，只相度骨缝，仔细捻捺，忖度便见大概”之说。《正骨心法要旨》则有“或因跌仆闪失，以致骨缝错开”的记载。

三、脏腑经络病机

（一）脏腑病机

脏腑病机是指脏腑的形质与功能发生异常改变的机制。人体遭受外界损害因素的作用或内因的影响，可破坏以五脏为中心的五大系统的整体协调平衡。以下根据骨伤病的特点，按五脏系统分述。

1. 心与小肠病机：引起心脏病变的原因，主要有外感六淫，内伤七情，以及痰饮、外伤、瘀血等。小肠病变多因饮食不节，损伤脾胃，或心经火热下移所致，前者多由寒湿内侵，后者多由小肠实热。

（1）浊扰心神：心主神志，主精神思维活动。如情志内伤，气郁湿阻，化为痰浊，可蒙蔽心窍，致神明迷乱而机窍闭阻。心君难司其主则行动越轨，往往发生皮肉筋骨或脏腑气血的意外损伤。若外来暴力打击头部，致神不守舍，心气外越，而出现神志症状。

（2）瘀血攻心：外来暴力直接损伤心脏本身较少见，暴力损伤影响及心，常见的是损伤积瘀重着，瘀血攻心。如《血证论》所说："跌打最危险者，则有血攻心肺之症。血攻心者，心痛欲死，或心烦乱，或昏迷不省人事。"这在外损内伤的重证中均可见到。心肺瘀阻，心阳痹郁不宣则阳气不能达于四末，可见手足逆冷、心悸怔忡等症。心气虚弱和心阳不振亦可随之而发生。

（3）心阳暴脱：严重损伤致心阳虚极或心气大衰，可引起突然脱绝的病理变化。如损伤失血过多，心阳大伤，则阳随阴脱；亦可因阳暴脱于外，血行失常而神失所养，血不载气，气亦失去温煦。症见面色苍白，心悸气促，四肢厥冷，汗出如珠，呼吸微弱，或心搏骤停，脉厥气绝等症。

（4）心血不足：皮肉筋骨病损日久，身体虚弱，血液生化不足，或继发于失血后，或病后忧思过度，精血暗耗，可引起心神、心体失养的证候。临床上除可见到面色苍白、眩晕等血虚失荣的症状外，还可出现多梦易惊、失眠健忘等心神失养的表现。阴血不足，虚火内扰，则可导致心阴虚。症见五心烦热，盗汗，口咽干燥等。

（5）心火亢盛：心主血，皮肉筋骨病损积瘀化热，或情志之火内发，六气郁而化火，均可产生心火亢盛的病理变化。心火热毒亢盛，扰乱心神，可见高热神昏，烦躁不眠，甚则躁动狂乱。创口可见红肿，焮热作痛，肉腐化脓。如循经上炎，则见面赤舌红，口舌生疮、糜烂；若心热下移至小肠，可产生小便赤涩刺痛，伤及血络则可引起尿血。

2．肝胆病机：肝胆病变发生的原因，可因情志不舒，或风挟六淫之邪，或瘀血为患。古人有"损伤一症，专从血论"之说，"肝藏血"，故损伤与肝的关系极为密切。

（1）败血归肝：《灵枢》曰"有所堕坠，恶血留内，若有所大怒，气上而不下，积于胁下，则伤肝"；《治法机要》亦指出"夫从高坠下，恶血留于内，不分十二经络，医人俱作风中肝经，留于胁下……盖肝主血故也"。所以跌打损伤不论伤及何经，败血凝滞必归属于肝。

（2）肝血亏损：肝藏血，主筋。若伤后失血过多或久病体虚，生血不足，则可引起肝血亏损的病理变化。经筋失去营血濡养，则爪甲不荣，或有筋痿；血虚动风，则肢麻，筋挛。

（3）肝气郁结：筋骨损伤后，肝气失其疏泄之职，不能调畅气机，精神抑郁不畅，可郁结为患，尤以胸胁内伤多见。症见精神抑郁或急躁，胸胁或少腹胀闷、窜痛。肝气横逆犯脾，可见纳差，食谷不化。甚则气郁化火，肝火上炎，症见烦躁易怒，面红目赤，口苦口干，尿黄便秘，甚者咳血、吐血或衄血等。

（4）肝阳上亢：多因素体肝肾阴虚之人，伤后焦虑烦恼，郁而化火，内耗肝阴，阴不制阳所致。症见急躁易怒，头痛头胀，耳鸣目眩，面红目赤等症。

（5）肝风内动：多因创伤后感受风邪，引动肝风所致，出现张口困难，牙关紧闭，舌颤，四肢拘急，项强抽搐，角弓反张等症。

（6）肝胆湿热：多因胸胁少腹内伤，气机郁滞，又外感湿热之邪，引起湿热内蕴，中焦阻滞，影响肝胆疏泄功能所致。症见胸脘痞闷疼痛，口干不欲饮，不思饮食，尿少黄赤，甚者可出现黄疸。

3．脾胃病机：骨伤科疾患与脾胃的关系密切。损伤后筋骨的修复有赖脾胃的健运、气血的濡养。损伤后如脾胃虚弱，则肌肉瘦削，四肢疲惫，举动无力；素体脾虚，脾不统血，血不循经，易出现血证；如遇外伤，则易出血不止，甚则形成气随血脱的重症。故明代薛己说："内伤下血作痛，脾胃之气虚也……大凡下血不止，脾胃之气脱也"，"新肉不生，腐肉不溃也，责之失于不预补脾胃"。强调损伤后要及时调补脾胃，助生肌长肉，促进损伤部位的修复。脾病病机主要可归纳为以下几个方面：

（1）脾虚不运：素体脾虚，加之伤后饮食失调，可致脾虚不运而气血亏虚、纳运不力、水液输布障碍。出现纳呆腹胀，面色萎黄，大便溏薄，四肢不温，倦怠无力。甚者导致脾阳虚损，而肢冷身重、饮食不化、泄泻清冷、肢体水肿等症。

（2）脾不统血：指脾气虚弱，不能统摄血液，血不循经，溢出脉外的病理变化，可出现皮下出血、鼻衄、尿血、便血、月经过多等症。若遇损伤则出血不止。倘大出血不止，可致气随血耗，演变为气血两脱的重症。

（3）瘀阻胃脘：胃居上腹，无骨骼保护，故有直接受伤的可能。胃部受损则有气滞瘀阻，胃失和降，故脘腹胀满，疼痛拒按，难以进食。胃气上逆则嗳气呃逆，恶心呕吐；积瘀随上逆元气外越则吐血，色黑或鲜，或便下色黑。胃既受损，必然影响受纳水谷，导致气血生化不足。

（4）胃阴不足：多见于脘腹内伤或皮肉筋骨病损，积瘀化热，或损伤感染恢复期，热邪灼伤胃阴所致。胃失津润，故不欲纳食；胃失和降，则干呕呃逆，津虚生热，扰于胃中，故脘痞不畅；津不上承，故口干舌燥。

4．肺与大肠病机：引起肺病变的原因，有外邪侵袭和内伤传变两个方面。各种原因导致气机升降失常和津液输布障碍，均可影响肺与大肠的生理功能，引起病变。骨伤科疾患常可发生这类病理改变。

（1）肺气不足：慢性劳损或皮肉筋骨病损，引起化源不足或耗伤气血，可致肺气宣降无力。症见周身乏力，气短懒言，动则气喘，痰白清稀，面色㿠白。如兼有表虚不固，开阖失常，不能固护营阴，则有畏风、自汗等。

（2）肺阴亏损：骨伤科临床多见于胸部损伤感染恢复期，邪热灼伤肺阴；或流痰、附骨疽等骨病的中、后期，由于五脏失和，内火燔灼，如心火灼金，木火刑金，胃火上熏，肾中相火炎燔等，均可消烁肺阴。症见痰少而黏，甚者咳血，咽喉干痰，声音嘶哑，形体消瘦，午后潮热、盗汗。

（3）瘀阻气道：多因胸胁损伤，肋骨骨折或严重挤压伤，导致经脉损伤，气血瘀阻，气道不通，肺失清肃而引起。症见咳嗽频频，气闭气憋，痛点固定，不能平卧，甚则可见咳血。

（4）痰瘀化火：由于胸部受伤后复感外邪，积瘀化热，风、痰、瘀三者壅滞化火所致。症见发热，恶寒，胸痛，咳喘，气促，痰黄黏稠等。

（5）瘀滞大肠：腹部损伤可导致气血瘀滞，表现为疼痛拒按，尚可影响小肠泌清别浊，浊气上逆则呕吐，大肠因传化不和，腑气不通则大便秘结。此系损伤后下焦蓄瘀，为阳明腑实证。重则肠破断裂，病情危重，古谓不治。若糟粕由肠传化而出，蓄瘀亦可由泻下而解，或为燥屎，或为污浊黑便。

5．肾与膀胱病机：在骨伤科疾病的发生与发展过程中，常可耗伤肾阴与肾阳，则诸种病变由之而生。若膀胱气化不行，可出现小便不利或癃闭；若膀胱失去约束，又可见尿频、小便失禁等症。肾与膀胱病机主要可归纳为以下几种：

（1）肾精不足：或由禀赋不足，或由后天失养，肾精虚少，骨髓生化不足，不能营养骨骼，则发育迟缓，筋骨痿软不举，轻微外力即可造成骨折，甚者骨痿软弱，出现肢体弯曲畸形。骨折后，亦易迟缓愈合或不愈合。肾位于腰部，“腰者肾之府”，肾虚肾精不足，不能温煦濡养腰膝。如《医宗必读》认为，腰痛“有寒，有湿，有风热，有闪挫，有瘀血，有滞气，有痰积，皆标也，肾虚其本也”。《景岳全书》亦曰：“腰痛之虚证，十之八九。”说明骨伤科常见的腰痛，虽由损伤起病，而大多有肾虚之本源。

（2）肾阴虚和肾阳虚：中老年人如调摄失宜，易致肝肾真阴不足，虚火邪热有余。《素问》曰：“肾气热，则腰脊不举，骨枯而髓减，发为骨痿。”骨伤科临床上肾阴亏损多由于骨病。骨关节损伤及内伤后伤精，失血，久延耗伤肾阴所致。肾阳虚损则多因素体阳虚，或年高肾亏，或伤后久病卧床，或慢性劳损，肾阴耗伤，阴损及阳所致。

（3）肾气不固：多因严重损伤后期，或年老体衰者，肾气亏耗，失去封藏固摄之权所致。表现为畏寒肢冷，腰膝酸软，小便频数而清长，尿后余沥，甚者小便失禁、滑精早泄等。

（4）瘀阻肾精：如腰部肾区被暴力击伤，瘀阻肾内亦可影响肾司其能。除瘀阻作痛外，肾之精气升腾被阻，津液泌泄受碍，则尿行失畅，或瘀出下焦。症见血尿刺痛，艰涩不畅等。

（5）瘀阻膀胱：少腹、会阴损伤，或骨盆骨折，最易伤及膀胱。瘀血阻滞，膀胱气化失常或不利，则小便不畅或尿血刺痛，小腹发胀，疼痛拒按，甚则膀胱破裂，出血不止，应及时救治。

（6）膀胱湿热：多因脊柱、骨盆骨折或腹部内伤，膀胱气化失司，尿液潴留，湿热蓄结所致。症见小便短涩不利，淋漓不尽。湿热下迫尿道，则尿频、尿急、尿痛、尿色黄赤混浊；伤及阴络则尿血。

（二）两脏同病病机

凡两脏以上同时或先后发病的病理变化，称为两脏同病病机。两脏同病的病机及证候均较复杂，一般仍以脏与脏的兼病为主。骨伤科临床常见的有肝肾阴虚，肝脾两虚，肝脾不调，肺脾气虚，肺胃阴虚，心肺阴虚，肺肾阴虚，脾肾阳虚，心肾不交，心脾两虚等。必须指出的是，肝与肾、肝与脾的关系在骨伤科的应用中特别重要。因为肝主筋，肾主骨，筋骨密切相连，肝肾则有“肝肾同源”、“精血同源”之说。肝脾则多见于木火侮土，而脾土为后天之本，故损伤后必须注意顾及脾胃。

（三）经络的病理变化

经络的各种功能都是“经气”作用的结果，它的作用不仅说明人体在正常情况下的生理活动，而且也反映出发生病变时的一系列病候。

经络的病变主要有两方面：一是脏腑伤病可以累及经络，经络伤病又可以内传脏腑；二是经络运行阻滞，影响它循环所属组织器官的功能。正如《杂病源流犀烛》所说：“损伤之患，必须由外侵内，而经络脏腑并与俱伤。”经络是营卫气血循行的通路，一旦受伤，就使营卫气血的通路受到阻滞，或累及所连属的脏腑。《圣济总录·伤折门》曰：“若因伤折，内动经络，血行之道不得宣通，瘀积不散则为肿为痛，治宜除去恶瘀，使气血流通，则可以复完也。”

由此可见，损伤和骨关节疾病的发生、发展与经络关系极为密切。经络所为运行气血，联络脏腑，沟通上下表里内外，调节各部功能的通路。只有保持其畅通无阻，才能保证人体的健康。骨关节病变或损伤后，经络必然受损。若能运用经络学说进行辨证施治，必定会诊断更明确，治疗更显效，疗程更缩短。

自学指导

【重点难点】

1．损伤的分类：虽然有多种方法，但在学习本节时主要应掌握按损伤部位的分类原则与方法。损伤分为外伤和内伤两大类。其发生的部位虽然不同，但两者密切相关，均主要由外力伤害因素造成，在病理上是相互影响的。在此基础上，要熟悉各种损伤分类方法的特点及其临床意义，并归纳分析其相互之间的内在联系。此为学习时的重点和难点。

2．损伤的病因：主要介绍伤病发生的原因，概括起来伤病的发生有两方面的因素，即外因和内因。外因中重点掌握外力作用是产生伤病的主要原因，但外力作用的种类、方式繁多，学习时要重点抓住按外力的性质分类的方法，即直接暴力、间接暴力、肌肉收缩力和持续劳损力。各种外力又有大小、方式、速度、方向及施力物体的体积、质量、形状、硬度等的不同，故形成的损伤亦错综复杂。此即为本节应重点掌握的内容。此外，外界六淫及邪毒也与伤病的发生变化密切相关，此为应熟悉或了解的内容。

内因是指人体内在因素即年龄、体质、脏腑功能、全身状况、局部结构及病理因素对伤病的影响。在学习本节时要正确认识内因与外因的辨证关系，此亦为本节的重点。按照事物的矛盾规律，外因是变化的条件，内因是变化的根据。外界条件作用形成伤病必须通过内在因素起作用，但在一定的条件下，外界作用超越人体的抗御力，则外因起决定和主导作用。此外，许多损伤性疾病还与个人生活习惯、工作性质、技术熟练程度、安全教育、劳动保护，以及内伤七情、饮食劳倦有关。在学习中要重视外力的作用，并分析其方式、大小、性质、方向、程度等。把这些条件和内在因素联系起来，这样对伤病的病因才有一个完整的概念。

3．损伤的病机：主要需理解 3 个重点问题。①筋骨损伤必造成气血的损伤，从而影响脏腑功能，而脏腑的损伤也直接影响到气血的生成和肢体损伤后功能的恢复，此即为中医的整体观念在骨伤科病机分析上的具体体现。②损伤过程中气血津液、脏腑、经络、皮肉筋骨的生理病理联系，如肝与筋、肾与骨在生理上的归属、滋养关系。即肝主筋，筋赖肝血所养；肾主骨，骨需肾精所涵。当筋骨受损时，必然影响到肝肾的功能，使肝血肾精受伐；而筋骨创伤的恢复又离不开肝肾精血的滋养，如肝肾精亏则康复迟缓。掌握了这一点，将有助于各论中具体损伤如筋伤、骨折过程中病理临床联系的理解以及治则的确立。③在损伤过程中，气血脏腑津液病理变化的相互影响。例如，伤气可出现气滞、气闭、气虚、气脱等病理变化，学习时要把这些与气血津液、脏腑经络、皮肉筋骨联系起来，并分析其内在联系。又如，气滞可引起血行不畅，气虚可引起血虚，气闭可致血脱，气脱血无所附而造成血脱等。而气的病理变化又与筋骨、经络、脏腑的功能状态相互联系、相互影响。

【复习思考题】

1．损伤的分类原则和方法是什么？如何理解外伤与内伤的关系？

2. 损伤的病因包括哪些因素？其中外力因素按性质可分为哪几种？其各自的致伤特点如何？
3. 试述不同的病因所致损伤的特点。
4. 伤病中内因和外因的辨证关系如何？
5. 为什么说外伤不仅使皮肉筋骨受损，也常导致脏腑、气血、经络的紊乱？如何认识其本质和病理变化的因果关系？
6. 简要归纳皮肉筋骨、气血津液、脏腑经络与伤病的关系。
7. 如何理解“人体一切伤病的发生、发展无不与气血有关”以及“气血病机是损伤病机的核心内容”这两句话的涵义？

〔陈明人〕

第三章　辨证检查

【目的要求】

1. 了解各部关节活动的正常活动范围，放射性核素骨扫描及骨关节超声检查的原理及其在骨伤科临床的应用。

2. 熟悉六诊的基本内容，各部特殊检查方法，X线常用检查方法及CT、MRI的原理及其在骨伤科临床的应用。

3. 掌握问诊、局部望诊及摸诊常用手法、肢体测量方法，常用特殊检查及神经感觉、运动及反射检查方法。

【自学时数】

14～16学时。

本章共3节。第一节分别叙述了望、闻、问、切、摸、量六诊，着重叙述局部望诊、问诊、闻诊、摸诊、量诊在骨伤科临床的应用及其特点。第二节叙述了脊柱、四肢关节运动检查方法，常用各部位特殊检查法和神经功能检查法，重点讲述了与骨伤科临床密切相关的物理检查方法。第三节介绍了X线常用检查方法及CT、MRI的原理及其在骨伤科临床的应用。

第一节　辨　　证

骨伤科辨证诊断，应在中医学理论指导下进行，通过望、闻、问、切、摸、量六诊，结合临床骨关节、肌肉、神经特殊检查和影像学、实验室检查等，以搜集到的临床资料为依据，按病因、部位、伤势、病性等进行分类。并以脏腑、气血、经络、皮肉筋骨等理论为基础，根据其内在联系，加以综合分析、作出诊断。骨伤病的辨证方法较多，有根据病程不同阶段的分期辨证，亦有根据不同证候的分类辨证等。临床运用时，需相互结合、互相补充，辨证与辨病相结合，诊断才能趋于完善。

在辨证过程中，既要有整体观念，进行全面的检查，更要注意结合骨伤科的特点，进行细致的局部检查，必要的时候还要进行双侧对比检查，才能全面系统地了解病情，以便作出正确的诊断。

一、望诊

在临床辨证诊断中，望诊是不可或缺的步骤。不仅要注重损伤局部及邻近部位的诊察，还要对全身的神色、形态、舌象以及分泌物、排泄物等进行全面的观察。《伤科补要·跌打损伤内治证》指出："凡视重伤，先解开衣服，遍视伤之轻重。"望诊要采取适当的体位，显露足够的范围，诊视应仔细认真，不可遗漏。

（一）望全身

1．望神色：神是人体生命活动的总称，亦是对人体精神意识、思维活动以及气血、脏腑功能外在表现的高度概括。中医神之概念包括神色、神志两个方面。神色是人体生命活动的外在表现，是脏腑气血的外荣；神志是人体精神意识活动的反映。《素问》中有"得神者昌，失神者亡"之说，可见神是生命根本之所系，是脏腑气血盛衰的外露，不可不察。

察神可初步判断正气的盛衰，推知伤病之轻重及转化情况。一般而言，神志清楚，反应灵敏，双目灵活，明亮有神，鉴识精明，气色鲜明，面色清润者，说明伤病较轻，正气未伤，脏腑功能未衰，预后多良好；反之，精神委靡，反应迟钝，目光无神，瞳仁呆滞，面色晦暗、枯槁者，为正气已伤，说明伤病严重，预后欠佳。临床上如见面色㿠白、虚浮，多属阳气虚，可见于严重损伤大失血后。若出现神志昏迷、神昏谵语、面色苍白、目黯睛迷、瞳孔散大或缩小、四肢厥冷、汗出如油、形羸色败者，则为危候，提示预后不佳。

2．望形态：形态即机体形态。机体外形的强弱，与五脏功能的盛衰是统一的。一般来说，内盛则外强，内衰则外弱。肢体受伤严重时往往发生形态的改变，如错位骨折、关节脱位、筋伤断裂等。

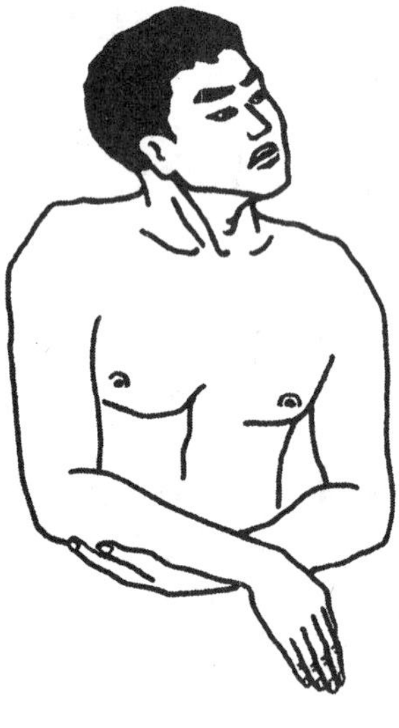

图 3－1　肩关节脱位时，患者多以健手托住患肢

肢体形态的改变，多为骨折、脱位或严重筋伤的表现。如下肢骨折时，多不能直立行走；肩、肘关节脱位时，患者多以健手托扶患肢，且身体向患侧倾斜（图 3－1）；下颌关节脱位者，多以双手托住下颌；急性腰扭伤患者身体多向一侧佝偻，腰部多不敢活动，且多用手扶持腰部等姿势。有特殊姿态的患者应结合摸诊及其他检查，进一步观察与分析。

（二）望局部

1．望畸形：移位骨折及关节脱位后，肢体常出现缩短、增长、旋转、成角、突起及凹陷等。某些损伤往往出现特征性的畸形，如肩关节前脱位有方肩畸形；伸直型桡骨远端骨折呈现"餐叉"畸形；肘关节后脱位及伸直型肱骨髁上骨折均可出现靴形畸形；髋关节后脱位会有下肢屈曲内收、内旋畸形等。

2．望肿胀、瘀斑：损伤必伤气血，气血凝滞，瘀积不散，瘀血滞于肌表，则为肿胀、疼痛及瘀斑。正如《医宗金鉴》所曰："人之气血周流不息，稍有壅滞，即作肿矣。"根据肿胀的程度及瘀斑的色泽，可判断损伤的性质。如瘀斑青紫明显者，说明有骨折可能或重症筋伤；稍有瘀斑或无青紫者，常为轻伤或损伤部位深在。损伤早期局部出现局限性肿胀者，常提示裂纹骨折可能性大；肿胀严重、皮肤青紫者，为新鲜损伤；大面积肿胀，肤色青紫或伴有黑色者，多为严重挤压伤；肿胀较轻，皮肤青紫带黄褐色者，为陈旧损伤；肿胀肤色紫黑者，应考虑组织坏死。

3. 望伤口：诊察创伤或开放性骨折时，须注意伤口的大小、深浅、创缘（整齐与否）、色泽（鲜红、紫暗抑或苍白）、有无活动性出血等。对感染性伤口，要观察创面分泌物或脓液的质和量（一般脓液稠厚，为阳证、热证；脓液清稀则为阴证、逆证；若伤口周边紫黑、臭味特殊，可能为气性坏疽）；肉芽组织生长情况（红活柔润说明脓毒已尽；苍白晦暗则为脓毒未尽）。

4. 望肢体功能：观察肢体功能，对诊治骨与关节的损伤疾患有指导意义。上肢要重点观察关节活动及手的功能。下肢则要重点观察负重及行走功能。除此之外，要观察各种形式的关节活动情况，如有异常应观测其受限程度。如正常肩关节有外展、内收、前屈、后伸、外旋和内旋等活动形式。凡上肢外展不足90°，或外展时肩胛骨一并移动者，说明肩外展受限。正常者肘关节屈曲、上肢内收时，肘尖可达人体正中线；若肘尖不能达正中线者，为肩内收活动受限。若患者不能完成梳头动作，为肩外旋功能障碍；若患者手背不能置于背部，说明肩内旋功能障碍。

关节活动有障碍时，为精确掌握其障碍的程度，应结合触（摸）诊、动诊和量诊进行检查。亦可通过与健侧对比来观察、测量其主动运动与被动运动的活动度。此即临床常用的“望”“量”“摸”“比”综合检查。

（三）望舌

望舌是骨伤科辨证中重要的部分，虽不能据此直接判断损伤的部位及性质，但它能反映人体气血的盛衰，津液的盈亏，病情的进退，病邪的性质，病位的深浅，以及伤后机体的变化。故《辨舌指南》中有“辨舌质，可辨五脏之虚实；视舌苔，可察六淫之浅深”之说。

舌诊的内容主要包括观察舌质和舌苔两个方面的变化。大体上说，舌质的情况多反映气血的变化，舌苔的情况多反映脾胃、津液的变化。骨伤科疾患中，无论是新伤、陈伤、劳损，都可出现舌质、舌苔的变化。

1. 舌质：正常舌质颜色为淡红色。

(1) 淡白舌：舌质淡白，淡于正常而红少白多，为气血虚弱，阳气不足；色泽淡白，为阳气不足且伴有寒象。

(2) 红绛舌：舌质红绛为热证，或为阴虚。舌质鲜红，深于正常，称为舌红；若进一步发展成为深红者为绛色。两者均系血中有热，舌红多系热耗伤阴液而见阴虚之象。绛者热邪炽盛，属里实热证，多见于感染发热、创伤或大手术后发热。

(3) 青紫舌：舌质青紫，提示伤后气血运行不畅，瘀血凝聚。局部紫斑，表示血瘀程度较轻，或局部有瘀血。全舌青紫表示瘀血程度较重。青紫而滑润，表示阴寒血凝，为阳气不能温运血液所致。绛紫而干表示热邪深重，津伤血滞。

2. 舌苔：正常舌苔为薄白、薄净而润滑。观察舌苔的变化，可鉴别病患是属表或属里；舌苔的过多或过少标志着正邪两方面的虚实。一般来说，若舌苔消退，复生新的薄白苔，是伤病好转或痊愈之候；舌苔由白变灰、由灰变黑，是病情恶化的表现。

(1) 厚薄：舌苔的厚薄与邪气的盛衰成正比。舌苔过少或无苔表示脾胃虚弱。舌苔厚腻为湿浊内盛，舌苔越厚则邪越重。从舌苔的消长和转化可测知病情的发展趋势。如由薄增厚为病进，由厚转薄为病退。舌红光剥无苔属胃气虚或阴液伤，以年老体弱或损伤日久者多见。

（2）苔色：①白苔一般主寒。舌苔厚白而滑为损伤伴有寒湿或寒痰等兼证；厚白而腻为湿浊；薄白而干燥表示湿邪化热、津液不足；厚白而干燥表示湿邪化燥；白如积粉为创伤感染、热毒内蕴之象。②黄苔一般主热证，或里热证，故在创伤感染、瘀血化热时多见。脏腑为邪热侵扰，尤其是脾胃有热，皆能使白苔转黄；若薄黄而干，表示邪热伤津；黄而腻表示有湿热；苔老黄表示实热积聚；淡黄薄润为湿重热轻；黄白苔相兼为由寒化热，由表入里。若由黄色转为灰黑苔时，表示病邪较盛，多见于严重创伤感染伴有高热或津枯等症。

二、问诊

在辨证诊断中，问诊是诊断伤病的重要环节，在四诊中占有重要地位。《素问·徵四失论》指出："诊病不问其始，忧患饮食之失节，起居之过度，或伤于毒，不先言此，卒持寸口，何病能中……"张景岳认为问诊是"诊治之要领，临证之首务"。《四诊抉微》亦曰："问为审查病机之关键。"

骨伤科的问诊除应收集年龄、职业、工种等一般情况，既往病史以及中医诊断学中"十问"的内容外，还必须重点询问以下几个方面。

（一）主诉

主诉系指伤病发生后主要症状及发病时间。主诉的主要症状可提示病变的性质并了解促使患者就医的原因。骨伤科患者的主诉主要内容包括功能障碍（含瘫痪）、疼痛（含麻木、酸胀等）、畸形（含肿物、错位、挛缩等）。明确损伤日期或发病时间，可据此初步判断是急性损伤或慢性劳损或其他疾病。

（二）发病过程

1. 伤势：应详细询问受伤及发病的原因及情况，当时有无晕厥及昏迷时间的长短，其间有无清醒，醒后有无再昏迷，有无出血及出血量，现场的急救措施，目前还存在哪些症状及其程度等。一般而言，生活损伤较轻；工业损伤、农业损伤及交通事故损伤较严重，且常发生复合伤或严重的挤压伤。

2. 受伤情况：主要询问受伤原因及体位。受伤原因可有跌仆、闪挫、扭捩、坠堕、压轧等。受伤体位可有手掌撑地、臀部着地、头部着地，或弯腰受伤、后伸受伤等等。分析受伤体位与损伤部位的关系，可初步判断暴力的性质、强度、作用点及方向等。如受伤时处于高处，意外坠地，足跟着地，主诉为腰痛则有腰椎骨折的可能。对无明显外伤史的患者，应考虑其为慢性劳损或其他骨病。

（三）伤处情况

1. 疼痛：包括疼痛的部位（受伤时外力作用的部位与主诉的疼痛部位是否一致，疼痛的部位及范围是否有变化），时间（系持续性或间歇性，夜间是否加重等），范围（局限抑或广泛），程度（剧烈抑或轻缓），影响因素（姿势、动作、气候、休息、劳累），性质（烧灼、针刺样、电击样、痉挛、酸痛、麻木）等。

2. 肿胀：询问肿胀出现的时间、部位、程度、范围等。一般损伤性疾患多是先痛后肿；感染性疾患常是先肿后痛，可有局部发热。如有肿物包块，应了解其是否不断增大，其增长的速度如何等。

3. 肢体功能：是否有功能障碍，若有功能受限，应问明是受伤后立即发生，还是伤后缓慢发生。一般脱位或骨折后，其功能大部分立即丧失；筋伤则常是肿胀逐渐加重，经过一段时间才影响肢体功能。对合并有脊髓或周围神经损伤的脊椎骨折脱位者，要问清瘫痪症状是出现在受伤当时，还是经过搬动或院前处理之后，以便判断造成这种并发症的真正原因和时间。

4. 畸形：肢体畸形多由骨关节的破坏、移位、增生或软组织的瘫痪、挛缩所致。应仔细询问畸形发生的时间和演变过程。外伤后可立即出现肢体畸形，亦可经过几年后出现（如骨骺损伤引起的迟发性畸形）；若无外伤可考虑先天性、发育性或其他骨病等。

5. 创口：了解创口形成的时间、受伤的环境、出血情况、处理经过以及是否使用破伤风抗毒血清等。

（四）其他情况

1. 既往史：主要询问过去的疾病与当前伤病有关的内容。应按发病的顺序，记录主要的病情经过，当时的诊断、治疗、有无并发症或后遗症，特别是外伤和骨关节疾病的病史要详细询问与此有关的结核病、血液病、肿瘤、产伤等病史。

2. 治疗经过：询问就诊前在何时、何地作过何诊断和治疗，效果如何，目前存在的主要问题是什么，以便全面掌握病情的变化，分析病情和判断已作的处理是否妥当，从而决定采用何种治疗措施，避免重复错误。

三、闻诊

骨伤科闻诊不仅包括凭听觉了解患者的语言、呼吸、咳嗽、呻吟、啼哭声音及凭嗅觉了解患者呕吐物及伤口、二便或其他排泄物的气味等方面的情况，而且要通过与触摸及运动检查相结合，以判断骨关节有无异常的响音及摩擦音。

（一）骨擦音

骨擦音是骨折的特殊体征之一。检查移位骨折时，摆动或触摸使骨折断端移动、互相摩擦时，可产生摩擦音（感），称为骨擦音（感）。《伤科补要·接骨论治》中记载：“骨若全断，动则辘辘有声。如骨损未断，动则无声。或有零星败骨在内，动则淅淅有声。”说明可从骨擦音的存在及性质分析判断骨折的性质。骨折经治疗后，骨擦音消失，表示骨折已连接。检查骨擦音的正确方法为用手指轻压局部，逐渐加重，再逐渐轻放，在一压一放时即可听到或感到骨擦音。必须注意，检查者不宜反复去寻找骨擦音，在检查中一俟闻及，即应中止，以免增加患者的损伤与痛苦。

（二）关节弹响音

临床常见的关节弹响音有两类。一类为关节内有游离体或膝关节半月板破裂时，当关节屈伸旋转活动到某一角度，关节内出现尖细或清脆伴有震动的弹响音；另一类出现于脱位关节整复成功时，常能闻及“格答”之声，此弹响音亦可称为入臼声。正如《伤科补要·接骨论治》所曰：“凡上骱时，骱内必有响声活动，其骱已上；若无响声活动者，其骱未上也。”

（三）关节摩擦音

检查时术者一手置于患肢关节部位，另一手握其关节远端活动关节，可听到或感触到关节摩擦音。柔和的关节摩擦音可在一些慢性或亚急性关节疾患中出现；粗糙的关节摩擦音多提示关节软骨面被破坏，如检查骨性关节炎时即可闻及。

（四）腱鞘摩擦音

腱鞘摩擦音可出现于狭窄性屈指肌腱腱鞘炎，当伸屈活动患指时闻及摩擦音甚或弹响音，是肥厚的肌腱通过狭窄的腱鞘时所产生摩擦而致，故临床上又把狭窄性屈指肌腱腱鞘炎称为弹响指。

（五）捻发音

捻发音又称握雪感，一般出现在皮下气肿之中。骨伤科临床主要见于：①肋骨骨折后，若断端刺破肺脏，空气渗入皮下组织形成的皮下气肿；②创伤后合并的气性坏疽，可产生气体而出现皮下气肿，此时伤口常有奇臭的脓液；③行空气造影后，气体逸至皮下而致。检查时把手指分开呈扇形，轻轻按压患处，当皮下组织中有气体存在时，就可感触到一种特殊的捻发音或捻发感。

此外，在检查肌腱周围炎时，亦可闻及类似的“捻发音”，多在肌腱周围有炎性渗出物时出现此声音，好发于前臂的伸肌群、大腿的股四头肌和小腿的跟腱部。

（六）啼哭声

检查小儿患者时，注意啼哭声的变化可以辨别受伤的部位。因小儿不能准确诉说伤部情况，家长或陪伴者有时也不能提供可靠病史，所以在检查时摸到患肢某一部位，小儿啼哭或啼哭声加剧，则往往表示该处是受伤部位。

四、切诊

骨伤科常用的切诊包括脉诊和摸诊。其中切诊主要是用来掌握内部气血、虚实、寒热等变化；摸诊主要是鉴别损伤轻重、深浅和性质。

损伤常见的脉象有以下几种。

1. 浮脉：轻轻应指即得，重按反觉脉搏的搏动力量稍减而不空，举之泛泛而有余。一般在新伤瘀肿、疼痛剧烈或兼有表证时多见。大出血及慢性劳损患者出现浮脉时说明正气不足，虚象严重。

2. 沉脉：轻按不应，重按始得。一般沉脉主病在里，骨伤科在内伤气血、腰脊损伤疼痛时常见。

3. 迟脉：脉搏缓慢，每息脉来不足四至。一般迟脉主寒、主阳虚，在伤筋挛缩、瘀血凝滞等证中多见。损伤后气血不足，复感寒邪，常为迟而无力。

4. 数脉：每息脉来超过五至。数而有力，多为实热；虚数无力者，多属虚热。浮数热在表，沉数热在里，虚细而数为阴亏，浮大虚数为气虚。损伤发热及邪毒感染，脉数有力；损伤津涸，脉虚而细数。

5. 滑脉：往来流利，应指圆滑充实有力，切脉时有“如盘走珠”之流利感。主痰饮、食滞。妇女妊娠期常现此脉。伤病中胸部挫伤血实气壅时多见。

6. 涩脉：指脉形不流利，脉细而迟，往来艰涩，如轻刀刮竹。主气滞、血瘀、精血不足。涩而有力为实证，涩而无力为虚证。损伤血亏津少不能濡润经络之虚证及气滞血瘀的实证多见。

7. 弦脉：脉形端直以长，如按琴弦，主诸痛，主肝胆疾病，阴虚阳亢。在胸部损伤以及各种损伤剧烈疼痛时多见，还常见于伴有肝胆疾患、高血压、动脉硬化等症的损伤患者。弦而有力者称为紧脉，多见于外感寒湿之症。

8. 濡脉：浮而细软，脉气无力以动，与弦脉相对，虚损劳伤、气血不足、久病虚弱时多见。

9. 洪脉：脉形如波涛汹涌，来盛去衰，浮大有力。其特点是应指脉形宽，大起大落。主热证，损伤邪热内壅，热邪炽盛，或血瘀化热之证多见。

10. 细脉：脉细如线，主阴血虚或主气虚。常发生于损伤久病卧床而致体虚者，或见于虚脱或休克患者。

11. 芤脉：浮大中空，为失血之脉。损伤大出血后多见。

12. 结、代脉：间歇脉之统称。脉来至数缓慢，而时一止，止无定数为结脉；脉来动而中止，不能自还，良久复动，止有定数为代脉。损伤疼痛剧烈、脉气不衔接时多见。

五、摸诊（触诊）

（一）主要用途

摸诊是骨伤科临床检查中的重要方法之一。通过检查者双手对损伤局部的认真触摸，可帮助了解损伤的性质，有无骨折、脱位或筋伤断裂，以及骨折脱位的移位方向等；通过临床的不断摸索、积累，同时结合其他典型体征，甚至可在缺乏X线检查的条件下，对多种典型的骨折脱位作出较准确的判断。临床摸诊十分重视对比，要求“望、比、摸”综合运用，与健肢对比，与正常人对比，与治疗前后情况对比。只有这样，才能正确分析判断触摸所获信息的临床意义。

1. 摸压痛：一般而言，确定压痛点是寻找病灶的最直接的方法。在骨伤科检查中，可根据压痛的部位、范围、程度来鉴别损伤的性质种类，直接压痛可能是局部有骨折或伤筋；而间接压痛（如纵轴叩击痛）常显示骨折的存在。长骨干完全骨折时，骨折部位多有环周压痛，骨折斜断时压痛范围较横断为广泛。在慢性筋伤中，压痛范围亦可作为判断病变性质的依据。如肱骨外上髁炎患者，其压痛主要局限在肱骨外上髁；肩关节周围炎患者，其压痛几乎可涉及整个关节。如患者自觉疼痛广泛而无压痛者，则可能为神经反射痛，应查出其病灶所在。真正的压痛点是不会改变部位的。检查时可在其附近反复触压多次，以判断疼痛是否真实存在（判断真性抑或假性疼痛）。

2. 摸畸形：触摸体表骨突变化，可以判断骨折和脱位的性质、移位方向，以及呈现重叠、成角或旋转畸形等变化。

3. 摸肤温：从局部皮肤冷热的程度，可以辨识是热证或寒证，了解患肢血运情况。热肿一般表示新伤或局部瘀热和感染：冷肿表示寒性疾患；伤肢远端冰凉、麻木、动脉搏动减弱或消失，则表示血运障碍。摸肤温时一般用手背测试最为适宜、准确。

4. 摸异常活动：异常活动系指在肢体没有关节处出现了类似关节的活动，或关节原来不能活动的方向出现活动或原活动度加大，多见于骨折或韧带断裂（如膝交叉韧带断裂后，膝关节出现异常的前后活动）。但检查骨折患者时，不要反复主动寻找异常活动，以免增加患者的痛苦和加重局部的损伤。

5. 摸弹性固定：脱位时，肢体常保持在特殊的畸形位置上。摸诊时，肢体有轻度活动且有弹性阻力感，放松肢体后患肢又恢复到原来的畸形位置上，此即为弹性固定。

6. 摸肿块：首先应区别肿块的解剖层次是在骨骼还是在肌肉、肌腱等组织中；硬度，骨性抑或囊性；还须触摸其大小形态、质地硬度、边界是否清楚、推之是否可以移动及其表面光滑度等；并同时注意触摸全身有关淋巴结是否肿大。

（二）常用手法

1. 触摸法：用手指的指腹稍加按压之力，细心触摸患处。范围先由远端开始，逐渐移向伤处，用力大小视部位而定。触摸时仔细体验指下感觉，即所谓“手摸心会”。通过触摸可了解损伤和病变的确切部位，病损处有无畸形及摩擦征，皮肤温度、软硬度有无变化，有无波动感等［图3-2(1)］。这一手法往往在检查时最先使用，然后在此基础上再根据情况选用其他检查手法。要求通过触摸做到心中有数（手摸心会），以辨明损伤的局部情况。

2. 挤压法：用手掌或手指挤压患处上下、左右、前后，根据力的传导作用来诊断骨骼是否折断。如检查肋骨骨折时，常用手掌挤按胸骨及相应的脊柱骨，进行前后挤压；检查骨盆骨折时，常用两手挤压两侧髂骨翼；检查四肢骨折时，常用双手挤压骨干两端或两侧［图3-2(2)］。此法有助于鉴别是骨折还是挫伤。

3. 叩击法：本法是以掌根或拳施以冲击力，利用对肢体远端的纵向叩击所产生的冲击力来检查有无骨折（尤其是微细骨折）的一种方法［图3-2(3)］。检查股骨、胫腓骨骨折，可采用叩击足跟的方法；检查脊椎损伤时，可采用叩击头顶的方法。此外，检查四肢骨折是否愈合亦常采用纵向叩击法。

4. 旋转屈伸法：一手握关节部，另一手握伤肢远端，作轻轻的旋转或屈伸活动［图3-2(4)、图3-2(5)］，结合问诊与望诊，根据患部疼痛的性质、异常活动、摩擦音的有无，判断是否有骨或关节损伤。若关节部出现剧痛，说明有骨或关节的损伤。关节内骨折者，可出现骨摩擦音。此外，患者主动的屈伸与旋转活动常应与被动活动进行对比，以此作为测量关节活动功能的依据。

六、量诊

早在《灵枢·经水》中就有关于度量的记载，《灵枢·骨度》则对骨的尺寸用等分法作为测量的依据，《仙授理伤续断秘方》亦提出要“相度患处”。量诊至今为骨伤科临床所重视，其包括测量肢体的长短与粗细和关节活动的幅度两大内容。量诊所用的工具主要有带尺和量角器。

（一）临床应用

1. 测量长度：伤肢显著增长者，多为脱位的标志，常见于肩、髋等关节向前或向下脱位，亦可见于骨折纵向分离移位等。患肢短于健肢，多见于有重叠移位之骨折；或见于髋关节、肘关节向后脱位之肢体短缩。

2. 测量周径：患侧粗于健侧，常见于骨折或脱位之重症；若无骨折与脱位，则为伤筋肿胀。患侧细于健侧，可为陈旧损伤而致筋肉萎缩，或有神经损伤而致肢体瘫痪。

3. 测量关节活动：骨折、脱位、筋伤及其后遗症均可引起不同程度的关节活动障碍。严重的筋伤断裂可致关节出现异常活动。

（二）测量方法

1. 注意事项：量诊前注意有无先天性畸形与陈旧损伤，应与新伤区别。患肢与健肢须放于完全对称的位置进行测量，以防有误差。测量肢体长度时定点要准确，可在起始与终止点做好标记，带尺宜松紧适度。测量关节活动时，应将量角器的轴对准关节中心，量角器的两臂紧贴肢体并对准肢体的轴线，然后记载量角器所显示的读数，并与健侧肢体进行对比。

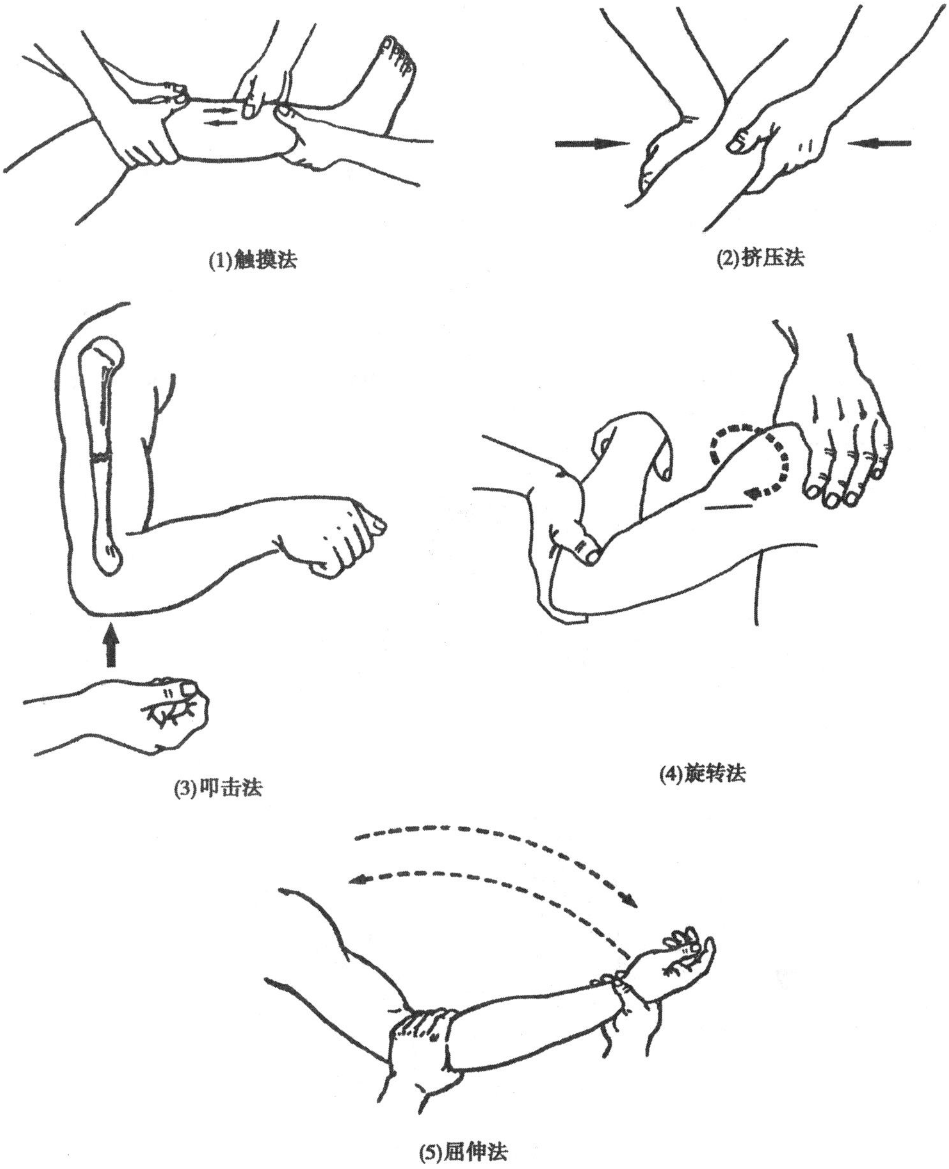

图 3－2　临床常用检查手法

在无量角器的情况下，亦可采用目测等分角度的方法，估计其关节活动的近似值。

2．测量肢体长度：如表 3－1、图 3－3 所示。

3．测量肢体周径：常用方法为两侧肢体取相应的同一水平部位测量，若测量肿胀时应取肿胀最重之处，测量肌萎缩时应取肌腹部位。如在下肢常取髌上 10～15 cm 处测量大腿周径，在小腿最粗处测量小腿周径等。通过对肢体周径的测量，两侧肢体进行对比，以了解其肿胀程度或有无肌肉萎缩等。(图 3－3)

4．测量关节活动的记录方法：

(1) 中立位 0°法：以各关节的中立位作为 0°，然后以此为起点作为关节活动的读数。如将正常膝关节完全伸直时定为 0°，完全屈曲时其活动度为 150°。

表 3-1　　肢体长度的测量方法

	起　点	止　点
上肢	肩峰	桡骨茎突（或中指尖）
上臂	肩峰	肱骨外上髁
前臂	肱骨外上髁	桡骨茎突
下肢	髂前上棘	内踝下缘
	脐	内踝下缘（骨盆骨折或髋部病变时用之）
大腿	髂前上棘	膝关节内缘
小腿	膝关节内缘	内踝

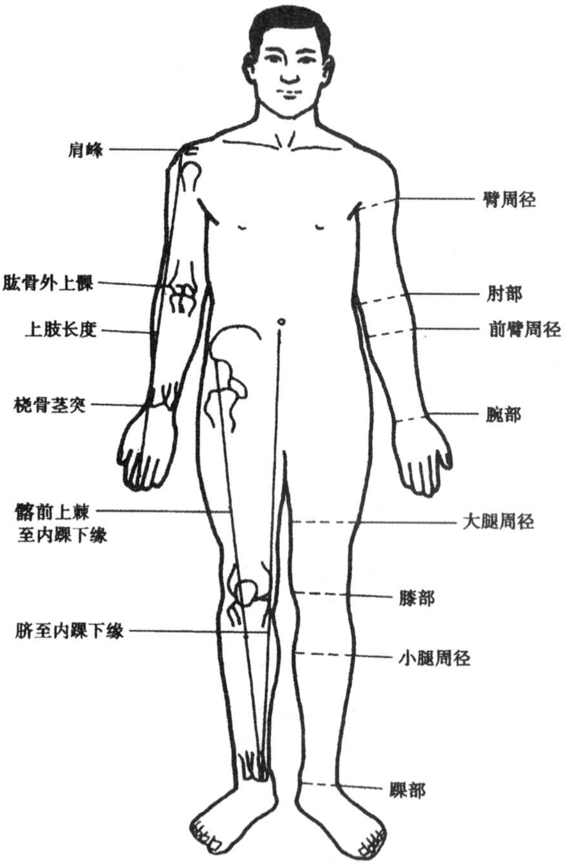

图 3-3　肢体长度及周径测量法

（2）邻肢夹角法：以两个相邻肢体节段所构成的夹角作为关节活动的读数。如将膝关节完全伸直时大腿和小腿之间的夹角作为 180°，膝完全屈曲时则大腿和小腿之间成 30°夹角，则膝关节的活动度为 180° - 30° = 150°。

〔陈明人　邓运明〕

第二节　检查方法

一、关节运动检查

（一）颈椎运动检查

运动检查时，嘱患者正坐，头直立，固定双肩，使躯干不参与颈椎的运动，然后再作各方向活动。颈椎有如下几种基本活动：

1．屈伸运动：检查前屈时，嘱患者头尽量前倾，正常时下颌可以触到胸部，为 35°～45°；检查后伸时，嘱患者头尽量后仰，正常时恰好可以看到头顶上的天花板，为 35°～45°。

2．旋转运动：嘱患者向一侧转动头部，正常时下颌几乎可以触及同侧肩部，为 60°～80°。然后再转向对侧，双侧对比。

3．侧屈运动：嘱患者将耳朵向肩部靠近，正常时头部可倾斜 45°。（图 3－4）

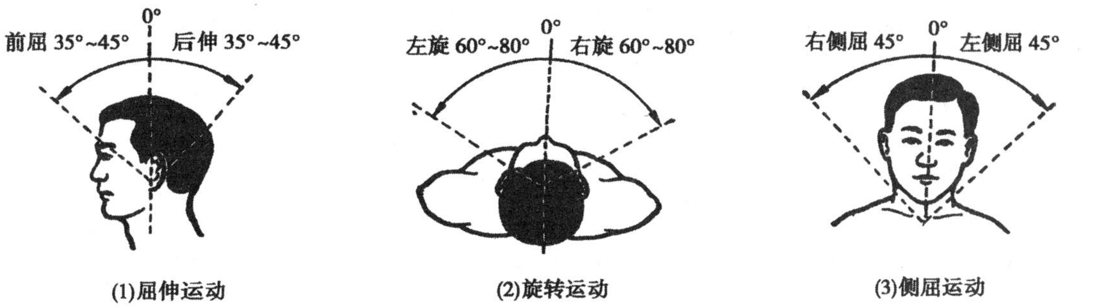

图 3－4　颈椎运动检查

检查时重点观察运动是否自如，有无运动障碍。要排除代偿动作，对颈椎骨折脱位者，不要做运动检查，防止造成脊髓损伤。

（二）胸腰椎运动检查

胸腰椎运动的个体性差异很大。一般来说，运动范围随着年龄增长而减小，不同职业的人运动范围也不相同。如体操运动员、杂技演员等脊椎活动范围较普通人大，故此类患者在活动轻度受限时，往往有正常活动范围，须注意鉴别。在脊柱不同节段，活动度也有差异，主要与小关节的排列方向有关。胸椎小关节突较长，且为冠状位关节面，同时又受肋骨的影响，故活动度最小；而腰椎近似矢状位关节面，故活动度较大。胸腰段脊椎运动有 4 种类型。

1．前屈运动：检查时患者取直立位，嘱患者先低头，然后向前作缓慢弯腰运动。正常腰椎前屈可达 80°～90°。如不易测算，也可测手指和足趾间距离，即双手指伸直，中指与足趾间距离。[图 3－5(1)]

2．后伸运动：检查者一手扶住患者骨盆，一手扶住其肩部，防止骨盆前移和下肢弯曲而形成躯干后仰，代替脊柱后伸运动。协助患者作脊柱后伸运动，先嘱患者向后仰头，再缓慢地使脊柱向后作过伸运动。正常后伸可达 30°。[图3－5(2)]

3．侧屈运动：患者取直立姿势，检查者双手固定其骨盆，防止左右倾斜。然后让患者作头胸向侧方弯曲运动，观察有何异常表现、障碍程度，并两侧对比。正常侧屈可达20°～30°。[图3－5(3)]

4．旋转运动：检查者双手固定患者两侧髂骨翼，保持骨盆平衡，然后嘱患者作左右旋转躯干。注意观察运动范围，并两侧对比。正常旋转可达30°。出现运动障碍或有疼痛反应均属异常。[图3－5(4)]

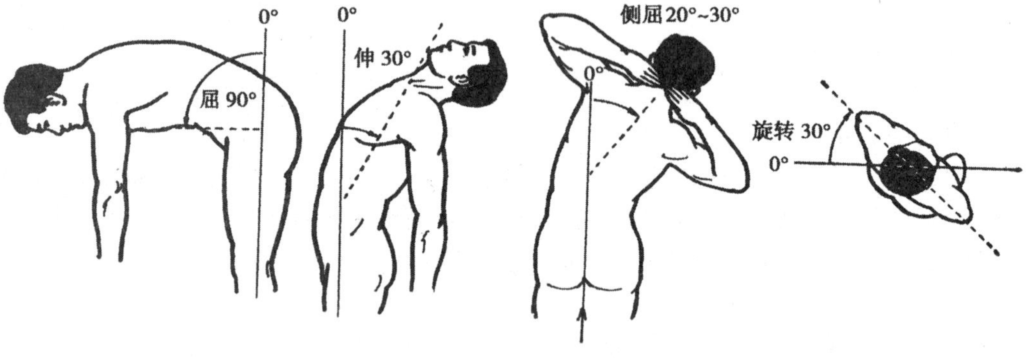

图3－5　胸腰段脊柱运动检查

腰椎病变活动受限时，可使行走步态失去正常姿势，同时双上肢前后摆动也不自然。通过对各种不正常步态的观察，可判断腰椎有无病变及其病变性质。

（三）肩部运动检查

1．前屈运动：检查者一手固定患侧肩部，嘱其向前抬起上肢。参与前屈运动的主要肌肉是三角肌前部和喙肱肌。正常前屈可达90°。

2．后伸运动：检查时嘱患者将上肢后伸。参与后伸运动的主要肌肉是背阔肌和大圆肌。正常后伸可达45°。[图3－6(1)]

3．外展运动：检查时嘱患者屈肘90°，然后作上臂外展运动。参与外展运动的主要肌肉是三角肌和冈上肌。正常外展可达90°。

4．内收运动：检查时嘱患者屈肘，上臂置胸前向内移动。参与内收运动的主要肌肉是胸大肌。正常内收可达45°。[图3－6(2)]

5．外旋运动：检查时嘱患者屈肘90°，检查者一手扶肘部，一手扶腕部，使上臂作外旋动作（或患侧手摸到同侧耳垂为正常）。参与外旋运动的主要肌肉是冈下肌和小圆肌。正常外旋可达30°。

6．内旋运动：检查时屈肘90°，前臂内收到胸前，或将前臂绕到背后部摸到对侧肩胛下角为正常。参与内旋运动的主要肌肉是肩胛下肌和背阔肌。正常内旋可达80°。[图3－6(3)]

7．上臂上举：是肩部所特有的运动。进行上举动作上臂可以沿着冠状面或矢状面举起。在沿冠状面举起的过程中，肱骨头必须随之发生相应的外旋；在沿矢状面举起的过程中，则须发生相应的内旋。因此，肱骨头外旋或内旋运动的限制会影响上举动作的完成。上举是一个比较复杂的动作，能够完成此动作即说明肩部功能基本良好。[图3－6(4)]

8．环转运动：即上臂以肩肱关节为中心作画圈动作。环转运动可以沿着冠状面、矢状面及横面任何一个面进行。

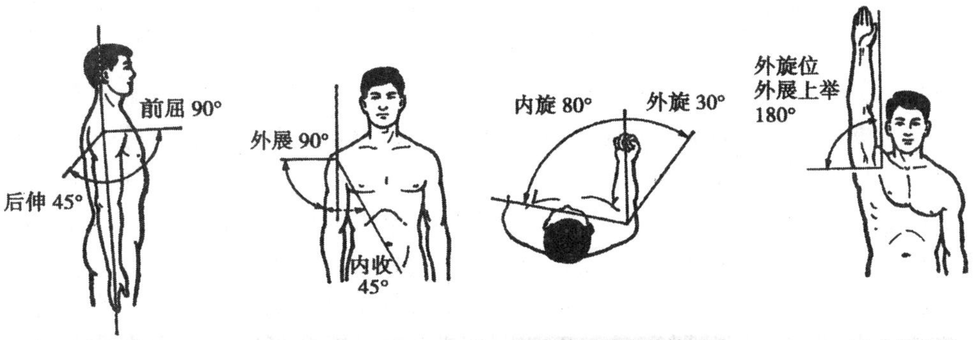

(1)前屈运动和后伸运动　(2)外展运动和内收运动　(3)内旋运动和外旋运动　(4)上臂上举

图 3－6　肩关节运动检查

（四）肘部运动检查

1．屈肘运动：嘱患者作屈肘动作，手能摸到同侧肩部为正常。先做主动运动检查，然后进行被动检查。主要屈肘肌肉是肱二头肌。正常屈肘可达 140°。

2．伸肘运动：检查时嘱患者作最大限度的屈肘，然后再伸直，观察能否达到正常范围。主要伸肘肌肉是肱三头肌。正常伸肘可达 5°～10°。［图3－7(1)］

3．旋转运动：前臂的旋转运动主要由上、下尺桡关节来完成。主要旋后肌肉是旋后肌和肱二头肌，正常前臂旋后可达 80°～90°。检查时嘱患者端坐或站立，屈肘 90°，两上臂紧靠胸臂侧面，拇指向上，然后嘱患者作旋后动作，两侧对比检查，判断前臂是否有旋后功能障碍。应当防止患者上臂内收动作，代替前臂旋后运动。旋前运动主要由旋前圆肌和旋前方肌完成，正常前臂旋前可达 90°。检查时体位同旋后运动，在前臂中立位作旋前运动，掌心向下为正常。检查时务必防止患者用上臂外展来代替旋前运动。［图3－7(2)］

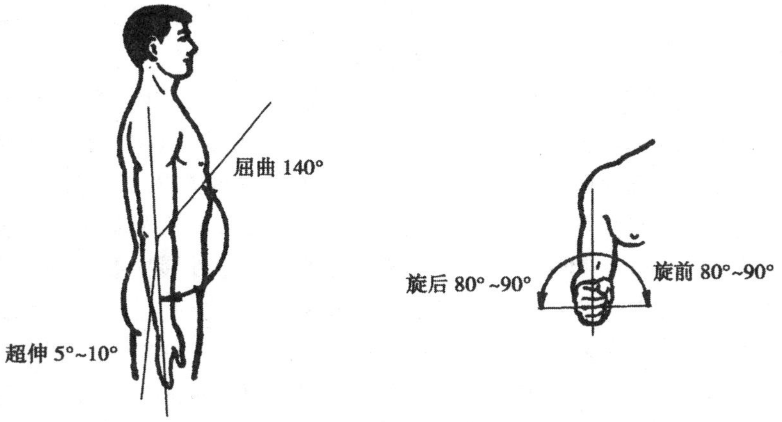

(1)伸肘运动和屈肘运动　(2)旋转运动

图 3－7　肘关节及前臂运动检查

（五）腕和手部运动检查

1．伸腕运动：检查时患者屈肘 90°，前臂旋前位，掌心向下，手呈半握拳，检查者一手握住前臂下端，另一手握住手掌部，嘱患者作伸腕动作，观察是否有运动受限。伸腕运动主要由桡侧伸腕长、短肌和尺侧伸腕肌完成。正常伸腕可达 70°。

2．屈腕运动：检查体位同伸腕运动，嘱其作屈腕运动，观察有无运动障碍或肌力不足。屈腕运动主要由桡侧屈腕肌和尺侧屈腕肌完成。正常屈腕可达 80°。

3．腕桡偏运动：检查体位同伸腕运动，嘱患者手向桡侧倾斜作侧偏运动，观察运动幅度可判定关节功能。腕桡偏运动主要是桡侧伸腕肌和桡侧屈腕肌的协同作用。正常腕桡偏可达30°。

4．腕尺偏运动：检查体位同伸腕运动，嘱患者手向尺侧倾，观察有无运动障碍。腕尺偏运动为尺侧伸腕肌和尺侧屈腕肌协同作用的结果。正常腕尺偏可达45°。[图3－8(1)]

5．伸指运动：检查时嘱患者屈肘90°，前臂旋前位，手掌朝下，掌指关节伸直，近节指间关节屈曲，检查者用手固定近节指骨，再嘱患者作伸指运动，观察是否有伸指障碍。伸指运动主要由伸指肌完成，包括指总伸肌、小指固有伸肌。

6．屈指运动：手指各小关节的屈曲运动，都是由单独肌肉来完成的，因此必须分别进行检查。掌指关节屈曲由蚓状肌完成，正常可屈曲80°；近节指间关节屈曲由指浅屈肌完成，正常可屈曲90°；远节指间关节屈曲由指深屈肌完成，正常可屈曲60°。检查屈指时，须固定被检查关节的近端指骨，然后嘱患者屈曲指间关节，观察有无屈指障碍。

7．手指外展：检查时嘱患者将手指伸直，并分别以中指为轴线作分开动作，即手指外展，注意观察各指外展情况。手指外展主要由骨间背侧肌和小指外展肌完成。正常外展均可超过20°。

8．手指内收：检查时手指外展位，嘱患者将各指并拢，如不能并拢则为手指内收运动有障碍。手指内收主要由骨间掌侧肌完成。

9．拇指背伸：检查时嘱患者拇指在外展位作背伸运动，实际是拇指在伸直位作掌腕关节运动。拇指背伸主要由拇短伸肌和拇长伸肌完成。

10．拇指屈曲：检查时患者手心向上，检查者固定第1掌骨，嘱患者屈曲拇指。拇指屈曲主要由拇短屈肌和拇长屈肌完成。正常屈曲可达60°，拇指端可能到达小鱼际肌腹部。

11．拇指外展：外展运动分桡侧外展和掌侧外展。检查桡侧外展时，患者手心向上，拇指沿着掌平面向外平行运动，正常约50°；检查掌侧外展时，患者手伸直，拇指离开掌平面向前方运动，与掌平面垂直，正常约70°。拇指外展主要由拇长展肌和拇短展肌完成。

12．拇指内收：检查拇指从外展位再回到解剖位置，或拇指从解剖位置沿着掌面向尺侧移动，达手掌尺侧缘为正常，约45°。拇指内收是拇指内收肌的作用。

13．拇指对掌：检查时先将拇指置于掌侧外展位，然后向各指端做对掌运动，正常时可触到其他指尖和第5掌骨头。拇指对掌主要运动肌肉是拇指对掌肌。[图3－8(2)]

（六）髋部运动检查

1．前屈运动：患者仰卧，两下肢中立位，检查者一手置于下部腰椎，另一手固定骨盆，然后嘱患者作患肢屈髋运动。前屈运动主要是髂腰肌的作用，正常髋关节屈曲可达140°，大腿部可以接触腹壁，根据屈髋角度判定髋关节的屈曲功能。[图3－9(1)]

2．后伸运动：患者取俯卧位，两侧下肢伸直，先主动后伸检查，观察后伸角度，然后检查者一手按住骶骨部，固定骨盆，另一手托住大腿下段，抬起大腿使髋关节后伸，注意骨盆是否离开床面。后伸运动主要为臀大肌的作用。正常后伸可达30°。[图3－9(2)]

3．外展运动：检查时患者取仰卧位，两下肢伸直并拢，检查者一手按住髂骨，固定骨盆，另一手握踝部缓慢地将患肢向外移动，当移到一定角度或达到最大限度时，骨盆则发生移动。再检查对侧作为对照检查，判断有无障碍。外展运动主要是臀中肌的作用。正常外展可达45°。

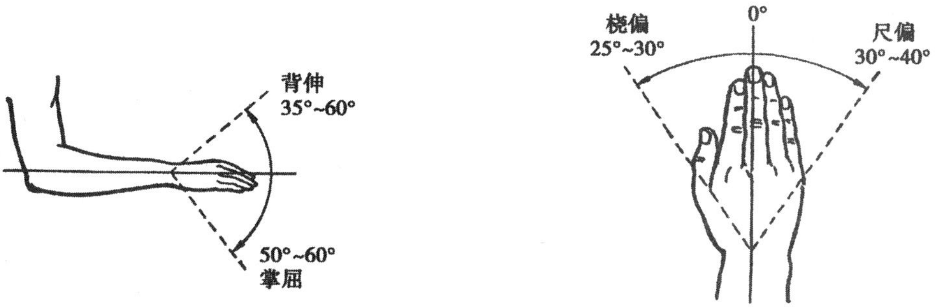

(1)腕关节活动范围

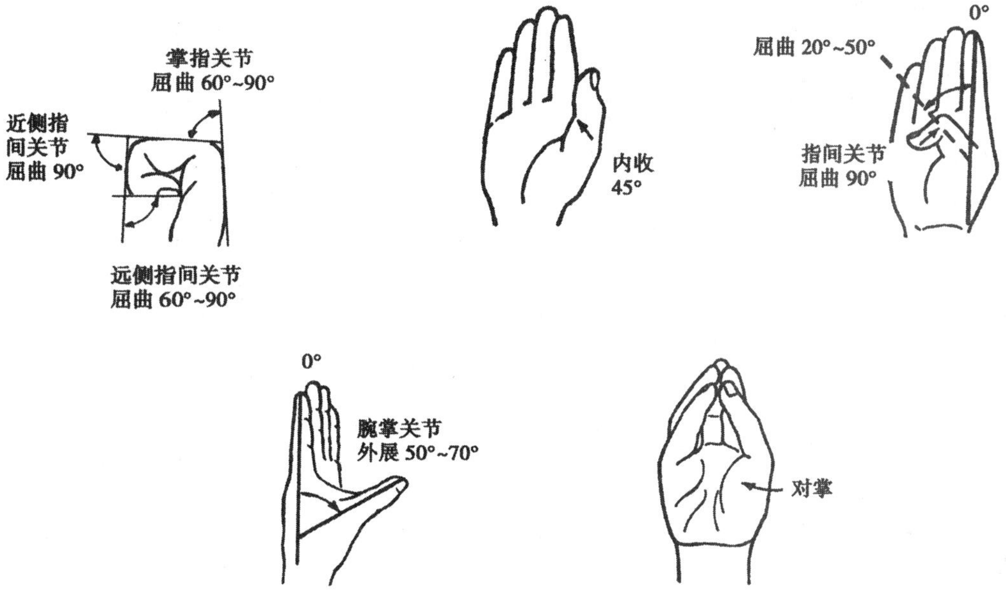

(2)掌指指间关节活动范围

图 3－8　腕和手部运动检查

4. 内收运动：检查时患者取仰卧位，两侧下肢中立位，检查者一手固定骨盆，另一手持踝部使患肢内收，从健侧下肢前方越过中线继续内收，至骨盆发生移动为止，即最大内收限度。要注意肥胖体质患者大腿过粗，会妨碍髋关节内收运动。内收运动是大腿内收肌群的共同作用。正常内收可达 30°。［图3－9(3)］

5. 外旋运动：伸直位检查时，患者取仰卧位，两侧下肢伸直并拢，检查者一手扶足部，嘱患者作下肢外旋运动，观察其运动程度，再旋转健肢与其对比。屈曲位检查时，体位同伸直位，屈膝、屈髋各 90°，检查者一手扶住膝部，另一手扶住足部，使小腿和足内收，利用小腿作杠杆使大腿沿纵轴发生外旋（即盘腿动作）。观察小腿内收角度，即是髋外旋角度。外旋运动主要是梨状肌、孖上肌、孖下肌、股方肌及闭孔内肌等外旋肌群的作用。正常时下肢伸直位外旋可达 45°，屈膝 90°位可达 80°。

6. 内旋运动：伸直位检查时，体位同外旋运动，只是患肢向内旋转，观察其运动角度，注意有无障碍。屈曲位检查时，体位同外旋运动，只是扶足部的手推其向外移动，而使大腿产生向内旋转的动作，观察其旋转角度，分析判断髋关节有无内旋障碍。内旋是臀中肌、臀小肌及阔筋膜张肌的作用。髋关节的内旋活动正常可达 35°～45°。［图3－9(4)］

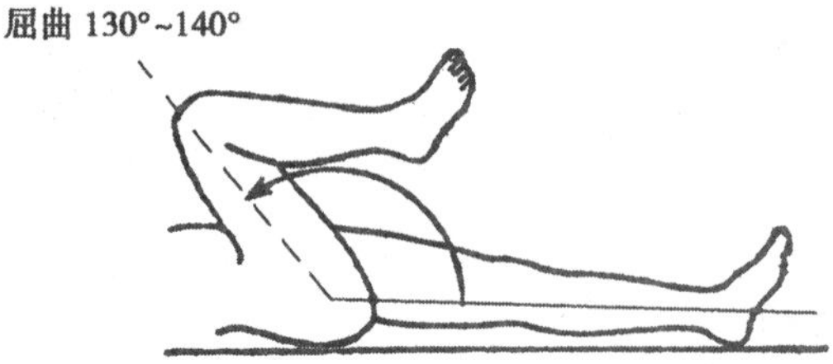

(1)前屈运动

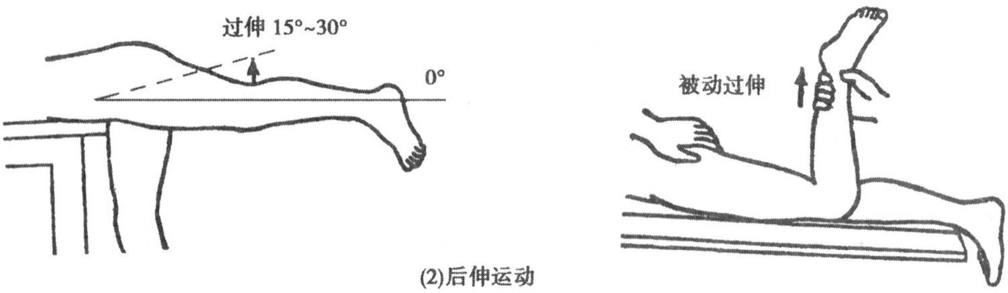

(2)后伸运动

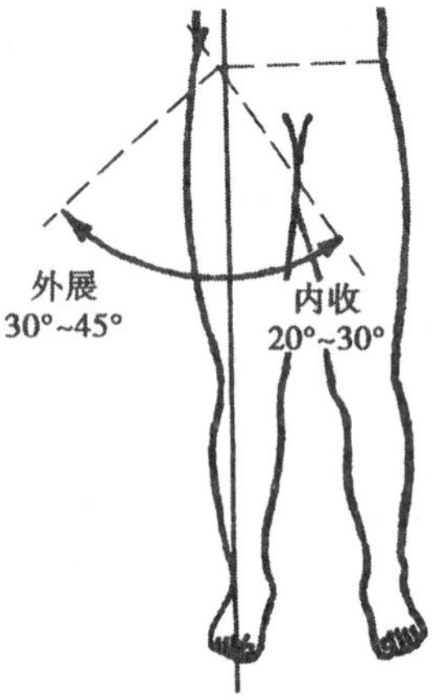

(3)外展运动和内收运动

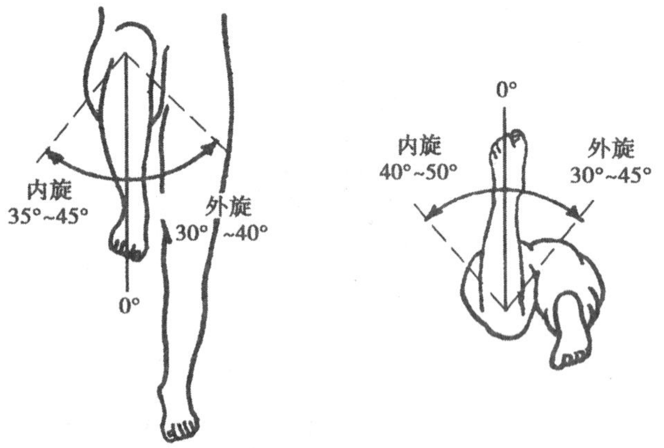

(4)内旋运动和外旋运动

图 3－9　髋部运动检查

（七）膝部运动检查

1．伸膝运动：检查时患者坐于诊察床边，双小腿下垂，嘱患者主动伸直患腿，观察有否运动受限。伸膝运动主要是股四头肌的作用。正常关节伸直为 0°，青少年或女性有 5°～10°过伸。

2．屈膝运动：检查时患者取俯卧位，两腿并齐，检查者一手按住大腿下部，另一手扶住足部，嘱患者作屈膝动作，观察其运动情况。屈膝运动主要是腘绳肌的作用。膝关节正常屈曲可达 140°。(图 3－10)

（八）踝足部运动检查

1．距小腿关节背伸：检查时患者取坐位，两侧下肢伸直并拢，然后嘱患者两足同时作背伸运动，对比观察患足运动受限情况。必要时被动背伸检查。距小腿关节背伸主要是胫前肌和趾长伸肌的作用。正常背伸可达 35°。

2. 距小腿关节跖屈：检查时体位同距小腿关节背伸，嘱患者作前足下蹬的动作，尽力跖屈，对比观察是否有跖屈运动受限。必要时也可行被动检查。距小腿关节跖屈主要是小腿三头肌作用。正常跖屈可达 45°。［图3－11(1)］

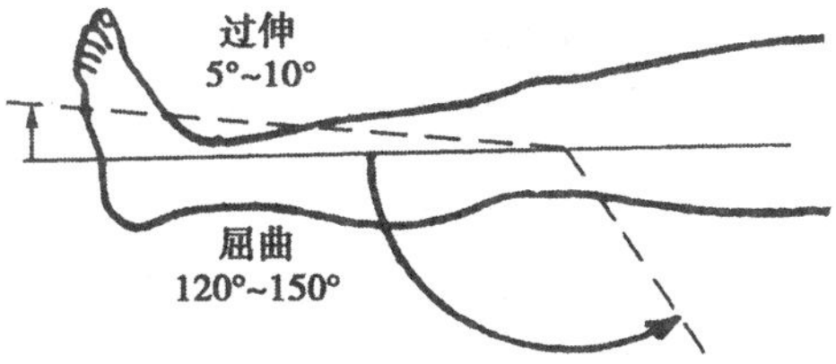

图 3－10 膝部运动检查

3. 距下关节内翻运动：正常内翻可达 45°。检查时患者坐于诊察床边，双小腿下垂，嘱患者作足内翻运动，观察其足内翻是否有障碍，然后再做被动检查。正常人的足内翻运动主要发生于距下关节，主要是胫后肌的作用。

4. 距下关节外翻运动：检查体位同距下关节内翻运动，嘱患者作足的外翻运动，观察是否运动受限，必要时做被动外翻检查，并与健侧对比。距下关节外翻运动主要是腓骨长短肌的作用。正常外翻可达 20°。［图3－11(2)］

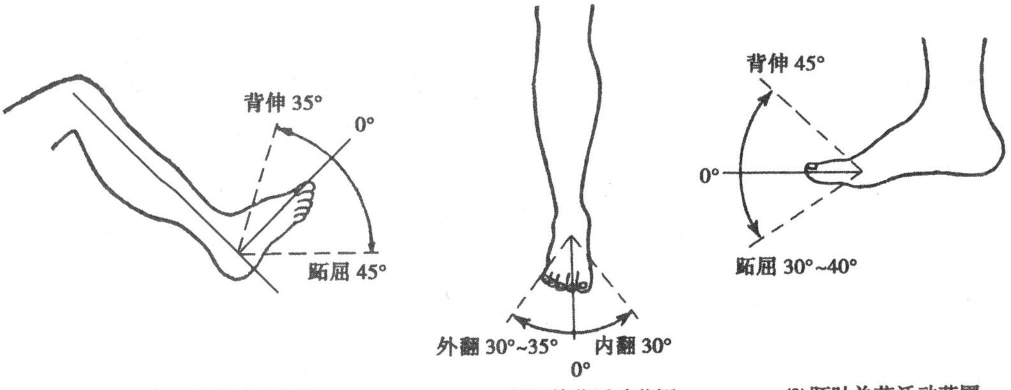

图 3－11 踝足部运动检查

二、常用特殊检查

（一）颈部特殊检查

1. 挤压试验：患者取坐位，检查者双手交叠置于患者头顶，并控制颈椎在不同的角度下（如使头部后伸并向患侧倾斜）进行按压。如出现颈部疼痛或上肢放射痛，即为阳性反应。挤压试验的机制在于使椎间孔缩小，加重对颈神经根的刺激，故出现疼痛或放射痛。(图 3－12)

2. 分离试验：患者取正坐位，检查者两手分别托住患者下颌和枕部，向上牵拉。如患者能感到颈部和上肢疼痛减轻，即为阳性反应。分离试验的机制是拉开并扩大狭窄的椎间孔，舒展小关节囊，减轻对神经根的挤压和刺激，使疼痛减轻。

3. 臂丛神经牵拉试验：患者取坐位，头微屈，检查者立于患侧，一手置患侧头部，另一手握患腕作反向牵引，此时牵拉臂丛神经。如患肢出现窜痛麻木，则为阳性反应。（图 3－13）

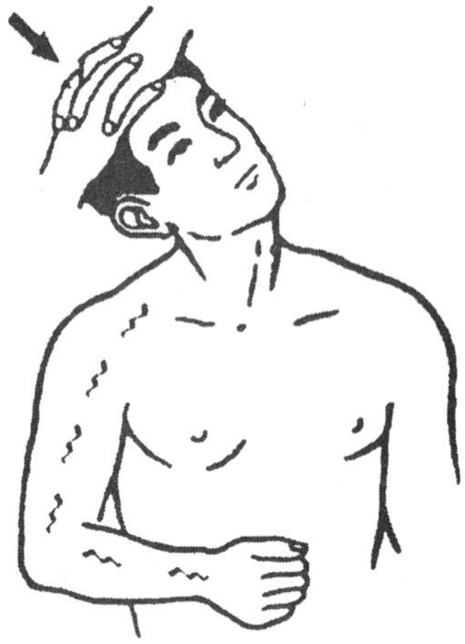

图 3－12　挤压试验

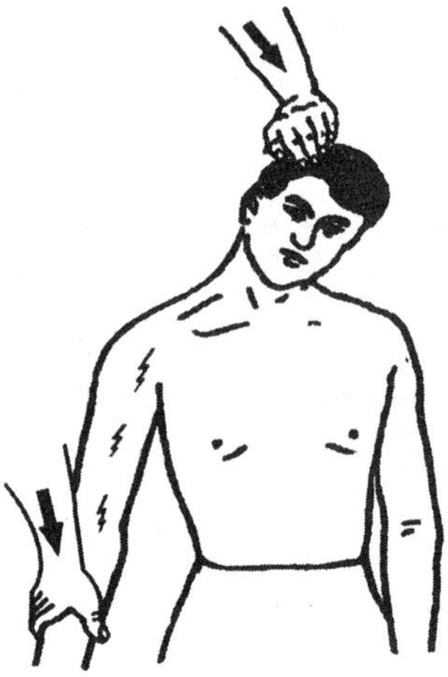

图 3－13　臂丛神经牵拉试验

4．超外展试验：超外展试验用于检查锁骨下动脉是否被喙突及胸小肌压迫，即超外展综合征。患者取站立或坐位，将患肢被动地从侧方外展高举过肩过头。如桡动脉脉搏减弱或消失，即为阳性反应。（图 3－14）

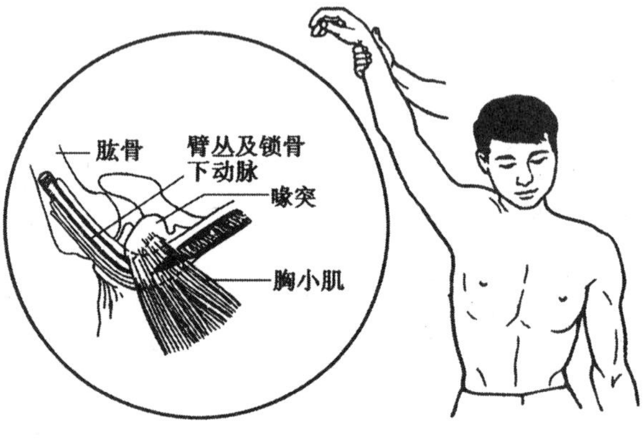

图 3－14　超外展试验

5．深呼吸试验：深呼吸试验主要用于检查有无颈肋和前斜角肌综合征。患者端坐，两手置于膝部，先比较两侧桡动脉搏动力量，然后让患者尽力后伸颈部作深吸气，并将头转向患侧，同时下压肩部，再比较两侧脉搏或血压，往往疼痛加重。相反，抬高肩部，头面转向前方，则脉搏恢复，疼痛缓解。

（二）胸腰部特殊检查

1．胸廓挤压试验：胸廓挤压试验用于诊断肋骨骨折和胸肋关节脱位。检查分两步。先进行前后挤压，检查者一手扶住后背部，另一手从前面推压胸骨部，使之产生前后挤压力，如有肋骨骨折，则骨折处有明显疼痛感或出现骨擦音；再行侧方挤压，用两手分别放置胸廓两侧，向中间用力挤压，如有骨折或胸肋关节脱位，则在损伤部出现疼痛反应（图 3－15）。

2．拾物试验：拾物试验主要用于判断小儿脊柱前屈功能有无障碍。当小儿不配合检查时，常用此方法检查。置一物于地面，嘱患儿拾起，注意观察患儿的取物动作和姿势。正常时，应直立弯腰伸手拾起；当脊柱有病变、腰不能前屈时，患儿则屈髋、屈膝，腰部板直，一手扶住膝部下蹲，用另一手拾起该物，即为拾物试验阳性（图 3－16）。

3．俯卧背伸试验：俯卧背伸试验用于检查婴幼儿脊柱是否有保护性僵硬或脊柱病变。患儿俯卧，两下肢伸直并拢，检查者提起其双足，使腰部过伸。正常脊柱呈弧形后伸状态；有病变者则大腿和骨盆与腹壁同时离开床面，脊柱呈强直状态。（图 3－17）

4．腰骶关节试验：又称骨盆回旋试验。腰骶关节试验主要用于检查腰骶部疾患。患者

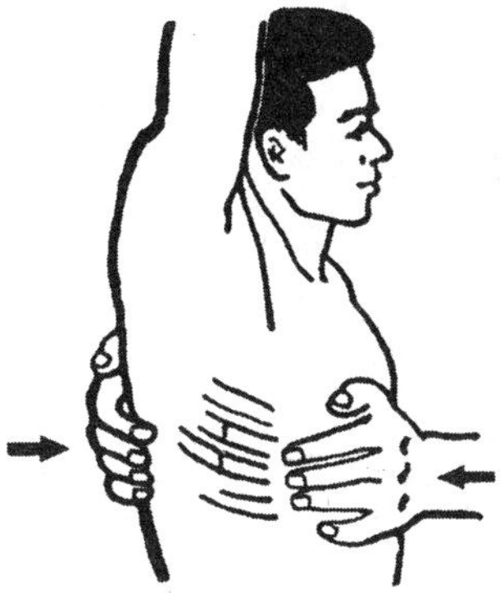

图 3－15　胸廓挤压试验

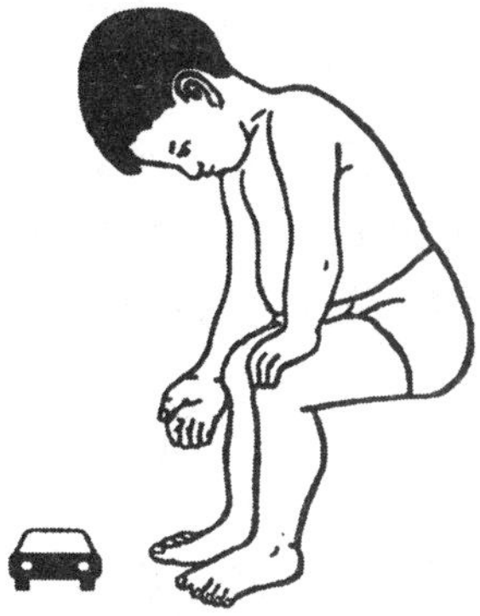

图 3－16　拾物试验

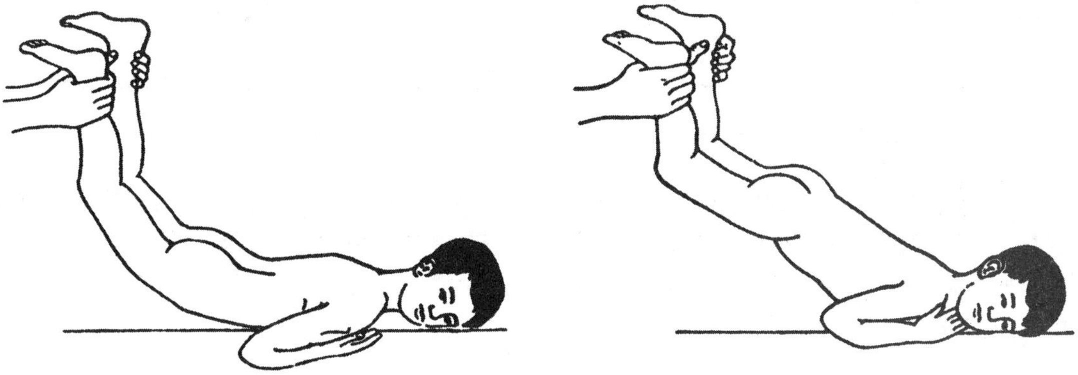

(1)阴性反应

(2)阳性反应

图 3－17　俯卧背伸试验

仰卧，双腿并拢，令其尽量屈膝、屈髋，检查者双手扶住膝部用力按压，使大腿贴近腹壁，这时腰骶部呈被动屈曲状态，如有病变则腰骶部出现疼痛即为阳性反应（图 3－18）。

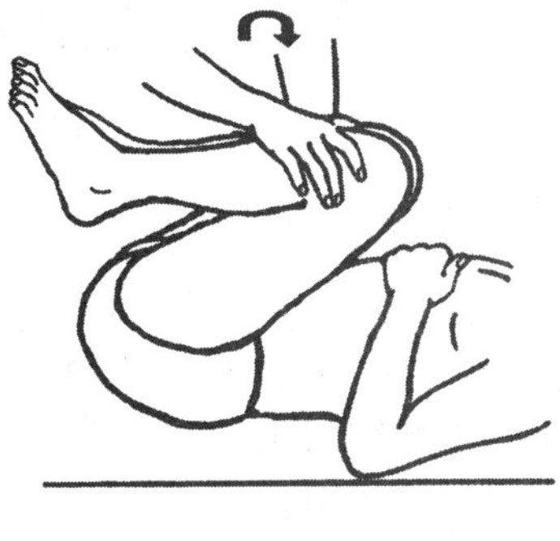

图 3－18　腰骶关节试验

5. 直腿抬高试验及加强试验：患者仰卧，检查者一手握患者足部，另一手保持膝关节在伸直位，将两下肢分别作直腿抬高动作（图 3－19）。正常时，两下肢同样能抬高 80°以上，除腘窝部有紧张感外，并无疼痛或其他不适。若一侧下肢或双下肢抬高幅度降低，不能继续抬高，同时伴有下肢放射性痛，则为直腿抬高试验阳性。记录其抬高的度数。当直腿抬高到最大限度的角度时将足踝背伸，如引起患肢放射性痛加剧者，即为加强试验阳性。藉此可以区别由于髂胫束、腘绳肌或膝关节后关节囊紧张所造成的直腿抬高受限，因为背伸距小腿关节只加剧坐骨神经及小腿腓肠肌的紧张，对小腿以上的肌膜无影响。

6. 健腿直腿抬高试验：检查健侧直腿抬高试验时，如患肢能引起坐骨神经放射性痛者，即为阳性反应，见于较大的腰椎间盘突出症或中央型腰椎间盘突出症。

股神经由 L2～L4 神经根汇集而成，所以腰部疾患也常导致该神经受损，临床常用下列几项特殊检查。

7. 股神经紧张试验：患者取俯卧位，检查者一手固定患者骨盆，另一手握患肢小腿下端，膝关节伸直或屈曲，将大腿强力后伸（图 3－20）。如出现大腿前方放射样痛，即为阳性反应，表示可能有股神经根受压现象。

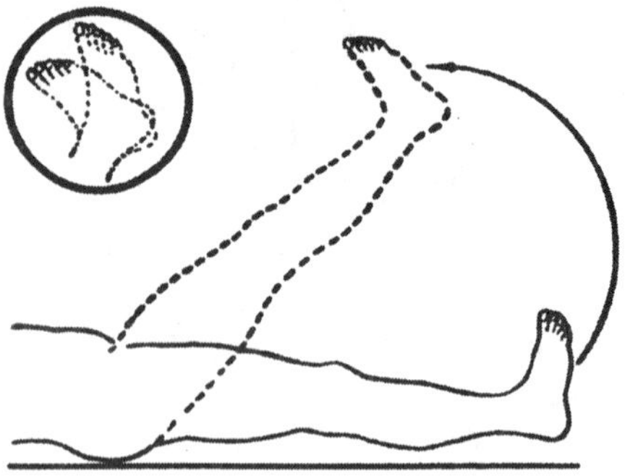

图 3－19　直腿抬高试验及加强试验

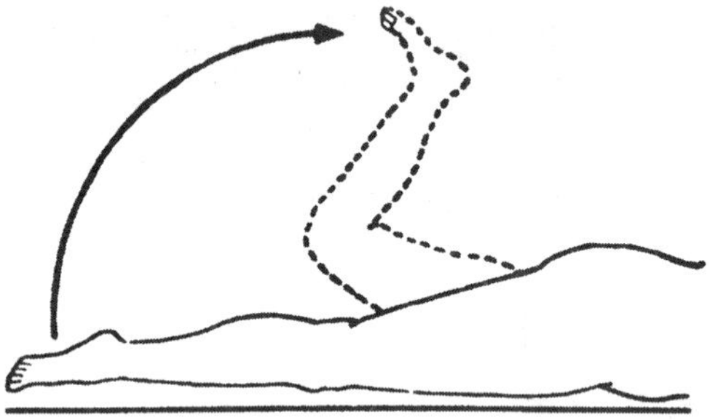

图 3－20　股神经紧张试验

8. 屈膝试验：又称跟臀试验。患者取俯卧位，两下肢伸直，检查者一手按住其骶髂部，另一手握患侧踝部，并将小腿抬起使膝关节逐渐屈曲，使足跟接近臀部（图 3－21）。如出现腰部和大腿前侧放射性痛，即为阳性反应，提示股神经损害，并可根据疼痛的起始位置判断其受损的部位。

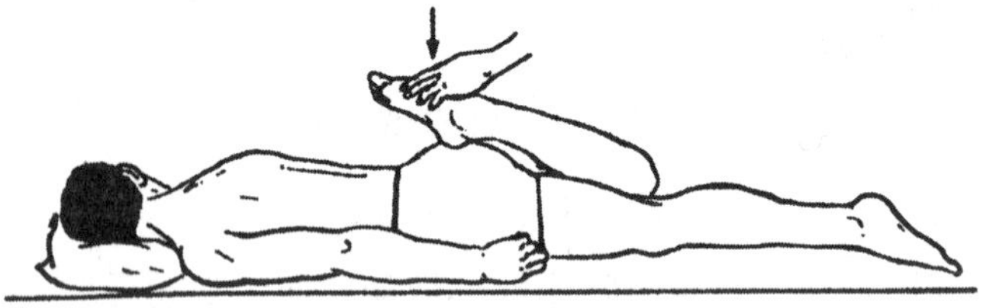

图 3－21　屈膝试验

（三）骨盆部特殊检查

1. 骨盆挤压试验：患者取仰卧位，检查者两手分别放于髂骨翼两侧，两手同时向中线挤压（图 3－22）。如有骨折则会发生疼痛，即为阳性反应。或嘱患者取侧卧位，检查者双手放于上侧髂骨部，向下按压，此法多用于检查骶髂关节病变。骨盆挤压试验用于诊断骨盆骨折和骶髂关节病变。

2. 骨盆分离试验：骨盆分离试验多用于检查骨盆骨折及骶髂关节病变。患者取仰卧位，检查者两手分别置于两侧髂前上棘部，两手同时向外推按髂骨翼，使之向两侧分开（图 3－23）。如有骨盆骨折或骶髂关节病变局部则会发生疼痛，即为骨盆阳性反应。

3. 斜扳试验：斜扳试验用于诊断骶髂关节病变。患者取仰卧位，健侧腿伸直，患侧腿屈髋、屈膝各 90°，检查者一手扶住膝部，一手按住同侧肩部，然后用力使大腿内收，向下按压膝部（图 3－24）。如骶髂关节发生疼痛，即为阳性反应。

4. 4 字试验：又称髋关节外展外旋试验。4 字试验用于检查骶髂关节或髋关节病变。患者取仰卧位，使患侧髋关节外展外旋，然后将患侧足部置于健腿膝上部，检查者一手按住健

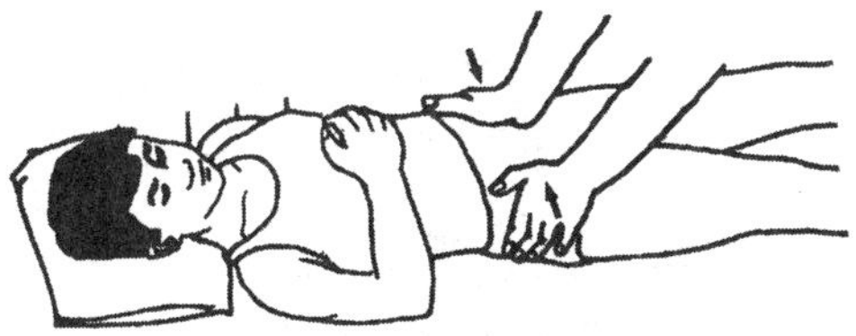

图 3－22　骨盆挤压试验

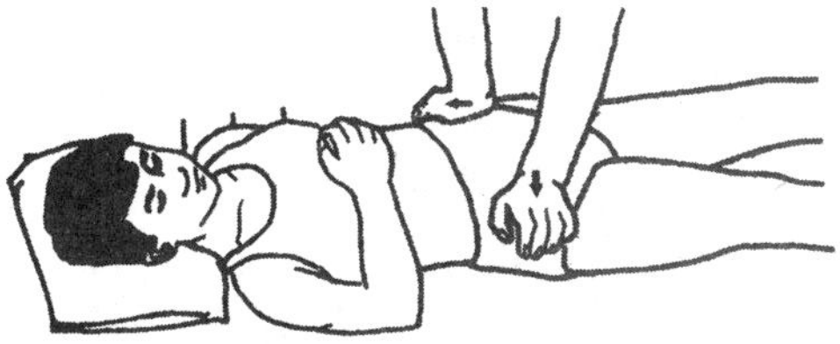

图 3－23　骨盆分离试验

侧髂前上棘处，另一手将患侧膝部向下压（图 3－25）。如感患侧骶髂关节或髋关节疼痛，即为阳性反应。

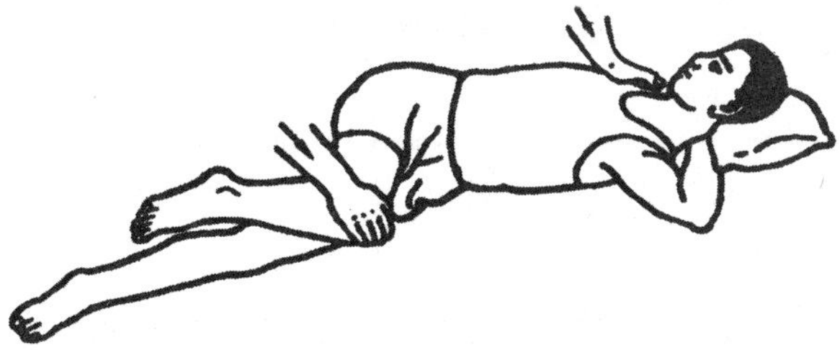

图 3－24　斜扳试验

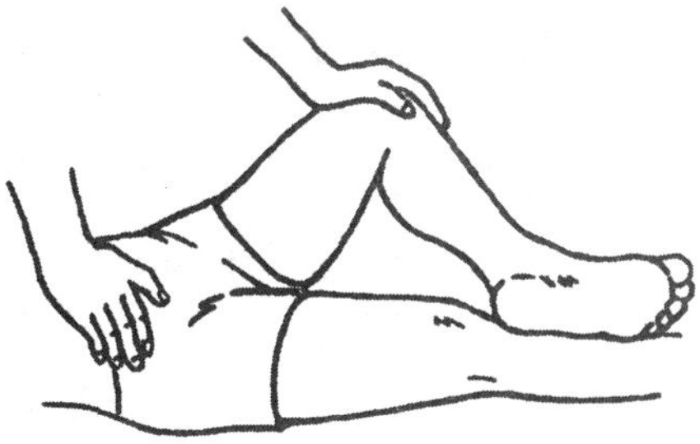

图 3－25　4 字试验

5. 床边试验：床边试验用于检查骶髂关节病变。患者平卧，患侧臀部置于床边，健侧腿尽量屈膝、屈髋，检查者用手按住膝部，使大腿靠近腹壁，另一手将患腿移至床边外，用力向下按压使之过度后伸，致骨盆沿着横轴旋转（图 3－26）。如骶髂关节发生疼痛，即为阳性反应。

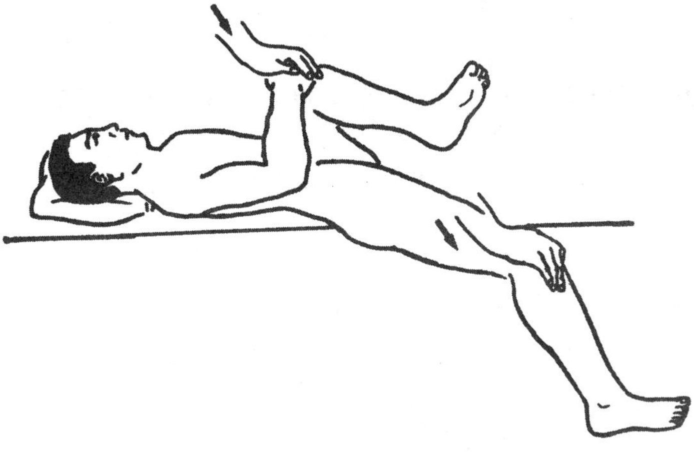

图 3－26　床边试验

（四）肩部特殊检查

1. 搭肩试验：又称杜加（Dugas）征。患者屈肘，如手能搭到对侧肩部的同时，肘部能贴近胸壁为正常；如患者不能完成上述动作，或仅能完成两动作之一者为阳性反应，提示有肩关节脱位的可能（图 3－27）。

2. 落臂试验：患者站立，先将患肢被动外展 90°，然后令其缓慢地向下放。如果不能

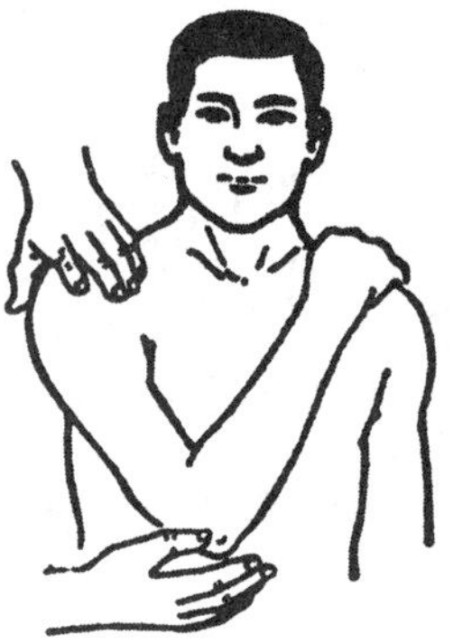

(1)阴性反应

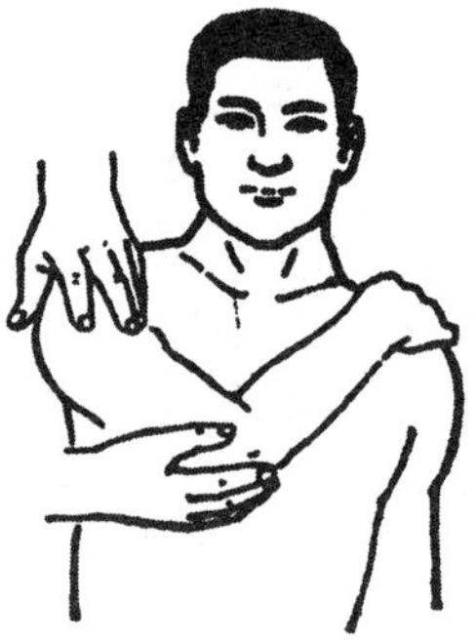

(2)阳性反应(肘部不能贴住胸壁)

图 3-27　搭肩试验

慢慢放下，出现突然直落到体侧，即为阳性反应，见于肩袖损伤断裂。

3. 肱二头肌抗阻力试验：又称叶加森（Yergason）试验。患者屈肘 90°，检查者一手扶其肘部，一手扶其腕部，嘱患者用力作屈肘及前臂旋后动作，检查者给予阻力。如出现肱二头肌腱滑出，或结节间沟处产生疼痛，即为阳性反应。前者为肱二头肌长头腱滑脱，后者为肱二头肌长头肌腱炎。

4. 直尺试验：正常人肩峰位于肱骨外上髁与肱骨大结节连线的内侧。检查者用直尺边缘贴于患者上臂外侧，一端贴肱骨外上髁，另一端能与肩峰接触即为阳性反应，说明肩关节脱位。

5. 疼痛弧试验：嘱患者肩外展或被动外展患肢，当外展到 60°～120°范围时，冈上肌腱在肩峰下摩擦，肩部出现疼痛，即为阳性反应，这一特定区域的外展痛称为疼痛弧（图 3-28）。

6. 冈上肌试验：嘱患者肩外展，当外展到 30°～60°时可以看到患侧三角肌用力收缩，但不能外展上举上肢，越用力越耸肩；如检查者被动外展患肢越过 60°，则患者又能主动上举上肢（图 3-29）。这一特定区域的外展障碍为阳性反应，说明有冈上肌腱的断裂或撕裂。

（五）肘部特殊检查

1. 网球肘试验：又称 Mill 试验。前臂稍弯曲，手呈半握拳，腕关节尽量屈曲，然后将前臂完全旋前，再将肘伸直。如在肘伸直时，肱桡关节的外侧发生疼痛，即为阳性反应。

2. 腕伸、屈肌紧张（抗阻力）试验：令患者握拳、屈腕，检查者按压患肢手背，患者抗阻力伸腕，如肘外侧疼痛即为阳性反应，提示肱骨外上髁有炎性病灶；反之，如令患者伸手指和背伸腕关节，检查者以手按压患者手掌，患者抗阻力屈腕，肘内侧痛即为阳性反应，提示肱骨内上髁炎或病变。

3. 前臂收展试验：前臂收展试验用于判断是否有肘关节侧副韧带损伤。检查时患者与检查者对面坐，上肢向前伸直，检查者一手握住肘部，一手握腕部并使前臂内收，握肘部的手推肘关节向外。如有外侧韧带断裂，则前臂可出现内收运动；如握腕部的手使前臂外展，而拉肘关节向内，出现前臂有外展运动，则为内侧韧带损伤。

（六）腕部特殊检查

1. 腕三角软骨挤压试验：腕三角软骨挤压试验用于判断是否有三角软骨损伤。检查时

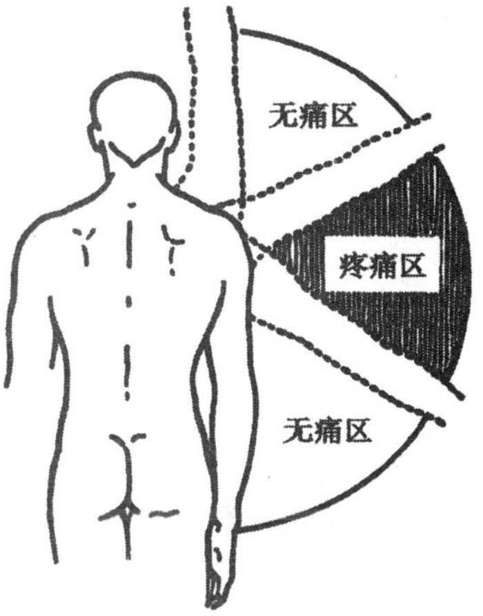

图 3－28　肩关节病变疼痛弧

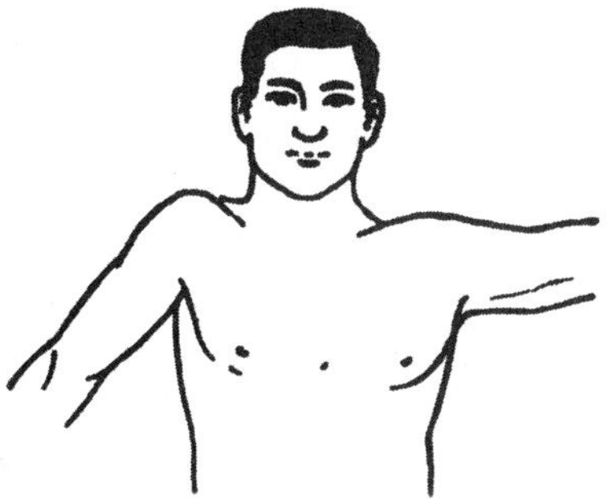

图 3－29　冈上肌腱断裂试验

嘱患者屈肘 90°，掌心向下，检查者一手握住前臂下端，另一手握住手掌部，使患手向尺侧被动偏斜，然后伸屈腕关节，使尺腕关节部发生挤压和研磨（图 3－30）。如有明显疼痛加重，即为阳性。

2．握拳试验：又称 Finkel-Stein 试验。握拳试验常用于诊断桡骨茎突狭窄性腱鞘炎。检查时嘱患者屈肘 90°，前臂中立位握拳，并将拇指握在掌心中，检查者一手握住前臂下端，另一手握住患者手部，同时将腕关节尺偏屈腕（图 3－31）。如在桡骨茎突部出现剧烈疼痛，即为阳性反应。

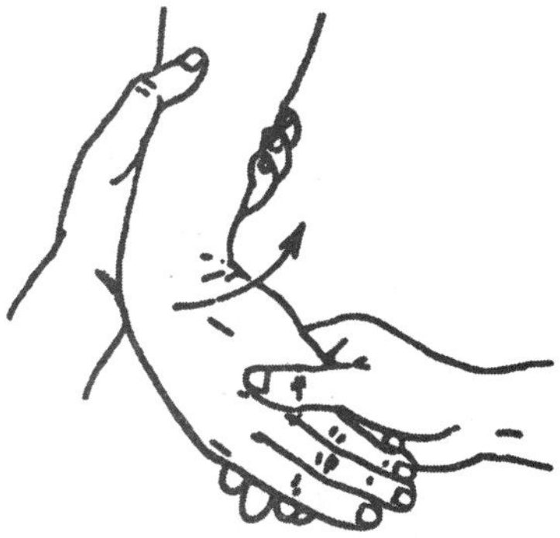

图 3－30　腕三角软骨挤压试验

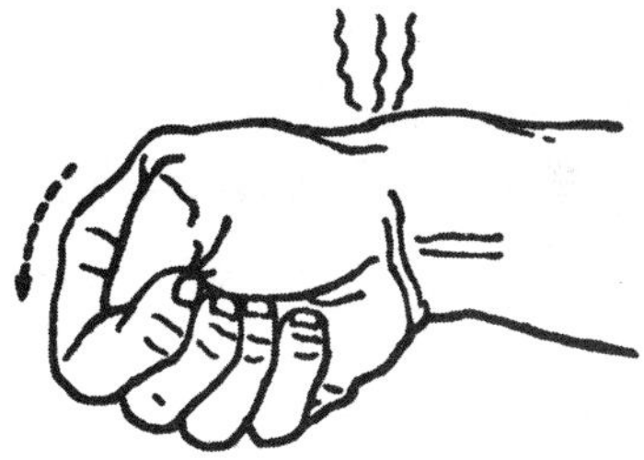

图 3－31　握拳试验

（七）髋部特殊检查

1．髋关节承重功能试验：又称 Trendelenburg 征，用于检查有无臀中肌麻痹和髋关节的稳定程度。检查时患者取直立位，背向检查者，先将患腿屈膝抬起，用健侧单腿站立，然后再让患侧单腿站立，注意观察站立时骨盆的升降变化（图 3－32）。正常时单腿站立后对侧骨盆上升，患侧单腿站立时对侧骨盆下降。髋关节承重功能试验常用于小儿麻痹后遗症、小儿先天性髋关节脱位、成人陈旧性髋关节脱位、股骨粗隆间骨折后遗髋内翻畸形等的检查。

2．髋关节屈曲挛缩试验：又称托马斯（Thomas）征。髋关节屈曲挛缩试验用于检查髋关节有无屈曲挛缩畸形。检查时患者取仰卧位，腰部放平，先将健侧腿伸直，然后再将患腿伸直，注意观察达到一定角度时腰部是否离开床面向上挺起。如腰部挺起，即为阳性反应。

当患肢完全伸直后，再将健肢屈髋、屈膝，使大腿贴近腹壁，腰部也下降贴近床面，此时患腿自动离开床面，向上抬起，亦为阳性反应。阳性者说明髋关节有屈曲挛缩，常见于检查髋关节结核、髋关节炎或强直、类风湿性关节炎或髂腰肌炎等。(图 3－33)

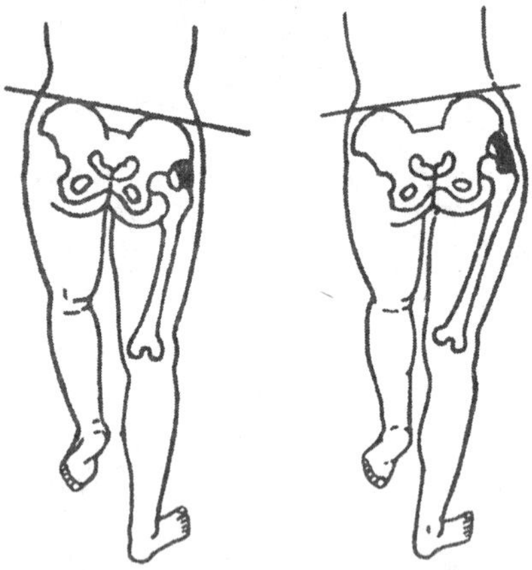

(1)阴性反应　　(2)阳性反应

图 3－32　髋关节承重功能试验

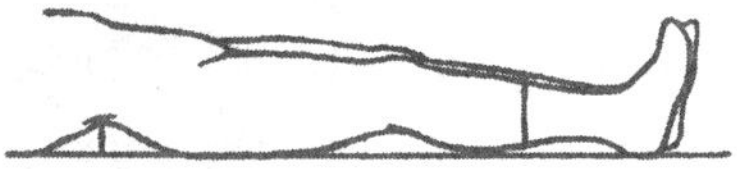

(1)阳性反应一

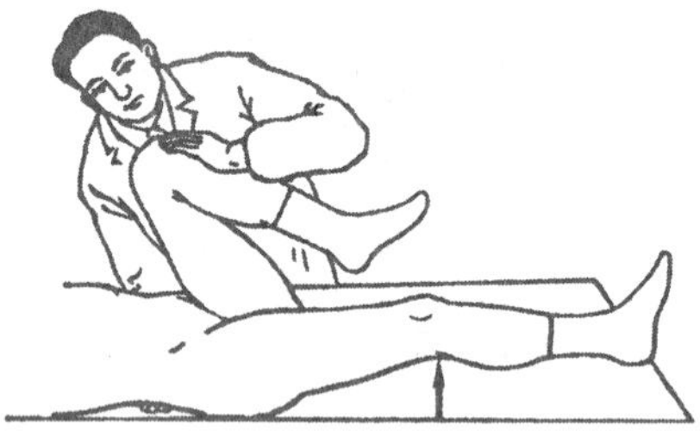

(2)阳性反应二

图 3－33　髋关节屈曲挛缩试验

3．下肢短缩试验：又称艾利斯（Allis）征。下肢短缩试验用于检查下肢有无短缩。检查时患者取仰卧位，两腿并拢屈髋、屈膝，两足并齐，观察两膝高度（图 3－34）。如患腿低落，即为阳性反应，说明有肢体短缩，临床常见于股骨颈骨折、髋关节后脱位、股胫骨缩短。

4．望远镜试验：又称套叠征。望远镜试验用于检查婴幼儿先天性髋关节脱位，可双侧对照检查。检查时患儿取仰卧位，两下肢放平伸直，检查者一手固定骨盆，另一手握住膝部将大腿抬高 30°，并上下推拉股骨干。如出现松动感或抽动感，即为阳性反应。

5．髋关节过伸试验：又称腰大肌挛缩试验。患者取俯卧位，患膝屈曲 90°，检查者一手握踝部将下肢提起，使患髋过伸（图 3－35）。若骨盆亦随之抬起，即为阳性反应，说明髋关节不能过伸。腰大肌脓肿、髋关节早期结核、髋关节强直可有此阳性体征。

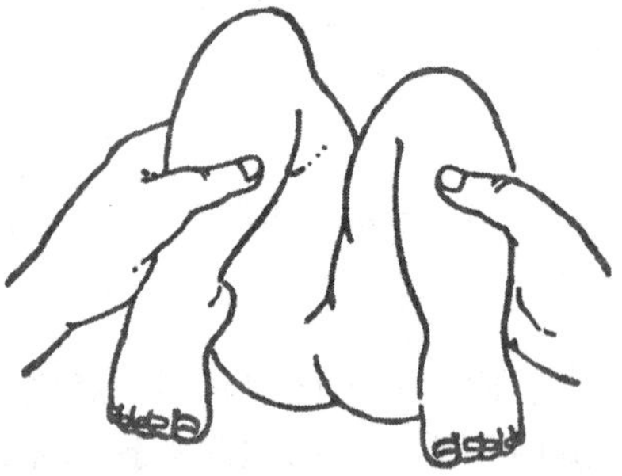

图 3－34　下肢短缩试验

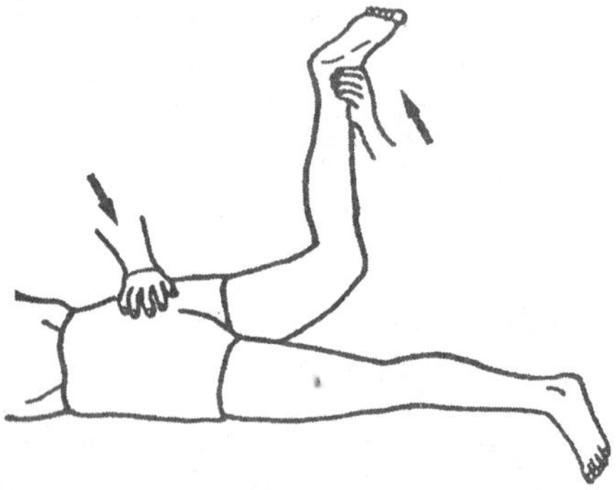

图 3－35　髋关节过伸试验

6．髂胫束挛缩试验：又称 Ober 试验。患者取侧卧位，健肢在下，检查者立于患者背后，一手固定骨盆，另一手握住患肢踝部，使患膝屈曲 90°，患髋先屈曲、外展，再后伸，最后放松握踝的手，让患肢自然落下（图 3－36）。正常时落在健肢的后方，如落在健肢的前方或保持上举外展的姿势，即为阳性反应，说明髂胫束挛缩或阔筋膜张肌挛缩。

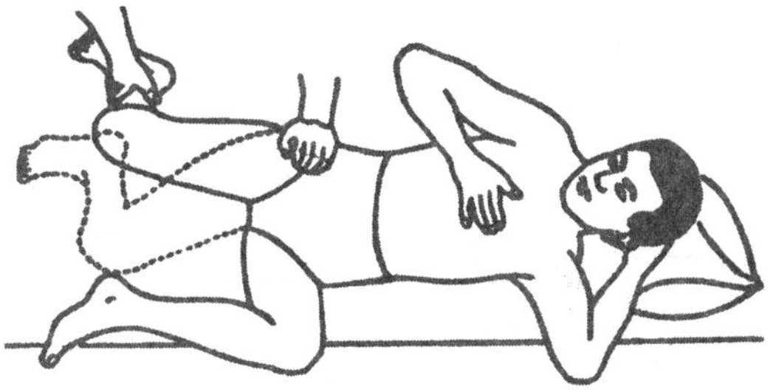
图 3－36 髂胫束挛缩试验

7. 蛙式试验：蛙式试验多用于幼儿。检查时患儿仰卧，使双膝双髋屈曲 90°，检查者使患儿双髋作外展外旋至蛙式位。双侧肢体平落在床面为正常；如一侧或双侧肢体不能平落于床面，即为阳性反应，说明髋关节外展外旋受限，根据临床可考虑为先天性髋关节脱位。（图 3－37）

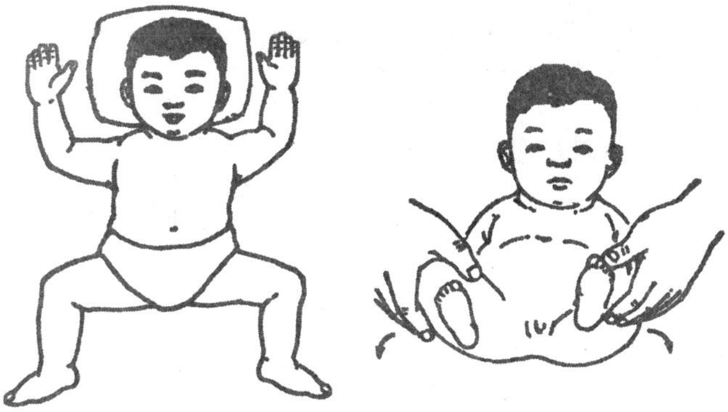
(1)阴性反应　(2)阳性反应

图 3－37 蛙式试验

8. 股骨大转子位置的测量：

（1）髂坐连线（Nelaton 线）：患者取仰卧位，髋部稍屈曲（45°～60°），由髂前上棘至坐骨结节画一连线，正常时股骨大转子顶点恰在该连线上，若大转子超过此线以上说明有大转子上移。

（2）布瑞安（Bryant）三角：患者取仰卧位，自髂前上棘与床面作一垂线，自大转子顶点与身体平行画一线与上线垂直，即构成一直角三角形，称为布瑞安三角。检查者对比两侧三角形的底边，如一侧底边变短，说明该侧大转子向上移位。

（3）休梅克（Shoemaker）线：患者取仰卧位，两下肢伸直中立位，两侧髂前上棘在同一平面，检查者从两侧髂前上棘与股骨大转子顶点分别连一直线。正常时两连线之延长线相交于脐或脐上中线，如一侧大转子上移，则延长线交于健侧脐下，且偏离中线。（图 3－38）

（八）膝部特殊检查

1. 浮髌试验：浮髌试验用于检查膝关节腔内是否存在积液。检查时患腿伸直，检查者一手压在髌上囊部，向下挤压使积液流入关节腔内，另一手拇、中指固定髌骨内外缘，示指按压髌骨，如感觉髌骨有漂浮感，重压时下沉、松指时浮起，即为阳性反应（图 3－39）。

2. 侧副韧带损伤试验：侧副韧带损伤试验用于检查膝关节侧副韧带是否有断裂或损伤。检查时患者仰卧位，患腿伸直，检查者一手扶膝侧面，另一手握住踝部，然后使小腿作被动的内收或外展动作。如检查内侧韧带，则一手置膝外侧推膝部向内，另一手扳小腿外展，此时产生松动感和内侧疼痛，即为阳性反应（图 3－40）；如检查外侧韧带，则一手置膝内侧推膝部向外，另一手拉小腿内收，此时出现膝外侧疼痛和产生松动感，亦为阳性反应。

3. 回旋挤压试验：又称麦氏征（Mc Murray 试验），是临床诊断半月板损伤最常用的试验方法。检查时患者取仰卧位，双下肢伸直。如检查内侧半月板损伤，检查者一手扶患膝，另一手握住足踝部，先将膝关节屈曲到最大限度，然后使膝外旋、小腿内收，并逐渐伸直膝关节，这样使膝关节内侧间隙产生挤压力和研磨力，如发生弹响和明显疼痛，即为阳性反应（图 3－41）；如使小腿外展膝内旋，可以检查外侧半月板损伤。

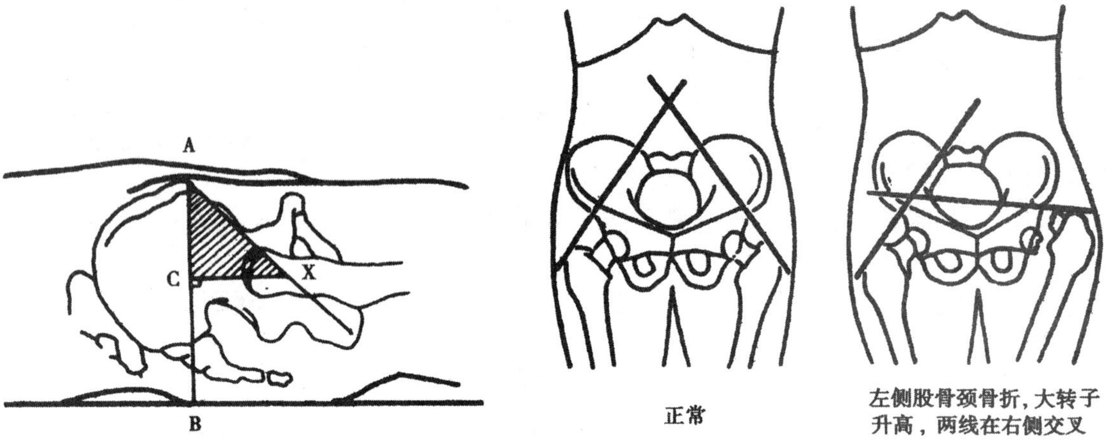

(1)髂坐连线与布瑞安三角　　(2)休梅克线

图 3－38　股骨大转子位置的测量

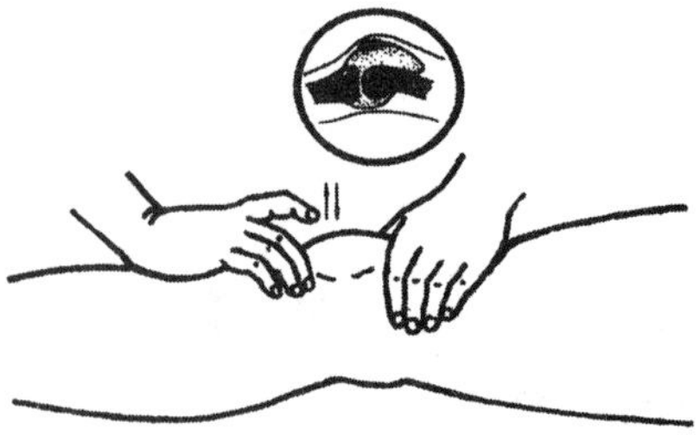

图 3－39　浮髌试验

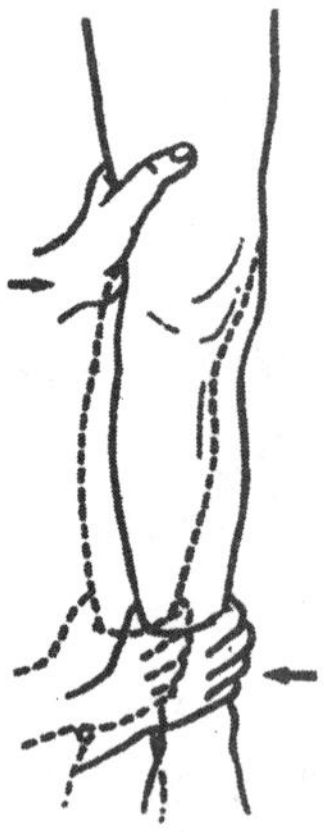

图 3－40　侧副韧带损伤试验(图示检查内侧韧带)

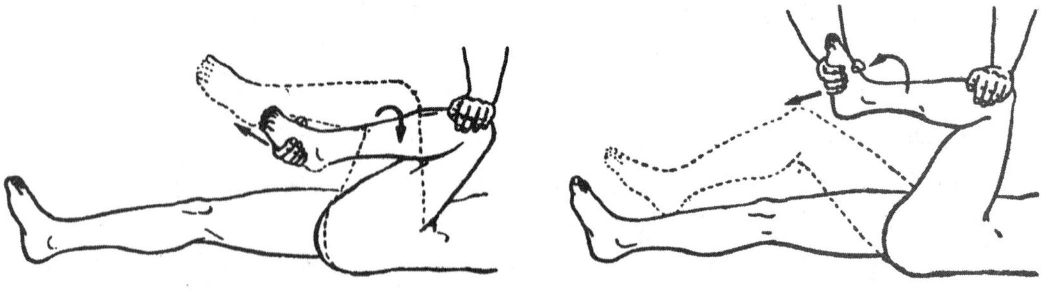

(1)内侧半月板检查方法(于膝屈曲位将小腿内收外旋，然后徐徐伸直膝关节)

(2)外侧半月板检查方法(于膝屈曲位将小腿外展内旋，然后徐徐伸直膝关节)

图 3－41　回旋挤压试验

4．抽屉试验：抽屉试验用于检查膝交叉韧带是否发生断裂。检查时患者取坐位或仰卧位，双膝屈曲 90°，嘱患者用双手按住大腿下段，检查者双手握住小腿上段，用大腿夹住患肢的足部防止移动，同时作小腿前后推拉动作。如向前过度移动，则说明是膝前交叉韧带断裂[图3－42(1)]；如向后过度移动，则说明是膝后交叉韧带断裂[图3－42(2)]。注意在检查移动时必须以解剖位置为活动起点，否则容易发生判断错误。如膝后交叉韧带断裂时，小腿上端自然向后移位，检查时可以拉其向前移动，此为恢复解剖位置的移动，不要误认为是胫骨向前移动，再向后推出现的移动才是异常活动。

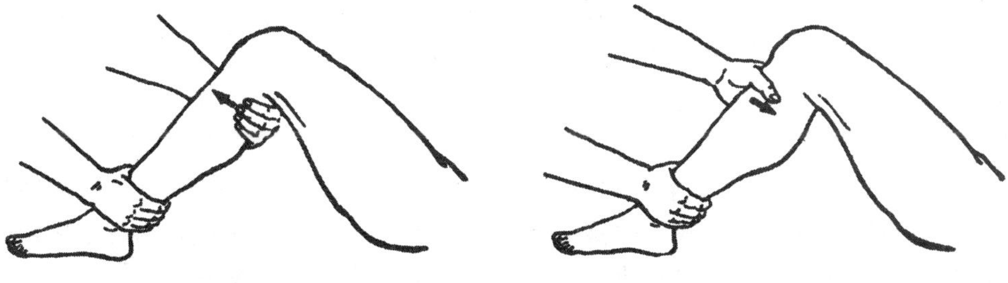

(1)前交叉韧带检查方法　　(2)后交叉韧带检查方法

图 3－42　抽屉试验

5. 研磨提拉及加压试验：患者取俯卧位，使患膝屈曲 90°。检查者一手按住大腿下端，另一手握住患肢踝部提起小腿，使膝离开床面，作外展、外旋或内收、内旋活动，如出现膝外侧或内侧疼痛，即为提拉试验阳性，说明有内侧或外侧韧带损伤[图3－43(1)]；检查者双手握足踝部，使膝关节在不同角度被动研磨加压，同时作外展外旋或内收内旋活动，如出现膝关节疼痛和弹响，即为加压试验阳性，说明有内侧或外侧半月板损伤[图3－43(2)]。由于该试验有两种临床意义，故研磨提拉试验又用于鉴别膝关节半月板和侧副韧带损伤。

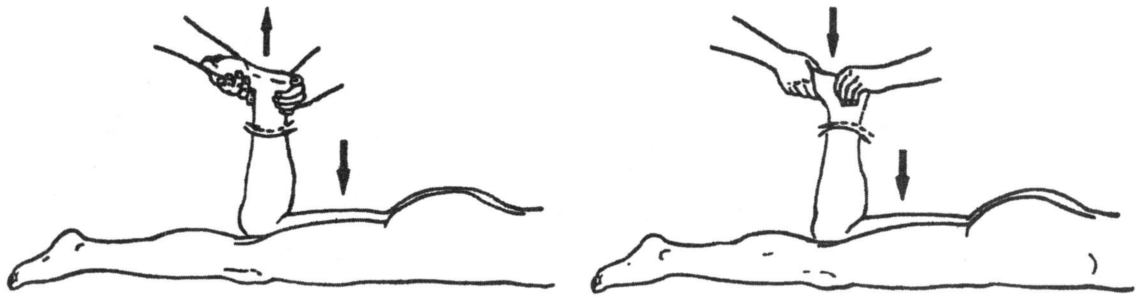

(1)研磨提拉试验（检查侧副韧带）　　(2)加压试验（检查半月板）

图 3－43　研磨提拉及加压试验

6. 交锁征：患者取坐位或仰卧位，嘱患者作患肢膝关节屈伸活动数次，如关节突然出现疼痛，不能屈伸，即为阳性反应，说明膝关节被破裂的半月板交锁；但慢慢旋膝以后，可解开交锁，又能主动屈伸。凡有此试验阳性者，平日上、下楼或上、下坡时有膝关节交锁史。

7. 挺髌试验：患膝伸直，用拇、示两指将髌骨向远端推压，嘱患者用力收缩股四头肌，此时会引起髌骨部疼痛，即为阳性反应，多提示髌骨劳损（髌骨软化症）。

（九）踝与足部特殊检查

1. 小腿三头肌捏挤试验：患者取俯卧位，足垂床缘下，检查者用手捏挤患肢小腿三头肌肌腹，正常时可引起足踝跖屈，若跟腱断裂则无跖屈活动。

2. 前足横挤试验：患者取坐位或仰卧位，检查者用手握住患足前足部横向用力加压，如出现剧烈疼痛，即为阳性反应，多见于跖骨骨折。

3. 跟轴线测量：当患者站立位时，跟骨纵轴线与跟腱纵轴线垂叠为正常；当足出现内翻或外翻畸形时，则跟腱轴线向内、外侧偏斜，记录其偏斜角度（图3－44）。

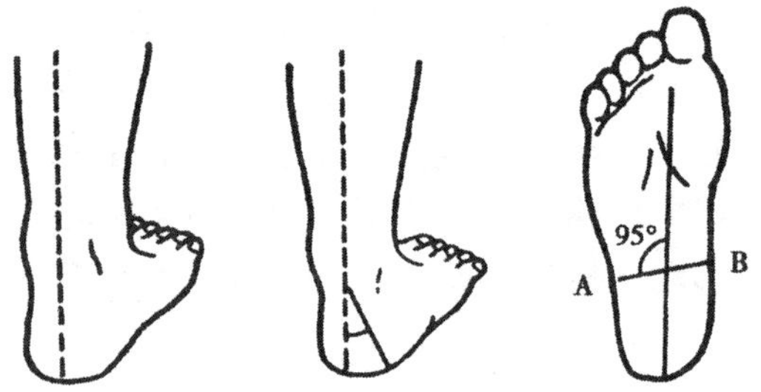

图3－44 跟轴线测量

4. 跟腱挛缩试验：跟腱挛缩常由比目鱼肌和腓肠肌挛缩引起，该试验可对两者进行鉴别。患者取坐位，使小腿自然下垂。如膝关节屈曲，距小腿关节下垂跖屈畸形，则为比目鱼肌挛缩；如膝关节伸直位，距小腿关节跖屈不能背伸，则为腓肠肌挛缩。

三、神经功能检查

神经功能检查在骨伤科中相当重要，不仅因为脊柱或四肢疾病常伴有神经的损害，而且在诊断骨伤科疾病时，常须与神经系统疾病相鉴别。

（一）感觉功能检查

1. 检查内容：

（1）浅感觉（痛觉、温度觉、触觉）：临床以检查痛觉为主。①痛觉：用针尖轻刺皮肤，确定痛觉减退、消失或过敏区域。检查时应掌握刺激强度，可从无痛觉区向正常区检查，自上而下，两侧对比。②温度觉：以盛有冷水（5～10℃）和热水（40～45℃）的两试管，分别接触患者皮肤，询问其感觉。③触觉：以棉花、棉签轻触患者的皮肤，询问其感觉。

（2）深感觉（位置觉、震动觉）：临床以检查位置觉为主。①位置觉：嘱患者闭目，检查者用手指从两侧轻轻夹住患者的手指或足趾，作伸屈动作，询问其被夹指、趾的名称和被扳动的方向。②震动觉：将音叉震动后，放在患者的骨突起部的皮肤上，询问其有无震动及持续时间。③实体觉：嘱患者闭目，用手触摸分辨物体的大小、方圆、硬度。④两点分辨觉：以圆规的两个尖端触及身体不同部位，测定患者分辨两点距离的能力。两点分辨觉正常值：手指掌面1.1 mm，手背31.5 mm，手掌6.7 mm，前臂和小腿40.5 mm，面颊11.2 mm，上臂和大腿67.7 mm。

2. 临床意义：检查和确定感觉障碍的程度和范围有助于确定神经损害的部位（图3－45）。

（1）神经干损害：深、浅感觉均受累，其范围与某一周围神经的感觉分布区相一致。

（2）神经丛损害：该丛分布区的深、浅感觉均受累。

（3）神经根损害：深、浅感觉均受累，其范围与脊髓神经节段分布区相一致，并伴有该部位的疼痛，称为根性疼痛，如椎间盘突出症、颈椎病等。

（4）脊髓横断性损害：损害节段以下深、浅感觉均受累。

（5）半侧脊髓损害：损害节段以下同侧深感觉障碍，对侧痛、温度觉障碍，两侧触觉往往不受影响，同时伴有同侧运动功能障碍，称为半侧脊髓损害综合征（Brown-Sequards syndrome）。

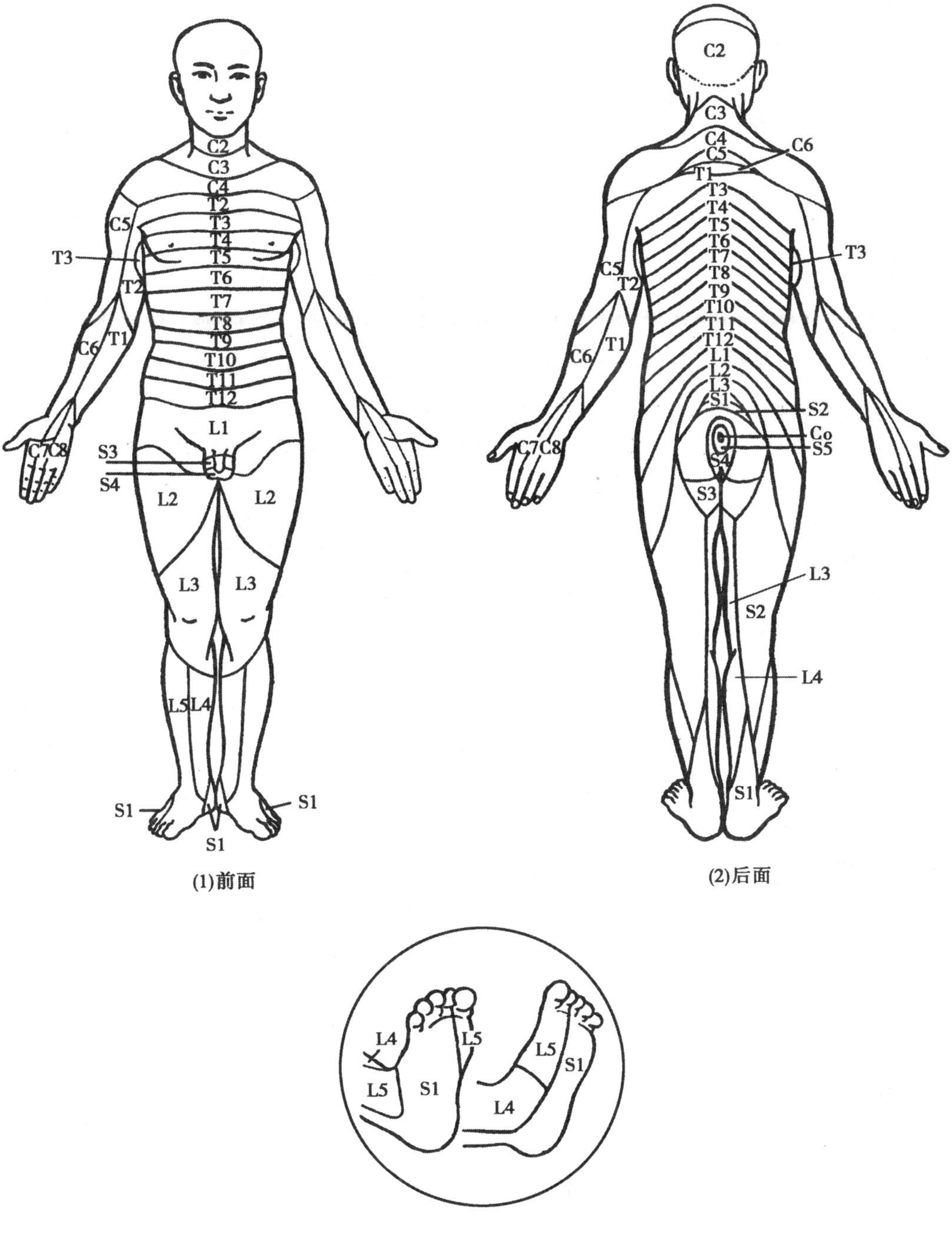

图 3－45　皮肤的节段性神经分布图

感觉功能可分为 5 级。①S“0”级：完全无感觉；②S“1”级：深触觉和痛觉存在；③S“2”级：有痛觉及部分触觉；④S“3”级：痛觉和触觉完全；⑤S“4”级：痛、触觉完全，具有两点分辨觉，但距离较大；⑥S“5”级：感觉完全正常。

每一神经的感觉纤维在皮肤上皆有一定的支配区，检查皮肤感觉消失或减退的范围，可推知系哪一神经损伤。

精细感觉包括实体觉和浅触觉，粗感觉包括痛觉和深触觉。粗感觉在神经修复过程中恢复较快亦较好。

由于感觉神经有交叉分布的现象，故伤后数日内感觉消失区逐渐缩小是邻近神经代偿功能的有限度扩大，而非损伤神经已有恢复。

（二）运动功能检查

1. 检查内容：

（1）肌容量：观察肢体外形有无肌肉萎缩、挛缩、畸形等。按标准的测量部位测量肢围（周径）。

（2）肌张力：在静止状态时肌肉保持一定程度的紧张，称为肌张力。检查时，令患者肢体放松，作被动运动，以测其阻力；亦可用手轻捏患者的肌肉，以体验其软硬度。如肌肉松软、被动运动时阻力减低或消失、关节松弛而活动范围扩大，称为肌张力减低；反之，肌肉紧张、被动运动时阻力很大，称为肌张力增高。

（3）肌力：检查患者肌肉主动运动的力量、幅度和速度，检查及记录方法。肌力检查可以测定肌肉的发育情况和用于神经损伤时的定位，对神经、肌肉疾患的预后和治疗也有一定价值。

2. 肌力检查方法：在做肌力检查时，要耐心指导患者，分别作各种能表达一定肌肉（或肌群）作用的动作，必要时检查者可先作示范动作。对于小儿及不能合作的患者，尤应耐心反复地进行检查。对于尚不能理解检查者吩咐的幼儿，可用针尖轻轻地给以刺激，以观察患儿逃避疼痛刺激的动作（如拟观察腓骨肌肌力时，于足内缘给以刺激，腓骨肌肌力存在则脚向外翻），判断其肌肉有无麻痹。怀疑肌力可能降低时，根据需要可行肌力测定。握力计是测定手指屈曲力最简单的肌力测定器，亦可行肌电图等检查。肌力测定一般不用任何特殊设备，仅通过对关节运动加以阻力（对抗）的方法，使患者作抗阻力运动，即能大致判断肌力是否正常、稍弱、弱、甚弱或完全丧失。例如，检查股四头肌肌力时，嘱患者坐椅上（或仰卧于床上），患者膝关节屈曲，小腿下垂，检查者一边用手加以对抗，一边嘱患者伸膝，观察其力量强弱。此时，如股四头肌肌力甚弱，则再嘱其侧卧于床上消除肢体重力因素，观察小腿能否作水平的伸膝活动。检查患者握力时，检查者可将自己的2～5指并拢成圆锥状，嘱患者用力握，观察握力大小。检查时应两侧对比，观察和触摸肌肉、肌腱，了解收缩情况。肌力测定标准可分为以下几级（表3－2）。

表3－2　　肌力测定标准

	表　现
M“0”级	无肌肉收缩，肌力完全消失（完全瘫痪）
M“1”级	肌肉稍有收缩，但不能使关节活动（接近完全瘫痪）
M“2”级	肌肉能收缩，关节有动作，但不能对抗肢体重力（重度瘫痪）
M“3”级	能对抗肢体重力，但不能对抗阻力（轻度瘫痪）
M“4”级	能对抗阻力，使关节完全活动，但肌力稍差（接近正常）
M“5”级	能抵抗强大的阻力运动肢体（肌力正常）

3. 临床意义：

（1）肌麻痹：运动神经元损害，可产生肌力的减退或丧失，出现部分或完全的瘫痪。

(2) 肌萎缩：多见于下运动神经元损害。上运动神经元损害则无明显的肌萎缩，但如瘫痪过久，可出现轻度的废用性萎缩。

(3) 肌张力：下运动神经元损害时，肌张力减低；上运动神经元损害时，肌张力增高。

(三) 反射功能检查

1. 生理反射：

(1) 深反射：腱反射和骨膜反射是刺激肌、腱、骨膜和关节内的本体感受器所引起的反射。常检查的深反射有肱二头肌反射、肱三头肌反射、桡骨骨膜反射、膝反射和跟腱反射（表3-3）。一般用下列方法表示反射的程度：消失（-），减退（+），正常（++），增强（+++），亢进甚至出现阵挛（++++）。

表3-3　深反射分析表

	检查方法	反　应	肌　肉	神　经	节段定位
肱二头肌反射	叩击置于患者肱二头肌腱上的检查者手指	肘关节屈曲	肱二头肌	肌皮神经	C5～C7
肱三头肌反射	叩击鹰嘴上方的肱三头肌腱	肘关节伸展	肱三头肌	桡神经	C6～C8
膝反射	叩击髌韧带	膝关节伸展	股四头肌	股神经	L2～L4
跟腱反射	叩击跟腱	足部跖屈	腓肠肌	胫神经	L4～S2

(2) 浅反射：是刺激皮肤所引起的反射。常检查的浅反射有腹壁反射、提睾反射和肛门反射（表3-4）。一般记录方法：消失（-），迟钝（+），活跃（++），亢进（+++）。

表3-4　浅反射分析表

	检查方法	反　应	肌　肉	神　经	节段定位
上腹壁反射	迅速轻划上腹部皮肤	上腹壁收缩	腹横肌	肋间神经	T7～T9
中腹壁反射	迅速轻划中腹部皮肤	中腹壁收缩	腹斜肌	肋间神经	T9～T10
下腹壁反射	迅速轻划下腹部皮肤	下腹壁收缩	腹直肌	肋间神经	T11～T12
提睾反射	轻划大腿内上侧皮肤	睾丸上提	提睾肌	生殖股神经	L1～L4
肛门反射	轻划肛门旁皮肤	肛门收缩	肛门括约肌	肛门神经	S4～S5

2. 病理反射：系中枢神经损害时才出现的异常反射。常检查的病理反射有下列几项。

(1) 霍夫曼（Hoffmann）征：又称弹手指征。快速弹压被夹住的患者中指指甲，引起诸手指的掌屈反应，即为阳性反应。

(2) 巴宾斯基（Babinski）征：又称划跖试验。轻划足跖外侧，引起踇趾背屈，余趾呈扇形分开的反应，即为阳性反应。

(3) 奥本海姆（Oppenheim）征：又称压擦胫试验。以拇指用力沿胫骨前嵴内侧面从上而下压擦，反应同划跖试验，即为阳性反应。

(4) 戈登（Gordon）征：又称捏腓肠肌试验。用力捏压腓肠肌，反应同划跖试验，即为阳性反应。

(5) 踝阵挛：检查者一手托住腘窝，一手握足，用力使其距小腿关节突然背屈，然后放松，可以产生距小腿关节连续交替的伸屈运动，即为阳性反应。

（6）髌阵挛：患者仰卧，检查者以一手的拇、示两指抵住髌骨上极，用力向下快速推动髌骨，然后放松，引起髌骨连续交替的上下移动，即为阳性反应。

3．反射检查的临床意义：

（1）深反射减弱或消失：表示反射弧的抑制或中断。反射弧未中断时，如上运动神经元损害，可因中枢的抑制释放而反射增强，亦可因超限抑制反射消失。

（2）浅反射减弱或消失：表示反射弧的抑制或中断。反射弧未中断时，如上运动神经元损害，可因浅反射的皮质反射通路受损，亦表现为反射减弱或消失。

（3）反射对比：检查反射时一定要两侧比较，对称性的反射减弱和增强未必都是神经损害的表现，而反射的不对称性是神经损害的有力指征。

腹壁反射可因腹壁松弛、肥胖或腹胀而消失；提睾反射可因年老、阴囊睾丸疾患而消失，正常情况下也可以两侧不对称。病理反射表示上运动神经元损害，但在正常2岁以下小儿亦可以引出。此外，少数人正常情况下亦可引出双侧霍夫曼征。

（四）自主（植物）神经损伤检查

1．检查内容：

（1）神经损伤分布区：检查神经损伤分布区的皮肤色泽、粗糙程度、汗液分泌情况，有无脱屑、营养性溃疡、褥疮等。

（2）脊椎病变：脊椎有病变时，检查有无颈交感神经麻痹综合征［霍纳（Horner）综合征］，表现为患侧上睑下垂、瞳孔缩小、眼球轻度下陷、面部无汗。

（3）脊椎及骨盆病变：应注意有无括约肌功能及性功能障碍等情况，有无尿潴留或尿失禁，有无便秘或大便失禁，是否已形成自主性膀胱、反射性膀胱或随意性膀胱。

（4）皮肤划纹试验：即刺激皮肤引起的血管反射。白色皮肤划纹是以钝针轻而快地划过皮肤，数秒后出现白色条纹，持续数分钟。

无张力性膀胱为尿潴留，排尿需导尿引出。自主性膀胱为膀胱充满时无感觉，压迫下腹部始能排尿，但不能排空。反射性膀胱为膀胱充满时下腹部有胀感，有时出现轻微头胀痛、出汗或其他不适，抓摸大腿内侧、腹股沟或会阴部皮肤等刺激，常可诱发排尿。随意性膀胱为正常情况，能随意控制排尿。如控制能力较差，但不需要用其他方法诱起排尿者，为近似随意性膀胱。

2．临床意义：①周围神经损伤及脊髓损伤时，损伤节段以下皮肤缺少光泽，出现粗糙、无汗、脱屑，甚至发生营养性溃疡和褥疮。②颈交感节或C8、T1脊髓病变，可以出现霍纳综合征。③骶神经损伤及急性脊髓损伤休克期（一般数日至6周内恢复），呈现无张力性膀胱；休克期已过，呈现自主性膀胱；骶髓节段以上的脊髓损伤，可形成反射性膀胱；近似随意性膀胱，为部分损伤的表现。④周围神经和脊髓损伤节段以下皮肤划纹反应减弱或消失，有助于病损定位。

（五）四肢主要神经损伤检查

1．桡神经检查：桡神经损伤后的主要临床表现是前臂伸肌群肌萎缩、腕下垂、拇指不能外展和背伸。感觉障碍区主要在上臂后侧、前臂后侧、手背桡侧2个半手指。临床多检查桡侧腕长短伸肌、尺侧腕伸肌的肌力来分析判断桡神经的功能。（图3－46）

2．正中神经检查：正中神经损伤后，对掌肌麻痹，大鱼际萎缩，掌心凹陷消失，手掌扁平。因拇内收肌（由尺神经支配）收缩，使拇指和示指相互靠拢，手指呈微屈状态，常称

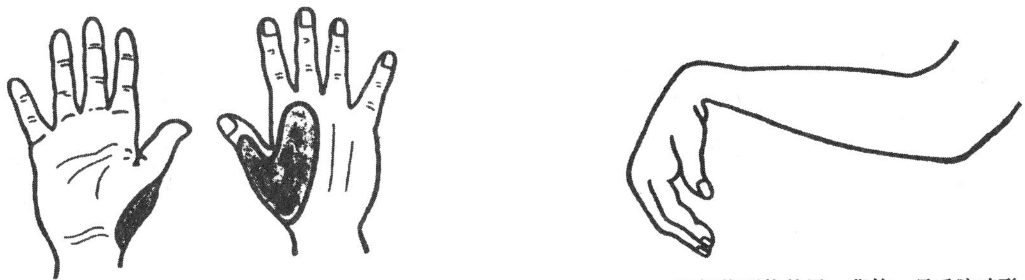

(1)感觉障碍区　　(2)拇指不能外展、背伸，呈垂腕畸形

图 3－46　桡神经损伤的表现

为猿手。感觉障碍区在手掌的桡侧 3 个半指和手背桡侧 3 个指的末节。当正中神经损伤发生在肘部以上时，前臂旋前、桡侧屈腕功能、1～3 指的屈指动作、对掌运动障碍。当损伤平面发生在腕部时，指深、浅屈肌无麻痹，仅有手内在肌麻痹。（图 3－47）

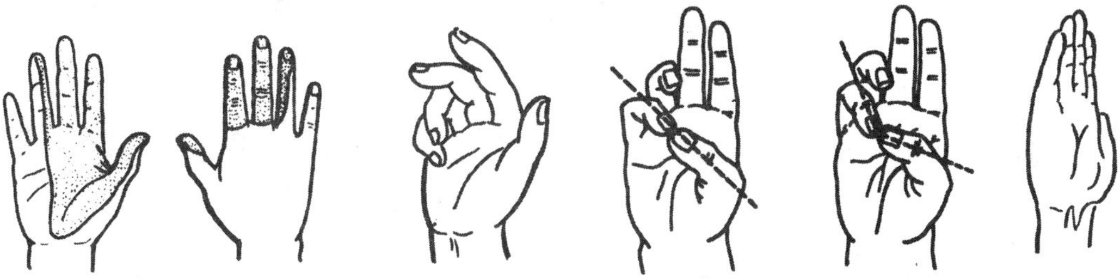

(1)感觉障碍区　　(2)拇、示指不能屈曲，中指屈曲无力　　正常　异常 (3)对掌功能障碍　　(4)猿手

图 3－47　正中神经损伤的表现

3. 尺神经检查：尺神经损伤后骨间肌萎缩，各掌骨明显隆起，掌骨间呈沟状凹陷，小鱼际萎缩，掌心变平，环指和小指蚓状肌麻痹，第 4～5 指不能外展、内收，屈曲不全，出现爪形手畸形。感觉障碍区是手的尺侧皮肤，掌、背侧面的 1 个半手指。尺神经的运动检查，临床常检查尺侧屈腕肌和拇指内收肌的肌力来分析判断尺神经的功能。（图 3－48）

4. 股神经检查：股神经损伤后其主要感觉障碍区在小腿内侧的皮肤。股神经损伤运动检查，主要检查髂腰肌和股四头肌。膝反射是检查股神经损伤和 L2～L4 神经根损伤及脊髓损伤的一种检查方法。检查膝反射时，患者坐于诊察床边，双小腿自然下垂，检查者一手扶住膝上部，另一手持叩诊锤叩击髌韧带。如能引起小腿快速前伸，为生理反射存在；如无任何反应，则为生理反射消失，说明有运动神经损伤。

5. 坐骨神经检查：坐骨神经下延续分出腓总神经和胫神经，因此，坐骨神经损伤后感觉障碍区分别在腓总神经和胫神经支配区。坐骨神经的运动检查，主要检查股后侧肌的肌力。跟腱反射检查用于诊断坐骨神经损伤。检查时患者体位同股神经检查，将双膝屈曲 90°，检查者一手扶住双足底前部，另一手持叩诊锤叩击跟腱。正常可引起踝跖屈，应作两侧对比观察，观察有否反射减弱或消失，从而判断坐骨神经损伤程度。

6. 腓总神经检查：腓总神经于腓骨小头处、小腿外前方分为深、浅两支。腓深神经损伤后，其感觉支支配第 1～2 趾之间的皮肤感觉障碍；腓浅神经损伤后，其感觉支支配足背的大部分皮肤，出现感觉丧失或异常。腓总神经损伤后，患肢呈足下垂畸形。临床常检查胫

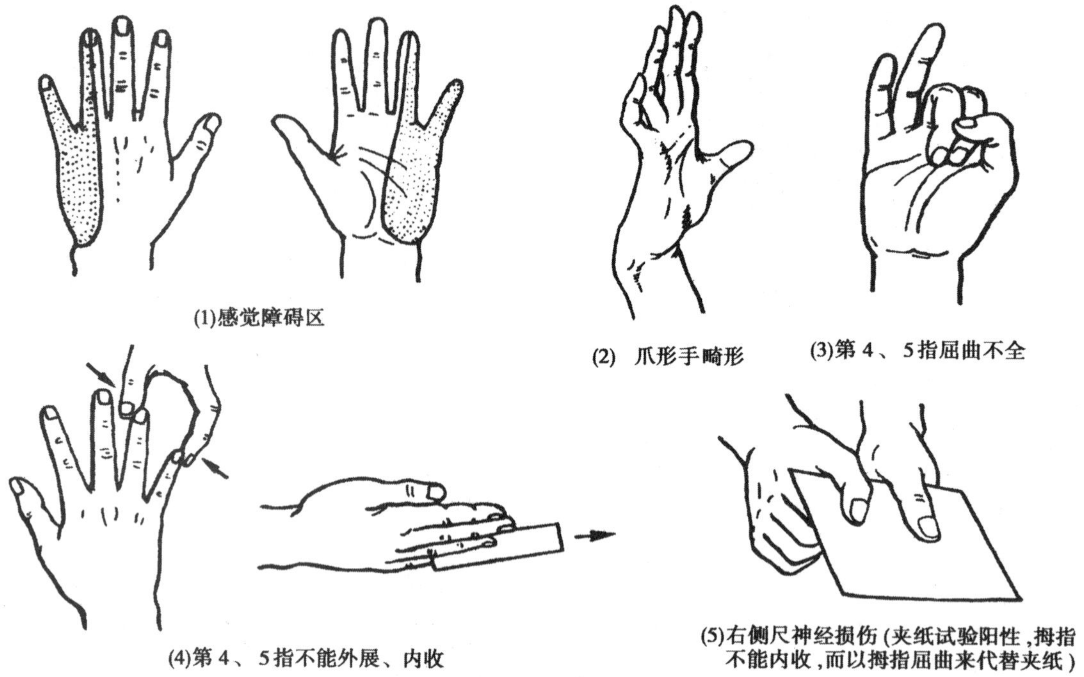

图 3－48　尺神经损伤的临床表现

前肌和踇长伸肌肌力来分析判断腓总神经的功能。（图 3－49）

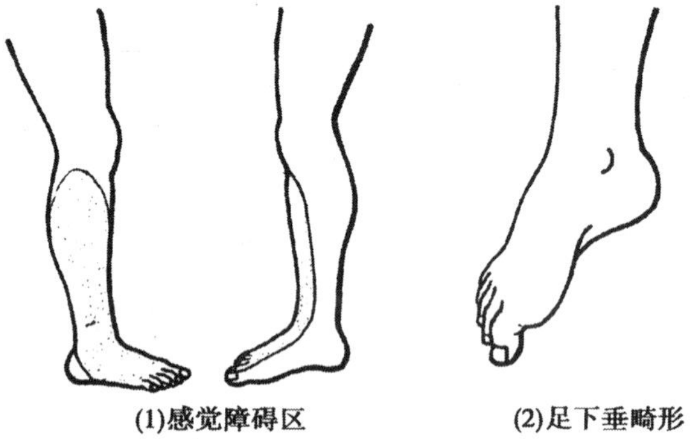

图 3－49　腓总神经损伤的临床表现

7．胫神经检查：胫神经的感觉支配区为腿的后外侧和足底部。如有胫神经损伤，则此区皮肤感觉丧失。临床常以检查腓肠肌和踇长屈肌的肌力来分析判断胫神经的功能。跟腱反射检查也常用于胫神经损伤时的检查，方法同坐骨神经检查。

〔熊渭平　邓运明〕

第三节　影像学检查

一、X 线检查

（一）常用检查方法

1．常规 X 线摄片：是对损伤部位的局部检查，可针对患者的症状和体征提出恰当的检查部位。通常采用正、侧位，必要时加摄斜位、切线位或轴位等，如掌、跖骨和指、趾骨拍摄正、斜位。骨盆骶髂关节及髋关节、肩关节，锁骨先摄正位像，再视情况是否加摄其他位片。跟骨、髌骨先摄侧位，必要时再加摄轴位等（图 3－50）。对一侧病变可疑时，可同时在相同位摄对侧片以作对照参考。四肢骨摄片，至少要包括一端关节，必要时还要包括两端关节，以确定投照位置是否符合要求，判断病变部位、范围，同时应注意避免漏诊和误诊。

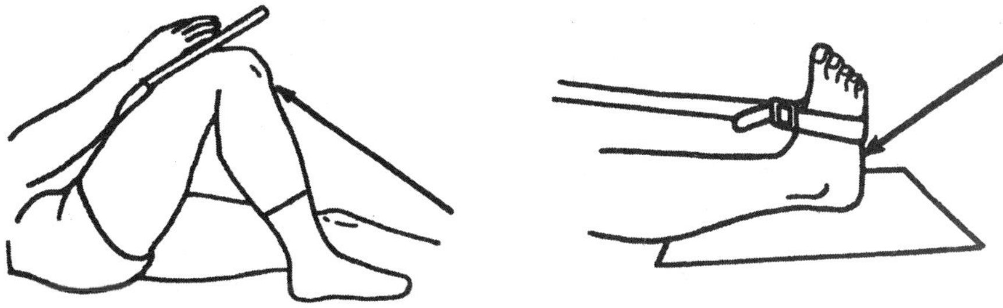

图 3－50　髌骨及跟骨轴位片拍摄方法

2．X 线透视：主要用于四肢骨折复位检查或软组织异物定位。因该方法不能留下记录，且对患者和医师都有一定的辐射损害，因此只是在不得已情况下限用于骨折复位或了解固定期间是否变位时才采用。使用 X 线透视检查时，时间要短，用较小的投照视野并注意加强防护。

3．放大摄影：主要用于观察骨组织较微细的改变和骨小梁的改变，骨皮质吸收，以及不全裂纹骨折。放大摄影需要高性能 X 线诊断机。

4．应力摄影：用于常规 X 线摄片不能显示的骨关节松弛或软骨、韧带损伤等。检查时采取强迫位置，如内翻或外翻、过屈或过伸位等。该方法用于颈椎、踝部、膝部等，由于检查中给患者增加了痛苦，因此要慎重应用，有条件者可以磁共振成像（MRI）取代之。

5．关节造影：用于了解四肢大关节软骨、软骨板或韧带的损伤及关节结构的变化。临床上最多用于膝关节和肩关节。造影剂多用过滤空气或有机碘水溶液，亦可采用双重对比造影。

（二）阅片基础

1．判定 X 线片的质量是否达到诊断要求：在进行阅片前，要根据病变的性质、部位以及投照的位置、条件等因素来综合评定。①注意投照的位置是否标准，以免为假象所蒙蔽。②注意摄片所包括的范围是否符合定位的要求，如拍摄四肢长骨应至少包括一侧关节及肢体软组织部分，腰椎片则应包括 T12 或 S1 及椎旁组织。③注意 X 线的清晰度及对比度是否适当，有无污渍。在四肢关节、脊柱 X 线片及检查骨病时，更应注意 X 线片的质量。必要时应重新拍摄或拍摄对侧相应部位进行对比。④在某些特殊的情况下，如进行人工关节置换术之前进行 X 线检查时，还应注意 X 线片的放大率，可在肢体的一侧放置透光尺同时摄片，以正确估计人工关节的尺寸。

2．阅片按一定的程序进行：阅片时应养成良好的习惯，由周围至中心，由上而下，由软组织到骨骼及关节，逐步进行。不可为发现一两个明显的病变或损伤，而忽略了其他较为隐蔽的征象。阅片时要认真观察骨结构、骨关节形态、大小、曲线弧度、周围软组织、骨骺等，全面地进行对比分析，依次观察，以免漏诊。

3．根据组织的形态及密度变化进行分析：骨与关节的损伤、疾病繁多，X 线表现也较复杂，相同疾病或疾病的不同时期可具有不同的 X 线表现，而有些不同的疾病却有相似的 X 线表现。但实际上这些疾病都是由几种基本病变在不同的组成下所构成，阅片时应重点观察组织的形态及密度变化。在熟悉正常肢体组织的 X 线形态后，即可对异常的病理改变作出大致的判断。一般 X 线平片所反应的组织密度主要有气体、脂肪、肌肉、骨骼及金属物

（包括异物或内固定物等）5个级别。如肢体组织内出现气体时，往往提示有皮下气肿、开放性损伤或气性坏疽的可能。骨与关节损伤和疾患往往引起软组织肿胀、破损、溃烂、萎缩、钙化等改变。X线片上软组织的改变主要有水肿、肿块、钙化、萎缩、缺损及软组织内气体或异物等。骨组织如发生损伤或病变可在骨的外形、大小、密度等方面发生异常改变，可由于外伤或骨关节疾病所致。骨质异常包括骨质疏松、骨质软化、骨质破坏和缺损、骨质增生或硬化、死骨形成等。骨膜正常情况下在X线摄片中不显影，只有当骨膜发生骨化时，才能在X线上显示出来。骨内膜增生造成骨硬化，骨外膜增生可呈平行形、花边形、三角形、日光放射状、纺锤形等。当关节发生病变时，可出现关节肿胀、关节萎缩、关节退行性变、关节破坏、关节间隙增宽或狭窄、关节脱臼、关节游离体、关节强直、关节增生等改变。

传统的放射检查是采用X线照相技术获取“模拟”图像。近年来，计算机功能的日益强大，为数字化影像技术问世创造了条件。新近出现的一种X线机——数字化平板X线机（director digital radiography，DR），实现了放射影像的直接数字化采集和显示，为影像诊断的电子化、网络化创造了条件。DR具有成像速度快，检查时间短的优势。数字化探测器直接成像时间仅为几秒，可迅速在监视器上观察到图像，对原始图像的质量作出判断，无须暗盒及暗盒处理，无须冲洗胶片，缩短了患者的候诊时间。此外，DR图像质量清晰，宽容度大，信息丰富，放射损害明显减少。其图像资料易于实现电子化存储和网络化传输。DR的数字化图像支持图像存储及传输系统（PACS）的建立，患者的影像资料可拷贝存储于光盘中，建立患者的电子病历，克服了传统胶片易丢失、易污染、管理难的缺点，并节省了大量胶片；还可利用网络技术进行影像多点传输，实现医学影像资料共享，或进行远程医疗会诊。

二、电子计算机X线横断扫描

电子计算机X线横断扫描（computer tomography，CT）是一种检查方便迅速的诊断手段，具有很高的密度分辨力，并能测出各种组织的CT值，对病变进行定量分析。CT能提供没有组织重叠的横切面图像，并可进行冠状面和矢状面图像的重建；CT图像清晰，且可通过窗宽和窗位调节使图像的灰度对比更适宜于病变的显示。

（一）原理

X线球管射出窄束X线，射线穿过人体某一断层层面不同密度的组织和器官后，使检测器获得不同的信息量（不同的光子强度）。检测器将此信息放大为电压信号，并通过模拟－数字转换器转变为数字信号。数字化后，经过计算得出该断层各个单位容积的吸收系数，再经数字－模拟转换器使数字信号变成高分辨率灰度视频信号，最后用显示器显示，或用X线胶片记录下来。

1. CT值：CT图像是由几万到几十万个由黑到白不同灰度的分数小方块即象素按矩阵排列而组成，每个小方块都反映相应单位容积的吸收系数。由于CT可将散射线降到最低程度，并通过灵敏度高的探测器和高速计算机精确地计算出每单位容积的吸收系数，从而能摄取0.5%差异的图像，因此CT装置具有很高的密度分辨力，这是CT装置的主要特点和性能。由于不同密度的人体器官和组织其X线吸收系数（HU值）不同，通常将HU值换算成CT值作为表达组织密度的统一单位。规定水的CT值为0，将人体组织的CT值分为2000个分度：上界为骨皮质的CT值，+1000 HU；下界为空气的CT值，－1000 HU。但CT值受CT装置、X线球管电压等影响，其应用有一定限制。

2. 窗口技术：是CT图像显示中最重要的功能，CT装置能辨别2000～3000个灰度等级，而人眼只能分清16个不同灰度的影像，所以每2000/16＝125 H的组织都包括在同一灰阶中，人眼不能识别。为了在荧光屏上使密度相差不多的组织显示出不同的灰度，必须采用窗口技术，根据诊断的需要（感兴趣区）在全部2000个CT值上开一个窗口，把16个灰阶压缩在一个更窄的范围内，从而使（感兴趣区）组织的密度分辨力得到显著提高。在观察人体不同的组织和器官时，还要选用不同的窗位即窗中心，通常以该组织的CT值为窗位。

（二）在骨伤科的应用

高分辨率CT机能够从躯干横断面图像观察脊柱、骨盆、四肢关节较复杂的解剖部位和病变，还有一定分辨软组织的能力，且不受骨骼重叠及内脏器官遮盖的影响，为骨科疾病的诊断、定位提供一种非侵入性辅助检查手段。如用于诊断腰椎间盘突出症（图3－51）、椎管狭窄、骨关节及软组织肿瘤。对骨关节损伤的检查，其显示率明显高于一般X线平片，尤其对深在部位的损伤如髋关节、脊柱及骨盆的骨折脱位，判断骨折的损伤程度、移位状态甚至无移位的微细骨折，均能较满意显示。

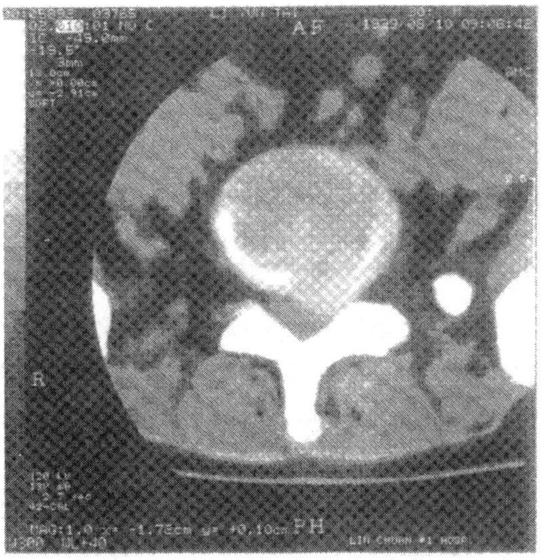

图3－51　腰椎间盘突出症的CT表现

三、磁共振成像

磁共振成像（magnetic resonance imaging，MRI）又称核磁共振（nuclear magnetic resonance，NMR），它的出现使单纯的解剖显像发展到解剖学、组织生物化学及物理学特性变化相结合的高度，可从三维空间上各层面、多方位地观察人体变异与病变，诊断信息丰富，可探测到许多早期病变，有着广泛的应用前景。

（一）原理与基本概念

生物体组织允许无线电波（射频脉冲）穿过是磁共振用于临床的基本条件。质子自旋运动是磁共振的基础，质子沿轴自旋即可产生磁场。偶数核子的许多原子核具自旋磁场相互抵消；奇数核子的原子核在自旋中可产生磁矩或磁场，如^{1}H、^{13}C、^{19}F、^{31}P等。氢原子是人体内数量最多的物质，只含1个质子，最不稳定，易受外加磁场影响而发生磁共振现象，所以现阶段临床应用的磁共振成像主要利用氢质子。

在无外磁场的作用下，人体内的氢质子杂乱无章地排列着，磁矩方向不一，相互抵消。但如将人体置于一个外部磁场时，组织内的氢质子在强大的外界磁场的作用下，将沿磁场方向定向排列，并产生磁化矢量，形成一个特定的方式沿磁场方向旋转，称为进动（precession）。此时如人体受检部位再施加一射频脉冲（RF脉冲），则受检部位的氢质子会从中吸收能量，并会向X、Y平面上偏转，这一过程称为磁共振激励过程。射频脉冲中断后，氢质子会放出它们吸收的能量并回到Z轴的自旋方向上，释放的能量以无线电波的形式发射出来，这一过程称为弛豫（relaxation）。接收并记录弛豫过程释放的能量，即产生MR信号。

弛豫分别有纵向弛豫和横向弛豫两个相互垂直方向的磁化矢量的弛豫，各自的弛豫所用的时间也不同。纵向的弛豫时间称为 T_1，横向的弛豫时间称为 T_2。在 MR 成像中，表现各组织 T_1 值或 T_2 值对比度为主的图像，称为 T_1 加权像或 T_2 加权像。各不相同组织的 T_1 值和 T_2 值都不相同，这是 MR 图像对比度产生的基础。此外，同一组织在 T_1 加权像和 T_2 加权像中所显示的信号亦可完全不同。如在 T_1 加权像中，脂肪为白色的高信号，水为黑色的低信号；在 T_2 加权像中，则恰恰相反，水及水肿组织为高信号，肌肉始终为中等信号，脂肪为暗灰色。血液不同期的化学构成，如含氧血红蛋白、脱氧血红蛋白、正铁血红蛋白、含铁血黄素等，均表现为不同的 T_1、T_2 的 MR 信号。病理状态下，组织中水的分布发生改变，导致病变组织与正常组织之间形成良好的图像对比，清楚显示病变。这就是 MRI 的成像基础。

（二）适应证与禁忌证

磁共振扫描主要用强磁场（<2.0 T）与射频脉冲（<0.4 W/kg），所以不像 CT 扫描那样受到 X 线的辐射损伤，是一种崭新的无创性影像学检查手段。但若患者体内带有受磁场影响的装置，则应慎重或禁止检查。

MRI 在骨伤科方面主要用于脊髓与脊椎病变，从矢状面、轴面与冠状面直接显示脊髓与脊椎（包括椎间盘），以及关节肌肉病变。MRI 显示关节肌肉系统的病变明显优于 CT，对关节软骨与韧带损伤的显示更为其他影像学检查无法比拟。

但如有以下情况者则属于 MRI 的禁忌：带有心脏起搏器及神经刺激器者；曾作过动脉瘤手术及颅内带有动脉瘤夹者；曾作过心脏手术并带有人工心脏瓣膜者；有眼球内金属异物或内耳植入金属假体者。

此外，对体内有各种金属植入物的患者、妊娠期妇女、危重患者需要使用生命支持系统者、癫痫患者以及幽闭恐惧症患者应慎做 MRI 检查。

（三）在骨伤科的应用

1. 脊椎和脊髓病变：MRI 应用于脊椎和脊髓病变检查时，能从矢状面与轴面上全面显示脊椎、椎管与脊髓全貌；能分辨脊髓肿瘤的确切定位；能鉴别术后瘢痕与肿瘤残余及复发。但对原发性骨质病变显影较差；轴面像尚不如 CT，必须加用表面线圈。

临床应用时，T_1 加权像显示解剖细节（如椎间孔）最好，显示椎体、椎弓较为理想；T_2 加权像显示椎间盘效果好；短 TR(600～800 ms）与短 TE(20～25 ms）的 SE 序列 T_1 加权像可满意显示脊髓与脑脊液、脊髓膨胀与萎缩，并辨别脊髓内的病变。应用 MRI 检查脊椎与脊髓主要病变有脊髓空洞积水症，原发性脊髓肿瘤如神经纤维瘤、脊髓室管膜瘤等，原发性脊椎骨肿瘤，脊椎转移性肿瘤，脊椎与脊髓炎症性疾病，脊椎与脊髓外伤，脊椎退行性变如颈椎病、腰椎间盘退行性变（图 3－52），椎管狭窄，脊椎松弛与滑脱及脊髓血管畸形等。

2. 肌肉骨骼系统：MRI 的软组织对比度好，除轴面之外还能作矢状面、冠状面及斜位成像，能清晰显示四肢及关节的解剖关系。临床主要用于膝关节病变，如半月板病变、膝交叉韧带和侧副韧带病变、关节软骨病变以及滑膜病变。此外，亦可用于诊断股骨头无菌性坏死以及骨与软组织肿瘤。

四、放射性核素骨扫描

放射性核素骨扫描是将能被骨浓聚的放射性核素或标记化学物引入体内，在骨的病变部

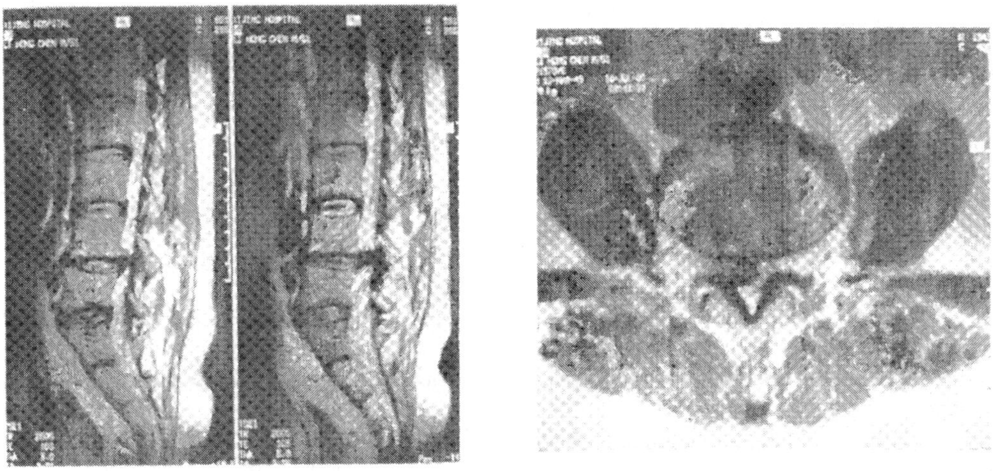

图 3－52　腰椎间盘突出症的 MRI 表现

位较多地聚集，并放出 γ 射线，经过扫描及闪烁照相显示，从而定出病变部位。

骨显像剂通过两种途径进入骨组织：①与骨组织中的无机成分进行离子交换或化学吸附；②与骨组织中的有机成分相结合。理想的示踪剂要求半衰期较短，显示好，对人体无害。常用的是 ^{99m}Tc 标记的磷酸化合物（MDD）是被晶体表面吸附的。骨骼中除无机成分外，未成熟的胶原对 ^{99m}Tc-MDD 的亲和力高于骨质羟基磷灰石结晶。^{99m}Tc 半衰期为 6.04 小时。

（一）原理

人体服用或注射放射性核素后，放射性核素进入体内后放出 γ 射线，扫描机接受 γ 射线，由闪烁探头将其转换成电压脉冲信号。它每接受 1 个粒子，其输出端相应地输出 1 个脉冲。根据体内各脏器放射性核素分布情况，可了解各脏器的解剖结构，并可观察其功能变化。用作骨扫描时，放射性核素在骨的病变部位聚集较多，依此可显示骨骼形态、血液供应或代谢情况，由此定出病变部位。

（二）在骨伤科的应用

放射性核素骨扫描能比 X 线摄片较早地反应骨骼的病理变化，达到早期发现的目的，但其分辨率及特异性不很高，只有综合临床检查、X 线摄片等资料才能作出更全面的早期诊断。20 世纪 80 年代以来，由于 CT 和 MRI 的广泛应用，有取代放射性核素骨扫描的趋势。尽管如此，由于骨骼病变显示清楚，能比 X 线早 3～6 个月发现病灶，其阳性率高于 X 线检出率 25%，而价格低于 CT 和 MRI，故临床上仍作为一种重要的检测手段。

全身骨骼均可进行扫描，主要用于以下骨疾病。

1. 原发性恶性骨肿瘤：骨扫描和 X 线均可发现病变，但前者比后者发现时间早，观察到的病变范围更广，有助于确定截肢范围和正确安排放射治疗范围的大小。

2. 转移性骨肿瘤：骨扫描能早期发现恶性肿瘤转移至骨组织的病灶，能比普通 X 线提前 3～6 个月发现转移灶。

3. 骨病：如对股骨头无菌性坏死，早期畸形性骨炎（Paget 病），以及各种骨代谢性疾病如原发性或继发性甲状旁腺功能亢进，骨软化病，骨髓纤维化病，骨关节病等，均可作出较早期诊断。

五、超声检查

（一）原理

听觉可感觉到的声波称为可听声，可听声波的频率范围在 20～20000 Hz。高于20000 Hz的声波称为超声波。超声波在介质的传播过程中，遇到不同声阻抗的界面会发生反射折回。超声仪可将这种声波的机械能转变成电能，再将这种电信号放大处理，在荧光屏上显示出来。若将回声转换成电信号显示为振幅高低不同的波形时，即 A 型超声诊断法（A 型超声示波）；显示为光点扫描时，即 M 型超声诊断法（M 型超声光点扫描）；显示为辉度不同光点，进而组成图像的，即 B 型超声诊断法（B 型超声显像）；显示超声的多普勒（Doppler）效应所产生的差频时，即 D 型超声诊断法（D 型超声频移）。

超声检查方式有两大类，即超声回声图和超声声像图。骨伤科常用的是超声声像图，以光点多少区分暗区、液性暗区、衰减暗区、稀疏光点、致密光点及密集光点等。此外，还以图像形态分布而分为光点、光团、光带、吸光环等。

（二）在骨伤科的应用

超声检查在骨伤科领域主要用于骨肿瘤、椎间盘突出症和椎管狭窄、关节疾患（先天性髋关节脱位、关节腔积液）、软组织损伤（如膝关节半月板损伤、膝关节侧副韧带损伤、肩腱袖撕裂）等。

〔熊渭平〕

自学指导

【重点难点】

1．本章的重点：六诊合参、辨证论征是中医骨伤科辨证的灵魂。临证时既要有整体观念，进行全面的检查，更要进行细致的局部检查，必要的双侧对比检查，并结合影像学、实验室等现代科学检查手段，才能全面系统地了解病情，以便作出正确的诊断。

（1）辨证：为便于学习识记，将本节要点归纳于下页所附之表。

（2）检查方法：

1）各部关节运动的形式和正常值。

2）特殊检查：①脊柱骨盆部分重点掌握颈椎病挤压、分离及臂丛神经牵拉试验，胸廓挤压试验，拾物试验，俯卧背伸试验，腰骶关节试验，直腿抬高试验及加强试验，股神经紧张试验，骨盆挤压、分离试验，4 字试验，床边试验；②上肢部分特殊检查中，重点掌握搭肩试验、落臂试验、肱二头肌抗阻力试验、疼痛弧试验、冈上肌试验、网球肘试验、腕三角软骨挤压试验、握拳试验；③下肢特殊检查中，重点掌握髋关节承重功能试验、髋关节屈曲挛缩试验、下肢短缩试验、望远镜试验、蛙式试验、髂坐连线测量方法、浮髌试验、侧副韧带损伤试验、回旋挤压试验、抽屉试验、研磨提拉及加压试验、挺髌试验。

3）神经功能检查：①深、浅感觉检查的临床意义和检查方法。在此基础上，重点掌握

<table>
<tr><td rowspan="7">望诊</td><td rowspan="2">望全身</td><td colspan="2">望神色：判断正气的盛衰，推知伤病之轻重及转化情况</td></tr>
<tr><td colspan="2">望形态：肢体形态的改变，多为骨折、脱位或严重伤筋的表现</td></tr>
<tr><td rowspan="4">望局部</td><td colspan="2">望畸形：缩短、增长、旋转、成角、凸起及凹陷等</td></tr>
<tr><td colspan="2">望肿胀、瘀斑：肿胀程度、范围；瘀斑的色泽及范围等</td></tr>
<tr><td colspan="2">望伤口：伤口、创缘、创面、肉芽组织等</td></tr>
<tr><td colspan="2">望肢体功能：关节活动、负重及行走；主动与被动运动的活动度</td></tr>
<tr><td>望舌</td><td colspan="2">舌质与舌苔</td></tr>
<tr><td rowspan="12">问诊</td><td>主诉</td><td colspan="2">伤病发生后主要症状（功能障碍、疼痛、畸形）及发病时间</td></tr>
<tr><td rowspan="2">发病过程</td><td colspan="2">伤势：受伤及发病的原因及情况，神志是否清醒</td></tr>
<tr><td colspan="2">受伤情况：受伤原因及体位；受伤体位与损伤部位的关系</td></tr>
<tr><td rowspan="5">伤处情况</td><td colspan="2">疼痛：疼痛部位、时间、影响因素、性质等</td></tr>
<tr><td colspan="2">肿胀：出现时间、部位、程度、范围；肿块的增长速度</td></tr>
<tr><td colspan="2">肢体功能：是否存在及发生时间</td></tr>
<tr><td colspan="2">畸形：畸形发生的时间和演变过程</td></tr>
<tr><td colspan="2">创口：形成时间、受伤环境、出血情况、处理经过等</td></tr>
<tr><td rowspan="2">其他情况</td><td colspan="2">既往史：过去的疾病与当前伤病有关的内容</td></tr>
<tr><td colspan="2">治疗经过：就诊前在何时、何地作过何诊断和治疗</td></tr>
<tr><td rowspan="8">闻诊</td><td colspan="3">骨擦音：骨折的特殊体征之一</td></tr>
<tr><td rowspan="2">关节弹响音</td><td colspan="2">关节内游离体形成或关节软骨板破裂</td></tr>
<tr><td colspan="2">脱位关节整复成功的标志</td></tr>
<tr><td rowspan="2">关节摩擦音</td><td colspan="2">柔和：慢性或亚急性关节疾病</td></tr>
<tr><td colspan="2">粗糙：关节软骨面破坏</td></tr>
<tr><td colspan="3">腱鞘摩擦音或弹响音：见于狭窄性屈指肌腱腱鞘炎</td></tr>
<tr><td colspan="3">捻发音（握雪感）：皮下气肿</td></tr>
<tr><td colspan="3">啼哭声：根据小儿啼哭声的变化，辨别受伤部位</td></tr>
<tr><td>切诊</td><td colspan="3">主要指脉诊，亦可包括摸诊</td></tr>
<tr><td rowspan="7">摸诊</td><td rowspan="6">主要用途</td><td colspan="2">摸痛点：部位、范围、程度及类型（直接压痛和间接压痛）</td></tr>
<tr><td colspan="2">摸畸形：触摸体表骨突变化</td></tr>
<tr><td colspan="2">摸肤温：辨识寒热及血运</td></tr>
<tr><td colspan="2">摸异常活动：见于骨折及严重筋伤</td></tr>
<tr><td colspan="2">摸弹性固定：见于关节脱位</td></tr>
<tr><td colspan="2">摸肿块：解剖层次、硬度、大小形态、质地、边界活动度、表面光滑度等</td></tr>
<tr><td>常用手法</td><td colspan="2">触摸法、挤压法、叩击法、旋转屈伸法</td></tr>
<tr><td rowspan="6">量诊</td><td rowspan="4">测量方法</td><td rowspan="2">肢体长度</td><td>上肢：肩峰→肱骨外上髁→桡骨茎突（或中指尖）</td></tr>
<tr><td>下肢：髂前上棘（或脐）→膝关节内缘→内踝下缘</td></tr>
<tr><td colspan="2">肢体周径：两肢体取相应的同一水平部位测量</td></tr>
<tr><td colspan="2">测量关节活动度</td></tr>
<tr><td rowspan="2">关节活动记录方法</td><td colspan="2">中立位0°法</td></tr>
<tr><td colspan="2">邻肢夹角法</td></tr>
</table>

肌力检查方法和Ⅴ级肌力分类的临床意义。②生理反射应重点掌握膝反射、跟腱反射、腹壁反射、提睾反射的检查和表达方法及其临床意义；病理反射则应重点掌握踝阵挛和髌阵挛的

检查方法及其临床意义；自主神经检查则主要熟悉其内容及其临床意义。③重点掌握四肢主要神经损伤检查方法及其临床意义。

(3) 影像学检查：是骨伤科临床诊断的重要辅助手段，应掌握以下要点。①常规X线摄片、应力摄影、关节造影及四肢和脊柱的特殊投照位置；X线片阅片基础知识。②CT与MRI的原理及其在骨伤科的应用。③放射性核素骨扫描和超声检查的原理及其在骨伤科的应用。

2. 本章的疑难点：

(1) 望、问、闻、切、动、量诸诊法是临床辨证诊断的精髓，亦是本章的难点之一。学习时，应该深刻领会“六诊合参、辨证论征”的含义。如在进行触摸检查时，可观察患者的面部表情变化或儿童的啼哭声改变，判断损伤的大致部位和程度；又如关节活动出现障碍时，为精确掌握其障碍的程度；触摸、动诊和量诊应结合进行，或通过与健侧对比来判断异常。

(2) 骨伤科主诉不应包括病史，如“右髋部跌伤后疼痛3小时”、“左胸部被人打伤5小时”一类的描述是初学者常犯的错误。

(3) 肢体畸形可由多种原因造成，如骨折脱位或严重筋伤后可立即出现；但部分患者，尤其是儿童时期的骨骺损伤，亦可在几年后逐渐出现，即所谓迟发性畸形。此外，尚有先天性、发育性或其他骨病等因素所引起，临床须仔细鉴别之，以防止误诊。

(4) 摸诊是骨伤科医师的基本功之一，自学时不能仅满足于理论识记，要根据教材所述，反复在自己或他人身上进行触摸骨性及肌性标志的练习，认真领会其基本要领，体验“手摸心会”的感受。

(5) 在病历中记录关节活动度时，为避免混淆，应前后一致采用一种记录方法，不得两种记录方法混用。此外，对不易精确进行测量关节活动角度的部位，可采用测量长度的方法来记录各骨之间相对移动的距离，以显示关节活动的范围。如颈椎前屈的活动可测量下颏至胸骨柄的距离，腰椎前屈时测量下垂的中指尖与地面的距离等。

(6) 各部位的特殊检查的特异性较强，某一试验的阳性往往提示某一疾病的可能。但必须强调的是，一方面某一疾病可有几种特殊试验加以证实，如颈椎病即有挤压、分离、臂丛神经牵拉等几种试验方法，某些特殊个体可能仅对一两个试验有阳性反应，因此临床上不能仅凭一两个试验即排除或肯定诊断；另一方面，某一试验亦可在几种疾病中出现阳性反应，如直腿抬高试验即可在腰椎间盘突出症、急性腰扭伤、慢性腰肌劳损等几种疾病中出现，此时则应采用其他检查方法加以证实或排除。

【复习思考题】

1. 为什么在骨伤科临床辨证检查中要强调多种方法综合进行？试举例说明之。
2. 局部望诊有哪些具体内容？局部病变与全身形态改变有何内在联系？
3. 骨伤科问诊有何特点？在询问受伤情况和伤处情况时应问清哪些要点？
4. 结合教材内容及临床实际，谈谈“手摸心会”的体会。
5. 摸诊中各种手法的作用有何异同点？
6. 简述上肢及下肢长度及周径的测量方法。
7. 试述各关节活动形式及正常值。为何两种关节活动的记录方法不能同时出现在一份病历中？试举例说明之。

8. 简述颈椎病挤压试验、臂丛神经牵拉试验、胸廓挤压试验、拾物试验、俯卧背伸试验、腰骶关节试验、直腿抬高试验及加强试验、股神经紧张试验、骨盆挤压及分离试验、4字试验、床边试验、搭肩试验、落臂试验、肱二头肌抗阻力试验、疼痛弧试验、冈上肌试验、Mill试验、腕三角软骨挤压试验、握拳试验、髋关节承重功能试验、托马斯征、艾利斯征、望远镜试验、蛙式试验、髂坐连线测量方法、浮髌试验、侧副韧带损伤试验、回旋挤压试验、抽屉试验、研磨提拉及加压试验及挺髌试验的机制和操作方法，并分析比较相关试验的异同点。
9. 神经功能检查中，浅感觉与深感觉有何不同？其各自的临床意义是什么？
10. 如何测定肌力？0～5级肌力所代表的临床意义是什么？
11. 四肢主要神经损伤后的临床有何特征？
12. 常用的X线检查方法有哪几种？阅读X线片的程序是什么？
13. 试述CT值与窗口技术的临床意义。
14. 简述CT与MRI在骨伤科临床中的应用，两者各有何优势。
15. 为什么放射性核素骨扫描主要应用于骨病？其机制何在？

〔熊渭平〕

第四章　治疗方法

【目的要求】

1. 了解各类外用药物的制作方法；手法的定义及手法练习方法；手术及内固定适应证；常用手术的应用原则；练功疗法的种类。

2. 熟悉各类型外用药物的应用方法；手法操作方法；石膏固定及外固定器疗法的适应证及基本操作方法；清创术应用原则及主要步骤；练功疗法作用及各部位主要锻炼方法。

3. 掌握内治法适应证及基本方药；手法应用原则、适应证、禁忌证及注意事项；夹板固定及牵引疗法适应证及基本操作方法；各类外用药物适应证及基本方药；练功疗法应用原则及注意事项。

【自学时数】

28～30 学时。

本章共 4 节。第一节论述了骨伤科疾患的中医辨证内治方法和药物外治疗法的各种剂型及其应用方法；第二节叙述了中医治疗伤病的正骨手法、上骱手法和治筋手法；第三节重点介绍了夹板外固定、石膏外固定、牵引及外固定器疗法，同时扼要介绍了内固定疗法；第四节简要介绍了现代骨科手术疗法的常用基本术式；第五节介绍了骨关节伤病的常用康复练功方法。

骨伤科疾病的治疗原则是在中医整体观念的指导下，以辨证施治为基础，结合伤病的特点而制定的。它体现了骨伤科疾病治疗的整体性和特殊性，具体可归纳为“固定与活动统一”（动静结合）、“骨与软组织并重”（筋骨并重）、“局部与整体兼顾”（内外兼治）、“医疗措施与患者的主观能动性密切配合”（医患合作）。

骨伤科治疗方法可分为内治法和外治法两大类，临床应根据病情有针对性地选用。《普济方·折伤门》曰：“凡从高处坠下，伤损肿痛，轻者在外，涂敷可已；重者在内，当导瘀血，养肌肉。宜察浅深以治之。”

内治法是通过内服药物以达到全身性治疗的方法，故亦可称为药物内治法。《正体类要·序》中指出：“肢体损于外，则气血伤于内，营卫有所不贯，脏腑由之不和，岂可纯任手法，而不求之脉理，审其虚实，以施补泻哉？”可见，局部皮肉筋骨受伤，亦可导致脏腑、经络、气血功能的紊乱。外伤与内伤、局部与整体之间有着密不可分的关系。所以，在诊治过程中，应从整体观点出发，对气血筋骨、脏腑经络等之间的生理病理关系加以分析，才能把握伤病的本质，实施正确的治疗。

外治法是对伤病局部进行治疗的方法，它在骨伤科治疗中占有十分重要的地位。其方法较多，常与内治法配合运用。它与内治法一样，强调辨证施治的原则，强调综合应用。外治法可分为药物外治法、手法治疗、外固定疗法、牵引疗法、练功疗法以及手术治疗等，可根据病情选择运用。

第一节 药物治疗

一、内治法

（一）攻下逐瘀法

1．适应证：跌打损伤初期皮肉筋骨或脏腑经络受伤而致气滞血瘀，恶血留内，壅塞经络，或胸、胁、腰、腹伤的蓄瘀证。症见肢体瘀肿疼痛或胸、胁、腰、腹部胀痛，大便秘结，舌红苔黄，脉弦数的体实患者。

2．选方用药：胸部伤蓄瘀者常用大成汤加减；胁肋伤蓄瘀者用复元活血汤加减；腹部伤蓄瘀者用鸡鸣散加减；腰及四肢伤蓄瘀者用桃核承气汤加减。

本法属下法，常用苦寒泻下之品，以攻逐瘀血，药性较为峻猛。故对年老体衰、气血虚弱、内伤重症、失血过多、慢性劳损、妇女妊娠及月经期间、产后荣血不足者忌用或慎用。此外，临床逐瘀方剂甚多，运用时要权衡瘀之程度、热之轻重、闭结之缓急，恰当选方，正确掌握攻逐之药的用量。若稍见有瘀血之症状，便大加攻伐是不合理的。

（二）行气活血法

1．适应证：伤后气滞血瘀肿痛并见或瘀血内停，但无严重的实热闭结之症，不必攻下者，或有某些禁忌，不能攻下的损伤病症。

2．选方用药：以伤气为主者常选择以行气为主的柴胡疏肝散、复元通气散、金铃子散等加减。若伤血为主者，常选择复元活血汤、活血止痛汤、桃红四物汤加减。若行气活血并用，胸胁伤用血府逐瘀汤；腹部伤用膈下逐瘀汤；腰及少腹伤用少腹逐瘀汤；四肢伤用桃红四物汤；头面伤用通窍活血汤。

本法临床使用极为普遍，此类方剂一般并不峻猛，但过用亦会耗伤气血。凡损伤气血虚弱、妇女月经及产后期间不能使用破散者必须禁用或慎用。若辨证不明，应用于瘀、热、实证，则会留邪损正，贻害不小。

（三）清热凉血法

1．适应证：跌打损伤而引起的错经妄行、创伤感染、火毒内攻、热邪蕴结或壅聚成毒等证。本法适应证的特点是失血、血热、火毒内盛而无明显瘀血者。

2．选方用药：临床常用的清热凉血方有加味犀角地黄汤、清心汤等；清热解毒方有五味消毒饮、黄连解毒汤、龙胆泻肝汤等；凉血止血方剂有十灰散、四生丸、小蓟饮子等。

应用本法时应注意防止寒凉太过，引起瘀血内停。血喜温而恶寒，寒则气血凝滞而不行，所以在治疗一般性出血时常与消瘀和营之药合用。出血过多时，则辅以补气摄血之法，以防气随血脱，常用独参汤、当归补血汤等。必要时还应结合输血、补液疗法。

（四）清热解毒法

1．适应证：本法主要适用于骨痈疽、热毒蕴结于筋骨或内攻营血诸症。

2．选方用药：骨痈疽早期可用仙方活命饮或五味消毒饮加味，如热毒盛加黄连、黄柏、生山栀、丹参等。热毒在血分的实证，症见高热烦躁、口渴、舌绛、脉数者，可加用生地黄、牡丹皮、水牛角等。

本法是用寒凉的药物使内蕴之热毒清泄，因寒凉太过易使气血凝滞，如气虚而邪实者，宜用扶正托毒之法，以免毒邪内陷。

（五）和营止痛法

1．适应证：伤病中期，瘀凝、气滞、肿痛尚未尽除，但继用攻消之法又恐伤正气的患者。其适应证特点是瘀、滞、肿、痛均较轻。

2．选方用药：常用方剂有和营止痛汤、定痛和血汤、和营通气散、七厘散等。

本法与行气活血法不同，其意不在消散而在调和，故一般无特殊禁忌证。

（六）接骨续筋法

1．适应证：伤病中期，筋已理顺，骨位已正，瘀肿渐消，筋骨已有连接但未坚实，尚有瘀血未去的患者。

2．选方用药：常用方剂有续骨活血汤、新伤续断汤、接骨丹、壮筋续骨丹等。

本法根据瘀血不去则新血不生，新血不生则骨不能合、筋不能续的原理选药组方，主要使用接骨续筋药，佐以活血化瘀药物，以消残余之瘀，接未坚之骨，续未连之筋。

（七）舒筋活络法

1．适应证：伤病中期仍有瘀血凝滞，筋膜粘连，或兼风湿，筋络发生挛缩，关节强直、屈伸不利者。

2．选方用药：若以活血理气为主、通络为辅，可选用舒筋活血汤；若以舒筋通络为主、活血为辅，则用舒筋活络丸、舒筋活血片等；若活血舒筋兼驱风湿，则选用蠲痹汤、独活寄生汤、宽筋散等加减。

本法是在行气活血法的基础上发展而来，即用活血化瘀之剂配伍舒筋活络之品组成，并佐以理气药宣通气血，消除凝滞，加强活血舒筋之功效。

（八）补气养血法

1．适应证：内伤气血，外伤筋骨以及长期卧床不能活动，日久导致体质虚弱而出现各种气血亏损症象的患者，如素体气血虚弱或气血耗损较重，筋骨萎软或迟缓愈合。

2．选方用药：伤病后期以气虚为主者，可用四君子汤；以血虚为主者，可用四物汤；气血两虚者，可用八珍汤或十全大补汤。

补气、补血虽各有重点，但不可截然分开，气虚可导致血虚，血虚亦可导致气损，故在治疗上常补气养血并用。

（九）补益脾胃法

1．适应证：伤病日久，脾胃虚弱，运化失职，饮食不消而见四肢疲乏无力，形体虚羸，肌肉萎缩，筋骨损伤修复缓慢，脉象虚弱无力等。

2．选方用药：常用方剂有参苓白术散、健脾养胃汤、归脾汤等。

胃主受纳，脾主运化，补益脾胃可促进气血生化，充养四肢百骸。本法即通过助生化之源而加速损伤筋骨修复，为损伤后期常用的调理之法。

（十）补益肝肾法

1．适应证：伤病后期出现肝肾虚衰之象的患者，如年老体弱、筋骨萎弱、骨折愈合缓慢、骨质疏松等。

2．选方用药：肝虚而肾阴不足，或久不复原，常以补血养肝为主、滋肾为辅选用壮筋养血汤、生血补髓汤；肾阴虚为主选择左归丸合四物汤；肾阳虚为主用右归丸合四物汤；筋骨软弱、疲乏衰弱者选择健步虎潜丸、壮筋续骨丹、续断紫金丹等。

临床应用本法时，虽要区分肾阴虚或肾阳虚，但肾阴肾阳相互依存。正如《景岳全书》所说："善补阴者，必于阳中求阴；善补阳者，必于阴中求阳。"因此，临证时既要看到它们之间的区别，又要看到它们之间的联系。此外，肝为肾之子，肝虚者应注意补肾，养肝常兼补肾阴，以滋水涵木。此即《难经》所谓的"虚则补其母"之法。

（十一）温经通络法

1．适应证：损伤后气血运行不畅，或因阳气不足，腠理空虚，风寒湿邪乘虚侵袭经络；或筋骨损伤日久失治，气血凝滞，风寒湿邪滞留者。如陈旧损伤旧损经久不愈，关节痹痛，遇气候变化则发或加重等症。

2．选方用药：常用方剂有麻桂温经汤、大红丸、大活络丸等。

血气喜温而恶寒，寒则涩而不流，温则流行畅利。《素问》曰"寒者热之"，"劳者温之"。本法使用温性、热性的祛风、散寒、除湿药物，并佐以调和营卫或补益肝肾之药，以求达到驱除留驻于骨节经络之风寒湿邪，使血活筋舒、关节滑利、经络通畅。

（十二）滋阴清热法

1．适应证：主要用于伤病后期或肢节病痛患者有阴液耗损、邪毒留于阴分症状者，如骨蒸、潮热、颧红、盗汗、消瘦、口干唇燥、胃纳少食、大便燥结、舌红少苔等症。

2．选方用药：滋阴清热法主要用青蒿、鳖甲、地骨皮、银柴胡、秦艽、龟板等，代表方剂如青蒿鳖甲汤、知柏地黄丸等。

本法内的药物多滋腻，所以对湿阻脏腑经络者，注意选用滋阴而不碍湿的药物组方或在滋阴方中加用一定的化湿药物。兼有痰结者，宜加用祛痰药物。

二、外治法

骨伤科外用药物种类较多，内容丰富，其临床应用剂型主要有敷贴药、搽擦湿敷药、熏洗药、热熨药四大剂型。

（一）敷贴药

敷贴药是将药物制剂直接敷贴在局部，使药力经皮发挥作用。常用的有药膏、膏药、药散3种。

1．药膏（敷药、软膏）：

（1）用法：将药物碾成细末，然后选用饴糖、蜂蜜、香油、酒、醋、水、鲜药汁或凡士林等，调和均匀如厚糊状，按损伤部位的大小摊平在相应的棉垫或桑皮纸上即可敷于患处。为减少药物对皮肤的刺激和换药时容易取下，可在药面加一张极薄的棉纸。调和剂的选用主要依据治疗的需要，如缓急止痛多选用饴糖或蜂蜜；散瘀消肿多选用白酒；清热解毒、凉血止血常选用鲜药汁；软坚散结常用米醋。临床常选用两种或两种以上的调和剂，如损伤初期的药膏常用饴糖、白酒和水，既可助药物发挥活血散瘀、消肿止痛的作用，又能减少药物的刺激。

药膏的换药时间一般根据伤情的变化、肿胀消退的程度及季节气温情况而定，一般2～4日换药1次，后期患者亦可酌情延长。此外，凡用酒、水、鲜药汁调制的药膏因易挥发，故宜勤换药；用于创面的生肌拔毒类药膏应根据创面情况每1～2日换药1次，以免脓液浸淫皮肤；少数患者可因药物过敏产生接触性皮炎，出现皮肤瘙痒及丘疹水疱时，应及早停药，并外用青黛膏或其他抗过敏药物。

（2）功效及分类：根据药膏的功效可分为以下几类。①消瘀退肿止痛类：适用于骨折、筋伤初期，气血瘀阻肿胀疼痛明显者。可选用消瘀止痛药膏、定痛膏、双柏膏、消肿散等。②舒筋活血类：适用于扭挫伤筋中期患者。可选用三色敷药、舒筋活络药膏、活血散等。③接骨续筋类：适用于骨折中期骨位已正、肿痛基本消退的患者。可选用接骨续筋膏、外敷接骨散、驳骨散等。④温经通络、祛风除湿类：适用于损伤日久，复感受风寒湿邪者。可选用温经通络膏。⑤清热解毒类：适用于伤后感染邪毒，局部红、肿、热、痛者。可选用金黄膏、四黄膏等。⑥生肌拔毒类：适用于局部红肿已消，但创口未愈者。可选用橡皮膏、生肌玉红膏、红油膏等。

2．膏药（薄贴）：是中医外用药物中的一种特有剂型，系将药物碾成细末配合香油（芝麻油）等基质炼制而成。一般多用于筋伤、骨折的后期，但新伤初期如无明显肿胀亦可使用。

（1）用法：膏药遇温则烊化而具有黏性，能粘贴在患处，应用方便，药效持久。使用时将膏药烘烤烊化后趁热贴于患处，但须注意温度适当，以免烫伤皮肤。一般3～5日换药1次。

（2）功效及分类：膏药由较多的药物组成，适合治疗多种疾患。用于治疗损伤，可坚骨壮筋、舒筋活络；用于治疗寒湿，可祛风、散寒、除湿；用于溃疡伤口，可祛腐拔毒。按其功用可分为以下两类。①治损伤与寒湿类：适用于治疗损伤者，有坚骨壮筋膏；适用于风湿者，有狗皮膏、伤湿保珍膏等；适用于治疗损伤兼风湿者，有万灵膏、万应膏、损伤风湿膏；适用于陈旧损伤气血凝滞、筋膜粘连者，有化坚膏等。②治创面溃疡类：主要有太乙膏、陀僧膏等，此类膏药具有提腐拔毒的功效，一般常在创面另加药粉以增强其作用。

3．药散（掺药）：

（1）用法：将处方药物碾成极细的粉末，可直接掺于伤口上或加在药膏或膏药上使用。

（2）功效及分类：按功用可分为以下几类。①止血收口类：适用于一般创伤出血。常用的有桃花散、花蕊石散、如圣金刀散、金枪铁扇散等，均具有收敛止血的功效。②祛腐拔毒类：适用于创面腐肉未去或肉芽过长的患者。常用的有九一丹、七三丹等，对升丹过敏的患者可用黑虎丹等。③生肌长肉类：适用于脓水稀少、新肉难长的创面。常用的有生肌八宝丹等，如与祛腐拔毒类散剂掺合在一起应用，具有促进新肉生长、伤口愈合的作用。④温经散寒类：适用于局部寒湿停聚、气血凝滞疼痛的损伤后期患者。常用的有丁桂散、桂麝散等，具有温经通络、散风逐寒的作用。⑤活血止痛类：适用于损伤后局部瘀血结聚肿痛者。常用的有四生散，具有活血止痛的作用。四生散对皮肤的刺激较大，使用时要注意皮肤药物疹的发生。

（二）搽擦湿敷药

1. 搽擦药：系指直接涂搽于患处或在施行治筋手法时配合作推拿介质应用的制剂。一般分为两类。

（1）酒剂：指外用药酒或外用伤药水，是将药物浸于白酒及米醋中制成。一般酒醋比例是8:2，亦可单用白酒或乙醇浸泡。常用的有活血酒、舒筋药水、正骨水、舒筋止痛水等，具有活血止痛、舒筋活络、追风祛寒的作用。

（2）油剂和油膏：用药物与香油熬煎去渣后即可制成油剂，如加黄蜡收膏则可制成油膏。其具有温经通络、消散瘀血的作用，适用于关节筋络寒湿冷痛等证，也可在手法治疗或练功前后作局部搽擦。常用的有跌打万花油、伤油膏、活络油膏等。

2. 湿敷药（溻渍）：即用净棉或新棉蘸药水渍洗患处，现在临床上常把药物制成水溶液，供创口或感染伤口湿敷洗涤用。常用的有2%～12%的黄柏溶液、蒲公英鲜药煎汁、野菊花煎汁等。

（三）熏洗药（淋拓、淋渫）

1. 用法：将处方药物置于锅或盆中加水煮沸后，先用热气熏蒸患处，候水温稍减后用药水浸洗患处。冬季熏洗时可在患肢上加盖毛巾或棉垫，以使热力持久。熏洗的同时，可进行患肢的功能活动，以加强熏洗的效果。每次熏洗时间为15～30分钟，每日2～3次。

2. 功效及分类：具有舒松关节筋络、疏导腠理、流通气血、活血止痛的作用，适用于关节强直拘挛、酸痛麻木或损伤兼夹风湿者，多用于四肢关节部位，对腰背部可视具体情况而酌用。常用的方药可分为两类：

（1）新伤瘀血积聚洗方类：如散瘀和伤汤、海桐皮汤、舒筋活血洗方等。

（2）陈伤风湿冷痛洗方类：如八仙逍遥汤、上肢损伤洗方、下肢损伤洗方等。

（四）热熨药（热熨法）

热熨药是一种借助物理热疗促进药物吸收的局部治疗方法，适用于腰背部及躯干其他不便熏洗的部位。

1. 分类及用法：主要分为3种。

（1）熨药（腾药）：将一剂处方药物用白酒或醋浸透后，分置于两个布袋中，扎好袋口后放入锅内，用蒸气加热（10～20分钟）后腾熨患处。为防止烫伤皮肤，可先在患处放1条毛巾。熨药凉后，与锅内的另一袋药交换，如此反复交替腾熨30～60分钟，每日2～3次。

（2）坎离砂（风寒砂）：系用铁砂加热后与醋水煎成的药汁搅拌后制成的成品。临床应用时，将坎离砂倒入治疗碗内，加醋少许和匀后装入布袋。数分钟后能自行发热，即可热熨患处，至不热为度。

（3）简便热熨药：民间常用粗盐、黄砂、米糠、麸皮、吴茱萸等炒热后装入布袋中热敷患处，简便有效。此外，近些年来临床上亦出现了一些简便的制成品，如寒痛乐、热敷灵等。

2. 适应证：热熨药选用温经散寒、活血祛瘀、行气止痛、通经活络的药物组成，加之热疗的增强作用，故其临床适应证较广。如各种风寒湿痹痛症；各种陈旧损伤兼有风湿痹痛者；各种陈旧损伤兼有风湿者，以及腹胀痛、尿潴留等内科疾患。

〔陈明人〕

第二节　手法治疗

手法是人类最古老而又有发展前途的一种医治疾病的方法。它在我国有着悠久的历史，是中医学宝库的重要组成部分，是我国劳动人民长期生活和生产实践中与疾病作斗争的经验总结。在骨伤科临床治疗中，手法占有重要地位，应用范围很广，如骨折脱位的整复、筋伤（软组织损伤）的舒筋活络、通利关节均需应用手法。因此，手法是骨伤科治法的重要手段之一。

一、概论

（一）定义

手法是医者用指、掌、腕、臂或身体其他部位的劲力，结合身功或辅以器械，随症运用各种手法技巧，作用于患者的患部及各部穴位，通过经络的传导作用由表入里，以达到治病疗伤、整骨正位、强壮身体的一种治疗方法。

（二）应用原则

手法应用必须遵循辨证施治的原则。因损伤有轻重之别，又有皮肉、筋骨、关节之分，加之解剖部位及患者年龄、体质各有不同，故要求按具体伤情选用相应的手法，此即“因人而治、因病而治、因部位而治”。因此，临床应用手法治疗时，必须遵循下述原则。

1．全面掌握病情：要仔细询问病史、症状，认真进行体格检查，并做必要的辅助检查，以明确诊断，对患者的全身情况做到心中有数。对损伤局部要认真地检查，望、闻、问、触、动、量，掌握局部伤情。如系骨折，要了解其性质和移位方向，有无血管、神经损伤；如为脱位，要了解是全脱位还是半脱位，脱出的方向，有无并发骨折等；对筋伤，要了解肌腱、韧带等有无断裂，是否粘连及其程度。

2．制订施术方案：根据患者的具体病情，结合考虑其年龄、体质及全身健康情况等特点，制订出相应且切实可行的方案，其主要内容如下。

（1）选择手法：针对病情选择相适应的手法并确定主要手法和辅助手法，手法的力度及施行步骤。

（2）施术体位：包括患者接受治疗时采用的体位（坐或卧位）；患肢的体位；术者及助手的站立位置，面朝方向等。

（3）人员分工：是否需要助手，助手的分工以及如何配合术者施行手法。

（4）患者配合：患者能否配合治疗，应如何配合治疗。

（5）选择麻醉：是否需要麻醉，采用何种麻醉或止痛方法。

（6）应变措施：估计术中可能出现的意外，如患者对手法的过度反应，手法施行可能遇到的困难及对策，手法可能产生的副作用，手法万一失败的后续处理等。

（7）需用器材：包括治疗床；辅助手法的工具，如起杠杆支撑作用的木棍、牵引布带、墙钩等；固定器材，如夹板、绷带、敷料、压垫或石膏固定用具等；处理意外情况所需的药品及器械等。施术前均需考虑完善并做好充分准备。

（8）术后处理：施术后是否需要行外固定或牵引，是否需要摄片复查等。

3．施法的基本要求：

（1）及时：早期恰当而及时施行手法，患者痛苦少，损伤痊愈快，功能恢复好。但必须注意，在骨折或筋伤中，如患肢局部高度肿胀，甚至出现张力性水疱时，则应在采取相关措施促使肿胀基本消退后才可施行手法；否则，不仅手法施行困难，而且可能造成严重并发症。

（2）稳妥：施行手法时，动作要稳妥，同时注意给患者安排舒适、稳妥又便于操作的体位。

（3）准确：对局部解剖、伤病的性质及病理特点要熟识准确。运用手法时，动作要准确、实效，用力要轻重适当，避免不必要的动作。

（4）轻巧：手法操作时，动作要熟练、灵活、敏捷、轻巧，达到既省力又有效，尽量减轻患者的痛苦。切忌鲁莽粗暴，造成患肢新的损伤。

施行手法时，精力要集中，态度应从容沉着，减少患者的紧张心情，以取得患者的信任和配合。同时密切注意患者对手法的反应及局部变化。

（三）适应证与禁忌证

1．适应证：①骨折，大多数骨折可用手法整复，如肱骨外科颈骨折、肱骨髁上骨折、桡骨远端骨折等；②脱位，各部位关节脱位可用手法复位，如肘关节脱位、肩关节脱位、下颌关节脱位等；③筋伤，全身各处软组织不同程度的损伤都适宜手法治疗，如落枕、急性腰扭伤、距小腿关节扭伤等；④损伤后遗症，如骨折后关节僵硬、关节挛缩等；⑤劳损性疾患，如腰肌劳损；⑥内伤，如胸胁迸伤岔气。

2．禁忌证：①急性传染病、高热、恶性肿瘤、骨关节结核、脓肿、骨髓炎、血友病等；②诊断不明确的急性脊柱损伤或伴有脊髓压迫症状，不稳定性脊柱骨折或有脊柱重度滑脱的患者；③肌腱、韧带完全断裂或大部分断裂；④施行手法后疼痛加重或出现异常反应者，不能继续手法治疗，应进一步查明原因；⑤妊娠3个月左右妇女患急、慢性腰痛；⑥手法区域有皮肤病或化脓性感染的患者；⑦精神病患者，患骨伤疾患而对手法治疗不合作者；⑧其他，如患有严重内科疾病等。

（四）分类

中医骨伤科手法历史悠久，加之我国幅员辽阔，故流派众多。但手法治疗的目的不外理伤续筋、正骨复位，所以均可称为理伤手法。按其作用，理伤手法可分为治骨手法和治筋手法两大类别。

1．治骨手法：又可分为正骨手法（又称整骨手法、接骨手法）和上骱手法（或称复位手法）两类。正骨手法的作用是将断骨接正；上骱手法的作用是将脱位之骨端恢复至原位。

2．治筋手法：又称理筋手法，主要是运用推拿按摩对筋伤进行矫治，包括舒筋通络和活络关节（含调整骨缝）两大类，具有纠正筋络的扭曲、错异、滑脱、翻转、痉挛、粘连，使关节舒展滑利的作用。此外，通过手法在经络穴位的刺激，可达到调和阴阳、通经活络、理顺气血的目的。

二、基本手法

（一）正骨基本手法

正骨手法在骨伤科治疗中占有重要地位，是骨折四大治疗方法（整复、固定、药物、功能锻炼）之一。正骨基本手法主要有：

1．拔伸牵引：是正骨手法中的重要步骤，也是整复骨折、脱位的基本方法。主要作用是矫正骨折的重叠移位及成角移位；把持骨折两侧断端或调整力线，以配合其他手法的施行。根据“欲合先离，离而复合”的原则，由远近骨折两端，作对抗持续牵引。牵引开始时，应沿骨折原始畸形的方向进行拔伸，即顺畸形位牵引，然后依据骨折远段对准近段（以子求母）的原则，将骨折远段置于与骨折近段纵轴一致的方向进行牵引。（图 4－1）

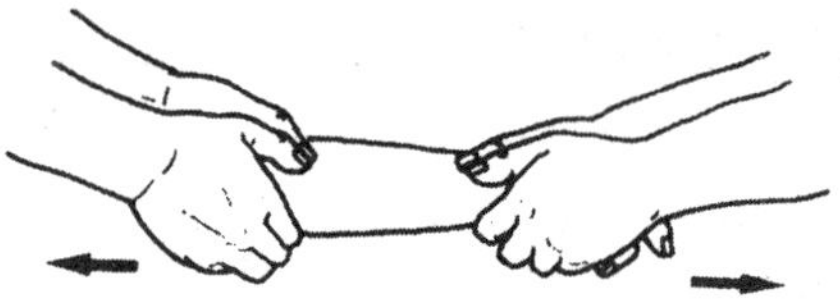

(1)上肢拔伸牵引手法

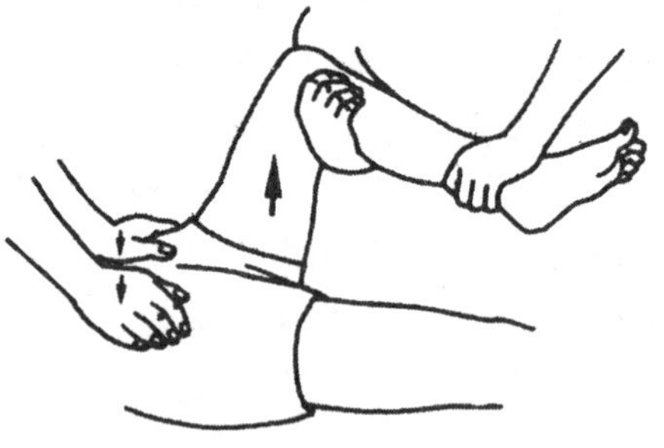

(2)下肢拔伸牵引手法

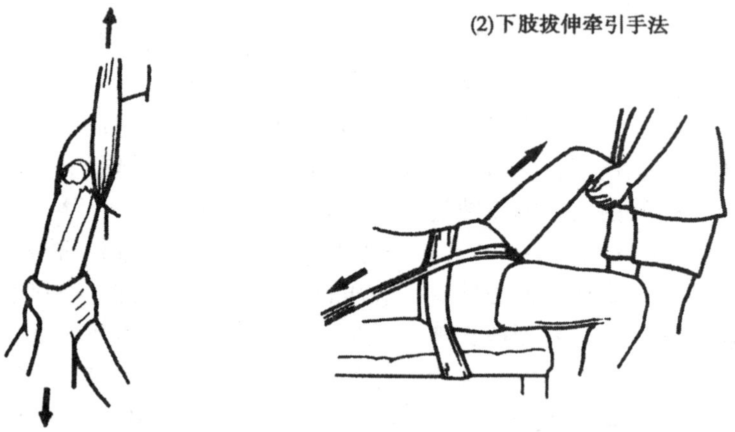

(3)利用宽布带及墙钩作对抗牵引

图 4－1　牵引方法

在施行牵引手法时，须注意下列问题：

（1）牵引的方法及力度必须根据损伤部位的不同及患者年龄、体质的差异而有区别。整复上肢骨折时，由两名施术者分别把持骨折的近段和远段，向相反方向拔伸牵引；而整复下肢骨折时，常须用肘窝勾托患肢腘窝或采用骑跨式拔伸牵引，可使牵引力明显增大，适应下肢肌肉丰厚的特点。当所需牵引力较大或牵引时间较长时，术者易疲劳而产生牵引忽松忽紧、力量忽大忽小的弊病，可利用固定在墙钩上的宽布带套于躯干或患肢近端作对抗牵引来解决。所施牵引力的大小应视患者的肌肉丰厚程度及骨折的部位而不同。如对肌肉强壮的青壮年患者，多应施以较大的牵引力；而对儿童及肌肉薄弱的老年患者，应施以较小的牵引力。股骨干骨折周围有丰厚的肌群，应予以大力牵引；而肱骨干骨折虽其周围有较丰厚的肌肉，亦不宜强力牵引，否则该骨折后期易出现分离移位。

（2）牵引是手法复位的基础，应贯彻在复位的始终，多需维持至骨折妥善固定后。

（3）在矫正骨折的背向移位、旋转移位以及施行分骨手法时，牵引的目的不是矫正重叠，而是把持骨折两侧断端或调整力线。如大力牵引，不仅影响术者复位的手感，而且会由于肌肉的分力作用钳夹骨折端，使复位难以成功。

2. 旋转：旋转手法的作用是整复骨折的旋转移位，使螺旋形骨折断面叩紧。操作时，在适度牵引的前提下，助手固定骨折近段不动，术者把持骨折远段，依据骨折远段旋转移位的方向，逆向旋转骨折远段，以矫正骨折的旋转移位或使骨折断面叩紧（图 4－2）。

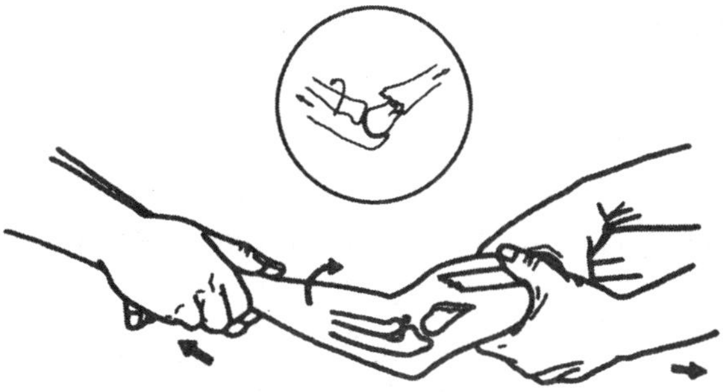

图 4－2　旋转手法

骨折的旋转移位多由于旋转肌肉牵拉或远段肢体体位因素所引起。骨折近段与躯干相连，其旋转角度难以改变；而骨折远段的旋转则可以控制。因此，旋转手法均为将骨折远段旋转至与骨折近段相同的轴位来达到矫正旋转的目的。必须指出，矫正旋转移位虽在牵引手法的基础上施行，但并不意味着应先矫正重叠移位，再矫正旋转移位。恰恰相反，在大多数情况下，旋转移位往往需要首先矫正，否则其他形式的移位不易矫正。

3. 回旋（回绕）：回旋手法的作用是矫正螺旋形骨折、斜形骨折的背向移位，或解脱两骨折断端间嵌夹的软组织。操作时，术者一手固定骨折近段，另一手持骨折远段，根据“逆损伤机制施行手法”的原理，按原来骨折移位方向逆向回转（图 4－3）。回绕时，两骨折段应紧密相贴，以免缠绕软组织。如遇有阻力说明回绕方向判断不准，应及时改变方向，切不可施用暴力强行复位，否则将造成骨膜广泛撕脱和血管、神经损伤。

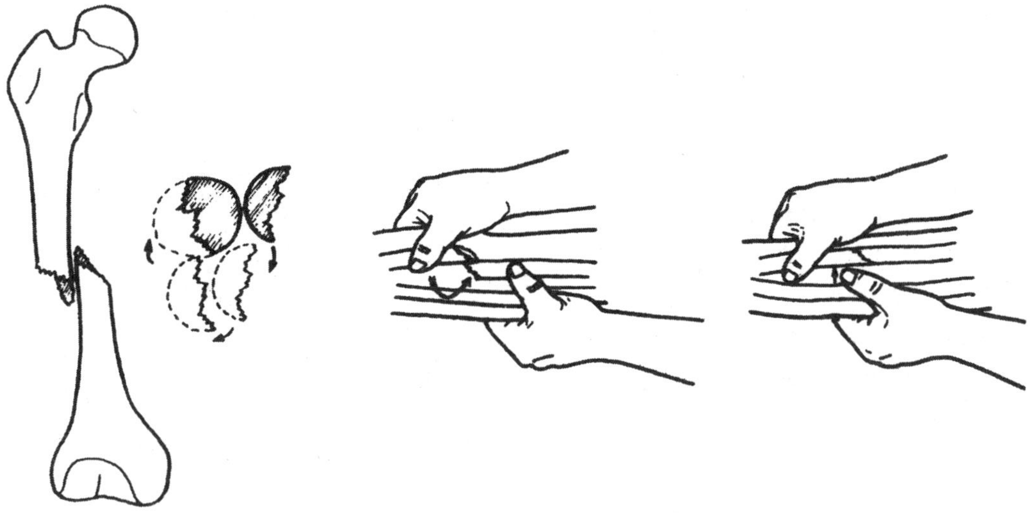

图 4－3　回旋手法

施行回绕手法时，应减少或基本不用牵引力，此时牵引仅起维持两骨折段对线的作用，如牵引力过大会影响回绕手法的施行。此外，有肌肉组织嵌入的横断形骨折须先加重牵引，使两骨折段分离，嵌入的肌肉可自行解脱，然后慢慢放松牵引，再施行其他手法。

4. 折顶（反折）：又称成角折顶。主要用于矫正重叠移位明显的横断形或锯齿形骨折，单靠手力牵引难以纠正者。折顶手法尚可简化复位步骤，可一次性同时矫正骨折的重叠和侧方移位。其用于肱骨干横断形骨折，还可避免大力牵引造成骨折后期出现分离移位的不良后果。操作时，术者双手 4 指环抱下陷的骨折段，两拇指抵压于突出的骨折端，在持续牵引的基础上加大原有成角，凭借拇指的感觉，当骨折远近两端的凹侧皮质已相互触顶时，拇指按住成角处不动，将4指环抱的远骨折段反折伸直（矫正成角），使两骨折端对正（图4－4）。若用于肌肉丰厚的股骨干骨折时，需两人操作，术者和1名助手分别握持骨折的远近段，在取得默契的情况下，两人同时将骨折远近端向同一方向加大成角，待两折端凹侧皮质相顶触时再反折伸直。

施行折顶手法时，要向骨折原成角方向即凸侧加大成角，因为凸侧骨膜多已断裂，成角容易，不可向凹侧（骨膜软组织合叶侧）成角，否则不仅不能加大成角，而且有损伤软组织合叶之弊。施术时需稳妥、敏捷，术者与助手的动作要协调、默契；反折骨折端时力量不宜过大，动作不宜过猛，否则亦可损伤凹侧软组织。在有血管、神经的部位，要避免折端尖锐的骨锋刺伤重要的血管、神经。

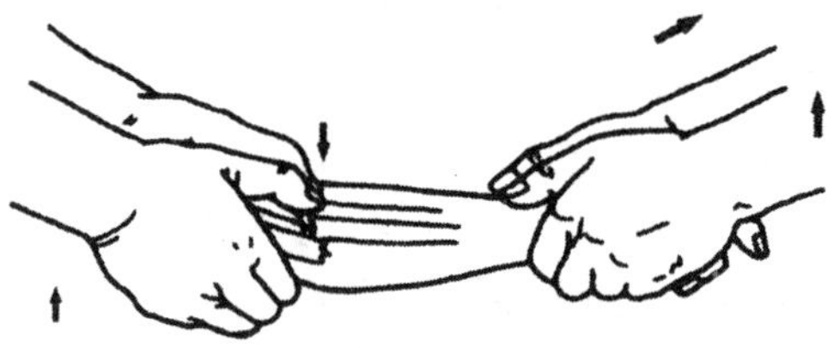

(1)加大成角

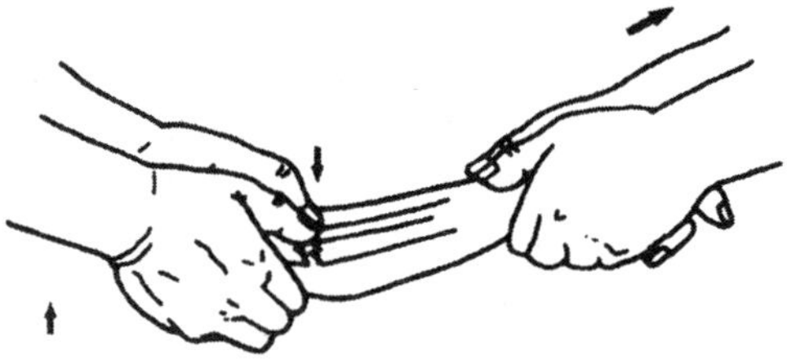

(2)断端相顶

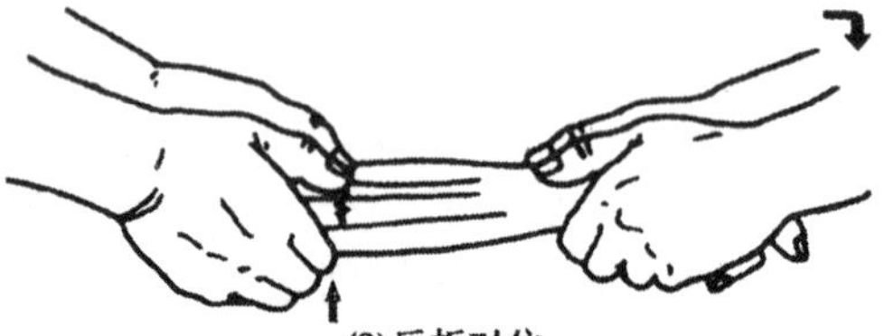

(3)反折对位

图4－4　折顶手法

5．分骨：用于整复两骨或两骨以上并列部位的骨折，如尺桡骨、掌骨及跖骨骨折，由于暴力作用和肌肉或骨间膜牵拉造成骨折端侧方或成角移位而相互靠拢。分骨手法可使骨间膜紧张，骨间隙扩大，上、下骨折断端的距离相等且较稳定，使骨折整复较容易。

整复前臂骨折时，术者双手拇指和示、中、环3指形成钳形，分别置于骨折部的掌、背侧相互靠拢的两骨之间的间隙，并用力夹挤，使两骨相互分开。为增强分骨效应，可在钳夹挤捏两骨的同时向两侧牵拉两骨。（图4－5）

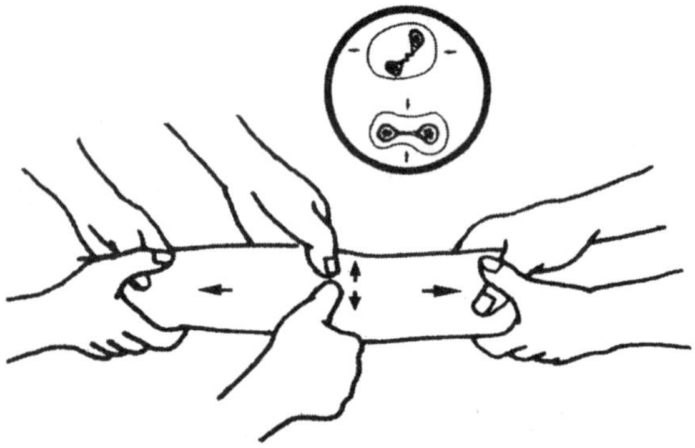

图4－5　分骨手法

6．提按和横挤：用于矫正骨折的前后（掌、背）或内外（左、右）侧方移位。施行提按手法时，术者两手拇指按于突起的骨折端，余指环抱（托提）下陷的骨折端，相对用力，以矫正骨折的掌背侧移位（图4－6）。施行横挤手法时，术者用两手掌或两拇指分别置于骨折侧方移位的局部，同时相对挤压，以矫正骨折的侧方移位（图4－7）。

7．屈伸和收展：用于配合提按或横挤手法矫正骨折的成角移位或侧方移位；亦可用于配合提按手法整复关节脱位。操作时，在牵引的基础上，远端助手将关节屈曲（或伸直）、内收（或外展），以配合术者的手法，协助矫正骨折的成角或侧方移位。

施行屈、伸或收、展手法时，术者与助手之间要密切配合，协调一致。屈伸、收展动作要达到一定的幅度，方能取得效果。如矫正伸直型肱骨髁上骨折前后移位时，术者提按骨折

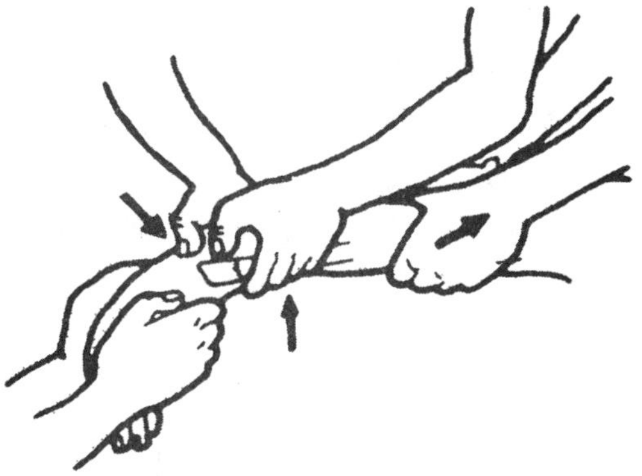

图 4－6　提按手法

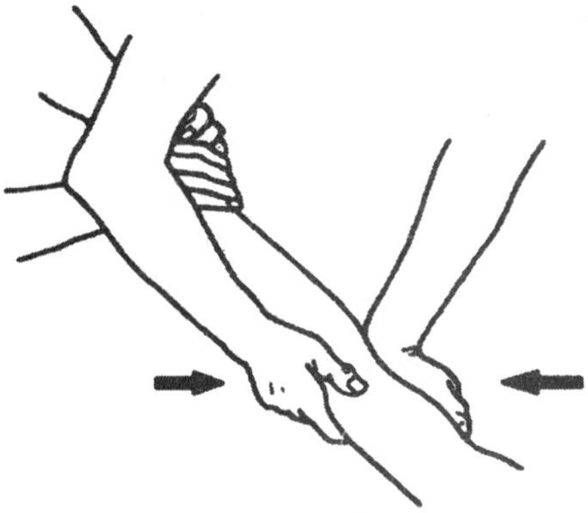

图 4－7　横挤手法

远近端的同时，由助手慢慢屈曲肘关节，并超过 90°（图 4－8）；反之，屈曲型骨折常须将肘关节伸直。又如，整复肱骨外科颈外展型骨折向内成角移位，常须在术者提按骨折端的同时，由助手内收患肢（图 4－9）；反之，内收型骨折则须外展患肢。

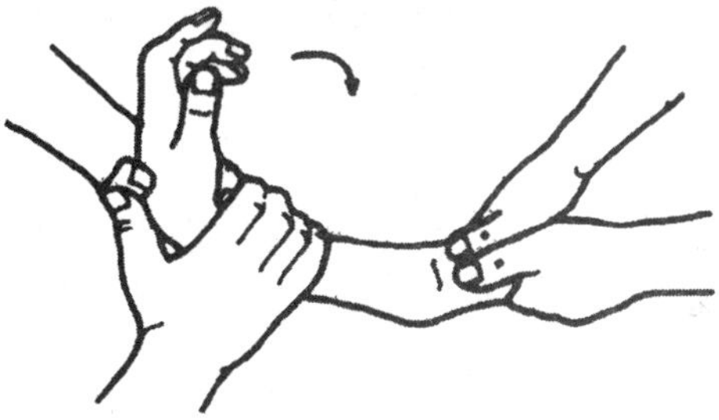

图 4－8　屈伸手法

8．摇摆：用于横形、短斜形和锯齿形骨折经手法整复后，对位对线虽可，但因骨折面交错不平而未完全吻合，仍存在间隙者。操作时，术者两手环抱骨折部固定断端，令助手在维持牵引下将骨折远段轻轻作内外或前后方向摇摆（图 4－10）。如骨折端的骨擦音逐渐变小且消失，说明骨折断端已紧密吻合，此时如轻轻提按骨折部，可感到骨折部较稳定。

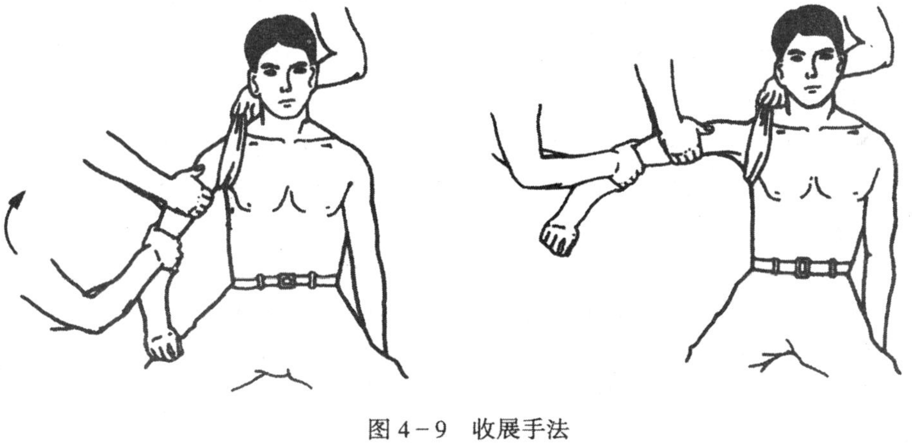

图 4－9　收展手法

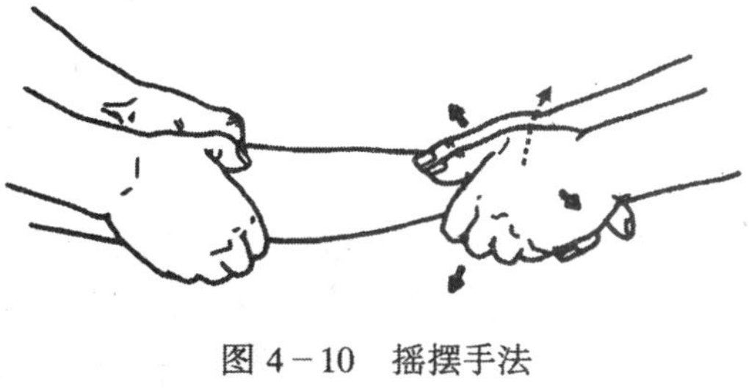

图 4－10　摇摆手法

施行摇摆手法时，要妥善固定好骨折部，摇摆骨折远段时幅度一定要小，且必须在一定力量的牵引下施行方可成功。不稳定性骨折忌用此手法。

9. 叩挤（合拢）：纵向叩挤法用于矫正横形骨折的纵向分离移位或使干骺骨折端紧密嵌合。横向叩挤法用于矫正骨端T、Y型骨折或粉碎性骨折的横向分离移位。施行纵向叩挤法时，术者两手环抱骨折部肢体或外固定夹板，由助手用掌根或拳叩击肢体末端或屈曲关节后，叩击关节部位，使两骨折端分离消失，嵌合紧密（图4－11）。施行横向叩挤法时，术者双手交叉，手掌或拇指分别置于骨折部的两侧，向中心相对叩挤，使之贴合，如肱骨髁间骨折的抱髁手法（图4－12）。

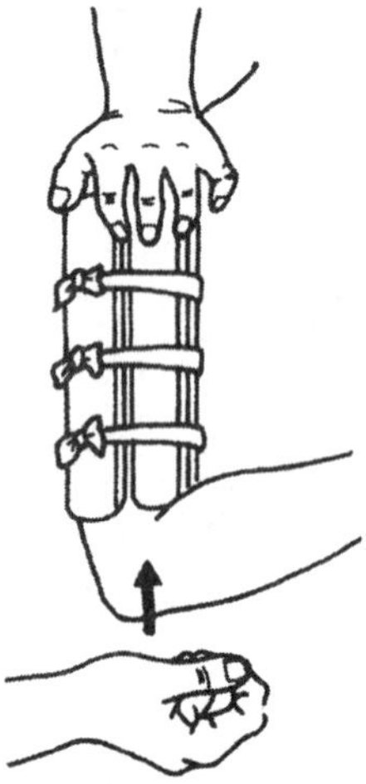

图4－11　纵向叩挤手法

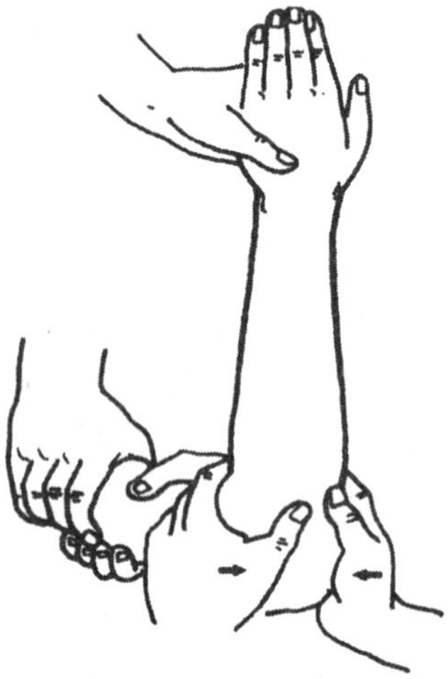

图4－12　横向叩挤手法

纵向叩挤法只能用于骨干或干骺端横形或锯齿形骨折，不可用于斜形或螺旋形骨折。

（二）上骱基本手法

上骱手法是治骨手法的一个组成部分，系对关节脱位进行复位的手法，故又称脱位复位手法。由于关节脱位以骨端对合关系改变为其创伤解剖特点，与骨折断裂有性质上的区别，故手法亦有其特点。

1. 拔伸牵引：是整复脱位的基本手法。在四肢关节脱位中，骨端关节头从臼中脱出，关节附近的有关肌肉和韧带受到牵拉而紧张，同时肌肉由于疼痛引起反射性痉挛，这些紧张痉挛的肌肉和韧带使脱位的骨端关节头弹性固定在异常的位置。因此，要使脱位的关节复位，必须进行拔伸牵引，以克服肌肉的痉挛性收缩。

操作时，助手固定脱位关节的近端，术者握住伤肢远端作对抗牵引。牵引的方向和力量要根据脱位的部位、类型、程度以及患肢肌肉丰厚及紧张程度而定。为克服单纯手力牵引力量不足及长时间牵引易疲劳的弊病，可使用宽布带及墙钩作对抗牵引（图4－1）。下肢脱位尚可用宽布带将骨盆固定于复位床上作对抗牵引。

2. 屈伸收展和旋转回绕：

（1）联合运用：系上述数种手法的有机结合，其操作系同时在3个轴位上被动运动脱位关节，故适用于肩、髋等关节脱位的整复。临床上，当脱位的骨端关节头被关节囊、肌腱、韧带等软组织卡锁住时，手法牵引往往加剧其紧张，以致复位困难。此时，应联合使用屈伸收展与旋转回绕手法，促使脱位的关节头循原路复位。如肩关节前脱位时，先在牵引下外展外旋患肢，然后逐渐使之内收内旋，利用杠杆作用力促使关节复位。又如整复髋关节后脱位，操作时须在屈髋屈膝位牵引患肢，然后内收、屈曲大腿，再外展、外旋、伸直患肢。

（2）单独运用：屈曲、伸直、内收、外展、旋转等手法，可单独与牵引手法结合使用整复关节脱位，如应用拔伸屈肘的手法整复肘关节后脱位。

3. 端提和捺正：是端、提、捺正（挤、按）法的综合应用，或单用其中一法。适用于各种脱位，常与拔伸牵引配合使用。如肩关节前下脱位，用手端托肱骨头使其复位；下颌关节脱位，两手4指上提下颌骨；桡骨头半脱位，以拇指向内下按压桡骨头。

4. 足蹬膝顶：运用足蹬、膝顶两法，可以加大牵引力量，减少操作人员。其原理实际上是起对抗牵引的同时，利用足蹬或膝顶形成杠杆支点，从而在牵引下利用杠杆作用力而整复关节脱位。

（1）足蹬法：常用于肩关节和髋关节前脱位。以肩关节前脱位为例，患者仰卧，术者立于患侧，双手握住伤肢腕部，将患肢伸直并外展；术者脱去鞋子，用同侧足跟部蹬于患侧腋下，然后足蹬手拉，缓慢用力拔伸牵引，并在此基础上使患肢内旋、内收，同时足跟轻轻用力向外支撑肱骨头，使之复位（图4－13）。

（2）膝顶法：多用于肩关节和肘关节脱位。如整复肘关节后脱位时，患者取坐位，术者立于患侧，两手分别握住患肢上臂和腕部，然后将一侧足蹬于患者的座椅上，同时将膝屈曲并置于患肢肘前，向下顶压，握腕之手沿前臂方向用力牵引并屈曲肘关节，使之复位（图4－14）。

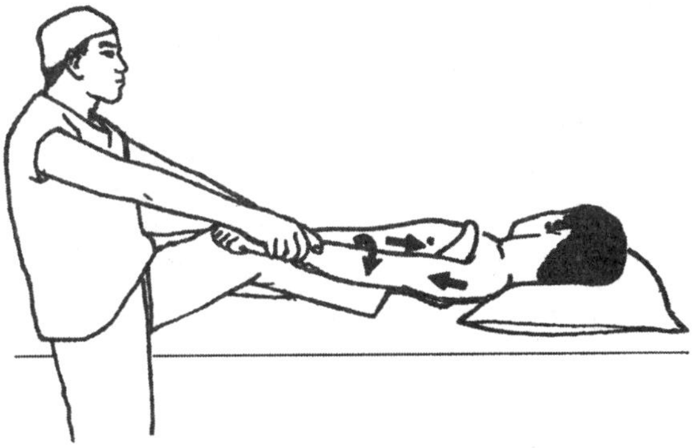

图4－13　足蹬法整复肩关节前脱位

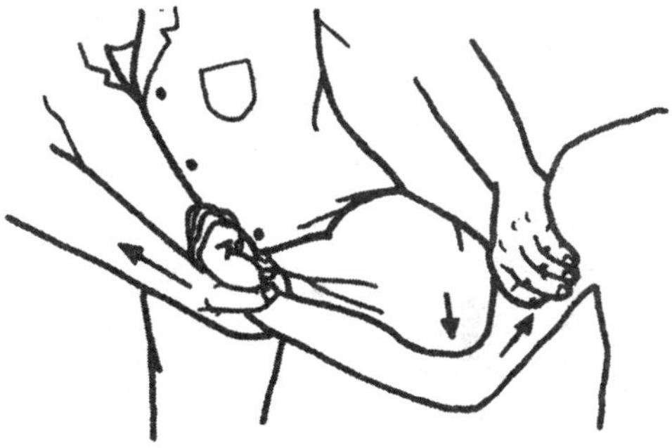

图4－14　膝顶法整复肘关节后脱位

5. 杠杆支撑：系利用木棍、立柱、椅背或软木块等作为杠杆支撑点，以增大复位的杠杆支撬作用力，多用于难以整复的肩关节脱位或陈旧脱位及下颌关节脱位等。

综上所述，关节脱位复位的机制为：①解除软组织的紧张痉挛，使处于异常位置的骨端关节头摆脱其阻挡；②利用杠杆原理，以术者的手足或器具为支点，通过屈伸回旋、端提捺正等手法使脱位关节得以复位。

（三）理筋基本手法

理筋手法由推拿按摩手法组成。手法内容丰富，流派众多，名称亦不统一。有的手法动作相似，但名称不同；有的名称相同，而手法动作却不一样。为了便于学习和掌握，将传统的骨伤科理筋手法结合临床实际，整理归纳其常用的主要部分，分为舒筋通络手法和活络关节手法两大类予以介绍。

1. 舒筋通络手法：

（1）推法（附捋法）：具有疏通经络、理筋活血、消瘀散结、缓解痉挛的作用。

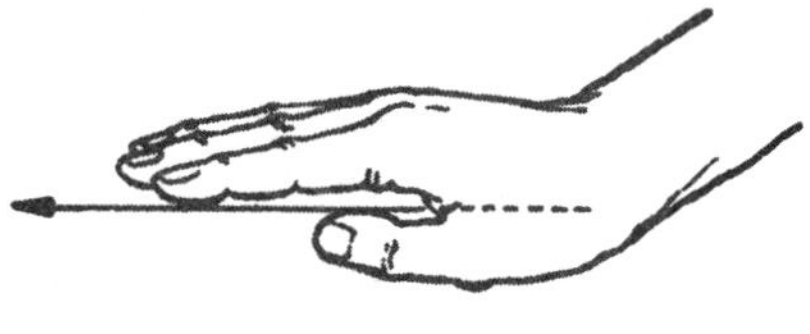

图 4－15　推法

操作时，用指、掌、肘或拳背近侧指间关节背侧等部，着力于治疗部位，作单方向直线移动。推法的动作要领是指、掌或肘要紧贴体表，用力要稳，速度要缓慢而均匀（图 4－15）。用手掌由肢体近端向远端推动的手法亦可称为捋法（图 4－16）。即所谓的“推上去，捋下来”，其手法及劲力与推法相同，仅有向心和离心方向上的区别。

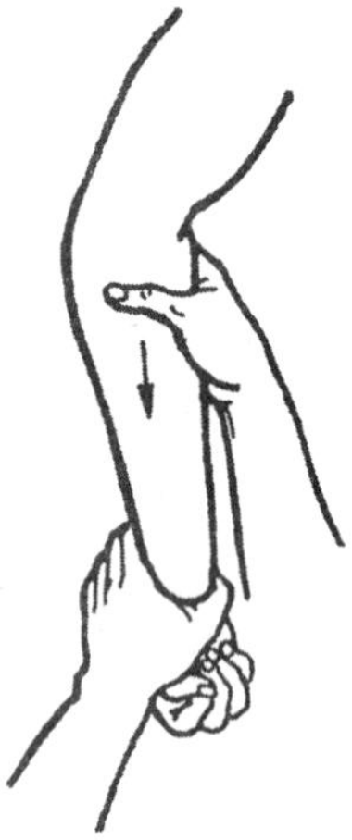

图 4－16　捋法

推法是临床常用手法之一，有指推法、掌推法、肘推法、拳推法等多种。临床多用于腰背及四肢部，常用于治疗风湿痛、慢性劳损、筋肉拘急、感觉迟钝等症。

（2）摩法：具有镇静止痛、消瘀退肿、缓解紧张的作用。

操作时，用示、中、环 3 指指腹或手掌面附着于一定的部位上，作以腕关节为中心的环形而有节奏的抚摩（图 4－17）。其动作要领为肘关节自然屈曲，腕部放松，指掌自然伸直，动作缓和而协调。

本法多用于胸、腹、背、腰部，因其手法轻柔，常作为理筋开始阶段的手法，使患者能有一个逐渐适应过程；或作为结束阶段的手法，以缓和强手法的刺激。

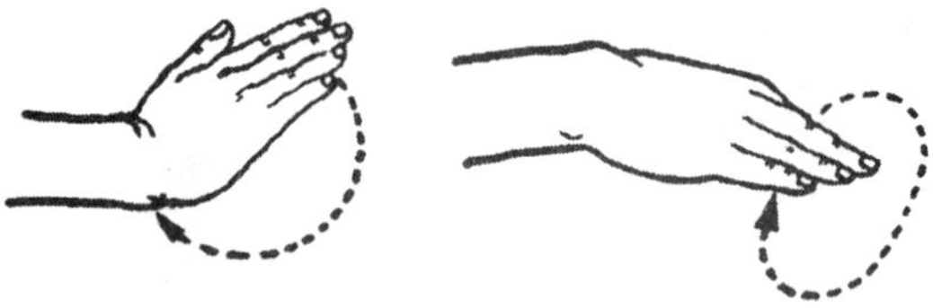

图 4－17　摩法

轻度按摩法和深度按摩法基本上为推、摩两法的联合运用。①轻度按摩法（浅表抚摩法）：即用单手或双手的手掌或指腹或示、中、环 3 指并拢贴附于患处，稍用力作轻柔缓慢的来回直线或环形的抚摩动作，其功效和临床运用同摩法。②深度按摩法（推摩法）：即用手指、掌根、全掌或双手重叠在一起进行推摩。其力量较轻度按摩法力量为大，作用力达深部软组织。摩动的频率快慢应根据病情、体质而定。动作要协调，力量要均匀。（图 4－18）

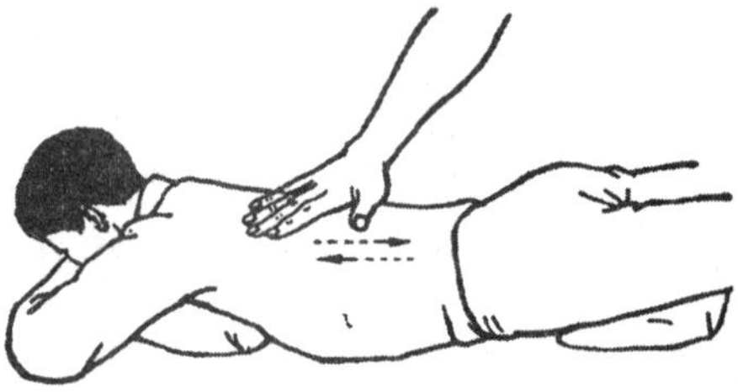

(1)轻度按摩法

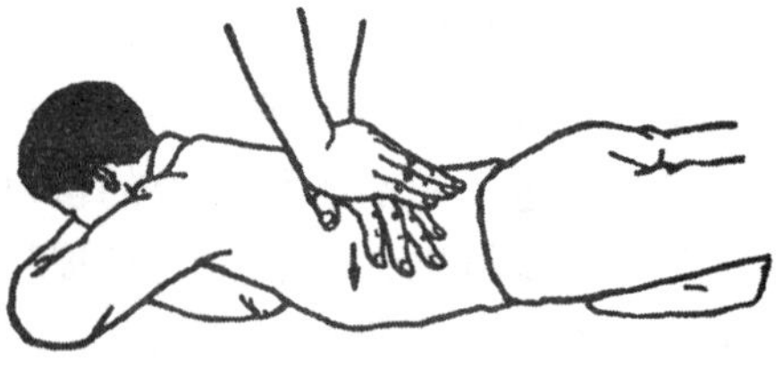

(2)深度按摩法

图 4－18　轻度按摩法和深度按摩法

（3）揉法：具有活血祛瘀、消肿止痛、放松肌肉、缓解痉挛的作用。

操作时，用手指指腹、大鱼际或掌根吸定于体表，作轻柔缓和回旋活动（图 4－19）。其动作要领为腕部放松，以前臂带动腕和掌指活动，着力部位一般不移开接触的皮肤，仅使该处的皮下组织随手指或手掌的揉动而滑动。

本法刺激缓和，故全身各部位均可应用。临床常用于缓和强手法刺激及治疗外伤肿痛、慢性劳损、风湿痹痛等。

（4）按压法（按法、压法）：具有松弛肌肉、开通闭塞、活血止痛、温经散寒的作用。

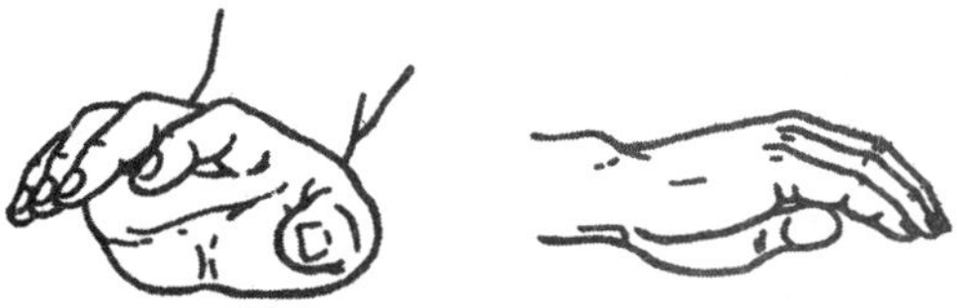

(1)掌根揉　(2)鱼际揉

图 4－19　揉法

施行按法时用拇指端、指腹、掌根、鱼际、全掌或双掌重叠按压体表一定部位，着力部位要紧贴体表，不可移动，用力要由轻而重，不可用暴力猛然按压。压法的动作姿势与按法相同，故两法可合称为按压法。但一般认为压法力量比按法重，除可用拇指、手掌着力外，常以肘部按压治疗即肘压法。（图 4－20）

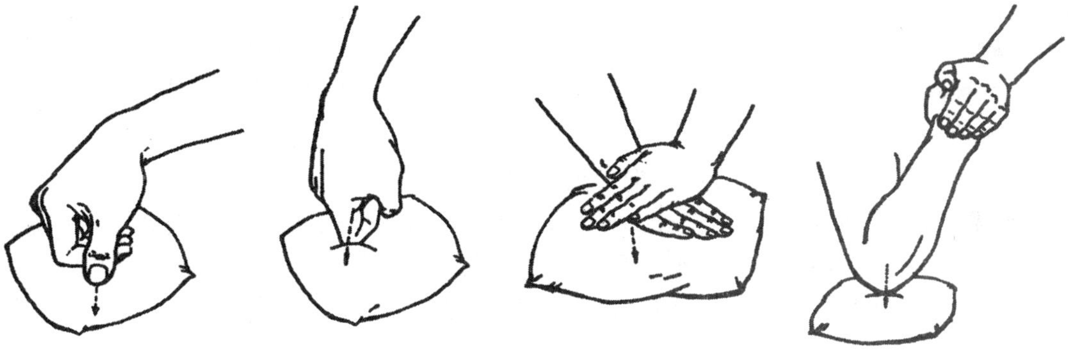

(1)拇指按压法　(2)屈指按压法　(3)掌根按压法　(4)肘压法

图 4－20　按压法

拇指按压法适用于全身各部穴位；手掌按压法常用于腰背和胸腹部；肘压法仅适用于肌肉丰厚的部位，如腰臀部。按压法临床常用于治疗急慢性腰腿痛、肌肉痉挛、筋脉拘紧等症。

（5）擦法：具有活血散瘀、消肿止痛、温经通络、松解粘连、软化瘢痕的作用。

操作时，应用大、小鱼际或全掌附着在体表一定部位，作上下或左右直线往返摩擦（图 4－21）。其动作要领为腕关节伸直，手指自然伸开，着力部位要贴住患者体表，但压力不宜太大，移动时用上臂带动手掌，往返距离要长而直，动作要均匀连续。施行手法时宜先用润滑剂，以防擦破皮肤。

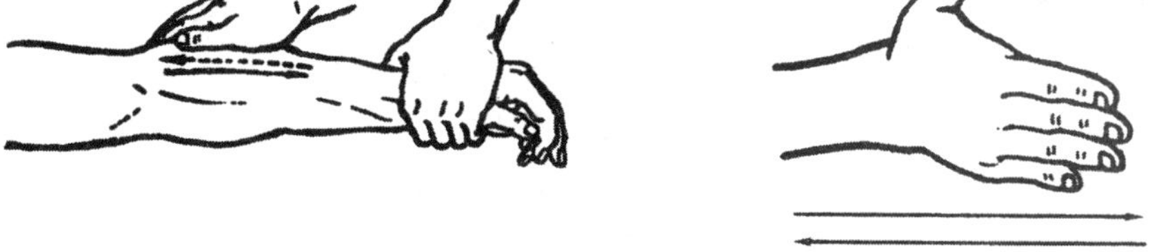

图 4－21　擦法

本法通过手掌和体表的直接摩擦，使之产生一定的热量，而起柔和温热的刺激作用，适用于腰背部以及肌肉丰厚部位的慢性劳损和风湿痹痛等。

（6）搽法：具有调和营卫、疏通经络、祛风散寒、解痉止痛的作用。

操作时，肩臂要放松，肘部微屈，手呈半握拳状，以小鱼际尺侧缘及第3～5掌指关节的背侧贴附于患处，通过腕关节的屈伸和前臂旋转，作复合的连续往返运动（前臂旋后时屈腕并用力下压，前臂旋前时伸腕压力减轻）。滚动时手背部要紧贴体表，使产生的压力轻重交替而持续不断地作用于治疗部位，不可跳动或拖拉摩擦。滚动幅度控制在120°左右，并注意动作的协调及节律。（图4－22）

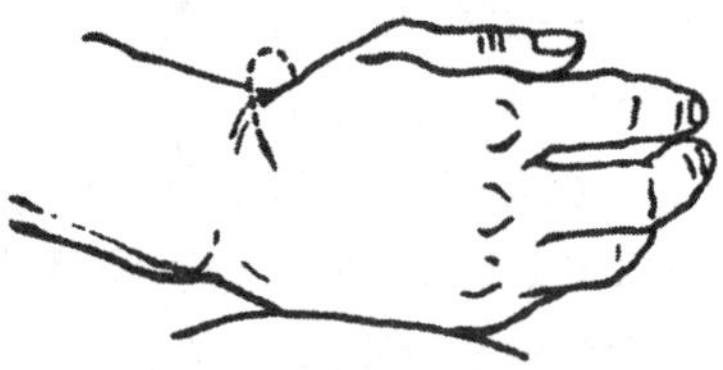
(1)腕部屈曲外旋

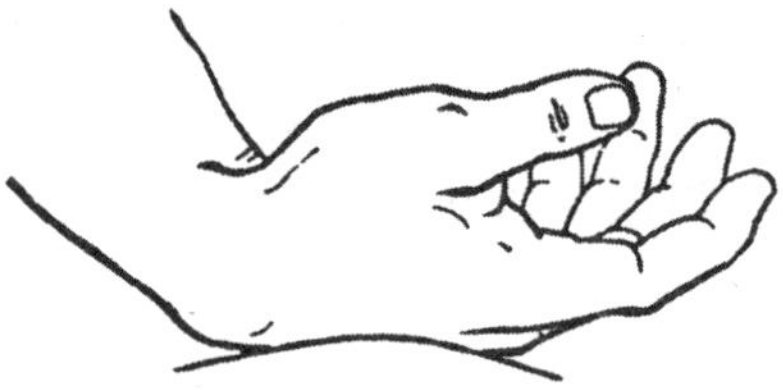
(2)掌背小鱼际着力

图4－22　搽法

本法临床常用于肩背、腰臀、四肢等肌肉丰厚的部位，可用于因陈伤、劳损引起的筋骨酸痛、麻木不仁、肢体瘫痪等症。

（7）拿捏法（附捻法）：具有缓解肌肉痉挛、松解粘连、活血消肿、祛瘀止痛的作用。

施行拿捏法时，用拇指与其余手指形成钳形，相对用力一紧一松挤捏肌肉、韧带等软组织（图4－23）。其动作要领为腕要放松，用指腹着力，用力要由轻至重再由重至轻，不可突然用力。施行捻法时，用拇指和示指的指腹相对捏住某一部位（常为手指等小关节），稍用力作对称的揉搓如捻线状（图4－24）。

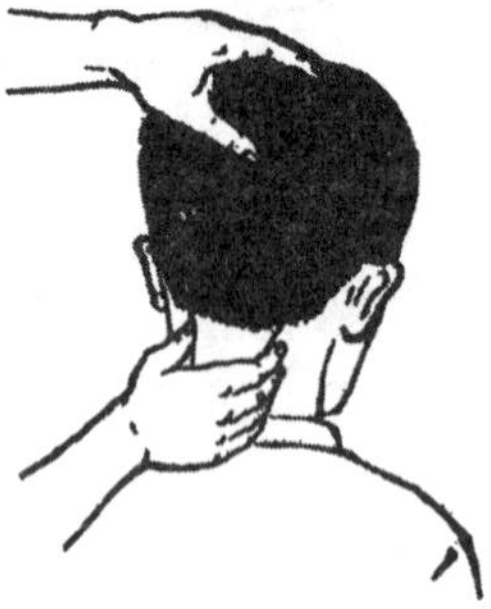
图4－23　拿捏法

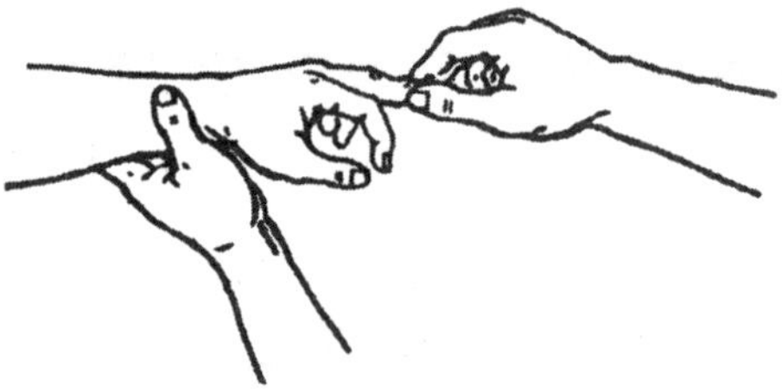
图4－24　捻法

拿捏法的刺激较强，常与其他手法配合使用，如结合揉法可缓和拿捏法的刺激而兼有揉捏两种作用。根据拿捏的部位不同和动作差异，可分为三指拿捏法、四指拿捏法和五指拿捏法。拿捏法以颈项部、肩部和四肢部最为常用。

（8）弹筋法（提弹法）：具有缓解肌肉痉挛、剥离粘连、活血祛瘀、消肿止痛、促使萎缩肌肉恢复的作用。

操作时，用拇指和示、中指指腹相对将肌束、肌腱等组织捏紧并用力提拉，然后迅速放开，像射箭时拉弓放弦样动作，使其弹回（图4－25）。动作要领为迅速有力，快提快放。从弹筋法的劲力上看，有提、弹两种劲力，故又称提弹法。

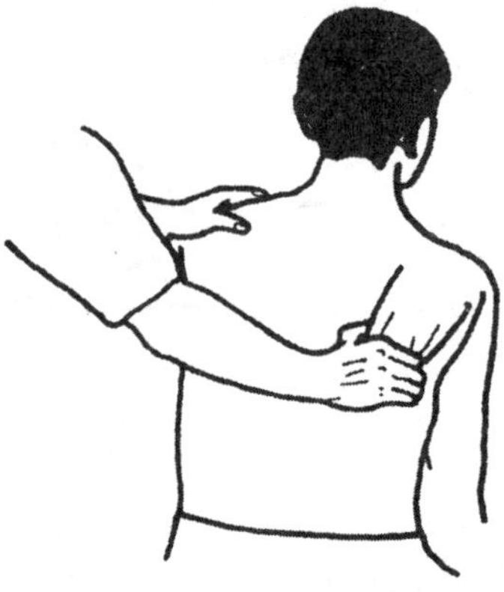
图4－25　弹筋法

本法临床用于急慢性筋伤所致的肌肉痉挛、疼痛或粘连者，常用部位为颈项、腰部及四肢。

(9) 拨络法：具有缓解痉挛、松解粘连、振奋经络的作用。

操作时，以拇指或其余4指的指尖或指腹紧按于患处，取与肌束、肌腱、韧带垂直的方向，作单向或往复揉拨动作（图4-26）。施法时宜加大劲力，使指上有肌腱、肌束、韧带等被牵拉又滑弹的感觉，而不可在皮肤上来回磨蹭。

本法临床用于急慢性筋伤而致挛缩或粘连者，常用于腰背、四肢部。

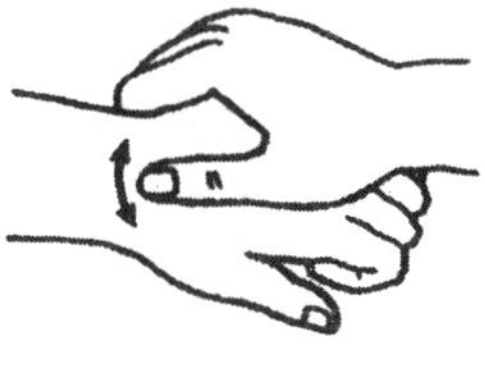

图4-26 拨络法

(10) 拍击法：用虚掌拍打体表为拍打法；用拳背、掌根小鱼际尺侧、指尖或桑枝棒击打体表为击法，又可分别称为拳击法、掌击法、侧击法、指尖击法和棒击法。拍击法具有疏通气血、消除疲劳、舒筋通络、祛风散寒的作用。

拍击时要求蓄劲收提，即用力轻巧而有反弹感，以免产生震痛感。动作要领为有节奏，快慢适中，不能有拖抽动作。拍打时手指自然并拢，手指关节微屈，用虚掌拍打。拳击时，手握空拳，腕伸直，用拳背平击；掌击时，手指自然松开，腕伸直，用掌根叩击；侧击时，手指自然伸直，腕略背伸，用单手或双手的小鱼际部击打；指尖击时，手指轻屈腕放松，运用腕关节的屈伸，以指端击打；棒击时，棒与体表的着力面要大，主要以棒前半段击打。（图4-27）

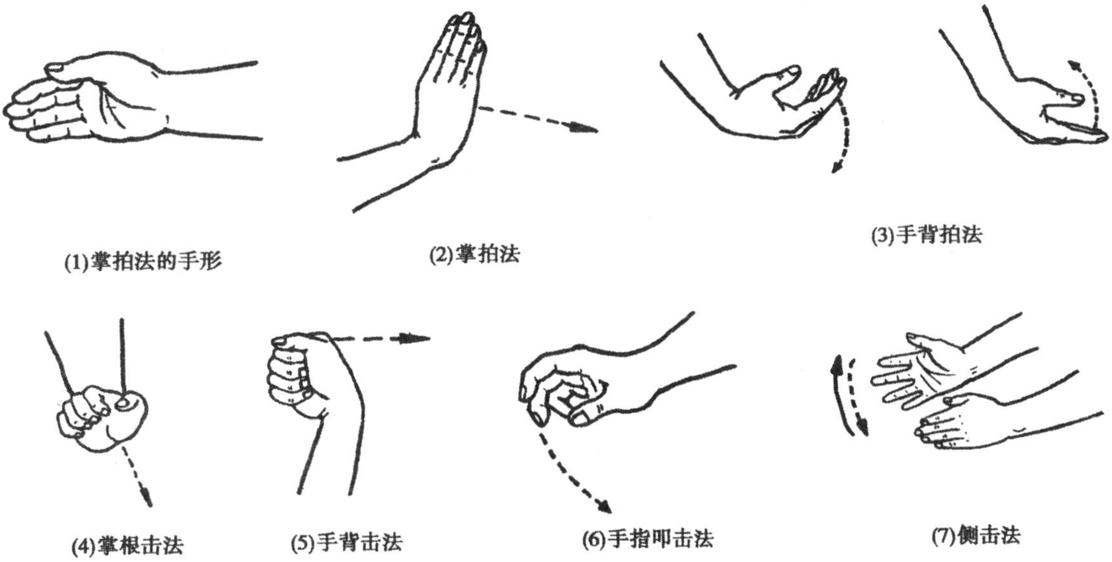

(1)掌拍法的手形　(2)掌拍法　(3)手背拍法

(4)掌根击法　(5)手背击法　(6)手指叩击法　(7)侧击法

图4-27 拍击法

拍打法常用于肩背、腰臀及下肢部；拳击法常用于腰背部，掌击法常用于头顶、腰臀及四肢部，侧击法常用于腰背及四肢部，指尖击法常用于头面、胸腹部，棒击法常用于头顶、腰背及四肢部。拍击法临床常用于风湿酸痛、局部感觉迟钝、麻木不仁及肌肉痉挛等症，拍打法尚可用于胸胁部岔气。

(11) 点压法（点穴法）：又称穴位按摩，是根据经络循行路线，选择适当穴位，用手指在经穴上点穴按摩，为中医正骨按摩特色之一。因用手指点压刺激经穴，与针刺疗法颇为相似，故又称指针疗法。点压法的取穴基本与针灸学相同，在治疗外伤时，除以痛为腧的取穴方法外，还可以循经取穴。点压法具有疏通经络、宣通气血、调和脏腑、平衡阴阳的作用。

操作时有用中指为主的一指点法，或用拇、示、中指的三指点法，或用5指捏在一起，组成梅花状的五指点法。术者应用点压法治疗时，应将自身的气力运到指上。为增强指力，指与患者的皮肤成60°～90°。用力大小可分轻、中、重3种。①轻点：是以腕关节为活动中心，主要以腕部的力量，与肘关节和肩关节活动协调配合。其力轻而有弹性，是一种轻刺激手法，多用于小儿及年老体弱患者。②中点：是以肘关节为活动中心，主要用前臂的力量，腕关节固定，肩关节协调配合，是一种中等刺激手法。③重点：以肩关节为活动中心，主要用上臂的力量，腕关节固定，肘关节协调配合，刺激较重，多用于青壮年及肌肉丰厚的部位。

本法临床多用于胸腹部内伤、腰背部劳损、截瘫及神经损伤、四肢损伤和损伤疾患伴有内证者。

（12）抖法：具有松弛肌肉、关节，减轻手法反应，增进患肢舒适感的作用。

操作时，双手握住患者上肢或下肢远端，稍用力作连续的小幅度上下快速抖动（图4－28）。动作要领为抖动幅度要小，频率要快，用劲要巧。并嘱患者充分放松肌肉。

本法多用于四肢关节，以上肢为常用，常与揉摩及搓法配合，作为治疗的结束手法。

（13）搓法：具有调和气血、舒筋活络、放松肌肉的作用。

操作时，用双手掌面夹住肢体两侧，用力作快速前后或内外方向的搓揉，并同时作上下往返移动（图4－29）。动作要领为双手用力要对称，搓动要快，移动要慢。

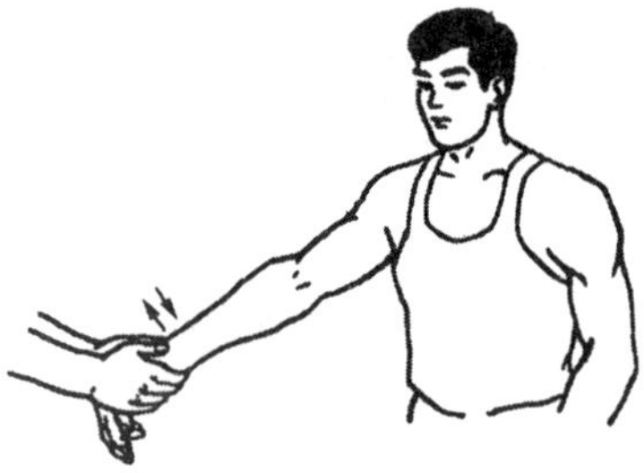

图4－28　抖法

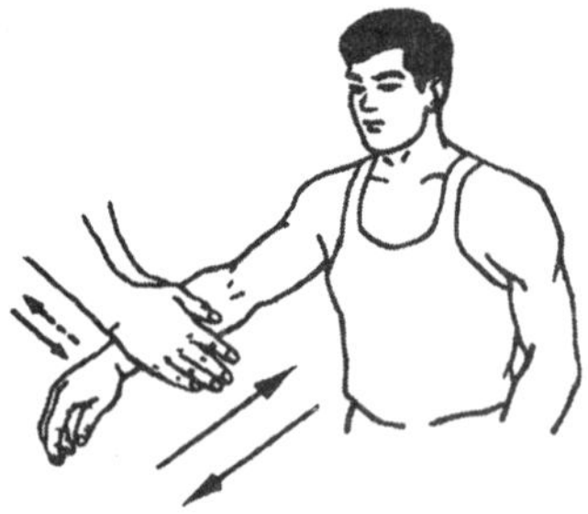

图4－29　搓法

本法临床多运用于腰背、胁肋及四肢部，以上肢最为常用，一般与抖法配合用于理筋手法的结束阶段。

2．活络关节法：是对关节作被动性活动的一类手法。针对损伤后组织粘连、挛缩、关节活动受限及骨节错缝等症，运用手法使关节作屈伸、收展或捻转运动。在运动过程中排除粘连、挛缩、错缝等障碍，最终恢复正常功能。活络关节法一般在施行舒筋手法后的基础上再应用。

（1）屈伸收展法：是针对四肢关节有伸屈、收展功能活动障碍，使关节作屈曲、伸直或内收、外展活动的一种手法。本法具有舒筋活络、松解粘连、滑利关节的作用。

操作时，一手握关节远端肢体，一手固定关节近端，然后缓慢、均匀、持续有力地将关节作适度的屈曲、伸直或内收、外展活动（图4－30）。在活动关节时，可稍作拔伸牵引或施加一定的按压力，活动幅度可逐步增加，以克服粘连及挛缩。但用力须恰到好处，刚柔相济，避免使用暴力过度推扳，造成骨折脱位或血管、神经损伤等并发症。本法多用于膝、距小腿、肩、肘等关节伤后筋络挛缩粘连所致的关节屈伸、收展活动障碍。

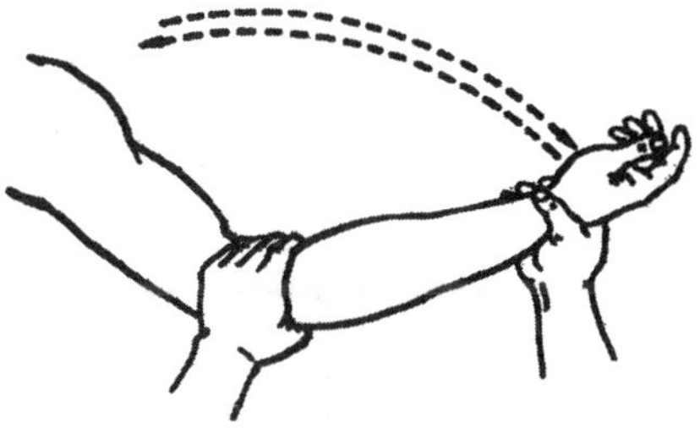

(1)屈曲伸直手法

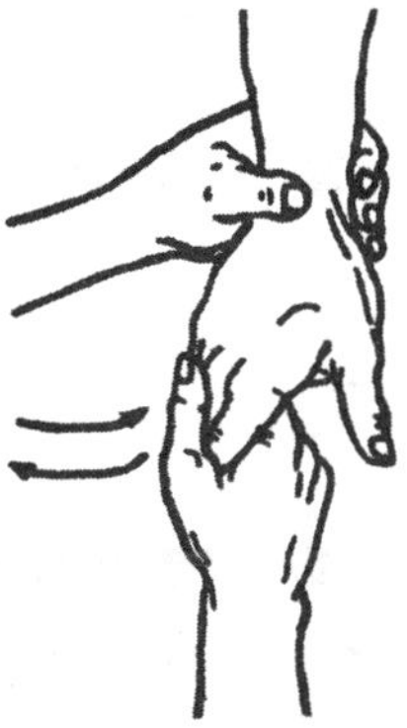

(2)内收外展手法

图 4－30　屈伸收展法

（2）旋转摇晃法：是针对关节旋转功能障碍，使关节作被动旋转摇晃活动的一种方法，常与屈伸法配合应用。本法具有松解粘连、滑利关节、促进关节活动功能恢复的作用。

操作时根据应用部位不同而有较大的区别：四肢旋转摇晃法为用一手握住关节近端，另一手握关节远端的肢体，作来回旋转及摇晃动作(图 4－31)。动作要领为旋转摇晃幅度必须

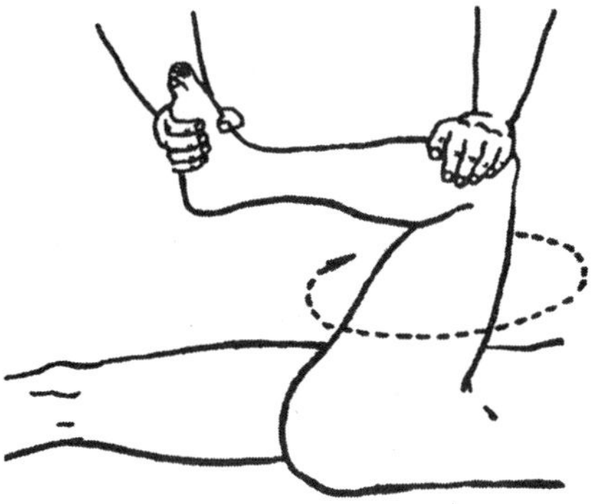

(1)髋关节旋转摇晃法

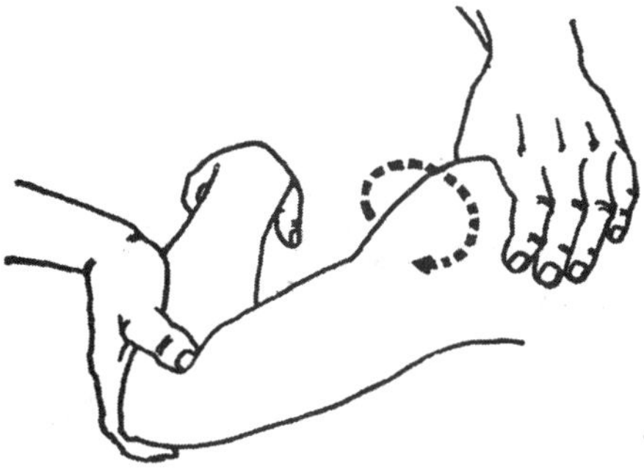

(2)肩关节托肘旋转摇晃法

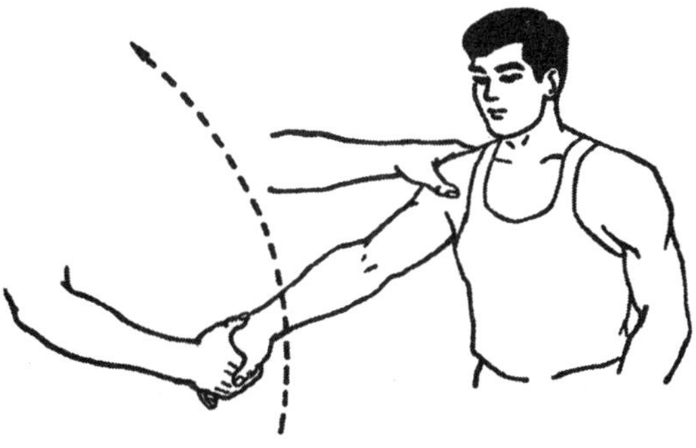

(3)肩关节大幅度旋转摇晃法

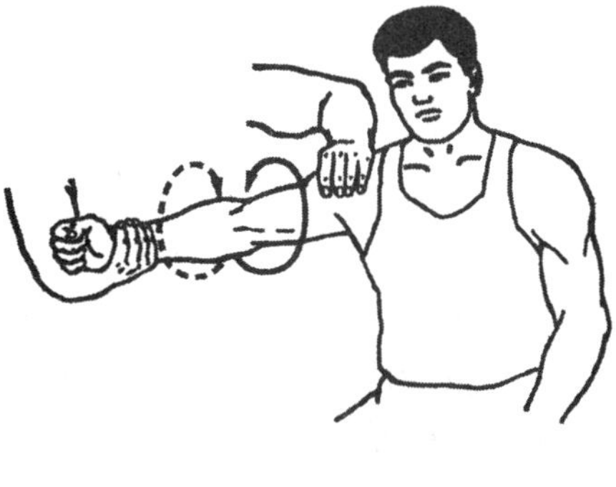

(4)肩关节握臂旋转摇晃法

图 4－31　四肢旋转摇晃法

由小到大，动作要缓和，用力要稳。幅度的大小应根据关节功能活动的范围及关节功能障碍程度而定，适可而止，不可勉强。颈部旋转摇晃法为一手托住下颌，另一手扶住头后向上轻轻托起，作颈部缓慢的回旋环转运动（图 4－32）。腰部旋转摇晃法为令患者取坐位，腰部放松，助手固定患者下肢，术者抱住患者躯干，作回旋环转运动（图 4－33）。旋转摇晃法临床用于四肢关节及颈、腰椎的关节僵硬、活动障碍。

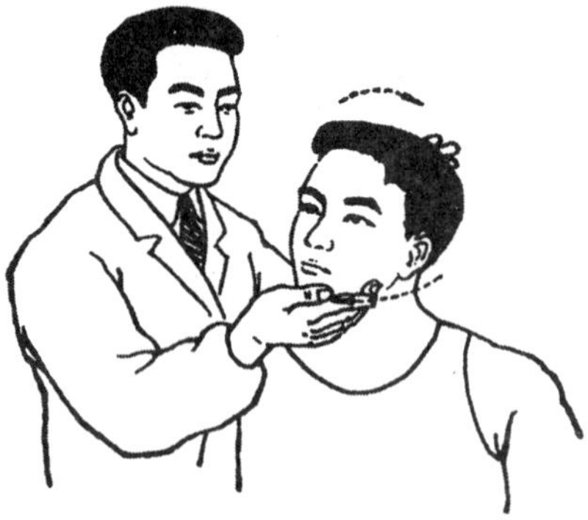

图 4－32　颈部旋转摇晃法

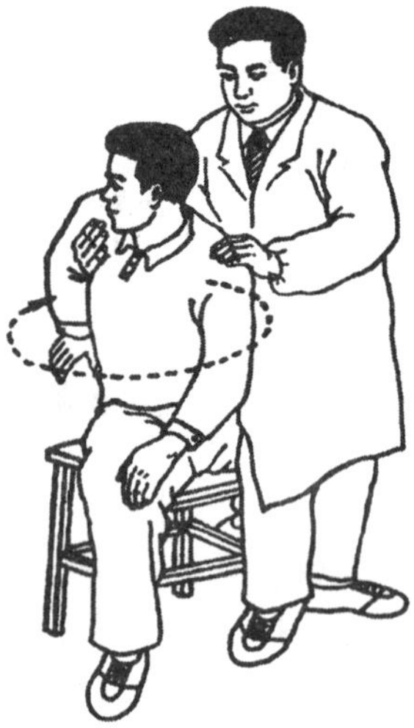

图 4－33　腰部旋转摇晃法

（3）颈椎旋转扳法（颈椎旋转复位法）：具有调正骨缝、整复错位、滑利关节的作用。

操作方法：①定位旋转复位法，以向左旋转复位为例，患者坐位，颈前屈20°～30°，术者站其身后左侧，右手拇指顶住患椎棘突，左手（或肘部）托住患者面颊部，使头部慢慢向左侧旋转，当旋转至有阻力时，左手随即用力作一个有控制的、短暂而快速的旋转扳动，右手拇指同时用力向对侧推压，两手协调动作（图 4－34）。此时常可闻及“喀”的声响，同时拇指下有棘突“跳动”感，说明复位成功。本法的优点是定位准确、安全性高。②快速旋转复位法，患者取坐位，术者立其后，一手扶住其后枕部，另一手托住下颌部，两手轻轻上提，环转摇晃颈部数次，待感到患者颈部肌肉已完全放松后，使其头部向一侧慢慢旋转至有阻力位置时，稍作停顿后，随即两手交错用力作一个有控制的短暂而快速的旋转扳动（图 4－35）。此时常可闻及多个椎体的“喀喀”声，左右可各旋转 1 次。本法易获成功，但定位的准确性较差。

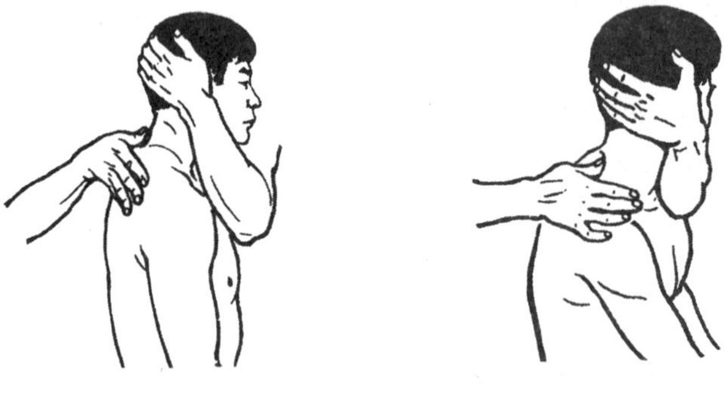

图 4－34　颈椎定位旋转复位法

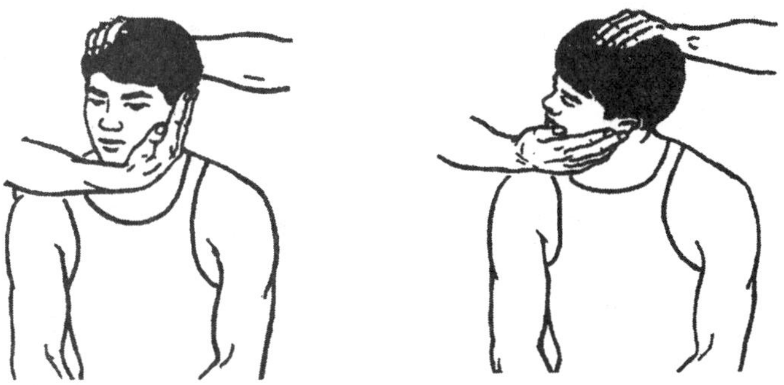

图 4-35　颈椎快速旋转复位法

本法临床主要用于颈椎后关节错缝、颈椎病及落枕等。

（4）腰椎旋转扳法：具有调正骨缝、整复错位、滑利关节的作用。

操作方法：①腰椎斜扳法（腰椎旋转法），患者取侧卧位，患侧下肢在上，屈髋屈膝各90°，健肢伸直，腰部放松。术者面对患者（或立其身后），两手（或两肘部）分别扳推患者的肩前部及臀上部，先轻轻使腰部扭转数次，然后两手交错扳推，待感到旋转有明显阻力时，再突然施加一个增大旋转幅度的扳推。此时常可闻及“喀嗒”声，显示手法成功。②腰椎旋转复位法，患者坐于方凳上，腰部放松，两足分开与肩同宽。以向右侧旋转为例，助手面对患者站立，用两腿夹住患者大腿，双手按住大腿根部，以稳定患者坐姿。术者坐（或弯腰站立）于患者右后侧，右手自患者右腋下穿过，绕至颈后，以手掌扶住其颈项，左手拇指向左顶推偏歪的棘突，然后先使患者腰椎慢慢前屈至一特定角度（拇指下有棘突活动感）时，右手用力将腰椎向右侧屈旋转，左手拇指同时用力顶推棘突。此时常可闻及一“格嗒”声和感到拇指下有棘突跳动感，提示复位成功。（图 4-36）

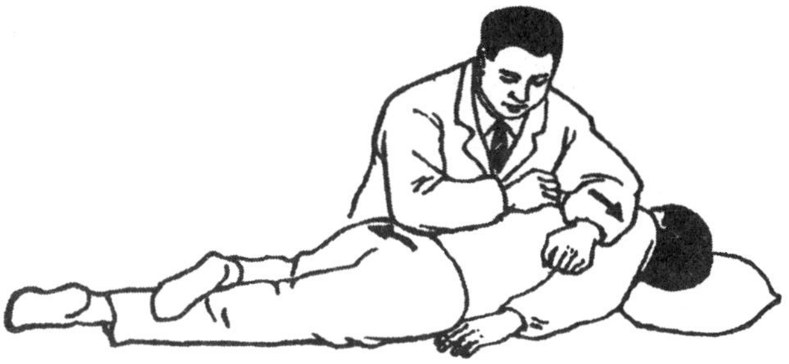

(1)腰椎斜扳法

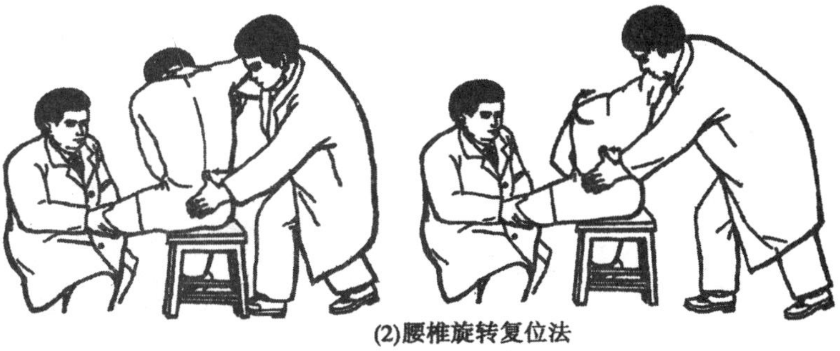

(2)腰椎旋转复位法

图 4-36　腰椎旋转扳法

本法临床可用于腰部扭伤、腰椎后关节紊乱及腰椎间盘突出症。腰椎斜扳法操作容易，但定位准确性差；腰椎旋转复位法则定位准确性高，但操作较困难。

(5) 腰椎背伸法：具有松弛腰肌、调正骨缝、牵伸脊椎的作用。

操作方法：①腰椎立位背伸法（背法），术者与患者背和背紧贴站立，并与患者双肘屈曲相互反扣，然后术者弯腰屈膝挺臀，将患者反背起，使其双足离地，先作上下或左右晃动，待感到患者腰部放松时，随即着力作一快速的伸膝挺臀动作，使患者脊椎被牵拉过伸（图 4－37）。操作时，臀部的晃动要与挺臀及两膝屈伸动作协调一致。②腰椎卧位背伸法

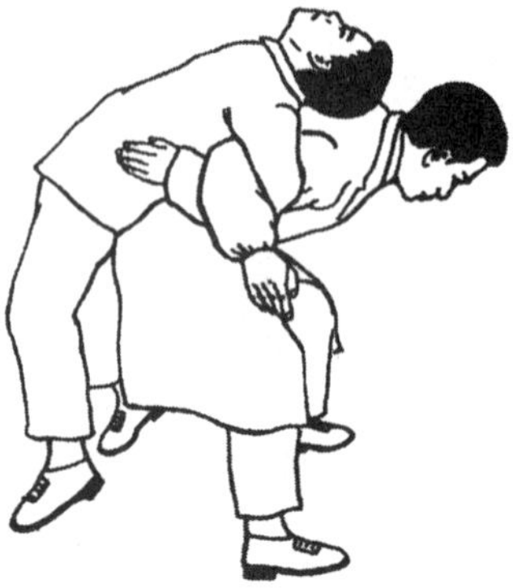

(1)弯腰屈膝挺臀

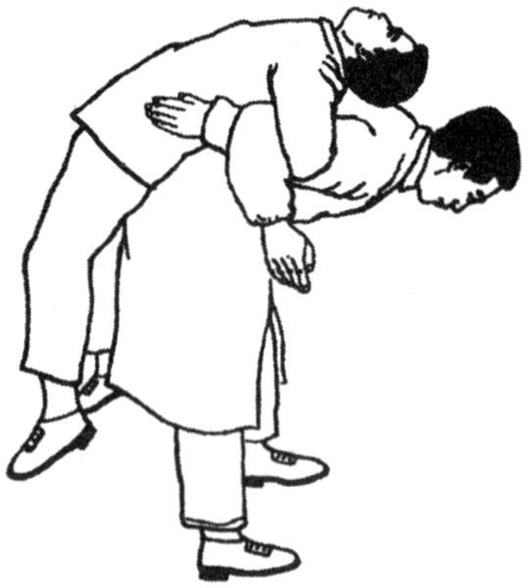

(2)伸膝臀部颤动

图 4－37　腰椎立位背伸法（背法）

（推腰扳腿法），患者取俯卧或侧卧位，术者一手按压其腰部，另一手托住双侧或一侧下肢快速用力向后扳拉，两手协调动作，使腰部过伸（图 4－38）。

本法临床可用于急性腰扭伤、腰椎后关节紊乱、腰椎间盘突出症等。

(6) 踩跷法：具有通络止痛、解除痉挛、放松肌肉、松解粘连的作用。

操作时，患者取俯卧位，在胸部及大腿部各垫枕数只，使腰（腹）部悬空。术者双手扶住预先设置好的横木架上，以控制自身体重及踩踏的力量，然后以单足或双足前部着力于患部，并作适当的弹跳动作，弹跳时足尖不要离开腰部（图 4－39）。根据患者的体质和病情，

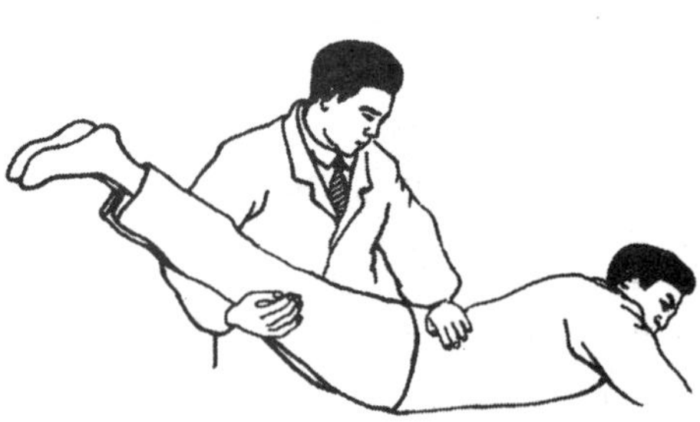

图 4－38　腰椎卧位背伸法（推腰扳腿法）

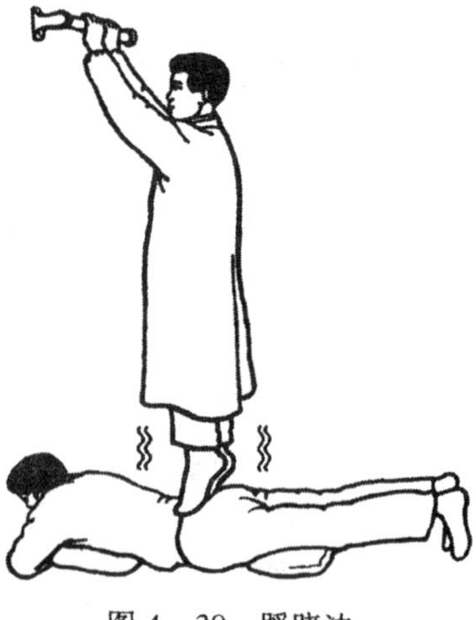

图 4－39　踩跷法

控制踩踏力量及弹跳幅度，同时嘱患者随着弹跳的起落张口呼吸（踩踏时呼气，跳起时吸气），切忌屏气。踩踏速度要均匀而有节奏。

本法可使腰椎被动过伸活动，临床可用于某些顽固性腰痛如腰椎间盘突出症。但本法压力大、刺激强，临床忌用于体质虚弱者及脊椎骨质有病变者，对不愿配合或不能忍受的患者亦不应运用。

三、手法练习

（一）摸诊练习

练习摸诊时，首先要求认真学习解剖知识，对骨与关节的形态结构及功能有所了解，要掌握骨、关节、肌肉等各体表标志。经络的体表循行路线和穴位等相应在自己身上摸练，练习时首先对正常情况要心中有数，以后方可在患者身上体验。

（二）推拿按摩劲力练习

可备 24 cm 长、12 cm 宽的布袋 1 只，袋内装以细沙，代替人体练习各种手法，主要是练习灵活熟练程度。练习时要求思想集中、呼吸均匀，做到手法柔韧有力，重而不滞，轻而不浮，刚中有柔，柔中有刚，不能用死劲或蛮劲。开始时沙袋可扎紧，较熟练后宜放松，使指法、手法达到刚柔相济的程度。

（三）夹缚包扎练习

夹缚包扎是治疗骨伤科疾病的一种重要手段，有一定的美学要求，所以应先在各种物件上练习，然后再在人体上练习。要求对各部位的各种夹缚包扎方法相应全面熟练地掌握。只有包扎妥帖，正确掌握松紧度，合理运用各种夹板，临证时才能得心应手。

（四）联系实际模拟练习

应联系骨折、脱位以及伤筋等病例进行练习，虚心倾听患者对自己手法的评价，观察疗效，总结经验，加以改进。要求对手法各操作步骤有非常清晰的概念，并达到非常熟练的程度。

（五）体格锻炼

骨伤科医师在应用手法治病时，需要一定的体力和耐力，因而要有强健的体魄，只有通过坚持不懈的全面锻炼，才能有足够的力量胜任艰巨的医疗工作。传统的锻炼方法有“易筋经”和“少林内功”等，亦可以进行现代体育运动锻炼。

以上五方面的练习是相互为用的，必须结合起来进行练习，使术者掌握较高的手法技能。

〔熊渭平　龙剑峰〕

第三节　固定疗法

固定是治疗骨伤科疾病的一种重要手段。损伤（骨折、脱位及筋伤断裂）经手法或手术整复后，为了维持其功能位置，防止再移位，保证损伤组织正常愈合，必须予以固定。固定疗法通常分为外固定和内固定两大类。

一、外固定

外固定是指损伤后用于体外的一种固定方法。外固定的理想要求是：①有效性，能有效地稳定损伤局部，消除不利损伤修复的有害因素；②可靠性，在保证固定作用可靠的前提下，允许患肢肌肉与关节有较大范围的活动度；③可调性，能根据患肢肿胀变化，及时调整外固定的松紧度，以保证其固定效能；④安全性，外固定对肢体软组织及血运应基本无影响。

常用的外固定方法有夹板固定、石膏固定、牵引固定及外固定器固定。

（一）夹板固定

采用合适的材料（如柳木、杉树皮、竹片等）根据肢体形态加以塑形，制成适用于各部位的夹板，并用布带扎缚，以固定垫配合保持骨折复位后的位置，这种固定方法称为夹板固定。

1．作用原理：

（1）扎带约束下的夹板、压垫的外部作用力：捆缚扎带有一定的约束作用力，这种作用力通过夹板、固定垫和软组织传导至骨折部，维持已整复骨折的位置，防止骨折发生再移位。

（2）肌肉收缩、舒张活动的内在动力：夹板固定一般不超过骨折上下关节，不妨碍肌肉收缩和关节早期活动。肌肉收缩产生的纵向效应，可使骨折断端间产生纵向压力，有利于骨折稳定和骨折愈合。产生的横向效应（收缩时肢体周径变粗，扎带约束力及压垫效应力增强；舒张时肢体周径变细，扎带回弹）有防止骨折再移位和矫正残余侧方、成角移位的作用。

夹板固定后，必须将肢体置于骨折稳定的位置（与移位倾向相反的位置），以协助上述作用的实现。如肱骨髁上伸直型骨折应将肘关节固定于屈曲位，使其后方的肱三头肌等软组织合页处于紧张状态，以限制骨折远端向后上移位。

2．夹板的材料性能要求：用于制作夹板的材料应具备以下性能。

（1）可塑性：可弯曲成各种形状，以适应肢体各部位的外形及生理弧度。

（2）韧性：具备足够的支持力，固定过程中不致弯曲劈裂或折断。

（3）弹性：能适应肌肉收缩时所产生的肢体内部压力变化，发挥持续均衡加压的作用。

（4）易透性：能被 X 线穿透，便于复查。

（5）吸附性和通透性：便于体表汗液散发及皮肤散热，不致发生皮炎和毛囊炎。

（6）质地宜轻：不额外增加肢体的质量，不影响伤肢的功能活动，不加大骨折端的剪力。

柳木板、竹片、厚纸板、杉树皮、塑料板、金属铝板、胶合板、杨木板、椴木板等均具备上述性能，可选用之。

3．夹板规格及制作要求：

（1）夹板的大小和厚薄：夹板固定一般用 4～5 块，总宽度为所固定肢体周径的 4/5～5/6，各夹板间应留 1～1.5 cm间隙。夹板的厚度以具备足够的支持力为原则，一般为 1.5～4 mm；当长度增加时，厚度亦应相应增加。夹板的长度应根据患肢的长度、骨折的部位决定，固定方法分为不超关节和超关节两种。不超关节固定适用于骨干部骨折，夹板的长度等于或接近骨折段肢体的长度，以不妨碍上下关节活动为度；超关节固定适用于关节内及近关节骨折，其夹板一般超出关节 2～3 cm，以能绑缚扎带为度，但亦有超出关节 10～20 cm 者。前者如应用于桡骨远端骨折的夹板，后者如应用于肱骨外科颈骨折、股骨髁上骨折等处的夹板。

（2）夹板的形状：根据骨折的部位和类型，制作成适宜的尺寸和形状（图 4－40）。夹

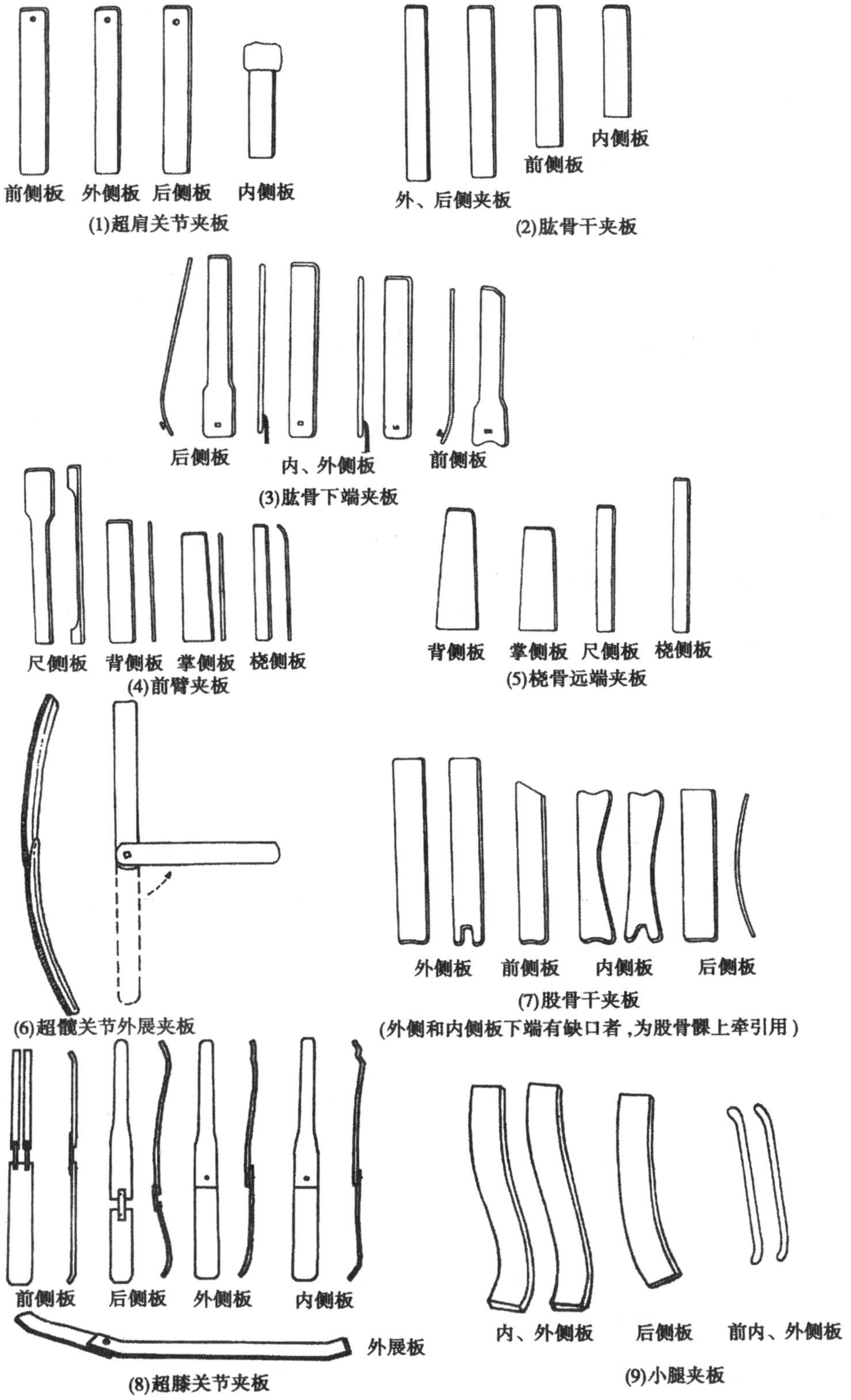

图 4－40　各种形状及尺寸的夹板

板的四角要圆滑，以免夹坏皮肤；需要塑形者，用热水浸泡后再用火烘烤，弯成各种需要的形状，内层附毡垫，外套纱织套备用。

4．固定垫（压垫）：

（1）作用：利用固定垫所产生的压力或杠杆力，以维持骨折整复后的良好位置，并兼有一定的矫正残余移位作用。

（2）材料性能：固定垫的材料应质地柔软，有一定的韧性和弹性，能维持一定的形态，有一定的支持力，能吸水，可散热，对皮肤无刺激，如棉毡、毛头纸等。固定垫内可置金属纱网或金属丝，便于X线检查识别其位置。

（3）尺寸：固定垫的大小及厚薄必须根据骨折再移位的倾向及其放置部位而定，厚而硬的固定垫易引起皮肤压疮或肢体缺血，薄而软者不能发挥作用。

（4）种类：常用的固定垫有以下几种。①平垫：适用于四肢长骨干骨折、肢体平坦处，其宽度可稍宽于夹板，以增大与肢体的接触面；长度应根据使用部位而定，成人一般为4～8 cm，其厚度根据使用部位软组织厚薄而定，一般为1.5～4 cm。②塔形垫：多用于肢体关节凹陷处，如肘关节后侧等，其中间厚、两边薄，外形像宝塔样。③梯形垫：适用于肢体斜坡处，如肘关节后侧，做成一边厚、一边渐薄如阶梯状的固定垫。④高低垫：适用于锁骨骨折，为一边高、一边低的固定垫，可适应锁骨上窝的形态。⑤抱骨垫：适用于髌骨骨折及尺骨鹰嘴骨折，呈半月形。⑥葫芦垫：适用于桡骨头脱位或骨折，呈两头大、中间小的葫芦形。⑦横垫：适用于桡骨远端骨折，厚薄一致，呈长条形，一般为长6～7 cm，宽1.5～2 cm，厚0.3～0.5 cm。⑧合骨垫：适用于下尺桡关节脱位，为两头较高、中间凹陷的固定垫。⑨分骨垫：适用于尺桡骨干、掌、跖骨骨折，以一根铁丝为中心，外用棉花卷成梭形。⑩空心垫：适用于踝部内、外踝骨折，在平垫中心剪一圆孔即成。⑪大头垫（蘑菇垫）：适用于肱骨外科颈骨折，如蘑菇状。（图4－41）

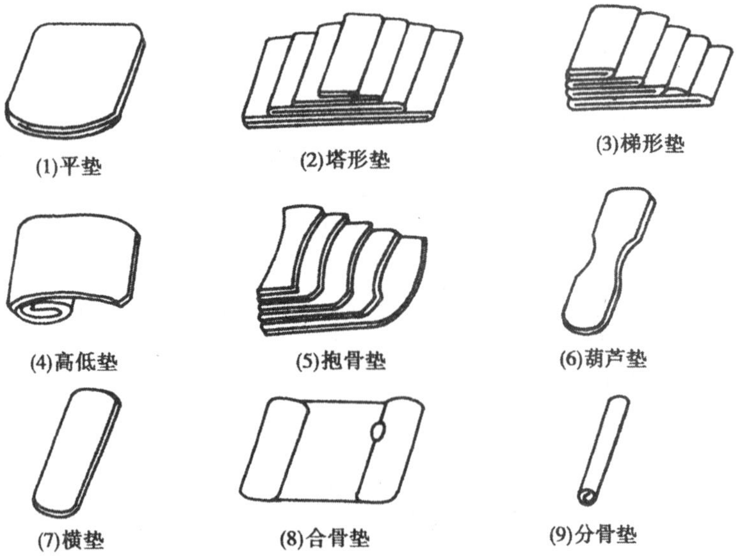

图4－41　固定垫种类

（5）使用方法：使用固定垫时，应根据骨折的类型、移位情况来选用适当的固定垫。常用的固定垫放置法有3种。①一垫固定法：直接压迫骨折片或骨折部位。多用于移位倾向较强的撕脱性骨折分离移位，或较大的骨折片，如肱骨内上髁骨折、外髁骨折（空心垫），桡骨头脱位（葫芦垫）等。②二垫固定法：将两垫分别置于两骨端原有移位的一侧，以骨折线为界，不能超过骨折线。适用于有侧方移位倾向或残余侧方移位的骨折。③三垫固定法：一垫置于骨折成角移位的角尖处，另两垫置于尽量靠近骨干两端的对侧，三垫形成加压杠杆力。适用于有成角移位倾向或残余成角移位的骨折。（图 4－42）

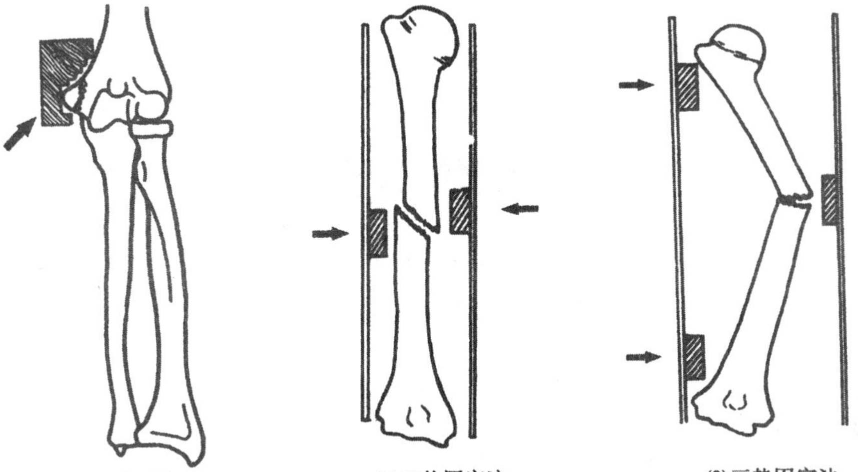

图 4－42　固定垫放置法

固定垫的作用仅限于防止骨折再发生侧方移位或成角移位，及矫正残余侧方或成角移位。临床不可依赖固定垫进行复位，否则加压过度可造成皮肤压疮甚至肢体缺血。

5. 扎带：

（1）绑扎松紧度：扎带的约束力是夹板外固定力的来源，绑扎的松紧度要适当。过紧可加剧肿胀，压伤皮肤，甚至造成肢体缺血；过松则不起固定作用。扎带绑扎好后，以能不费力地拉动扎带，在夹板上面上下移动 1 cm 为宜（约 800 g 的拉力）。

（2）方法：扎带通常采用宽 1.5～2 cm 的布带或使用绷带，亦有人主张用尼龙粘带或皮带式橡皮条，一般用 3～4 条。原则上应先绑中间的 1 条或 2 条，然后绑扎远端的 1 条，最后绑扎近端的 1 条。绑扎时将扎带在夹板外缠绕两周后打上活结，打结时应两手同时用力，切忌单从一头用力抽紧。活结应打在前侧或外侧板便于操作的部位，各扎带之间距应基本相同。为加强摩擦力，防止松滑，第一结可仿照外科结的打法，第二结打活结。

6. 包扎方法：固定时，应根据骨折部位及类型、患肢的长度及周径选用合适的夹板和压垫，必要时可临时改制，不能勉强凑合应用。夹板固定的包扎方法有续增包扎法和简单包扎法。

（1）续增包扎法：在骨折局部外敷药物并盖上敷料，然后从肢体远端向近端松松地包扎 1～2 层绷带（固定外敷药物及敷料，使无夹板部位的肢体受压均匀）；放置固定垫，并放置两块起主要作用的夹板，以绷带包扎两周，再放置其他夹板，亦用绷带包扎，最后绑缚扎带 3～4 条（图 4－43）。续增包扎法的优点是夹板不易移动，肢体受压均匀，固定较为牢靠。

（2）简单包扎法：敷药、放置固定垫等步骤同续增包扎法，只是在安放夹板时是一次将所有夹板等距放置于肢体的四周，然后用扎带 3～4 条绑扎。

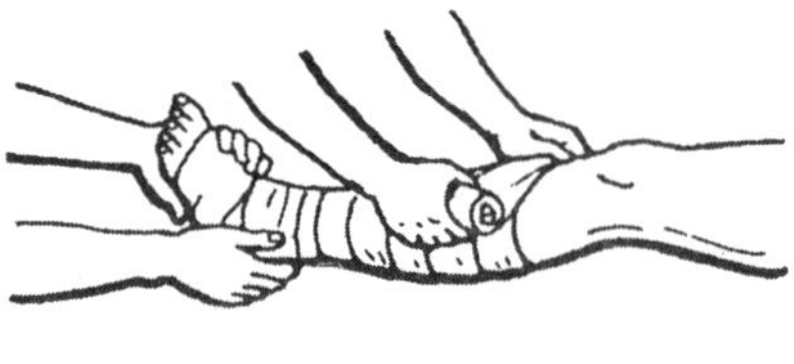

(1)用绷带缠扎敷料

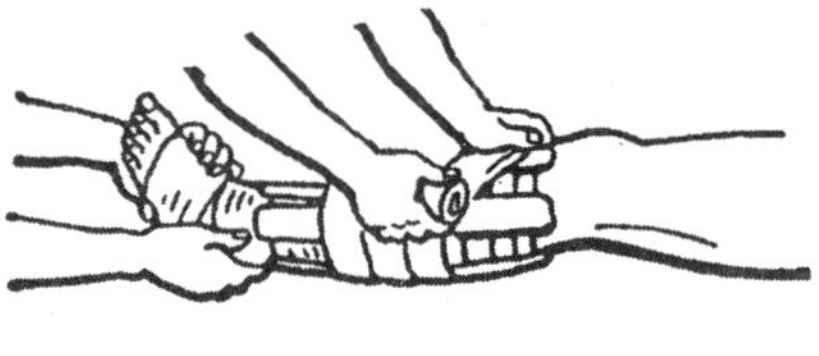

(2)放置主要和次要夹板并以绷带包扎

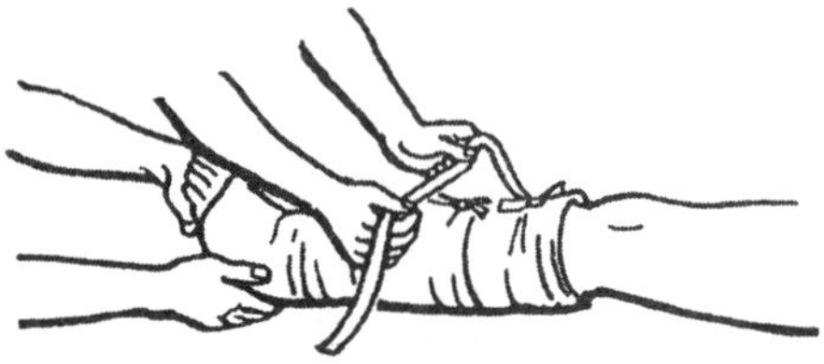

(3)绑缚扎带

图 4－43　续增包扎法

必须指出，局部外敷药仅用于稳定性骨折；如用于不稳定性骨折，换药时可导致骨折错位。

7. 适应证和禁忌证：

（1）适应证：①四肢闭合性骨折（包括关节内和近关节骨折经手法整复成功者），股骨干骨折，胫腓骨干不稳定性骨折须配合皮牵引或骨牵引者；②四肢开放性骨折，创面小或经处理创口闭合者。

（2）禁忌证：①较严重的开放性骨折；②难以整复的关节内骨折；③固定不牢靠部位的骨折，如髌骨、锁骨、股骨颈骨折等。

8. 夹板固定后的注意事项：

（1）抬高患肢以利消肿：患肢抬高的高度必须适当，抬高的原则是患部高于心脏水平，其远侧高于患部。如怀疑患肢有可能发生骨筋膜室综合征者，则不宜抬高。

（2）密切观察伤肢血运：固定后 1～4 日尤应密切观察。主要观察患肢末端脉搏、颜色、感觉、肿胀程度、手指或足趾活动等。如发现有缺血的早期表现，应立即拆开外固定，并采取相应措施处理。

（3）防止骨突皮肤受压：骨突处皮肤因皮下组织少、无肌肉，受压后无缓冲余地，故易产生血运受阻，甚至发生压迫性溃疡。如固定后，骨突部位疼痛，应及时拆开夹板检查。

（4）及时调整扎带松紧度：骨折经整复及夹板固定后 1～2 日内，患肢肿胀加剧，此时应及时放松扎带；反之，数日后当肿胀消退时，夹板出现松动，又应及时扎紧。夹板固定后的 7～10 日内，应每日检查 1～2 次。

（5）定期进行 X 线检查：骨折固定后，2 周内因骨折尚无纤维连接，故应勤做 X 线检查（每周 2 次），如发现骨折移位应及时整复。骨折 2～3 周后已形成纤维连接，其再错位的可能性减少（少数老年人特殊部位骨折除外），检查次数可相应减少。

（6）及时指导患者练功：应将上述注意事项向患者及家属交代清楚，并将练功的目的意义向患者说明，教会并督促其执行正确的功能锻炼。练功必须遵循主动练习为主、循序渐进、持之以恒的原则。

（二）石膏固定

利用熟石膏遇水可重新结晶而硬化的特性将其做成石膏绷带包绕在肢体上起固定作用，

这种固定方法称为石膏固定。其优点是能够根据肢体的形状而塑形，干后十分坚固，固定作用确实可靠，便于搬动和护理，不需经常更换。其缺点是干固定形后，如接触水分可软化变形而失去固定作用；固定后无弹性，不能随时调节松紧度，肢体在创伤后出现进行性肿胀容易发生过紧现象，而肢体一旦消肿又易发生过松现象；固定范围较大，固定期内无法进行功能锻炼，易遗留关节僵硬等后遗症。

石膏绷带可以自制，但现在临床上一般采用成品石膏绷带。

1. 准备工作：

(1) 材料及用具：石膏绷带、棉垫（或棉纸、棉织纱套）、绷带、石膏工作台、水桶（盆）、石膏刀、石膏剪、石膏撑开器、石膏电锯等（图 4－44）。

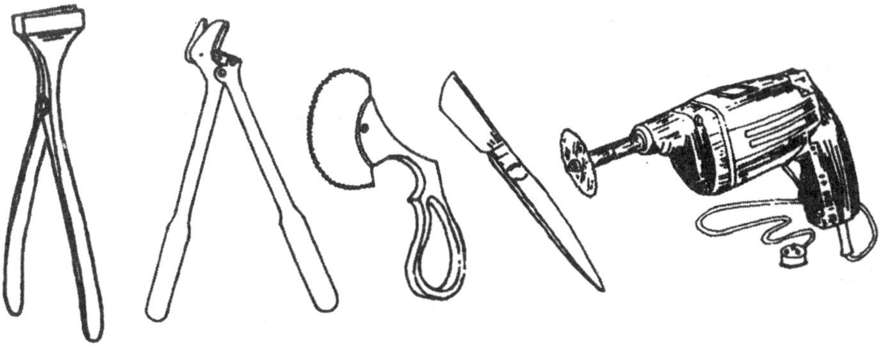

图 4－44　制作及拆除石膏工具

(2) 伤肢局部处理：应清洁伤肢皮肤。若有张力性水疱，应在无菌条件下穿刺抽吸后外涂甲紫；若有创口，应更换敷料，并注意胶布条要纵行粘贴，避免环行，以免伤肢肿胀后形成环形勒紧物，影响肢体血液循环。

(3) 操作人员分工：石膏固定前应明确分工，维持固定体位 1～2 人，制作及浸泡石膏条 1 人，包缠及成形 1～2 人。操作人员之间应职责分明，且必须协调配合，井然有序，不可临时忙乱、延误时间而影响固定效果。

2. 石膏的衬垫：为保护骨突部的皮肤和其他软组织不被坚硬的石膏压伤，必须在骨突部放置衬垫。衬垫常选用棉纸、棉垫、棉织纱套等。根据衬垫的多少，可分为无垫石膏和有垫石膏。无垫石膏是仅在骨突处放置衬垫（图 4－45），其他部位不放置衬垫。其固定效果好，多用于手法整复后之骨折，但易影响血运或压伤皮肤，故现少用；有垫石膏是用棉纸或棉垫等置于石膏与皮肤接触面作为里衬，其固定效果稍差，但对皮肤及血运影响小，患者感觉舒适，多用于骨科手术后外固定。

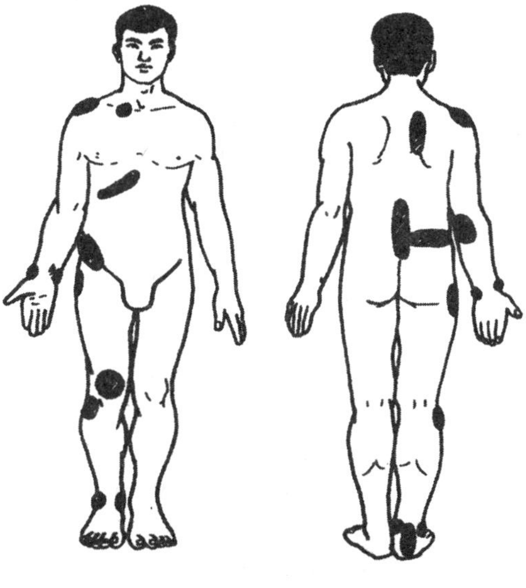

图 4－45　需放置衬垫的部位

3. 固定体位：肢体关节必须固定在功能位，所谓功能位即肢体可发挥最大功能的位置。因关节如强直在功能位，其肢体功能所受的影响最小。功能位是相对的，对具体病例必须考虑其年龄、性别、职业等因素来选择。各关节功能位及固定范围见表 4－1。

表 4－1　关节功能位及固定范围

	功能位置	固定范围
肩关节	上臂外展 45°～60°，前屈 30°，外旋 15°，肘关节屈曲 30°，拇指尖对准鼻尖为准	肩人字石膏，包括胸、肩、上臂、肘及前臂。女性托起乳房，以防受压
肘关节	屈曲 90°，前臂中位。如果固定双侧，一侧为 110°，一侧为 70°	自腋部以下至手掌远侧横纹
腕关节	腕背屈 20°～30°，手半握拳。拇指对掌位	肘下至手掌远侧横纹
手指关节	掌指关节屈曲 60°，指间关节屈 30°～45°	前臂至手指
髋关节	一侧屈曲 15°～20°，外展 10°～15°，外旋 5°～10°。两侧者，一侧全伸，一侧稍屈曲。小儿一侧全伸	从乳头至足趾，必要时包括对侧髋关节，下至膝关节
膝关节	屈膝 10°～15°，小儿全伸	大腿根至足趾
距小腿关节	足中立位，无内外翻	小腿至足趾
脊柱	尽量按正常生理弧度，两髋稍屈，并适当外展，膝关节稍屈曲	T4 以上包括头颈部，L4 以下包括两侧大腿

4. 操作技术及步骤：

(1) 体位：将患肢置于功能位（或特殊要求的体位）进行固定，并由专人扶持或用石膏床牵引架维持。

(2) 放置衬垫：按有垫或无垫石膏的要求放置。一般用棉卷或棉纸卷缠绕骨突部位或整个肢体几圈。

(3) 制作石膏条：用干石膏绷带，按要求铺展，折叠数层，制成干石膏条，然后折好(图 4－46)，捏住其两端放入水中浸泡，取出并挤去多余水分后应用。

(4) 石膏绷带的浸泡及去水：将石膏卷或折叠好的石膏条轻轻平放于 30～40℃ 的温水桶内，根据操作速度，每次放入 1～2 个，待气泡出尽后取出，以手握其两端，挤去多余水分，即可使用（图 4－47）。

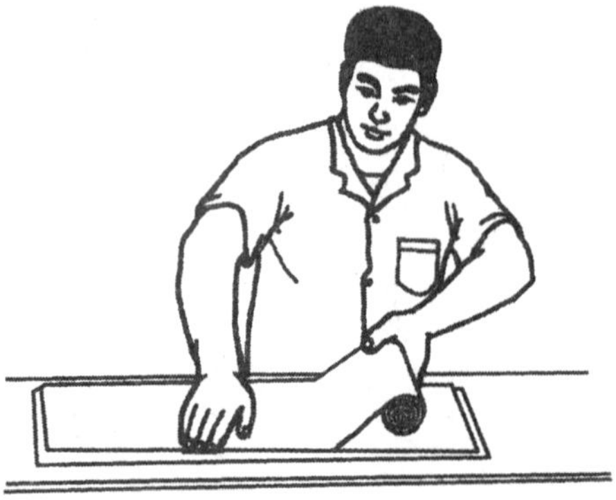

图 4－46　石膏条的制作

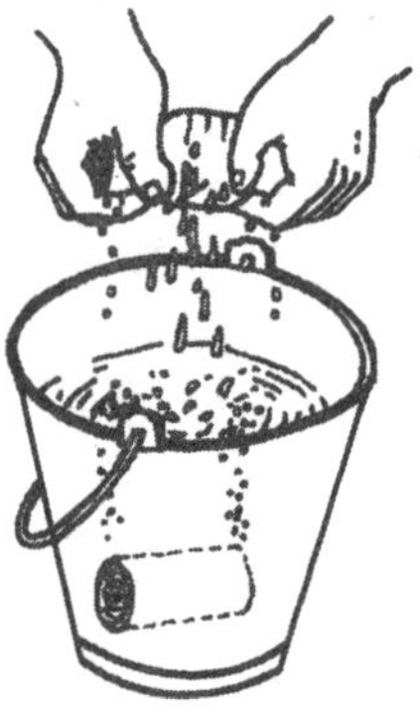

图 4－47　石膏的浸泡及去水

（5）包扎石膏绷带的基本方法及注意事项：操作时，一般由上而下顺序包缠，将石膏卷贴着肢体向前滚动，使下圈绷带盖住上圈的 1/3，并注意保持石膏绷带的平整。在躯干及肢体的曲线明显、粗细不等之处，当需向上、下移动绷带时，要提起绷带的松弛部分拉回打折，使绷带贴合体表。不能采用翻转石膏卷的办法消除绷带的松弛部分，否则可在石膏绷带的内层形成皱褶而压迫皮肤。操作要迅速、敏捷、准确，两手相互配合，即一手缠绕绷带，另一手朝相反方向抹平，使每层石膏之间紧密贴合，不留空隙。石膏的上、下边缘及关节部位要适当加厚，以增强其固定作用。整个石膏的厚度以不折裂为原则，一般为 8～12 层。石膏干固前，不能变动患肢的体位，否则会使石膏折裂而失去固定作用，并可能在关节的屈侧产生内凸的皱褶。此皱褶外观不明显，但向内可压迫皮肤，甚至影响肢体血运。助手在托扶石膏时只能用手掌，而不可用手指抓握，因其同样会造成石膏内凸而压迫患肢。（图 4－48）

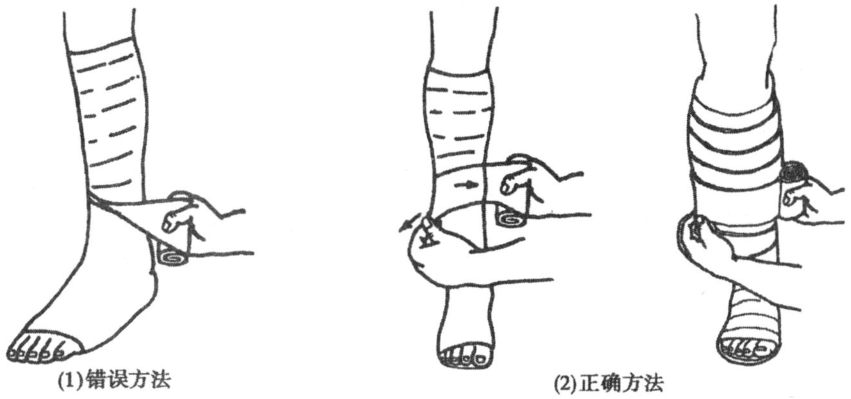

图 4－48　包扎石膏绷带的基本方法

（6）塑捏成形、修整及标记：当石膏绷带包至一定厚度尚未硬固时，可用手掌在一定部分施加适当均匀、平面性的压力，使石膏能与肢体的轮廓相符（须在数分钟内完成），以增强石膏的固定性能，如足弓的塑形（图 4－49）。修整的目的是切去多余部分，充分暴露未

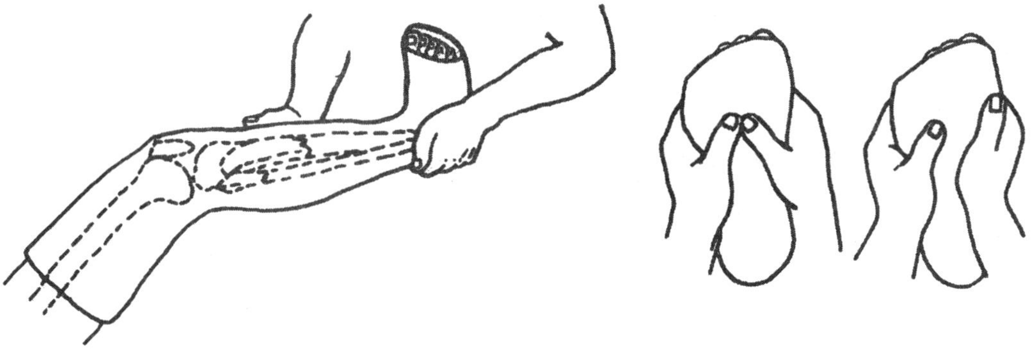

图 4－49　石膏的塑捏成形

固定的关节，以免妨碍其功能活动。边缘处石膏如嵌压过紧，可将内层托起，并适当切开，以解除压迫。此外，修整石膏边缘亦有利于美观。为便于计算治疗时间和判断治疗情况，可在管型石膏外用色笔注明诊断、受伤（或手术）及固定日期，有创面或切口者亦应注明，以

便开窗。

5．固定后注意事项：①石膏固定完成后，要维持其体位直至完全干固，以防折裂。为加速石膏的干固，可用电吹风或红外线灯泡烘干。②抬高患肢，以利消肿。下肢可用软枕垫高，上肢可用输液架悬挂。肢体肿胀消退后，如石膏固定过松、失去作用时，应及时更换石膏。③患者应卧木板床，并须用软垫垫好石膏。注意保持石膏清洁，勿使污染，变动体位时应保护石膏，避免折裂造成骨折错位。④寒冷季节应注意患肢外露部分保暖。炎热季节对包扎大型石膏的患者要注意通风，防止中暑。⑤防止局部皮肤尤其是骨突部受压，并注意患肢血液循环有无障碍。如有肢体受压现象，应及时将石膏纵行全层剖开松解，进行检查，并作相应处理。⑥石膏固定期间，应指导患者及时进行未固定关节的功能锻炼，及石膏内肌肉收缩活动，并定期进行 X 线摄片检查。

6．石膏的开窗、剖开、切开矫形及拆除：

（1）石膏开窗：其目的是解除肢体某些部位的压迫，或方便创口检查换药、引流或拆线。如头颈、胸部石膏，须在颈咽部开窗，以利呼吸和不妨碍意外抢救；石膏背心等躯干石膏，常在胸腹联合处开窗，以利呼吸和饮食；四肢管型石膏，在骨突部开窗，以消除石膏压迫引起的持续性疼痛。需要开窗者，应在石膏未干固之前，按需要的大小及部位，在石膏上作一四边形（或其他形状）的全层切开，待石膏干固后（一般术后第 2 日），将石膏块取出，换药后放归原处，外面再用绷带包扎。如需要紧急开窗，可用石膏电锯锯开。处理完毕后，需将石膏块安放原位并包扎，以免由于该处压力降低致使组织膨出，而在石膏窗边缘形成压迫性溃疡。

（2）石膏剖开：其指征为急性损伤早期估计肢体肿胀可能继续加重甚至造成石膏内肢体缺血者，以及石膏固定过程中肢体出现骨筋膜室综合征早期表现需紧急处理者。其方法为在包石膏前于预计剖开的轴线上置一湿绷带条，剖开石膏时，一手拉起纱布条的一端，一手执刀切开石膏，并取出纱条；然后用一浸湿的纱布绷带包绕 1 次，使绷带与石膏粘在一起，石膏干固后固定性能不变。若固定过程中，肿胀处嫌石膏过紧时，仅需将剖缝处的纱布剪开，于剖缝处用撑开器扩大一些，并在剖缝处填妥棉花，外用绷带包扎。急诊石膏剖开者，应将石膏的两侧用电锯剖开，使之形成前后两部分，再作处理。如血液循环改善，可再用绷带包扎。（图 4－50）

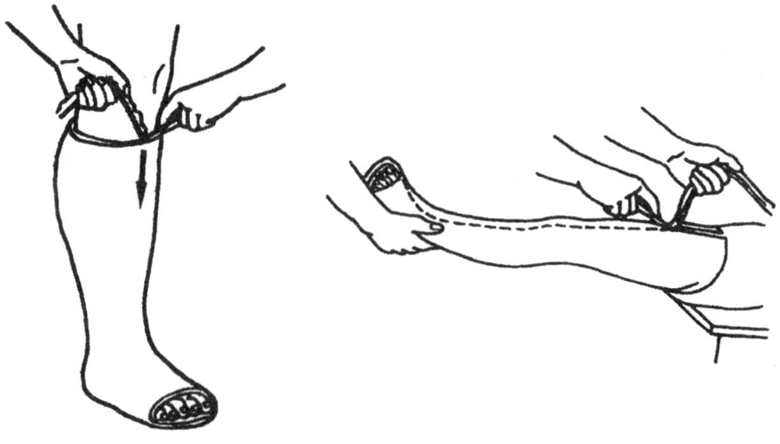

图 4－50　石膏剖开的方法

（3）切开矫形：以矫正成角畸形为例，石膏干固后，于骨折成角凹侧横行锯开石膏周径的 3/5～2/3，撑开锯开处，矫正成角畸形，并填入相应大小的楔形木块。再以棉花填塞剩余空隙，以保持压力、预防肿胀发生，最后用浸湿石膏绷带封闭裂隙。(图 4－51）

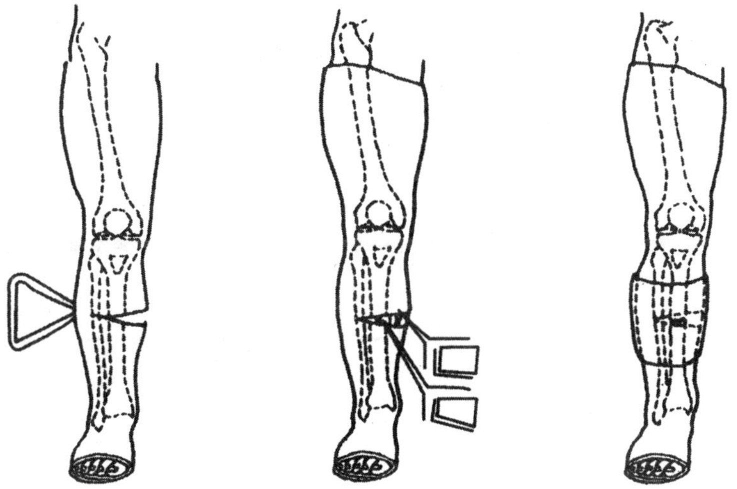

(1)于骨折成角的凹侧锯开石膏周径的 2/3　(2)撑开锯开处，矫正成角畸形　(3)填入相应大小的楔形木块　(4)用石膏绷带封闭裂隙

图 4－51　石膏的切开矫形

（4）拆除石膏：骨折愈合拆除石膏时，应用石膏锯纵行剖开石膏，锯开时防止损伤皮肤。拆除后，应洗涤皮肤并用弹力绷带包扎，并加强功能锻炼，以防止发生废用性水肿。

7．常用石膏类型：如表 4－2、图 4－52、表 4－3 所示。

表 4－2　　普通石膏

	适用范围	形　　式	规　　格
石膏托	无移位骨折或移位倾向很小的稳定性骨折	用石膏绷带制成石膏条带置于伤肢的后侧；用湿绷带包绕两层并抹贴塑型，然后用干绷带包缠	石膏托的厚度为折叠 8～10 层石膏绷带，宽度为肢体周径的 2/3，长度按需要定，一般仅包括 1 个关节
石膏夹板	肢体肿胀较严重或可能发生肿胀的肢体；亦可用于移位倾向较小的稳定性骨折	用两条石膏条带分别置于伤肢的前、后侧或内、外侧，然后用上述方法包缠、塑形	石膏夹板的厚度同石膏托；两块夹板的宽度和等于或略小于肢体周径
石膏管型	移位倾向较强，固定要求较高的骨折，亦用于需长时间固定的骨折	用石膏绷带和条带相结合包缠，固定伤肢，石膏干固后整个石膏形成一圆管，故称为石膏管型	石膏条带的厚度为 5～6 层石膏绷带，经包缠后应达 10～12 层，石膏管型的周径及肢体周径相同，并与肢体外形一致
躯干石膏	躯干骨折及肩髋部骨折，且固定要求较高者	即固定躯干或躯干与肢体结合的石膏管型，主要有头胸石膏、颈胸石膏、石膏围领、石膏背心、石膏腰围、肩人字石膏、髋人字石膏等	同“石膏管型”

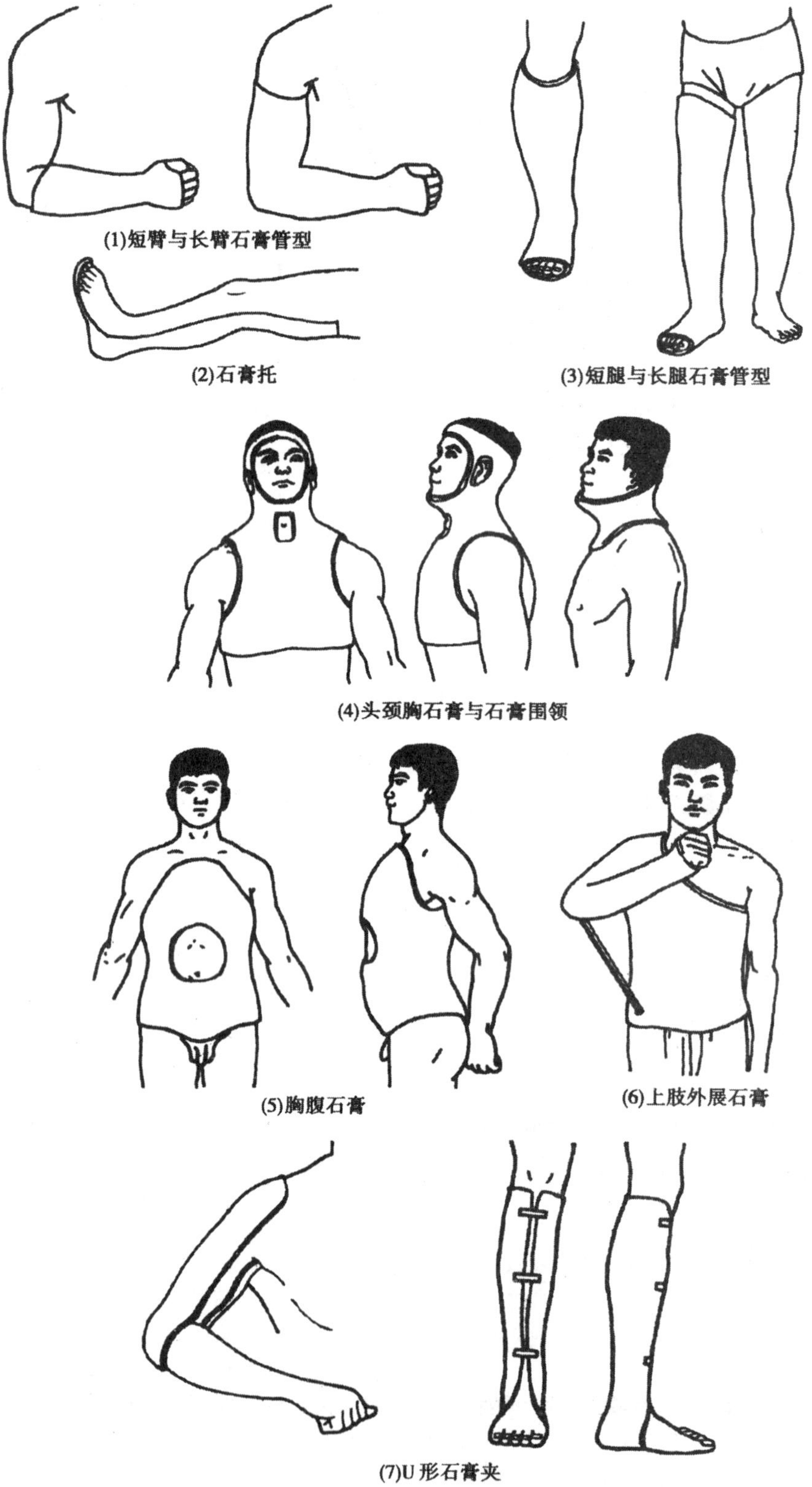

图 4－52　各种类型的石膏

表 4-3　特殊类型石膏

	适应范围	应用方法
上肢外展石膏	肩关节脱位和内收型肱骨外科颈骨折，有维持骨折对位和保持肩、肘关节于功能位作用，亦可配合持续牵引治疗骨折	将大小合适的外展支架用石膏绷带固定在胸廓上，外展支架与胸廓腋窝和肢体接触部位均应垫好棉垫
U形石膏	肱骨干和踝部骨折等，可避免石膏管型压迫肢体和调整不便等缺点	上臂U形石膏起自肩上方经上臂外侧越过屈曲位的肘关节至上臂内侧达腋窝处止；小腿U形石膏起自胫骨结节水平沿小腿外侧绕过足底至小腿内侧
架桥式管型石膏	肢体有环形创面的骨折固定，以便更换敷料	在皮肤有创面处不用石膏绷带覆盖，而用3～4根木棍连接上、下两截石膏管型，使之成为一体

（三）牵引固定

牵引固定是通过牵引装置，利用悬垂质量为牵引力、身体质量为反牵引力，以克服肌肉的收缩力，整复骨折、脱位，预防和矫正软组织挛缩，治疗颈椎病、腰椎间盘突出症等筋伤疾病，以及骨科手术前软组织松解或术后制动的一种治疗方法。

牵引固定有皮肤牵引、骨牵引及布托牵引等。临床应根据患者的年龄、体质、骨折部位和类型、肌肉发达的程度和软组织的损伤情况等分别予以选用。

牵引质量视短缩移位的程度和患者体重而定，应随时调整。如牵引质量太大，可引起过度牵引，使骨折端发生分离移位，造成骨折延迟愈合或不愈合，或引起其他副反应；如牵引质量太小，则不能达到复位或拉开椎间隙、制动等治疗目的。

1．牵引装置：

（1）骨科病床：应铺有木板，使牵引装置能稳定地放在病床上；可安装牵引床架，以悬吊牵引支架及便于功能锻炼；对截瘫和不便抬动躯干，大、小便护理困难的患者，可在木板床的中部相当于臀部处开一圆洞，洞下放置便盆，以方便大、小便护理。

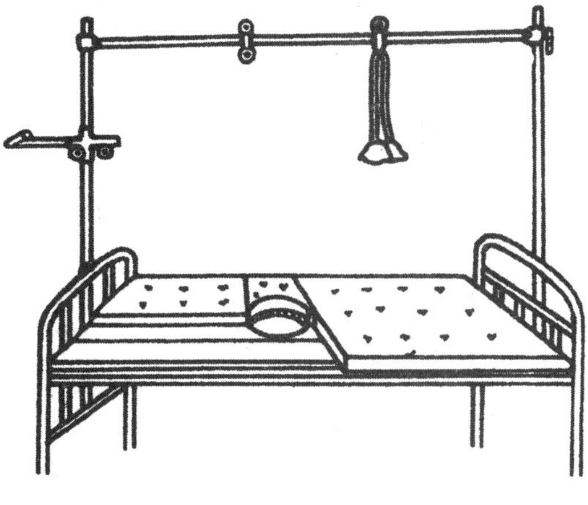

图 4-53　牵引床架

（2）牵引床架：多用金属管制成。基本结构是在病床的两头各固定有1～2根支柱，支柱之间连接同样数目的横架，横架上装有滑轮和拉手，以便作悬吊牵引用和进行功能活动（图 4-53）。

（3）牵引支架：①勃朗-毕洛支架，可根据患肢的长度和牵引的角度进行适当的调整，使用比较方便，多用于下肢骨折牵引；②托马斯架，可联合 Pearson 小腿附架使用，其特点是结构简单、轻便，故可将支架悬吊起来，而便于患者在床上活动；③挂钩牵引架，结构简单，使用时将两钩挂于床头即可，多用于下肢水平位皮肤牵引、颅骨牵引、枕颌布托牵引等

（图 4－54）。

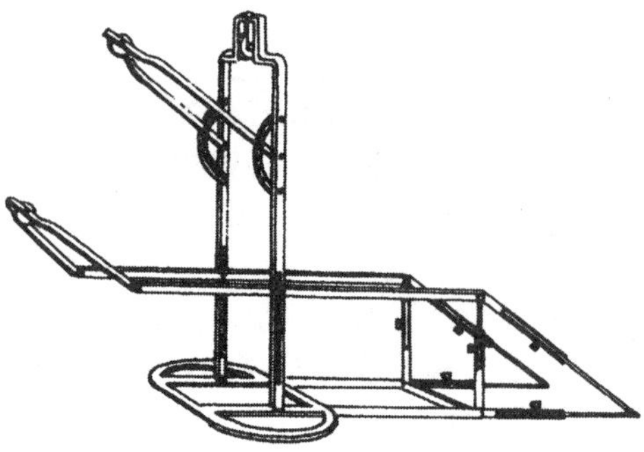

(1)勃朗－毕洛支架

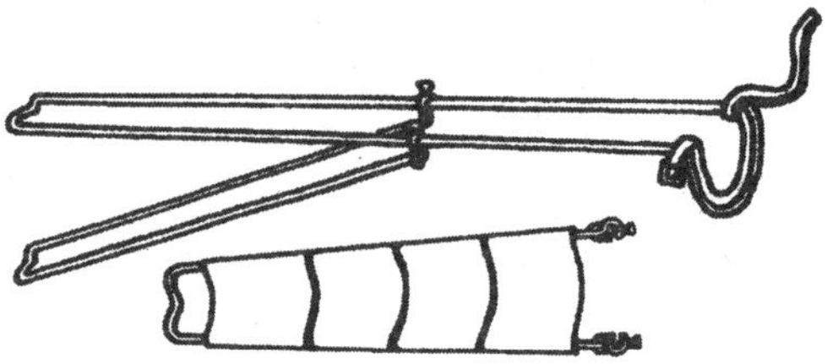

(2)托马斯支架

图 4－54　牵引支架

（4）牵引用具：主要有颅骨牵引弓和普通牵引弓。骨牵引弓（钳）是用以夹持骨圆针的重要牵引器具。临床上有几种不同结构及外观的牵引弓和多种规格（直径 1～4 mm）的骨圆针可供选择（图 4－55）。皮肤牵引用具主要有扩张板、胶布或海绵牵引带，布托牵引用具主要有颈托牵引带、骨盆悬吊带、腰椎牵引带及踝托牵引带等（图 4－56）。此外，各类牵引均需要重锤及牵引用尼龙绳等。

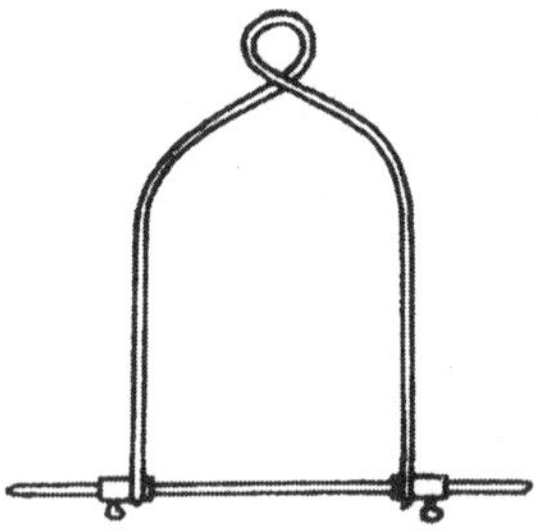

(1)普通牵引弓

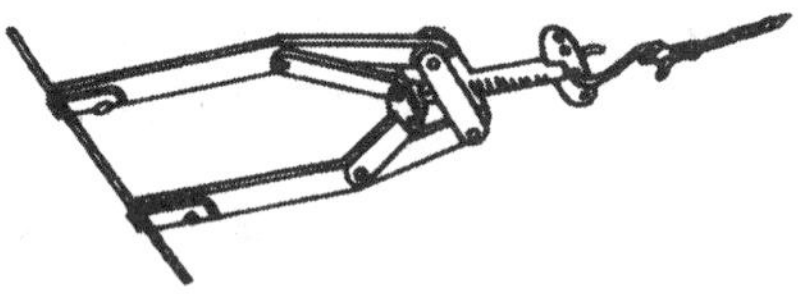

(2)马蹄牵引弓

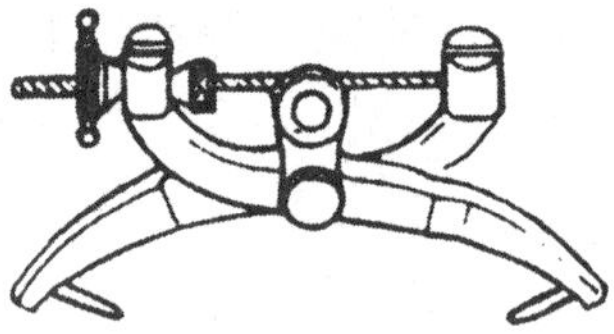

(3)颅骨牵引弓

图 4－55　骨牵引弓

（5）附属设备：①床脚垫，其作用是抬高床尾，以利用患者自身质量来达到加强对抗牵引力量的目的，常用的有三级梯和三高度床脚垫；②靠背架，呈合叶状，两侧有撑脚，可选择不同的高度或完全合拢，其作用是方便牵引患者在床上坐起；③足蹬箱，使用时置于健侧足下，以便患者练功踩蹬着力，并阻止身体下滑。

2．皮肤牵引：其原理是利用粘贴于肢体皮肤的黏胶条（或乳胶海绵条）使牵引力直接作用于皮肤，间接牵拉肌肉和骨骼，从而达到患肢复位、制动与休息的目的。

皮肤牵引对患肢基本无损伤，痛苦少，且无穿针感染的危险。但皮肤本身所能承受的力量有限，加之皮肤牵引对患肢皮肤条件要求较高，因此，其适应范围较局限。

（1）适应证：①骨折，需要采用持续牵引治疗但又不需要强力牵引或不适于骨牵引者，如老年人粗隆间骨折、小儿股骨干骨折、严重肿胀或皮肤有张力性水疱的肱骨髁上骨折；②脱位，多用于下肢脱位整复后的固定，如髋关节脱位；③骨病，多用于下肢关节炎的制动，如髋关节化脓性关节炎的术前、术后即可运用皮肤牵引制动患肢，达到减轻疼痛、缓解

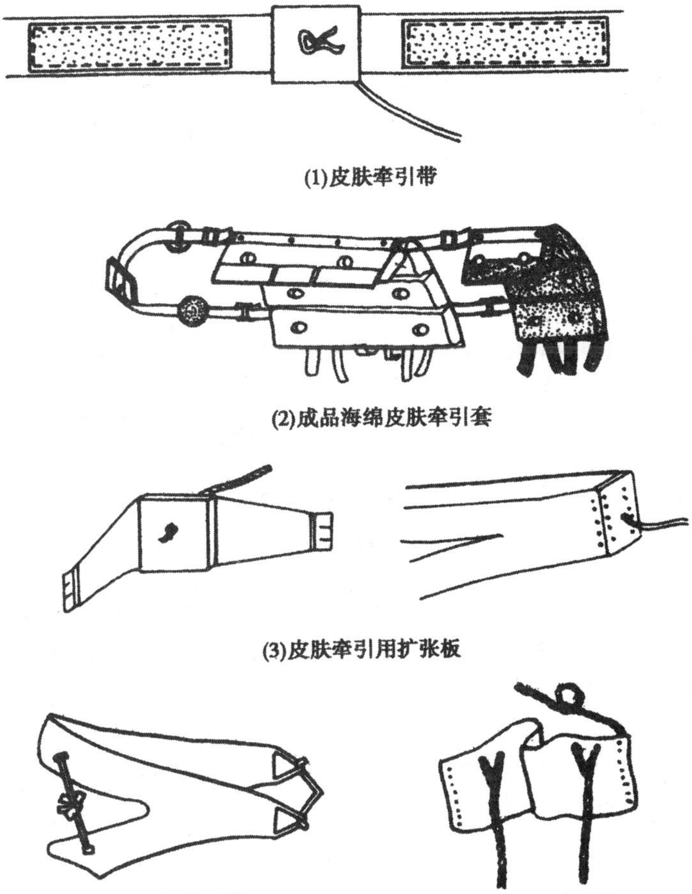
(1)皮肤牵引带
(2)成品海绵皮肤牵引套
(3)皮肤牵引用扩张板
(4)颈托牵引带
(5)腰椎牵引带

图 4－56　皮肤牵引用具和布托牵引用具

肌肉痉挛、防止畸形、整复关节半脱位或全脱位的目的。

(2) 禁忌证：①皮肤有损伤或炎症者；②肢体有血液循环障碍者，如静脉曲张、慢性溃疡、血管硬化及栓塞等；③骨折严重错位（特别是肌肉丰厚的患者）需要强力牵引方能矫正畸形者；④对胶布过敏者，忌用胶布牵引，可采用乳胶海绵条皮肤牵引。

(3) 胶布皮肤牵引操作步骤：首先清洁伤肢皮肤，剃去汗毛，并涂上安息香酸酊，以保护皮肤与增加胶布的黏着力。牵引所用胶布的宽度为伤肢最细部位周径的 1/2；长度为骨折线以下肢体长度与扩张板长度的 2 倍之和。裁开胶布的 2 端分成 3 等份，撕开 10～30 cm，然后以适当尺寸的木制扩张板粘于胶布中央，在与木板中央孔相对处的胶布剪一小孔，并在孔内穿入 1 根牵引绳，于板之内侧面打结，防止牵引绳滑脱。粘贴时应在助手的协助下，先于骨突部放置纱布衬垫保护，然后将胶布平整粘贴于肢体的两侧。胶布的上端应超过骨折线 2～3 cm，并使扩张板与肢体末端保持 5～10 cm 的距离，同时注意两端长度相称一致，以保证扩张板处于平直位置。最后用绷带缠绕包扎，使胶布平整地固定于肢体上。注意切勿过紧，以免影响患肢的血液循环。(图 4－57)

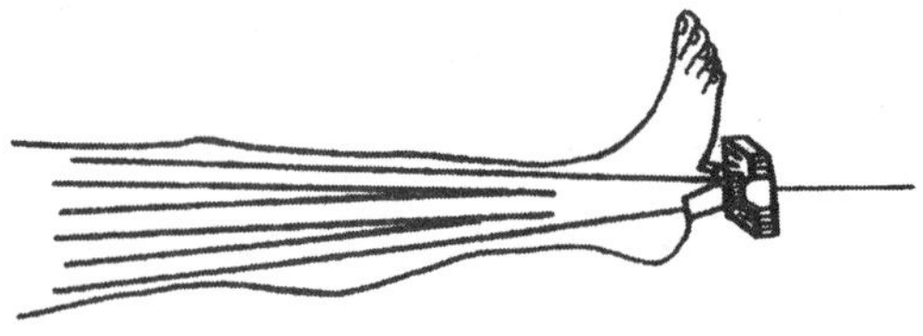

(1)胶布的正确粘贴方法

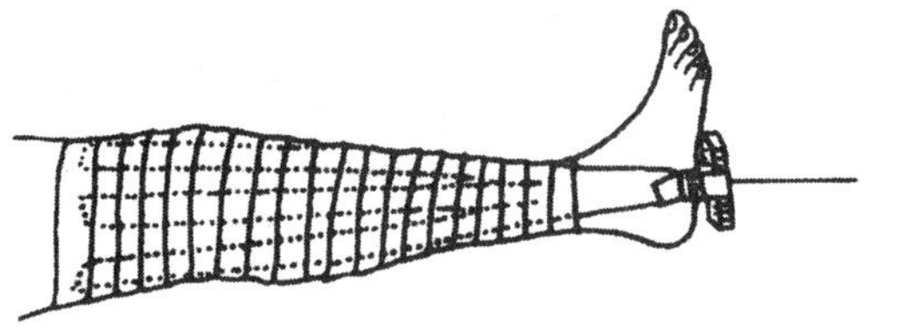

(2)正确的包扎方法

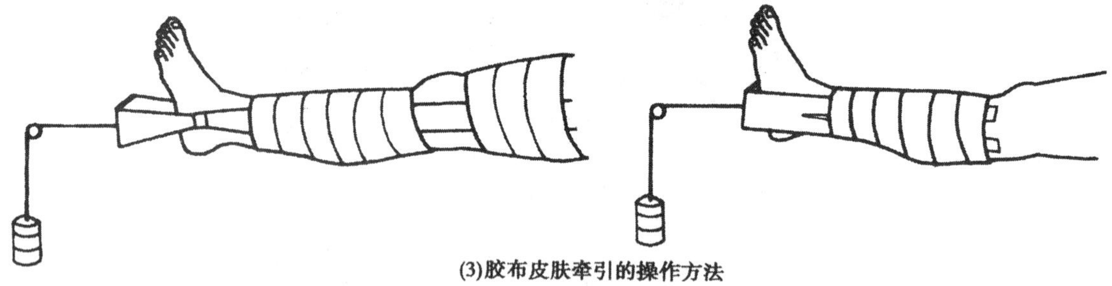

(3)胶布皮肤牵引的操作方法

图 4－57　胶布皮肤牵引的粘贴及包扎方法

注：因安息香酸酊可妨碍皮肤汗腺和皮脂腺分泌而易发生皮炎，故亦有学者不主张使用。

（4）牵引体位及质量：根据要求将患肢置于牵引支架上或悬吊于牵引床架上，通过滑轮牵引。牵引方向应根据牵引部位及牵引目的加以调整。牵引质量应根据患肢肌肉丰厚程度或骨折类型、移位程度等具体情况决定，但不宜超过 5 kg。

对胶布过敏的患者可采用乳胶海绵条代替胶布施行皮肤牵引。先制作牵引带，取厚 1 cm 左右、表面粗糙的乳胶海绵裁成两条宽 10 cm、长度适当的长形条块，用针线缝在稍宽一些的白布条上，中间留一 20 cm 左右长的空处安装扩张板；然后将牵引带的两块乳胶海绵条分别置于肢体内、外侧；最后用绷带自上而下适度包缠于患肢上，其贴放、包扎及牵引方法要求同胶布牵引。此外，临床尚有采用成品海绵皮肤牵引套行皮肤牵引的。（图 4－58）

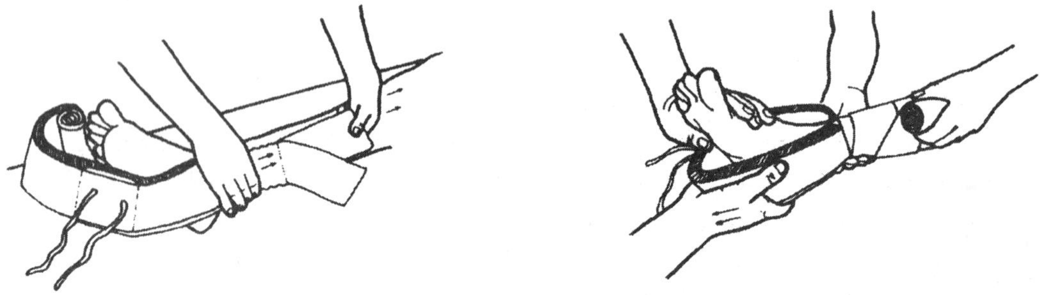

图 4－58　乳胶海绵条皮肤牵引

（5）注意事项：①严格掌握皮肤牵引的适应证及禁忌证。②牵引质量一般不超过 5 kg，否则易导致胶布（或海绵条）滑脱或引起皮肤水疱。③胶布皮肤牵引者，须注意有无皮炎发生，特别是小儿皮肤稚嫩，对胶布反应较大，更应重视。如有不良反应，应立即停止牵引，并作对症处理。④牵引期间应经常检查牵引作用是否良好，包括胶布黏着力、患肢畸形矫正情况等，发现问题及时处理。⑤牵引时间一般为 2～3 周，如时间过长，可因患肢皮肤上皮脱落而影响胶布的黏附力。如需继续牵引者，应及时更换胶布或改用海绵条牵引带牵引。

⑥安息香酸酊不能用于皮肤稚嫩的婴儿，否则去除牵引撕下胶布时可能撕伤皮肤。

3．骨牵引：系通过穿入骨骼内的骨圆针或牵引钳，使牵引力直接作用于骨骼，而起复位、固定与休息作用。

（1）特点：①骨牵引可以承受较大的牵引质量，作用确实，适用范围广；②牵引期间检查患肢方便；③配合夹板固定，便于患肢功能锻炼，以防止关节僵直、肌肉萎缩等骨折并发症；④无皮炎、皮肤水疱、压迫坏死循环障碍等不良反应；⑤骨牵引针经皮穿入骨内，如消毒不严或护理不当，有引起针孔处感染之虞；⑥穿针操作不当有损伤关节、神经、血管或劈裂骨质的危险，应用于儿童可能损伤骨骺。

（2）适应证：①成人肌力较强部位的骨折尤其是不稳定性骨折；②开放性骨折；③骨盆骨折、髋臼骨折及髋关节中心脱位；④学龄儿童股骨干不稳定性骨折；⑤颈椎骨折脱位；⑥无法实施皮肤牵引的手足短小管状骨骨折，如掌、指（趾）骨骨折；⑦某些术前准备，如陈旧股骨颈骨折行人工股骨头置换术前、关节挛缩畸形术前等；⑧某些需要牵引治疗但又不宜行皮肤牵引者，如伤肢有静脉曲张的骨折患者；⑨多根肋骨多段骨折造成浮动胸壁，出现反常呼吸者。

（3）禁忌证：①穿针处有炎症或开放性创伤污染严重者；②牵引局部骨骼有病变或严重骨质疏松者。

（4）骨牵引用具：①骨牵引包，内含手术巾、布巾钳、消毒钳、血管钳、手术刀、各种规格的骨圆针、骨锤、手摇骨钻及钻头等，高压消毒后备用。②局部麻醉和消毒药品及用具。③牵引弓，主要有马蹄形牵引弓、张力牵引弓及颅骨牵引弓。马蹄形牵引弓适用于克氏针牵引；张力牵引弓适用于斯氏针牵引；颅骨牵引弓为特制的专用牵引器，其弓的两端带有短针可以钩住颅骨外板，尾部带有螺杆及调节钮，以便控制短针在颅骨外板卡紧的程度。

（5）操作步骤：

1）颅骨骨牵引：患者仰卧，头下置一适当高度的枕头。助手固定患者头部。将患者头发剃光，清洁皮肤，用甲紫标记钻孔位置：两乳突处（或两外耳孔）连线与人体正中线相交点为中点，中点向两侧各旁开 3～5 cm 处为进针点。在预定两钻孔处，用尖刀各切开一长约 1 cm 的小口，深达骨膜，止血。用带安全隔板的钻头在颅骨表面以向内倾 45°角的方向钻穿颅骨外板（成人为 4 mm，儿童为 3 mm）。注意防止穿过颅骨内板伤及脑组织。然后张开颅骨牵引器的两脚，将钉齿插入骨孔内，拧紧牵引器螺旋，使钉齿与颅骨外板卡紧。最后缝合伤口，并用乙醇纱块覆盖之。系上牵引绳并通过床头挂钩牵引架的滑轮，抬高床头进行牵引。复位质量一般为：C1～C2 为 4 kg，以后每下一椎体增加 1 kg。牵引维持质量为 3～4 kg，牵引时间为 2～3 周。(图 4－59)

2）四肢骨牵引：患肢皮肤准备后，置于牵引支架上或置于适当的体位。于穿针部位常规皮肤消毒后铺手术巾。在预定的进针点和出针点，用 1% 的普鲁卡因进行局部麻醉，重点麻醉骨膜和皮肤。皮下组织及肌肉丰厚处应先将皮肤向近端拉紧后再施局部麻醉，避免牵引时钢针压迫皮肤。然后用尖刀将进针点皮肤刺一约 0.5 cm 的小口，并将骨圆针穿入直达骨骼，徐徐旋转手摇钻，使骨圆针穿透骨质及对侧皮肤，直至皮外两端长度相等。进针时应注意控制方向及位置，使钢针与骨干垂直，与关节面平行。操作时可在钻入骨质数毫米后（此时钢针已基本稳定在骨质上），卸下手摇钻，观察钢针方向是否正确，符合要求者可继续钻入，否则应调整进针方向。此外，穿针时应令助手稳定患肢。最后用乙醇纱条保护两侧针

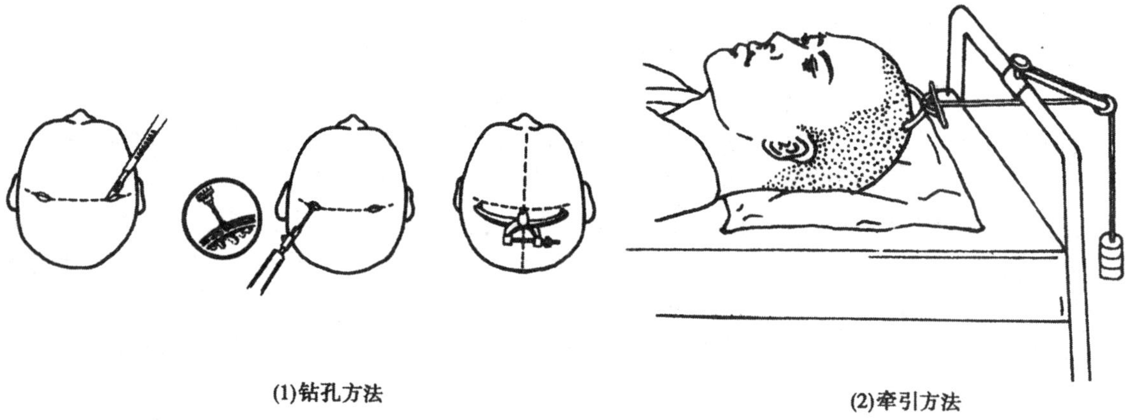

图 4－59　颅骨骨牵引

孔，然后装上牵引弓，拧紧固定螺钉，将牵引绳系住牵引弓，通过滑轮挂上适当的质量后即可进行牵引。(图 4－60)

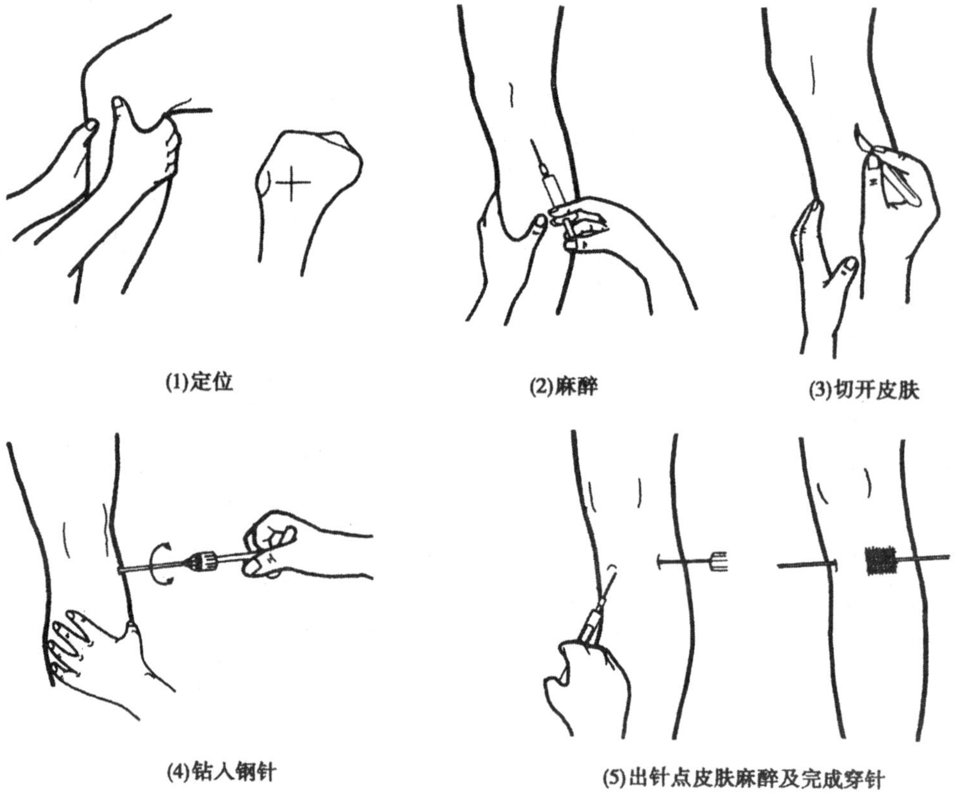

图 4－60　四肢骨牵引操作步骤

3）肋骨骨牵引：患者取仰卧或侧卧位，常规消毒铺巾。选择浮动胸壁中央的 1 根肋骨作为牵引部位。作局部浸润麻醉后，用无菌巾钳夹住肋骨，然后用牵引绳系于巾钳环孔内，通过滑轮进行牵引。牵引质量一般为 2～3 kg，时间 2～3 周。(图 4－61)

4）四肢骨牵引：如表 4－4、表 4－5、图 4－62～图 4－71 所示。

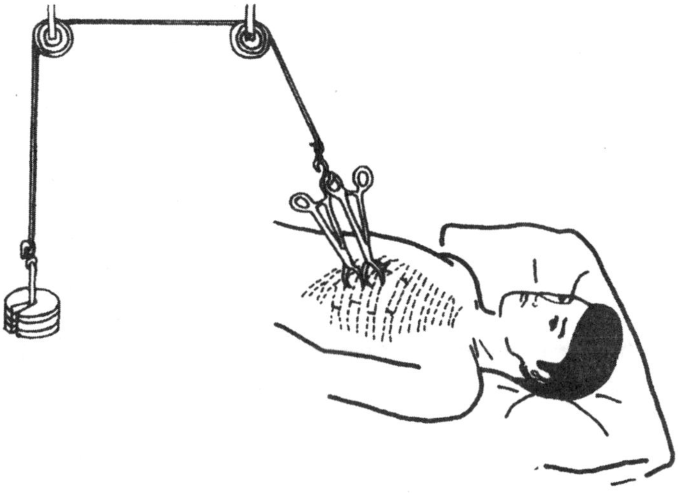

图 4-61　肋骨骨牵引

表 4-4　　上肢骨牵引适应证、进针部位及方法

	适应证	进针点及方向	牵引体位	质量及时间	提　　示
尺骨鹰嘴	①难以整复或严重肿胀的肱骨髁间或髁上骨折；②肱骨下端粉碎型骨折；③移位严重的肱骨干开放性骨折	尺骨鹰嘴尖下2 cm，与尺骨嵴向前1横指相交处；由内向外进针	仰卧，患肢屈肘 90°，前臂中立位	质量：2～4 kg；时间：3～4周	①由内向外进针，避免穿针时偏斜而损伤尺神经；②儿童患者可用大号布巾钳敲平其尖端倾角后夹入骨质内进行牵引(图 4-62)
尺桡骨远端	①开放性或皮肤条件差的前臂骨折；②肘部损伤或疾病	桡骨茎突上1.5～2 cm，与桡骨前后中点相交处；由外向内进针	仰卧，屈肘 90°，前臂垂直远端朝上	质量：2～4 kg；时间：3～6周	应在上臂部加一布带向下作对抗牵引。临床上多与尺骨鹰嘴穿针配合用于外固定器疗法(图 4-63)
掌骨	①同“尺桡骨远端”；②桡骨下端骨折；③腕关节疾病	横贯第 2、3 或第2～4 掌骨干中、下 1/3 处，由外向内进针	同“尺桡骨远端”	质量：2～4 kg；时间：3～4周	图 4-64
拇指指骨	①第 1 掌、指骨不稳定性骨折；②第 1 掌骨基底部骨折脱位	指甲根部横线与末节指骨侧方前后中线相交处；由外向内进针(指骨侧方前后中线恰在指屈侧横纹端点上)	各手指置于对掌功能位	利用橡皮圈维持牵引力，时间3～4周	用管型石膏将腕、指关节固定于功能位，然后用一 U 形铁架的两脚固定于拇指石膏的两侧，以橡皮圈，连接牵引弓及 U 形架顶端凹陷处进行牵引(图 4-65)

续表

	适应证	进针点及方向	牵引体位	质量及时间	提　　示
第2～4指骨	第2～4掌指骨不稳定性骨折	同“拇指指骨”	依骨折部及类型而定	同“拇指指骨”	管型石膏固定腕关节于功能位，T形铝板及铁丝钩置于石膏掌侧，石膏凝固后，将铝板弯成适当形状，伤指置铝板上，然后用橡皮圈连接牵引及铁丝钩进行牵引。为减少摩擦力，可在皮圈与石膏之间放一撑木（图4－65）

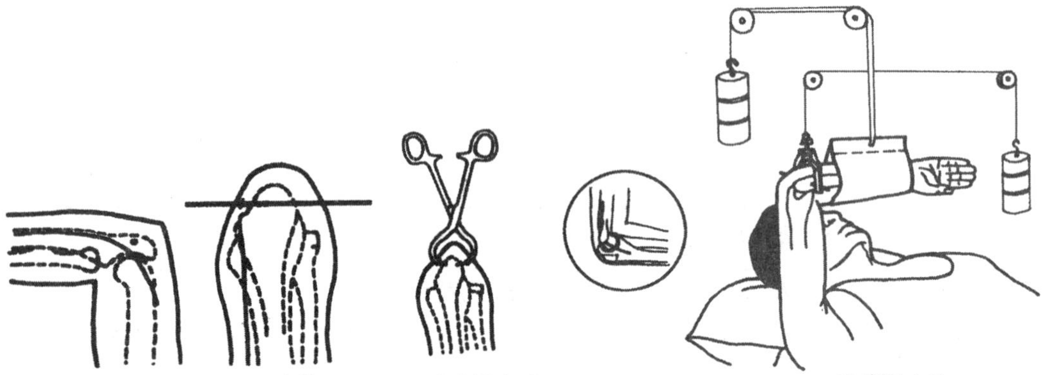

(1)定位　(2)穿针　(3)布巾钳牵引　(4)牵引方法

图4－62　尺骨鹰嘴骨牵引

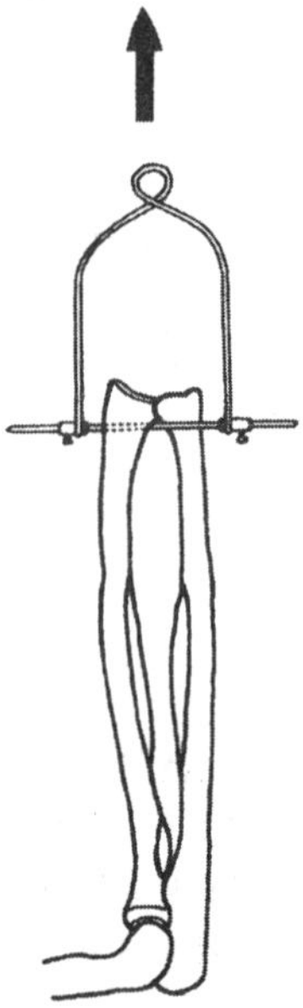

图4－63　尺桡骨远端骨牵引

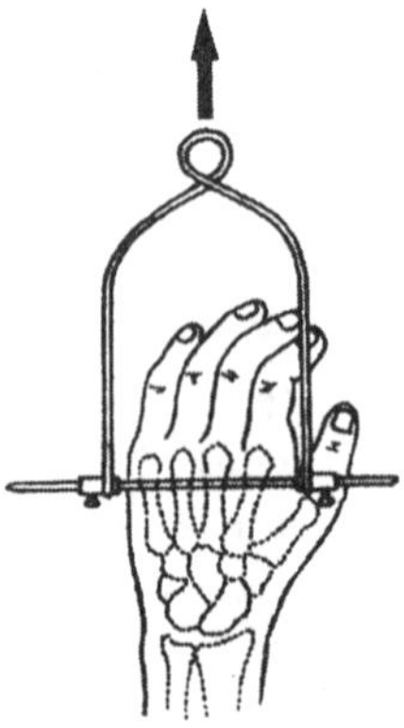

图4－64　掌骨骨牵引

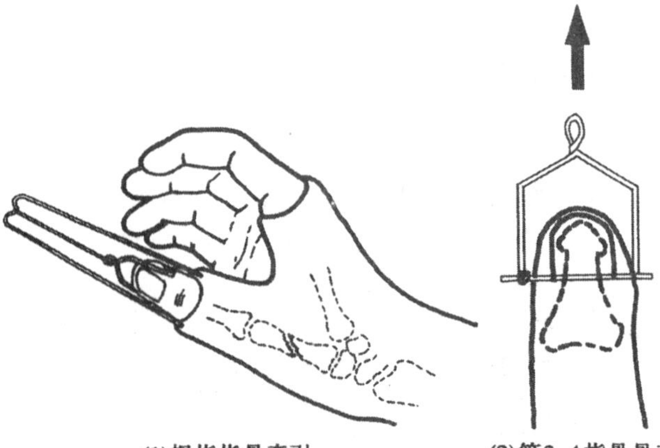

(1)拇指指骨牵引　(2)第2~4指骨骨牵引

图4－65　指骨骨牵引

表 4－5　　下肢骨牵引适应证、进针部位及方法

	适应证	进针点及方向	牵引体位	质量及时间	提　示
股骨髁上	①股骨干中 1/3 与下 1/3 骨折；②股骨颈或粗隆间骨折；③骨盆骨折半侧骨盆上移者；④髋关节手术前需松解挛缩者	内收肌结节上 2 cm 或髌骨上缘横线与腓骨小头前缘纵线之交点；由内向外进针	患者仰卧伤肢置于牵引架上，使髋、膝各屈曲 45°	复位质量为体重的 1/6～1/8，维持量 3～5 kg；时间 5～6 周	老年人骨质疏松，进针点位置宜高（髌骨上缘 1 横指）；年轻人骨质坚硬，进针点位置宜平髌骨上缘（图 4－66）
股骨髁间	屈曲型股骨髁上骨折	以股骨内、外髁中心为进针点	同“股骨髁上”	同“股骨髁上”	多用冰钳作牵引，将冰钳钉齿拧入骨皮质内进行牵引（图 4－67）
胫骨结节	①股骨颈或粗隆间骨折；②伸直型股骨髁上骨折；③股骨干上 1/3 骨折	胫骨结节最高点向后 1.5 cm 再向下 1 cm处进针；由外向内进针	同“股骨髁上”	同“股骨髁上”	①进针方向由外向内，以免损伤腓总神经；②儿童宜在胫骨结节下 2 cm 处穿针，以免损伤骨骺（图 4－68）
胫腓骨远端	①胫腓骨骨干骨折；②胫骨髁骨折；③膝部疾患	外踝上方3～8 cm；于腓骨前缘进针，与距小腿关节平行	同“股骨髁上”	复位质量5～6 kg，维持量 3～4 kg；时间4～6周	可结合胫骨结节牵引，作小腿外固定器治疗
跟骨	①胫腓骨骨干骨折；②踝部骨折脱位；③部分跟骨骨折	内踝尖与足跟后下缘联线的中点或内踝最高（顶）点向后向下各 3 cm 处；由内向外进针	同“股骨髁上”	同“股骨髁上”	如用于胫腓骨干骨折时，穿针方向应与距小腿关节平面呈 15°左右的角，即内侧低、外侧高（图 4－69）
第 1～4 跖骨	①跖跗关节脱位；②足舟骨或楔状骨压缩骨折	横贯 1～3 或 1～4 跖骨近侧端；由外向内进针		复位质量 2～3 kg，维持量1～2 kg；时间 3 周	可结合跟骨牵引，作外固定器治疗（图 4－70）
趾骨	跗骨、跖骨骨折	趾骨远节		用橡皮圈牵引	可仿照拇指指骨牵引的方法在足踝部行石膏固定后用橡皮圈连接牵引弓与 U 形架牵引（图 4－71）

4．布托牵引：系利用厚布或皮革按局部体形制成相应的布托，托住患部，再用牵引绳连接布托和质量通过滑轮进行牵引。常用的有以下几种。

（1）枕颌布托牵引：

1）适应证：无脊髓损伤的颈椎骨折脱位、颈椎间盘突出症、颈椎病等。

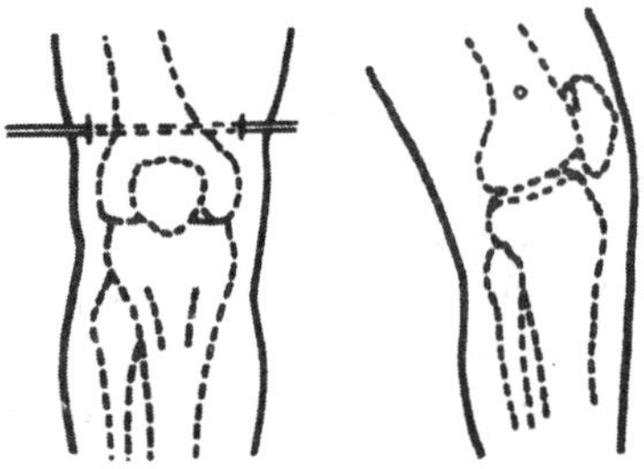

(1)定位

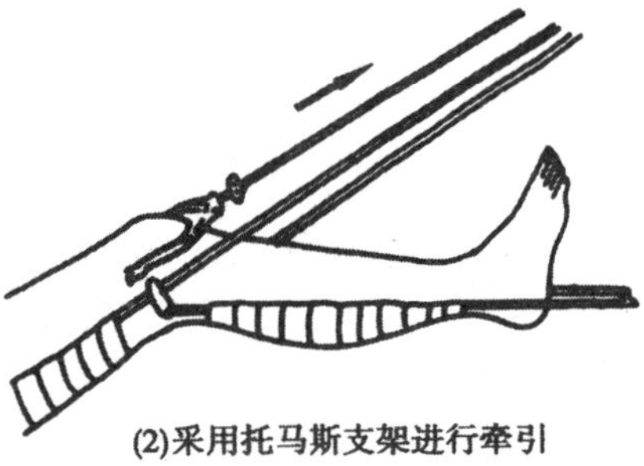

(2)采用托马斯支架进行牵引

图 4－66　股骨髁上骨牵引

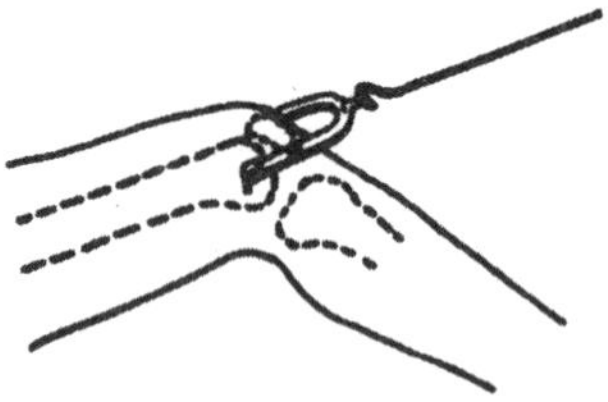

图 4－67　股骨髁间骨牵引

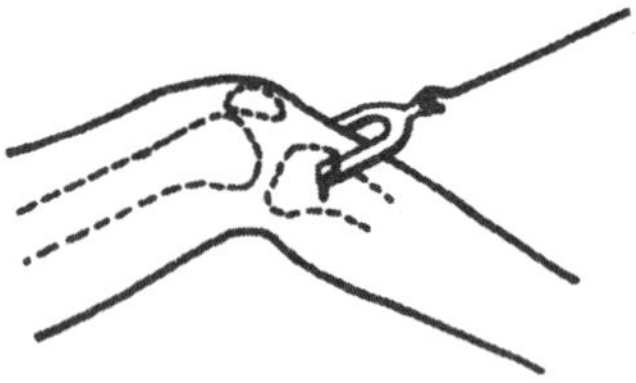

图 4－68　胫骨结节骨牵引

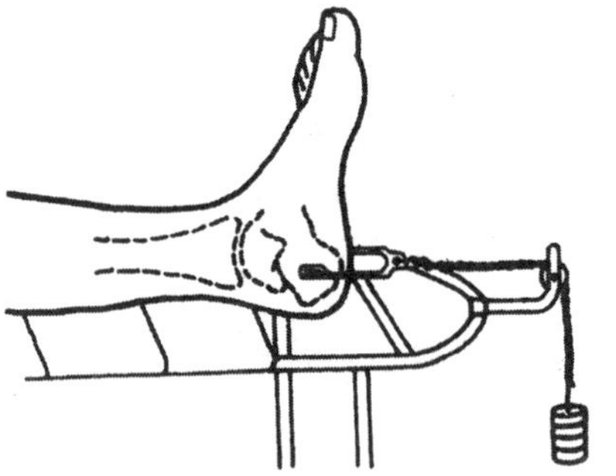

(1)跟骨牵引

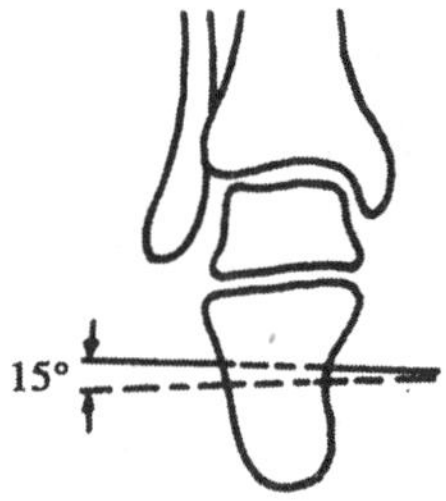

(2)跟骨牵引用于胫腓骨干骨折

图 4－69　跟骨骨牵引

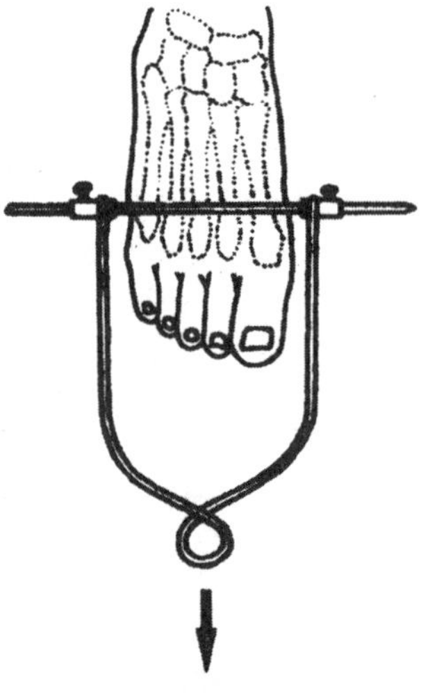

图 4－70　第 1～4 跖骨骨牵引

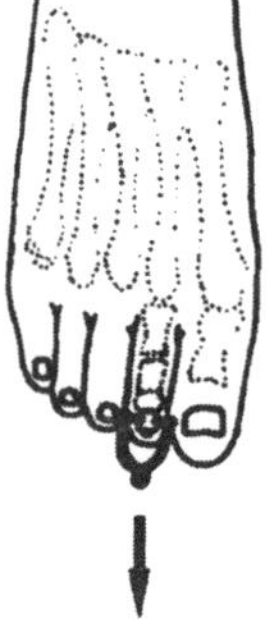

图 4－71　趾骨骨牵引

2）操作步骤：布托远侧的长带托住下颌，短带托住枕部，两带之间以横带固定，起防止滑脱的作用。为防止牵引时布带钳夹头部引起不适，可用一金属杆撑开布托近端的两侧头带，牵引绳系住金属杆中部，并通过滑轮进行牵引。牵引时患者可取坐位或卧位，质量一般为3～5 kg。牵引时间根据具体病症及患者的反应而定，一般为每日1～2次，每次1～1.5小时。（图4－72）

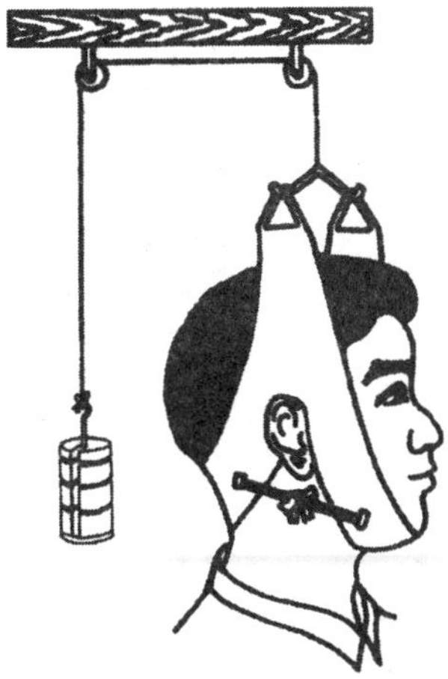

图4－72 枕颌布托牵引

（2）骨盆悬吊牵引：

1）适应证：骨盆骨折有分离移位者，如耻骨联合分离、骨盆环断裂分离移位、髂骨翼骨折外旋移位、骶髂关节分离等。

2）操作步骤：患者仰卧，用布兜托住骨盆，用两根牵引绳系住两侧三角形铁环的上端角，然后通过滑轮进行牵引；亦可在两环之间加一横杆，用牵引绳系住横杆中央进行牵引（图4－73）。牵引用骨盆悬吊布兜用长方形厚布制成，其两端各包缝一相应大小的三角形铁环（由直径为6 mm左右的钢筋弯成）。牵引质量以能使臀部稍离开床面即可。牵引时间一般为6～10周。

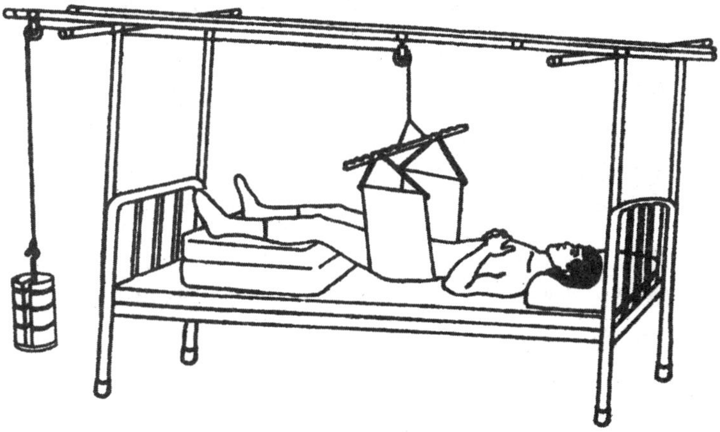

图4－73 骨盆悬吊牵引

（3）腰椎牵引带牵引：

1）适应证：腰椎间盘突出症、腰椎小关节紊乱症等。

2）操作步骤：患者仰卧，胸部带绑缚住胸部，并用两根牵引绳系缚固定于床头上；骨盆带绑缚住骨盆，并用两根牵引绳分别系于两侧牵引带扣眼，然后通过床尾挂钩式滑轮进行牵引（图4－74）。牵引质量一般为5～15 kg。

（四）骨外固定器固定

应用骨圆针或螺纹针经皮穿入或穿过骨折远近两端骨干，用一定类型的外固定装置连接两端钢针，从而使骨折复位并固定的方法，称为骨外固定器固定。

1．外固定器的分类：由于四肢各部位骨骼及周围分布组织的解剖生理特点不同，以及骨折部位和类型的差异，骨外固定器的种类众多。根据其几何构型，可大致分为单边式、双

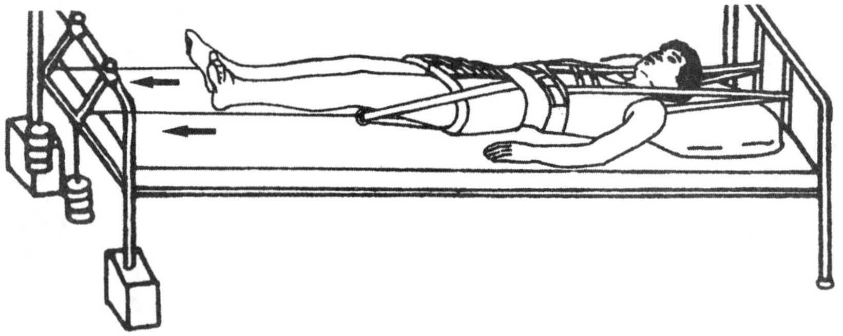

图 4-74　腰椎牵引带牵引

边式、四边式、三角式（三边式）、半环式、全环式、针板结合式等几种。

2. 适应证：

（1）新鲜不稳定性骨折：四肢骨折最为常用，如股骨、胫骨、肱骨、尺桡骨及髌骨等。此外，还用于锁骨及骨盆骨折等。

（2）开放与感染骨折：有利于创口换药和观察病情。

（3）软组织损伤、肿胀严重的骨折：如用于伴有较广泛软组织挤压伤的闭合骨折，可避免切开复位内固定和闭合复位夹板、石膏外固定加重软组织损伤的弊病。

（4）长管骨骨折畸形愈合、延迟愈合或不愈合：经手术治疗后亦可使用外固定器固定。

（5）关节融合术、畸形矫正术后：均可用外固定器加压固定，如膝内（外）翻截骨矫形术后固定、膝关节融合术后加压固定等。

（6）下肢短缩需要延长者：如胫骨上端骨骺延长术、股骨下端延长术等。

（7）伴有多发伤的开放性骨折或多发骨折：应用外固定器固定，可方便搬动患者，减轻疼痛，有利于休克和严重并发症的抢救。

（8）创伤合并意识障碍：骨折合并脑损伤或其他原因造成意识障碍者。

3. 操作基本要求：外固定器操作要严格执行无菌技术，手术应在手术室内进行。术前要熟悉穿针及邻近部位的解剖结构，避免损伤重要的血管和神经。穿针前应用手法大致纠正骨折的旋转及成角移位，并标定进针点及角度。穿针部位原则上应避开骨折血肿区及远离创面。注意钢针的入出口处皮肤及软组织要切开 0.5～1 cm，以消除其张力，避免钢针压迫皮肤及软组织。穿入固定针时，只宜用手摇钻慢慢钻入，不能用锤击或高速动力钻，以免损伤骨及软组织；并应使固定钢针贯穿骨干横断面的中线，与骨干垂直，与关节面平行，否则钢针偏离轴心将造成骨折断面应力分布不均匀和固定不稳固。操作结束前应在针孔处用乙醇纱条保护，防止感染。

现代临床应用的外固定器大多有调节装置而具备复位功能，但应重视手法复位的作用。其程序一般为手法—器械—手法—器械，即手法纠正骨折主要移位后，穿针并将钢针与固定器连接，调整外固定器纠正残余移位，X 线检查如骨折位置良好，则拧紧固定螺母，牢固固定，否则须再次用手法或固定器调整骨折位置。

对不稳定性骨折或有骨缺损的骨折，应使用半环式、三角式等双平面穿针固定器，或采用针板式固定器。如使用单平面穿针固定器，则要求骨折的远近段至少各穿入 2 枚固定针，且每个骨折段的 2 枚固定针间距要足够大，以确保骨折固定牢固可靠。

4．操作方法：各种外固定器因结构不同，其操作方法亦各异。下面仅以临床广泛应用的孟和胫腓骨外固定器为例说明其操作方法（图 4－75）。此类外固定器吸收了中医夹板固定垫固定的优点，将穿针固定与压板固定结合运用，构成了稳定的三维立体固定，同时亦减少了穿针数量，减小了钢针的直径，有利于实现弹性固定。

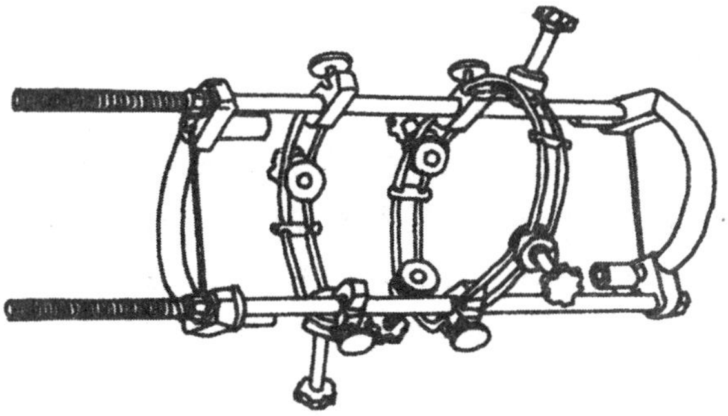

图 4－75　孟和胫腓骨外固定器

（1）构造：其基本结构可分为轴向牵引加压和横向复位固定两部分。轴向部分包括两半环，即踝上部半环和胫骨结节部半环，半环上有供锁针器滑动的弧形槽，根据需要可将锁针器固定在弧形槽的任何位置；两根连杆远端以螺母固定于踝上部半环连杆孔内，近端通过调节螺母固定于胫骨结节半环连杆孔内；旋动调节螺母，可推动胫骨结节半环，从而带动固定钢针起牵引或加压作用。横向部分由两个弧形滑轨及装于其上的多个可调加压板构成。滑轨借助挂钩与连杆连接，由定位螺母固定。

（2）操作步骤：

1）手法复位：患者取仰卧位，在局部麻醉或硬膜外阻滞下，由两助手以牵引手法大致纠正骨折的旋转及成角移位。

2）穿针：选用直径为 2.5～3.5 mm 的骨圆针，分别按胫骨结节及胫骨远端骨牵引方法穿针（表 4－5），2 根钢针要与膝关节和距小腿关节平行。穿针后，针孔处以乙醇纱条保护。

3）安装调节外固定器步骤及方法：按两针之距离大致调好两半环之距离，将固定器套于患肢上，并把钢针穿入锁针器，然后将锁针器固定于半环的弧形槽内，最后旋动调节螺母，使上端半环带动钢针升或降，以达到对骨折端牵引或加压的作用。

转动锁针器在半环弧形槽内的位置，可以起纠正骨折旋转移位的作用。移动钢针在锁针器内的位置，可以纠正骨折的内、外侧方移位。如欲纠正骨折的前后移位，可调节弧形滑轨上的压板来实现，但须注意压板与皮肤间应放置纱布垫保护。必要时亦可采用手法复位纠正骨折的侧方移位。

骨折复位固定后，患者应尽早作距小腿关节活动，1 周后扶双拐于床旁活动，2～3 周后逐渐增加活动范围，骨折愈合后（6～8 周）可拆除外固定器。

5．术后管理：①抬高患肢，以利肿胀消退，并注意观察患肢远端血运、感觉及活动。②每日定期检查固定针有无松动，固定器有无变位及固定螺母是否松动，以保证固定器的固定效能。③定期更换针孔处乙醇纱条，保持针孔处皮肤清洁干燥。必要时可应用抗生素，以防止感染。④固定过程中，须多次调节固定器者，如肢体延长、关节融合加压固定等，须注意保持钢针与皮肤界面应处于无张力状态，否则应予切开松解，以免皮肤受压坏死。⑤及时进行患肢的功能锻炼。下肢骨折者，如全身情况允许且骨折固定稳定可靠，应指导患者早日扶拐下地练习不负重或部分负重行走。关节活动幅度宜大，但动作宜缓慢，因快速屈伸关节易拉伤肌肉。⑥X 线检查显示骨折愈合时，应及时拆除外固定器。

二、内固定

内固定是在骨折复位后用金属内固定物维持骨折复位的方法。临床有两种置入方法：一种是切开复位后置入内固定物；另一种是在X线透视下手法复位或针拨复位后闭合将钢针插入内固定。

（一）适应证与禁忌证

1. 适应证：①手法复位外固定或牵引未能达到骨折功能复位标准，影响肢体功能者；②移位的关节内骨折（含骨骺损伤）或骨折合并脱位，手法难以达到满意复位，日后肯定影响关节功能者，如肱骨外髁翻转移位骨折、肱骨外科颈骨折并肩关节脱位；③手法复位外固定不能维持复位后的位置而可能影响骨折愈合者，如股骨颈囊内骨折；④合并血管、神经损伤或肌腱、韧带完全断裂的复杂骨折，在探查或修复血管、神经、肌腱及韧带时同期施行内固定，如股骨髁上骨折并腘动脉损伤；⑤骨折断端间嵌夹软组织（血管、神经、肌肉、肌腱、骨膜等）手法难以解脱者；⑥开放性骨折，在6～8小时之内就诊清创，如伤口污染较轻且清创彻底者，可同时行内固定；⑦多发骨折和多段骨折，对多发骨折的重要部位进行内固定可达到便于患者早期活动和预防严重并发症的目的，移位明显的多段骨折难以闭合复位外固定宜采用内固定；⑧陈旧性骨折畸形愈合造成功能障碍者；⑨骨折不愈合，骨缺损在行植骨术的同时进行内固定。

2. 禁忌证：①全身情况不能耐受麻醉和手术创伤者，如伴有严重心、脑血管疾病及严重糖尿病、血友病等；②患肢骨严重骨质疏松，内固定物植入不能确定有效者；③全身或患肢局部有活动性感染，如骨髓炎；④患肢皮肤或软组织大块缺损未获修复者。

（二）注意事项

1. 基本要求：内固定术必须在严格无菌的条件下使用必要的设备和器械，由经过正规训练的外科医师施行。

2. 制订计划：术前应制订周密的计划（包括应变措施）。

3. 选择符合要求的内固定物：

（1）材料性能要求：内固定物必须具备与人体组织相容，抗酸抗碱，不起化学或电解反应，无磁性、无毒、无过敏、无致癌作用，足够的机械强度，不易老化和疲劳断裂的性能。

（2）避免电解腐蚀：不同成分的合金材料应用于同一部位、表面粗糙或有损坏及使用过的内固定物、使用前反复扭折过的内固定物在植入体内后均可起电解腐蚀作用，必须避免使用。

（3）内固定物尺寸：必须与应用的部位相符，如钢板螺钉的长度、髓内针的直径等。

4. 复位必须准确、固定必须确实可靠：骨折内固定可靠，可以避免术后使用外固定，从而有利于早期功能锻炼。否则术后必须加用外固定，而在一定程度上失去了内固定的意义。

5. 严格掌握适应证：切开复位内固定固然有其优点，但亦有诸多缺点，如手术的创伤、失血；剥离骨膜过多可能影响骨折端血运，造成骨折延迟愈合，甚至不愈合；有可能损伤血管、神经等重要组织；有可能破坏局部环境，致使局部抵抗力降低而并发感染；需再次手术取出内固定物等。因此，必须严格掌握内固定术的适应证，严格无菌技术和无创操作，以减少上述情况的发生。

（三）常用内固定

1. 钢丝内固定：多用于髌骨、尺骨鹰嘴、股骨大粗隆等部位骨折，或与克氏针联合应用。此外，对长管骨粉碎性骨折、有较大分离骨片者，在行髓内针固定的同时，可行钢丝环扎固定骨折片。其固定方式如图4－76所示。

2. 螺丝钉（螺栓）内固定：螺丝钉多与钢板联合应用，但在胫骨内踝，尺骨鹰嘴，股

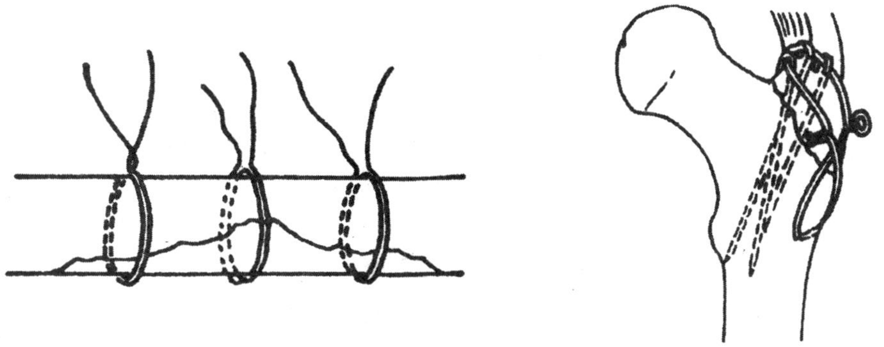

(1)钢丝环扎固定　　(2)钢丝与钢针配合应用

图 4－76　钢丝内固定

骨内、外髁等处骨折时，亦可单独使用。螺丝钉的种类有骨皮质螺丝钉和骨松质螺丝钉两大类，其固定方式如图 4－77 所示。螺栓外形与机械螺丝钉相同，常用于胫骨髁等部位骨折（图 4－78）。加压螺旋钉系指单独应用于某些特殊部位骨折的螺丝钉，如用于股骨颈骨折的双头螺纹加压钉（图 4－79），可对股骨颈骨折产生轴向加压作用。

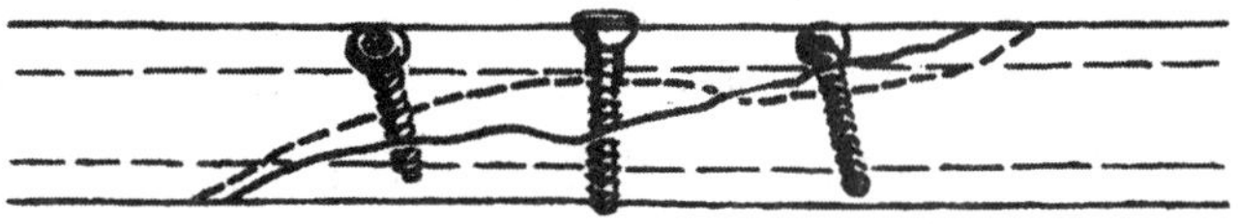

图 4－77　骨干螺旋形骨折螺丝钉内固定

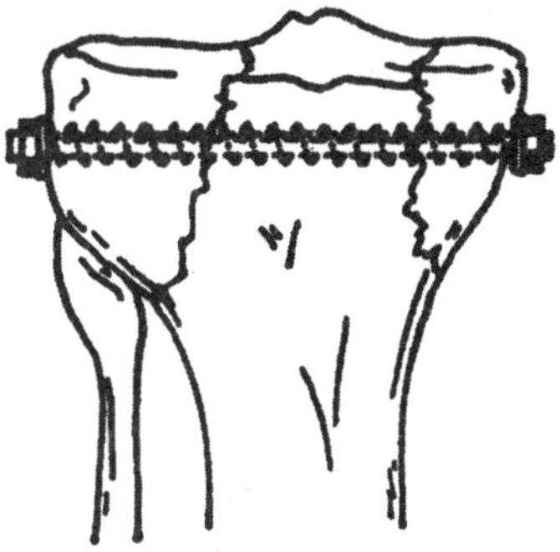

图 4－78　胫骨髁骨折螺栓内固定

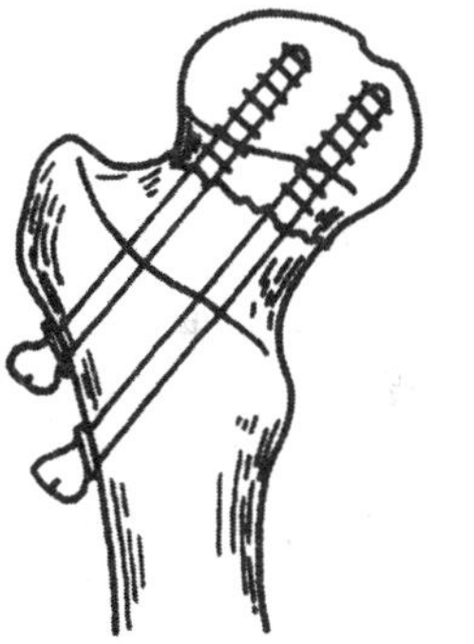

图 4－79　股骨颈骨折加压螺旋钉内固定

3. 接骨板螺钉内固定：直型接骨板常用于长骨干骨折，如股骨、胫骨、肱骨、尺骨、桡骨等骨折，特殊类型的接骨板用于固定某些特殊部位的骨折。直型接骨板有普通接骨板和加压接骨板两类，其固定方式如图 4－80 所示。特殊型接骨板系指用于某些特殊部位骨折的异形接骨板和起某些特殊作用的接骨板。如用于固定股骨髁间骨折的 L 形接骨板，用于固定股骨粗隆间骨折的套筒接骨板（鹅头钉板），用于固定胫骨髁骨折的 T 形接骨板等。

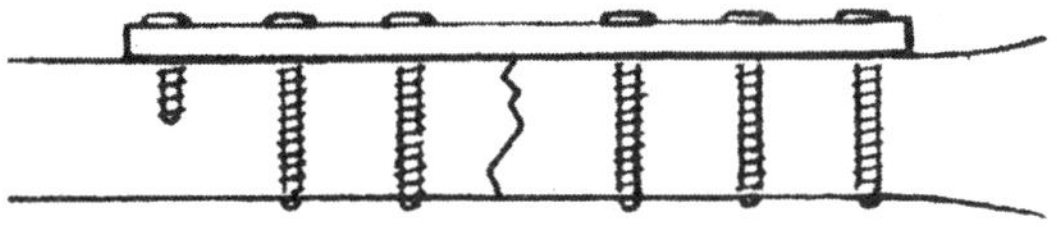

图 4－80　长骨干骨折接骨板内固定

4. 骨圆针内固定：临床应用广泛，常用于四肢长管骨干骺端骨折，如股骨颈骨折、肱骨髁上骨折等；部分髁部骨折，如肱骨内、外髁骨折；部分长骨干骨折，如尺桡骨折、锁骨骨折等；四肢短管骨骨折，如掌骨骨折、跖骨骨折、指骨骨折等；儿童骨骺骨折或骨骺分离。

骨圆针主要分为克氏（Kirscher）针（直径 0.6 ~ 3.0 mm，长 70 ~ 280 mm）和斯氏（Steinmann）针（直径 3.5~5.0 mm，长 150~300 mm）。

骨圆针的固定方法主要有髓内固定，如掌、跖骨骨折等；交叉固定，如肱骨髁上骨折等；斜行（成角）固定，如肱骨外髁骨折等；制成“Π”形钉（骑缝钉），用于足部三关节融合固定或固定某些干骺端部骨松质骨折；与钢丝联合作张力带内固定，如髌骨骨折、尺骨鹰嘴骨折等（图 4－81、图 4－82）。

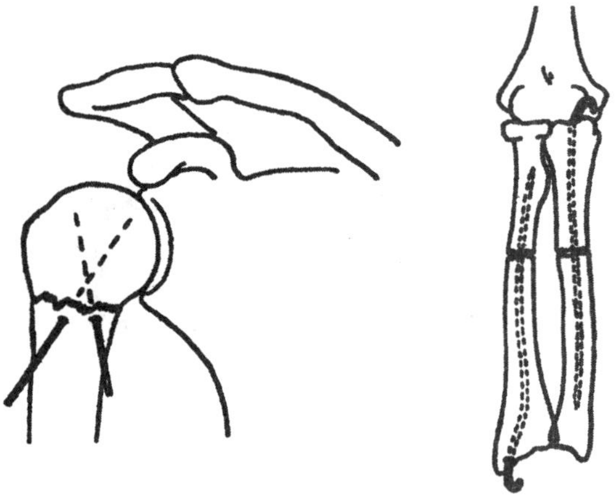

(1)骨圆针交叉固定　　(2)克氏针髓内固定

图 4－81　骨圆针交叉固定示意图

5. 髓内针内固定：主要用于长管骨上 1/3 及中 1/3 骨折，如股骨（图4－83）、肱骨、尺骨、胫骨等骨折；或用于长管骨大段骨缺损及多段骨折。髓内针根据其形态可分为 V 形（V 形针）、♧形（梅花针）、△形（三角针）、三棱形（三刃钉）、菱形（菱形针）、矩形（双矩髓内针）、圆形（Ender 针）、四边形（插销髓内针）等；根据其功能可分为普通髓内针和带锁髓内针。髓内针的穿针方法有开放式和闭合式两种，其中开放式穿针又有顺行和逆行穿针法两种。

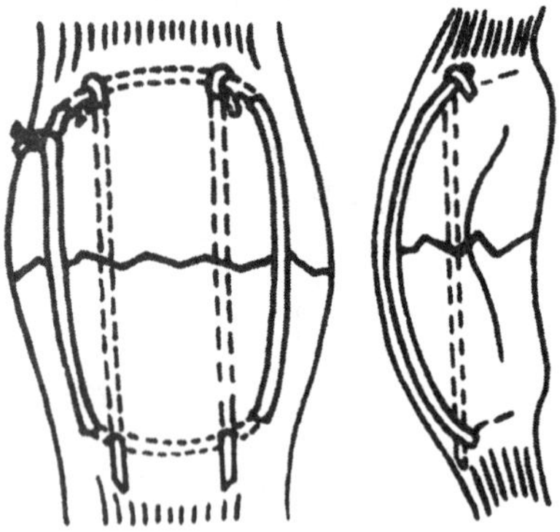

图 4－82　髌骨骨折张力带固定

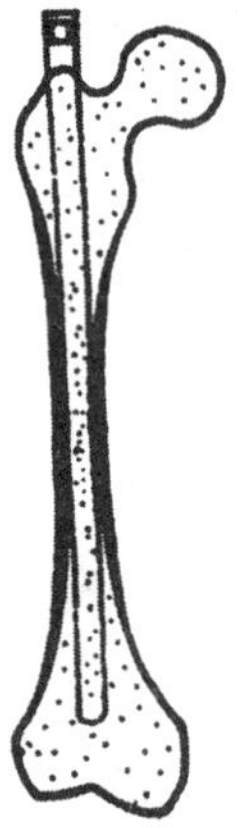

图 4－83　股骨骨折髓内针固定

第四节　手术治疗

自古以来，手术治疗一直是中医治疗疾病的重要手段之一。《列子·汤问》记载了著名医家秦越人（扁鹊）在全身麻醉下施行开胸术的事例。骨伤科手术在隋唐时期已开展，唐代蔺道人《仙授理伤续断秘方》记载："凡皮破骨出差爻，拔伸不入，撙捺相近，争一二分，用快刀割些捺入骨。"至元代，手术与麻醉技术有所发展，危亦林《世医得效方·正骨兼金镞科》有麻醉下进行骨伤科手术的记载。历代医书中关于手术与麻醉术均有记载。因此，手术治疗是中医骨伤科的传统治疗手段之一，可用以弥补其他疗法之不足。以下简要介绍几种骨伤科手术常用术式。

一、截骨术

截骨术的目的是截断骨骼，改变其方位、角度、长度等，并重新对合，以矫正畸形，改变负重力线。截骨术有楔形截骨术、旋转截骨术和移位截骨术3种，可用于矫正长骨的成角畸形、旋转畸形，以改变长骨的负重力线，或进行骨延长及骨缩短，以矫正下肢不等长。

行截骨术前，须根据X线片准确地测定截骨位置、方向和角度。操作时，应根据术前确定的截骨位置和角度，在骨面准确刻画出截骨线后再行截骨。截骨位置应尽量选择在血液供给好、断面宽、容易愈合、含骨松质较多的部位（如干骺端），或选择在畸形最明显的部位。截骨面应平整，两端吻合密切，并采用有效可靠的内固定或施行骨外固定器固定，使断端面有一定的压缩力，以促进骨愈合。（图4－84）

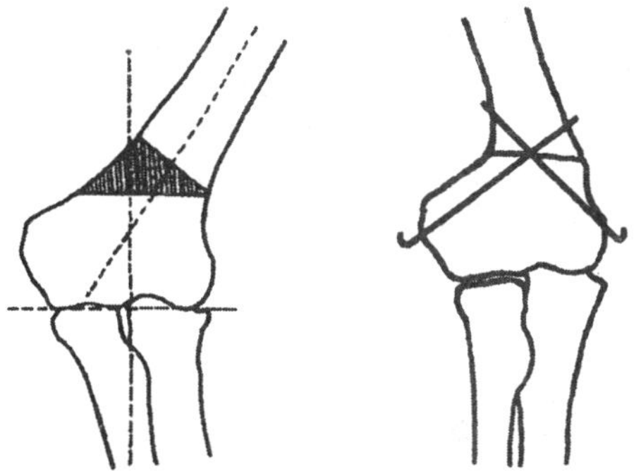

(1)术前根据X线片测定截骨的位置及角度　(2)截骨后矫正畸形，然后用钢针行交叉固定

图4－84　肘内翻畸形截骨术

二、骨移植术

骨移植术是指将骨组织移植至骨骼有缺损或骨折不愈合的部位，以达到填充缺损、促进愈合以及加强支撑或固定目的的手术。

移植骨可以游离骨块的形式植入，亦可以带肌蒂或血管蒂的形式植入。移植骨的来源多取自患者自身体内，称为自体骨。因其不存在免疫排斥反应的问题，故成功率较高。但随着现代库骨处理、保存及灭菌技术的进展，特别是近年来骨形态生成蛋白（BMP）的发现和应用，同种异体骨作为替代材料已广泛应用于临床。骨移植的方法很多，下面介绍3种基本方法。

（一）骨密质植骨术

骨密质植骨术主要用于治疗长管骨干部位骨折不愈合或骨缺损，可达到促进骨折愈合和固定骨端的双重目的。植骨时，先用骨凿在两骨端预定植骨面，凿去部分骨皮质（勿涉及骨髓腔），使两骨端形成一可以连续的平面，其长度和宽度应与植骨块基本吻合。然后将骨皮质植骨块跨越两骨端，置于两骨端已凿好的平面上，并使两者紧密接触，再用螺丝钉将骨片固定于主骨上。缺损空隙处可用碎骨松质片填充。为了加强固定作用，可用2块骨皮质块置于主骨的两侧，然后再用螺丝钉固定。

（二）骨松质植骨术

骨松质植骨术应用范围很广。常与骨折内固定术或骨密质植骨术并用，或用于填充骨囊肿、良性骨肿瘤以及骨结核等病灶清除术后所遗留的骨空腔（图4－85），关节及脊柱融合术。骨松质植骨术的优点是可切成各种形状，填塞于需要植骨的部位。移植骨比较疏松，容易建立血液循环，成骨作用强。

骨松质植骨术如与骨折内固定术或骨密质移植术同时应用，可将骨松质块剪成多个骨条或骨片，纵行置放于骨折部周围；如用于填充病灶清除后的骨腔，可将骨松质剪成小碎块或细小的条片，并紧紧填充于骨腔中。

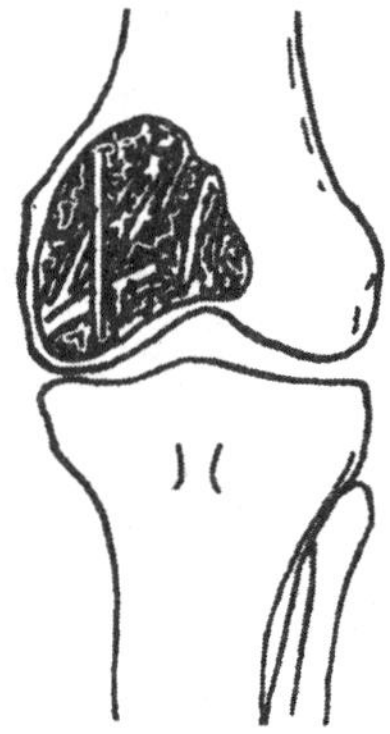
图 4－85　骨松质植骨术

（三）带肌蒂骨块移植术

带肌蒂骨块移植术系在肌肉附着的骨骼处切取骨块，保留移植骨的肌肉附着及骨膜，依靠肌蒂的血液供应滋养移植骨。将此带肌蒂骨块移植至邻近的骨折、骨缺损处或骨坏死区，以促进骨愈合，提高疗效。临床常用带股方肌蒂骨块或带缝匠肌蒂骨块移植治疗股骨颈骨折、带肌蒂腓骨段移植治疗胫骨大段缺损等。

三、肌腱缝合技术

肌腱缝合方法很多，以下仅介绍两种常用的方法。

（一）8 字形缝合法

8 字形缝合法适用于缝合两断端同等粗细的肌腱，能承受较大张力，不易使肌腱撕脱，是各种肌腱缝合的常用方法之一。缝合时先在距断端 1～1.5 cm 处横行穿过 1 针，再将 2 针向断端方向交叉式穿过肌腱，并从其两侧缘穿出。接着将 2 针由侧方斜行穿入，从断面处穿出（形成 8 字），再由远侧断面穿入，从侧面穿出，并拉紧缝线，使两个切断面紧密对合。然后在远段肌腱亦作一次 8 字形缝合，并拉紧打结。（图 4－86）

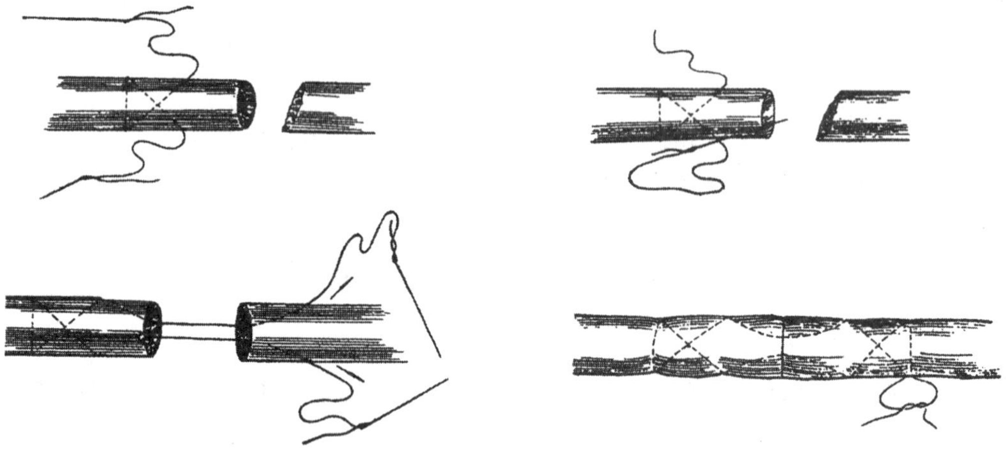
图 4－86　8 字形缝合法

（二）钢丝抽出缝合法

钢丝抽出缝合法适用于容易发生粘连及张力较大肌腱的缝合。为增强拉力，减少组织对缝合线的反应，可应用细钢丝缝合。操作方法基本与丝线 8 字形缝合法相同，但仅在近侧段缝成 8 字，远侧段不作 8 字形缝合，只将钢丝的两端经针导引由断面平行地穿入，在距离断端 1～2 cm 处穿出，再分别经皮穿出，固定于纽扣上，以方便日后抽出钢丝，最后在近侧 8

字起始部的钢丝上再套上另一根钢丝，合成一股后，由皮肤引出，作为钢丝拔出线（图 4－87）。

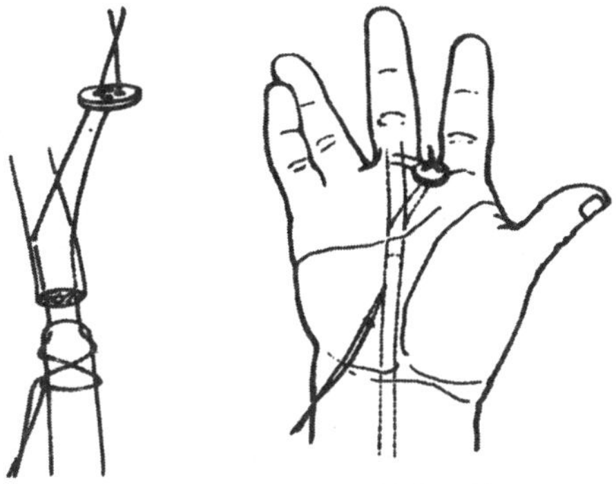
(1)缝合方法　　(2)缝合后外观

图 4－87　钢丝抽出缝合法

四、清创术

对开放性损伤的污染创口进行处理，以使其转变为清洁创口，并力争尽早闭合伤口的手术，称为清创术。清创术必须在创口未发生感染之前进行，否则即需按感染创口处理。一般创口受伤 6～8 小时内，仅受到污染，尚未形成感染，此时异物和细菌均在创口的表面，所以经过清创可以达到创口清洁的目的。因此，在患者全身情况允许的条件下应争取尽早施行清创术。以下简要介绍清创术的主要步骤。

1. 清洗和消毒：麻醉后，先用无菌纱布敷料盖住创口，剃除创口周围皮肤的汗毛，以软毛刷蘸肥皂液刷洗创口周围皮肤（如有油垢先用乙醚或汽油擦拭除去），刷洗一遍后，用无菌生理盐水冲洗干净，并依法再刷洗 2 次。然后用大量生理盐水冲洗创口，同时用纱布轻轻地洗擦创口内的组织，清除异物和游离的组织碎屑等。根据污染情况，再以 3% 过氧化氢溶液冲洗创口，并用生理盐水再冲洗 1 次，擦干皮肤，常规消毒和铺无菌巾。

2. 创口处理：首先沿创口边缘切除不整齐或缺血的皮缘 1～2 mm。如创口皮缘整齐，无明显挫灭者可不切除，尤其是手部皮肤应尽量少切除或不切除，以免因皮肤缺损过多而造成创口闭合困难或功能障碍。然后用拉钩牵开创口，以刀或剪彻底切除污染或损伤的皮下组织和异物，并清除死腔，必要时应由浅及深地扩大创口。

3. 筋膜肌肉损伤的处理：延长创口的同时，深筋膜要作相应切开，以显露深部组织及减压。对挫灭坏死部分筋膜应彻底切除，对颜色暗紫、切割不出血或刺激不收缩的肌肉应予切除，直切至出血的肌肉为止。此外，污染严重及破损的肌膜亦应切除。

4. 神经及血管损伤的处理：对有污染的神经，可将其鞘膜连同污染一并切除，但勿切伤或切除神经。如创口污染明显，可用黑丝线将神经断端定位缝合在附近的软组织上，留待二期缝合。主要血管损伤应积极采取措施，予以修补或吻合；次要血管损伤无条件修复时可予结扎。

5. 骨折的处理：骨表面或髓腔内的污染物，可用咬骨钳咬除或用刮匙清除，并用大量生理盐水冲洗。游离小碎骨片应予剔除，凡与软组织和骨膜相连的骨片，尤其是大骨片均应保留，以免造成骨缺损。如受伤时间短、清创彻底且技术条件允许的情况下，可将骨折作内固定。否则可选用外固定器固定。

6. 关节伤的处理：彻底清除关节内的所有坏死组织和异物，再用大量生理盐水冲洗关节腔。尽量保留关节囊，并予严密缝合，然后置入持续灌注管，术后作持续灌注，负压吸引。

7. 创口的缝合：如受伤时间短、污染轻且清创彻底的创口可作一期缝合；如创口张力较大、关闭困难者可作减张切口后缝合；如污染较重、损伤较大，但在 6～8 小时之内清创者，可在 4～7 日后作延期缝合；如创口污染严重，软组织挫灭面广，且清创超过 10 小时者，则应待二期缝合。无论创口作何种缝合，均应置入引流条或引流管引流，以预防和治疗创口感染。

第五节 练功疗法

练功疗法古称导引，它是通过肢体运动的方法来防治某些伤病、促使肢体功能加速恢复的一种方法。张介宾在《类经》注解中说："导引，谓摇筋骨，动肢节，以行气血也"，"病在肢节，故用此法"。张隐庵的注解认为："气血之不能疏通者宜按蹺导引。"华佗根据"流水不腐，户枢不蠹"的道理，总结前人的经验而创立了五禽戏。后世医家又在临床实践中不断积累经验，逐步将导引发展成为一种独特的功能锻炼疗法。

一、分类

（一）徒手锻炼

1．局部锻炼：指患者在医师的指导下进行患肢的自主锻炼，以促使功能尽快恢复，防治关节僵硬、肌肉萎缩等并发症。其主要形式有患肢肌肉的等长收缩、伤病早期未固定关节的活动以及后期受累关节的锻炼等。

2．全身锻炼：指患者在医师的指导下进行全身锻炼，可促进血液循环、气血运行，提高整体脏腑组织器官的功能，增强抗病能力，促进伤病恢复。其主要形式有气功、太极拳、医疗体操等。

（二）器械锻炼

器械锻炼即采用器械辅助锻炼，其主要目的是加强伤肢的负荷（刺激量），弥补徒手锻炼之不足，以尽快恢复伤肢的肌肉力量和关节功能。其主要形式有蹬车、手拉滑车、握搓健身球、足蹬滚棒等。

二、作用

1．活血化瘀、消肿定痛：损伤后瘀血凝滞，络道阻塞不通而致疼痛肿胀。局部锻炼与全身锻炼能起到推动气血流通，促进血液循环的作用，达到活血化瘀、消肿定痛的目的。

2．濡养筋络、滑利关节：损伤后局部气血不充，筋失所养，酸痛麻木。功能锻炼后血行通畅，化瘀生新，舒筋活络，筋络得到濡养，关节滑利，屈伸自如。

3．防治肌肉萎缩：骨折、脱位及严重筋伤往往因制动而致肢体废用，必然导致某种程度的肌肉萎缩。积极练功如肌肉的收缩、舒张活动可以使肌肉始终处于大脑的支配之下并接受生理性刺激，因而可以减轻或防止肌肉萎缩。

4．防治关节粘连和骨质疏松：关节粘连和骨质疏松的原因是多方面的，但其最主要的原因是患肢长期固定和缺乏活动锻炼。积极进行功能锻炼可以使气血宣畅，关节滑利，筋骨健壮，避免或减轻关节粘连和骨质疏松。

5．促进骨折愈合：功能锻炼能促进气血循行，起祛瘀生新之效而有利于接骨续损。在夹板的有效固定下进行练功，不仅能使骨折的残余移位逐渐得到纠正，而且可以使骨折断面受到恒定的、间断的有利应力刺激，从而有利于骨痂生长，促进骨折愈合。

6. 促进功能恢复：损伤可致全身气血脏腑功能失调，并能由此而致风寒湿邪侵袭。练功能调节机体功能，促使气血充盈、肝血肾精旺盛、筋骨强劲，从而加速整体与局部功能的恢复。

三、应用原则及注意事项

1. 督促患者进行有针对性的锻炼。根据患肢损伤的具体情况及不同阶段指导患者进行针对性锻炼，并督促患者执行。

2. 向患者说明功能锻炼的目的、意义及必要性，以充分发挥患者的主观作用，增强患者的信心和耐心。上肢练功的主要目标是恢复手的运用功能。凡上肢损伤，均应注意手部各指间关节、掌指关节的早期练功活动，以保持其灵活性。下肢练功的主要目标是恢复负重和行走功能。凡下肢损伤，均应注意保持各关节的稳定性，力求臀大肌、股四头肌、小腿三头肌肌力的强大有力。

3. 以主动锻炼为主，辅以被动活动。骨关节损伤的治疗目的主要是恢复患肢功能，而功能的恢复必须通过患者的主动锻炼才能取得，任何治疗都无法代替而只能辅助或促进主动锻炼。这是因为功能的发挥必须由神经支配下的肌肉运动来带动关节和肢体，而只有主动锻炼才能恢复肌肉张力，防止肌肉萎缩，协调肌群运动。此外，从发生意外损伤的角度看，主动锻炼是由患者自己掌握的，一般不易过度而发生损伤；而被动活动则不然，无经验的医师可能造成患肢新的损伤。

4. 加强有利的活动，避免不利的活动。在骨折的功能锻炼中，凡与骨折原始移位方向相反的活动，因其有助于维持骨折的对位，防止再移位（如屈曲型胸腰椎椎体压缩骨折的腰背肌功能锻炼、外展型肱骨外科颈骨折的内收活动等），故属于有利的活动，应得到加强；反之，与骨折移位方向一致的活动，可造成骨折的再移位或不利于骨折的愈合（如屈曲型胸腰椎骨折的弯腰活动、外展型肱骨外科颈骨折的外展活动），故应予避免。应经常检查患者的锻炼方式是否得当，锻炼效果是否良好，并及时纠正错误，肯定成绩。

5. 循序渐进，持之以恒。功能锻炼不可急于求成，而应严格掌握循序渐进的原则。锻炼的力度由弱至强，动作的幅度由小渐大，次数由少到多，时间由短至长，尤其重要的是练功的方式应适应创伤修复各个阶段的病理特点，如此才能防止出现偏差或加重损伤。只要不出现意外和异常反应，功能锻炼就必须坚持不懈、持之以恒，如此才能获得预期的效果。切不可间断锻炼，一暴十寒。

四、被动活动

（一）应用指征

被动活动某种意义上属于理筋手法的范畴，一般仅用于肌肉无力（如神经损伤）或并发其他严重损伤（如一肢多发骨折、截瘫患者等）、不能自主活动者，偶尔亦可用于不能配合治疗的患者。

（二）分类

被动活动按其作用可分为下列几种。

1. 按摩法：对损伤部位的远端进行轻柔地按摩，以促进血液循环，驱散瘀血，消除肿胀和解除肌肉痉挛。操作时，手法要轻柔，以不增加患者的痛苦、不使骨折移位、不加重局部损伤为原则。

2．舒筋法：对损伤后期的患者，其关节囊、肌肉已有粘连挛缩，可运用提拿、拨络、弹筋等手法，并可结合关节活动法及中药熏洗疗法等，以松解粘连和挛缩，恢复关节活动度。操作时手法必须缓和、持续、反复进行，忌用暴力。

3．活动关节法：对昏迷、截瘫及神经损伤等无法进行自主锻炼的患者，可被动活动其肢体关节，且每次均需达到最大幅度，以预防肌肉萎缩和关节僵硬。

五、各部位主要锻炼方法

（一）颈部锻炼方法

1．前屈后伸法：坐或站立位，双足分开与肩等宽，吸气时头部后仰，使颈部充分后伸，呼气时颈部尽量前屈（图 4－88）。

2．侧屈法：吸气时头部向左侧屈，呼气时头部回归正中位，随后再如法作右侧屈及回归动作（图 4－89）。

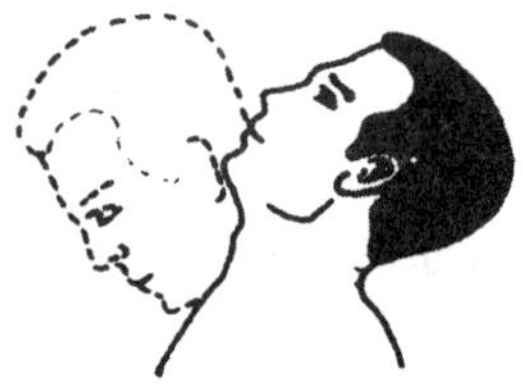

图 4－88　颈部前屈后伸法

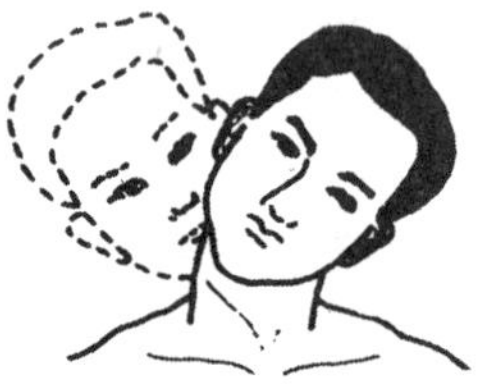

图 4－89　颈部侧屈法

3．左右旋转法：吸气时头颈向右后转，眼看右后方，呼气时回归中位，随后如法向左后转及回归动作（图 4－90）。

4．前伸旋转法：吸气时头部前伸并侧转向右前下方，眼看右前下方，呼气时头颈回归正中位，随后如法作头颈前伸向左前下方及回归动作（图 4－91）。

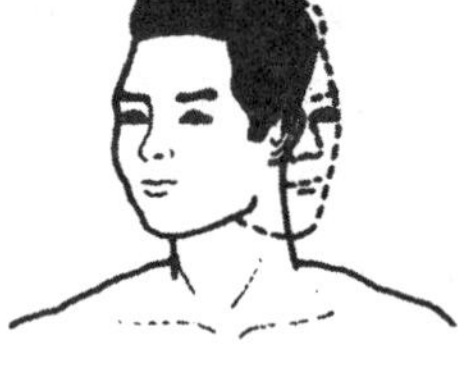

图 4－90　颈部左右旋转法

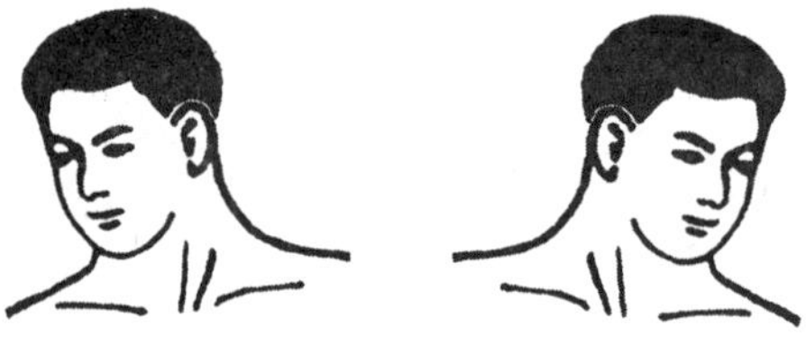

图 4－91　颈部前伸旋转法

5．后伸旋转法：吸气时头颈尽力转向后上方，眼看右后上方，呼气时回归正中位，随后如法做头颈部向左后上方转及回归动作（图 4－92）。

6．环转法：头颈部向左右各环转数次，此法实为上述活动的综合（图 4－93）。

（二）腰部锻炼方法

1．前屈后伸法：站立位，两足分开与肩等宽，双下肢保持伸直，腰部前屈手掌尽量着地；后仰时双下肢仍保持伸直位，腰部尽量过伸，上半身后仰（图 4－94）。

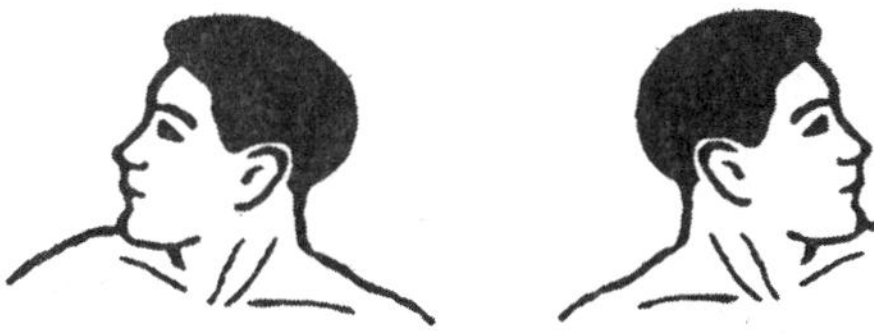

图 4－92　颈部后伸旋转法

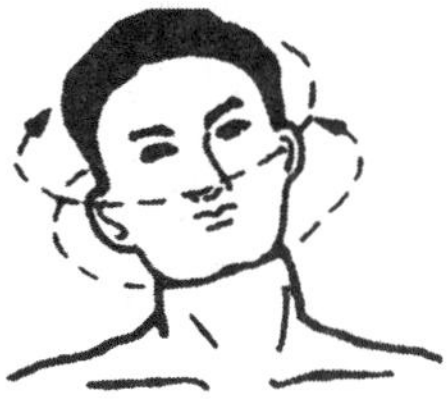

图 4－93　颈部环转法

2．侧屈法：姿势同“前屈后伸法”，腰部向左或向右作充分侧屈活动，每次均应达到最大限度（图 4－95）。

3．旋转法：姿势同“前屈后伸法”，两肩外展，双肘屈曲，上半身向左或向右作转身活动，每次均应达到最大限度，眼睛的视线亦应随之转向左后方或右后方（图4－96）。

4．回旋法：姿势同“前屈后伸法”，两腿伸直，上身正直，两手托护腰部，作腰部向左或向右大回旋运动（自左向前、右后作回旋动作及自右向前、左后回旋），此法实为上述三法动作的综合（图 4－97）。

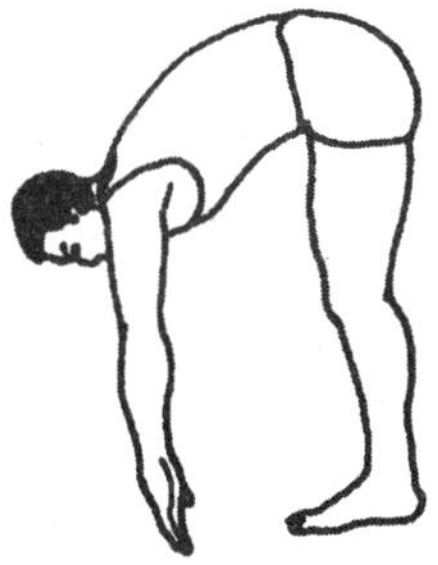

图 4－94　腰部前屈后伸法

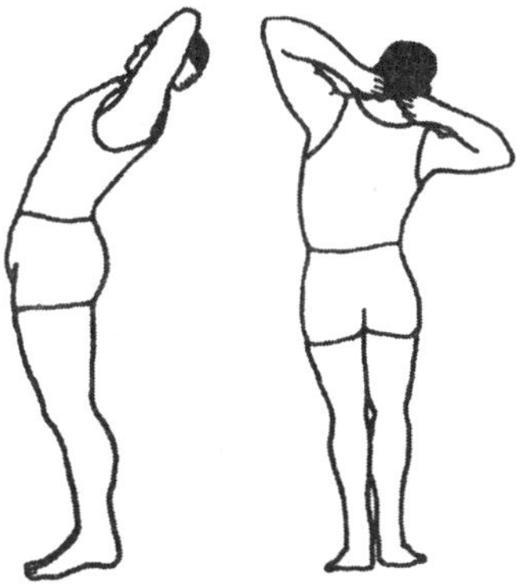

图 4－95　腰部侧屈法

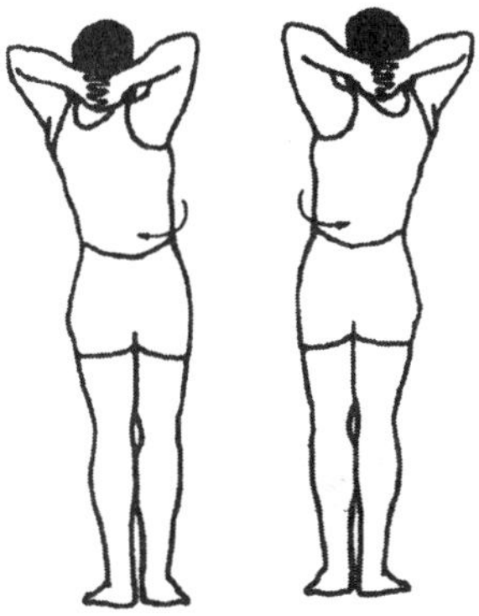

图 4－96　腰部旋转法

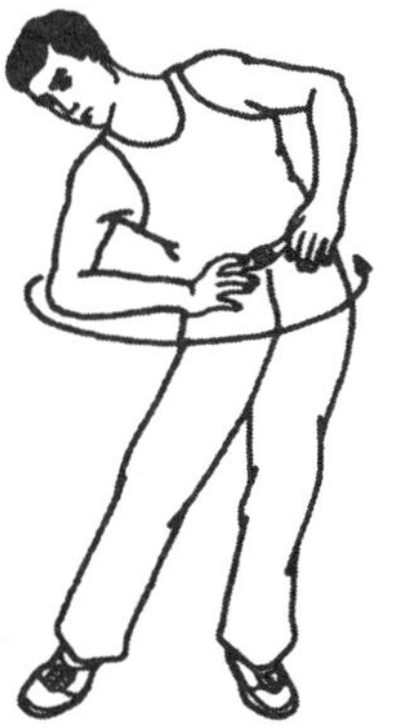

图 4－97　腰部回旋法

5．仰卧起坐法：患者仰卧于硬板床上，两上肢向前伸直的同时逐渐坐起，弯腰直至两手触及足尖（图 4－98）。

6．仰卧位腰背肌锻炼之一（五点支撑法）：患者仰卧，先屈肘伸肩，后屈膝伸髋，同时收缩腰背肌，以两肘、两足和头枕部五点支重，使身体背腰部离开床面，维持一定时间然后恢复原位（抬起及复原时均应缓慢）。（图 4－99）

7．仰卧位腰背肌锻炼之二（三点支撑法）：患者仰卧，两肘屈曲贴胸以两足及头顶 3 点支重，使整个身体离开床面（图 4－100）。

8．仰卧位腰背肌锻炼之三（拱桥式支撑法）：患者仰卧，两臂后伸，两腕极度背伸，两脚和两手用力将身体完全撑起，呈拱桥式悬空（图 4－101）。

9．俯卧位腰背肌锻炼法：①准备姿势，患者俯卧，头转向一侧；②两腿交替向后作过伸动作；③两下肢同时向后作过伸动作；④两腿不动，两上肢后伸，头颅抬起，使胸部离开

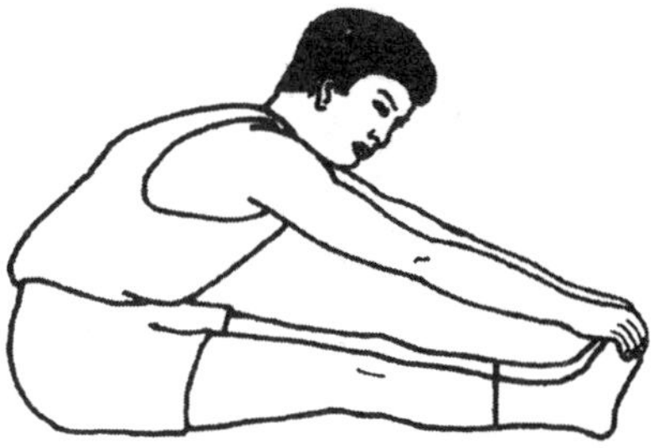

图 4－98　仰卧起坐法

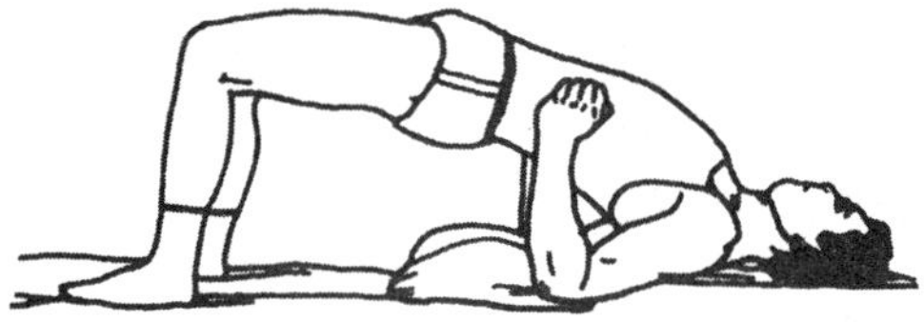

图 4－99　腰背肌锻炼之一（五点支撑法）

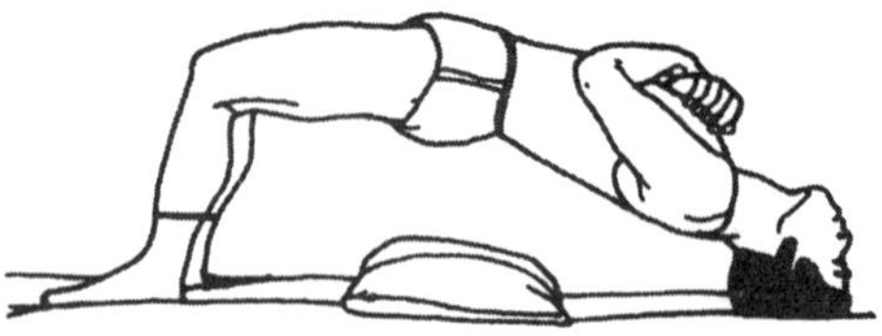

图 4－100　仰卧位腰背肌锻炼之二(三点支撑法)

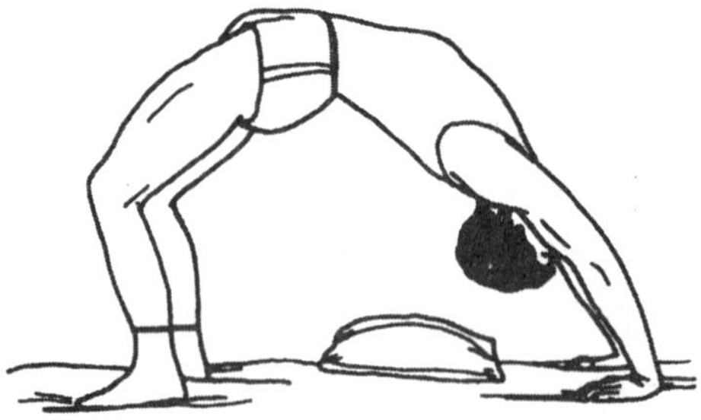

图 4－101　仰卧位腰背肌锻炼之三(拱桥式支撑法)

床面；⑤头胸和两下肢同时离开床面，仅腹部与床面接触（图 4－102）。

10. 摇椅活动法：仰卧，两髋、膝极度屈曲，双手抱腿，使背部作摇椅式活动（图 4－103）。

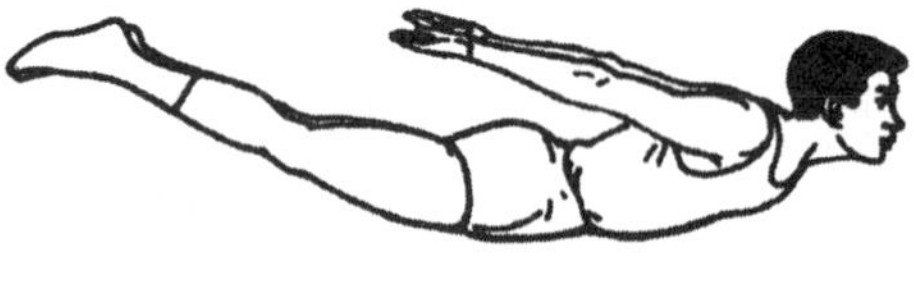

图 4－102　俯卧位腰背肌锻炼法

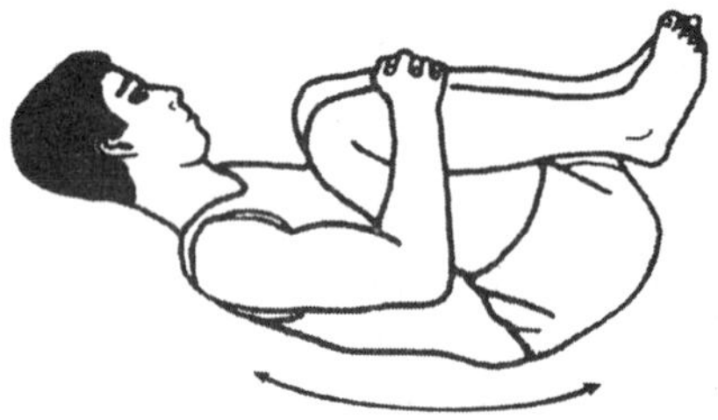

图 4－103　摇椅活动法

（三）上肢锻炼方法

1. 前后摆臂法：站立两足分开与肩同宽，弯腰，两上肢交替前后摆动，幅度由小至大，直至最大幅度（图 4－104）。

2. 弯腰划圈法：站立，两足分开，与肩同宽，向前弯腰 90°，患侧上肢下垂，作顺时针、逆时针划圈回环动作，幅度由小至大，速度由慢到快（图 4－105）。

3. 肩臂回旋法：站立，姿势同上，健手叉腰，患肢外展 90°，握拳，先向前作回环旋转，再向后作回环旋转，速度由慢到快，幅度由小至大（图 4－106）。

4. 手指爬墙法：面对或侧身向墙站立，用患侧手指沿墙徐徐向上爬行，使上肢高举到最大限度，然后沿墙下移回归原位（图 4－107）。

5. 推肘收肩法：患肘屈曲，腕部尽可能搭在健肩上，健手托住患肘，将患臂尽量内收

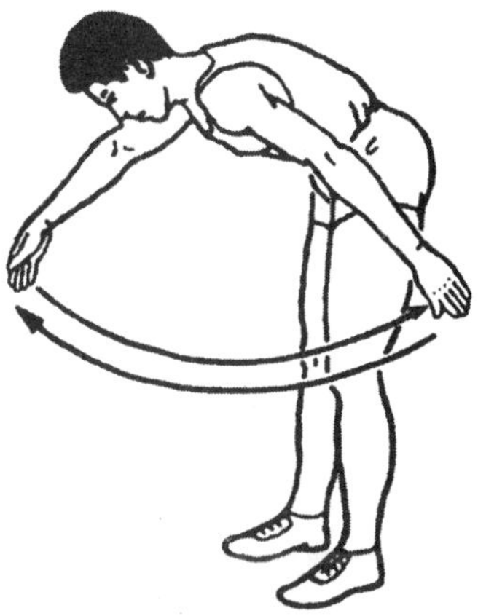

图 4－104　前后摆臂法

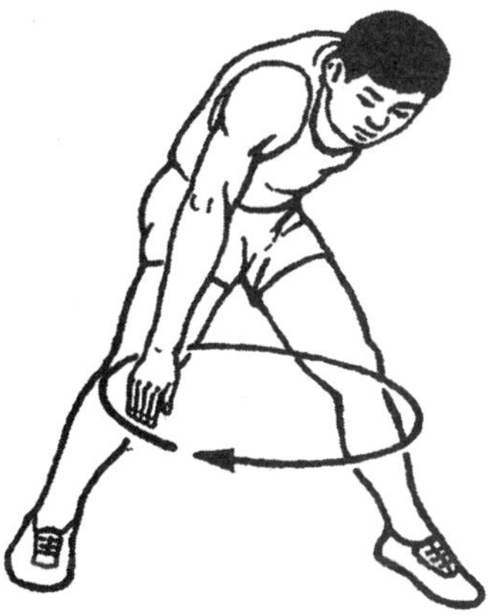

图 4－105　弯腰划圈法

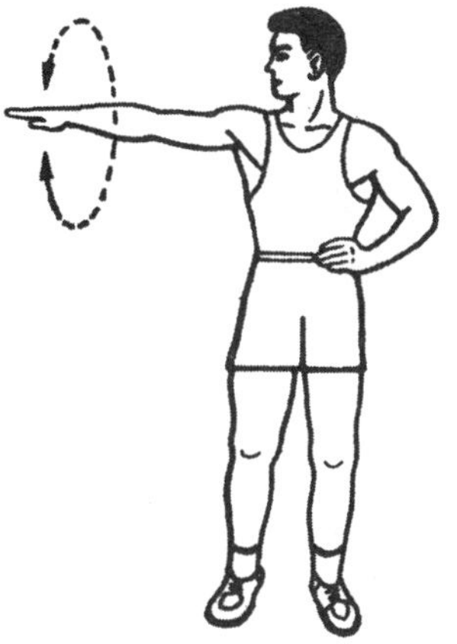

图 4－106　肩臂回旋法

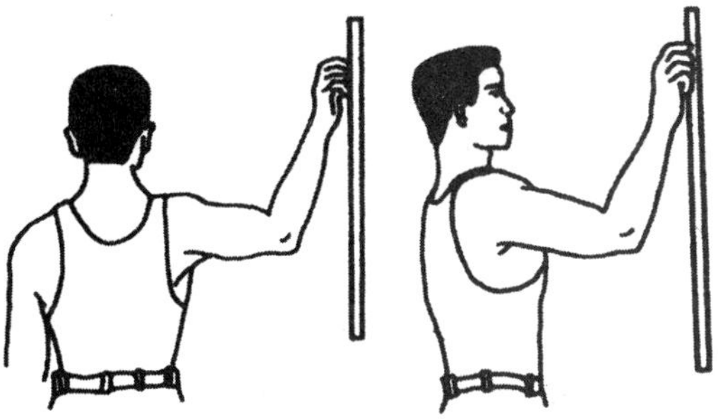

图 4－107　手指爬墙法

向健侧，然后回归原位（图 4－108）。

6. 反臂拉手法：患肩后伸内旋，腕背贴于腰部，然后健手从背后将患手拉向健侧肩胛骨。随着功能的恢复，健手握患手的部位应逐渐向肘部靠近，患手力争摸到健侧肩胛骨。（图 4－109）

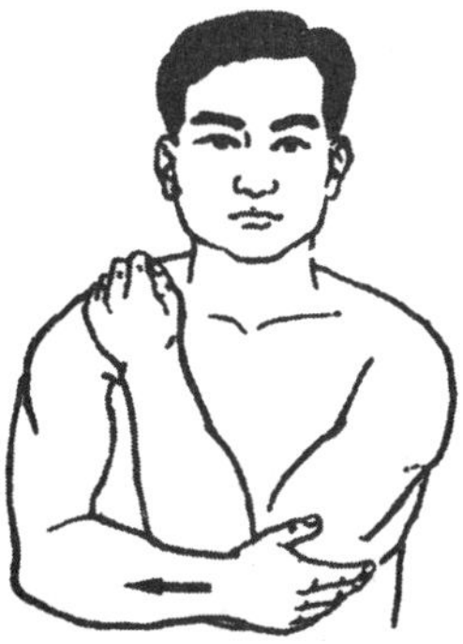

图 4－108　推肘收肩法

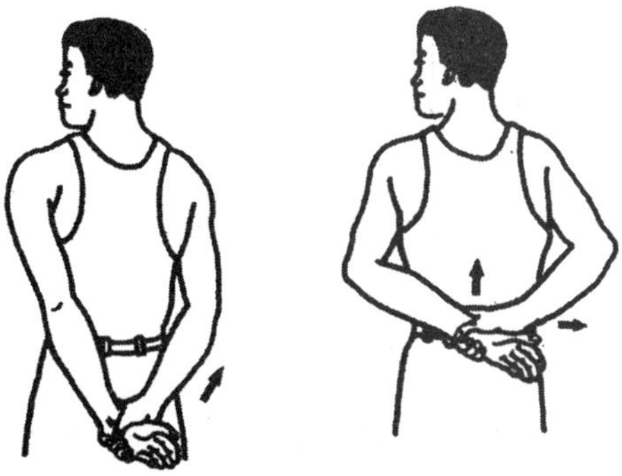

图 4－109　反臂拉手法

7. 手拉滑车法：坐或站立于滑车下，两手持绳之两端，健手用力牵拉带动患肢来回拉动，幅度可逐渐增大（图 4－110）。

8. 反掌上举法：站立位，两足分开与肩同宽，两手放在胸前手指交叉，掌心向上，反掌向上抬举上肢，同时眼看手指，然后还原。可用健肢用力帮助患臂上举，高度逐渐增加。（图 4－111）

9. 肘部屈伸法：坐位，患肢上臂平放于台面，前臂旋后，握拳，健手握患肢前臂，并带动患肘作屈曲伸直锻炼，尽力活动至最大范围（图 4－112）。

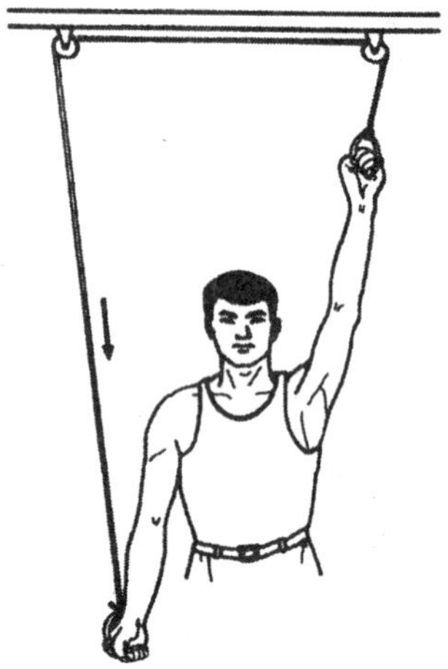

图 4－110　手拉滑车法

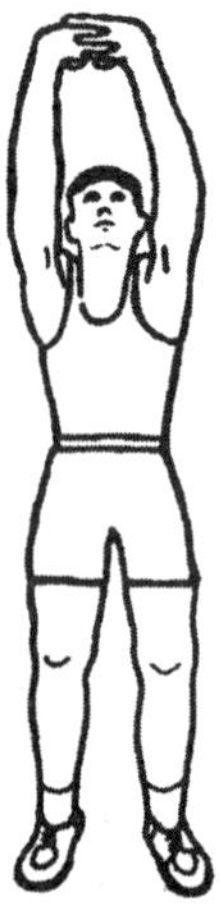

图 4－111　反掌上举法

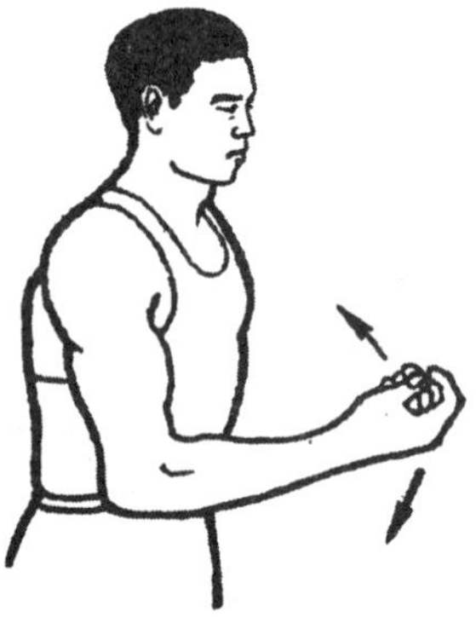

图 4－112　肘部屈伸法

10. 前臂旋转法：坐或站立位，屈肘 90°，作前臂旋前、旋后活动，旋前时握拳，旋后时还原变掌；或旋后时握拳，旋前时还原变掌。亦可用健手协助患肢前臂作旋转活动。（图 4－113）

11. 腕屈伸法：患肢腕关节用力作背伸、掌屈的动作或采用合掌压腕法，即屈肘、前臂贴于胸前，两手掌或手背相贴，然后用力压腕（图 4－114）。

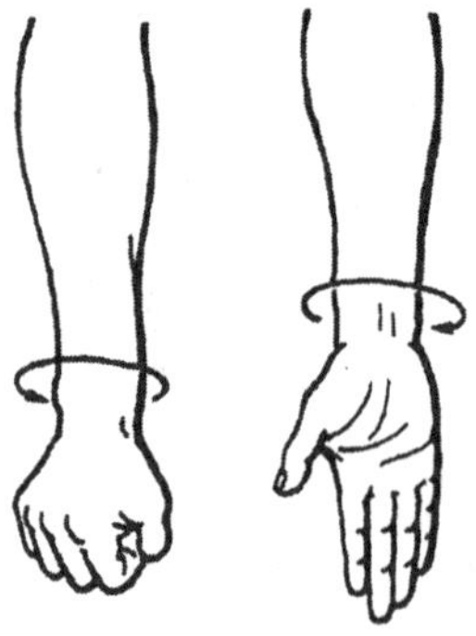

图 4－113　前臂旋转法

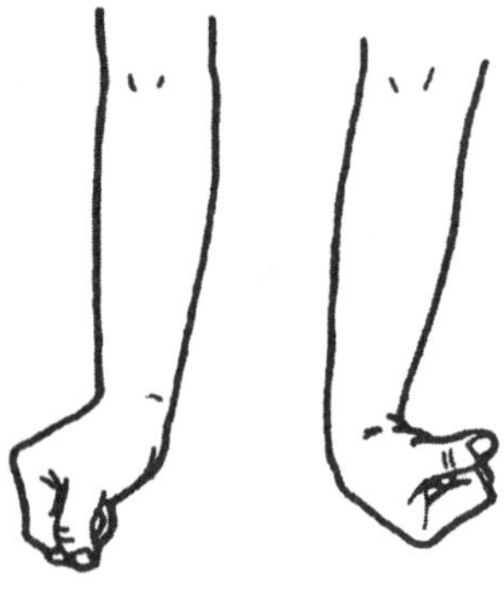

图 4－114　腕屈伸法

12. 腕侧偏法：坐或站立位，屈肘前臂中立位，患肢腕关节用力作尺偏及桡偏运动，尽力达到最大限度（图 4－115）。

13. 腕部回旋法：体位同腕侧偏法，5 指分开，患腕作回旋运动，或两侧手指交叉，用健手带动患腕作回旋运动（图 4－116）。

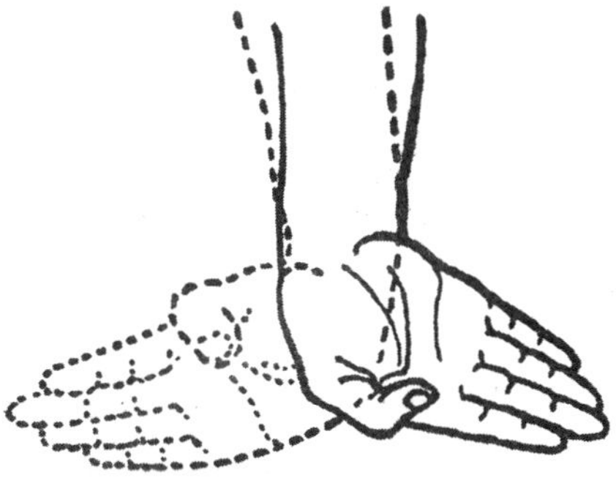

图 4－115　腕侧偏法

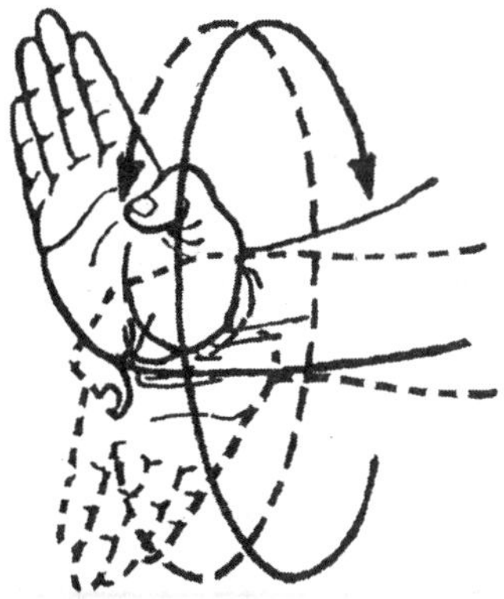

图 4－116　腕部回旋法

14．抓空握拳法：体位同腕侧偏法，手指尽量张开，然后用力屈曲握拳，左右交替进行（图 4－117）。

15．手捻双球法：体位同腕侧偏法，患手握两个大小适中的钢球或核桃，使球在手心中作交替滚动，以练习手指的活动（图 4－118）。

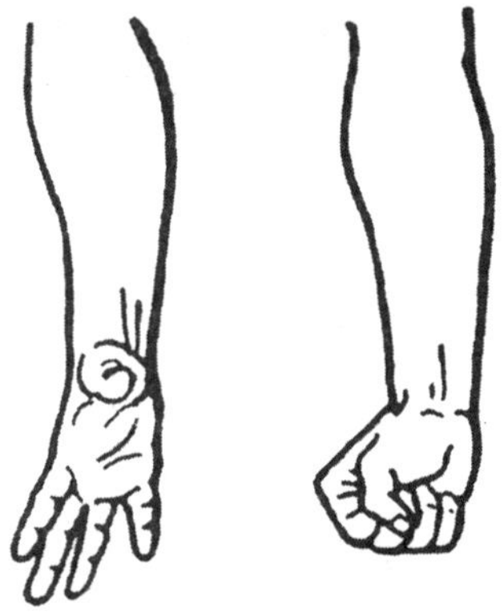

图 4－117　抓空握拳法

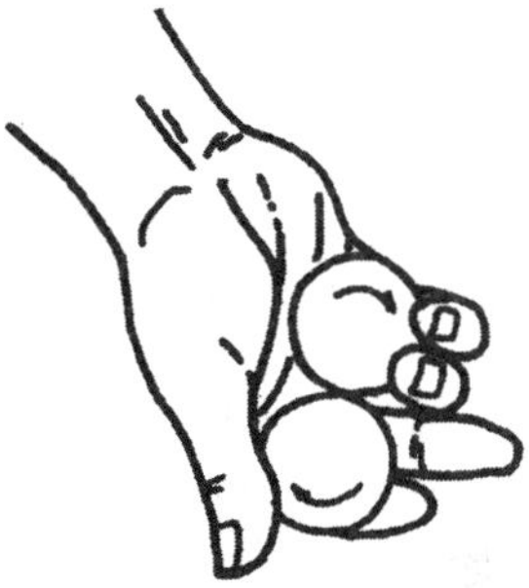

图 4－118　手捻双球法

（四）下肢锻炼方法

1．直腿抬高法：仰卧位，两下肢伸直，患肢用力伸直后慢慢屈髋，将整个下肢抬高，然后再逐渐放回原位，两下肢可交替进行，反复多次（图 4－119）。

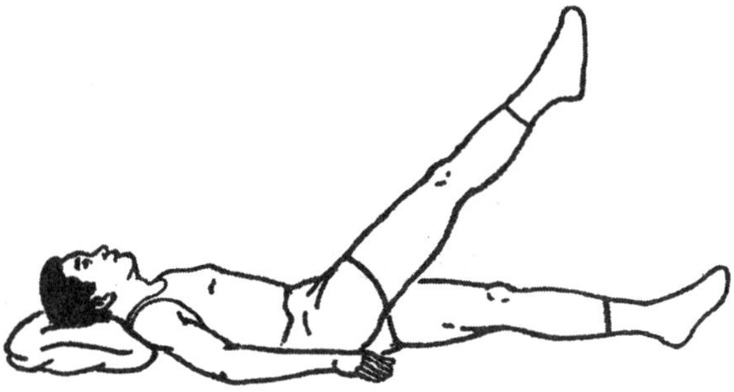

图 4－119　直腿抬高法

2．举屈蹬空法：体位同直腿抬高法，将患肢直腿抬高 45°时，屈髋、屈膝，然后用力伸直向外上方蹬出，反复多次（图 4－120）。

3．箭步压腿法：站立位，患腿向前迈出一大步，呈屈曲前弓态，健腿在后伸直，双手扶住患侧大腿作压腿动作，尽量使膝关节屈曲，距小腿关节背伸，同法练习健腿，两腿交替练习多次（图 4－121）。

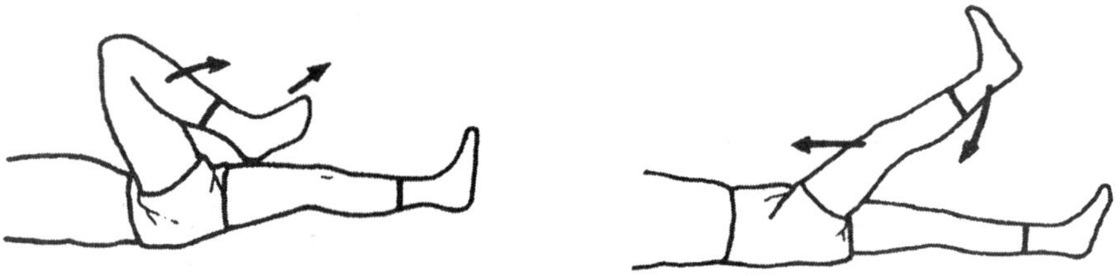

图 4－120　举屈蹬空法

4．侧卧展腿法：向健侧卧位，下肢伸直，将患侧大腿尽力外展，然后还原，继之向患侧卧位作健侧下肢外展运动（图 4－122）。

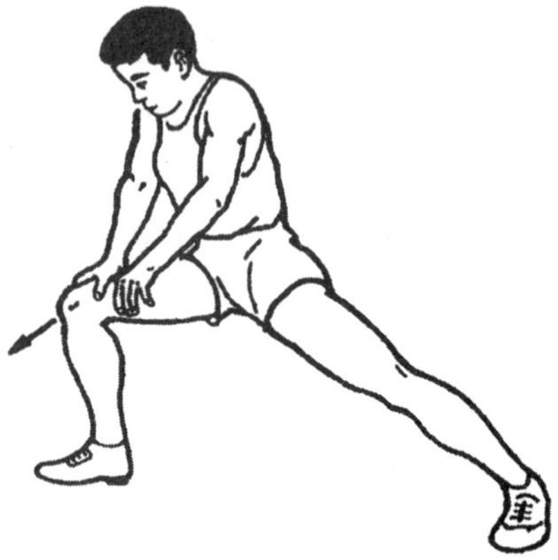

图 4－121　箭步压腿法

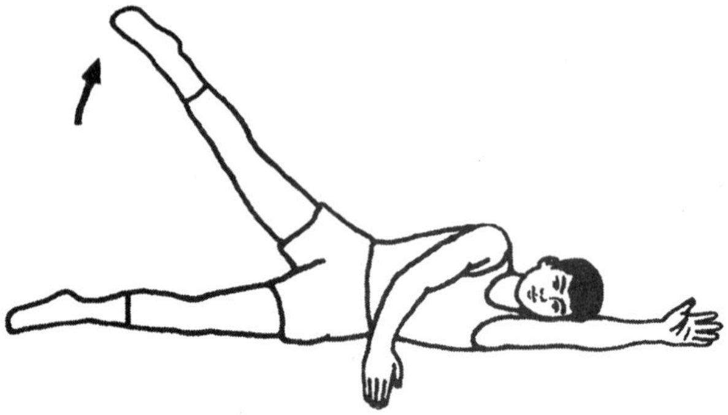

图 4－122　侧卧展腿法

5．半蹲转膝法：两脚立正，足跟并拢，两膝微屈，两手扶于膝部，使两膝作顺时针、逆时针方向回旋动作（图 4－123）。

6．屈膝下蹲法：两足开立，与肩同宽，足尖着地，足跟轻提，两臂伸直平举，或两手扶住固定物，随后两腿下蹲，尽可能使臀部触及足跟（图 4－124）。

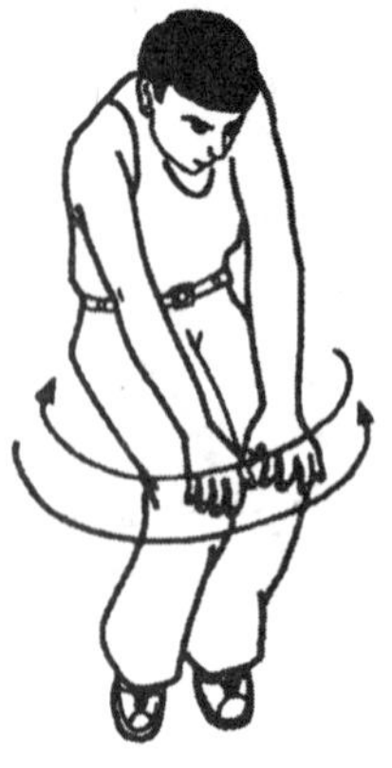

图 4－123　半蹲转膝法

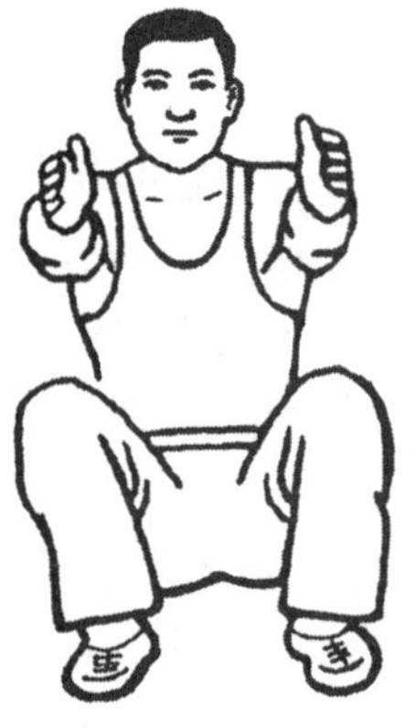

图 4－124　屈膝下蹲法

7．四面摆踢法：双下肢并立，两手叉腰 4 指在前，然后作下列动作。①患肢大腿保持原位，小腿向后提起，然后患足向前踢出，足部尽量跖屈，还原；②患侧小腿向后踢，尽量使足跟触及臀部，还原；③患侧下肢抬起屈膝，患足向里横踢（髋外旋），似踢毽子一样，还原；④患侧下肢抬起屈膝，患腿向外横踢（髋内旋），继之换健侧下肢作同样动作（图4－125）。必要时双手可扶住床架稳定身体，然后练习。

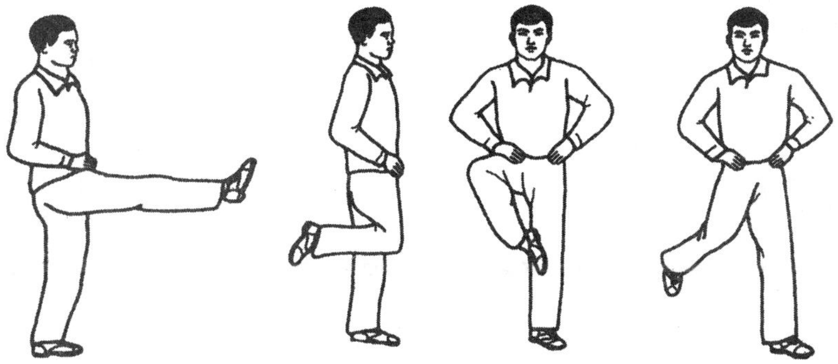

图 4－125　四面摆踢法

8．踝部屈伸法：仰卧或坐位，足作背伸、跖屈活动，反复交替进行（图 4－126）。

9．踝部旋转法：体位同踝部屈伸法，距小腿关节作顺时针、逆时针方向的旋转活动，反复交替进行（图 4－127）。

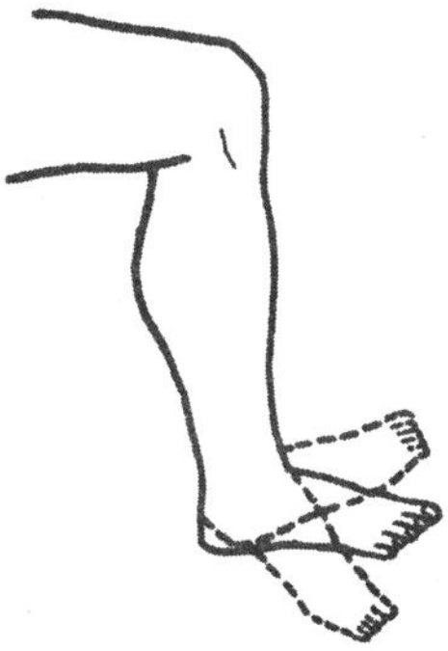

图 4－126　踝部屈伸法

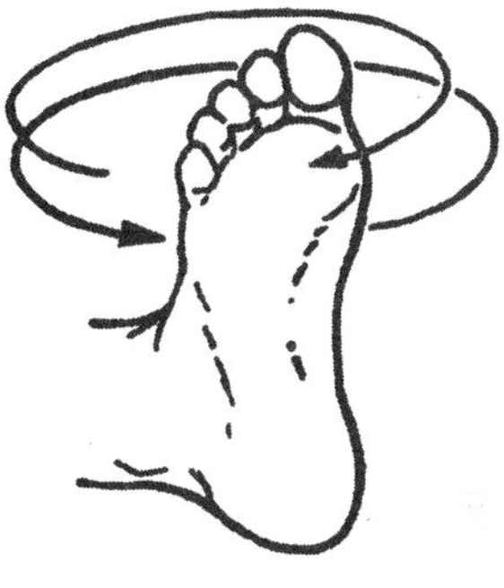

图 4－127　踝部旋转法

10．蹬滚木棒法：坐位，患足踏于竹管或圆棒上，作前后来回滚动圆棒的动作（图 4－128）。

11．蹬车运动法：坐于一特制的练功车上，模拟踏自行车作蹬车运动（图4－129）。

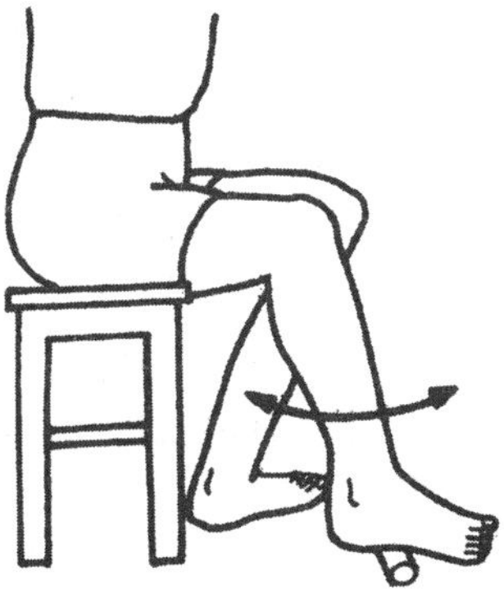

图 4－128　蹬滚木棒法

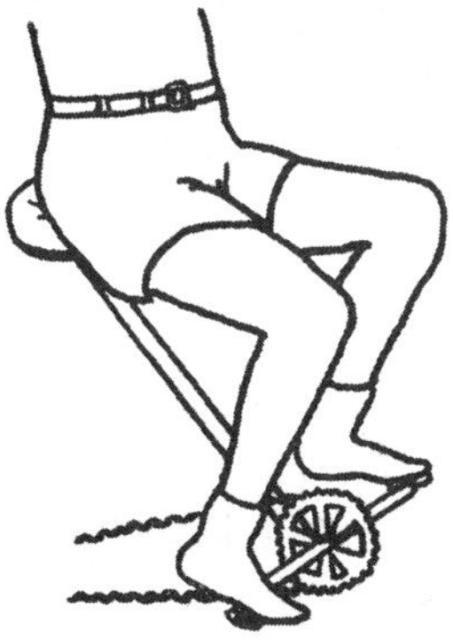

图 4－129　蹬车运动法

12．上下台阶法：借助于台阶高低的特点，练习下肢的活动。对髋关节、膝关节和距小腿关节的功能恢复均有帮助（图 4－130）。

13．负重伸膝法：坐位，患肢足部负一小沙袋，然后慢慢伸直膝关节，再慢慢屈膝，反复多次（图 4－131）。

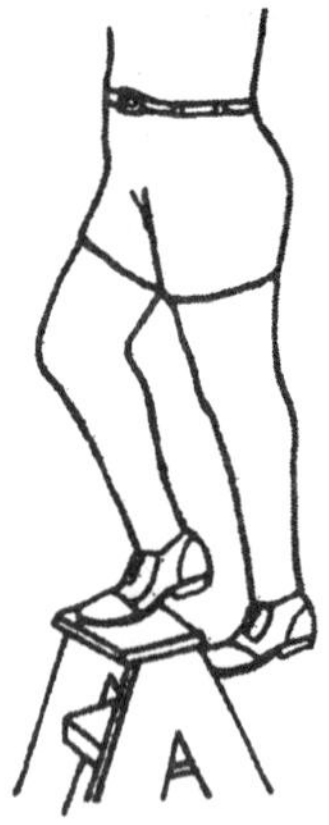
图 4－130　上下台阶法

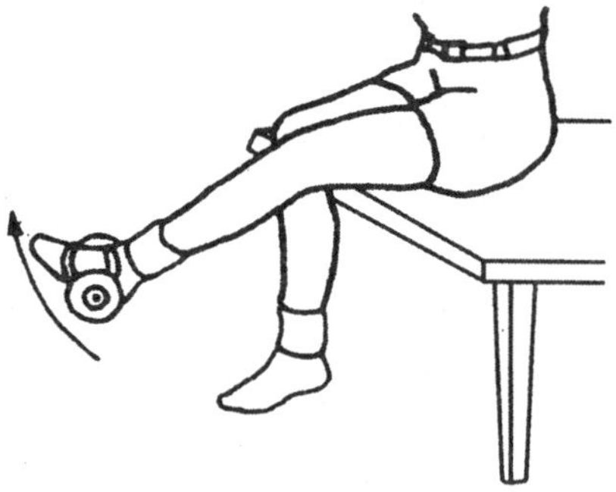
图 4－131　负重伸膝法

自学指导

【重点难点】

1．本章的重点：

（1）学习本章时，首先要重点掌握骨伤科疾病的治疗四原则——动静结合、筋骨并重、内外兼治、医患合作。其次要明确药物内治法是中医整体观念在治疗骨伤科疾病的具体体现，外治法是局部治疗的重点，而功能锻炼则是医患合作的具体体现。

（2）药物内治 12 法涵盖了损伤、劳损与骨病等各种骨伤科疾病的治疗基本方法，其重点在三期辨证用药原则，故应结合骨折、脱位及筋伤概论中的相关内容进行。

（3）药物外治法要熟悉敷贴药、搽擦湿敷药、熏洗药、热熨药四大剂型的临床适应证及功效。其中药膏、熏洗药及热熨药在骨伤科疾病中应用尤为广泛，应重点掌握。

（4）学习手法一节时，首先应熟悉手法治疗的应用原则、适应证和禁忌证。其次，正骨、上骱、理筋三大类基本手法的操作要领是重中之重。不仅要在理论上识记，更重要的是要在自己或他人的身体上进行模拟操作练习，进而在临床上锻炼提高，才能初步掌握手法操作的基本要领。其三，手法学习必须与有关章节的具体内容结合进行，各个手法之间的横向比较和基本手法与各病治疗手法应用的纵向联系是理论识记的行之有效的方法。最后，要真正做到在临床上熟习操作手法，行之有效，还必须进行手法劲力练习。

（5）固定是治疗骨伤科疾病的重要手段，有外固定和内固定两大类，学习重点应放在外固定。外固定分为夹板固定、石膏固定、牵引固定及外固定器固定四大类。学习时主要识记各种外固定方法的原理、特点、基本操作技术和方法以及术后管理及注意事项。必要时尚可将各种固定方法作一横向比较，分析各自的优缺点，从而加深印象，熟悉并进一步在临床上掌握其操作技术。

(6) 练功疗法有局部锻炼、全身锻炼和器械辅助锻炼等几类。学习重点应放在各部位的局部锻炼方法，在此基础上熟悉练功疗法的作用、应用原则及注意事项。在具体的学习方法上，亦应将理论学习与模拟实际结合起来，仿照教材上的图示或在老师的指导下进行操练，才能起到事半功倍的效果。

2. 本章的难点：

(1) 外治法是对伤病局部进行治疗的方法，是骨伤科疾患的主要治疗方法。药物内治法是以辨证施治为基础而施行的治疗，体现了中医的整体观念，亦是骨伤科疾病治疗不可或缺的方法。因此，内治法与外治法的关系是辩证统一的。

(2) 药膏和膏药虽然在名字上非常接近，但两者的用法、剂型乃至功效等方面均有很大的区别，不可将两者混同。

(3) 熏洗药和热熨药均兼有物理疗法和药物治疗的双重作用，且在使用方法上均较繁复，但两者在剂型、用法及适应部位等方面皆有区别。如临床上在颈、肩、髋、腰、胸等不便进行熏洗的部位，则宜采用热熨药行局部治疗。因此，学习时宜将两者进行比较，于鉴别中加深印象，避免混淆。

(4) 正骨手法的难点为：①牵引手法的目的是纠正重叠移位，同时亦是手法的基础，一般应贯彻于正骨手法的始终。但在施行分骨、回旋、旋转等手法时，则应限制牵引手法的力度，否则会影响这些手法的作用。②旋转手法与回旋手法两者的作用原理和适应对象有较大的区别，旋转手法是将骨折远端绕轴自转，而回旋手法是将骨折远端绕骨折近端进行公转。前者适用于旋转移位，后者适用于背向移位，此概念必须分清。

(5) 理筋手法的难点为：①㨰法的操作要领是在作前臂旋转动作的同时必须有腕关节的屈伸动作，否则动作不仅不正规，而且亦达不到应有的力度，使疗效下降；②摩法与揉法两法的动作要领均为作环形动作，区别在于摩法与患部皮肤间有相对的动作，而揉法则为吸定患处皮肤，使皮下组织随手指的揉动而滑动；③颈椎旋转扳法和腰椎旋转扳法在操作上存在一定的难度，必须在感觉患者肌肉彻底放松时才可施行手法，否则不仅达不到治疗目的，甚至可能会造成副损伤。

(6) 无论夹板或石膏固定，均应十分重视外固定的松紧度。过松达不到固定的目的，过紧则会造成骨突皮肤受压破溃甚至肢体缺血的严重后果。因此，正确地评价和调整外固定的松紧度与观察患肢远端血运是外固定的重点和难点，自学时应参照骨折概论中的相关内容进行横贯联系，以加深印象。

(7) 进针点的确定是骨牵引操作的难点，除应在理论上熟记外，学习时不妨在自己肢体的有关部位进行触摸和标记练习。

【复习思考题】

1. 治疗骨伤科疾病为什么要贯彻“动静结合”、“筋骨并重”、“内外兼治”、“医患合作”的治疗原则？试从骨伤疾病的特点加以阐述。
2. 药物内治法包括了哪些基本方法？外用药物有哪些剂型？各自的适应证是什么？
3. 药膏和膏药、熏洗药和热熨药在剂型、适应证、用法等方面有何异同？试加以分析比较。

4. 手法施法有哪些基本要求？为何施行手法之前应制订周密的施术方案？
5. 手法有哪几大类？简述其各自的适应证和禁忌证。
6. 试述 9 种正骨基本手法的操作要领，并列举其各自的作用。
7. 为什么在施行分骨、旋转、回旋等手法时，应减小牵引手法的力度？试比较分析旋转和回旋手法的异同点。
8. 上骱基本手法有哪些？其与正骨手法有哪些区别和相同之处？
9. 试述理筋基本手法的操作要领，找出相近手法的异同点，并简述其各自的作用特点。
10. 用于制作夹板的材料应具备哪些性能？简述超关节夹板和不超关节夹板的适用范围。
11. 固定垫有哪几种？常用的固定垫使用方法有几种？各适用于什么情况？
12. 简述夹板固定的 2 种包扎方法。如何把握扎带绑扎的松紧度？夹板固定后应注意哪些问题？
13. 夹板固定与石膏固定各有何特点？
14. 何谓关节的功能位？试述四肢各关节的功能位置。
15. 如何进行石膏固定？简述其操作步骤及注意事项。
16. 常用的石膏类型有哪些？各有哪些适应范围？
17. 如何进行皮肤牵引操作？其适应证和禁忌证是什么？为何皮肤牵引的最大质量不能超过 5 kg？
18. 骨牵引有何特点？与皮肤牵引比较具有哪些优势？
19. 试述尺骨鹰嘴、股骨髁上、胫骨结节及颅骨牵引的操作方法。
20. 骨外固定器适用于什么情况？简述其手术操作基本要求和操作方法。
21. 常用内固定的方式和种类有哪些？应用时应注意哪些问题？主要禁忌证是什么？
22. 施行清创术为什么受时间限制？试简述其操作步骤。
23. 练功疗法有何作用？简述其应用原则及注意事项。

〔熊渭平〕

第五章 骨　　折

本章共4节。第一节系统叙述了骨折的定义、病因病机、分类、诊断、并发症、愈合过程、影响骨折愈合的因素、治疗以及儿童骨骺损伤处理原则等问题。第2～4节分别介绍上肢、下肢及躯干骨折，重点论述了临床常见的锁骨、肱骨外科颈、肱骨干、肱骨髁上、尺桡骨干、桡骨远端、股骨颈、股骨大转子、股骨干、髌骨、胫腓骨干、踝部、肋骨、颈椎、胸腰椎及骨盆骨折的临床特征及诊治方法。

第一节 概　　论

【目的要求】

1. 了解儿童骨骺损伤及处理原则和骨折愈合的过程。
2. 熟悉骨折的定义、分类、并发症、影响骨折愈合的因素及骨折畸形愈合、延迟愈合、不愈合的概念。
3. 掌握骨折的病因病机、诊断及辨证施治原则。

【自学时数】

10～12学时。

由于外力的作用，破坏了骨或软骨的完整性和连续性者，称为骨折。骨折既包括明显的骨皮质完全断裂，亦包括骨小梁的中断，即微细骨折。骨折属于中医伤骨的范畴。骨折的概念，我国古代医家很早就有所认识，甲骨文已有“疾骨”、“疾胫”、“疾肘”等病名；《周礼·天官》记载了“折疡”；《灵枢·邪气藏》记载了“折脊”；马王堆汉墓出土的医籍也记载了“折骨”；骨折这一病名，首见于唐代王焘的《外台秘要》。

【病　　因】

骨折的病因有外因和内因两大类。

（一）外力因素

外因主要是外力伤害因素，常见的外力形式有钝器击伤、平地跌倒、高处坠堕、机器压轧、车辆撞击、火器伤害以及台风、地震自然灾害损伤等。但无论何种形式的外力，分析其性质均可归纳为以下4类：

1. 直接外力（直接暴力）：骨折发生在外力直接作用的部位。其主要形式有打击、压砸、穿凿等（图 2－1、图 5－1），机制是由于暴力撞击、砸击造成骨折，局部软组织常被暴力碾挫致伤，因此损伤较严重。如为开放性骨折，则因打击物由外向内穿破皮肤，故感染率较高。骨折线的形态多为横形或粉碎性。如发生在前臂或小腿，两骨骨折部位多在同一平面。

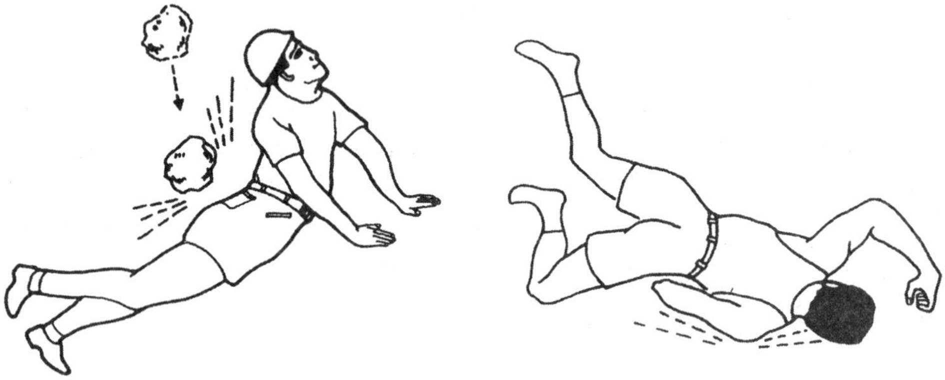

图 5－1　直接外力导致骨折的形式

2．间接外力（间接暴力）：骨折发生在远离外力作用的部位。其主要形式有传导暴力、扭转暴力、成角暴力等（图 2－2、图 5－2），机制是暴力通过传导、杠杆或旋转作用，使骨的远处发生骨折。如为开放性骨折，则多因骨折断端由内向外穿破皮肤所致，故感染率较低。间接暴力所致的骨折多发生在应力集中的部位，其骨折线形态多为斜形或螺旋形。如发生在前臂或小腿，则两骨骨折的部位多不在同一平面。

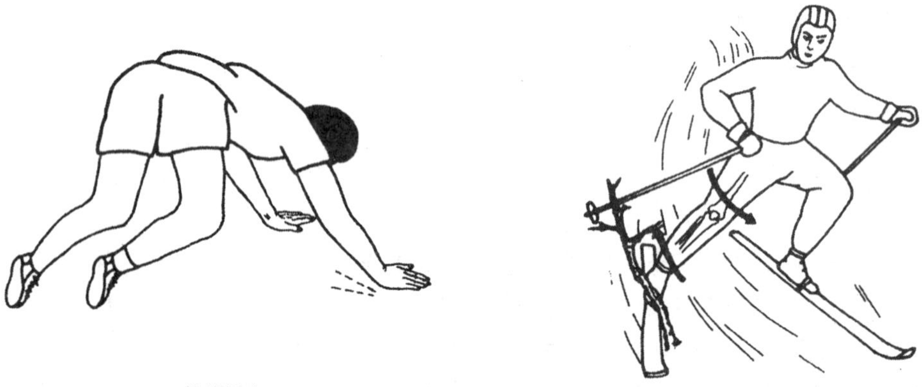

(1)传导暴力　　(2)扭转暴力

图 5－2　间接暴力导致骨折的形式

3．肌肉牵拉暴力（撕脱暴力）：由于急剧而不协调的肌肉收缩或韧带受外力的被动牵拉所引起的肌肉或韧带附着处的撕脱骨折。肌肉牵拉暴力骨折均发生在肌肉、肌腱或韧带的附着处，多为骨松质骨折。此类骨折发生的机制是由于骨松质的抗牵拉强度低于韧带或肌肉（肌腱）的抗牵拉强度。骨折多有分离移位或翻转移位。

常见发生撕脱骨折的部位有股四头肌牵拉导致的髌骨骨折、前臂屈肌群牵拉导致的肱骨内上髁骨折、肱三头肌牵拉导致的尺骨鹰嘴骨折、冈上肌牵拉引起的肱骨大结节骨折、第 3 腓骨肌牵拉引起的第 5 跖骨基底部骨折等（图 5－3）。

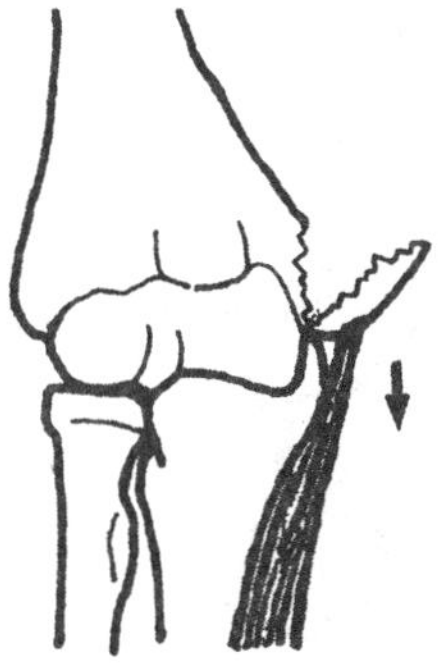

(1)肱骨内上髁骨折

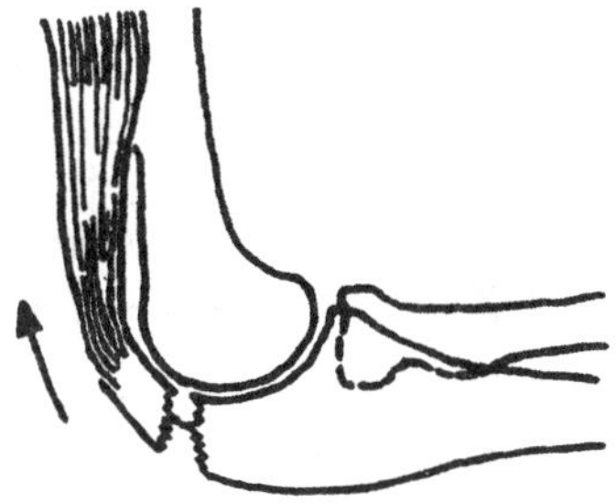

(2)尺骨鹰嘴骨折

图 5－3　撕脱暴力造成的肱骨内上髁骨折和尺骨鹰嘴骨折

4．累积性力（交变应力）：应力随时间呈周期性变化的力称为交变应力。交变应力可导致疲劳骨折（又称应力骨折）。疲劳骨折系由于长期重复的轻微外力集中（累积）于骨骼的某一处而逐渐形成的。发生疲劳骨折的骨组织不是整体破坏，而是部分破坏，被累及的骨小梁断裂和修复同时进行，因此属慢性骨折。骨折多无移位，断端较光滑，并可有碎骨块游离脱落。疲劳骨折的愈合能力较低，所需时间较长。疲劳骨折常见的部位为第 2、3 跖骨颈（干）及胫骨、股骨颈、腓骨下 1/3 等处（图 5－4）。疲劳骨折的临床特点为起病缓慢，无急性损伤史；局部疼痛逐渐加重，影响功能；疼痛部位可触摸到骨性包块；X 线摄片在发病 1～2 周内可无阳性发现或可见压痛处有一横形或斜形骨裂，但无移位；3～4 周后骨折线较为明显，周围可有梭形骨痂。

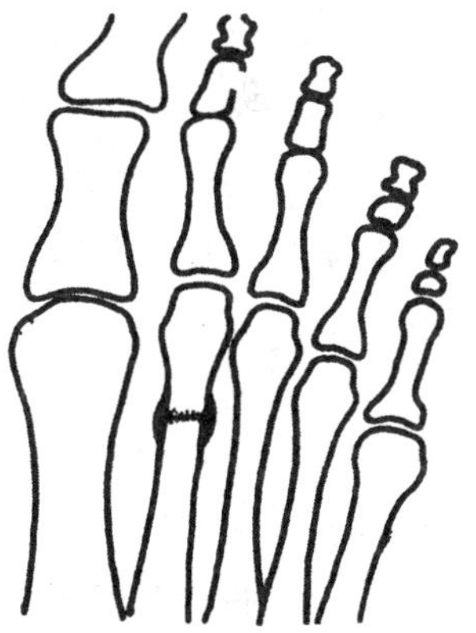

图 5－4　第 2 跖骨疲劳骨折

（二）内在因素

1．解剖结构：在骨松质与骨密质交界处（即骨干与骨端交接延续部位）是解剖上的薄弱点，易发生骨折，如肱骨外科颈骨折、肱骨髁上骨折等。骨骼在遭受暴力打击时，形状的突变部位易引起应力集中，因此，骨骼的形态转变部位是机械强度最薄弱的部位，亦是最易发生骨折的部位，如胫骨的中 1/3 和下 1/3 交界之处等。在脊柱多关节部位，小范围活动关节与大范围活动关节交界处（相对静止和活动的交界处），遭受屈曲（成角）应力时，往往是曲折点，故易发生骨折。（图 5－5）

2．年龄：在受伤姿势及暴力性质相同的情况下，骨折的好发部位可因年龄而异。如同为跌倒手撑地致伤，儿童多为伸直型肱骨髁上骨折，老年人则常发生桡骨远端骨折。其次，骨折的类型可因年龄差异而不同。如儿童骨骼的胶质多，骨膜较厚而坚韧，遭受外力不易完全断裂，而常发生青枝骨折、隆凸骨折及弓形骨折；老年人骨骼中无机成分增多骨质疏松，因而骨骼脆性增加而刚度和强度下降，加之动作迟缓、反应迟钝，故遭受暴力易发生骨折，且易发生粉碎性骨折；此外，18 岁以下的青少年，骨骺尚未闭合，关节部位受伤往往发生骨骺分离或骨骺骨折。

3．病理因素：骨骼先有病理变化，骨小梁乃至部分骨骼已遭破坏，在遭受轻微外力时

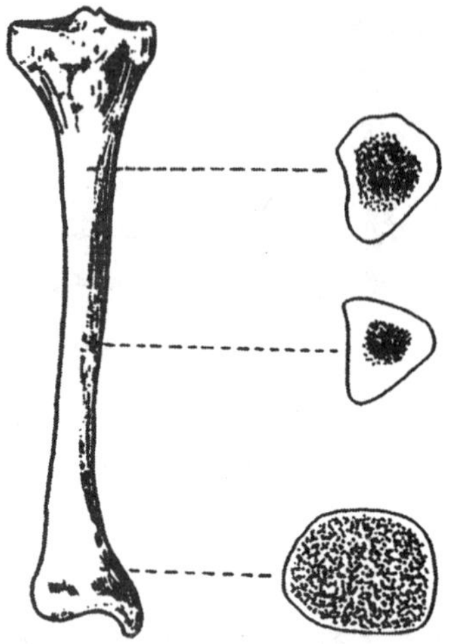

(1)胫骨骨折多发生中、下 1/3 形态变化交界处

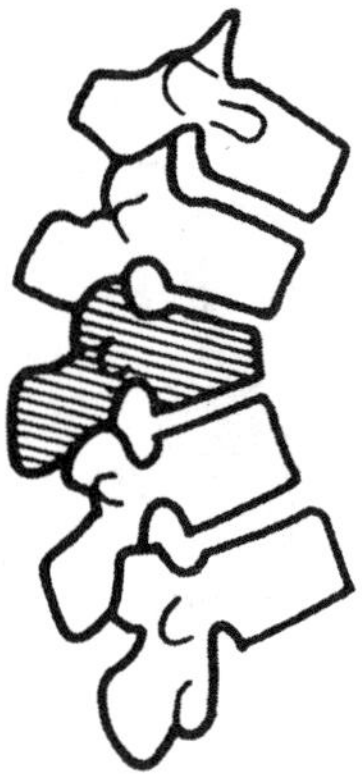

(2)脊柱骨折多发生在活动与静止交界处

图 5－5 胫骨骨折和脊柱骨折的好发部位

即可发生骨折，如骨囊肿、骨髓炎、骨肿瘤、骨结核、脆骨病等（图 5－6）。

4．职业因素：如运动员在激烈的活动对抗中，体力劳动者的劳动保护不符合要求等，均易受伤而发生骨折。

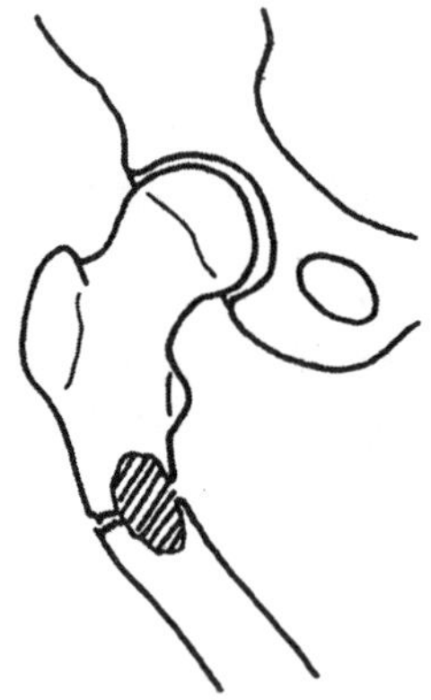

图 5－6 病理性骨折

【病　　机】

骨折的形成是外因和内因综合作用的结果，外力超越了骨骼的强度即会造成骨折。但是由于年龄、健康状况、解剖位置、结构、受伤姿势以及骨骼病理等因素的影响，同一形式的外力，可以造成不同的损伤。例如，同为跌倒手掌撑地致伤，老年人因肝肾不足，筋骨脆弱易发生肱骨外科颈骨折和桡骨远端骨折；儿童则因其骨质特点而易发生尺桡骨骨干青枝骨折，又因其骨骺尚未闭合而易发生骨骺损伤。另一方面，不同形式的致伤暴力又可产生相同的骨折机制。如胸腰椎屈曲型压缩骨折既可以由于从高处坠落足跟着地而致，亦可由重物砸击背部而发生。两者相同的机制为受伤时脊柱处于屈曲状态，由此产生屈曲压缩暴力而导致骨折。因此，骨折的机制以外来暴力的作用为主导，但内因亦是不可忽视的因素。

（一）影响骨折移位的因素

临床上，大部分骨折均有移位，影响骨折移位程度和方向的因素主要有：暴力的大小、作用方向、作用点、性质、速度；患者受伤时的姿势；肢体远侧段的质量；肌肉的附着点、牵拉力、作用方向；人为因素（如搬运不当、治疗不当）以及创伤解剖等（表 5－1）。

（二）骨折移位的基本形式

骨折主要有以下几种基本形式的移位。

1．成角移位：两骨折段之轴线交叉成角，以角顶的方向称为向前、向后、向内、向外成角。

表 5-1 影响骨折移位的因素

影响因素		说明
暴力因素	大小	当暴力较小时，引起的骨折可能是裂纹骨折或移位程度较轻的骨折；反之，则可能引起明显的错位骨折
	作用方向	如踝部骨折中，若暴力由外向内作用于踝部，则多造成外翻骨折；反之，如暴力由内向外作用于踝部，则多造成内翻骨折
	作用点	如直接暴力造成的股骨干骨折，当暴力作用点分别是股骨的上、中、下段时，所引起的骨折端移位形式各不相同
	性质	某些部位的骨折其移位与暴力的性质有关，如直接暴力导致的髌骨骨折多无移位；而肌肉牵拉引起的髌骨骨折则多移位明显
	速度	如高能量高速度的暴力冲击，可引起爆裂骨折，往往导致骨折无规律移位
受伤姿势		受伤的姿势可以影响骨折的类型，不同的受伤姿势可以导致不同的骨折或造成不同类型的骨折。如肱骨外科颈骨折，可因受伤时上肢所处的位置不同而发生内收型或外展型骨折
肢体远段的质量		如小腿骨折后，由于肢体远段的质量往往导致骨折远段出现外旋畸形
肌肉因素	附着点	骨折部位与骨折的移位方式及程度有较为密切的关系，如桡骨干单骨折时，旋前圆肌止点上、下方骨折，其桡骨近端的旋转移位方向完全不同
	牵拉力	如大腿的肌肉丰厚肌力强大，故股骨干骨折后，骨折多有非常明显的短缩移位
	作用方向	肌肉作用方向对骨折移位的影响颇大，如小腿肌肉主要附着于后侧及外侧，故骨折后，肌肉的牵拉使骨折向前、外侧移位
人为因素（搬运不当或治疗不当）		骨折发生后，由于不正确的搬运、不正确的手法复位、固定及功能锻炼均可能造成骨折出现继发移位，如脊柱胸腰段屈曲型损伤搬运不当可造成骨折错位而加重脊髓损伤
创伤解剖		骨折局部骨膜破裂的程度，往往与骨折移位的程度有关，如骨膜未破裂的骨折，多无移位或移位甚微；反之，则移位明显 骨折局部骨膜破裂的部位，决定了骨折成角移位的方向，如骨膜破裂侧多为骨折成角移位侧

2. 侧方移位：骨折两端相对移向侧方。在四肢，一般以近折端为基准，视远折段的移位方向称为向前、向后、向内或向外侧方移位。在脊柱，以下位椎体为基准，以上位椎的移位方向来区分骨折的移位方向。

3. 短缩移位（重叠移位）：骨折两断端相互重叠或嵌插。必须指出的是，短缩与重叠移位并不是完全等同的概念，在大多数的情况下，短缩往往伴随着侧移或成角，但少数粉碎性骨折可以只有短缩而无侧移或成角。有侧移情况下的短缩即为重叠移位。

4. 分离移位：两骨折端相互分离，分离移位的发生多由于肌肉牵拉、肢体重力或骨牵引所致。

5. 旋转移位：指骨折段绕自身的纵轴发生旋转移位。在不同的部位有不同的命名方式，如前臂骨折后的旋转移位，称为旋前、旋后移位；而在上臂、大腿、小腿等处则称为内旋、外旋移位。此外，旋转移位亦指撕脱骨折片相对主骨在某个面上的旋转，如肱骨外髁骨折片在冠状面、矢状面及水平面 3 个面上的旋转。

6．背向移位：骨折远端绕近端旋转（公转），使两骨折端的断面朝向相反的方向，故称为背向移位。（图 5－7）

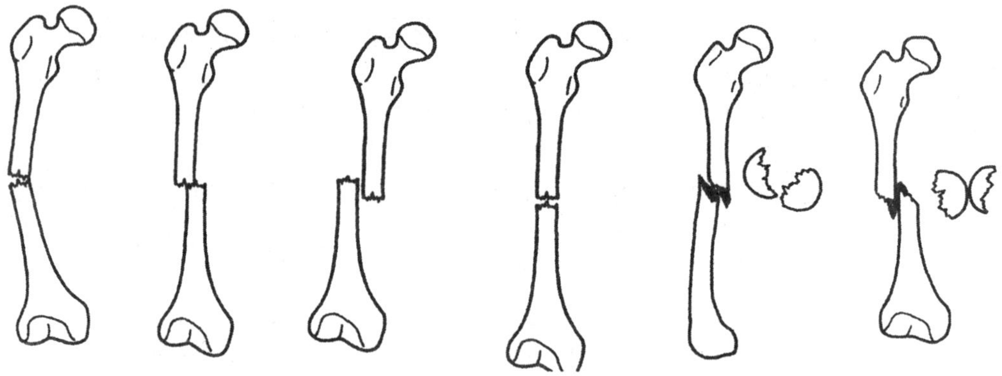

(1)成角移位　(2)侧方移位　(3)短缩移位　(4)分离移位　(5)旋转移位　(6)背向移位

图 5－7　骨折的移位形式

【分　　类】

为掌握骨折发生及变化规律，确定正确的治疗方案，必须根据骨折局部的创伤解剖和骨折前后的动态变化，对骨折进行分类。常见的骨折分类方法主要有以下几种。

（一）根据骨折处是否与外界相通分类

骨折处皮肤或黏膜完整，骨折端不与外界相通者，为闭合性骨折；反之，骨折处皮肤或黏膜破裂，骨折端通过破裂口与外界相通者，为开放性骨折。

开放性骨折的创口可因直接暴力（如局部碾挫或火器伤等）由外向内造成，其伤口较大而明显；亦可由间接暴力（如锐利的骨折端）由内向外刺破局部软组织而形成，其伤口可能仅为一小孔（图 5－8）。

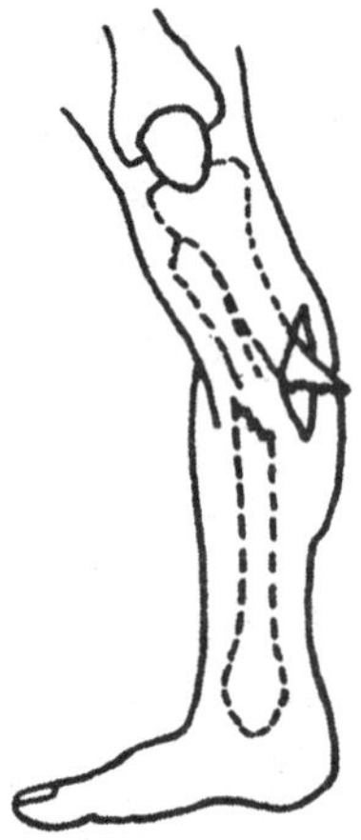

图 5－8　间接暴力引起的开放性骨折

（二）根据骨折的程度及形态分类

1．不完全骨折：骨的完整性和连续性仅有部分中断，此类骨折多无移位。可分为：

（1）裂纹骨折：即骨折间隙呈线状，似瓷瓶上的裂纹，常见于颅骨、肩胛骨、掌骨，亦可见于长管状骨（图 5－9）。

（2）青枝骨折：仅见于儿童，仅有部分骨质和骨膜破裂，类似于青树枝被折断时的情况，故名（图5－10）。

（3）翘棱骨折：又称隆凸型或竹节型骨折，亦为小儿所特有的骨折类型，多发于长骨的干骺端，X 线表现为骨皮质皱起呈竹节样改变（图 5－11）。

（4）弓形骨折：又称弯曲骨折，亦仅发生于小儿，较少见，X 线摄片无任何骨折表现，只有弯曲改变，常见于尺骨上段（图 5－12）。

儿童骨骼中有机质成分比例较大，骨的脆性小而富有良好的柔韧性和可塑性，加之骨膜厚而坚韧，因此在遭受垂直压缩暴力时，干骺端可发生翘棱骨折；在受弯曲负荷作用时，可发生弓形骨折或青枝骨折。由于这类骨折骨膜多保持完整或部分断裂，故骨折无移位或移位很少。

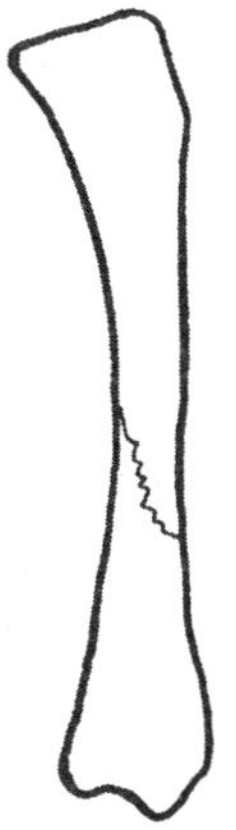

图 5－9　裂纹骨折

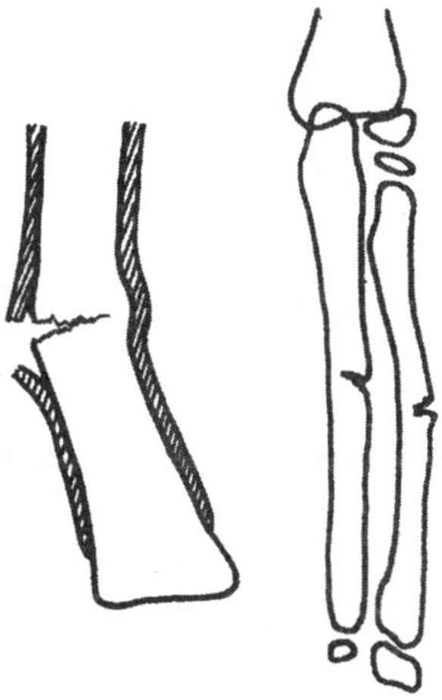

图 5－10　青枝骨折

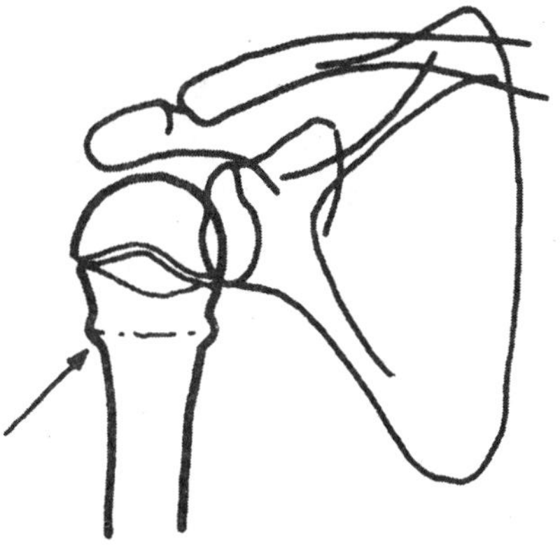

图 5－11　翘棱骨折

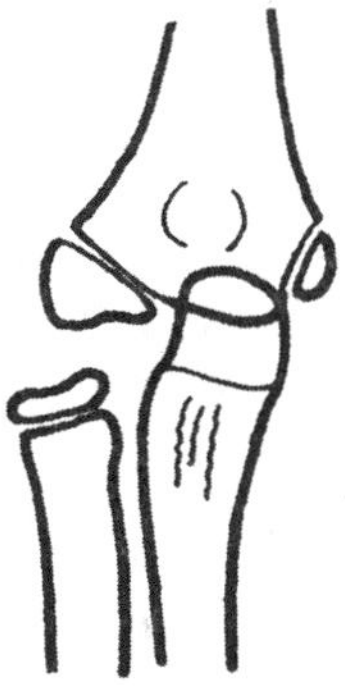

图 5－12　弓形骨折

2．完全骨折：骨的完整性和连续性全部中断，管状骨骨折后形成 2 个或 2 个以上的骨折段，且多发生移位。完全骨折根据 X 线片上骨折线的走行方向和骨折的形态可分为以下 7 种。①横形骨折：骨折线与骨干纵轴几近垂直（图 5－13）；②斜形骨折：骨折线与骨干纵轴斜交成角（图 5－14）；③螺旋形骨折：骨折线呈螺旋形（图 5－15）；④粉碎性骨折：骨折后，骨碎裂成 2 块以上者称为粉碎性骨折，包括 T 形、Y 形、蝶形、爆裂骨折等（图 5－16）；⑤嵌插骨折：发生在长管状骨干骺端骨密质与骨松质交界处，骨折后骨密质嵌插入骨松质内，多见于肱骨外科颈骨折和股骨颈骨折（图 5－17）；⑥压缩骨折：仅发生于骨松质，由于外力的冲击挤压而使骨压缩变形，多见于椎体和跟骨（图 5－18）；⑦骨骺损伤：多发生于 18 岁以下的青少年、骨骺尚未闭合者，特点是骨折线通过骨骺或骨骺板，骨骺的断面可带有数量不等的骨组织（图 5－19）。

（三）根据骨折的部位分类

根据骨折的部位分类，骨折可分为以下 4 种。①骨干骨折：是四肢骨折中最常见的部位，如股骨干、肱骨干、尺骨干等；②扁骨骨折：如颅骨、骨盆等部位的骨折；③关节内骨

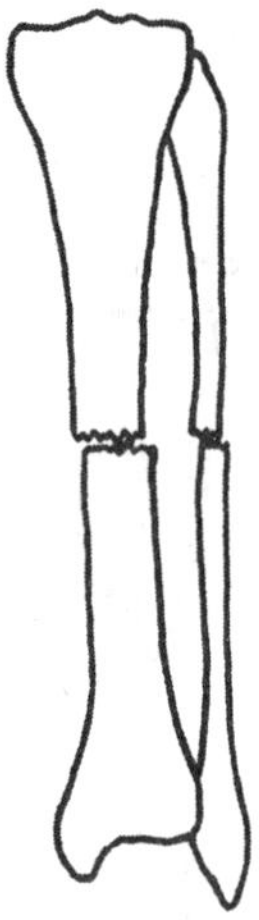

图 5－13　横形骨折

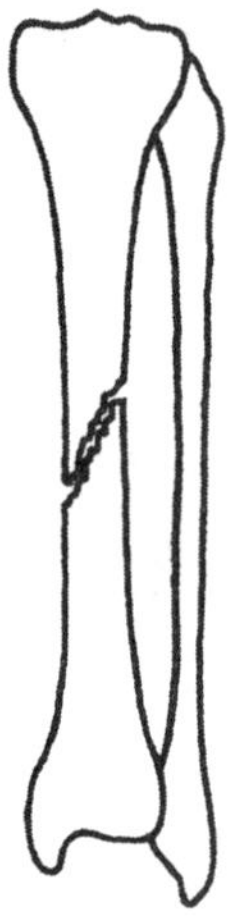

图 5－14　斜形骨折

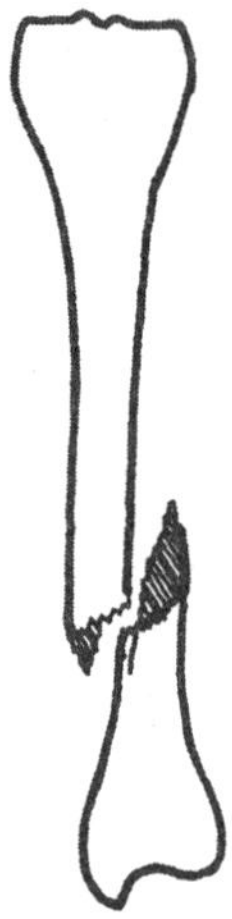

图 5－15　螺旋形骨折

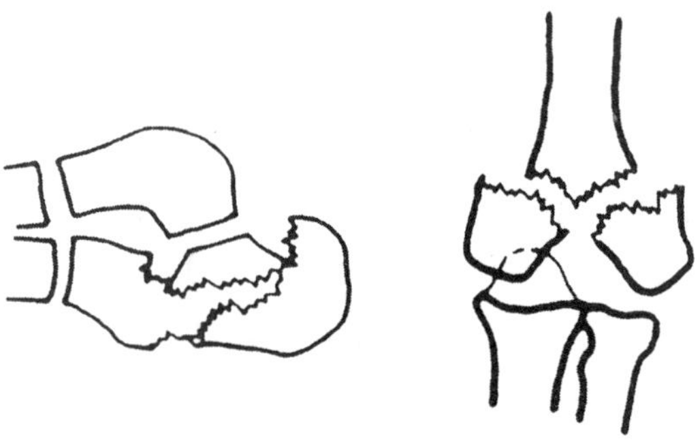

图 5－16　粉碎性骨折

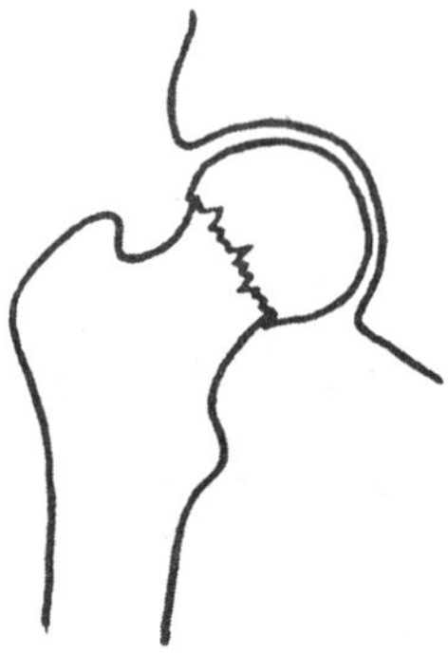

图 5－17　嵌插骨折

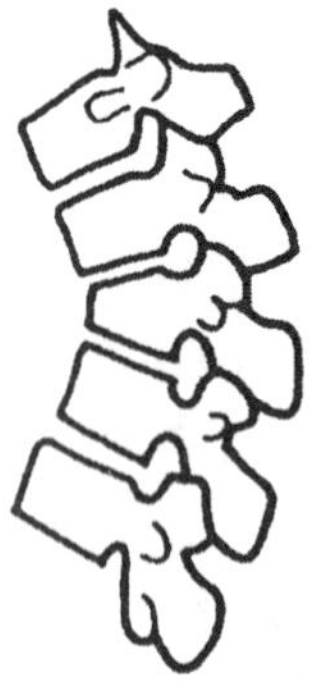

图 5－18　压缩骨折

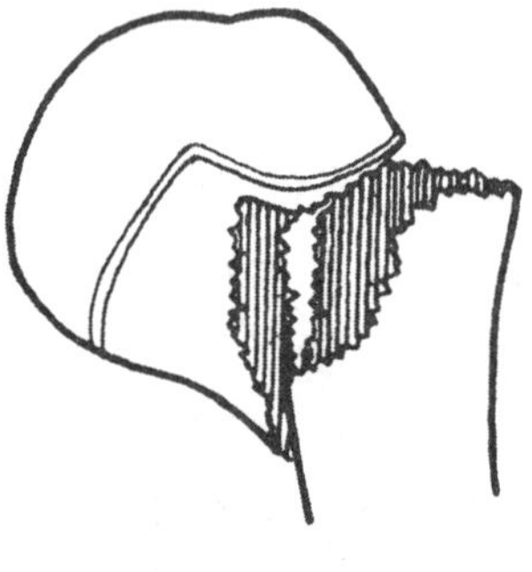

图 5－19　骨骺损伤

折：即骨折线波及关节面的骨折；④骨骺损伤：骨折线波及骨骺或骨骺板的损伤。

（四）根据骨折的时间分类（表 5－2）

临床上不应机械地根据上述时间去判断，而应根据患者的年龄、骨折的部位及类型区别对待。如儿童的青枝骨折 2 周即已愈合；而老年人的股骨颈骨折虽已 3 周，亦可无任何连接的迹象。

表 5－2　根据骨折的时间分类

	骨折时间	骨折断端间病理	治疗和预后
新鲜骨折	2～3 周内	血肿尚未完全吸收，骨折断端尚未形成纤维骨痂包裹	治疗较容易，预后相对较好
陈旧骨折	超过 2～3 周	骨折断端间已有纤维性愈合或骨痂连接	治疗较困难，若时间过久，有骨折不愈合之虞

（五）根据骨折的稳定程度分类

根据骨折原始移位趋势的大小以及经闭合整复及适当的外固定后，骨折是否易发生再移位进行分类（表 5－3）。

表 5－3　根据骨折的稳定程度分类

	是否易发生再移位
稳定性骨折	
青枝骨折、裂纹骨折、嵌插骨折	不易
不稳定性骨折	
斜形骨折、螺旋形骨折、粉碎性骨折、多段骨折	易

（六）根据受伤前骨质是否正常分类（表 5－4）

表 5－4　根据受伤前骨质是否正常进行分类

	受伤前骨质及外力程度
外伤性骨折	正常，骨折线多由较强大的暴力造成，临床上占绝大多数
病理性骨折	已有病变破坏，如结核、肿瘤、骨髓炎、骨囊肿等，骨折多由轻微外力造成

产伤骨折系指新生儿在分娩过程中发生的骨折。多由接产时暴力牵拉、扭折等因素造成，亦可能系骨质已有病理变化，加之轻度外力而引起。产伤骨折多发生于长骨干，如肱骨干、锁骨、股骨等；亦可导致骨骺损伤，如肱骨远端全骺分离。新生儿的骨折愈合快，塑形能力强，即使骨折严重移位，亦很少遗留明显畸形。

【诊　　断】

骨折的诊断是治疗的基础。在诊察的过程中，必须遵循“由浅及深，由局部至全身”的原则，认真询问患者的受伤史，贯彻望、闻、问、摸、动、量全面检查的方针，结合必要的放射及实验室检查，予以综合分析，才能得出及时、准确、全面的诊断。

（一）病史

正确地询问病史，对指导检查，准确判断伤情，及时处理骨折均十分重要。骨折病史的询问要点有：①患者的受伤情况，包括询问暴力的形式、大小、方向、作用部位等。②患者准确的受伤时间、是否多次受伤及受伤时间与主症（如疼痛、功能障碍）的关系等。③患者伤后的全身情况，如有无昏迷（昏迷的时间、中间有无清醒期等）、呼吸困难、腹痛等。④患者伤后的处理情况，如患肢处理、制动、搬运情况。对开放性骨折还要问清伤口包扎或缝合情况，止血带使用、种类及时间等；对陈旧骨折则要详细询问伤后复位、固定、练功情况，以避免重复错误，少走弯路。

（二）临床表现

1．全身表现：骨折患者的全身情况反映了机体损伤的程度，与患者的体质、精神状态密切相关。轻微骨折可无全身症状。一般骨折，如无并发症，全身症状不甚明显或不严重，但由于骨折局部有瘀血停聚，积瘀化热常出现发热（血肿吸收热，体温<38℃），多在1周内恢复正常。伴随发热可出现口干、心烦、尿赤便秘、夜寐不安等症。

2．局部表现：

（1）主要症状：

1）疼痛：各种骨折局部均会有疼痛、压痛和叩击痛，其程度与骨折及移位的程度相关。疼痛发生的机制是：骨折后由于脉络受损，气血凝滞、阻塞经络、不通则痛。现代医学则认为，疼痛与骨折局部的肌肉痉挛、骨膜破裂、骨折移位使神经末梢受牵拉压迫等刺激有关。

2）肿胀：骨折后，局部脉络破裂，营血离经，壅滞于肌肤腠理之间，故而出现肿胀。若骨折处出血较多，离经之血透过撕裂的肌膜组织，溢于皮下，形成瘀斑。现代医学则认为，骨折及软组织损伤使局部血管破裂，出血积聚则形成血肿，渗入皮下则形成瘀斑；局部血管破裂后，静脉回流障碍则引起水肿，进而导致组织压增高，严重者即产生张力性水疱（尤多见于儿童）。骨折后的局部肿胀一般于2～4日内达到高峰，表现为皮肤光亮。瘀斑则逐渐变为紫色、青色乃至黄色。必须指出的是，轻微骨折及部分深部骨折可无明显的肿胀。此外，瘀斑可由于重力作用而出现在远离骨折的部位。

3）功能障碍：骨折后，骨骼的杠杆、支架、支柱作用丧失，或因疼痛引起的肌肉反射性痉挛；或因肌肉失去附着；或因神经、血管、肌肉等组织创伤诸多因素。使肢体及关节各种功能出现障碍，如握持、站立、行走功能丧失。但必须指出的是，不完全骨折及部分嵌插骨折，因骨的连续性尚部分存在，功能障碍可不明显。

（2）主要体征和特殊体征：

1）压痛：伤后局部存在固定且局限的压痛（如环形压痛）、间接压痛（如叩击痛、挤压痛）是骨折的主要体征，尤其对无移位骨折、深部骨折、隐蔽骨折及骨骺损伤的诊断有重要意义。

2）畸形：由于骨折断端移位，使肢体的骨性标志、肌性标志、生理弯曲及肢体轴线发生改变而出现畸形。表现为肢体短缩、成角、旋转、增粗（侧移）、隆起、凹陷等。部分近关节部位的骨折尚可形成某些特殊的畸形。如伸直型桡骨远端骨折，局部可呈“餐叉”畸形（图5－20）。

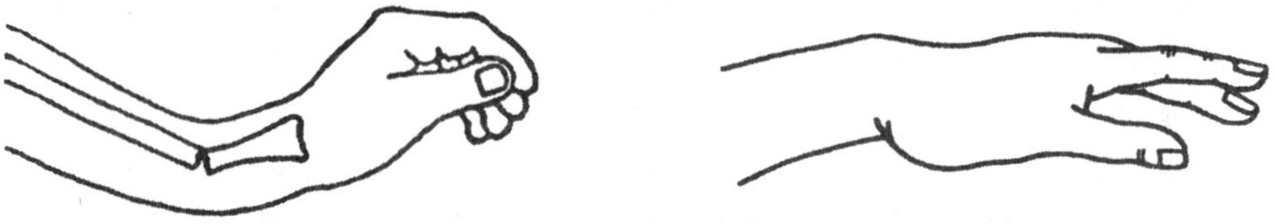

图5－20　骨折局部畸形

3）骨擦音：系由于骨折两断端相互碰撞、摩擦所引起。骨擦音具有不同的性质，如骨折断端粗糙面相互摩擦时会产生粗糙滞涩的摩擦音（感）；而当骨折有重叠移位时，骨皮质相互碰撞或摩擦时则有较滑钝的摩擦音（感）。此外，骨骺损伤时骺软骨的摩擦音多较柔和。应注意的是，骨折端摩擦、碰撞会引起患者疼痛加剧，并可加重局部损伤。所以，不应为寻找骨擦音而无故活动患肢。骨擦音的正确检查方法为用手指轻压局部，逐渐加重，再逐渐轻放，在一压一放时即可听到或感到骨擦音。

4）异常活动（假关节活动）：骨折后，由于骨的连续性中断，可致骨干部无嵌插的完全骨折，在移动伤肢远端时，骨折处出现屈曲、旋转等类似关节的异常活动，又称假关节活动（图 5－21）。此外，移位明显的撕脱性骨折触诊时亦可扪及骨块的活动，同属异常活动的范畴。应注意的是，异常活动亦会加重患者的痛苦和造成新的损伤，故不宜反复进行检查。

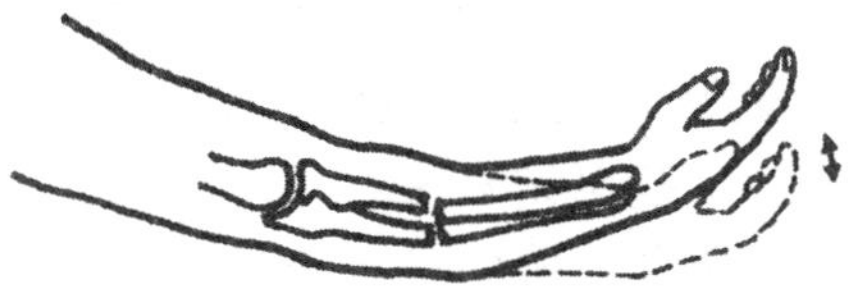

图 5－21　骨折局部出现异常活动

（三）X 线检查

X 线检查是诊断骨折的重要手段。临床医师必须依据患者症状和体征提出正确的检查部位。常规 X 线检查是摄正、侧位片，但某些部位的骨折不能用常规检查方法显示，必须使用特殊的位置进行投照才能显示骨折移位的真实情况，如肱骨外科颈骨折的穿胸位片、髌骨纵形骨折的轴位片、腕舟骨骨折的蝶位片、髋臼骨折的谢氏位、寰枢关节的张口位等。对一侧病变可疑时，可同时在相同部位摄对侧片以作对照参考。四肢骨摄片，至少要包括骨折邻近关节，必要时还要包括两端关节，以确定投照位置是否符合要求，判断病变部位、范围，避免漏诊和误诊。此外，对于脊柱骨折，特别是伴有截瘫的患者，除常规 X 线摄片外，还应做 CT 或 MRI 检查，以明确骨折对椎管内脊髓及神经的影响，为后续治疗提供依据。对骨折进行 X 线检查时，必须注意以下问题：

1. X 线征象是骨折诊断的一个重要依据，但不是主要的依据，更不是惟一的依据。故骨科医师只能将 X 线表现作为临床诊断参考依据，而不能依赖它去发现损伤，否则有可能为 X 线片所蒙蔽。有些无移位的腕舟骨骨折、股骨颈骨折早期、肋软骨骨折等，X 线片不容易发现。当 X 线片与临床有矛盾，尤其是临床上有肯定体征，而 X 线表现为阴性时，应当以临床为主，或是再做进一步检查，如摄健侧 X 线片进行对比或行 CT 或 MRI 检查，或定期随诊，以证实或排除损伤存在与否。

2. 在对骨折症状特别明显的错位骨折进行 X 线摄片时，临床医师最好亲自参与摄片，或对患肢进行简单的外固定后，再行摄片，避免搬动时骨折断端进一步损伤周围组织，甚至造成重要的血管、神经损伤。

3. 在邻近关节的骨折，特别是儿童骨骺损伤，有时须加摄相应的健肢关节片进行对比，才能明确诊断。

4. 某些骨折（如腕舟骨骨折）在受伤当时，照片并不一定能显示出来，要等 1～2 周骨折端骨质吸收后，才出现骨折线。

5. X 线片所显示的不一定代表受伤当时外伤的程度，因外力作用的瞬间，错位程度最大，但外力消失后，尤其是经过搬运或手法复位后，骨折移位可能有部分纠正。某些较为隐匿的损伤，如颈椎半脱位、一过性脱位的距小腿关节外翻损伤等亦可在有效的保护下，进行与原始移位一致的位置进行动力位摄片。

6. 当临床检查高度可疑有骨折存在，而 X 线摄片未发现骨折时，应以临床体征为主，进行相应的治疗。

【并发症】

骨折的并发症临床上可分为两大类，即早期并发症和晚期并发症。在早期，某些危重的并发症如休克、内脏损伤等必须给予紧急处理；而部分症状稍缓的并发症则可与骨折进行同期处理；骨折晚期并发症有些可以预防，避免发生，已经发生者则应积极地进行处理。

（一）早期并发症

1. 休克：多见于多发性骨折、骨盆骨折、脊柱骨折及严重的开放性骨折等。患者常因广泛的组织损伤、严重失血、剧烈疼痛或并发内脏损伤等引起休克。

2. 感染：开放性骨折如清创不及时或不彻底，有发生化脓性感染和厌氧感染的可能。

3. 内脏损伤：由于暴力直接打击或骨折端的刺戳，可并发内脏损伤。严重的肋骨骨折可造成肺实质、胸膜或肋间血管破裂，引起各种类型的气血胸；有时尚可造成肝脏或脾脏破裂，出现严重内出血和休克。骨盆骨折，特别是错位的耻骨与坐骨支同时断裂时，容易导致膀胱、后尿道损伤。骶骨骨折可能刺破直肠，而导致下腹部疼痛，肛门指检时可能有血染指套。

4. 重要动脉损伤：临床常见于伸直型肱骨髁上骨折的近折端伤及肱动脉（图 5－22），屈曲型股骨髁上骨折的远折端伤及腘动脉，胫骨上端骨折伤及胫前或胫后动脉，骨盆骨折引起髂部大血管破裂或撕裂等。重要动脉损伤后，肢体远端脉搏消失或减弱，严重者可致肢体缺血坏死，处理不及时可引起休克甚至死亡。

动脉损伤的性质，或由于骨折端的错位，使动脉受到刺激而发生血管痉挛，导致血栓形成；或由于骨折端压迫动脉，使血流不畅或完全不通；或由于动脉被骨折端刺破，形成局部血肿，后期形成假性动脉瘤，若动、静脉同时被刺破，可形成动静脉瘘。此外，在严重的开放性骨折中，可合并动脉破裂大出血。

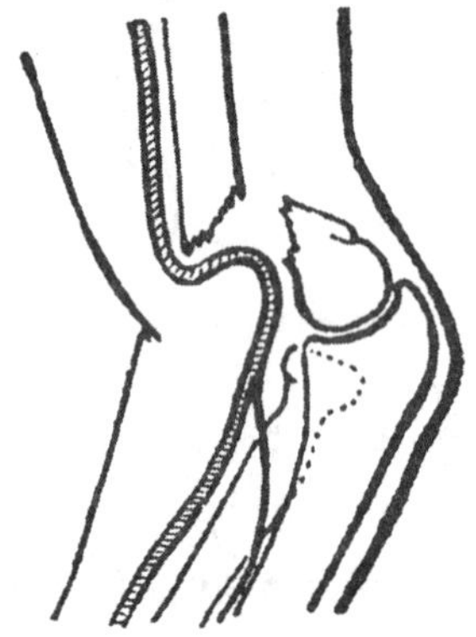
图 5－22　骨折合并重要动脉损伤

5. 缺血性肌挛缩：为骨筋膜室综合征的严重后果。多由于上、下肢的重要动脉损伤后，血液供应不足或因包扎过紧超过一定时限，前臂或小腿的肌群因缺血而坏死，变性或坏死的肌肉机化后，形成瘢痕组织，逐渐挛缩而形成特有的畸形——爪形手、爪形足（图 5－23），而造成严重残废。

6. 脊髓损伤：多发生在颈段和胸腰段脊柱骨折和（或）脱位时（图 5－24），形成损伤平面以下的截瘫（参见本章第四节“附二”）。

7. 周围神经损伤：骨折发生时，由于挤压、挫伤、牵拉、摩擦及外固定压迫，会造成附近的神经损伤。上肢骨折可能损伤桡神经、正中神经和尺神经；腓骨小头、颈骨折时，跨越腓骨颈部的腓总神经常同时受伤，引起其所支配的部分运动和感觉障碍（图 3－46、图 3－47、图 3－48、图 3－49），后期可出现神经营养障碍。

对上述闭合性骨折移位合并神经损伤者，须及时将骨折复位，以解除压迫和牵拉。这样，随着骨折愈合，神经可逐渐恢复。若不见恢复，可择期进行神经探查术，进行修复。

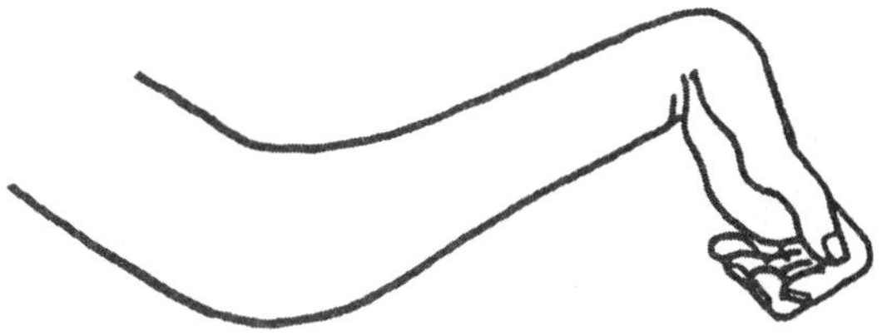

图 5－23　前臂缺血性肌挛缩形成的爪形手

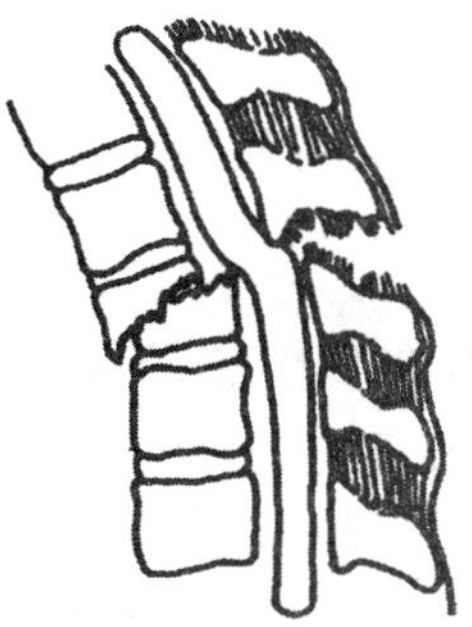

图 5－24　脊椎骨折脱位造成脊髓损伤

8. 脂肪栓塞：在成人若骨干骨折处髓腔内血肿张力过大，骨髓被破坏，脂肪滴进入破裂的静脉窦内，可以引起肺脂肪栓塞、脑脂肪栓塞等。

（二）晚期并发症

1. 坠积性肺炎：老年骨折患者若长期卧床不起，肺功能减弱，咳咯困难，呼吸道分泌物积聚，可形成坠积性肺炎，严重者可危及生命。故在治疗骨折时，应督促患者积极地进行功能锻炼，及早起床活动。

2. 褥疮：截瘫或其他严重外伤患者，往往需要长期卧床，若护理不周，在骨隆突处（如骶骨部、足跟部、股骨大转子部、踝部等处）长期受压，局部软组织发生血液供应障碍，以致坏死，形成溃疡而导致褥疮发生。

3. 尿路感染及结石：长期留置导尿管的患者，若护理不当，可引起上行性尿路感染，发生膀胱炎、肾盂肾炎等。

对长期卧床的患者，若不注意功能锻炼，或对瘫痪的肢体不按时被动活动，全身骨骼容易发生废用性脱钙，大量钙盐从肾脏排出，在翻身不勤或饮水不多时，则排尿不畅，易于形成结石，或引起尿路感染。

4. 损伤性骨化（骨化性肌炎）：关节扭伤、脱位及关节附近的骨折特别是肘关节，骨膜剥离后，形成骨膜下血肿。此血肿如因损伤严重而较大，与深部肌肉内的血肿沟通，加之处理不当（如粗暴手法推拿）等因素，经机化、骨化后，在关节附近的软组织内可有广泛的骨化，进而影响关节活动功能。

5. 创伤性关节炎：关节内骨折若未准确复位，畸形愈合后，造成关节面不平整；或下肢骨折成角移位未能纠正，致关节面不均匀负重，均可引起创伤性关节炎。创伤性关节炎发生的主要原因是骨折脱位后关节软骨坏死引起的。或者说，创伤性关节炎是关节软骨坏死后必然发生的继发病理变化。

6. 关节僵硬：受伤肢体经长时间固定而不注意功能锻炼时，将使静脉血和淋巴回流不畅，患肢组织中有浆液纤维性渗出物和纤维蛋白沉积，可使关节内、外组织发生纤维粘连；同时由于关节囊及周围肌肉的挛缩，关节活动可有不同程度的障碍，称为关节僵硬。

7. 缺血性骨坏死：骨折发生后，骨折段的血液供应因骨折被切断，或因血管的栓塞、血栓形成等原因而致坏死时，称为缺血性骨坏死。常见的有股骨颈骨折晚期股骨头坏死、腕舟骨骨折近折端骨坏死等。

8. 骨生长畸形（迟发性畸形）：多见于儿童或青少年骨折。骨骺损伤在发育过程中可出现生长阻滞或各种畸形，如肱骨髁上骨折的肘内翻畸形（图 5－25）、肱骨外髁骨折的肘外翻畸形等。

【骨折的愈合过程】

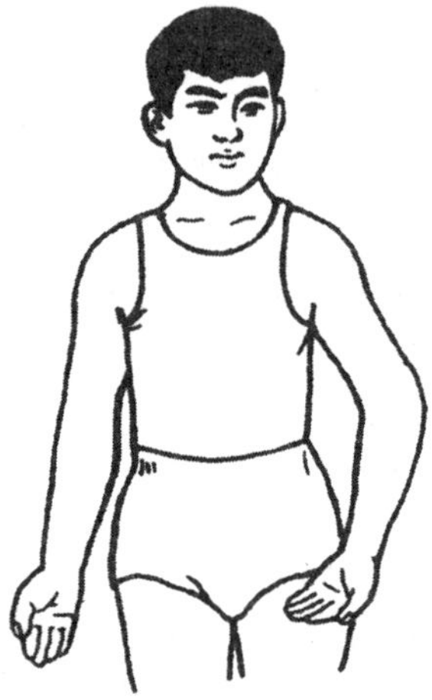

图 5－25 肘内翻畸形

骨折的愈合过程是指两骨折端之间的组织修复反应。严格地说，骨折的修复应是骨的再生过程，因为骨组织修复程序非常独特，它不同于其他组织的修复是以瘢痕形成为结局，而是以非常类似骨的原有模式进行修复。

（一）纤维愈合期（血肿机化期）

1. 纤维连接过程：骨折愈合的纤维连接过程大致可概括为血肿形成和纤维性骨痂形成。骨折后，骨内外膜、髓腔及周围软组织损伤，血管破裂而出血。骨折断端间、髓腔内，掀起的骨膜下及邻近组织间血块与损伤炎性渗出物混合形成血肿。与此同时，受损伤及炎症的刺激，血肿周围的成纤维细胞增生与新生的毛细血管及吞噬细胞一起侵入血肿及坏死组织内，导致血肿被清除，机化形成肉芽组织。经 2 周左右时间肉芽组织转化为纤维性骨痂，将骨折断端初步连接在一起。（图 5－26）

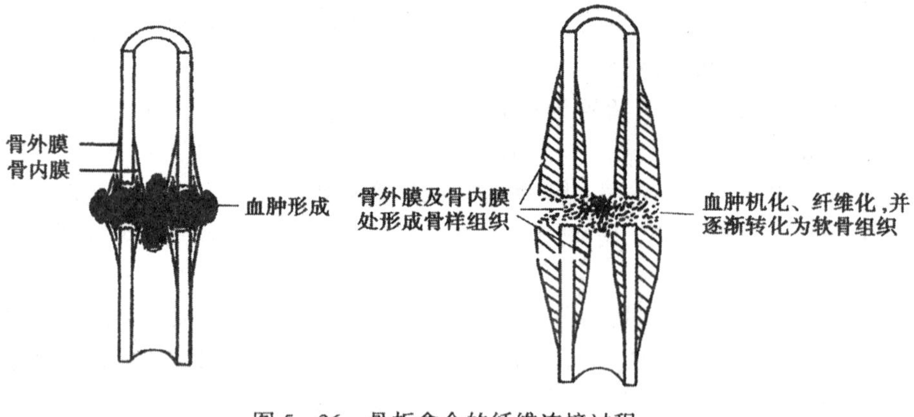

图 5－26 骨折愈合的纤维连接过程

骨折后，断端的骨细胞、骨膜及周围组织因缺血而坏死。由于坏死物的刺激，骨折局部发生损伤性炎症反应，包括血浆渗出、水肿、炎性细胞浸润和血管扩张等。新生毛细血管来自骨外膜、髓腔及周围软组织；成纤维细胞和吞噬细胞由血管周围的间充质细胞增生分化而来。

2. 临床：骨折后血肿（含炎性渗出物）的大小与损伤的程度、骨折对合是否良好有关。骨折端之间无空隙，断端对合好，渗出物少，则血肿小；反之，则血肿较大。血肿过大会延缓骨折的愈合。由于骨折端缺血坏死，骨细胞消失，细胞陷窝空虚，X 线表现为骨折间隙增宽；骨折后 2 周断端吸收，而纤维性骨痂尚不显影，故部分骨折此时摄片，骨折线可能更为明显。本期将近完成（2～3 周）时，局部异常活动“消失”，但压痛仍存在，局部仍有轻度水肿。纤维性骨痂非常脆弱，不能承受骨折断端间的活动，故临床上必须加以妥善的外固定保护；另一方面，如在此期内对位不良，尚可再次手法整复（儿童骨折除外）或调整外固定或改变牵引方向加以矫正。血肿机化期在治疗方面，应以活血祛瘀为主，以加强骨折局部的血液循环，并清除血肿块及代谢分解产物。即所谓“祛瘀生新”，为下一阶段的骨折愈合奠定基础。

（二）骨痂形成期（原始骨痂期）

1．骨痂形成过程：骨痂形成包括骨膜内成骨和软骨内成骨两种成骨形式。骨折后24小时，骨折断端附近的骨外膜、骨内膜及骨髓的成骨细胞开始增殖，骨膜肥厚，骨膜血管扩张弯曲，新生的毛细血管伸入骨膜深层，标志着膜内成骨开始。约1周后，开始形成与骨干平行的骨样组织，两者紧贴皮质的外、内面逐渐向骨折处延伸、汇合。骨样组织逐渐钙化，即成新生骨。此外，断端间和髓腔内血肿机化而形成的纤维组织转化为软骨组织（即软骨性骨痂），然后软骨细胞增生、钙化而骨化，此即为软骨内成骨。（图5－27）

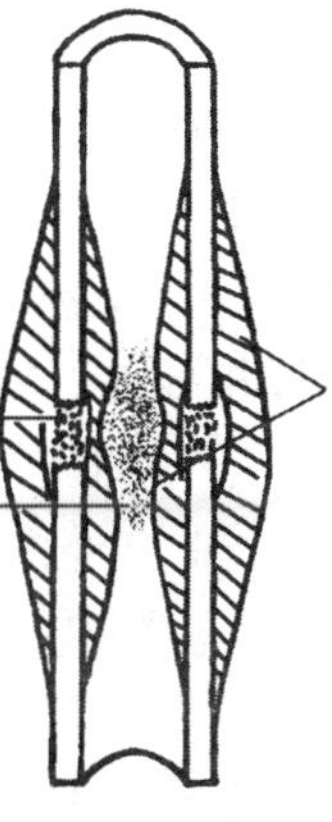

图5－27　骨折愈合的骨痂形成过程

软骨内成骨的特点是：①仅在骨折区内形成，远离骨折区不形成。②剪应力能促使软骨成熟和骨痂增殖，故制动差的骨折软骨性骨痂生成多。此外，骨折局部血液供应缺乏造成的低氧张力是刺激软骨增殖的最重要因素。③软骨内成骨过程从其周围开始，即由含骨母细胞的组织侵入软骨块，随之发生软骨细胞死亡，基质钙化，侵入组织形成骨松质，分割软骨块并最终取代软骨。

骨痂类型主要有：①外、内骨痂，由骨外、内膜膜内成骨及部分软骨内成骨形成两梭形短管，像夹板一样，将两断端的骨皮质及其间的纤维组织夹在中间，分别称为外骨痂和内骨痂（外骨痂的形成受局部活动与应力的影响）。②环状骨痂（桥梁骨痂），由断端皮质间的纤维组织经软骨内成骨形成，其边缘与内、外骨痂相连，因其整体呈一环形，故称为环状骨痂；又因其连接两断端间的皮质，故又称桥梁骨痂。③腔内骨痂（髓性骨痂），由髓腔内纤维组织经软骨内成骨而形成的骨痂，又称骨内支柱（图5－28）。

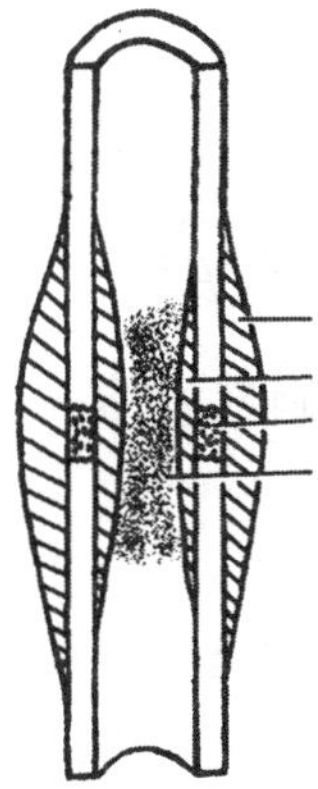

图5－28　骨痂类型

2．临床：原始骨痂形成在骨折后6～10周完成，此时桥梁骨痂与外、内骨痂融合，骨折已达临床愈合，X线摄片可见骨折四周有梭形外骨痂阴影，但骨折线仍隐约可见。原始骨痂较坚固，故骨折部异常活动完全消失，患肢可以在无阻力的情况下抬举；局部肿胀及压痛亦不存在，如此时发现骨折对位不良，手法整复已不可能。在中药治疗方面，应以接骨续损为主，佐以活血祛瘀。从本期骨折愈合过程看，骨外膜在骨痂形成中有着十分重要的作用。因此，治疗中应避免骨膜的损伤，包括粗暴的手法整复、手术广泛剥离骨膜、过度牵引等。

（三）骨性愈合期（成熟骨板期）

1．成熟骨板的形成：其过程主要为成骨细胞、破骨细胞及血管侵入断端坏死骨，清除死骨，并完成爬行替代过程，骨髓腔亦为骨痂所封闭，从而使成熟的板状骨替代原始骨痂（原始骨痂由排列不规则的骨小梁组成，硬度和强度不足）。

2．临床：从骨折达骨性愈合，临床一般需8～12周完成。此时X线摄片可见内、外骨痂的密度与骨皮质相同；骨折线消失；断端连接，有连续性骨小梁通过。故患肢可恢复正常活动和负重功能。本期中药治疗以补肝肾、益气血、壮筋骨为主。

（四）改造塑形期

1．塑形过程：骨结构按照力学原则（Wolff定律，即骨的机械强度取决于骨的结构，正常和异常结构随功能需要而发生变化，机械应力对维持和改变骨的结构是很重要的）重新改造。随着肢体的活动和负重，在应力轴线上的骨痂不断得到加强和改造；而应力轴线外的骨痂逐步被清除，以适应局部的负重。髓腔重新沟通开放。（图5－29）

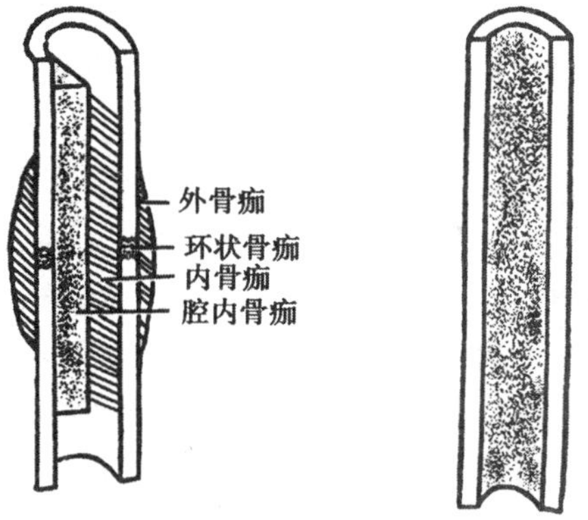

图5－29　骨折愈合的改造塑形期

外骨痂、环状骨痂、内骨痂和腔内骨痂在骨性愈合期得到加强，经改造塑形期恢复骨的原有形态

2．临床：本期结束时，骨恢复原有外形，骨折痕迹消失。成人需2～4年，儿童需1～2年。成人严重成角、重叠等畸形难以通过塑形矫正，故临床上必须根据骨折移位的特点和患者的年龄综合考虑复位的标准。

从以上所述可以看出，骨折愈合是一个连续不断的过程，坏死组织清除和修复同时进行，将骨折愈合人为地分为4个阶段，只是为了叙述和理解的方便，实际上各阶段是紧密联系，相互交错，不能截然分开的。

【影响骨折愈合的因素】

影响骨折愈合的因素较多，主要有局部因素和全身因素两大类，其中最重要的是局部因素。

（一）影响骨折愈合的局部因素

1．骨折段的血液供应：骨折的修复需要充足的血液供应。当两骨折段血液供应均良好时，如骨松质、骨端关节囊及肌腱韧带附着处等骨折，骨折愈合快；当两骨折段之一血液供应减弱，如胫骨干中1/3骨折，远侧段仅有少量骨膜小血管供给，骨折愈合缓慢；当两骨折段血液供应均减弱，如胫骨干双处骨折，下骨折部两骨折端血液供应均减弱，骨折愈合延迟；当骨折段血液供应完全中断，如舟骨骨折的近折端、股骨颈头下型骨折的头部等处，血液供应中断的骨折段可因缺血而坏死，造成骨折不愈合（图5－30）。

2．骨折局部的损伤程度：骨折愈合主要靠骨痂连接，骨痂的形成有赖于骨膜的完整和血液供应。损伤程度轻者，骨膜完整，血肿小，两骨折端接触多骨折愈合快；损伤程度重者，如骨膜撕裂缺损影响骨膜内成骨过程，血管损伤重，出血坏死区和血肿大，影响骨折断端的修复或开放性骨折，大块骨从伤口脱出，或清创时不得已清除大块碎骨片，造成骨缺损者。则骨折愈合缓慢或延迟，甚或不愈合。

3．骨折断端的接触：骨折愈合的速度与骨折断端间接触的紧密程度、接触面成正比关系。如骨膜下裂纹骨折、嵌插骨折等断端接触紧密的骨折愈合快；反之，如肱骨干横断骨折，因重力影响，下肢骨干骨折行骨牵引时致骨折断端出现分离，断端分离＞0.5 cm时，

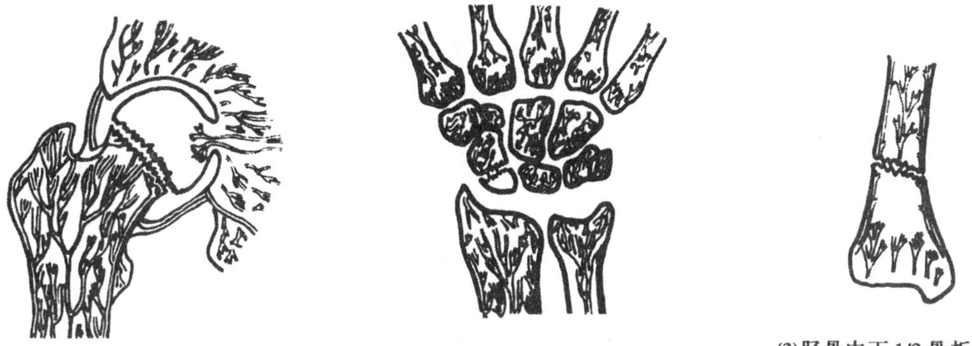

(1)股骨颈头下型骨折，股骨头因缺乏血液供应而发生缺血性骨坏死

(2)腕舟骨腰部骨折，近端血液供应中断，易发生缺血性坏死

(3)胫骨中下 1/3 骨折后，自下而上的滋养动脉断裂，远侧骨折段丧失了大部分血液供应，仅保留了来自骨膜下的血液供应

图 5－30　常见因血液供应问题而影响骨折愈合的部位

甚或骨折两断端间有软组织嵌入者，由于骨折端骨痂不能汇合，即可使骨折延迟愈合或不愈合（图 5－31）。此外，骨折断端接触面积大者，如复位固定良好的斜形、螺旋形骨折，因其有较大范围的血管区供给骨痂生长，骨痂产生的量也多，而且当骨折端形成纤维性骨痂后，接触面积较大的骨折断端间所遭受的干扰应力相对较小，故骨折易于愈合；反之，骨折断端接触面积小者，如横断骨折、对位不良的骨折，则愈合速度较慢。

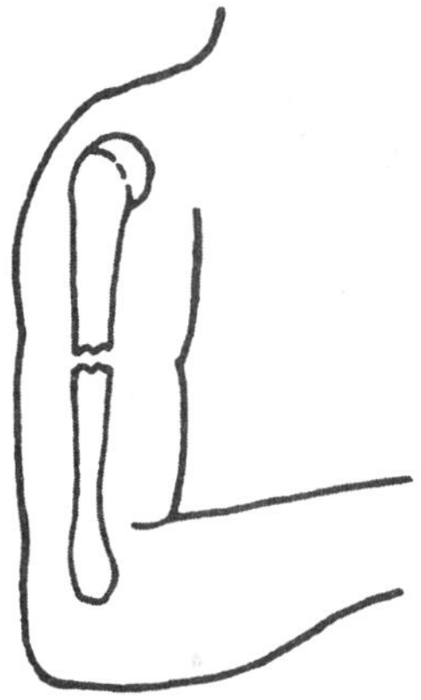

图 5－31　肱骨干横断骨折因重力影响骨折发生分离移位

4．感染：由于骨折局部受脓性细胞及分泌物刺激而长期充血、脱钙致使骨化过程难以进行，加之断端间被炎性肉芽组织充填，感染加重骨折端坏死，使之吸收甚至形成死骨而致骨缺损。如感染不控制，骨折将不能愈合。

5．治疗方法的影响：治疗方法对骨折愈合的影响主要有以下几点。①粗暴的或反复多次的手法复位，可损伤局部的软组织和骨外膜，而使骨折愈合减慢。②手术切开复位时，因软组织及骨膜剥离过多，使骨折局部血液供应进一步受损；或手术时操作粗暴，骨膜剥离过于广泛，均可导致骨折延迟愈合或不愈合。③骨牵引过度，使骨折断端分离，血管痉挛引起慢性血液循环障碍，使整个肢体和骨折局部血液供应不良，亦可造成骨折延迟愈合或不愈合。④骨折固定范围不够，位置不当，固定松动或时间过短，使骨折断端受旋转、成角及剪式应力的影响，导致断端修复组织（新生毛细血管和骨痂）断裂等，均可使断端缺血坏死，纤维组织和软骨大量形成，造成骨折延迟愈合或不愈合。

6．功能锻炼：在有效固定保证骨折不再发生移位的条件下，进行肢体恰当的练功活动，如肌肉的舒缩活动等促进患肢的血液循环，加快血肿吸收，有利于骨痂生长，促使骨折端紧密接触，可加快骨折愈合；反之，不恰当的运动，如超过固定强度的活动，与创伤机制一致的活动，可引起骨折端间产生剪切、成角及扭转应力，而延迟或阻碍骨折愈合。

（二）影响骨折愈合的全身因素

全身因素是影响骨折愈合的间接次要因素，主要有年龄和健康状况两大因素。年龄越小，其组织再生和塑形能力越强，故骨折愈合速度与年龄关系密切。如股骨干骨折愈合的时间：新生儿为1个月；15岁为2个月；50岁为3～4个月。就患者的全身健康状况而言，身体强壮、气血旺盛，对骨折愈合有利；反之，身体虚弱、气血不足、肝肾亏损，将影响骨折愈合。如慢性消耗性疾病、糖尿病、骨软化症、重度营养不良等患者如发生骨折，愈合将非常缓慢。

（三）药物因素

按中医辨证施治的方法，对骨折进行三期辨证用药：早期活血化瘀、消肿止痛；中期接骨续筋、和营生新；后期补肝肾、养气血、强筋骨。通过正确的内外用药，能增加骨折局部的血液循环，促进血肿的吸收和机化，加速骨折愈合过程。否则失治、误治则影响骨折愈合。

现代医学认为，如维生素C缺乏，胶质和骨形成将受抑制；维生素D缺乏将影响新骨的钙化过程而产生纤维软骨组织；维生素A有促进骨愈合的作用，但过多将会导致破骨细胞作用过强，使骨的脆性增加，骨干变细，皮质变薄。甲状腺素、降钙素、胰岛素、同化激素、生长激素等在实验条件下均有促进骨折愈合的作用，但临床尚无可靠的证据证实其可行性。其他如左旋多巴、单磷酸腺苷、核苷酸、苯妥英钠、纤维蛋白稳定因子、玻璃酸酶等均被认为有促进骨折愈合的作用。此外，某些药物会延缓或阻止骨折愈合，如吲哚美辛和水杨酸类，可抑制前列腺素的合成（前列腺素可引起骨折局部血管扩张），使骨折局部的血流受控制，组织缺氧而致骨折愈合延迟；四环素类抗生素，影响骨的钙化过程和胶原合成，而延缓骨折愈合。动物实验证实，土霉素可导致骨骼的脆性增加；皮质醇类药物可使骨折局部血肿吸收缓慢，血肿机化抑制，血管新生，膜内成骨和软骨内成骨过程受影响；抗凝血药可减少凝血激酶的浓度，使骨折断端纤维蛋白血块减少，阻止骨或软骨基质钙化。

【治　疗】

（一）骨折的急救

骨折的急救是对创伤骨折伤员的现场救护。急救的目的是抢救生命，保护伤肢，使伤员安全迅速抵达医院，得到及时救治。在急救现场，一般应扼要了解伤情，有重点的体格检查，迅速作出大致和初步的诊断，然后作必要的临时处理，如止血、包扎、固定。对处于休克状态的患者，应以抗休克为首要任务；对伴有颅脑损伤的患者，应以抢救生命为主。

（二）手法整复基本原则及注意事项

骨骼是人体支架，它以关节为枢纽，通过肌肉收缩活动而实现运动。骨折发生后，由于骨折断端的移位，使肢体失去了骨骼的支撑连接而产生功能障碍和外观畸形。因此，最大限度地恢复肢体功能和正常外观是治疗骨折的最终目标，而要达到这一目的，必须使移位的骨折端恢复至正常位置直至愈合。由此可见，骨折复位是必须的，而且应该在可能范围内达到理想的复位。

1. 骨折复位的标准：复位是治疗骨折的首要步骤，骨折端复位愈好，固定也愈稳定，功能锻炼亦能及时进行，骨折才能如期愈合，肢体功能才能早日恢复。因此，对每一例骨折，都应认真整复，争取达到解剖学或接近解剖复位。但在临床实际工作中，并非所有的骨折都能达到解剖复位，对于这部分患者，应根据其年龄，职业特点及骨折部位的不同，使其达到功能复位。

（1）解剖复位：骨折的畸形和移位完全矫正，恢复了骨的正常解剖关系，对位和对线完全良好时，即为解剖复位。对位是指两骨折端的接触面（对合程度），对线是指两骨折段在纵轴上的对应关系（图 5－32）。

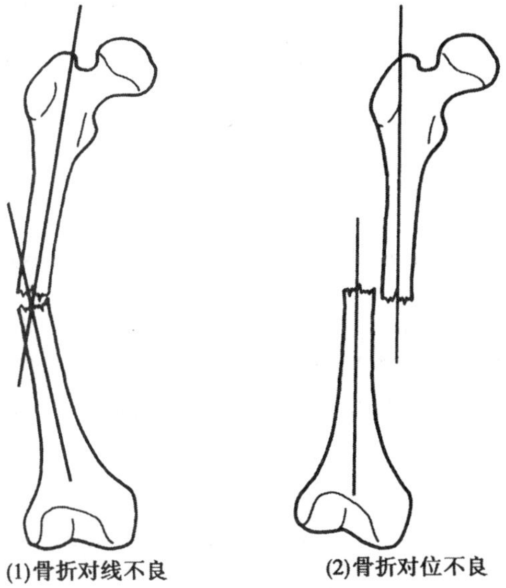

图 5－32　骨折的对位和对线

（2）功能复位：骨折的某种移位因种种原因未完全纠正，但骨折在此位置愈合后，对肢体功能无明显妨碍者称为功能复位（表 5－5）。

表 5－5　　骨折功能复位的标准

对线	旋转移位	必须完全纠正		
	成角移位	与关节活动方向垂直	日后不能自行纠正，必须完全纠正	
		与关节活动方向一致	日后可通过改造塑形得到部分纠正	成人＜10° 儿童＜15°
对位	干骺端	≥3/4		
	骨干	≥1/3		
长度	重叠	成人≤1 cm，儿童≤2 cm		
	分离	无分离		

功能复位的标准可因骨折部位及患者年龄、职业的差异而不同。①上肢与下肢的标准不同：下肢以负重为主，因此，下肢骨折对线复位要求较高。如胫骨骨折后额状面对线差，骨折成角愈合，势必造成膝、距小腿关节内外侧负重时受力不均，日后可继发创伤性关节炎，出现疼痛和关节畸形。同样形式和程度的移位如发生在上肢，其所引起的功能障碍和并发症则相对较轻。②同一肢体标准亦可不同：如前臂有特殊的旋转功能，因此其对旋转、成角移位的复位要求较高；而在上臂肱骨干骨折如存在 30°左右的成角畸形，在肌肉丰厚的上臂外观上不易出现明显异常，对功能影响亦不大。③关节内骨折复位要求高，应尽量达到或接近解剖复位，以免后期出现创伤性关节炎。④老年人骨折治疗的首要任务是保存生命及恢复生活自理能力，儿童对骨折畸形的塑形能力强，故两者功能复位的要求可适当放宽。然而对于中青年人，特别是从事体育运动、精密操作、舞蹈演员等的功能复位则要求很高，复位不良对功能影响较大。

2．骨折复位的时机：从理论上讲，骨折的复位愈早愈好。及时复位，技术操作上比较容易，且易获得成功（骨折后6～12小时，肢体发生肿胀，出血水肿使软组织失去弹性而影响复位）。但是，骨折的整复受诸多因素的影响，如患者的全身状况，患肢肿胀程度，皮肤条件及是否合并血管、神经损伤等。因此，应全面权衡，把握骨折复位的最佳时机。

（1）危及生命的全身性并发症：对于合并休克、昏迷、内脏或颅脑损伤的骨折患者，治疗的关键是以保全生命为主，可在采取急救措施的同时对骨折进行简单的处理，待休克、昏迷等纠正后，再行整复。

（2）患肢肿胀程度及皮肤条件：患肢肿胀较轻，皮肤无损伤且移位较轻的骨折，即使就诊时间较晚，其成功的可能性亦较大；反之，如患肢肿胀严重，皮肤出现张力性水疱等情况存在时，即使早期复位，亦可能受复位困难、外固定不确实等诸多因素的影响而归于失败。

（3）患肢局部并发症：如存在移位骨端压迫、刺激血管、神经的情况，即使存在其他不利复位的因素，亦应立即复位。如肱骨髁上伸直型骨折移位的近端压迫肱动脉时，即应及时复位。此外，在前臂和小腿，如骨折后肢体肿胀明显，则不应即刻手法复位，因其可加剧出血和肿胀，加之手法复位后外固定压迫，极有可能造成骨筋膜室综合征的发生，以采用骨牵引复位或外固定器疗法为宜。

（4）儿童骨骺损伤：延迟复位可能造成骨骺发育紊乱、停滞，故儿童骨折应尽早复位。

3．骨折复位的先期准备：骨折复位前的准备工作应根据骨折的部位及类型的不同而有所区别，一般情况下应做好以下准备工作。

（1）了解病史，分析损伤机制：损伤机制即为骨折形成的过程。只有掌握骨折的损伤机制，才能采取正确的复位步骤，并在复位后有针对性地防止再移位。因此，详细了解病史中受伤情况（暴力的形式、大小、作用方向及受伤体位等），从中分析该骨折发生形成的过程（损伤机制），实为骨折复位的前提条件。

（2）手摸心会，全面掌握伤情：为实施复位手法前的必要步骤。对于每一个特定情况下发生的骨折，必然有其特殊性。X线检查虽能清楚显示各个方向的移位情况，但它毕竟是平面的信息，并不能替代施术者的亲自触摸手感。因此，在掌握骨折发生一般机制的基础上，必须认真地检查患肢局部实际情况，根据触摸所得，结合X线片所见，在施术者大脑“屏幕”上构成一个骨折移位的动态立体图像，此即为“手摸心会”。只有做到这一点，才能达到“知其体相，识其部位，一旦临证，机触于外，巧生于内，手随心转，法从手出”的目的。在实施“手摸心会”的过程中，要求做到触摸手法宜先轻后重，由浅及深，从远至近，两端相对，边摸边想。此外，手摸心会不仅是手法复位的必要步骤，而且亦应该将其运用于复位过程之中，检查复位的效果。

（3）主次分工，配合协调默契：骨折的手法整复是一项比较细致的集体操作。整复由一名主要施术者和2～3名助手协作完成，故要求人员分工及任务明确。整复前详尽分析关键步骤和相互配合的方法及应当注意的问题，如怎样相互配合利用有利于骨折复位的因素，消除人为及客观不利因素。如整复前未能明确整复方案，往往出现配合不协调，动作不一致，徒劳无功的局面。

（4）器械准备，力求充分完善：根据不同部位、不同类型的骨折，充分利用器械协助复位，如墙钩、牵引用宽布带、复位床、起杠杆支点作用的木棍及撬拨复位用具（钢针、X线机、消毒药品及用品）、必要的外固定器械等。

（5）选择麻醉，务必灵活实效：整复骨折时，应施行必要且适宜的麻醉，以保证患者在无痛的情况下接受治疗，克服因疼痛造成惧怕心理、肌肉痉挛等不利因素，增加成功率。一般情况下，上肢骨折多采用臂神经丛阻滞，下肢骨折多采用硬膜外阻滞或蛛网膜下腔阻滞，位置表浅、移位较轻的骨折可采用血肿内麻醉。一般不主张使用全身麻醉，因全身麻醉患者苏醒时，常因患肢不自觉运动，造成骨折再次移位。对于简单骨折如青枝骨折及处于“骨折休克期”（骨折后 1～2 小时，骨折部的疼痛反应比较迟钝）的骨折，可不予麻醉，直接整复。

4. 手法复位应权衡利弊：手法复位在骨折治疗中固然占有极重要的地位，但必须明确任何复位手法特别是粗暴的手法整复都可能加重局部损伤（出血、肿胀、骨膜撕裂加重，骨折端磨钝等）。因此，施用手法必须轻柔、准确，尽量保留骨折端残留血运，全面权衡复位的必要性。贸然复位，不顾利弊，则将出现与医师意愿相反的结果。

在临床实际中，有些骨折是无须复位的。如老年性肱骨外科颈嵌插性骨折，其骨折端相当稳定，且在此位置上愈合，对患肢功能不产生影响，如进行复位容易破坏其稳定性，不仅不能达到预期的目的，而且可能出现更差的结果。又如老年人的肱骨上端粉碎性骨折采用功能复位（如悬吊活动等）的功能结果可能更好；而手法复位加上长时间的外固定可能造成关节僵硬，其功能结果更差。又如肋骨骨折、简单的趾骨骨折等，这类骨折即便复位，目前尚无非常奏效的外固定方法，而切开复位内固定，则得不偿失，故施行手法复位，往往是多此一举。

此外，某些手法复位成功率极小的骨折，如明显移位的关节内骨折、严重粉碎的关节内或近关节骨折等均不应过多地尝试手法整复，而应果断地采取其他治疗方法，如撬拨复位、手术切开复位等。否则，反复地施行手法，不仅加重损伤，发生出血、水肿，而且可能因此影响其他治疗方法的实施。

正骨手法是骨折整复的基本方法，在骨折治疗中占有重要地位，是骨折四大治疗方法（整复、固定、药物、功能锻炼）之一。具体正骨基本手法的操作方法详见第四章第二节。

（三）骨折的固定

固定是治疗骨折的重要手段。骨折经手法或手术整复后，为了维持其功能位置，防止骨折再移位，保证损伤组织正常愈合，必须予以固定。固定通常分为外固定和内固定两大类。其中外固定包括夹板、石膏、牵引及骨外固定器等；内固定系指采用手术的方法，在直视下进行骨折复位，然后以钢板、髓内针、钢丝等对骨折进行内固定。有关具体内容和方法详见第四章第三节。

（四）骨折的功能锻炼

练功活动是骨折治疗的重要组成部分。骨折练功活动的主要目的是通过肌肉收缩和关节活动，加速全身和局部气血循环，化瘀消肿，濡养筋骨关节，增加骨折断端垂直压应力，促进骨折愈合，防止肌肉萎缩、骨质疏松、肌腱韧带挛缩、关节僵硬等并发症，尽快地恢复肌肉、关节功能。我国古代医家对练功活动的重要性已有较正确的认识，早在唐代蔺道人《仙授理伤续断秘方》中就主张骨折固定后关节必须转动，“时时为之方可”。因此，应该重视练功活动。练功活动总的原则和要求是：①根据骨折的不同部位、类型和稳定程度，选择适当的练功方法，并在医护人员的指导下进行。②练功活动要早，在伤肢和全身状况允许的情况下，在骨折整复固定后即开始，并随骨折愈合的进程而循序渐进，逐步加大活动量 将练功活动贯穿于整个治疗过程中。③以主动活动为主，被动活动为辅，禁忌任何粗暴的被动活动。④做到练功活动不影响固定效果，防止造成骨折移位，在有效固定下尽可能地作合理的练功活动，把对骨折治疗有利的因素全部发挥出来，使骨折愈合与功能恢复齐头并进。⑤充分发挥患者的主观能动性，坚持正确的练功活动，做到医疗措施与患者的主观能动性相结合（医患合作）。

1．骨折早期：伤后1～2周内，患肢局部肿胀、疼痛，骨折容易再发生移位，筋骨正处于修复阶段。此期练功的目的是消瘀退肿，加强气血循环。练功方法是使患肢肌肉作舒缩活动，但骨折部上下关节则不活动或轻微活动。例如前臂骨折时，可作轻微的握拳及手指伸屈活动，上臂仅作肌肉舒缩活动，而腕、肘关节不活动。下肢骨折时可作股四头肌舒缩及踝部屈伸活动等。健肢及身体其他各部关节也应进行练功活动，卧床患者必须加强深呼吸练习并结合自我按摩等。练功要求以健肢带动患肢，次数由少到多，时间由短到长，活动度由小到大，以患部不痛为原则，切忌任何粗暴的被动活动。

2．骨折中期：2～3周后，患肢肿胀基本消退，局部疼痛逐渐消失，瘀未尽去，新骨始生，骨折部日趋稳定。此期练功的目的是加强祛瘀生新、和营续骨能力，防止局部筋肉萎缩、关节僵硬以及全身的并发症。练功方法除继续进行患肢肌肉的舒缩活动外，应在医务人员的指导和帮助下逐步活动骨折部的上下关节。练功要求动作缓慢，活动范围由小到大，至接近临床愈合时再增加活动次数，加大运动幅度和力量。例如股骨干骨折，在夹板固定及持续牵引的情况下，可进行撑臂抬臀，伸屈髋、膝等活动；胸腰椎骨折，则可作五点支撑、三点支撑及飞燕点水等腰背肌功能锻炼。

3．骨折后期：骨折已临床愈合，夹缚固定已解除，但筋骨未坚，肢体功能未完全恢复。此期练功的目的是尽快恢复患肢关节功能和肌力，达到筋骨劲强、关节滑利。练功方法常取坐位、立位，以加强伤肢各关节的活动为重点。如上肢着重进行屈、伸、收、展、旋转等各种动作的练习，下肢着重于负重行走训练。练功要求动作有力，活动范围应逐步接近关节生理活动范围，活动次数和活动量应逐渐增加，但以不引起患肢过度疲劳或关节疼痛为原则。在练功期间可同时配合热熨、熏洗等疗法。部分患者功能恢复有困难时，或已有关节僵硬者可配合按摩推拿手法，以达舒筋活络之目的。

（五）骨折的药物治疗

内服与外用药物是治疗骨折的重要方法。骨折的药物治疗，应有整体观念，既重视内治，又不忽视外治。历代骨伤科专家积累了不少秘方、验方，都各有所长，但总是以“跌打损伤，皆瘀血在内而不散也，血不活则瘀不能去，瘀不去则折不能续”和“瘀去、新生、骨合”理论指导临床骨折三期辨证内外用药。内服和外用药物，对纠正因损伤而引起的脏腑、经络气血功能紊乱，促进骨折愈合有良好作用。

1．骨折初期：伤后1～2周内。由于筋骨脉络的损伤，血离经脉瘀积不散，气血凝滞，经络受阻，故宜活血化瘀、消肿止痛为主。内治药物可选用活血止痛汤、和营止痛汤、新伤续断汤、复元活血汤、夺命丹、八厘散、肢伤一方等。如损伤较重，瘀血较多，应防其瘀血流注脏腑而出现昏沉不醒等症，可用大成汤通利之。如有伤口者可吞服玉真散。外治药物可选用消瘀止痛药膏、双柏散、定痛膏、紫荆皮散等。局部焮红热痛时可外敷清营退肿膏。

2．骨折中期：伤后3周到骨折接近临床愈合时间。此期肿胀逐渐消退，疼痛明显减轻，但瘀肿虽消而未尽，骨尚未连接，故治宜接骨续筋为主，内治药物可选用新伤续断汤、续骨活血汤、桃红四物汤、肢伤二方、接骨丹、接骨紫荆丹等。常用接骨药物有自然铜、血竭、地鳖虫、骨碎补、续断等。外治药物可选用接骨续筋药膏、外敷接骨散、驳骨散、碎骨丹等。

3. 骨折后期：骨折临床愈合期以后时间。此期骨折端已有骨痂生长，但不够坚固，伤后气血亏虚、肝肾不足或兼受风寒湿邪，伤肢有筋肉粘连，故内治宜壮筋骨、养气血、补肝肾为主，兼温经通络。药物可选用壮筋养血汤、生髓补血汤、六味地黄汤、八珍汤、健步虎潜丸、肢伤三方、独活寄生丸、续断紫金丹、大活络丹、小活络丹等。外治宜舒筋活络为主，敷贴药物可选用万应膏、损伤风湿膏、坚骨壮筋膏、金不换膏、跌打膏、伸筋散等；熏洗药物可选用海桐皮汤、骨科外洗二方、上肢损伤洗方、下肢损伤洗方等；涂擦药水可选用伤筋药水、活血酒等。

【骨折迟缓愈合、不愈合及畸形愈合】

骨骼具有较强的自身修复能力，骨折后通过一系列的修复过程，骨骼可完全恢复骨折部原有的结构和功能。但如治疗不当，则有可能会出现骨折的延迟愈合、不愈合或畸形愈合。为便于读者学习，表 5－6 列出了骨折延迟愈合、不愈合或畸形愈合的基本概念、产生原因、临床和 X 线表现、预后及治疗要点。

表 5－6　　骨折延迟愈合、不愈合或畸形愈合的诊治概要

	延迟愈合	不愈合	畸形愈合
基本概念	超出此类骨折正常愈合时间	超出该类骨折预期愈合时间的数倍，骨折仍未愈合	骨折在重叠、旋转、成角畸形位愈合，并伴有功能障碍者
产生原因	骨折局部存在剪力、扭转力、成角应力等不良应力； 骨折局部的血运供给不良； 复位不良或过度牵引引起骨折断端分离； 骨缺损、骨膜或软组织损伤严重； 骨折局部存在感染等因素； 患者全身状况：年龄、性别、体质、营养或存在多发伤		骨折的畸形愈合主要由于失治、误治所致，如复位不良，未达到该部位复位的最低标准；固定不充分造成骨折再移位，均可导致骨折畸形愈合。此外，临床上尚有一些不可预测或不可避免的因素，如严重的骨和软组织损伤；儿童生长期骨骺损伤造成骨骺发育异常（过度生长、畸形生长、生长停滞）等
临床表现	骨折断端仍有疼痛、压痛、叩击痛及异常活动等	骨折处有假关节形成，存在异常活动	骨折畸形愈合可影响邻近和远处的关节功能，如前臂骨折旋前、旋后受限；两下肢不等长继发骨盆倾斜、脊柱侧弯等
X 线征象	骨痂出现少而晚（部分因固定不佳所致的延迟愈合，局部反见骨痂增多），骨折端呈“绒毛状”表现，骨折断端虽无硬化现象，但骨折间隙由肉芽组织或不成熟的骨组织填充，故骨折线仍存在，而且有轻度脱钙影像	骨折不愈合可有肥大性和萎缩性两种表现：肥大性表现为骨折间隙增宽、清晰可见，有过量骨痂形成；萎缩性则表现为无骨痂或骨痂稀少、两断端萎缩光滑、骨折断端硬化且髓腔封闭，甚至形成杵臼式假关节	显示骨折有重叠、旋转、成角移位且已愈合，如正位片显示胫腓骨骨折两断端成角＞30°

续表

<table>
<tr><th></th><th>延迟愈合</th><th>不愈合</th><th>畸形愈合</th></tr>
<tr><td>预后</td><td>如能针对其原因采取相应的措施，骨折仍可能愈合</td><td>骨折处的细胞活动停止，临床上骨折的愈合进程已完全停止，除非采取积极的治疗措施，否则骨折处将无法连接</td><td>骨折畸形愈合会影响患肢的功能，其程度与畸形愈合的部位、程度、年龄等因素相关</td></tr>
<tr><td>常见部位</td><td colspan="2">股骨颈骨折、腕舟骨骨折、胫骨中、下 1/3 交界处骨折和距骨颈骨折等</td><td>四肢长骨；干骺端；关节内；骨骺骺板</td></tr>
<tr><td rowspan="4">治疗</td><td>合理的制动与锻炼，以促进纤维软骨骨痂转化为骨性骨痂</td><td>植骨术（包括自体或异体骨、自体骨－骨髓混合、脱钙异体骨等）诱导或促进成骨；适用于无或少量骨痂形成的萎缩性不愈合</td><td>在畸形最严重、同时注意兼顾有利于骨折愈合的部位截骨，以矫正肢体力线及平衡双下肢长度</td></tr>
<tr><td>电刺激疗法；中药辨证施治</td><td>加压内固定：适用于肥大性骨不连</td><td>矫正畸形时要考虑到儿童生长发育的特点避免损伤骨骺，出现迟发性畸形</td></tr>
<tr><td rowspan="2">药物疗法：如前列腺素；生长因子如骨形态生成蛋白系列以及成纤维细胞生长因子、血小板衍化生长因子等</td><td rowspan="2">穿针加压外固定：适用于感染性骨不连</td><td>关节畸形愈合者，近关节截骨，以纠正力线，保留关节功能</td></tr>
<tr><td>继发创伤性关节炎者，行人工关节置换术或关节融合术</td></tr>
</table>

临床上有诸多因素可影响骨折愈合的速度，如损伤的严重程度、骨折类型、骨折部位、年龄以及骨自身的代谢状况等，因此不能仅根据骨折愈合所需时间来判定为延迟愈合和不愈合，而应以骨折端的修复活动是否存在及其发展的速度为准。此外，对成人的长骨干骨折，至少在损伤后 6 个月才能作出不愈合的诊断。

【儿童骨骺损伤及处理原则】

骨骺损伤系指累及骨骺生长板（骺板）的损伤，习惯称为骨骺损伤。骨骺损伤常同时波及骨骺或干骺端。

（一）骨骺的解剖生理

人体骨骺的发育有两种方式，即膜内成骨和软骨内成骨。人体大多数骨骼（如四肢骨、脊椎骨）由软骨内成骨方式形成。在胚胎时期，中胚层间充质细胞分化成具备骨骼雏形的软骨组织，再由软骨组织逐渐演变为骨组织。长骨形成时，先通过软骨内成骨形成软骨干，软骨干的中心是骨化开始的部位，故称为原始骨化中心。软骨干的中段部分在出生时业已骨化。软骨干的两端在胚胎期生长分化为骺软骨（骨骺），大多数骨骺在出生后方开始骨化，其中心即称为继发骨化中心。由胚胎时期的间充质细胞分化凝集成为具有骨雏形的结缔组织膜，然后在结缔组织膜内直接化骨。人体少数骨骼如颅骨、部分面骨、下颌骨等系由膜内成骨方式形成的。此外，管状骨的横向增粗亦系膜内成骨。

骨骺通常分为两大类。①关节内骨骺：位于长骨骨端，如股骨头、肱骨头、桡骨小头等，为承受压力骨骺。这类骨骺对长骨纵向生长及关节形态发育生长的影响十分重要，如损伤可引起畸形。②关节外骨骺：是大肌肉、肌腱或肌群附着点，为承受拉力骨骺，如肱骨

内、外上髁，股骨大、小转子等。（图 5－33）

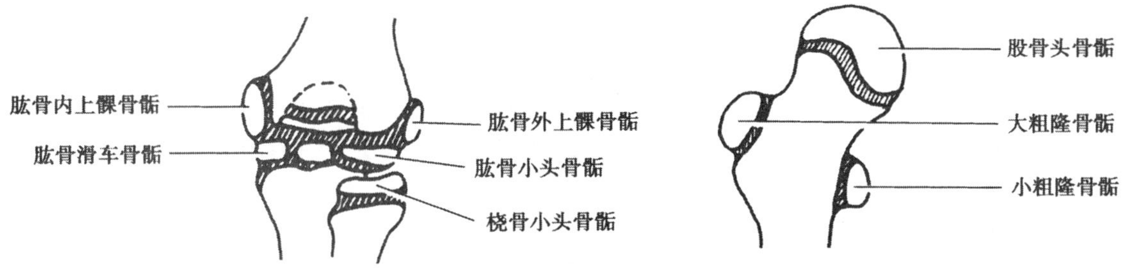

图 5－33　骨骺类型

关节外骨骺：肱骨内上髁骨骺、肱骨外上髁骨骺、大粗隆骨骺、小粗隆骨骺；

关节内骨骺：肱骨滑车骨骺、肱骨小头骨骺、桡骨小头骨骺、股骨头骨骺

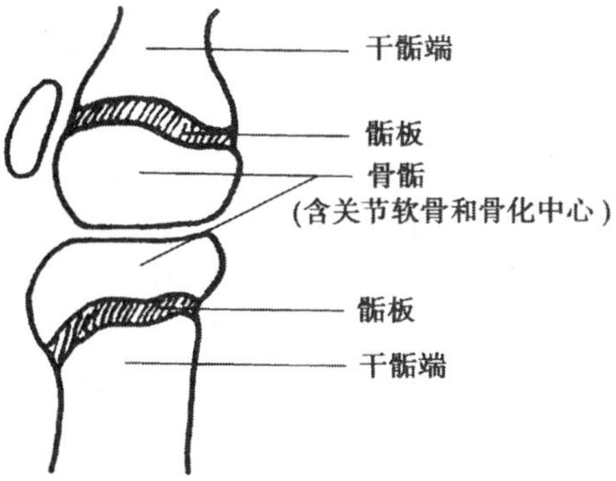

图 5－34　骨骺的解剖结构

骨骺的解剖结构一般由骨骺、骺板及干骺端三部分组成（图 5－34）。骨骺由关节软骨和继发骨化中心（化骨核）组成，是长骨两端关节形态和大小发育的主要部位，其数目各部位不尽相同。如股骨头为 1 个，肱骨远端有 4 个（肱骨小头、滑车、内上髁、外上髁）；骺板是骨骺与骨干之间的骨骺生长板（骺板、骺板软骨）。骺板是长骨纵向生长，人体逐渐增高的关键部位。骺板的形态因部位不同而有区别，如有横形、斜形、纵形、V 形、不规则形等。骨干两端与骺板连接处称为干骺端，其外观呈漏斗状。外周为薄层多孔隙的皮质；中间部分的骨松质有以钙化软骨基质为轴心的索状骨小梁组织。

骺板的组织结构可人为地大致分为 3 层：

1. 生长层（软骨生长层）：又可分为静止区和增殖细胞区。静止区（生发细胞层）细胞密集，生长相对静止，其作用为骺板幼稚软骨细胞的来源，对骨骺的生长发育其作用最重要；增殖细胞区（柱状区）细胞数目多，体积较大，并沿长轴方向排列成圆柱状。本区细胞分裂增殖生长活跃，是骺板生长发育的重要区域。生长层细胞间有丰富的软骨基质和纵行的胶原纤维（犹如混凝土中的钢筋），因此，其强度在骺板各层中相对较坚韧。

2. 成熟层（肥大细胞层）：成熟层软骨细胞已成熟并失去增殖能力，软骨细胞继续增大并仍呈圆柱状排列。该层细胞体积增大，各细胞柱靠近，软骨基质及胶原纤维减少，处于钙化与非钙化的交界处。

3. 转化层（退化细胞层）：为软骨内骨化的预备钙化层，成熟的肥大细胞开始退化，胞膜破裂，细胞解体。转化层基质已经钙化和骨化，因此，其坚韧度较成熟层又有所增加。（图5－35）

骨骺及骺板的血液供应：

1. 骨骺的血液供应：骨骺血管（E－血管）以两种形式进入骨骺。较常见的类型是骨骺周围有骨外膜包绕者，此类型骨骺的营养血管在远离骺板的部位直接进入骨骺。而骨骺完

全位于关节内，外有关节软骨覆盖者，关节内骨骺血管先穿达骺板边缘，然后进入骨骺。后者较少见，如发生骨骺分离，血管易受损伤，可引起骨骺和骺板缺血。

2. 骺板的血液供应：有以下 3 个来源。①骨骺系统：由骨骺血管的分支进入骺板的生长层，并形成终末支，主要供给软骨增殖细胞的营养；②干骺系统（M－血管）：主要由骨干滋养动脉和干骺动脉的终末支形成，进入骺板的转化层，主要供给与软骨内化骨有关细胞的营养；③软骨周围系统：该组血管除供应干骺端骺板的周边部分外，尚供应 Ranvier 区，主要供给与骺板横向生长有关细胞的营养。（图 5－36）

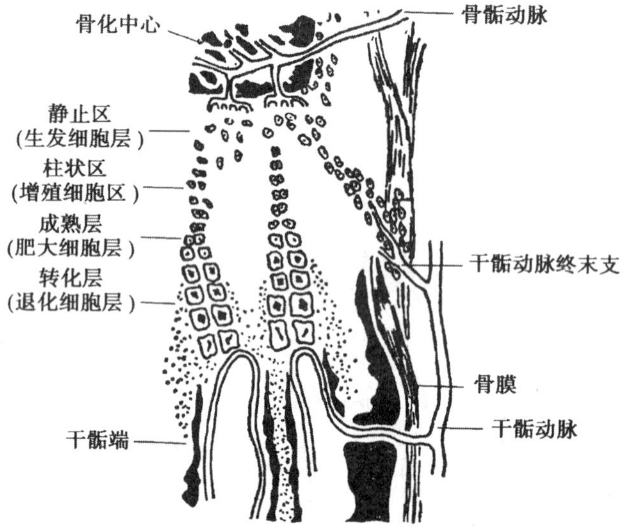

图 5－35 骺板的组织结构

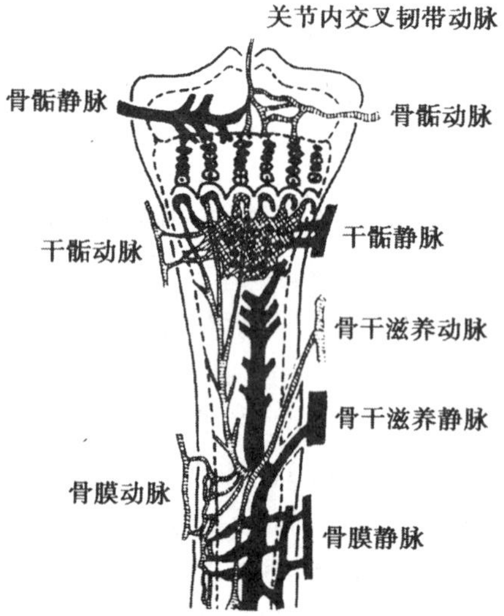

图 5－36 骨骺及骺板的血液供应

儿童骨骺、骺板及骨膜均有其特殊的血液供应系统。如某一部位血液来源受损中断，将影响该部位的生长能力。不同部位的血液供应受损，对生长的影响亦各不相同。

（二）骨骺损伤的病因及分类

1. 病因：造成骨骺损伤的外力有剪切力、牵拉力（撕脱力）、劈裂力和挤压力 4 种。上述暴力可以单独作用导致骨骺损伤，但多数综合作用。此外，某些疾病如佝偻病、骨髓炎、维生素 C 缺乏病（又称坏血病）以及内分泌失调等可使骺板结构破坏，强度下降，在遭受轻微外力甚至无外伤史的情况下，出现骨骺分离、滑脱，如股骨头骨骺滑脱。

2. 骨骺损伤类型及临床特点：如图 5－37、表 5－7 所示。

（三）骨骺损伤的诊断

1. 把握儿童骨骺损伤的规律：

（1）儿童关节部位损伤应首先考虑骨骺损伤：儿童期关节部位的韧带和关节囊相对较坚韧，有关实验证实其强度是骺板强度的 2～5 倍。故当一定强度的暴力作用于关节部位时，在尚未引起韧带、关节囊断裂前，可能已造成骨骺分离或骨折。因此，在儿童关节部位损伤时，必须排除骨骺损伤。

（2）好发年龄：骨骺损伤绝大多数发生在化骨核出现后，好发年龄为 13～15 岁的少年，其次为学龄儿童。婴幼儿因其骨骺具有较大的韧性和弹性，不易损伤。但随着年龄的增长，化骨核的增大，其硬度亦增加，骺板和干骺端则成为易损伤的薄弱部位。

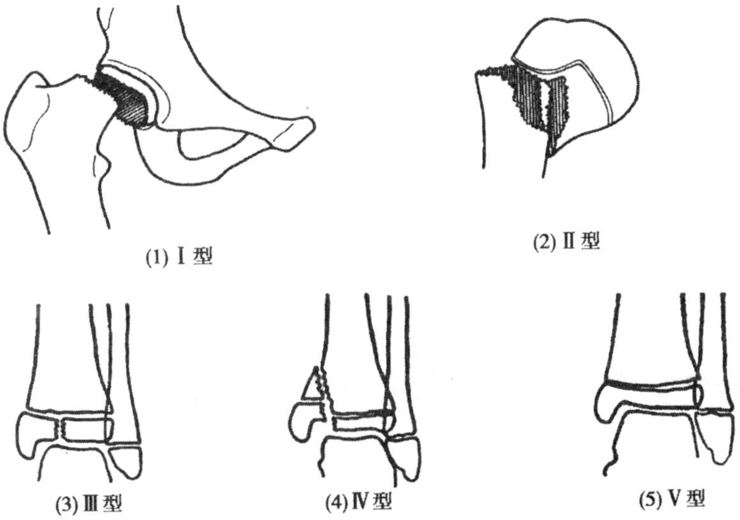

图 5－37　骨骺损伤的类型

表 5－7　骨骺损伤的类型、损伤机制、X 线征象及预后

	损伤机制及特点	X 线征象	常见部位及发生率	预　　后
Ⅰ型（骨骺分离）剪切暴力	①损伤由剪切应力造成，分离发生在骺板的成熟层细胞肥大区或钙化区。生长层留在骨骺一侧，故不引起生长障碍。②多见于幼小婴儿。③骺板周围骨膜肥厚，且多未受损，故骨骺移位轻	①化骨核移位但程度轻；②骺板厚度有时可能增宽或为部分增宽（呈张开状）	股骨头、桡骨下端、桡骨上端、腓骨下端、肱骨上端，占 15.9%	骨骺及干骺端无骨折，周围骨膜大部分完好，手法复位容易，预后良好
Ⅱ型（骨骺分离伴干骺端骨折）剪切力和扭折力	①损伤常由剪力和扭折力引起。整个骺端骨块从骨干分离，骨骺分离线亦经肥大区，干骺端骨块可呈三角形或薄片状。②多见于 10～16 岁的少儿。③骨块的骨膜往往保持完整（凹侧），而对侧骨膜则破裂	骨折线经骺板折向干骺端，骨骺连同小块骨向一侧移位，多有成角趋向（向骨膜断裂侧成角）	桡骨远端、肱骨近端、肱骨远端，占 48.2%	手法复位容易，预后良好
Ⅲ型（骨骺骨折）关节内剪力	①损伤由关节内剪力所致，属关节内骨折。骨折线自关节面穿过骨骺和骺板，再沿骺板的薄弱（肥大区）延伸至骺板的边缘，造成部分骨骺及骺板脱离主骨。②患儿平均年龄 14～15 岁。③骨折较稳定，一般移位不大	骨折线纵向穿越骨骺，然后横穿骺板，骨骺骨折块轻度向伤侧移位	胫骨远端（内或外侧）、肱骨小头、胫骨上端，占 4%	对位良好，骨骺血液供应未受影响，患儿年龄较大（生长潜力小）者，预后良好；反之则差
Ⅳ型（骨骺及干骺端骨折）劈裂暴力	①损伤由劈裂或牵拉暴力造成。亦属关节内骨折，骨折线涉及骨骺、骺板和干骺端；分离的骨折块包括部分骨骺、骺板及干骺端。②发生于肱骨外髁者多为＜10 岁的儿童；如骨折发生在胫骨远端，则多为＞13 岁的青少年。③骨折移位一般较明显	骨折线多呈斜形贯穿骨骺、骺板和干骺端；骨折块移位程度一般较明显	肱骨外髁、胫骨远端，占 30.2%	骨折波及骺板全层影响生长带，故易引起生长发育障碍和关节畸形

续表

类　型	损伤机制及特点	X线征象	常见部位及发生率	预　　后
Ⅴ型（骺板挤压伤）挤压暴力（压榨暴力）	由强大的挤压暴力造成，骺板软骨细胞严重损伤或骨骺营养血管广泛性损伤，相当于骺板的压缩骨折	早期X线摄片常为阴性；往往至晚期出现畸形方作出诊断	距小腿关节和膝关节	预后差，骺板生发层的损伤导致晚期骨骼变形和关节畸形

注：①股骨头及桡骨头骨骺分离虽多属Ⅰ型损伤，但由于其骺动脉多被破坏，故预后较差。Ⅰ型骨骺分离尚可见于内分泌紊乱、佝偻病、骨骺炎、维生素C缺乏病等引起的病理性损伤。

②Ⅴ型骨骺损伤因早期X线表现阴性，常误诊为关节扭伤，往往待畸形出现后，回忆起既往外伤史，方作出"迟到的诊断"。因此，凡小儿关节骨骺附近的损伤肿痛持续一段时间，X线片虽表现为阴性，即应怀疑有本型损伤的可能。患肢应避免负重3周，以免加重损伤。此外，尚需向家长说明病情及后果，建立定期随访，以便即时诊断，即时治疗。

（3）骨骺损伤类型与发病年龄有明显关系：①年龄小者易发生骨骺分离，年龄大者易发生骺端骨折。②年龄越大，骨骺分离的程度越小。究其原因，系由于年幼儿童其骺板厚度相对较大，化骨核较小，故易发生骨骺分离；而年龄较大的儿童，骺板较薄且强度增大，故不易发生骨骺分离，但局部骨骺及干骺端硬度增加，故易发生骺端骨折。

（4）Ⅱ型及Ⅳ型骨骺损伤发病率高：两者分别为48.2%和30.2%，共占全部骨骺损伤的78.4%。

（5）发病部位比较集中：以桡骨下端、肱骨下端、胫腓骨下端最为多见，占80%左右。

2. 重视临床检查：大多数患者有不同程度的外伤史。骨骺损伤移位明显者，局部存在不同程度的肿胀和畸形，如桡骨下端骨骺分离局部可能出现餐叉畸形。无移位或移位很少的骨骺损伤，一般肿胀较轻，亦无畸形。但骺板平面一定存在局限性压痛，如关节附近的环周压痛，往往提示骨骺分离的可能性较大。化骨核尚未出现或刚出现的部位如发生骨骺损伤，即使行X线摄片检查，亦可能无明显征象，或只有很少的征象。此时更应该仔细进行局部检查，如肱骨外髁骨骺损伤，可在局部行挤压消肿后，触及移动性骨折块；触摸某些骨性标志如肘后三角等亦可能帮助诊断。骨骺分离或骨折后，行局部检查时可能会触及摩擦音：软骨断面之间的摩擦音比较柔和；而骨折断面的摩擦音则明显粗糙。

3. 熟知骨骺损伤的X线表现：X线检查是诊断骨骺损伤的重要手段。虽然骺软骨、骺板不显影，但骨骺损伤的X线表现仍有许多规律可循，提示可从所显示的影像去判断不显影部分的损伤。这首先需要阅片者必须熟知儿童骨骺的知识，包括骨骺出现和闭合的时间；正常骨骺的形状、位置及变异；各型骨骺损伤的X线特征等（表5-8）。

表5-8　　骨骺损伤的X线征象及临床意义

	阅片内容	临床意义
骨骺化骨核	位置是否有变化：①与所属骨之间的关系；②与构成该关节对应骨骼或骨端的关系	判断有无骨骺损伤及骨骺损伤的类型
	有无骨折线通过骨骺（骨折线多与骨骺线垂直）	提示骨骺损伤类型：有骨折线者为骨骺骨折；无骨折线者为骨骺分离或骺软骨骨折
骺板	骺板一侧或全部宽度有无变化	判断有无骨骺损伤，骨骺损伤的类型

续表

	阅片内容	临床意义
干骺端		
三角形骨块	与所属骨干骺端之间的关系；与构成该关节对应骨骼（或骨端）的关系	判断损伤部位及区别骨骺损伤的类型
片状骨块	片状骨块是否存在，骨折线是否与骺线平行，干骺端骨折片是否呈薄片状	防止漏诊，此类骨折片多无移位，骨折线形似骨骺线，容易混淆
构成关节对应骨骼或骨端的关系	相互位置关系是否发生改变	判断损伤部位

（四）骨骺损伤的治疗原则及注意事项

治疗儿童骨骺损伤时，必须综合考虑下述问题。

1．损伤类型及复位要求：对Ⅰ、Ⅱ型损伤，因其生长层多无损伤，闭合复位容易，预后良好。故Ⅰ、Ⅱ型损伤复位如有困难，允许有轻、中度的前后或内外侧方移位（日后自行塑形的可能性大）；Ⅲ、Ⅳ型损伤，属关节内骨折，并可能伤及骺板，整复要求恢复关节面的平整。骨折端对位不良会产生骺板早闭和骨桥形成，造成生长障碍而出现畸形。故应首选手法复位尽可能达到解剖复位，否则应切开复位。而对于Ⅴ型或其他型疑合并Ⅴ型者，应避免负重3个月，并须将预后的真实情况向家长说明，建立长期定期随访。一般每6个月摄X线片检查1次，直至肯定患肢无生长障碍为止。

2．受伤年龄及部位：生长旺盛期的患者，即1～3岁和12～15岁两个年龄阶段的儿童骨骺损伤，以及生长能力强的部位，应避免反复整复、强求解剖对位。反复粗暴的整复或手术创伤，极易损伤骺板血液供应，导致迟发性畸形发生。另一方面，>15岁的青少年骨骺即将闭合，或生长能力弱的部位发生骨骺损伤，如桡骨上端、胫骨下端等，即使骺板损伤，一般不会引起严重的畸形，畸形的出现多因整复不良引起。因此，对此部分患者应强调良好的复位。

3．复位时间：骨骺损伤的最佳复位时间是1日之内，或1～3日，最迟不能超过10日。其道理在于复位时间越早，对骨骺生长的影响越小，复位也越容易，骨骺损伤后修复较快。Ⅰ～Ⅳ型愈合时间大约是该干骺端骨折愈合时间的一半。因此，延迟复位必然导致整复困难，易使施术者采用暴力整复，极易损伤骨骺。

4．复位注意事项：施行手法复位时，操作必须轻柔、准确，禁用纵向挤压、扭转、撬拨手法，避免粗暴手法和反复整复。对Ⅱ型骨骺损伤应在充分牵引下解除嵌插挤压（可同时解脱软组织嵌夹）后再行复位，严禁在重叠未拉开之前强行推挤或施行过度折顶等粗暴手法。行手术复位者，则必须避免用粗硬器械撬拨骺板，对Ⅲ、Ⅳ型骨骺损伤应力争恢复关节面的平整光滑。此外，应避免剥离骺端表面的软组织，以避免软骨膜损伤。内固定物最好置于干骺端，必要时只可用细克氏针穿过骺板，严禁用螺钉及粗钢针贯穿骺板。

骨骺损伤手术治疗的指征是疑有骨膜或关节囊等软组织嵌夹在骨折断端之间者；受伤时间超过4日以上的陈旧骨骺损伤；移位大，复位困难且不稳定的Ⅲ、Ⅳ型损伤；开放性骨骺损伤。

骨骺损伤手法复位后的固定时间为：Ⅰ、Ⅱ、Ⅲ型固定时间为同龄儿童干骺端骨折的1/2；Ⅳ型固定时间为与同龄儿童干骺端骨折时间相等（3～6周）。

5．骨骺损伤后期生长障碍的处理：儿童骨骺损伤后，如未得到及时正确的治疗，将可能造成骨骺生长发育的停滞或延缓，形成迟发性畸形。临床上往往需要手术矫形，其处理原则如表5－9所示。

表5－9　骨骺损伤后期生长障碍的处理

损伤特点	畸　形	处理原则
骺板一侧损伤，该侧骨生长停止；或延迟生长；或在两骨并列部位，其中一骨骨骺生长停止	偏向患侧的成角畸形或合并短缩畸形	采用张开式切骨矫正术（年幼儿童可能需作多次）；患骨延长，健骨缩短或阻止健骨骨骺生长
单骨组成部位骨骺损伤，伤肢肢体骨骺生长停滞或延缓	两侧肢体不等长	肢体均衡术：伤侧肢体延长，健侧肢体缩短；或两者同时施行

〔附一〕　骨折临床愈合标准与骨性愈合标准及其他

附表5－1　骨折临床愈合标准与骨性愈合标准

	判断条件
临床愈合	①局部无压痛，无纵轴叩击痛 ②局部无异常活动 ③X线摄片显示骨折线模糊，有连续性骨痂通过骨折线 ④功能测定在解除外固定的情况下，上肢能平举1 kg重物达1分钟，下肢能连续性徒手步行3分钟，并不少于30步 ⑤连续观察2周骨折处不变形，则观察的第1日即为临床愈合日期
骨性愈合	①具备临床愈合标准的条件 ②X线摄片显示骨小梁通过骨折线

注：在骨折的临床愈合标准中，②、④两项的测定必须慎重，以不发生变形或再骨折为原则。

附表5－2　成人常见骨折临床愈合时间

	时间（周）		时间（周）
锁骨骨折	5～7（4～6）	股骨颈骨折	12～24
肱骨外科颈骨折	4～6	股骨粗隆间骨折	6～10（7～10）
肱骨干骨折	5～8（4～8）	股骨干骨折	8～14（8～12）
肱骨髁上骨折	3～4（3～6）	髌骨骨折	4～6
尺桡骨干骨折	8～12（6～8）	胫骨上端骨折	6～8
桡骨远端骨折	3～4（3～6）	胫腓骨干骨折	8～12（7～10）
掌指骨骨折	4～8（3～4）	踝部骨折	4～6
腕舟骨骨折	＞10	跟骨骨折	4～6
脊柱骨折	10～12	跖骨骨折	6～8
骨盆骨折	6～10		

骨松质的愈合 由于骨松质的结构特点，其骨折愈合过程不同于骨皮质——无包绕骨折端的血肿，因此，经血肿机化软骨内成骨的作用微弱，骨痂少或无骨痂；骨松质无骨外膜或有者其成骨能力亦差，故膜内成骨作用弱，外骨痂缺乏或量少；骨松质血运丰富，骨折端局部坏死少或无坏死，主要通过骨小梁的直接接触而愈合（即依赖骨髓的成骨作用）。

骨折的一期愈合（原发性骨痂） 发生在骨松质的稳定裂纹骨折或坚强内固定下的骨皮质骨折。由于两断端的紧密接触，间隙极为微小，因此新生的骨单位可由一个骨折端直接进入另一骨折端，从而实现骨折愈合，这种直接愈合方式显然不同于前述的骨折愈合过程（二期愈合）。由于牢固的固定使骨折端局部的应力消失（受到过度的应力保护），可造成骨皮质强度减弱，甚至出现废用性萎缩（Wolff 定律）。因此，当固定去除后，有可能发生再骨折。故多数作者认为，骨折的一期愈合并不是最好的愈合方式。

自学指导

【重点难点】

1．本节的重点：

（1）骨折的概念：理解识记骨折概念中两要点——外力作用、骨或软骨的完整性和连续性被破坏。

（2）骨折的病因：学习时要抓住外力伤害是主要病因和无论何种形式的外力，均可归纳为直接外力、间接外力、肌肉牵拉外力和累积性力 4 种性质的外力这两个关键问题。

（3）骨折的病机：学习的要点有以下 3 点。①骨折的形成是外因和内因综合作用的结果；②骨折移位的基本形式；③影响骨折移位的主要因素。

（4）骨折的分类方法有 6 种：学习时应重点掌握根据骨折的程度及形态分类的方法。

（5）骨折的诊断：在把握受伤情况、受伤时间等病史的基础上，重点掌握骨折局部症状和特殊体征，同时亦应重视骨折的主要体征——固定且局限的压痛和 X 线检查。

（6）骨折的并发症：有 16 种并发症，要熟悉其临床表现或成因。尤其要重点学习动脉损伤、缺血性肌挛缩、周围神经损伤、褥疮、创伤性关节炎、关节僵硬、缺血性骨坏死等常见并发症。

（7）骨折的愈合过程：应抓住两个方面的问题，即骨膜内成骨和软骨内成骨两种成骨形式和骨折愈合的 4 个生长阶段——纤维愈合期、骨痂形成期、骨性愈合期、改造塑形期。

（8）影响骨折愈合的因素：主要是局部因素，包括骨折段的血液供应、局部的损伤程度、断端的接触以及治疗方法和功能锻炼对骨折愈合的影响。

（9）骨折的治疗：应结合第四章的相关内容进行，紧紧抓住先期准备、整复手法、外、内固定、功能锻炼、三期辨证用药等 5 个问题。

（10）儿童骨骺损伤：应熟悉 5 种骨骺损伤类型 X 线表现、常见发生部位、发生率及预后。诊断方面要在把握儿童骨骺损伤规律的基础上，重视临床局部检查并熟知骨骺损伤的 X 线表现及基本内容。

2．本节的难点：

（1）骨折移位的表达方式：习惯上，一般把向前向后的侧方移位称为前后移位。但在某些特定的部位，如前臂往往又可称为掌（前）、背（后）侧移位；足部骨折移位往往称为背、跖侧移位。此外，临床医师往往把内、外侧的侧方移位简称为侧方移位。在特定的部位，如前臂，又可称为尺桡侧移位。

（2）在某些特殊的部位，骨折的移位有特殊的表达方式，如脊柱椎体压缩骨折的楔形变，肱骨髁上骨折的肘内翻畸形等。长骨干骨折的旋转移位一般认为系骨折远段绕自身的纵轴旋转，但从创伤解剖的角度看，判断旋转移位应以骨折近段的水平轴、额状轴和矢状轴为准，骨折远段的相应水平轴出现内旋或外旋。

（3）骨盆耻骨骨折引起的膀胱或尿道破裂，尾骨骨折引起的直肠破裂，均属开放性骨折。因其无直观的开放性创口，临床易误诊为闭合性骨折。由间接暴力（如锐利的骨折端）由内向外刺破局部软组织而形成，其伤口可能仅为一小孔。此外，部分直接暴力造成的骨折，患肢可能存在较明显的皮肤擦伤，甚至撕裂，但骨折端并未与外界沟通，其实质上仍属闭合性骨折。

（4）儿童骨骼中有机质成分比例较大，骨的脆性小而富有良好的柔韧性和可塑性，加之骨膜厚而坚韧，因此在遭受垂直压缩暴力时，干骺端可发生隆凸型骨折；在受弯曲负荷作用时，可发生弓形骨折或青枝骨折。由于这类骨折骨膜多保持完整或部分断裂，故骨折无移位或移位很小，因而临床易漏诊。

（5）临床上不应机械地根据时间去判断骨折的新鲜抑或陈旧，而应根据患者的年龄、骨折的部位及类型区别对待。如儿童的青枝骨折 2 周即已愈合；而老年人的股骨颈骨折虽已 3 周，亦可无任何连接的迹象。

（6）在掌握常规检查方法的同时了解特殊投照位置、摄健侧片对比、延时重摄、应力位摄片、亲自参与摄片，以避免进一步损伤。

（7）准确把握骨折复位的时机：从理论上讲，骨折的复位愈早愈好。及时复位，技术操作上比较容易，且易获得成功（骨折后 6～12 小时，肢体发生肿胀，出血水肿使软组织失去弹性而影响复位）。但是，骨折的整复受诸多因素的影响，如患者的全身状况，患肢肿胀程度，皮肤条件及是否合并血管、神经损伤等。因此，应全面权衡，把握骨折复位的最佳时机。

（8）手法复位较难理解的问题：手法复位应权衡利弊。①并非所有骨折均需复位，如老年性肱骨外科颈嵌插性骨折，其骨折端相当稳定，且在此位置上愈合，对患肢功能不产生影响，如进行复位，容易破坏其稳定性，不仅不能达到预期的目的，而且可能出现更差的结果。②手法复位在骨折治疗中固然占有极重要的地位，但任何复位手法，特别是粗暴的手法整复都可能加重局部损伤。因此，施用手法必须轻柔、准确，全面权衡复位的必要性，否则可能适得其反。

（9）临床上有诸多因素可影响骨折愈合的速度，如损伤的严重程度、骨折类型、骨折部位、年龄以及骨自身的代谢状况等，因此不能仅根据骨折愈合所需时间来判定为延迟愈合和不愈合，而应以骨折端的修复活动是否存在及其发展的速度为准。此外，对成人的长骨干骨折，至少在损伤后 6 个月才能作出不愈合的诊断。

（10）儿童骨骺损伤的诊治是本节的疑难点，学习时应注意以下问题。①儿童骨骺、骺板及骨膜均有其特殊的血液供应系统：如某一部位血液来源受损中断，将影响该部位的生长能力。不同部位的血液供应受损，对生长的影响亦各不相同。②X 线摄片检查对诊断骨骺损伤极为重要：投照时必须注意将肢体放置于真正的正位和侧位，并包括上下关节。照片要清晰，否则可因为骨化中心在不同投照位的形象不同造成错觉，而作出错误的判断。骨骺由不透X线的骨化中心和能透X线的关节软骨、骺板组成。各个部位的骨骺形态各异，加之各骨化中心有不同的出现和融合年龄且有个体差异，部分儿童有正常变异，这些都增加了认识骨骺的困难和复杂性。初学者常将骨骺线误认为骨折线。两者的主要区别在于：骺线的透光间隙均匀且基本相等，其边缘光滑；骨折线的间隙不相等，其边缘锐利。但最重要的还在于结合临床检查所见综合判断。X线片所显示的骨化中心影像要比实物小，骨化中心出现的时间越短，则影像与实物的差别越大，临床不要误认为仅系一小骨折片，无关紧要而不加重视（图5－38）。③对儿童骨骺损伤进行治疗时，应综合考虑损伤类型、年龄及受伤部位、复位时间等因素，施行手法复位时，操作必须轻柔、准确，避免粗暴手法和反复复位。

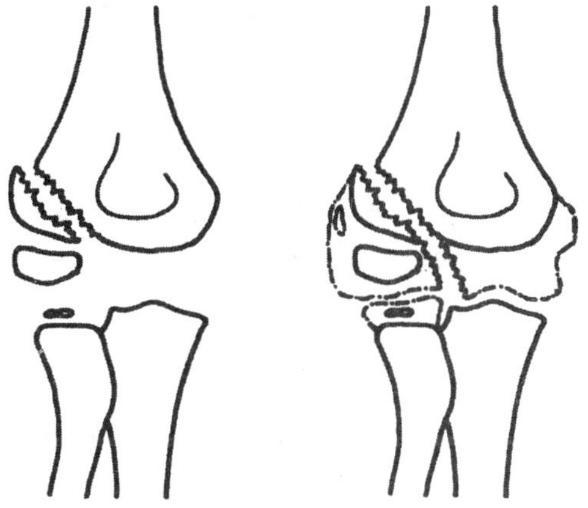

图5－38　骨骺损伤中骨化中心X线影像与实物差别

【复习思考题】

1．何谓骨折？造成骨折的外力因素有哪几类？其所导致的骨折各有什么特点？
2．如何鉴别直接暴力与间接暴力骨折？
3．造成骨折发生及影响其特征的内在因素有哪些？
4．骨折主要有哪几种基本的移位形式？试简述影响骨折移位的主要因素。
5．旋转移位与背向移位的区别何在？
6．不完全骨折和完全骨折各有哪些类型？
7．如何界定稳定性骨折与不稳定性骨折？
8．为什么在外伤患者中只要患肢出现畸形、骨擦音或假关节活动的任一体征，即可确认骨折存在？
9．在诊断某些骨折时，为何只能将X线表现作为临床参考依据？试举例说明之。
10．引起创伤性关节炎发生的病理机制是什么？试从关节僵硬发生的机制说明骨折治疗须动静结合的道理。
11．骨折愈合有哪两种基本的成骨形式？主要的成骨形式是哪种？从此角度出发阐述临床上应采取哪些措施促进骨折愈合。
12．从影响骨折愈合的诸多因素中，如何理解在一般情况下影响骨折愈合的主要因素是局部因素？
13．为何上肢骨折与下肢骨折的功能复位标准不同？为何关节内骨折的复位要求应尽量达到解剖复位？
14．试从患肢肿胀程度及皮肤条件因素，阐述如何把握骨折复位的最佳时机。

15. 骨折复位为什么要做好先期准备？手法复位为什么要权衡利弊？
16. 骨折的功能锻炼为什么要按早、中、后三期选择锻炼方法？
17. 导致骨折迟缓愈合、不愈合和畸形愈合的常见原因有哪些？如何界定骨折迟缓愈合和不愈合？
18. 骨骺损伤如何分型？常见的类型有哪几种？如何在X线片上判断骨骺损伤的类型？
19. 儿童骨骺损伤的诊断有哪些规律可循？如何正确把握临床检查与X线表现之间的联系？
20. 儿童骨骺损伤治疗与成人骨折治疗的最大区别是什么？

〔熊渭平〕

第二节　上肢骨折

【目的要求】

1. 掌握锁骨骨折、肱骨外科颈骨折、肱骨髁上骨折、前臂骨折、桡骨远端骨折、掌骨及指骨骨折的骨折机制，常见类型的临床特点及辨证施治方法。

2. 熟悉肱骨干骨折、肱骨髁间骨折、肱骨内上髁骨折、尺骨上1/3骨折并桡骨小头脱位、桡骨下1/3骨折并下尺桡关节脱位及腕舟骨骨折的骨折机制，常见类型的临床特点及辨证施治方法。

3. 了解肱骨外髁骨折、尺骨鹰嘴骨折、桡骨头颈部骨折的机制，常见类型的临床特点及辨证施治方法。

【自学时数】

26～28学时。

锁骨骨折

锁骨骨折是临床常见的骨折，多见于儿童及青少年，尤以幼儿居多。锁骨全长位于皮下，其内侧半段前凸，外侧半段后凸，为外观呈“∽”形之管状骨。锁骨桥架于肩胛骨与躯干之间，外侧端与肩峰构成肩锁关节，内侧端与胸骨的锁骨切迹构成胸锁关节。锁骨内2/3横截面呈三棱柱状，外1/3呈扁平状（图5－39）。中1/3是锁骨形态变化部位，因此该部位为应力上的弱点，故易产生应力集中。锁骨外1/3的前上方为斜方肌附着，前下方为三角肌附着；内1/3前上方为胸锁乳突肌附着，前下方为胸大肌附着。锁骨骨折后，由于肌肉的牵拉而使骨折移位。锁骨中部后方有锁骨下动、静脉及臂丛神经通过，其下方为胸膜顶，锁骨骨折移位严重时可损伤上述重要结构（图5－40）。

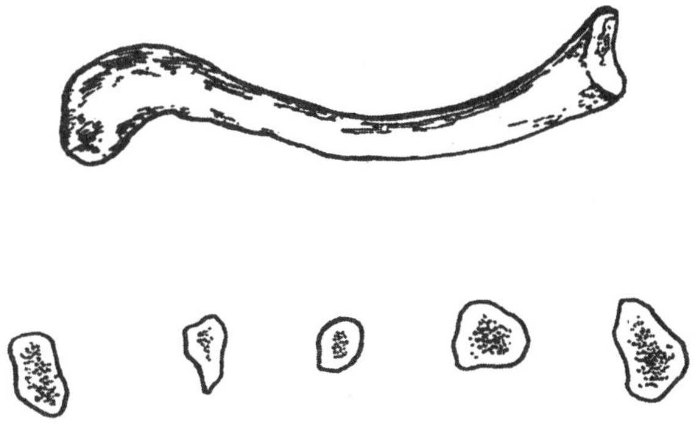

图 5－39 锁骨形态图

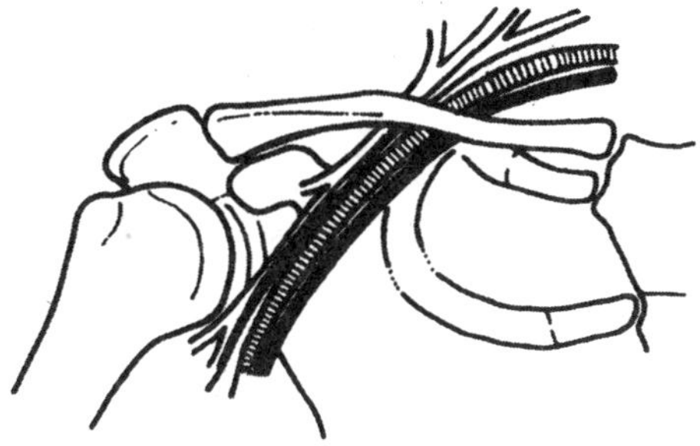

图 5－40 锁骨后方的重要结构

【骨折机制与分型】

直接暴力和间接暴力均可造成锁骨骨折，但以间接暴力多见。患者跌仆时，肩部外侧或手掌着地，外力（包括体重力）与地面反作用力交集于锁骨的中、外 1/3 交界处或中 1/3 形态变化部位，并产生一剪式应力而导致骨折。其典型移位是骨折内侧段因胸锁乳突肌的牵拉向后上方移位；外侧段由于胸大肌、斜方肌的牵拉，向内前方移位，受患肢重力的影响向下移位（图 5－41）。直接暴力导致者，多为粉碎性骨折，骨折碎片被骨折内、外侧端推挤而呈直立状（图 5－42）。在幼儿，由于骨质柔嫩而富有韧性，发生骨折后骨膜常保持联系，故骨折端移位不大，而在胸锁乳突肌等的牵拉下，骨折端可有不同程度的向上成角（图 5－43）。

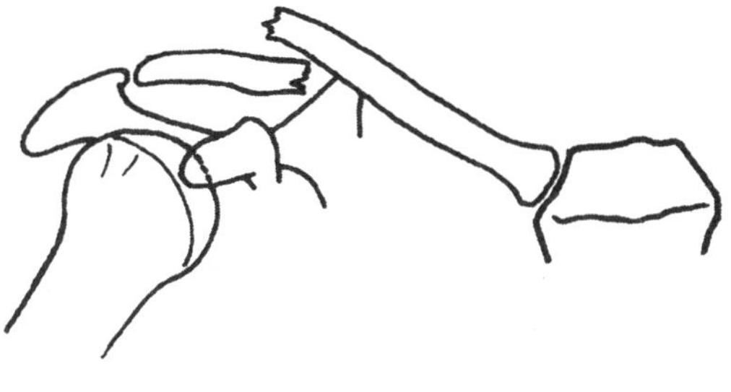

(1)正视图

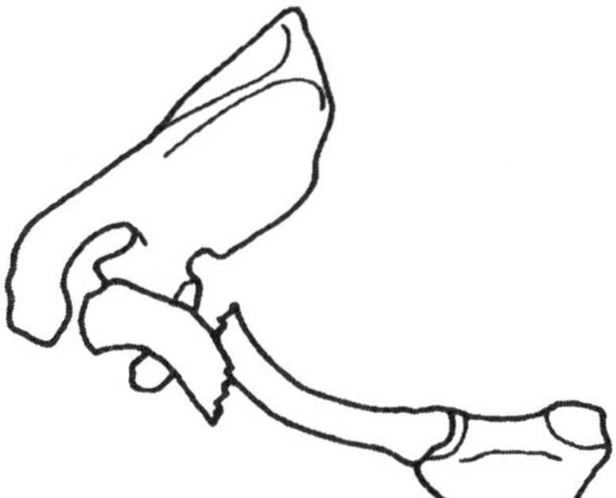

(2)俯视图

图 5－41 典型锁骨骨折的移位形式

临床尚可见锁骨外 1/3 和内 1/3 骨折。①锁骨外 1/3 骨折：当骨折发生在肩锁韧带和喙锁韧带之间，而两韧带未被累及时，骨折多无移位［图 5－44（1）］；如骨折位于锁骨外侧端并有喙锁韧带部分断裂，且偏于外侧时，骨折亦多无移位［图 5－44（2）］；但部分断裂偏于内侧，且与骨折处相通或喙锁韧带全部断裂时，骨折近段受胸锁乳突肌的牵拉向上、后移位［图 5－44（3）］；当骨折累及锁骨外端关节面和肩锁关节的骨折，锁骨体无明显移位，但肩锁关节囊多已破裂或撕脱。②锁骨内 1/3 骨折：一般因直接暴力造成，亦可由间接暴力作用于肩部使锁骨内侧端撞击于胸骨所致，常伴有较严重的胸锁关节损伤，骨折多无移位或仅有轻微移位。

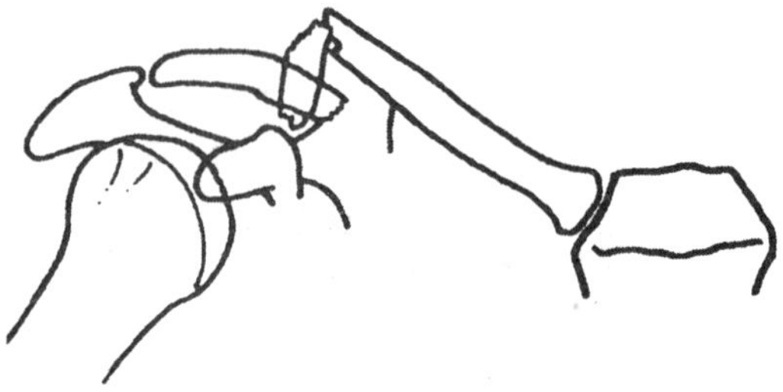

图 5－42　直接暴力导致的粉碎性骨折

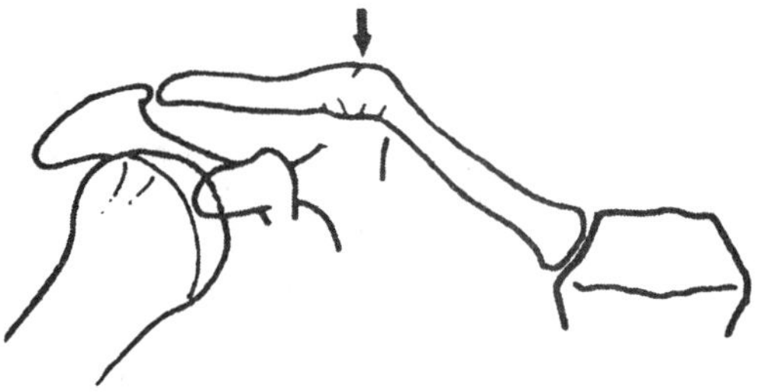

图 5－43　幼儿青枝骨折

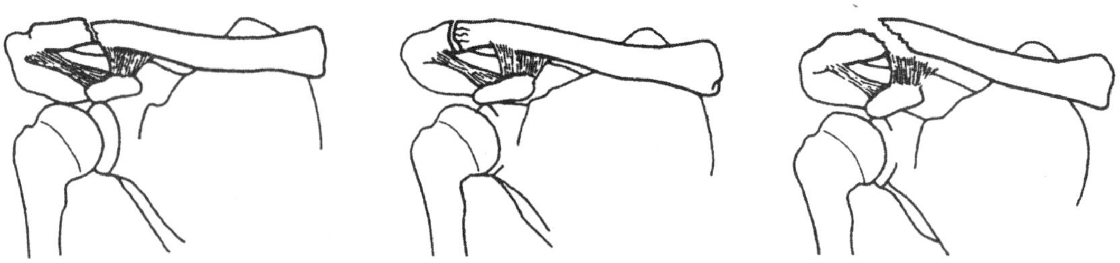

(1)　(2)　(3)

图 5－44　锁骨外 1/3 骨折

【诊　　断】

患者有跌倒受伤或暴力直接打击锁骨的外伤史。伤后骨折局部疼痛、肿胀，严重者皮下出现瘀斑，锁骨上、下窝变浅甚至消失，患侧上肢活动障碍。幼儿多为青枝骨折，肿胀不明显。患者常以健手托住患肢，头部侧向患侧，下颌偏向健侧，患肩向前内下方倾斜。检查时，可见伤处异常隆起，局部肌肉痉挛；骨折部压痛明显，可触及异常活动和骨擦音；检查幼儿时，活动其伤肢或按压伤侧锁骨时可因疼痛而哭闹。X 线检查可显示骨折类型和移位方向。

根据外伤史、临床症状体征及 X 线表现可作出明确诊断。

损伤严重，骨折移位明显，尤其是粉碎性骨折者，骨折片可压迫或刺伤锁骨下动、静脉或臂丛神经。故诊断骨折的同时，应仔细检查患肢血液循环，肌肉收缩活动及皮肤感觉，以除外锁骨下血管、神经损伤。

【辨证施治】

（一）手法复位

患者取坐位，双手叉腰，抬头挺胸位；助手一足踏于凳上，屈膝后用膝部顶住患者背部两肩胛骨之间，双手分别抓住患者两上臂上端，用力将两侧肩胛带向后、外方牵拉，以矫正重叠、成角移位；术者面对患者站立，一手按压骨折近端向下，另一手提托骨折远端向上，使两骨折端对合（图 5－45）。对幼儿错位骨折，可令家长揽抱，助手用双手扳住患儿两肩，两拇指顶住肩胛区，将双肩向后牵伸，以拉开骨折端的重叠。术者用手指提骨折远端向上，按骨折近端向下，纠正骨折的上下侧方移位（图 5－46）。如为儿童青枝骨折存在向上成角移位时，可用拇指按压骨折凸起部向下，即可复位。

锁骨骨折畸形愈合一般对功能影响不大，单纯骨折应以保守治疗为主；不应为追求解剖复位而反复多

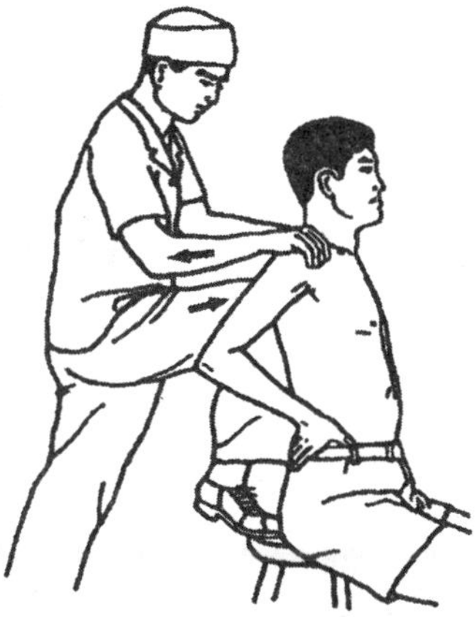

图 5－45　成人锁骨骨折手法复位示意图

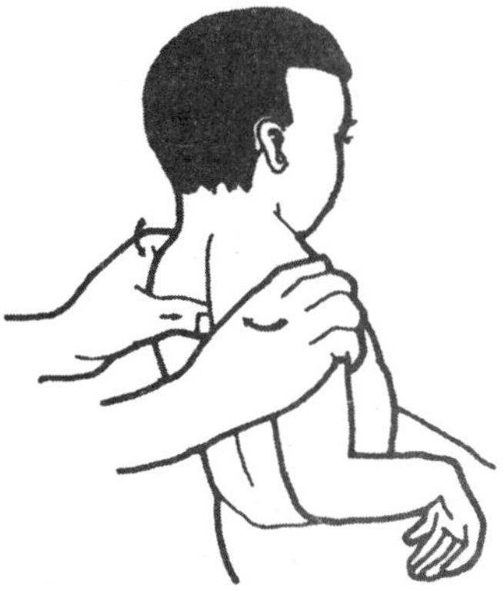

图 5－46　儿童锁骨骨折手法复位示意图

次整复或盲目手术，多次整复，可能加剧肿胀，甚至引起神经、血管损伤。此外，对粉碎性骨折碎片，不应采用按压手法复位，否则极易伤及锁骨下血管、神经。正确的处理方法是在整复时用拇、示指上下捏合骨碎片，若整复困难可考虑作切开复位内固定。

（二）固定疗法

1. 横 8 字形绷带法：使患者维持挺胸叉腰位，然后在骨折处放置高低垫，并于两腋窝部放置棉垫以防血管、神经受压。用绷带按“∞”形从患侧肩前部开始，从背部绕到健侧腋下，经健侧肩前向上又横过背部，再回到患侧腋下，并绕向患侧肩前，经骨折处至背部，如此反复缠绕 8～12 层。此法适用于锁骨中1/3 及中外 1/3 骨折，固定时间为 3～4周，粉碎性骨折可延长至 6 周。（图 5－47）

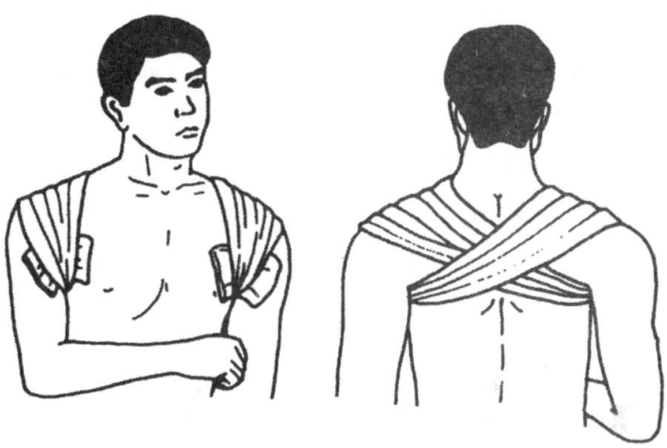

图 5－47　锁骨骨折横 8 字形绷带法

2. 双圈固定法：患者体位及腋窝部棉垫放置方法同“横 8 字形绷带法”。用绷带制成两个圈径大于上臂周径的环圈，分别套于两腋部，然后于前、后方绑缚 3 条固定带。前侧及后侧上方固定带的作用是防止双圈松脱，后下方固定带的作用是固定锁骨。固定带的两端分别打结。（图 5－48）

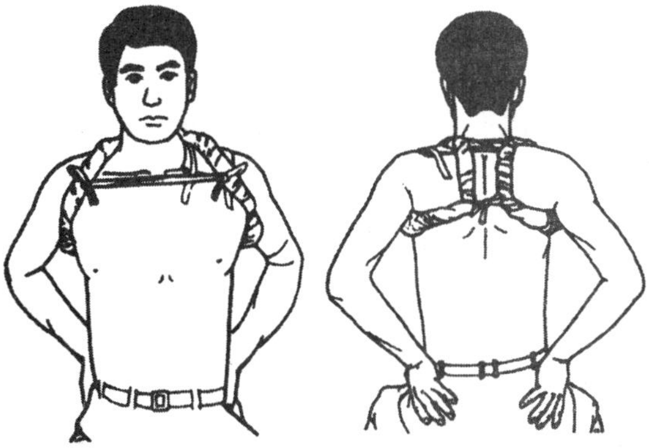

图 5－48　锁骨骨折双圈固定法

3. 胶布条固定法：适用于外 1/3 骨折。于骨折近段外侧的上方、肘关节的下方分别放置一衬垫，避免该处皮肤及尺神经直接受压；然后用宽 7.5 cm、长 1.5 m 的胶布条行肩肘固定，三角巾悬吊患肢前臂

（图 5－49）。该型骨折尚可用帆布或皮革预制成的肩锁吊带进行固定，固定前将伤侧肘关节及上臂提托，并将锁骨近侧端下压，固定带系于健侧胸部（图 6－21）。

4．三角巾悬吊：轻度移位或无移位的骨折，可用三角巾悬吊患肢 2～3 周。为避免卧位时造成骨折移位，可在骨折第 1 周内于腋窝内放一棉垫，用绷带将上肢固定于胸壁。仰卧时，在两肩胛之间垫一小枕使两肩后伸。

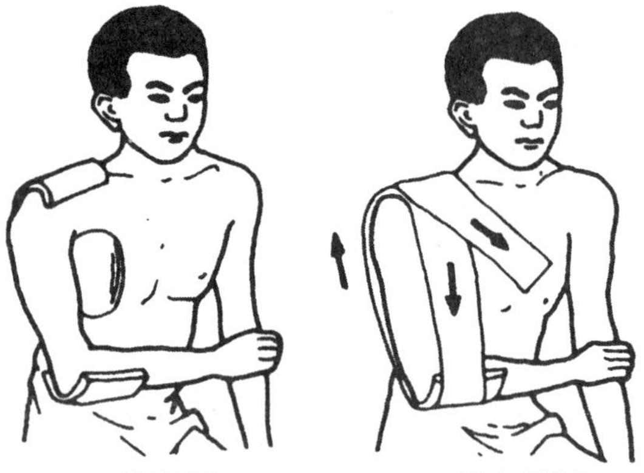

图 5－49　锁骨外 1/3 骨折胶布条固定法

在采用 8 字形绷带或双圈固定时，不宜固定过紧，否则有压迫臂丛神经之虞；固定期间应常规检查桡动脉搏动是否减弱，是否有双手麻木现象，如出现应及早放松固定。此外，固定期间应及时调整外固定，否则可因肿胀的消退、绷带的自然拉长、腋窝棉垫移动等原因而导致外固定松脱，骨折错位。因此，固定期间应定期复查。锁骨骨折固定后，一般第 1 周复查 2 次，以后每周复查 1 次。为加强固定效果可于 8 字形绷带外加一层 8 字形胶布或行 8 字形石膏绷带固定。双圈固定时，将固定带两端在双圈上打结，防止移动。同时注意前侧带不可过紧，否则会使肩部前屈，失去固定作用。

（三）功能锻炼

固定后即可作握拳及腕、肘关节屈伸活动。伤后第 1～2 周可双手叉腰挺胸，仅作肩部后伸活动。3 周后可行较大范围的功能练习，如肩关节旋转活动等。

（四）药物治疗

初期宜活血化瘀、消肿止痛，可内服活血止痛汤或肢伤一方加减，外敷消瘀止痛药膏或双柏散；中期宜接骨续筋，可内服新伤续断汤、续骨活血汤、肢伤二方，外敷接骨续筋药膏；中年以上患者，因气血虚弱，血不荣筋，易并发肩关节周围炎，故后期宜着重养气血、补肝肾、壮筋骨，可内服六味地黄丸或肢伤三方，外贴坚骨壮筋膏。儿童患者骨折愈合迅速，若无兼症，后期不必用药。

（五）其他治疗

锁骨开放性骨折或严重移位且合并臂丛神经或锁骨下动、静脉损伤者，可考虑在清创、探查和修复损伤的血管、神经的同时，直视下复位并作骨圆针或钢板内固定。

肱骨外科颈骨折

肱骨外科颈骨折是指肱骨大、小结节下缘扼细部的骨折。外科颈位于肱骨解剖颈下 2～3 cm，相当于大、小结节下缘与肱骨干的交界处，该处为骨松质与骨坚质的交界处，是应力上的薄弱点，故易发生骨折。肱骨大、小结节之间为结节间沟，其中有肱二头肌腱通过，并有滑膜鞘包绕及肱横韧带固定。骨折移位可引起结节间沟不平滑，而使肱二头肌长头腱发生粘连或磨损。腋神经与旋肱后动脉等靠外科颈内侧向后绕行，旋肱前动脉亦绕外科颈前行。此外，其内侧尚有臂丛神经和腋动脉通过，故骨折时有可能发生血管、神经损伤。

【骨折机制与分型】

肩部外侧受直接暴力打击可导致肱骨外科颈裂纹骨折。如患者跌倒受伤时手掌或肘部着地，身体重力向下，暴力沿肱骨干向上传导，两力相交于外科颈应力薄弱处而造成该骨折。由于跌倒时患肢姿势和暴力方向、程度的差异，肱骨外科颈骨折有以下几种不同的类型（表5－10）。

表5－10　肱骨外科颈骨折分型与移位特点

	骨折机制	移位特点
间接暴力骨折	外展型：跌倒时，患肢处于外展位，临床多见	骨折远端外展，骨折两断端的外侧皮质嵌插（内侧分离）而向内向前成角；或合并远折段向内向前侧方移位。两骨折段可出现重叠移位，远折段多位于近折段的内前侧，成角移位亦可合并存在［图5－50（1）］
	内收型：跌倒时，患肢处于内收位，临床少见	骨折远段内收，骨折断端的内侧皮质嵌插（外侧分离）而向外向前成角；或合并远折段向外向前侧方移位。两骨折段亦可出现重叠移位，远折段多位于近折段的外前侧，或合并成角移位［图5－50（2）］
	嵌插型：跌倒时，患肢处于中立位，且暴力较小（少见）	两骨折断端嵌插，远折段骨坚质插入近端骨松质内，无侧方及成角移位［图5－50（3）］
	合并肩关节前脱位：跌倒时，患肢外展外旋且暴力严重（少见）	肱骨头多脱至关节盂下，骨折远段可位于肱骨头的内侧或外侧［图5－50（4）］
直接暴力骨折	肩外侧受直接暴力打击或跌倒时肩外侧着地	为骨膜下骨折，多无移位，但亦可为移位明显的粉碎性骨折，除外科颈骨折外，常波及大、小结节等处［图5－50（5）］

【诊　　断】

临床多发生于老年人，亦可见于儿童和壮年人。患者有肩外侧被钝器击伤或跌倒受伤史。伤后患肢疼痛、肿胀、功能受限，上臂内侧可见青紫瘀斑，或出现张力性水疱；局部压痛及叩击痛，骨折断端移位明显者，可触及骨擦音和异常活动，上臂外观畸形。合并肩关节脱位者有方肩畸形，可在腋下或喙突下扪及肱骨头。合并腋神经损伤可导致三角肌萎缩或瘫痪而出现肩关节假性半脱位。少数患者亦可合并臂丛神经损伤。

X线摄片可明确骨折的类型及移位情况，但单纯的正位片对诊断及治疗是不够的，外展型骨折可摄穿胸位片，内收型骨折可摄肩部腋位片。两个方位的X线片可以较全面反映骨折移位情况。

根据外伤史、临床表现及X线检查可作出明确诊断。

儿童青枝骨折可能仅见一侧骨皮质内凹；隆凸骨折仅表现为骨皮质皱起，呈“竹节样”［图5－50(6)］，两者均可无骨折线，阅片时应仔细鉴别，防止漏诊。

临床上真正的嵌插性骨折甚为少见，对疑有肱骨外科颈骨折的患者应摄正位和穿胸位片，全面了解骨折移位情况以指导治疗。不可只摄肩关节正位片，以致不了解骨折前后对位情况，将肱骨头旋前、远折段上移的错位骨折误诊为嵌插性骨折而不作手法复位，导致骨折畸形愈合。穿胸位摄片方法参见图5－51。

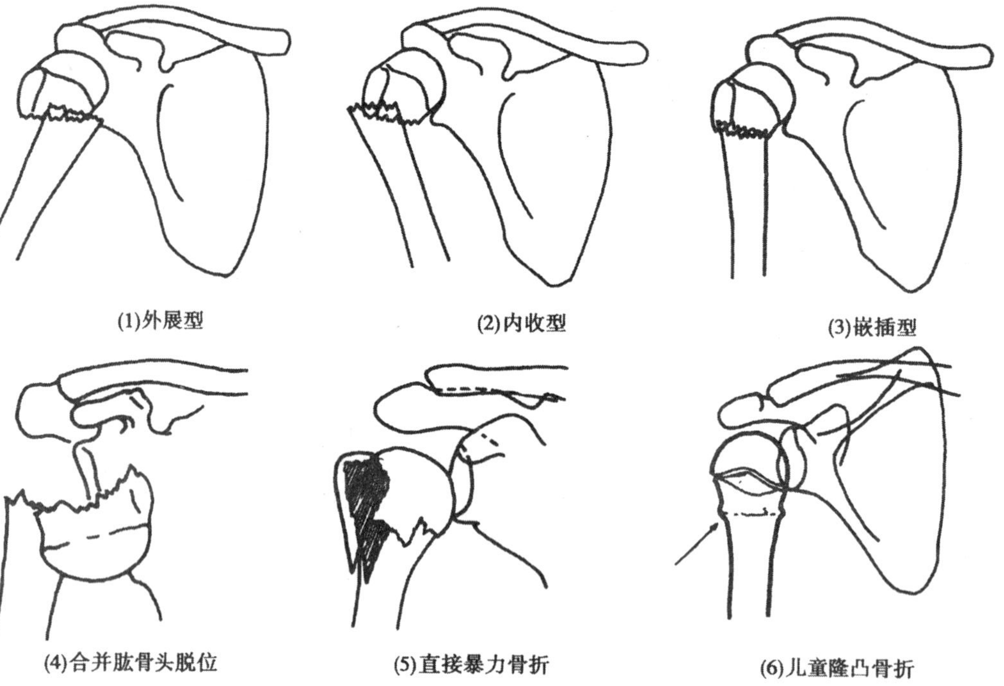

图 5－50　肱骨外科颈骨折的类型

当肱骨头后倾，骨折部有向前成角时，正位片肱骨头呈圆形；侧位片示后侧皮质嵌插或骨折错位。

部分损伤较严重的患者，由于关节内大量积液、积血，使关节囊膨胀；老年人因肌肉松弛、力弱，或青年人受伤时腋神经损伤致三角肌瘫痪无力；行 X 线投照时，肩胛骨随患肢旋前，致肩胛盂与肱骨头重叠，加之上肢重力影响，使关节间隙增大而给人以肩关节脱位的印象，往往易将肱骨头关节内半脱位误诊为关节外脱位。必须注意鉴别：首先，肱骨外科颈骨折并肩关节脱位临床相当少见，在诊断前必须排除前述肱骨头关节内半脱位；其次，对于疑有脱位者，可在摄正位片时将肘关节兜起，克服上肢重力的影响，即能予以鉴别。

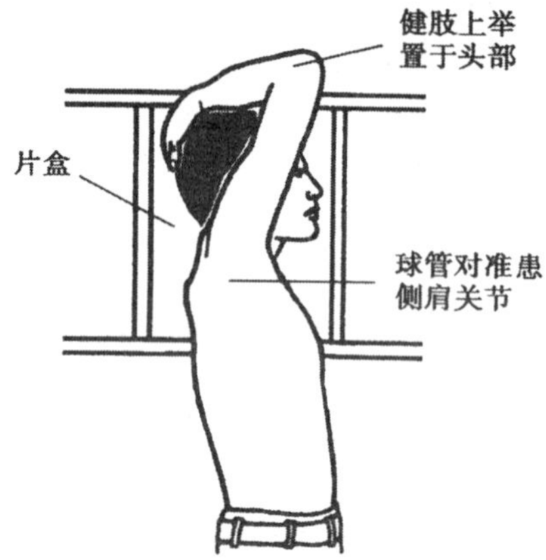

图 5－51　肱骨外科颈骨折穿胸位摄片示意图

【辨证施治】

无移位裂纹骨折或嵌插骨折仅须用三角巾悬吊患肢 1～2 周，即可开始功能活动。移位骨折及合并肩关节脱位者，应予以手法复位及外固定。手法复位失败或外固定不稳定者，可切开复位内固定。

（一）手法复位

1. 外展型、内收型骨折：

（1）纠正重叠移位：患者坐或卧位，近端助手用一宽布带绕过腋窝向上提拉；远端助手握前臂上段使肘屈曲 90°，顺势牵引以纠正重叠移位［图 5－52(1)］。

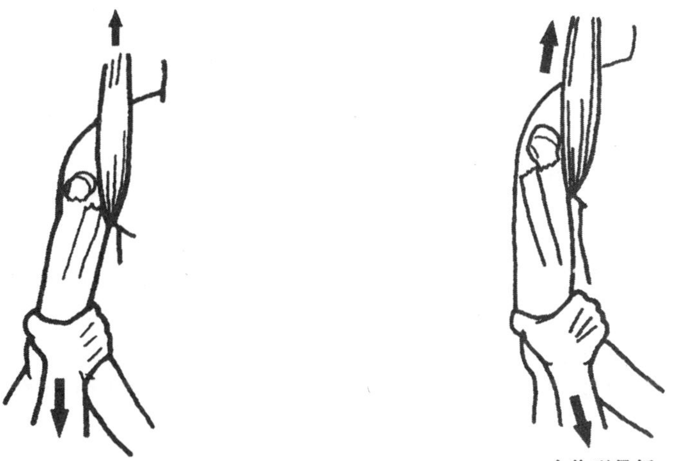

外展型骨折　　内收型骨折

(1)纠正骨折的重叠移位

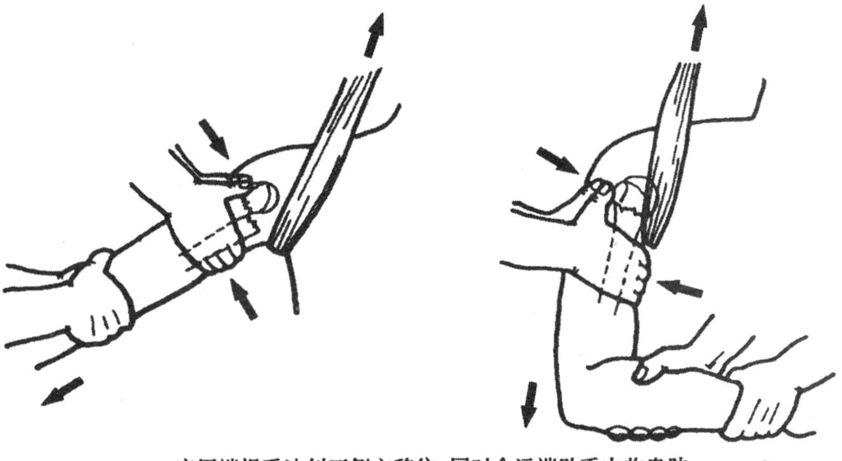

应用端提手法纠正侧方移位，同时令远端助手内收患肢

(2)纠正外展型骨折的向内成角及侧方移位

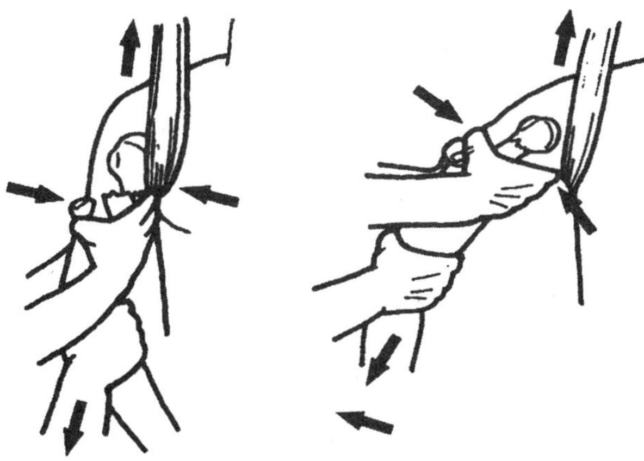

应用端提手法纠正侧方移位，同时令远端助手外展患肢

(3)纠正内收型骨折的内外成角及侧方移位

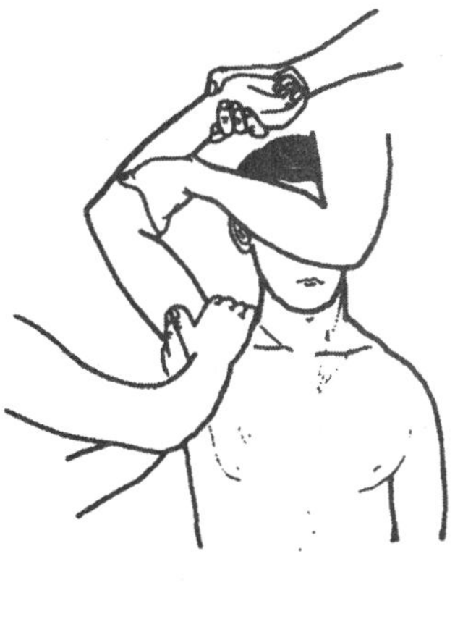

牵引下前屈患肢肩关节，并上举超过头顶

(4)纠正骨折向前成角(侧方)移位

图 5－52　外展型和内收型肱骨外科颈骨折手法复位示意图

（2）纠正内外成角及侧方移位：对外展型骨折，术者两拇指按于骨折近端的外侧，余指环抱骨折远端的内侧，用力提按，同时令远端助手内收患肢使肘部超过身体中线［图5－52(2)］；对内收型骨折，术者拇指按压骨折部向内推，余指环抱骨折远端的内侧向外拉，同时令远端助手外展上臂超过90°［图5－52(3)］；亦可以一手掌置于骨折远端的外侧，由外向内推压，另一手掌置于上臂远端的内侧（肘上部）由内向外推压，同时令远端助手外展患肢超过90°。

（3）纠正向前成角（侧方）移位：术者面对患者，下蹲于患者的前外侧。两拇指置于骨折远端后侧向前顶推，余指环抱骨折部前侧即成角处用力向后提拉，同时令远端助手牵引下前屈患肢肩关节，并上举超过头顶。外展型骨折应于内收位前屈；反之，内收型应于外展位前屈患肢。［图5－52(4)］

手法复位时应充分注意牵引方法的正确性。①应以宽布带绕过患肢腋窝向上提拉牵引，既可增大牵引力，又不致妨碍术者操作。而不能靠近端助手以双手握住肩部插在腋下进行牵引，否则不仅牵引力量不足，且妨碍术者操作。②远端助手应将肘关节屈曲90°位牵引以放松肱二头肌，同时亦便于把握患肢且较省力，并注意牵引开始时应顺畸形方向拔伸。而不能将患肢肘关节伸直牵引，使肱二头肌紧张，妨碍重叠移位的纠正。③应保证牵引力的持续连贯，并做到前屈时使患肢超过头顶部，才能确实纠正骨折前倾成角。

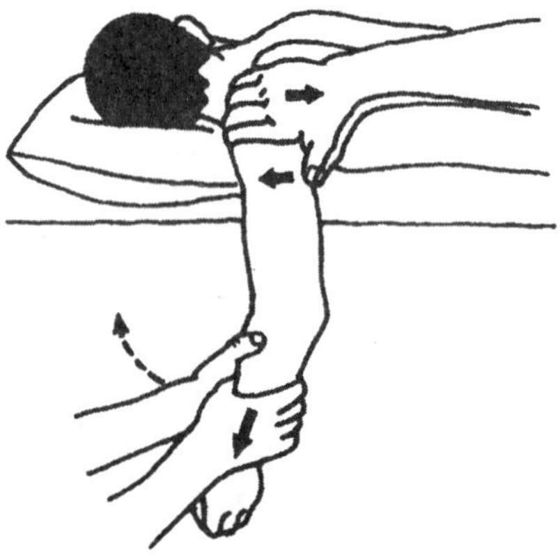

图5－53 俯卧位复位法纠正骨折向前成角（侧方）移位

当患者取坐位或仰卧位整复其骨折向前移位时，由于前屈上举过顶的过程中，牵引力不能持续连贯（容易中断），加之肱骨头与肩胛盂接触面小且不稳而影响复位效果，故可采用俯卧位复位法。患者俯卧于复位床上，患肢自然下垂床边，与躯干成90°角；术者下蹲于患侧，以拇指顶住远折端后侧向前推压，余指环抱骨折成角处向后提拉，助手在持续牵引下，将患肢前屈上举，以纠正骨折的前倾成角（图5－53）。

2. 并肩关节脱位型骨折：患者宜仰卧，患肢置于自然休息位，或轻度外展位；近端助手用宽布带绕患侧腋下胸壁向上牵引，远端助手握患肢于轻度外展位给予轻缓的牵引，以牵开骨折远端与关节盂之间的间隙，为肱骨头入盂打开通道。牵引力宜小而持续稳定。术者用双手拇指分别从腋下前后两侧伸入腋窝，摸清肱骨头后，将其缓慢地向后外上方推顶，使之入盂。肩关节脱位整复后，再按前法整复骨折。

复位时牵引力必须小而轻缓，因牵引可使关节囊紧张，破口闭锁，并使喙肱肌和肱二头肌短头紧张加剧而阻挡了肱骨头复位的通道，故在复位时可不用任何牵引。推顶肱骨头复位时，要注意指腹扣紧肱骨头的大部分并缓慢用力，否则如手指按压部位偏骨折端，接触面积过小，易使肱骨头发生旋转而增加复位困难。此外，推顶肱骨头入盂时，亦可令远端助手轻轻将患肢内外旋转或作外展、内收活动，一俟骨折远端与肱骨头有抵触时，便可内收患肢以协助术者将肱骨头顶推入盂。

（二）固定疗法

肱骨外科颈骨折应采用上臂超肩关节夹板固定，外侧夹板上端应呈弧形，以适应肩部外形。前后外侧夹板均应上超肩关节，下达肘关节上方；内侧夹板上起腋窝部，下达内上髁上部。此外，内侧夹板应预先在其上端绑好一长扎带。骨折向前成角移位者，于骨折处前方置一平垫；外展型骨折在近端外侧放一平垫，远端内侧（腋下）放一连夹板的大头垫；内收型骨折在外侧成角处置放平垫，大头垫置于内上髁上部（图 5－54）。以棉垫包裹骨折部，并用绷带松松缠绕，然后按要求放置 4 块夹板（注意内侧夹板的放置）。骨干部用 3 条扎带捆紧，然后用内侧夹板上方预先留置的长扎带之两头分别从前后侧向外上方穿过前外后侧夹板顶端的布带环，并作环状打结。最后将长布带穿入棉垫卷（置于对侧腋下用，以免勒破皮肤），后绕过对侧腋下打结。三角巾悬吊患肢。（图 5－55）

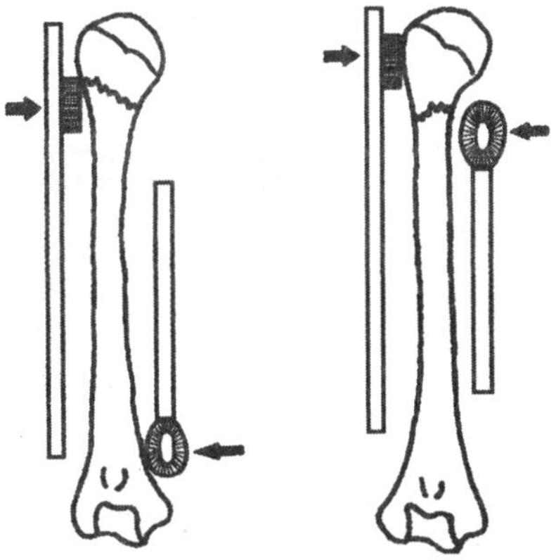

图 5－54　大头垫放置方法

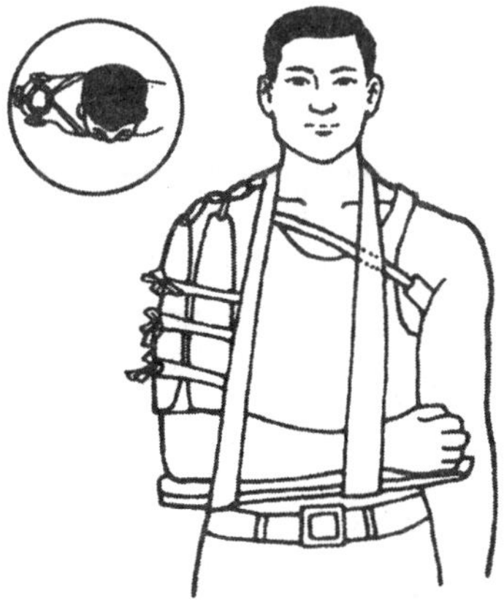

图 5－55　夹板固定方法

外展型骨折应置于内收位固定，时间 3～4 周；内收型骨折如于中立位固定不稳定者，可用外展支架将患肢置于肩外展 70°、前屈 30°及肘屈 90°位固定（图 5－56）。2 周后，骨折端已初步连接，可拆除外展支架，继续用夹板固定 1～2 周。并肩关节脱位者，应置于骨折稳定位固定，一般多置于外展位固定。

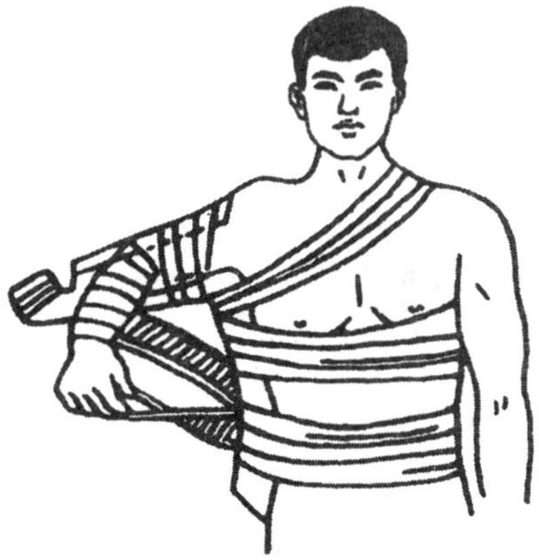

图 5－56　内收型骨折采用外展支架固定

（三）牵引疗法

牵引疗法适用于肱骨外科颈骨折远折端呈粉碎状且有明显错位者（此类骨折手法复位困难，即使复位亦难以用夹板维持其稳定）。一般采用尺骨鹰嘴牵引，将上臂置于使骨折远端能对应骨折近端的位置（图 4－61），并可配合使用手法和夹板固定。牵引时间为 3～4 周，质量为2～4 kg。

（四）功能锻炼

骨折固定后，早期可行肘腕关节及肌肉舒缩活动；2～3 周内，外展型骨折应限制外展活动，内收型骨折应限制内收活动。3～4 周解除外固定后开始练习肩关节各方向活动，幅度应逐渐增大。对中老年患者应强调早期进行适当的活动，以防止肩关节粘连。

（五）药物治疗

初期宜活血化瘀、消肿止痛，内服可选用和营止痛汤、活血止痛汤、肢伤一方加减，外敷消瘀止痛药膏或双柏散；老年患者则因其气血虚弱，血不荣筋，易致肌肉萎缩、关节活动不利，故在中后期宜养气血、补肝肾、壮筋骨，同时还应加用舒筋活络、通利关节的药物，内服可选用接骨丹、生血补髓汤或肢伤三方加减，外敷接骨膏等。解除固定后可选用海桐皮汤、骨科外洗一方、骨科外洗二方熏洗。

（六）其他治疗

肱骨外科颈骨折移位严重经手法复位不成功，或因延误而不能手法复位者，骨折合并脱位手法整复失败者，如患者为青壮年，则应考虑行切开复位内固定。

肱骨干骨折

肱骨干骨折是指肱骨外科颈以下 1～2 cm 至肱骨髁上 2 cm 之间的骨折。临床较为常见，大多见于青壮年。肱骨干为长管状骨坚质，中、上段呈圆柱形，较粗，下半段自上而下逐渐变为前后扁平状，并稍向前倾；故肱骨干骨折以中 1/3 及中下 1/3 交界处多见，下 1/3 次之，上 1/3 最少。肱骨后方，相当于三角肌粗隆后方有自内上斜向外下的桡神经沟，桡神经自腋窝发出后，绕肱骨干中 1/3 后侧沿桡神经沟自后内向前外紧贴肱骨干斜行向下，在肱骨干中下 1/3 外侧髁上嵴部位，桡神经紧贴肱骨干，且活动度小（图 5－57）。肱动脉紧贴肱骨干中下段，由前内斜向前下方，其前方为肱二头肌腱膜所固定，移动范围小。故肱骨干中下1/3骨折易合并桡神经损伤或肱动脉损伤。肱骨干的营养动脉多来自肱动脉，在肱骨干中下 1/3 前内侧处进入骨内并向下行，肱骨干中下 1/3 交界处骨折可损伤此动脉而影响骨折愈合。

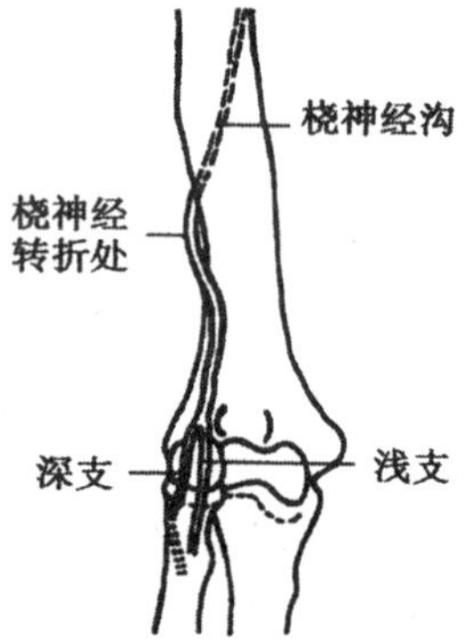

图 5－57　桡神经与肱骨干的关系示意图

【骨折机制与分型】

（一）骨折机制

肱骨干中、上段骨折大多由直接暴力造成，如直接打击、机械挤压、火器伤等。因此，常发生开放性骨折，其骨折大多为横断形或粉碎形。传达暴力骨折见于跌倒时手掌或肘部着地；扭转暴力骨折则多因投掷标枪、垒球、手榴弹以及掰腕时用力过猛而致骨折。此类骨折的典型部位常为中下 1/3 交界处，骨折线多呈斜形或螺旋形。当骨折局部遭受挤压力和弯曲力复合作用时，常在斜形骨折的基础上发生碟形骨折。

（二）分型

根据骨折的部位，肱骨干骨折可分为上、中、下段骨折 3 类，影响其移位的主要因素及特点如表 5－11 及图 5－58、图 5－59 所示。

【诊　　断】

患者多有明显的外伤史，如暴力直接打击、挤压，或跌倒、投掷标枪、手榴弹以及掰腕时用力过猛等。伤后患臂疼痛，活动障碍，肿胀瘀斑，严重时局部可出现张力性水疱。检查时骨折局部可扪及骨擦音，异常活动，患臂有短缩，成角或旋转畸形。部分损伤严重的患者可并发桡神经或肱动脉损伤。根据患者的外伤史、临床表现，结合 X 线摄片检查可明确诊断。

表 5－11　　影响肱骨干骨折移位的主要因素及移位特点

骨折部位		上 1/3 骨折	中 1/3 骨折	下 1/3 骨折
骨折近段	牵拉肌肉	胸大肌、背阔肌、大圆肌	三角肌、喙肱肌	骨折多有重叠，断端位置常因前臂及肘关节位置而异，两骨折断端常成角，远段常内旋
	移位方向	前、内	前、外	
骨折远段	牵拉肌肉	三角肌、喙肱肌、肱二头肌、肱三头肌	肱二头肌、肱三头肌	
	移位方向	上、外	上	

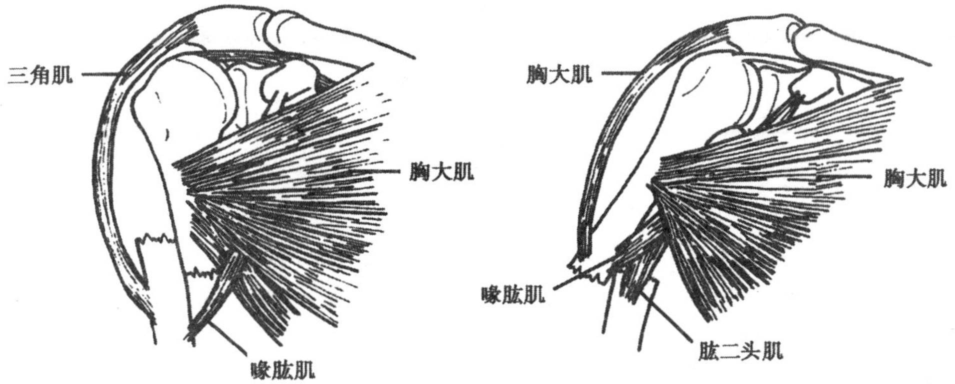

(1)上 1/3 骨折　　(2)中 1/3 骨折

图 5－58　肱骨干上段及中段骨折的移位特点及影响因素

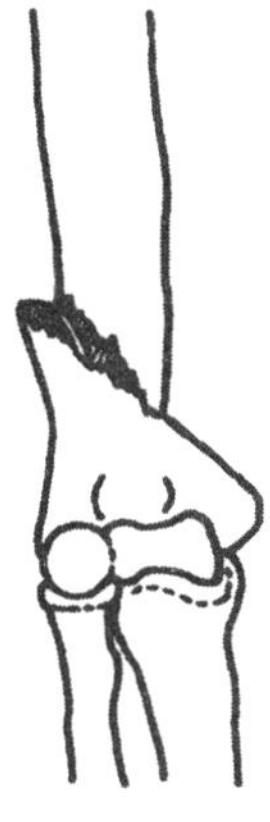
图 5－59　肱骨干中下 1/3 交界处骨折线常呈斜形或螺旋形

【辨证施治】

无移位骨折用小夹板固定 3 周后，即可进行功能锻炼。移位骨折，横形骨折宜手法复位，小夹板固定加肩肘弹力兜带或 U 形石膏固定，防止发生分离移位；斜形或螺旋形骨折，移位纠正后可单纯采用小夹板固定。如重叠移位明显，手法难以一次纠正者可采用悬垂石膏固定。闭合骨折并桡神经损伤者，手法复位，小夹板固定并安装腕指弹力功能装置（图 5－60）。4～6 周后，神经无恢复迹象者应手术探查。对开放骨折并桡神经损伤应在清创术的同时行骨折内固定并探查修复神经。

（一）手法复位

1. 纠正重叠移位：患者坐或卧位，患肩前屈 30°，肘关节屈曲 90°，上臂中立位。近端助手用一宽布带绕过已置放棉垫的患肢腋窝向上牵引；远端助手两手分别握持患肢肘部及前臂，先顺畸形方向牵引，然后慢慢转至与骨折近段纵轴一致的方向牵引（上 1/3 骨折，将远端肢体轻度内收，中 1/3 及下 1/3 骨折，则置于轻度外展 45°位），以纠正骨折的重叠及成角移位（图 5－61）。

2. 纠正侧方移位：上 1/3 骨折，术者一手置于骨折近端内侧，另一手置于骨折远端的外侧，两手用力横挤，以纠正侧方移位［图 5－62(1)］；中 1/3 骨折，术者两拇指按压骨折

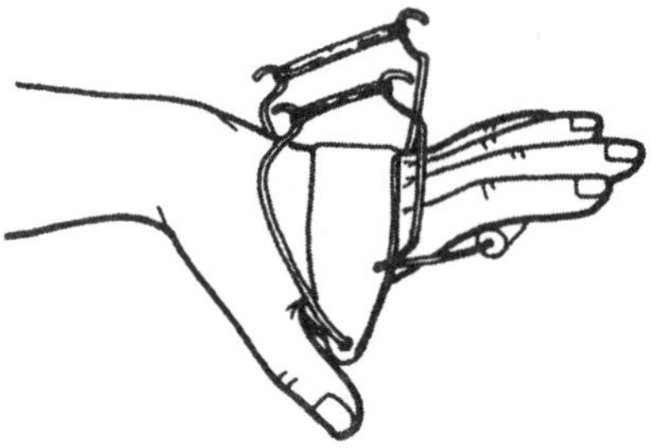

图 5-60　肱骨干骨折合并桡神经损伤者安装腕指弹力功能装置

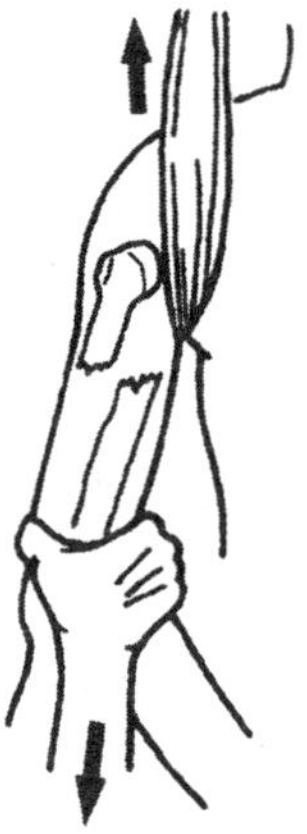

图 5-61　纠正重叠移位

近端的外侧，余指环抱骨折远端的内侧，用力推挤纠正侧方移位［图 5-62(2)］；下 1/3 骨折，术者双掌对置骨折的前后及内外侧推挤断端使之对合［图 5-62(3)］。

3. 嵌合骨折：如为横断骨折，术者两手合抱骨折端，令远端助手将骨折远段作轻微摇晃的同时施加纵向挤压力，使骨折端锯齿吻合并嵌合紧密（图 5-63）。对螺旋形骨折应使骨折远端反向旋转，使骨折端嵌合紧密。

肱骨干骨折行拔伸手法时，不宜使用强大暴力，尤其是横形、粉碎性骨折，以免后期出现分离移位。如骨折重叠移位明显，手力牵引难以克服者，对横断骨折可应用折顶手法；对斜形骨折可允许有 3 cm 左右的重叠存在，或应用悬垂石膏逐步矫正。

中、上段骨折如同时存在前后侧方移位，可在牵引开始时，先以推挤手法纠正，或在纠正了骨折的内、外侧方移位后，再予以纠正。下 1/3 骨折多为斜形或螺旋形骨折，手法的重点在纠正成角及旋转移位。

肱骨干中、下段骨折后断端或碎片等紧靠桡神经，手法不当可能导致骨折断端挫伤桡神经。这类骨折大多为肱骨中下 1/3 交界处的螺旋形骨折或斜形骨折。骨折线往往由外上向内下方斜行，其外侧端正是桡神经通过外侧肌间隙进入上臂前肌室之处，桡神经较为固定。如骨折部有向外成角，则桡神经已处于断端之间，复位时会将桡神经嵌夹在断端之间，引起神经损伤。故手法整复切忌粗暴，复位过程中一旦出现患肢电击样疼痛，应果断放弃手法，改行切开复位并探查神经。

（二）固定疗法

1. 夹板固定：上 1/3 骨折选用超肩关节夹板，于近端前内侧、远端后外侧各置一平垫；中1/3骨折选用不超关节夹板，于近端前外侧、远端后内侧各置一平垫；下 1/3 骨折选用超肘关节夹板，压垫放置根据骨折移位情况采用两垫或三垫固定法（图 5- 64)。尽量避免在中下 1/3 前外侧放压垫，否则易导致桡神经受压而损伤。必须放压垫时，应避开桡神经。固定体位为肘关节屈曲 90°，前臂中立位置于带柱托板上，三角巾悬吊置于胸前；远段原始内旋移位的螺旋形骨折，可用上肢外旋托架固定；骨折有分离趋势者，应加用上肢外展支架，将患肢固定于外展位以减少重力影响；或用肩肘弹力兜固定（图 5-65)。固定时间成人 6～8 周，儿童 3～5 周。

2. U 形石膏固定：适用于横断形或短斜形骨折或长斜形骨折有重叠移位者。固定时患肢屈肘 90°，用一长宽适宜的石膏条自患肢内侧腋窝处开始，向下绕过肘部，再沿患肢上臂外侧向上至三角肌中上部放置，然后用绷带缠绕（图 4-52)。如骨折有分离倾向时，亦可将石膏绕至肩上部，使石膏基本成一“O”形。

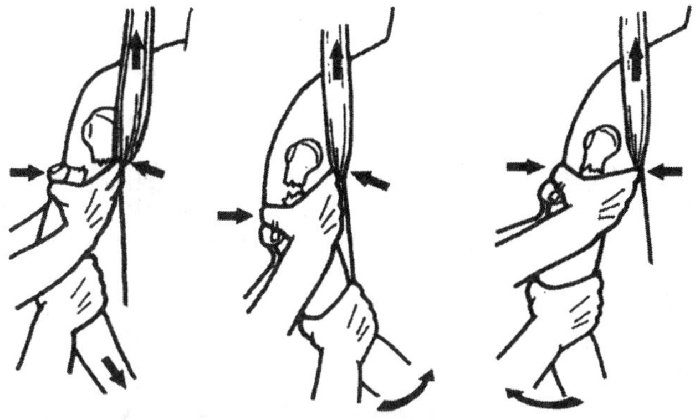

(1)上 1/3 骨折整复方法

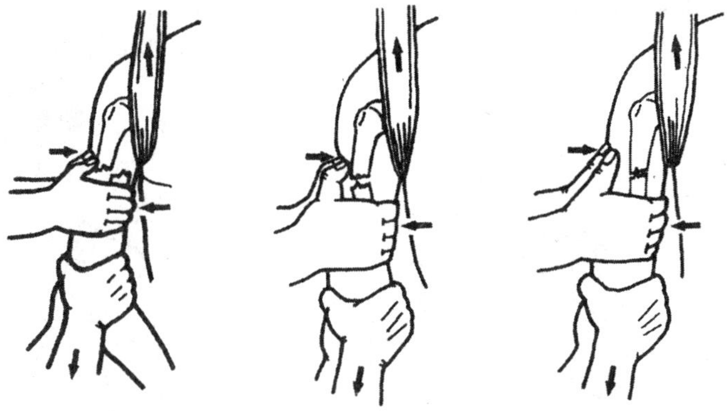

(2)中 1/3 骨折整复方法

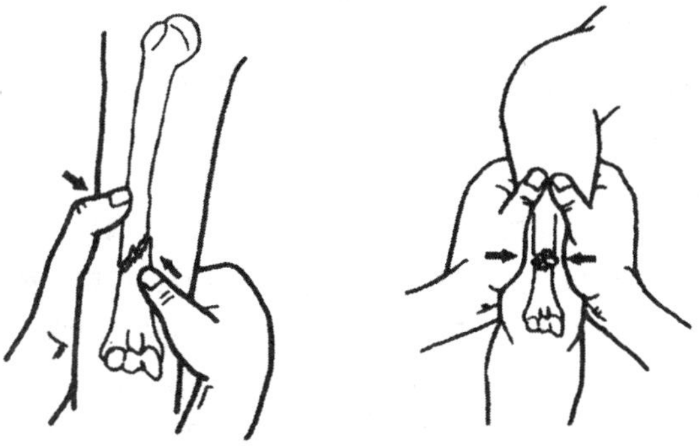

(3)下 1/3 骨折整复方法

图 5－62　纠正侧方移位

3. 悬垂石膏固定：适用于螺旋形、斜形骨折重叠移位明显者。固定方法为置肘关节功能位，前臂中立位，患肢包长臂管形石膏，其上端超过近折端 3 cm，下端达腕部。缠绕石膏时应于腕部桡侧及掌背侧各包埋一铁丝环，作悬吊用。(图 5－66)

肱骨干骨折，尤其是横断形骨折，无论采用何种形式的外固定，骨折断端均可由于肢体自身质量的悬垂牵引作用使骨折端发生分离移位。故整复时应采用叩击法嵌插骨折断端；固定宜采用前臂托板或用弹力带行肩肘环绕，以抵消上肢重力的影响；固定过程中要指导患者多作肌肉收缩运动并经常作患肢依托坐椅扶手或桌面，用健手按压患侧肩部向下的动作来预防分离移位的出现。此外，复位后 2～3 周内应定期摄片

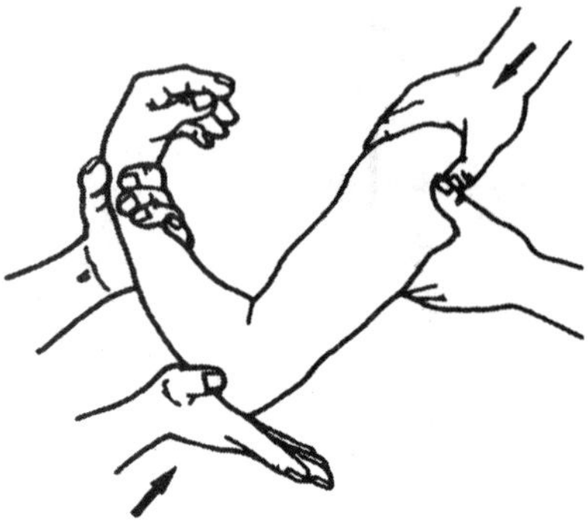

图 5－63　采用叩击法嵌合肱骨干横断形骨折

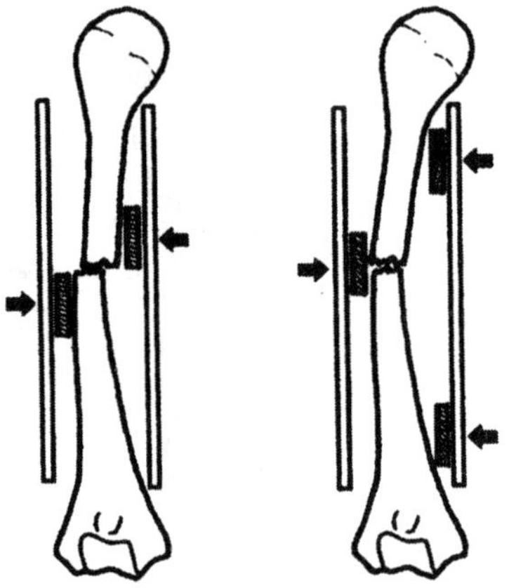

图 5－64　肱骨干骨折两垫或三垫固定法纠正残余侧方或成角移位

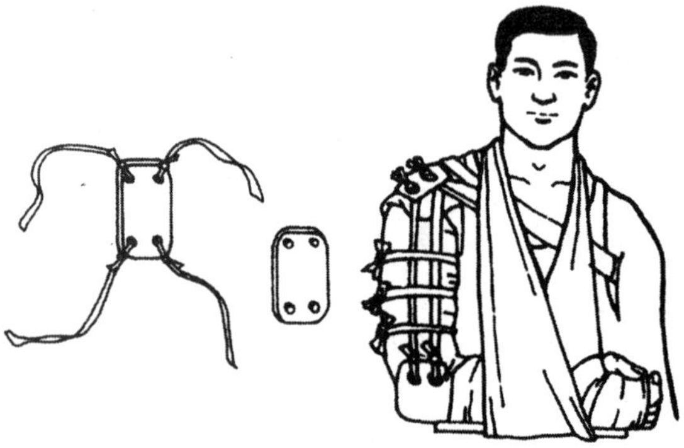

图 5－65　肱骨干骨折行肩肘弹力兜固定防止发生分离移位

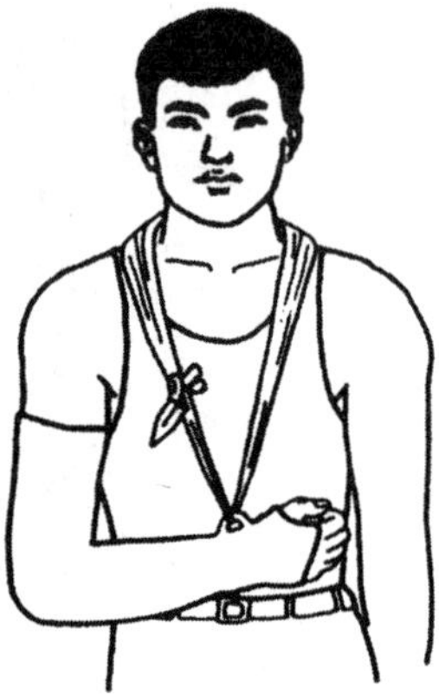

图 5－66　肱骨干螺旋形、斜形骨折重叠移位明显者行悬垂石膏固定

复查，以便及时发现问题及时处理。

悬垂石膏是利用石膏管型的重力作用牵引骨折远段，以克服重叠移位，故石膏质量应适当，不宜过轻或过重。固定后患者取坐位时应避免将肘部支撑于腿部或扶手等处，否则可能抵消石膏的悬垂作用。取卧位时，应将患肢平放，否则可造成骨折成角。腕带应穿过腕部吊环悬吊患肢，骨折有向内成角时，应将吊带置于掌侧吊环固定；反之，当骨折向外成角时，吊带则应穿过背侧吊环固定。此外，当骨折有前后成角时，吊带可穿过桡侧吊环固定，有前成角时应缩短吊带；反之，则应加长吊带。悬垂石膏固定后 1 周内须摄片检查，防止牵引过度。并注意尽早进行功能锻炼，以防止骨折分离，促使骨折断面靠拢。

（三）功能锻炼

骨折固定后，即可作握拳、伸屈腕关节及耸肩等活动。3～4 周后逐渐进行肩关节及肘关节伸屈活动。骨折愈合后，作肩关节外展、内收等及肘关节伸屈活动。

（四）药物治疗

按骨折三期辨证用药。骨折迟缓愈合者，应重用接骨续损药，如土鳖虫、自然铜、骨碎补之类。闭合性骨折合并桡神经损伤者，内服药还应加入行气活血、通经活络之品，如黄芪、地龙之类。

（五）其他治疗

对开放性骨折以及肱骨干多段骨折手法复位失败者、合并血管及神经损伤者、骨折断端间有软组织嵌入者或合并同侧肩、肘部骨折者（如侧撞骨折）等，可考虑切开复位钢板内固定，术中须注意保护桡神经。

肱骨髁上骨折

肱骨髁上骨折是指两髁之上 2～3 cm 处，肱骨髁与肱骨干之间相对薄弱部分的骨折。临床以 5～10 岁儿童多见，但亦可见于成年及老年人。肱骨髁上部为骨松质和骨坚质交界处，且前有冠状窝，后有鹰嘴窝，两窝之间仅为一层极薄的骨片，故此处为解剖结构薄弱部位。肱骨髁上部为形态变化部位，由圆柱形转变为前后扁平状，且局部存在前倾角（30°～50°），因此该部位易产生应力集中。肱骨滑车远端的尺侧低于桡侧，滑车关节面及肱尺关节向外倾斜，故肘关节完全伸直前臂旋后时，上臂与前臂之间有 5°～15°的外翻角即携带角（图 5－67）。肱骨髁上骨折整复时应注意恢复此角度。

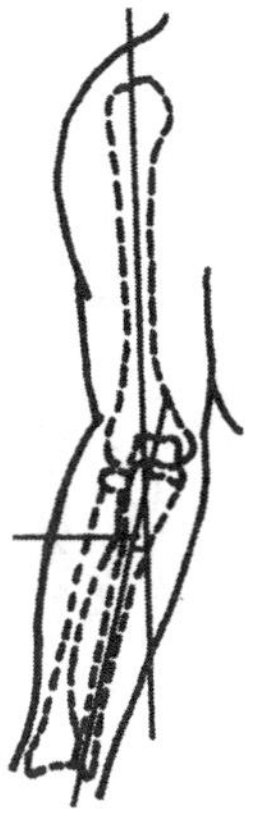

图 5－67　上肢携带角

肱动脉与正中神经伴行，在上臂沿肱二头肌内侧沟下降至肘窝前侧，由肱二头肌腱膜下通过而进入前臂（图 5－68）。桡神经在肱骨外上髁前方分为浅深两支，深支较靠近肱骨外髁。在伸直型肱骨髁上骨折，其骨折近端向前错位，当暴力严重时，可穿入肱二头肌、肱前肌，造成肱动脉、正中神经或桡神经损伤（挫伤、压迫或裂伤）。

【骨折机制与分型】

（一）骨折机制

肱骨髁上骨折多为间接暴力所致，患者跌倒受伤，躯干重力与地面反作用力交集于髁上部而导致骨折。暴力的前后分力使骨折发生前后移位；暴力的侧方分力导致骨折发生侧方移位；暴力及肌肉牵拉力使骨折发生重叠移位。由于跌倒时手撑地而固定，身体重心落于患臂，躯干和上臂之间相对旋转，加之前臂肌肉牵拉等因素作用，可使骨折断端产生旋转移位（图 5－69）。

（二）分型

根据肱骨髁上骨折机制及移位特点，可分为伸直和屈曲两大类型。如患者受伤时，肘关节处于伸直或轻度屈曲位，手掌着地（图 5－2），则导致伸直型骨折。其移位特点是骨折近端向前下方移位，远端向后上方移位，故骨折线多为从后上斜向前下，骨折断端可向前成角。反之，如患者受伤时，肘关节处于屈曲位，肘后部着地（图 5－69），则发生屈曲型骨折。该型的移位特点是近端向后下移位，远端向前上移位，故骨折线多为从后下斜向前上，骨折断端可向后成角（图 5－70）。无论伸直型抑或屈曲型骨折，如致伤暴力合并肘内翻或肘外翻应力，会使骨折端出现相应的移位。如骨折远端向内侧移位或骨折断端向外成角，即为尺偏型骨折，临床上易并发肘内翻畸形。反之，如骨折远端向外移位或骨折断端向内成

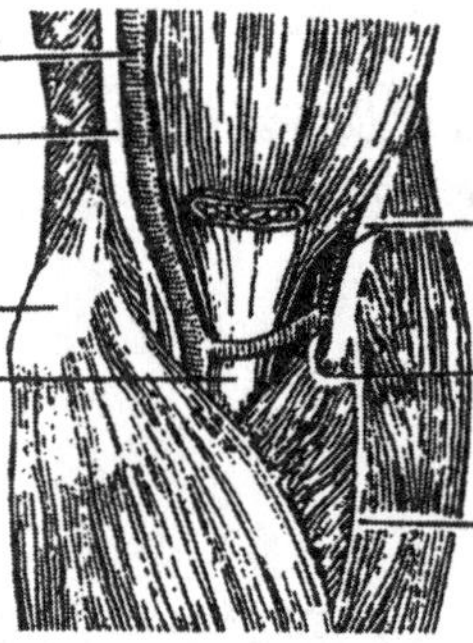

图 5－68　肘部前方主要血管和神经

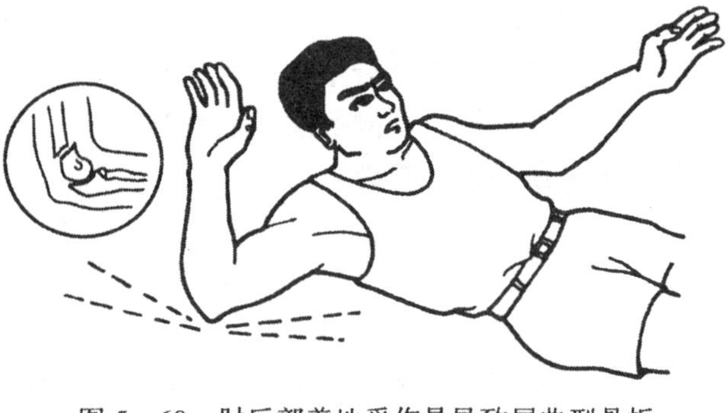

图 5－69　肘后部着地受伤易导致屈曲型骨折

角，则为桡偏型骨折（图 5－71），移位严重者可并发肘外翻畸形。

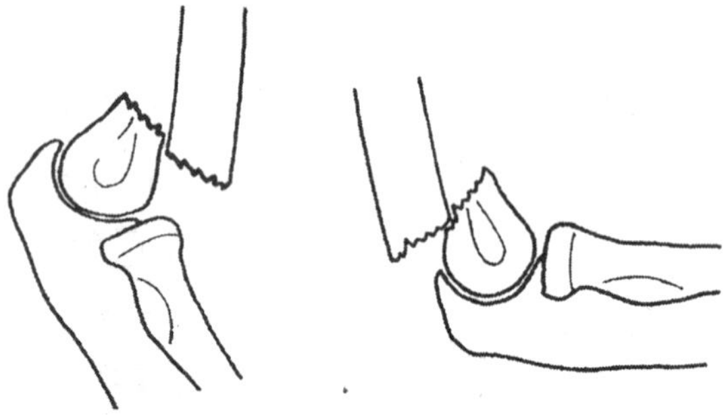

图 5－70　肱骨髁上骨折的侧观分型

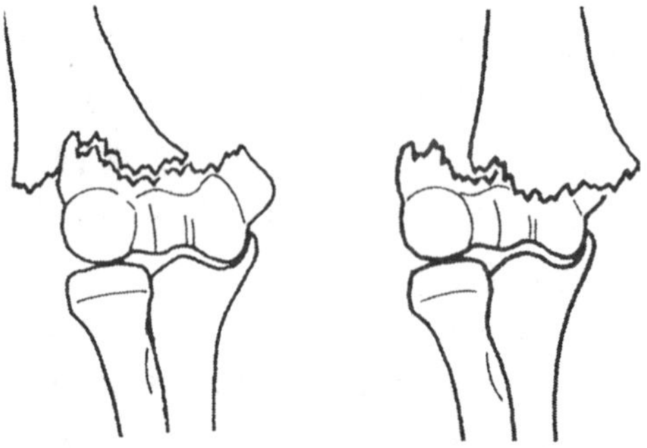

图 5－71　肱骨髁上骨折的正观分型

【诊　　断】

患者跌倒受伤，手掌或肘后部着地。伤后患肘疼痛、肿胀、瘀斑，严重时可出现张力性水疱，活动受限。检查时肱骨髁上部压痛；移位明显者可触及异常活动和骨擦音；伸直型肘后突起呈“靴形”（图 6－24），肘前可扪及突出的骨折近端；屈曲型肘关节屈曲，肘后呈半圆形，可扪及突出的骨折近端。

肘关节正、侧位 X 线片可显示骨折的典型移位。其中尺偏型骨折可显示断端尺侧皮质塌陷、碎裂或嵌插；反之，桡偏型骨折可显示桡侧塌陷，但出现概率较低。幼儿可发生青枝骨折或隆凸骨折，X 线显示骨皮质轻微成角皱褶，须仔细阅片，以防漏诊。老年人肱骨髁上骨折 X 线片的特点是：骨折线常由内上斜向外下，呈“刀切”状整齐的直线。当骨折出现旋转移位时，X 线显示骨折远、近两断端宽度不等（图 5－72）。

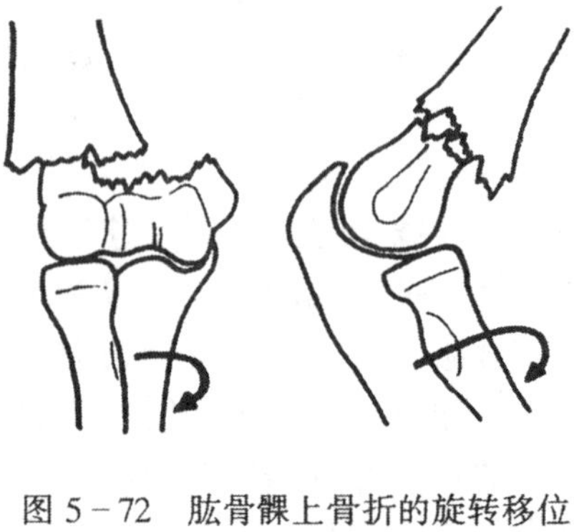

图 5－72　肱骨髁上骨折的旋转移位

对儿童肘部损伤，除应认真进行临床检查外，还应仔细阅读 X 线片防止漏诊。微细骨折的 X 线表现主要有：髁上骨皮质轻微成角、皱褶；正常肱骨远端侧位有 X

形致密线，此为鹰嘴窝和冠状窝之皮质，肱骨远端前面之透亮脂肪垫应与肱骨紧密相连，后脂肪垫不显影。骨折后可见X形致密线中断、挤裂；关节囊内脂肪块上移，远离肱骨出现八字征，说明关节内有积血，提示骨折存在。

行X线摄片时如未予制动，可造成骨折断端异常活动而损伤肘部血管。此外，尚可由于投照时患者身体扭转而出现旋转移位的X线征象。因此，对可疑肱骨髁上骨折的患肢应予以后侧托板制动；并注意在投照侧位片时，采取片盒直立球管水平投照的体位，使患者体位保持正位片投照的姿势不变。

肱骨髁上骨折应防止与肘关节后脱位混淆，要注意从年龄、肘后三角变化与否、有无弹性固定与骨擦音等进行鉴别，X线检查可以明确诊断。

【辨证施治】

（一）手法复位

1．纠正重叠移位：患者仰卧，患肢轻度外展，前臂旋后，两助手分别握患肢上臂及前臂，顺畸形位（伸直型置肘轻屈或伸直位，屈曲型置屈肘70°～80°位）拔伸牵引，以纠正重叠及成角移位（图5－73）。

2．纠正旋转移位：术者一手固定近折端，另一手握远折端及肘部，根据旋转移位方向，反向旋转骨折远端，同时令远端助手配合，同向旋转前臂以纠正骨折的旋转移位（图5－74）。

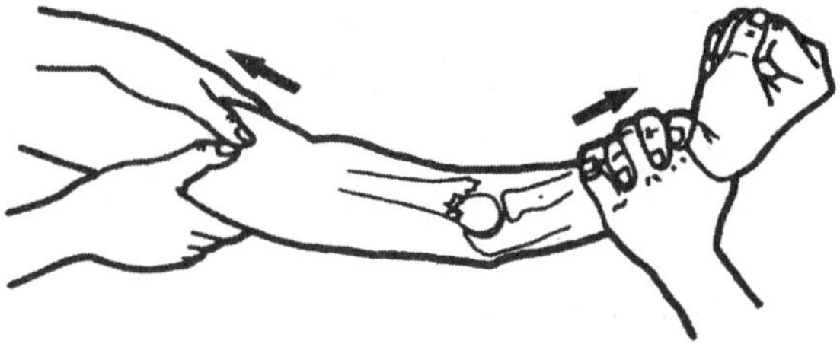

图5－73　纠正肱骨髁上骨折的重叠移位

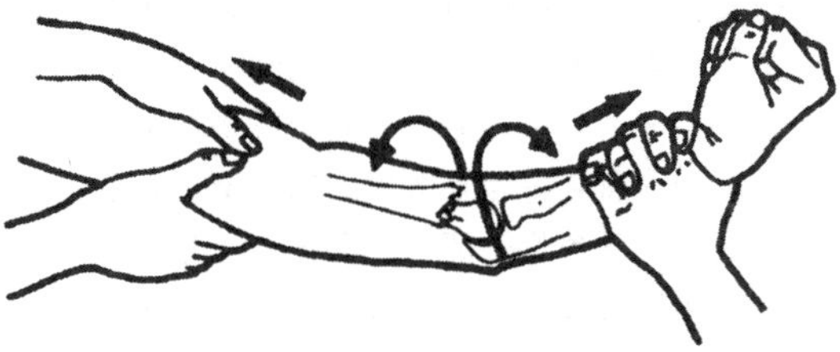

图5－74　纠正肱骨髁上骨折的旋转移位
两弧形箭头示意术者两手分别握住骨折远近端反向旋转

3．纠正侧方移位：对尺偏型骨折，术者两手掌分别置于近折端的外侧和远折端的内侧，相对挤压纠正尺偏移位；反之，如为桡偏型骨折，术者两手掌分别置于近折端的内侧和远折端的外侧，相对挤压纠正桡偏移位（图5－75）。

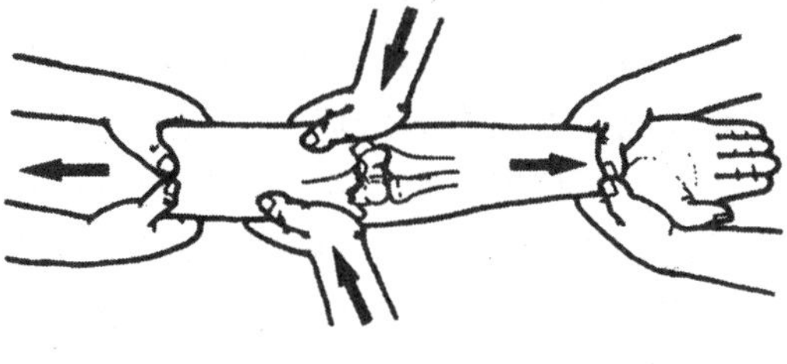

图5－75　纠正肱骨髁上骨折的尺偏侧方移位

4．纠正前后移位：整复伸直型骨折时，术者下蹲，两拇指顶住尺骨鹰嘴后侧，余指环抱骨折近端前侧，用力提按，同时令远端助手慢慢屈曲肘关节，以纠正远端向后移位［图5－76(1)］。整复屈曲型骨折时，术者立于患肢外侧，两拇指按压骨折远端前侧，余指环抱骨折近端后侧用力提托，同时令远端助手慢慢将肘关节伸直，以纠正远端向前移位［图5－76(2)］。

要恰当掌握手法复位的时机，如骨折肿胀较甚者应先行挤压消肿，即用两手掌用力均匀，持久地相对挤压骨折部，迫使局部肿胀消退。局部有张力性水疱者应在无菌条件下抽吸或挤压干净，外涂甲紫，经处理后方可施行手法复位。局部肿胀严重，水疱较多者，不宜立即行手法复位，可行尺骨鹰嘴牵引（以利肿胀消退并纠正重叠移位），一般于3～7日再行手法复位（牵引方法参见本章第一节）。

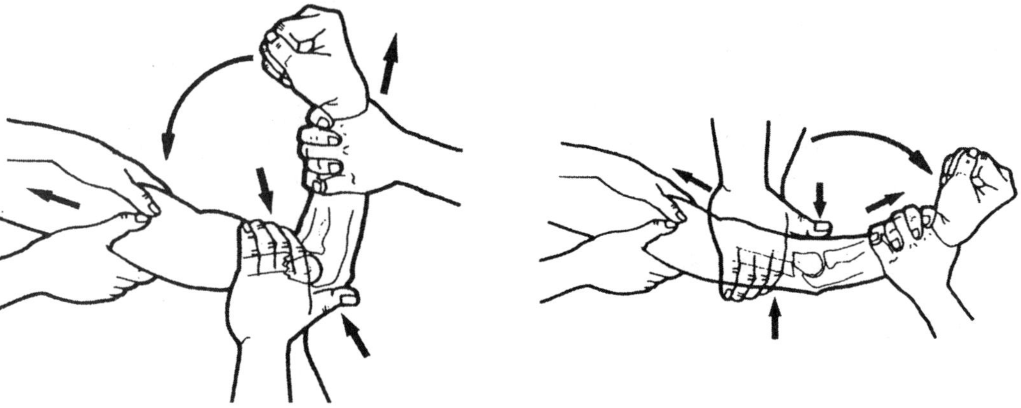

(1)伸直型骨折　　(2)屈曲型骨折

图 5－76　纠正肱骨髁上骨折的前后移位

手法复位步骤亦可按下述顺序进行：①牵引（力量宜小，仅起把持两骨折断端的作用，不纠正重叠移位）；②纠正旋转移位；③纠正侧方移位；④加大牵引力纠正重叠移位，同时纠正前后移位。如此操作，有时更为简便易行。

屈曲型骨折亦可在肘伸直、前臂旋后位牵引，然后依次整复旋转、侧方及前后移位。

桡偏型骨折的侧方及成角移位则可允许轻度存在；尺偏型骨折的侧方及向外成角移位必须完全纠正，以防日后形成肘内翻畸形。尺偏型肱骨髁上骨折临床易并发肘内翻畸形，常由于原始处理不当或复位不理想、骨折畸形愈合等因素造成。临床上可采取下述措施预防肘内翻。①嵌插外侧骨皮质：尺偏型骨折整复后，术者双手环抱骨折部予以保护，令远端助手慢慢伸直肘关节至轻屈 45°位，并外展前臂，术者同时用力抵住骨折部外侧并将肘外翻，使外侧皮质嵌插，呈轻度肘外翻；②纠枉过正法：在整复尺偏型骨折时，有意将骨折整复成轻度桡偏型，防止肘内翻发生。

（二）固定疗法

夹板长度上端应达三角肌中部水平，下端超过肘关节；夹板形状伸展型骨折其前后侧夹板呈 90°弧形，屈曲型骨折其前后侧夹板呈 30°～45°弧形。尺偏型骨折的压垫放置，应在骨折近端外侧及远端内侧分别放一适合局部外形的塔形垫［图 5－77(1)］；对桡偏型骨折，其内外侧一般不放置压垫，移位明显者可在近端内侧及远端外侧各置一薄平垫。伸直型骨折，于骨折近端前侧置一薄平垫或不放垫，远端后侧置一梯形垫［图 5－77(2)］；屈曲型骨折，近端后侧置一平垫或梯形垫，远端前侧不放垫。伸直型的绑扎方法，应于肘关节上方绑扎 2 条布带，最下一条布带斜跨肘关节打结；屈曲型骨折，于肘关节上方绑扎 2 条布带，第 3 条布带扎于肘部，肘下扎带仅绑扎前后夹板。伸直型骨折将肘关节置于屈曲 90°～110°位固定（图 5－78），时间为 2～3 周；屈曲型骨折应将肘关节置于轻屈 30°～45°位固定，2 周后改为肘屈曲 90°位 1～2 周。

骨折局部肿胀明显，或皮肤张力性水疱形成者，可用石膏托或肘部内外侧 U 形石膏固定。在伸直型骨折中，由于骨折移位肱动脉可出现扭曲，骨折近端的挫压以及血肿、水肿的压迫，外固定过紧等因素，容易造成患肢前臂骨筋膜室综合征，继发缺血性肌挛缩。因此，在诊治肱骨髁上骨折时，应始终重视这一问题。对肿胀严重者，不宜过早手法复位及夹板固定，而应先行牵引，以消除肿胀解除压迫；但如有骨折端压迫血管的征象，则应即刻手法复位解除压迫后，再加牵引固定。固定患肢时，肘屈曲角度越大，骨折越稳定，但也同时加大了肱动脉受压的因素，故一般宜在肘屈曲 90°为宜。外固定不宜过紧，应考虑到手

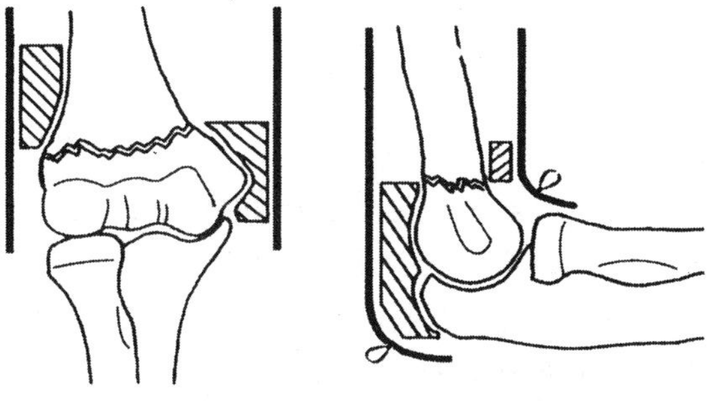

(1) (2)

图 5－77 尺偏型肱骨髁上骨折压垫放置方法

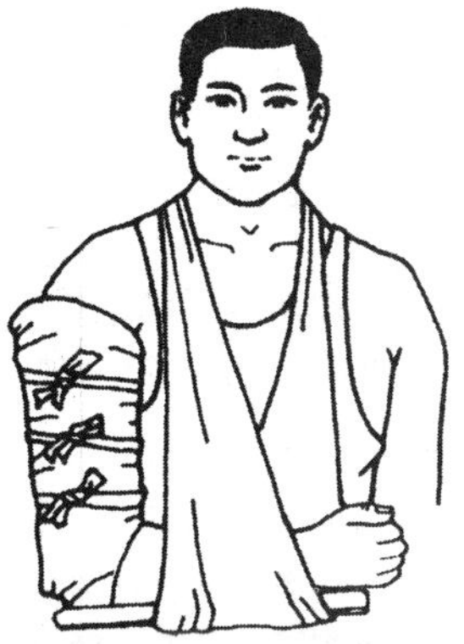

图 5－78 伸直型肱骨髁上骨折的固定体位

法复位后，患肢肿胀仍会加剧的因素。因此，对门诊患者应教会患者或家属观察患肢末端血运的方法，以便及时解除外固定的压迫，及时就诊。此外，为防止肱动脉受压，一般不主张在肘后尤其是肘前加用压垫。实践证明，只要患肢肘关节屈曲 90°位固定，一般骨折不易再出现前后移位。

（三）练功活动

骨折复位固定后，即可开始练功活动，应鼓励患者多作握拳、腕屈伸等活动，在解除外固定后，应积极主动锻炼肘关节屈伸活动，但严禁暴力被动活动，以免发生损伤性骨化。

（四）药物治疗

肱骨髁上骨折的患者以儿童占大多数，且骨折局部血液供应良好，愈合迅速。内服药治则，早期重在活血祛瘀、消肿止痛。肿胀严重、血运障碍者加用三七、丹参，并重用祛瘀、利水、消肿药物，如茅根、木通之类。中、后期内服药可停用；成人骨折仍按三期辨证用药。合并神经损伤者，应加用行气活血、通经活络之品。早期局部水疱较大者，可用针头刺破，或将疱内液体抽吸，并用乙醇棉球挤压干净，外涂紫药水。解除夹板固定后，可用中药熏洗，以舒筋活络、通利关节，预防关节强直。

（五）其他治疗

肱骨髁上骨折一般采用手法复位夹板固定治疗即可，但如合并有血管、神经损伤时，应考虑手术探查。探查血管、神经的同时，将骨折在直视下复位并用骨圆针内固定。有关肱骨髁上骨折合并缺血性肌挛缩的处理详见本章第一节。

肱骨髁间骨折

肱骨髁间骨折又称肱骨髁上粉碎性骨折，是肘部较严重的关节内骨折。临床多见于成人，尤其是中老年人。肱骨下端前后扁平，由内髁和外髁构成。内髁的关节部分为肱骨滑车，呈线轴状，两侧为凸唇形滑车嵴，有保持肘关节侧向稳定的作用；中部凹陷成矢状的滑车沟。肱骨滑车与尺骨半月切迹吻合，形成肱尺关节。肱骨小头为外髁关节部分，为一半球形关节面，向前突起，它与桡骨小头的近侧关节面（杯形面）相接触，构成肱桡关节。肱骨下端的横向宽度由上而下逐渐增大，中间为结构薄弱的鹰嘴窝和冠状窝。两侧较为坚实，呈叉状向下，终端各向内外两侧突起，形成“内上髁”和“外上髁”，两者为肱骨髁的非关节部分且分别是前臂屈肌群和伸肌群的附着点。故肱骨髁间骨折后，前臂肌肉的牵拉将加重内、外髁骨折片的移位。

【骨折机制与分型】

肱骨髁间骨折受伤机制与肱骨髁上骨折相似，根据其机制与骨折段的移位方向亦可分为伸直型和屈曲型。伸直型损伤的机制是，跌倒时患者手掌着地、暴力上传，在造成髁上骨折的同时，尺骨半月切迹向后上冲击滑车沟，将肱骨髁劈成两半，并移向后上方［图 5－79(1)］。屈曲型损伤的机制为受伤时肘后部着地，尺骨鹰嘴向前上方冲击滑车沟，在造成髁上骨折的同时，将肱骨髁劈裂并推向前上［图 5－79(2)］。

肱骨近端多向前或向后移位，也可因外力及肌肉牵拉而向下移位，插入分离或旋转的两髁骨折片之间。若骨折端移位严重，可穿破皮肤形成开放性骨折。内、外两髁骨折片常见分离移位，或伴有旋转移位，使肱骨远端与尺桡骨关节面的正常关系发生改变（图 5－80）。内、外上髁所附着的肌肉牵拉可加重上述分离旋转移位。肱骨髁间骨折无论伸直型或屈曲型，受伤时多伴有肘内翻应力，而出现内翻型（尺偏型）移位［图 5－79(3)］，外翻型（桡偏型）移位少见［图 5－79(4)］。此外，骨折远、近端之间亦可出现旋转移位。

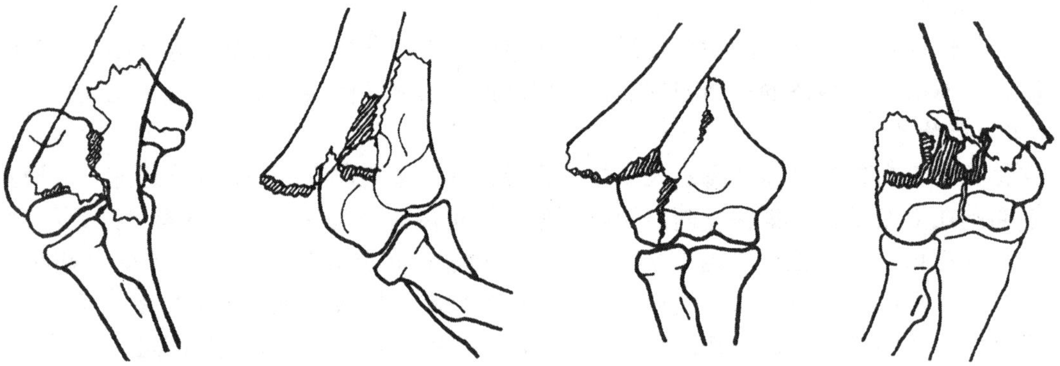

(1)伸直型　(2)屈曲型　(3)尺偏型　(4)桡偏型

图 5－79　肱骨髁间骨折的分型

按骨折移位程度，临床上可将肱骨髁间骨折分为 4 度（表 5－12、图 5－80），以Ⅱ度骨折多见。

表 5－12　肱骨髁间骨折分度

	Ⅰ度	Ⅱ度	Ⅲ度	Ⅳ度
移位情况	无或轻度	有	有	有
分离旋转	无	无	有	有
关节面情况	平整	基本平整	不平	严重破坏(粉碎)

【诊　　断】

患者多有跌仆外伤史。伤后患肘疼痛，肿胀明显，可伴有广泛瘀斑，活动受限。检查时

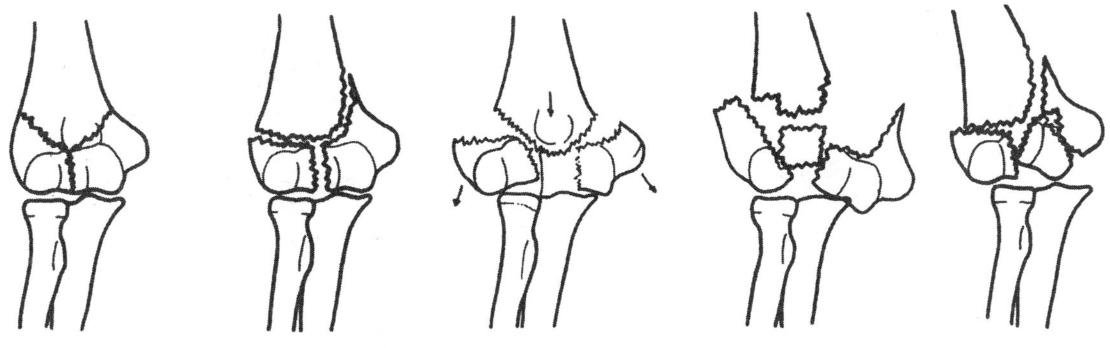

图 5－80　肱骨髁间骨折的分度

可见肘关节于轻度屈曲位，常呈内翻后突畸形，局部压痛明显，可扪及骨擦音及异常活动，肘后三角关系改变。

X线表现于正位片可见两髁被纵行劈为两半，髁上骨折为横形或V形，故骨折线常呈T形或Y形；内翻型损伤者，其内上方常有一蝶形三角骨折片，此时骨折线呈十字形；肱骨髁多向尺侧偏移，近折端向桡侧移位；两髁折片向两侧有不同程度的分离和旋转移动。侧位片上可见肱骨髁折端向后上或前上移位。

【辨证施治】

临床应根据骨折类型、移位程度、患者年龄、体质等因素选择不同的治法。对Ⅰ度及Ⅱ度骨折的患者，可采用手法复位及夹板固定治疗；Ⅲ度及Ⅳ度骨折肘部肿胀较甚者，应配合尺骨鹰嘴牵引；老年人粉碎性骨折，关节面严重破坏者者，可采用颈腕带悬吊早期功能活动的方法；对青年人新鲜开放性骨折以及Ⅲ度、Ⅳ度骨折手法整复固定失败者，应采用手术治疗。

（一）手法复位

1. 体位及牵引：患者仰卧，肩关节外展70°～80°，肘关节屈曲45°左右。两助手分别握住患肢上臂和前臂，顺势轻轻拔伸牵引（图5－73）。

2. 抱髁：术者面对患者，双掌分别置于内、外髁上部，向中心推挤，纠正两髁的分离及旋转移位（图5－81）。

3. 横挤：对尺偏型骨折，术者一手握住两髁以维持骨折对位，另一手握住骨折近端，两手相对用力，推近端向内，远端向外以纠正尺偏移位（图5－82）；整复桡偏型骨折时，同法将骨折近端推向外，远端推向内（轻度桡偏移位者可不予整复）。

4. 牵引提按：整复伸直型骨折时，术者以两手虎口对向挤压两髁，维持对位，同时令助手加大牵引以纠正重叠移位；术者下蹲两拇指移至鹰嘴处，余指上移至近端前侧，用力相对提按，并令远端助手在牵引的同时，将肘屈曲＞90°，使各方面的力量联合一致，以纠正重叠及前后移位（图5－83）。整复屈曲型骨折时，术者两拇指压骨折远端向后；余指提骨折近端向前，并可视情况令远端助手徐徐伸肘，其他方法同伸直型。

手法复位之初，牵引仅起把持骨折端的作用，牵引力不可过大，否则可因肌肉紧张加重两髁分离和旋转，同时亦影响术者复位时的手感。

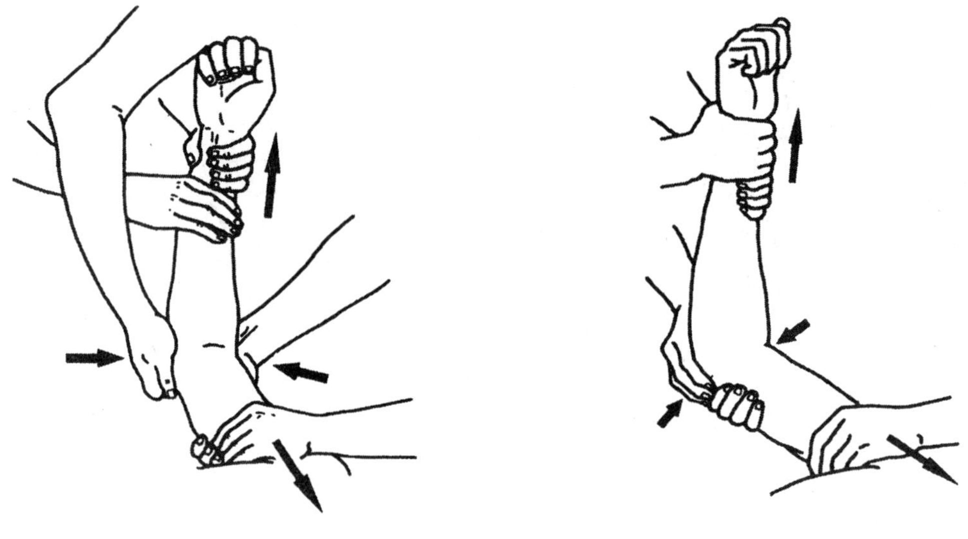

图 5－81　纠正两髁分离及旋转移位的两种手法

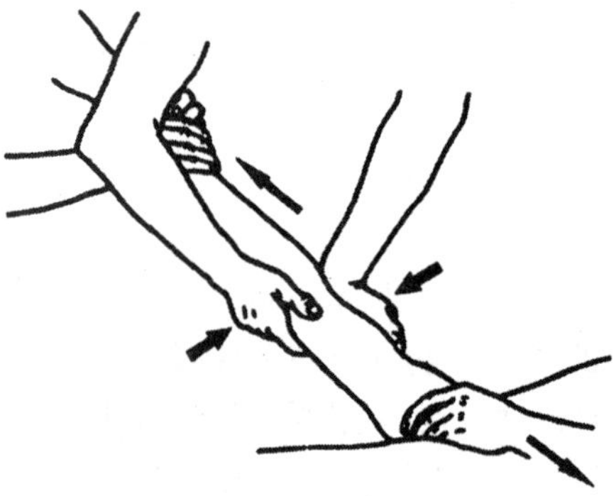

图 5－82　纠正尺偏移位

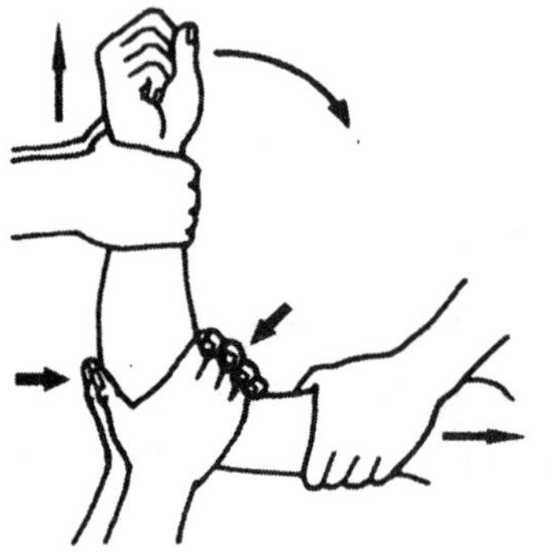

图 5－83　纠正重叠及前后移位

整复两髁的分离、旋转移位是手法整复的关键。因此，抱髁推挤手法应贯穿于手法复位的全过程，无论是纠正侧方移位，还是纠正前后移位中均不忘记维持两髁的对合关系。纠正两髁分离移位，亦可采用双手拇、示、中 3 指分别捏住内、外上髁部，向中心挤按；同时尚可轻微地摇晃，以使锯齿形骨折端相互吻合。此外，在手法复位后尚应检查两髁是否再移位，并及时予以纠正。骨折如同时存在旋转移位，可在抱髁手法后参照肱骨髁上骨折的手法予以纠正。内翻型（尺偏型）骨折，其内上髁上方常有一三角形骨片，须设法使其复位，否则骨折易出现内翻畸形。

（二）固定疗法

1．夹板固定：夹板的规格放置及包扎方法均与肱骨髁上骨折相同。骨折复位不够理想者，可配合尺骨鹰嘴牵引。压垫放置的方法是在内、外上髁的稍上方各置一塔形垫；骨折分离旋转移位明显者可在内、外上髁处分别放一空心垫以控制骨块的旋转、分离。伸直型骨折应将肘关节固定于屈曲 90°位 4～6 周；对屈曲型骨折，先于肘伸直或轻度屈曲位固定 2～3 周，再于肘功能位固定 2～3 周。

2．骨外固定器固定：可应用髁间复位固定器治疗肱骨髁间骨折。其具体操作方法为：手法整复明显的重叠和侧方移位，无菌条件下于骨折线以上 2～3 cm 处，由外向内用一克氏针横穿骨折近端；用 2 枚特制骨针分别插入内、外髁中；克氏针及骨针均应与关节面平行。

两骨针由环形钢架连接，左右骨针各有2个活动关节，由2个可调节的螺丝控制，调节螺丝可纠正骨块前后旋转或移位；克氏针固定栓与骨针活动关节间由螺杆连接，调节螺杆，可对两骨折端起牵引或加压作用。根据骨折移位方向调节螺杆及骨针调节螺丝可使骨折获得满意对位。

（三）牵引疗法

牵引疗法适用于开放性骨折、严重粉碎性移位骨折。牵引前应先作手法整复，然后进行常规尺骨鹰嘴牵引。牵引过程中，可结合小夹板固定，以防止单纯牵引时，牵引力经侧副韧带上传至内、外上髁而加重内、外髁骨片旋转、分离移位。此外，内、外侧夹板远端应各开一小孔，以便牵引针穿过。配合尺骨鹰嘴牵引疗法的优点是患者可早期进行功能锻炼，有利于滑车关节面的模造和防止软组织粘连，使关节功能活动得以较满意恢复。

（四）练功疗法

功能锻炼应贯穿于骨折治疗的整个过程，强调早期进行功能锻炼。在功能活动中，利用肌肉收缩活动时所产生的动力，夹板、固定垫的压力及尺骨半月切迹对破裂的滑车关节面进行模造来保持骨折对位，矫正残余移位，恢复关节面的平整，防止关节囊粘连及韧带、肌肉的挛缩，以利于骨折的愈合和关节功能的恢复。一般在骨折固定后，即可开始作屈伸指、腕关节及作握拳运动。在尺骨鹰嘴牵引下，固定3～5日后即可进行肘关节的主动活动。活动范围可由小至大，2～3周内可逐步增加至45°～60°。解除固定后，可配合熏洗药物和轻手法按摩进行功能锻炼，但切忌强力被动活动。手术治疗者，应强调内固定牢固可靠，术后尽量不用外固定以利早期活动。

（五）药物治疗

肱骨髁间骨折的药物治疗同“肱骨髁上骨折”。

（六）功能锻炼

对老年人严重粉碎性骨折可采用早期主动锻炼疗法，肘关节屈曲120°位悬吊，数日后开始主动活动肘关节，并每3～4日放松1次颈腕带，直至肘关节功能位。时间6周左右。功能锻炼应贯穿于骨折治疗的始终。

肱骨内上髁骨折

肱骨内上髁（骨骺）骨折是一种常见的肘部损伤，居肘部骨折的第3位。肱骨内上髁骨骺二次骨化中心于4～6岁出现，18岁闭合，是一个闭合比较晚的骨骺。肘内侧韧带起于肱骨内上髁，止于尺骨鹰嘴和冠状突的内侧面，是维持肘关节稳定的主要结构。此外，肱骨内上髁亦是前臂屈肌群（桡侧屈腕肌、尺侧屈腕肌、指浅屈肌、掌长肌和部分旋前圆肌）的起点。

【骨折机制与分型】

（一）骨折机制

肱骨内上髁骨折和骨骺分离多由间接暴力所致。患者多为跌倒受伤，跌倒时，肘关节处于伸直（或轻屈）及过度外展位，使肘部内侧受到外翻应力。由于患者多为少年儿童，骨骺尚未闭合，其骺板为应力弱点，故肱骨内上髁被前臂屈肌群骤然收缩而撕脱。由于骨折块的移位使内侧韧带的正常张力丧失，破坏了维持肘关节稳定的重要因素，致肘关节内侧间隙被拉开而出现短暂的负压，或发生肘关节侧后方脱位，撕脱的内上髁骨块被夹在关节内侧或完全嵌入关节内。此外，临床上尚有因掰腕或运动（举重、投掷等）损伤，造成肱骨内上髁（骨骺）骨折者，其原因亦是屈肌的猛烈收缩牵拉所致。

（二）分型

根据骨折块移位情况，肱骨内上髁骨折可分为4种类型（表5－13、图5－84）。内上髁变位的程度，实际上标志着肘关节内侧结构（包括尺神经）被牵拉的程度。

表5－13　　肱骨内上髁骨折的分型

	移位情况	骨折局部骨膜撕裂程度
Ⅰ度骨折	内上髁（骨骺）分离，轻度移位	骨折块局部骨膜尚未完全断离
Ⅱ度骨折	撕脱的内上髁（骨骺）向下、向前旋转移位，可达关节水平	骨折块局部骨膜完全断离
Ⅲ度骨折	撕脱的内上髁（骨骺）嵌夹在内侧关节间隙，实际上肘关节处于半脱位状态	骨折块局部骨膜完全断离，合并肘关节内侧关节囊等软组织广泛撕裂
Ⅳ度骨折	肘关节向后或向外后侧脱位，撕脱的内上髁（骨骺）可嵌夹在关节内或向下、向前旋转移位	同“Ⅲ度骨折”

Ⅳ度骨折常易被忽略，而被误认为单纯肘关节脱位，仅采用一般肘关节脱位复位手法，致使骨折块嵌入尺骨鹰嘴和肱骨滑车之间，转成Ⅲ度骨折。

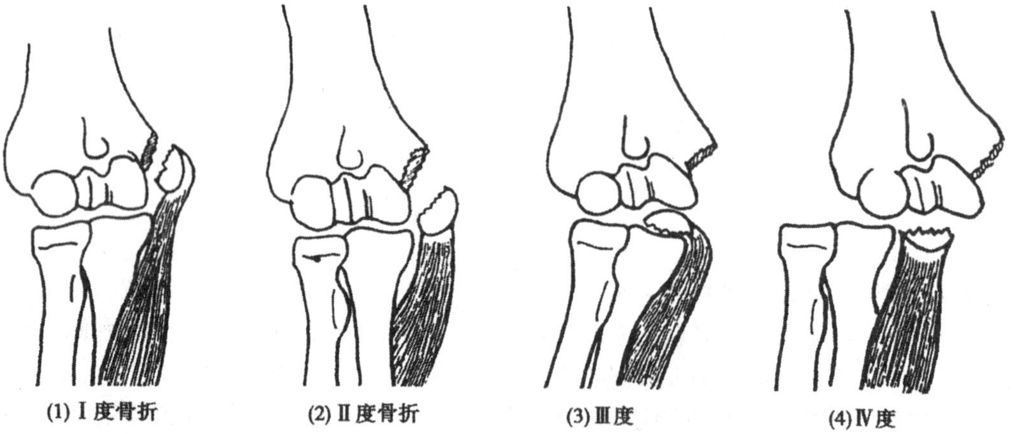

图5－84　肱骨内上髁骨折的4种类型

【诊　　断】

肱骨内上髁骨折多见于18岁以下的儿童和青少年，患者多有较明显的跌倒受伤史，或因掰腕或投掷运动损伤。伤后患肘呈半屈位，肘内侧疼痛、压痛、肿胀及皮下瘀斑，正常内上髁的轮廓消失。肘关节活动受限，前臂旋前、屈腕、屈指无力。分离移位者，如局部弥漫性肿胀不十分明显，有时可扪及骨擦音或活动的骨折块。

Ⅰ度骨折及Ⅱ度骨折，仅有肘内侧牵拉性疼痛，关节活动轻度障碍；Ⅲ度骨折，肘关节屈伸活动明显障碍；Ⅳ度骨折，肿胀较严重，肘关节外形轮廓明显改变，肘关节的功能障碍也更为明显，肘后三角关系改变，且有弹性固定等关节脱位的体征。Ⅲ度骨折及Ⅳ度骨折往往合并有不同程度的尺神经症状，晚期因骨痂压迫或尺神经沟粗糙，亦有可能损伤尺神经，应注意检查。

肘关节正侧位X线片可明确损伤类型和移位特点。正常的肱骨内上髁骨骺骨化中心可以位置偏后，在前后位照片上，骨骺部位可以出现一条透亮区将骨骺分为两半，偶尔也能见到多骨化中心，注意不要与骨折相混淆。对有疑问的病例，应摄健侧X线片对比。但<6岁儿童肱骨内上髁骨骺尚未出现，只要临床检查符合即可诊断，不必依赖X线片。

诊断根据患者症状、体征，结合外伤史和X线片所见，是比较容易的。

轻度移位或无移位的内上髁骨骺Ⅰ度骨折，有时可能漏诊。当有脂肪垫征出现时，或骨骺和干骺端不平行时，或由于旋转移位而骺的边缘不清楚时，或发现有一薄层干骺端骨折片时，往往说明有骨折存在。

小儿Ⅳ度内上髁骨骺骨折，肘关节脱位往往在就诊时已自行复位，要特别注意嵌夹在关节间的撕脱骨骺，不要与滑车或尺骨鹰嘴的二次骨化中心相混淆，警惕漏诊。

造成内上髁（骨骺）骨折的外翻应力，同时也可造成桡骨头颈、尺骨鹰嘴、尺骨冠状突和肱骨滑车的骨折（骨骺损伤），特别是在二次骨化中心未出现前，如肱骨滑车骨骺9～10岁才开始出现，从X线片上是很难诊断的，很容易误诊为单纯的肱骨内上髁（骨骺）骨折。

【辨证施治】

（一）手法复位

Ⅰ度骨折不用手法复位，仅将肘关节用夹板固定至90°位2～3周即可。Ⅱ度骨折患者仰卧或坐位，患肢屈肘45°，前臂旋前，腕关节屈曲，以松弛前臂屈肌群和旋前圆肌，术者以拇、示指将内上髁骨折块（骨骺）向后上“挤按”，使之复位，并力求推回原位。Ⅲ度骨折患者仰卧或坐位，牵引下伸直肘关节，置前臂于旋后、外展位，造成肘外翻，使肘关节内侧间隙增宽，术者拇指在肘关节内侧触及骨折块的边缘时，助手即强力背伸患肢手指及腕关节，利用前臂屈肌群紧张，将骨折块从关节间隙拉出；必要时术者还可用拇指和示指抓住尺侧屈肌的肌腹的近侧部向外牵拉，以辅助将骨折块拉出关节间隙，以后再按Ⅱ度骨折作手法整复（图5－85）。Ⅳ度骨折，应先整复肘关节脱位，两助手分别把持患肢的上臂和前臂，并尽量内收前臂（使肘内侧间隙变窄），同时极度背伸腕关节（使屈肌群保持紧张，防止骨折块进入关节腔内），术者用推挤和端提手法整复关节脱位，使其转化为Ⅱ度骨折（图6－26）。

对肱骨内上髁骨折的治疗，目前存在两种截然不同的意见。第一种观点认为，以采取手法复位为宜，甚至对延误治疗的Ⅲ、Ⅳ度骨折，仍有手法复位成功的可能，不可轻易手术。另一种观点则主张积极切开复位内固定，认为这种骨折必须解剖复位，否则移位纤维愈合后，等于相对延长内侧韧带，造成肘关节的慢性不稳定，继发尺神经炎的发生率将会增加。实际上，对新鲜的Ⅰ、Ⅱ度骨折，简单的悬吊其结果90%是良好的。

（二）固定疗法

骨折复位后，应用超肘夹板将肘关节固定于屈曲90°，前臂中立位。先在内侧夹板粘一半月形合骨垫，其缺口朝向后上方，以兜住骨折块，使其不致向前下方移位（图5－86）。

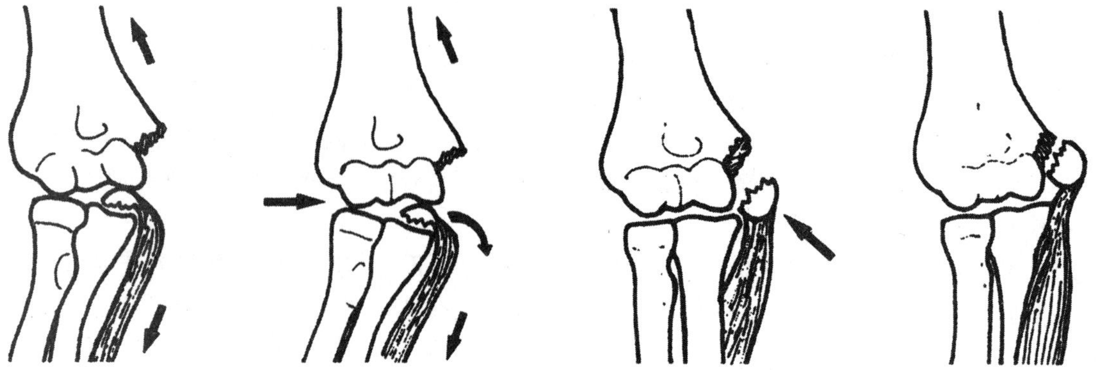

(1)前臂旋后外展位牵引　(2)拉出骨折块　(3)骨折已转化为Ⅱ度　(4)骨折已基本复位

图 5－85　肱骨内上髁Ⅲ度骨折的整复过程示意图

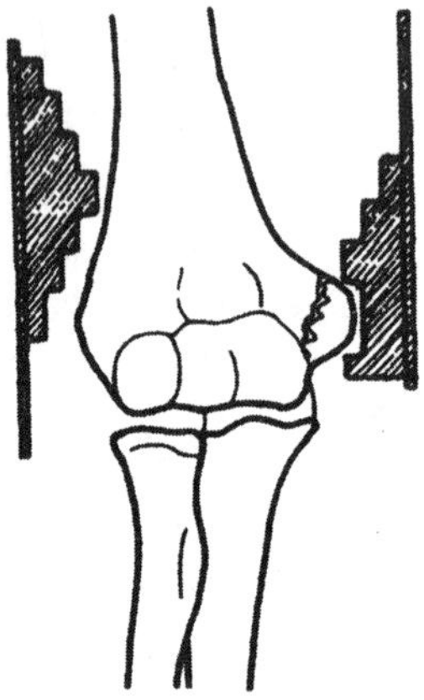

图 5－86　肱骨内上髁骨折压垫放置方法

但由于骨折块较小，受前臂屈肌影响，活动性大，如固定不当，容易移位，应加强随诊观察。此外，固定期间要注意患肢的血液循环，及时调整扎带的松紧度。当肱骨内上髁部疼痛剧烈时，应检查是否有无压疮，并及时对症处理。固定时间一般 3～4 周。

（三）功能锻炼

复位固定后 1 周内，仅作轻微的手指屈伸活动和肩关节功能锻炼。2 周内可逐渐加强手指屈伸活动，并开始腕关节的活动，但忌用力握拳及前臂旋转活动。2 周后可将前、后侧夹板前臂段剪去，逐渐进行肘关节的伸屈旋转活动。3～4 周后拆除外固定，配合中药熏洗，并进一步加强肩、肘、腕关节的功能活动。功能锻炼不可操之过急，更不应强力进行被动的推拿按摩和牵拉活动，以免造成再骨折或肌肉牵拉伤。关节功能完全恢复一般需 3～6 个月。

（四）药物治疗

初期治宜活血祛瘀、消肿止痛，方用和营止痛汤或七厘散，合并尺神经损伤者加威灵仙、地龙等。中期治宜和营生新、接骨续损，方用肢伤二号方和壮筋养血汤。后期治宜补气血、养肝肾、壮筋骨，方用肢伤三方或补血固骨方。解除夹板固定后，用上肢损伤洗方或五加皮汤煎水熏洗患肢。

（五）其他治疗

对于手法复位失败，有尺神经症状者，或同时合并其他骨折（骨骺损伤）者，以及对延误治疗的陈旧损伤，应采取切开复位内固定手术治疗。如原始无尺神经损伤症状，或只有轻度牵拉损伤，一般无须特殊处理，多可自行恢复，晚期亦很少发生尺神经炎。如有明显的扭曲碾挫时，应于切开复位的同时将尺神经前移。对骨折不愈合，明显移位纤维愈合者，虽无明显症状，也应长期随诊，注意有无慢性关节不稳定和继发尺神经炎的表现。

肱骨外髁骨折

肱骨外髁骨折是肘部常见损伤，可发生于成人和儿童，临床以儿童多见。儿童型肱骨外髁骨折又称肱骨外髁骨骺骨折或肱骨小头骨骺分离，多发生于5～10岁的小儿。肱骨外髁包含关节部分（肱骨小头）及非关节部分（含外上髁），其中外上髁是前臂伸肌的起点。肱骨小头与滑车桡侧半为同一骨骺所化生，其骨化中心于1岁左右出现；滑车2个骨骺于8岁左右出现；内上髁骨骺于5岁左右出现；外上髁骨骺于10岁左右出现。这些骨骺一般至16～19岁时与肱骨下端干骺端融合，因此15岁以下的儿童其肱骨下端具有较多的骺软骨成分，故强度较差而易发生骨骺损伤。

【骨折机制与分型】

肱骨外髁骨折多由间接复合暴力所致。患者跌倒受伤时肘轻屈前臂旋前、手掌着地，暴力沿前臂上传至尺桡骨上端。导致肱骨外髁骨骺受桡骨头撞击力和尺骨半月切迹的斧刃式楔入力冲击，而发生骨折。由于受伤时肢体体位及暴力方向等因素，多合并肘外翻应力或肘内翻应力，加上前臂伸肌群的牵拉力，而造成不同类型的肱骨外髁骨折。肱骨外髁骨折依其病理变化可分为4型（表5－14、图5－87）。

表5－14　肱骨外髁骨折的分型及移位特点

	移位特点	影响因素及病理特点
Ⅰ型骨折（无移位）	骨折无移位，骨折线呈裂纹状，两骨折端接触	伤力较小，局部骨膜及筋膜无撕裂
Ⅱ型骨折（侧方移位）	骨折块向外侧移位，可同时合并向后或向前移位，骨折端间隙增大	伤力较大，骨折块受外力冲击或前臂伸肌牵拉而移位；局部骨膜及筋膜部分或完全撕裂（完全撕裂者骨折块不稳定，在固定中可发生再次移位）
Ⅲ型骨折（旋转移位）	骨折块可沿矢状轴向外旋转；亦可沿冠状轴向后或向前翻转移位；少数可沿纵轴旋转；且同时有侧方、前方或后方移位	伤力强大，局部骨膜及筋膜完全撕裂；骨折块受强大外力作用及前臂伸肌牵拉而旋转移位，旋转角度可＜90°，亦可＞180°
Ⅳ型骨折（骨折并脱位）	骨折块可出现侧方、前后及旋转移位；肘关节向后外或后内侧脱位	伤力强大，除局部骨膜及筋膜完全撕裂外，关节囊及侧副韧带亦撕裂，肘部软组织损伤严重，故骨折与脱位合并发生，临床少见

在Ⅱ型骨折中，如伤时患肢处于肘轻屈，前臂旋前外展位，暴力向后上冲击，多造成骨块向外后上方轻度移位；如伤时肘关节处于伸直内翻位（前臂内收），前臂伸肌牵拉作用可致骨块向前（下）方轻度移位。Ⅲ型骨折又可分为后移旋转（翻转）型和前移旋转（翻转）型。其中后移旋转型临床多见，为受伤时身体前倾，肘关节轻屈或过伸，前臂外展（肘外翻）位，暴力向后上冲击，加之旋后肌及前臂伸肌强烈牵拉而致骨折块向后移位并旋转。而前移旋转型临床少见，为受伤时身体后仰，肘关节屈曲内收位，肘后部着地，暴力向前冲击导致骨折块向前移位或合并旋转移位。

【诊　　断】

患者多为跌仆受伤。伤后疼痛肿胀以肘外侧为主，严重者可波及整个肘关节，肘外侧出

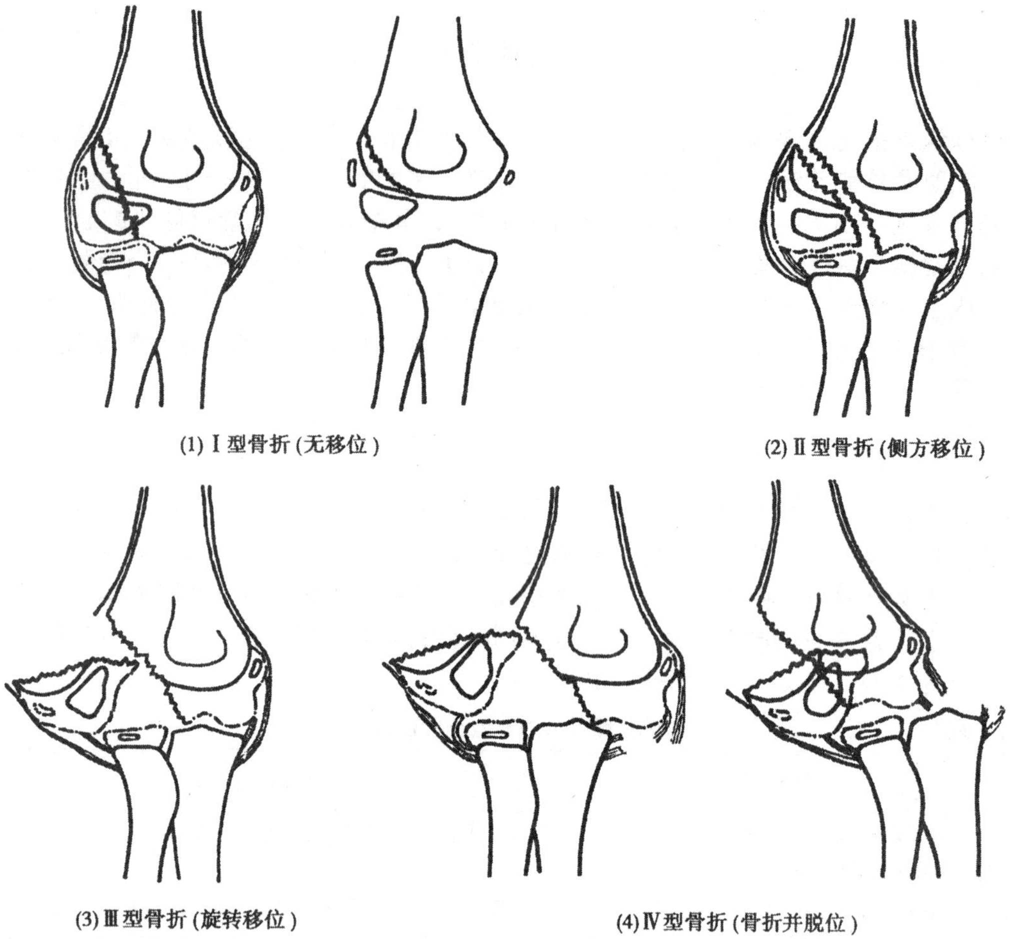

(1) Ⅰ型骨折(无移位)　(2) Ⅱ型骨折(侧方移位)

(3) Ⅲ型骨折(旋转移位)　(4) Ⅳ型骨折(骨折并脱位)

图 5－87　肱骨外髁骨折的类型

现皮下瘀斑，逐渐向周围扩散。肿痛程度与骨折移位程度有关，故以Ⅲ、Ⅳ型骨折为著。肿胀严重时，伤后2～3日可出现张力性水疱。患肢肘关节活动障碍。肘外侧压痛明显，可触及异常活动的骨折块及骨擦音；肘关节稳定性丧失，肘部增宽，肘后三角关系失常；肘关节多处于轻屈位并有外翻畸形。肘部肿胀严重者，需检查远端血运情况，注意有无肘部筋膜下血肿压迫肱动脉的情况。对Ⅲ、Ⅳ型骨折者要检查有无桡神经或尺神经牵拉损伤症状。

由于骨折块软骨成分占很大的部分，患者年龄越小，则软骨越多。由于软骨不显影，故X线片仅能显示肱骨外髁骨骺的骨化中心和干骺端骨折片。但实际上骨折块相当大，几乎占肱骨下端骨骺的1/2。对此，必须要有充分的认识，以免把大块的骨折块误认为小的撕脱骨折。

熟悉肘部各化骨核的形态及出现时间，对阅片诊断有很大的帮助：儿童肘部骨化中心数目较多，而且出现时间不一，从骨化中心出现到骨骺闭合时间亦不一。在这一过程中其形态各异，肘部有时出现一些副骨如肘前副骨、冠状突副骨等。正常的肱骨小头化骨核略偏前方，初出现时正位X线片上呈一小椭圆形，以后逐渐增大；侧位X线片呈一月牙形，它与干骺端之间有一定距离，两者关系随着年龄和投照位置的不同而有较大的差异。

肱骨外髁骨折X线表现多种多样，有时即使同一类型骨折的表现亦常不同。一般骨折线多通过肱骨小头骨化中心（或小头滑车间沟）及干骺端，干骺端骨折块可呈三角形或薄片状；有时骨折线不通过小头骨化核，而通过肱骨小头与滑车间沟的软骨与干骺端处有一骨折线，无移位骨折为Ⅰ型［图 5－88(1)］。

Ⅱ型骨折正位片显示骨折块向外轻度移位，侧位片显示骨折向前或向后轻度移位或无移位［图 5－88(2)］。

Ⅲ型骨折正位片显示骨折块向外有不同程度的旋转，以致远端光滑的骺面朝向内侧或内下方。与此相对，干骺端骨折片的粗糙面朝向后上、前上或其他方向［图 5－88(3)］。肱骨小头骨骺由于骨块向前或向后旋转而呈一圆形，在其外侧有一骨片阴影；侧位片骨块可移向肱骨下端后面或前面。正、侧位片均显示肱尺关节及与肱骨相对应的桡骨关系正常。

Ⅳ型骨折正位片显示骨折块连同尺桡骨可向桡侧或向尺侧移位，侧位片可显示向后侧移位，偶可见到向前侧移位者［图 5－88(4)］。

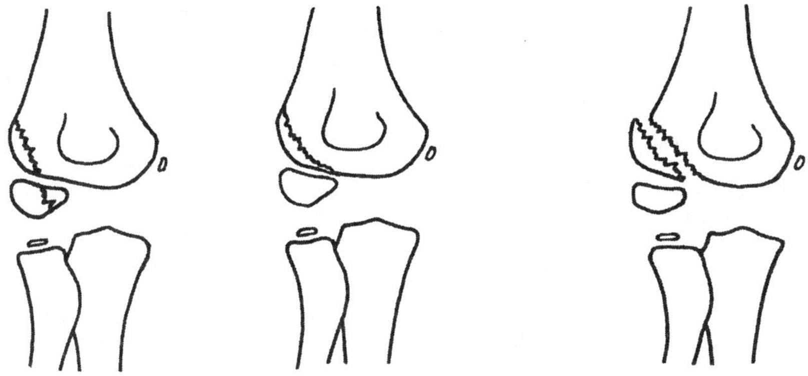

(1) Ⅰ型骨折 (无移位)　　(2) Ⅱ型骨折 (侧方移位)

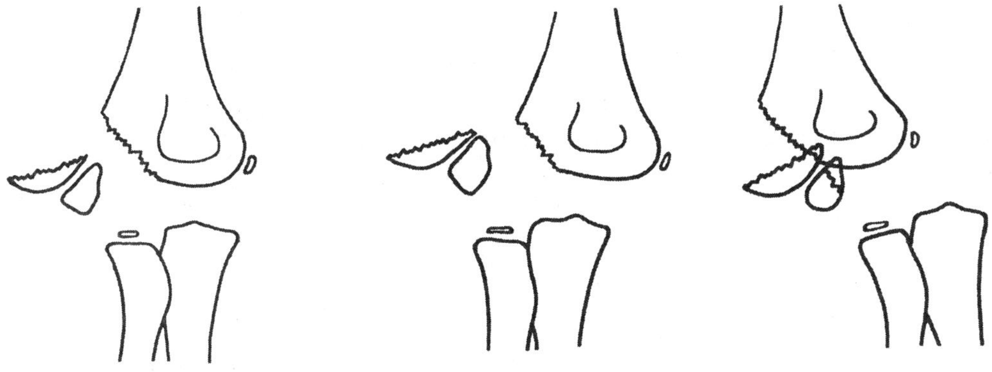

(3) Ⅲ型骨折 (旋转移位)　　(4) Ⅳ型骨折 (骨折并脱位)

图 5－88　肱骨外髁骨折的 X 线表现

对于儿童肱骨外髁骨折应有足够的重视，凡儿童肘部损伤而出现疼痛、肿胀及活动障碍者，应仔细进行临床检查并一定要摄片检查，应仔细观察 X 线片上的任何一点的异常变化，才能防止漏诊和误诊。2 岁以下的小儿，其肱骨小头骨骺小，如干骺端骨折片较小，此时极易漏诊。必要时可摄对侧 X 线片进行对比。若发生漏诊或治疗不当，可导致骨折处不愈合，日后发生严重的肘外翻畸形。

【鉴别诊断】

肱骨外髁骨折与肱骨远端全骺分离、肘关节后脱位合并外（内）髁骨折等损伤在临床表现及X线征象均有诸多相似之处，故应进行鉴别（表5－15）。

表5－15　　肱骨外髁骨折的鉴别诊断

	临床检查	X线表现		
		外髁骨骺或干骺端折片		肱骨下端与尺桡骨上端的关系
		与肱骨下端的关系	与桡尺骨上端的关系	
肱骨外髁骨骺骨折	肘外侧肿胀明显，压痛亦局限于肘外侧；肘关节较稳定；可触及骨片的异常活动及骨擦音	移位及旋转（骨骺折片可沿纵轴、矢状轴、冠状轴旋转	同“肱骨外髁骨骺骨折”	正常
肱骨远端全骺分离	患肘环周性压痛且位置较低，可扪及较柔和的骨擦音，移位明显者可出现靴形畸形	移位（骨骺多向内后侧移位）	正常	尺桡骨上端常移至肱骨下端的内后侧
肘关节脱位合并外(内)髁骨折	既有外髁（或内髁）骨折的表现，又有肘关节脱位的表现如弹性固定，骨折片异常活动，骨擦音	旋转移位	旋转（如为并内髁骨折，折片与尺骨上端关系正常）	移位（前后及侧方均明显）

【辨证施治】

肱骨外髁骨折属Ⅳ型骨骺损伤，为关节内骨折，在愈合和生长方面有潜在的问题，因此复位要求较高。若处理不当常发生各种畸形和并发症，造成肘关节的功能障碍。

无明显移位的骨折，屈肘90°，前臂悬吊胸前2～3周即可。有移位的骨折，要求解剖复位，最好争取于软组织肿胀之前，在适当的麻醉下予以手法整复。手法整复不成功者，可采用针拨复位法复位。若伤后时间超过1周或闭合复位不满意，应切开复位。

（一）手法复位

肱骨外髁骨折的复位时间要求越早越好，其理由为：①复位越早对肱骨外髁骨骺血运损伤越小；②早期整复时，骨折块具有自然回复力，时间越长这种回复力越小，加之骨折块周围血肿机化、粘连，对骨折整复造成困难。因此，一般来说肱骨外髁骨折在7日内整复，成功的可能性较大；8～15日内可试行手法复位，＞2周者特别是肱骨外髁Ⅲ型骨折则往往需手术切开复位。

1．侧方移位型：患者坐位或卧位，助手握持患侧上臂下段，术者一手握前臂下段，将患肘屈曲，前臂旋后，另一手拇指按在骨折块上，其余4指扳住患肘内侧，两手反向用力，使患肘内翻加大肘关节腔外侧间隙，同时用拇指将骨折块向内推挤，使其复位；术者再一手按住骨折块作临时固定，另一手作患肘轻微的屈伸活动数次，以矫正残余移位，直到骨折块稳定且无骨擦音为止（图5－89）。

2．旋转移位型：患者取卧位，复位前应行挤压消肿以摸清骨折块的方位。术者两手掌相对，轻柔而均匀地挤压患处，以散瘀消肿。然后结合X线片，仔细辨认摸清骨折块的骨折断面、肱骨小头－滑车关节面及外上髁端所处的位置（骨折面较平坦而稍粗糙，边缘锐利；关节面滑钝而呈球形；外上髁则较钝）。此外，要摸清肱骨下端的外上髁嵴，作为复位的标志。凡属前翻转型者，先将骨折块推向较宽阔的肘后，使之变为后翻转型，然后再整复。以右侧外髁翻转骨折为例，助手握持患肢臂部，术者立于患者外侧，右手握患腕部，左手置于患肘外侧，置患肢关节于屈曲45°及前臂旋后位，加大肘内翻，使关节腔外侧间隙增宽，腕背伸以松弛前臂伸肌群。术者以左手拇指和示指及中指分别扣住骨折块的外上髁和滑车端，3指用力扣住骨折块，先将骨折块稍平行向后推移，再将滑车端推向后下方，把外上髁端推向外上方，以纠正旋转移位；然后用左手拇指将骨折块向关节内挤压，并将肘关节屈伸、收展，以纠正残余移位。若扪及肱骨外髁嵴恢复平整，压住骨折块进行关节伸屈活动良好且无响声，则说明骨折复位成功。（图5－90）

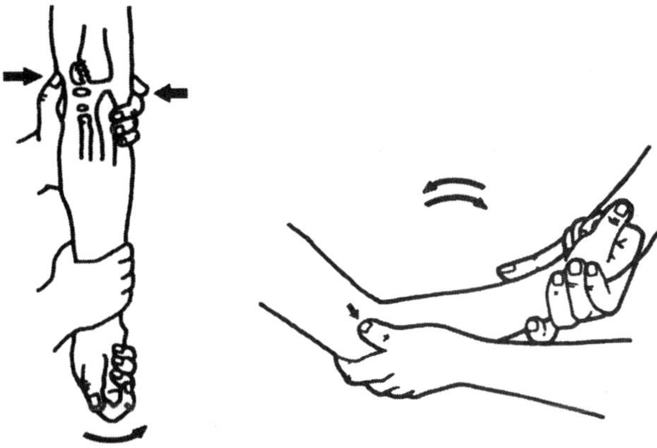

(1)按压推挤骨折块使骨折复位　　(2)纠正残余移位

图5－89　侧方移位型骨折手法复位示意图

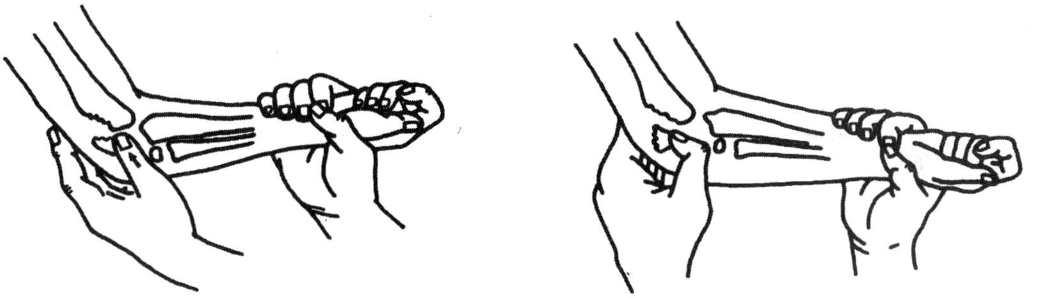

（1）将前翻转变为后翻转型　　（2）使关节腔外侧间隙增宽

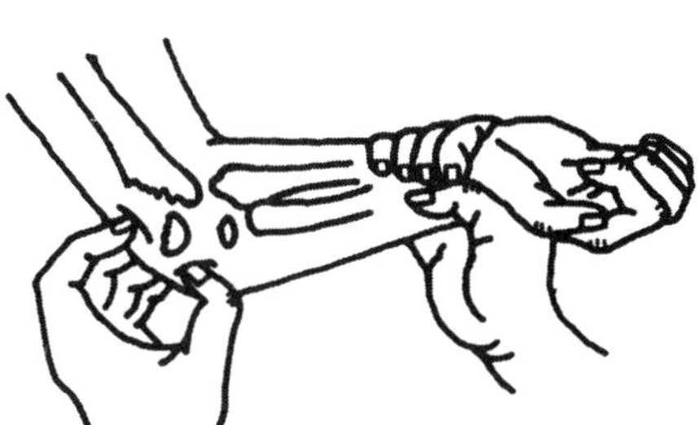

（3）纠正旋转移位

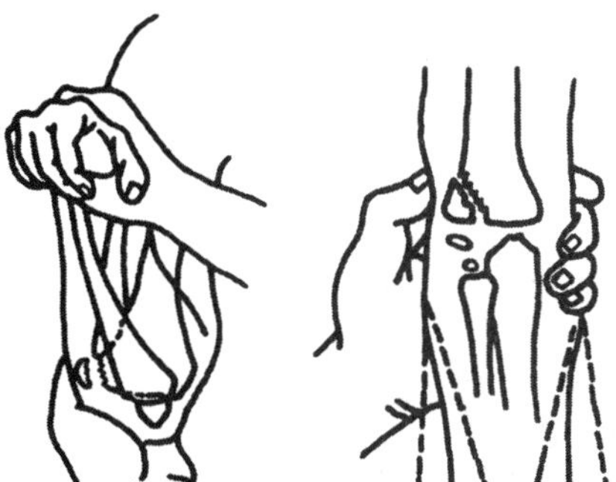

（4）纠正残余移位

图5－90　旋转移位型骨折手法复位示意图

（二）针拨复位

患肢严格消毒后，在X线透视下，用针尖较圆钝的钢针经皮肤插入翻转的骨折块上缘使其返回，变为单纯向外侧移位（图5－91），配合手法将骨折块向上内推挤复位。

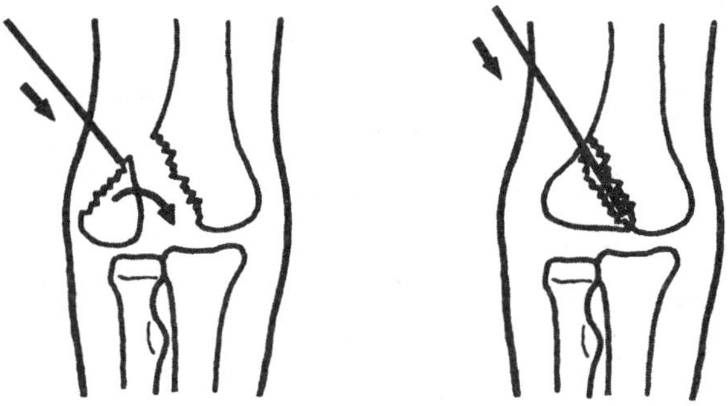

图5－91　肱骨外髁骨折针拨复位法

（三）固定疗法

有移位骨折闭合整复后，肘关节伸直，前臂旋后位，外髁处放一固定垫（应注意垫的厚度要适宜，如一旦引起皮肤压迫坏死，就失去切开复位的条件），尺侧肘关节上、下各放一固定垫。采用超肘关节夹板（上臂中上段至前臂中下段）固定，布带缚扎，使肘关节伸直而稍外翻位固定2周后，改为屈肘90°再固定1～2周。骨折临床愈合后解除固定。具体固定体位要灵活掌握，临床上应依据骨折复位后的稳定情况，取伸肘或屈肘位及前臂旋后位。

（四）功能锻炼

移位骨折在复位1周内，可作手指轻微活动，不宜作强力前臂旋转、握拳，腕关节屈曲活动，以免前臂伸肌群或旋后肌紧张，牵拉骨折块再发生移位。1周后，逐渐加大指、掌、腕关节的活动范围。解除固定之后，开始进行肘关节屈曲、前臂旋转和腕手的功能活动。

（五）药物治疗

肱骨外髁骨折的药物治疗同“肱骨髁上骨折”。

（六）其他治疗

肱骨外髁骨折，如复位不满意，骨折块向外移位或残留不同程度的旋转畸形，在骨愈合过程中将发生迟缓愈合、畸形愈合或不愈合。因此，手法整复失败或固定过程中发生再移位者，应切开复位内固定。

尺骨鹰嘴骨折

尺骨鹰嘴骨折是常见的肘部损伤之一，大部分为关节内骨折，临床多见于成人。尺骨上端有两个突起、前下方为冠状突、后上方为鹰嘴。两者共同构成半月切迹，成为一凹陷的关节面，切迹中部狭窄。此处为应力的薄弱点，为骨折的好发部位。尺骨鹰嘴为肱三头肌的附着处，其表面的筋膜与肘关节内、外侧韧带的后囊构成鹰嘴支持带。该支持带破裂的程度与鹰嘴骨折片的移位有直接关系。尺骨鹰嘴骨化中心出现在8～11岁，于14～16岁闭合，儿童的尺骨鹰嘴短而粗，同时亦较肱骨下端的骨坚质坚强，故儿童较少发生尺骨鹰嘴骨折。

【骨折机制与分型】

（一）骨折机制

间接暴力和直接暴力均可造成尺骨鹰嘴骨折，但临床上多数为间接暴力所致。典型受伤情况为：患者跌倒时，肘关节呈轻屈位，手掌着地，肘关节突然屈曲，导致肱三头肌反射性地急骤收缩，造成尺骨鹰嘴撕脱骨折。骨折线多为横断形或短斜形，且多涉及半月切迹，属关节内骨折，由于鹰嘴支持带撕裂，近端折片受肱三头肌牵拉而向上移位［图 5-92(1)］。少数撕脱的骨折片较小，如薄片状，常为关节外骨折［图 5-92(2)］，在青少年则可发生骨骺分离。此外，如进行投掷运动时用力过猛，肱三头肌强烈收缩，亦可造成尺骨鹰嘴骨折。直接暴力导致骨折者，为患者跌倒时，肘后部着地，尺骨鹰嘴与地面直接撞击或被外力直接打击，常发生粉碎性骨折。此类骨折因鹰嘴支持带常较完整，故骨折移位较小甚或无移位［图 5-92(3)］，但临床上较少见。如直接暴力和间接暴力合并引起尺骨鹰嘴骨折，则骨折可呈不同程度的粉碎，并有较严重的骨折片移位。

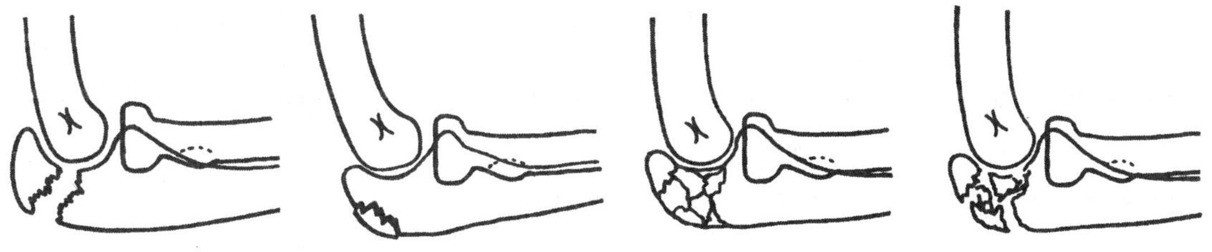

图 5-92　尺骨鹰嘴骨折的类型

（二）骨折分型

根据骨折移位情况及骨折线是否涉及关节面，尺骨鹰嘴骨折可分为下述类型（表 5-16）。

表 5-16　　尺骨鹰嘴骨折的临床分类

无移位骨折	骨折端分离＜2 mm 者，抗重力伸肘功能正常
移位骨折	骨折端分离移位＞3 mm
关节外骨折	撕脱骨折片较小，骨折未波及关节面［图 5-92（2）］
关节内骨折	横形或斜形骨折（骨折线多从前上走向后下）；粉碎性骨折（可合并局部软组织开放性损伤）；合并肘关节前脱位（骨折线多在尺骨冠突水平）［图 5-92（1）］

尺骨鹰嘴骨折如发生在尺骨冠突水平且有明显错位时，常合并肘关节前脱位。

【诊　　断】

患者有肘呈半伸位跌倒，手掌着地或屈肘位跌倒，肘后被撞击的外伤史。伤后尺骨鹰嘴局部疼痛、肿胀，肘关节屈伸活动障碍，以伸肘障碍为著。检查伤处时局部压痛，轻度移位者可触及骨擦音；移位明显者肿胀较甚，鹰嘴两侧凹陷处隆起，可扪及骨折间隙凹陷及异常活动的骨块，肘关节不能主动伸直或对抗重力。严重粉碎性骨折或伴有脱位者，可见肘后皮肤挫伤或裂伤而形成开放性骨折，少数患者甚至可合并尺神经损伤。X 线检查可了解骨折类型和移位情况。X 线摄片侧位可显示骨折类型和移位程度，正位片往往因骨折片与肱骨重叠而不易发现骨折，但可帮助了解有无脱位等合并损伤。尺骨鹰嘴骨折有时须与籽骨（肘髌骨）及成人未闭合骨骺线相鉴别。鹰嘴顶端籽骨位于肱三头肌腱内，其骨面光滑，与鹰嘴顶点之间有轻度间隙，常为双侧性。成人骨骺线未闭多见于女性，亦常为双侧性。

【辨证施治】

尺骨鹰嘴骨折的治疗原则是恢复关节面的平整，肘关节的稳定性和屈伸功能。

（一）手法复位

肿胀严重者，复位前可在无菌条件下，抽出关节内积血。复位时患者坐或卧位，前臂旋后，肘关节轻屈（30°～45°），使肱三头肌松弛，助手握患肢前臂，术者立于患肘外侧，用手顺肱三头肌纤维方向，由上向下推揉数次，以缓解肌肉痉挛；然后以双手拇指分别按住近端骨块之两侧，用力向远侧推压，同时令助手将肘关节伸直，使两骨折端对合紧密（图 5－93）。如骨折片有稳定感时，说明已复位。当平复半月切迹关节面，术者在推按固定骨折块的同时，令助手将患肢缓慢地轻微屈伸数次。

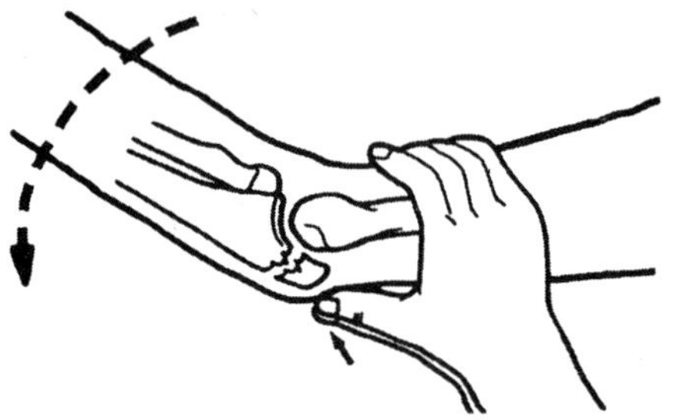

图 5－93　尺骨鹰嘴骨折手法复位示意图

（二）固定疗法

应用超肘关节夹板进行固定。此夹板侧观呈弧形，其长度上端应达三角肌中部水平，下端应至前臂中段。无移位骨折或移位不多（<3 mm）者，可用该种夹板将肘关节固定于轻度屈曲 20°～60°位 3 周即可。移位骨折手法复位后，用一马蹄形的合骨垫置于尺骨鹰嘴上端，可粘贴于后侧夹板上，其缺口朝下以顶压骨折片，起挤压骨折近端的作用，控制其向近端再移位（图 5－94）；然后用前、后侧 2 块超肘夹板将肘关节固定于屈肘 0°～20°位 2～3 周，以后视骨折生长情况逐渐改为屈肘 90°位固定 1～2 周。注意肘关节于伸直或轻屈非功能位的固定时间不能太长，否则可妨碍其屈曲功能的恢复。

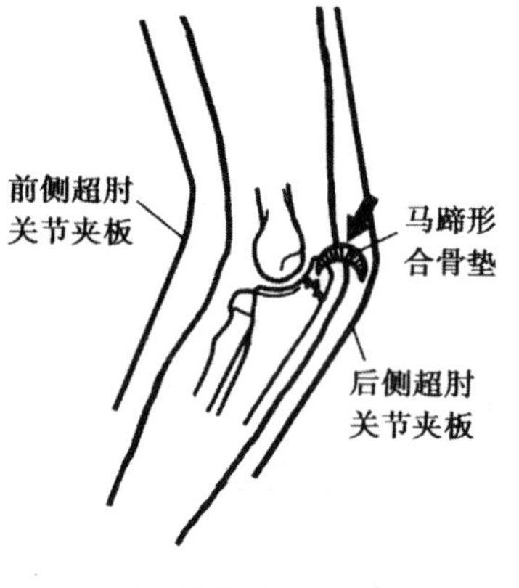

图 5－94　尺骨鹰嘴骨折的夹板固定

（三）功能锻炼

移位骨折在固定的前 3 周可行腕、指关节屈伸活动，第 4 周开始主动屈伸肘关节，活动范围逐渐加大，但注意不能以暴力被动屈肘。粉碎性骨折且关节面不整者，应采用磨合法进行功能锻炼，在骨碎片被稳妥固定情况下，5 日后可开始作小幅度（<60°）的肘关节屈伸活动，解除外固定后可加大肘关节活动幅度。

（四）药物治疗

早期宜活血祛瘀、消肿止痛，可内服正骨紫金丹或桃红四物汤，外敷定痛膏或万灵膏。中期宜和营生新、接骨续损，可内服生血补髓汤或壮筋养血汤。后期宜补气血、养肝肾、壮筋骨，可内服补肾壮筋汤或六味地黄丸等；解除固定后，可用上肢损伤洗方熏洗患肢，并可结合手法按摩，但切忌粗暴。

（五）其他治疗

手法复位失败或外固定不能维持骨折对位者，可采用切开复位内固定，根据骨折具体情况可分别采用骨松质螺钉、钢丝张力带或钩状钢板固定。

桡骨头颈部骨折

桡骨头颈部骨折临床并不少见，包括桡骨头、颈骨折及桡骨头骺分离，多见于青壮年及儿童。桡骨上端有桡骨头、颈及桡骨粗隆，桡骨头呈圆盘状，上面系浅凹之关节面，与肱骨小头构成肱桡关节。桡骨头四周系环状关节面，关节面以下较细为桡骨颈。桡骨粗隆在桡骨头下 2.5～3.0 cm 处，向前内侧突起，系肱二头肌止点。桡骨头及部分桡骨颈位于关节囊内，桡骨头的 4/5 为环状韧带环绕，在尺骨桡切迹上作旋转运动。桡骨颈中心位于桡尺关节旋转轴心上，轴线穿过颈中心并与桡骨关节面垂直。因此，颈部骨折可能影响前臂旋转。正常桡骨头颈与桡骨干轴线之间有一个角度（165°～167°），亦即桡骨头与桡骨颈干不排列在一条直线上，而相对偏向桡侧。当肱骨小头受到由上而下的力量撞击桡骨头时，桡骨头颈部外侧 1/3 缺乏抗剪切力而易骨折。

桡神经在肘前部位于肱桡肌与肱肌之间，向下在肱桡关节附近分出浅支和深支。浅支进入前臂后，为肱桡肌所覆盖；深支（即骨间背侧神经）绕过桡骨头，在桡骨头颈部外侧进入旋后肌浅深层之间。桡骨头颈骨折时，有合并桡神经损伤的可能。

【骨折机制与分型】

（一）骨折机制

桡骨头颈部骨折多由间接暴力所致。患者跌倒时肘关节伸直，手掌先着地，地面冲击力经桡骨干上传至桡骨头，躯体重力经上臂下达至肱骨小头，由于携带角的存在，暴力交集于肘部时，常引起肘部过度外翻，使肱骨小头冲压桡骨头而产生桡骨头颈骨折，在儿童则可发生骨骺分离。桡骨头骨折后，骨折块多向外下方移位（图 5－95）。此时如暴力大且继续作用，则桡骨远侧断端向上移位至肱骨小头关节面下方，使肘外翻应力进一步加大，可并发肘关节内侧牵拉伤，如肱骨内上髁骨折、肘内侧韧带撕裂、尺骨鹰嘴骨折等；如远侧断端向上移位明显，可并发下尺桡关节半脱位。

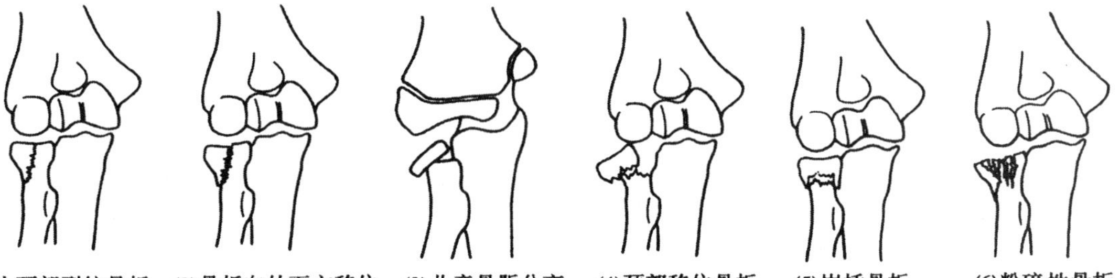

(1)头颈部裂纹骨折　(2)骨折向外下方移位　(3)儿童骨骺分离　(4)颈部移位骨折　(5)嵌插骨折　(6)粉碎性骨折

图 5－95　桡骨头颈部骨折类型

（二）骨折分型

桡骨头颈部骨折的类型及移位特点如表 5－17 所示。

【诊　　断】

患者多为肘伸直位手撑地跌倒。伤后肘部疼痛，前臂旋转时桡骨头处疼痛加重。肘外侧

表 5-17 桡骨头颈部骨折的分类

	移位特点
桡骨小头骨折	
裂纹骨折（线样或无移位的边缘骨折）	骨折线多由外下斜向后上，达关节面，环状韧带多无损伤
塌陷骨折	桡骨头外侧塌陷（常仅限于桡骨头外 1/3），关节面不完整
粉碎性骨折	无移位，仍保持头外形，有完整关节面，环状韧带多完整；移位，骨碎片分离，环状韧带多有损伤
桡骨颈骨折	
骨骺分离（儿童型）	桡骨头、骺分离，骨骺多向前外下方倾斜，常带有一干骺端三角骨折片
嵌插骨折（成人型）	桡骨头骨折片向外下方旋转和嵌插
完全移位骨折	桡骨头骨折片向外向下旋转和分离移位，远侧断端向尺侧移位
桡骨头颈骨折(骨折线同时涉及头、颈部)	
裂纹骨折	骨折无移位或移位＜1 mm
劈裂骨折	移位＞1 mm，以桡骨头外侧部较多，骨折块向外向下移位
粉碎性骨折	无移位，仍保持头颈外形，环状韧带多完整；移位，环状韧带多有损伤

局限性肿胀瘀血，肘后外侧凹窝变隆起。肘关节屈伸及前臂旋转受限，尤其是旋后受限明显。检查伤处桡骨头局部压痛明显，但局部无明显畸形。X 线检查摄肘关节正、侧位片，能明确骨折类型及移位情况。无移位或嵌插骨折，有时仅见皱褶，应仔细阅片。

桡骨头颈部骨折有时尚可合并其他类型的损伤，如肱骨小头及软骨损伤，常伴有肘关节内侧韧带损伤，可引起肘关节运动受限；肘关节内侧韧带损伤明显者，局部疼痛，并有压痛，肘伸直受限。后期可造成肘关节慢性不稳定；少数患者尚可合并肱骨内上髁撕脱骨折；移位明显者可合并下尺桡关节半脱位，此时腕部疼痛、压痛，X 线显示桡骨颈远侧断端向上移位或嵌入粉碎的桡骨头，同侧舟月间隙可增宽。

【辨证施治】

桡骨头颈骨折的治疗原则是尽可能保持正常解剖和生理关系。同时，尽可能早期活动也是获得良好疗效的关键。无移位裂纹骨折或移位＜1 mm 骨折者，单纯夹板或石膏托固定即可；对移位在 1～2 mm 的塌陷骨折，关节面倾斜＜30°的嵌插骨折或骨骺分离，或骨折累及关节面＜1/3 者，可行手法复位外固定。如为青少年，劈裂骨折块移位＞2～3 mm，倾斜 30°～60°的“歪戴帽”型骨折，先试行手法复位；如不能成功，则行撬拨复位。

（一）手法复位

患者坐位或卧位，两助手分别握持患肢上臂和前臂，作对抗牵引，并保持肘内收位；术者双手拇指按于桡骨头前外侧，其余 4 指置于前臂上端内侧，用力向外扳，使肘内翻，以使肱桡关节间隙增宽；令远端助手轻轻旋转前臂，术者拇指同时向内、向上推压桡骨头，使骨折复位。若旋转功能恢复，肱桡关节触诊正常，说明骨折已复位。（图 5-96）

对骨折仅涉及外 1/3 者，即使有部分残余移位，亦可认为满意。因桡骨头的外 1/3 不与尺骨的桡骨切迹构成关节，对功能影响不大，所以不必强求解剖对位。如反复整复，易造成骨骺损伤或骨化性肌炎。

（二）针拨复位

针拨复位法操作简便（无须特殊器械），创伤轻，固定时间短，功能恢复较迅速，远期疗效满意，尤适用于青少年桡骨头、颈劈裂骨折。

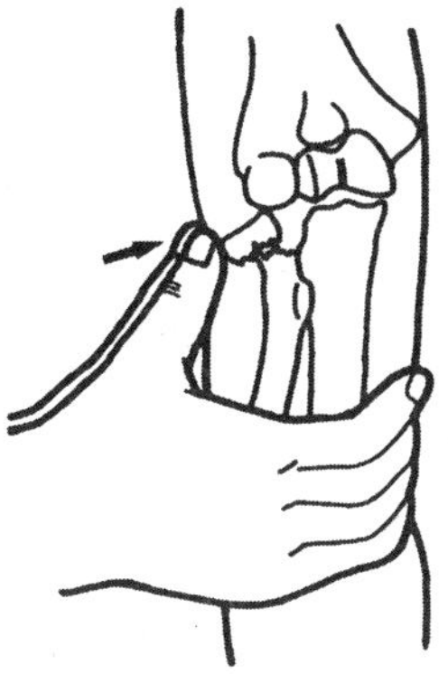

图 5－96　桡骨头颈部骨折手法复位示意图

患者仰卧，臂外展，肘微屈曲位，两助手使肘内翻，进行无菌操作。X 线监视下旋转前臂，至清楚显示桡骨头骨折片。术者用克氏针于肘外下方穿过皮肤，注意避开桡神经，向内上斜行，针尖对准并顶住骨块外侧下缘，向内上推顶，撬回原位［图 5－97(1)］。检查两骨折端是否对齐，若仍有侧向移位时，表明桡骨远侧断端向尺侧移位，可加用手法旋转前臂，可能纠正之。如仍有侧向移位，可用双针撬拨法，即在肘后下方，相当远侧断端略下方，再加一钢针，于背侧尺桡骨之间穿入皮肤，顶抵桡骨远折端以配合撬拨，使两骨折端骨皮质对齐，再拔除钢针［图 5－97(2)］。完全复位后，于肘微屈曲和内翻位，石膏固定四周，然后改肘屈曲 90°位，石膏固定 2～3 周。去石膏后功能锻炼。

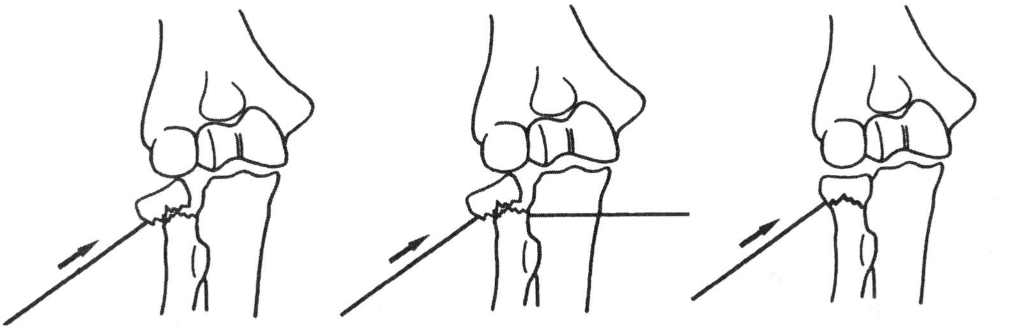

(1)单针撬拨法　(2)双针撬拨法　(3)复位后情况

图 5－97　桡骨头颈部骨折针拨复位法

（三）固定疗法

经摄片证实复位后，可用石膏托将肘关节固定于屈曲 90°，前臂中立位。注意在桡骨头外侧加压塑形，3～4 周后可拆除石膏功能锻炼。夹板固定的方法是：先在桡骨头颈部放置一葫芦垫，使之呈弧形压于桡骨头的外侧，用胶布粘住，然后用 4 块超肘夹板将肘关节固定于屈曲 90°，前臂旋前位。固定时间亦为 3～4 周。

（四）功能锻炼

复位固定后即可作手指、腕关节的屈伸活动，并用力握拳和行肩关节功能活动，但禁作前臂旋转和肘关节屈伸活动。2～3 周后骨折初步连接，可逐步活动肘关节，解除外固定后重点练习前臂的旋转活动，并酌情配合外用熏洗药物。

（五）药物治疗

早期治宜活血化瘀，消肿止痛，可内服活血止痛汤或七厘散；外敷跌打万花油或消瘀膏。中期宜接骨续损，内服肢伤二方或壮筋养血汤；外敷接骨膏或驳骨散。后期宜坚骨壮筋，内服生血补髓汤或六味地黄丸加减；解除固定后，外用海桐皮汤或上肢损伤洗方熏洗患肢。

（六）其他治疗

对骨折压缩移位>3 mm，关节面倾斜>30°或骨折超过桡骨头的 1/3 者，应行切开复位内固定术。如成人桡骨头粉碎性骨折，碎片明显分离或塌陷骨折累及关节面 2/3 以上者，可考虑作桡骨头切除术。

尺桡骨干骨折

尺桡骨干骨折是临床常见损伤，以儿童及青壮年居多。尺、桡骨均为微弓形的长骨。桡骨正面观有 2 个生理弯曲：第一个生理弯曲是旋后弓，其顶点为桡骨结节；第二个生理弯曲为旋前弓，其顶点为桡骨干的中点。前臂旋转轴为桡骨小头中心至尺骨小头中心的连线，桡骨的 2 个生理弯曲（旋转弓）分别处于旋转轴的两侧。此种解剖特点使尺桡骨在旋转活动时不会相互阻挡，同时为充分发挥前臂旋转肌肉的功能提供了有利条件（图 5－98）。上尺桡关节由桡骨头的环形关节面和尺骨的桡骨切迹构成，依靠环状韧带维持其稳定性，其运动形式是桡骨头在环状韧带－切迹环内绕前臂旋转轴自转［图 5－99(1)］。下尺桡关节由尺骨头和桡骨的尺骨切迹构成，主要依靠掌背侧韧带维持其稳定性，其运动形式是桡骨的尺骨切迹绕尺骨头公转［图 5－99(2)］。

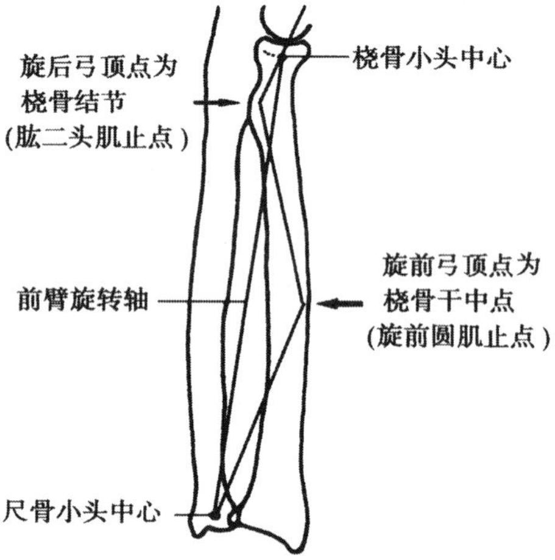

图 5－98　前臂旋转轴与桡骨旋转弓的关系

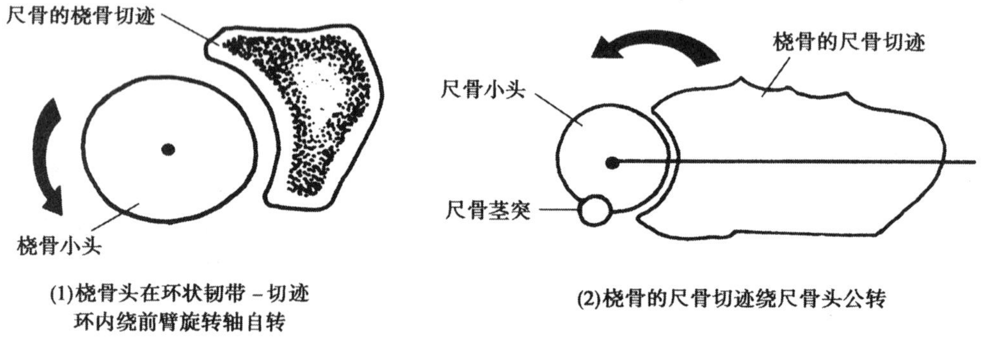

(1)桡骨头在环状韧带－切迹环内绕前臂旋转轴自转

(2)桡骨的尺骨切迹绕尺骨头公转

图 5－99　上、下尺桡关节的运动形式

骨间膜为连接尺桡两骨的致密结缔组织。其大部分纤维走行方向是自外上斜向内下。前臂中部及远侧骨间膜在中立位时最紧张，继续旋前或旋后均变松弛。前臂近侧骨间膜在完全旋后位时最为紧张，旋前时逐渐松弛。骨间膜具有增加两骨的稳定性、将桡骨应力传导至尺骨的作用（图 5－100）。主司前臂旋前运动的肌肉有旋前方肌和旋前圆肌。旋前方肌起于尺骨下 1/4 的前面，止于桡骨下 1/4 的前面；旋前圆肌起于肱骨内上髁及尺骨冠突，止于桡骨中段（旋前弓顶点）。主司前臂旋后运动的肌肉有旋后肌和肱二头肌。旋后肌起于肱骨外上髁及尺骨上端，止于桡骨上 1/3 的外侧面；肱二头肌起于肩胛骨盂上粗隆和喙突，止于桡骨结节（图 5－101）。其中，旋前方肌及旋后肌属静力肌，为前臂旋转运动的启动肌肉；旋前圆肌及肱二头肌属前臂的动力肌。

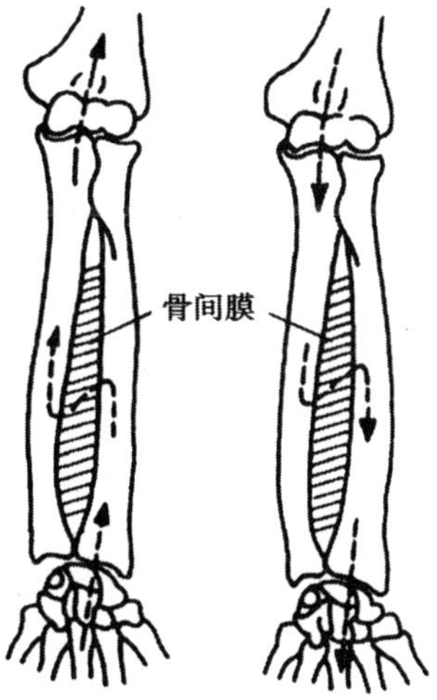

图 5－100　前臂骨间膜及应力传导作用示意图

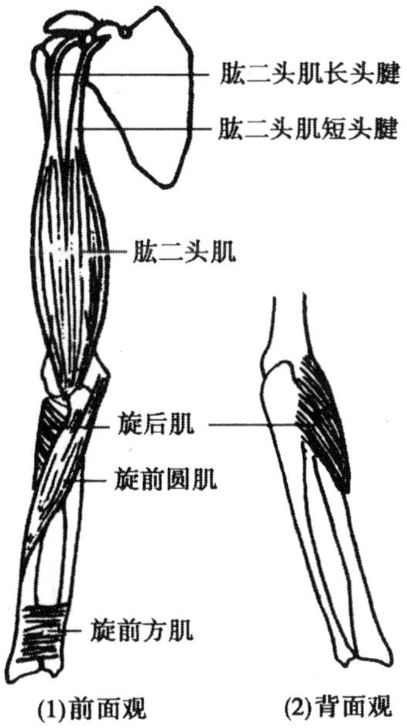

图 5－101　前臂旋转肌

【骨折机制与移位特点】

（一）骨折机制

直接暴力和间接暴力均可导致尺桡骨干骨折。

1. 直接暴力所致者，多为重物砸伤、撞击伤、压轧伤及棍棒打击等形式。所致的骨折多呈横形、粉碎性或多段骨折，常发生开放性骨折。如发生尺桡骨双骨折，两骨骨折线常位于同一平面［图 5－102(1)］，暴力作用部位多合并较严重的软组织损伤。

2. 传导暴力所致者，多为跌倒受伤。如跌倒时手掌撑地，地面反作用力由桡腕关节沿桡骨纵轴向上传导，致桡骨中上段骨折。如暴力较强大，则残余暴力通过骨间膜牵拉尺骨，造成尺骨骨折。在儿童可发生青枝骨折或弓形骨折。如发生尺桡骨双骨折，两骨骨折线常不在同一水平，尺骨骨折线低于桡骨骨折线，桡骨多呈横断形、锯齿形骨折，尺骨常为斜形骨折［图

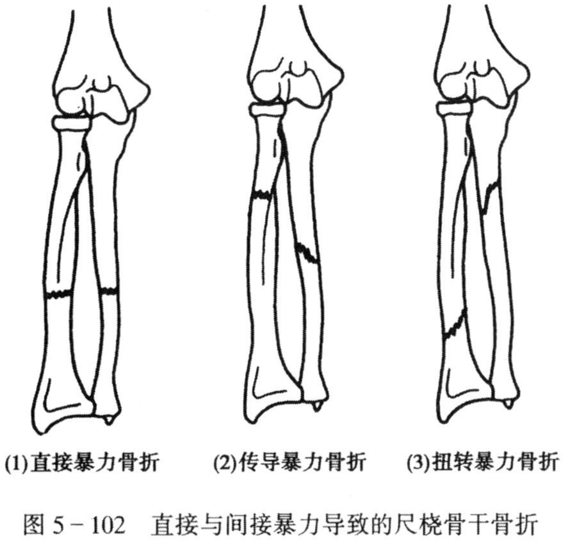

图 5－102　直接与间接暴力导致的尺桡骨干骨折

5－102(2)]。暴力作用部位软组织损伤较轻。

3．扭转暴力所致者，常见于机器绞伤，前臂在极度旋前或旋后位致尺桡骨相互扭转而导致骨折，此类骨折的骨折线多为螺旋形或为短斜形、蝶形或多段骨折。如发生尺桡骨双骨折，骨折线方向常一致，两骨折线不在同一水平，多数尺骨骨折线在上，桡骨骨折线在下[图5－102(3)]。患肢局部常合并有皮肤挫裂、撕脱伤等严重的软组织损伤。

（二）移位特点

1．尺桡骨干双骨折后，两骨四骨折端将出现重叠、旋转、成角、侧方4种形式的移位（图5－103）。移位的形式及程度依据暴力的大小、方向以及肌肉的牵拉和伤肢的质量有关。在儿童青枝骨折，骨折端多出现单纯的成角移位（图5－104）。

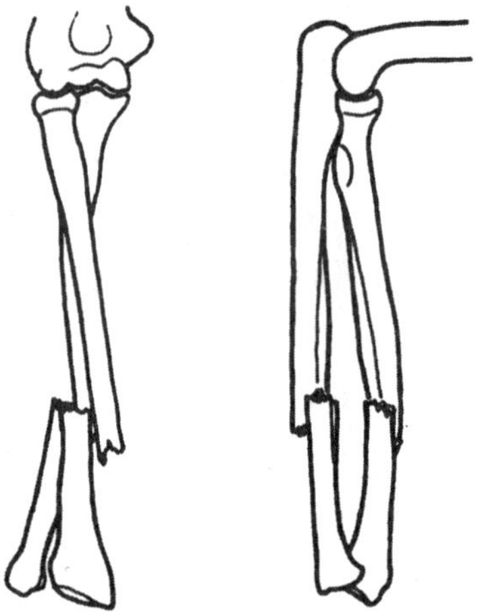

图5－103　尺桡骨干双骨折的移位形式
骨折存在重叠、侧方、成角及旋转等移位

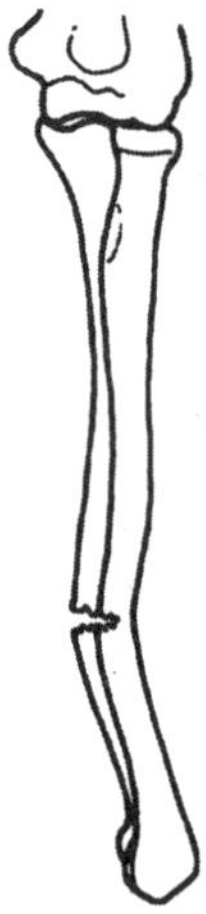

图5－104　儿童尺桡骨干青枝骨折
向掌侧成角移位

2．尺桡骨干骨折后，骨折断端的旋转移位形式与骨折部位有密切关系，尤其以桡骨干单骨折为著。桡骨旋前圆肌止点以上骨折时，骨折近端受旋后肌及肱二头肌牵拉而处于旋后位；远端受旋前圆肌及旋前方肌的牵拉而处于旋前位。旋前圆肌止点以下骨折时，骨折近端受旋后肌、肱二头肌和旋前圆肌的牵拉，一般处于旋中位或处于轻度旋后位；骨折远端受旋前方肌的牵拉而处于旋前位（图5－105）。

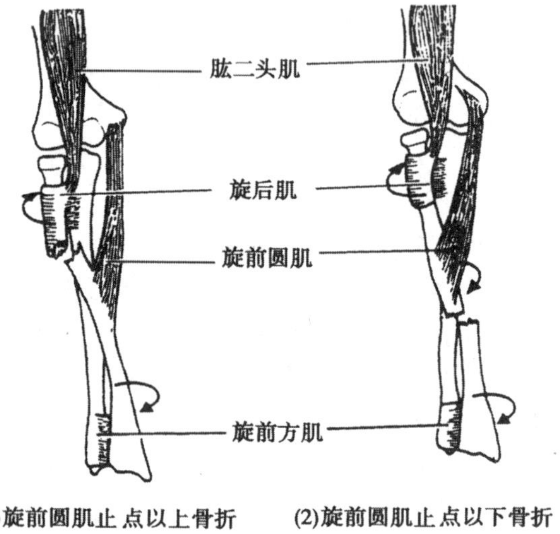

图5－105　桡骨干单骨折的旋转移位特点

3．尺骨干单骨折以较为细弱的中下1/3交界处多见，其骨折近端因肱肌的牵拉而向前移位；骨折远端则受旋前方肌的牵拉而易向桡、掌侧移位。由于尺骨存在向背侧的生理弯曲，加之受肌肉均附着于尺骨前方因素的影响，尺骨骨折后大多向背侧成角。

【诊　　断】

患者有明确的前臂外伤史，伤后患肢局部疼痛、肿胀、前臂活动功能丧失。活动时疼痛加剧。检查时骨折部位压痛明显，患肢前臂纵轴叩击痛阳性。有移位的完全骨折，前臂可有缩短、成角或旋转畸形；触诊或活动患肢时，可闻及骨擦音及异常活动。儿童青枝骨折则仅有成角畸形。

X 线检查摄片应包括前臂正侧位及上、下尺桡关节，以明确骨折的部位、骨折线及移位特点，排除上、下尺桡关节脱位。判断旋转移位的形式及程度，可根据改良的 Evans 法，从肘关节侧位片上判断桡骨近段的旋转移位的方向（图 5－106、表 5－18）。

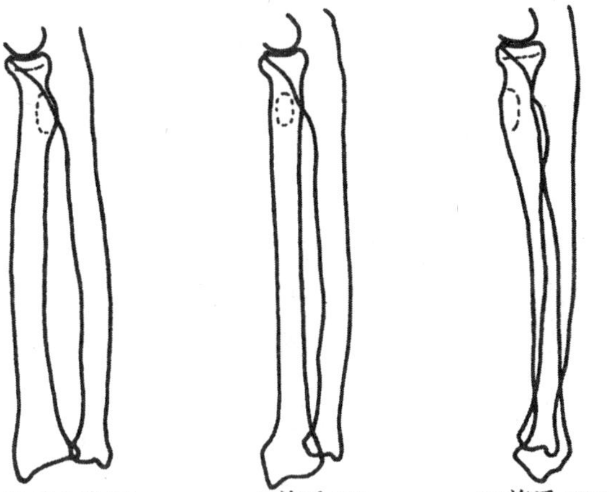

(1)中立位 0°　　(2)旋后 60°　　(3)旋后 120°

图 5－106　判断桡骨干旋转移位的方法

表 5－18　　桡骨旋转的 X 线表现

X 线片所显示的标志		近折段旋转角度
桡骨结节突出方向	桡骨颈干角	
向尺侧突出最大	10～15°向尺侧成角	中立位 0°
向尺侧突出最小	5～10°向尺侧成角	旋后 30°
桡骨结节居中消失	0～5°基本上成直线	旋后 60°
向背尺侧突出	1～5°向背尺侧成角	旋后 90°
向背尺侧突出明显	5～10°向背尺侧成角	旋后 120°

【辨证施治】

尺桡骨干骨折的治疗原则是恢复前臂的旋转功能。从临床角度看，应视为关节内骨折，故其复位要求较高。其复位的最低标准是：桡骨近端的旋后畸形不大于 30°，尺骨远端的旋转畸形不大于 10°，尺桡骨的成角畸形不大于 10°，恢复桡骨的生理弯曲（旋转弓）。

（一）手法复位

1. 骨折整复的先后顺序：尺桡骨干骨折由于系双骨折有 4 个断端，因此复位时往往存在优先整复那个骨折的问题。一般原则是根据骨折的稳定性和骨折部位确定骨折整复的先后次序，具体整复顺序详见表 5－19。

表 5－19　尺桡骨干骨折整复的先后顺序

骨折类型	先整复	后整复
一骨为稳定性骨折，另一骨为不稳定性骨折	稳定性骨折（骨折线呈横形或锯齿形者）	不稳定性骨折（骨折线呈斜形或粉碎性者）
两骨均为不稳定性骨折		
上 1/3 骨折	尺骨（因该部位尺骨较粗且表浅，易于把持而不易再移位）	桡骨（因该部位桡骨细且位置较深，不易把持而易再移位）
下 1/3 骨折	桡骨（因该部位桡骨较粗，且表浅，易于把握）	尺骨（因该部位尺骨较细，不易把握）
中 1/3 骨折	需根据两骨的相对稳定性来决定。若两骨的稳定性相同，则先整复尺骨，因其位置表浅，易于把握；若一骨有背向移位，则应先整复该骨	

2. 手法复位步骤：

（1）体位：患者取仰卧位，患肩外展 90°，肘关节屈曲 90°。

（2）纠正重叠移位及成角移位：近端助手把持肘上部，远端助手握住手腕部，扣紧大小鱼际部，先顺畸形方向，然后沿近段方向进行拔伸牵引 3～5 分钟，以纠正重叠移位及成角移位［图 4－1(1)］。

（3）纠正旋转移位：根据骨折远端对近端的原则，在桡骨中 1/3 及下 1/3 骨折时，于牵引下将骨折远段置于中立位；桡骨上 1/3 骨折时，将骨折远段置于旋后位；尺骨下 1/3 单骨折时，须将骨折远段置于极度旋前位（图 5－107）。

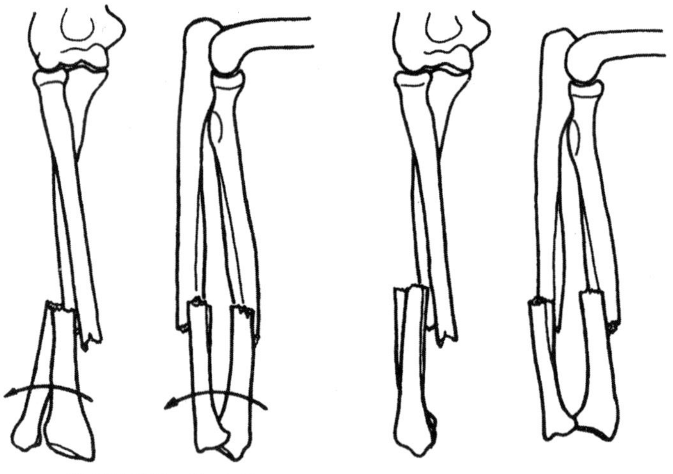

(1)骨折近端处于旋中位，远端处于旋前位　　(2)将骨折远端置于与近端一致的旋中位，旋转移位得以纠正

图 5－107　根据骨折近端的旋转移位形式将骨折远端置于相应的位置，以纠正骨折的旋转移位

当桡骨上 1/3 骨折并尺骨下 1/3 骨折且有旋转移位时，出现手法整复上的矛盾，因桡骨上 1/3 骨折需将骨折远端置于旋后位整复，而尺骨下 1/3 骨折需要将前臂置于极度旋前位整复。故若手法整复困难，可考虑行切开复位内固定。

（4）分骨：术者两手拇指及余指分别置于骨折部的背、掌侧，进行夹挤分骨，使向中间靠拢的骨折断端向内、外侧各自分开（图 5－108）。

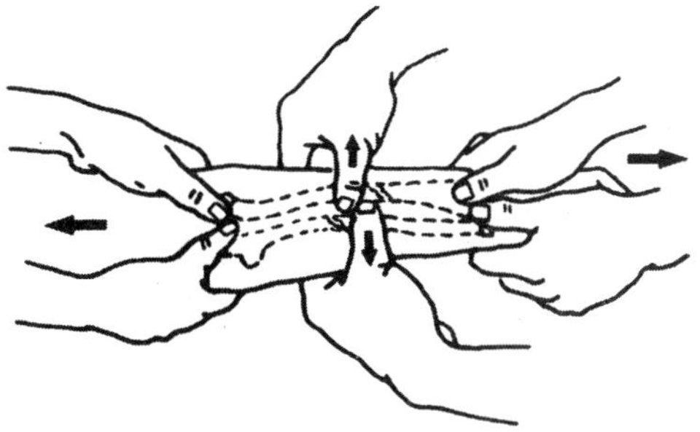

图 5－108　应用分骨手法纠正相互靠拢的骨折断端

（5）折顶：当横形或锯齿形骨折重叠移位较多，而手法复位未能完全纠正时，则可应用折顶手法进行整复。令助手减轻牵引力，术者双拇指按住向背侧突起的骨折断端，余指提托向掌侧下陷的骨折断端，慢慢向原来成角的方向加大骨折的成角，待感到突起的骨皮质与下陷的骨皮质断端相抵触后，再骤然反折。反折时，双拇指推按向背侧突起骨折断端，余指提托下陷的骨折断端。（图 4－4）

施行折顶手法时，助手要减小牵引力，并应协助术者将骨折断端加大成角及折顶，如此手法才易成功。折顶角度不宜过大，以免损伤神经、血管或刺破皮肤。

（6）回绕（回旋）：当斜形或螺旋形骨折存在背向移位时，应先施行回旋手法予以纠正。施用此法时，应令助手减小牵引力，术者一手固定骨折近端，另一手按压骨折远端，使之紧贴骨折近端并行逆向回旋，使两骨折断面相对，以纠正背向移位（图 5－109）。

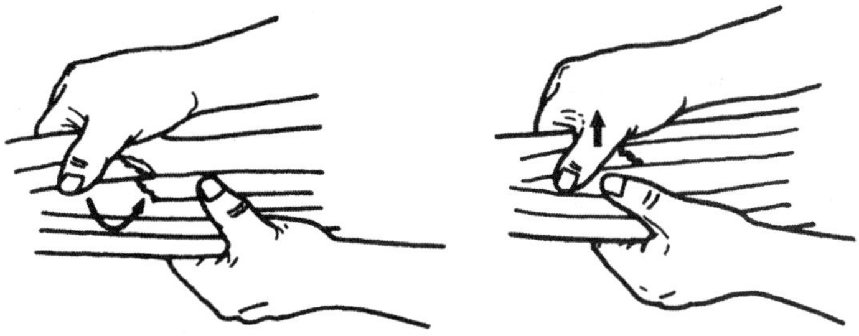

图 5－109　应用回绕手法纠正背向移位

当骨折断端存在背向移位时，要优先予以整复，整复时要适当减小牵引力。行回绕手法时，两骨折断端一定要紧贴，以免骨折断端缠绕神经、血管或其他软组织而造成新的损伤。如感觉回绕（旋）困难时，应考虑可能有软组织阻挡，应及时改变回旋方向，不可强行回旋。

（7）提按及推挤（图 5－110）：①纠正掌背侧移位，于牵引下，术者用两拇指将突起的骨折端向下挤压，余指将下陷的骨折断端向上提托，以纠正骨折断端的掌背侧移位。②纠正侧方移位，在施行分骨手法后，一般侧方移位多得以纠正。如仍存在残余的侧方移位，可在维持分骨作用的前提下，用推挤手法加以纠正。

（8）摇摆触碰：锯齿状横形骨折有轻度侧方移位者，可用摇摆手法予以纠正。术者双手捏紧骨折部，分别向桡、尺侧及掌、背侧轻轻摇摆骨折部，可闻及细微的骨擦音，待骨擦音完全消失，骨折断端无滑动感时，则提示骨折断端已紧密接触，复位成功（图 4－10）。

（9）儿童青枝骨折的整复方法：患儿仰卧或坐位，肘关节屈曲 90°，前臂旋后位，近端助手把持上臂下端，远端助手握持手腕部，令两助手拔伸牵引，术者两手拇指置于骨折成角凸起处，两手余指分别置于凹侧的远、近段，拇指向凹侧用力按压，余指向凸侧提托，使成角畸形完全矫正（图 5－111）。

（二）固定疗法

1. 夹板固定：尺桡骨干骨折复位后，如应用夹板固定，应选用合适的前臂夹板，具体

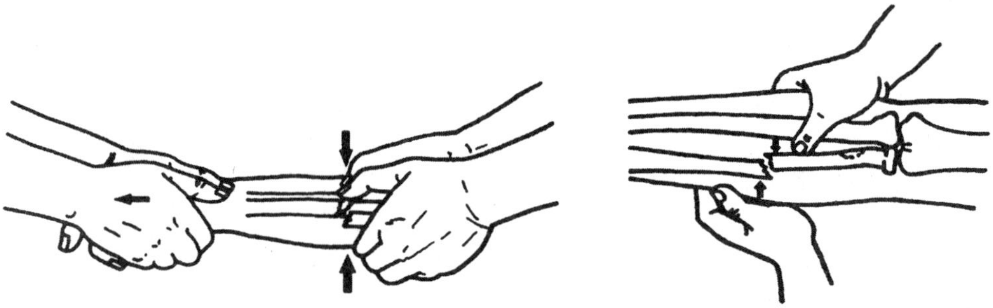

(1)应用提按手法纠正掌背侧移位　　(2)应用推挤手法纠正残余侧方移位

图 5－110　应用提按及推挤手法纠正掌背侧移位及侧方移位

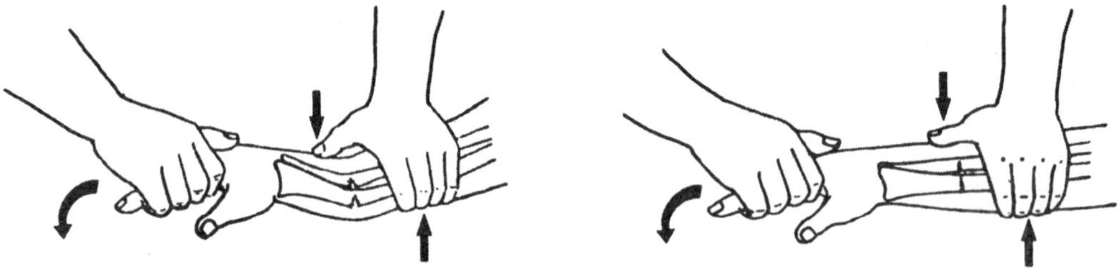

图 5－111　儿童青枝骨折整复方法

要求如表 5－20 所示。压垫的放置方法如表 5－21 及图 5－112 所示。尺桡骨干骨折整复后应固定于屈肘 90°位。桡骨上 1/3 骨折者，应将前臂固定于旋后位或轻度旋后位，其意图为控制骨折的旋转移位；桡骨中 1/3 和下 1/3 骨折者，应将前臂固定于中立位，并应用前臂带柱托板予以控制前臂的位置（图 5－113）。固定时间儿童青枝骨折一般为 3～4 周，成人骨折一般需 6～8 周。

表 5－20　尺桡骨干骨折固定夹板的规格

侧别		上端	下端
宽度	掌背侧夹板（呈上宽下窄的梯形）	该部肢体周径的 1/3	该部肢体周径的 1/3
	尺桡侧夹板（上下等宽）	前臂最大周径的 1/7	前臂最大周径的 1/7
长度	掌侧	肘横纹	掌横纹
	背侧	尺骨鹰嘴	腕关节或掌指关节
	桡侧	桡骨小头	桡骨茎突
	尺侧	肱骨内上髁	第 5 掌骨基底部

表 5－21　尺桡骨干骨折夹板固定的压垫放置方法

分骨垫	
两骨折线在同一水平	长 4～6 cm，分骨垫中点置于两骨折线水平
两骨折线不在同一水平	等于两骨折线的垂直距离，分骨垫置于两骨折线之间
掌侧	置于掌长肌腱与尺侧腕屈肌之间
背侧	尺骨背面的桡侧缘
平垫	
骨折原有侧方移位	二点加压法
骨折原有成角移位	三点加压法

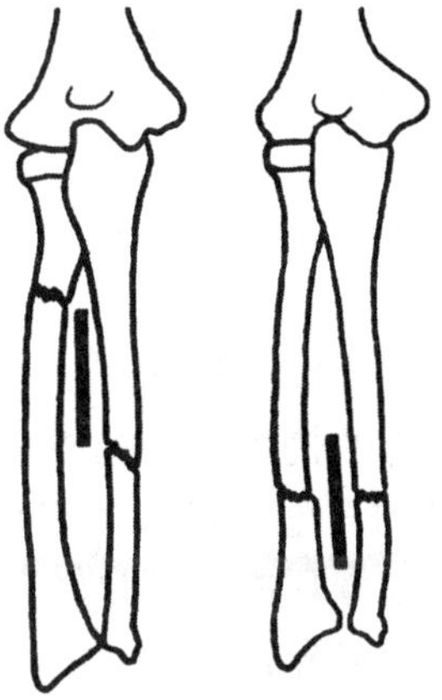

图 5－112　尺桡骨干骨折压垫放置方法

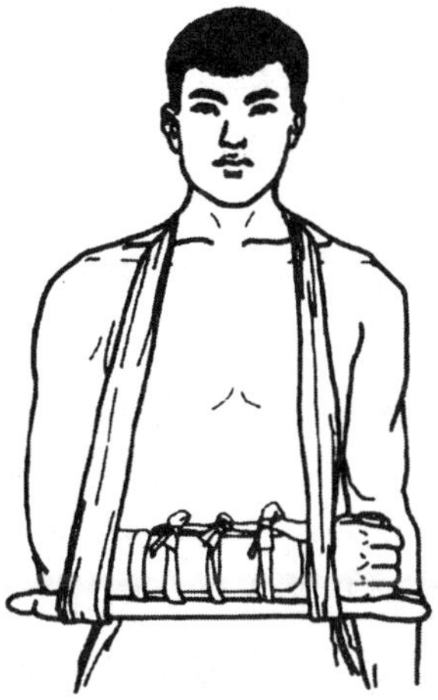

图 5－113　尺桡骨干骨折固定体位

一般上 1/3 及中 1/3 骨折，在骨折部掌侧面放置一小平垫；在前臂背侧上、下端各放置一平垫（上端平垫与桡骨头平齐；下端置于腕上 2 cm 处），施行三点加压，以维持尺桡骨干向背侧弯曲的生理弧度。此外，上 1/3 骨折，桡骨近端易向桡侧偏移，可在桡骨近端的桡侧放置一小平垫；中 1/3 及下 1/3 骨折，骨折端易向掌侧及桡侧成角，除施行三点加压外，必要时可在骨折部的桡侧再放置一小平垫。

2. 石膏固定：尺桡骨干上 1/3 骨折，可使用长臂石膏托固定前臂于旋后位；中 1/3 及下 1/3 骨折可应用前臂 U 形石膏夹，使前臂处于中立位固定。石膏固定时，应注意在石膏凝固前，用手指指腹将掌背侧的尺桡骨间隙塑形成双凹形，以起分骨作用。

3. 其他固定：对不稳定性骨折、多段骨折，单纯使用夹板固定难于维持骨折对位者，可在手法整复后采用外固定支架进行固定或采用闭合复位髓内针内固定法。其特点是不切开骨折处而行内固定，因而避免了手术的创伤，减少了感染的机会；又能得到良好的骨折复位和固定，骨折不易发生再移位；尺骨从尺骨鹰嘴处进针，桡骨从桡骨茎突上 2 cm 处进针，术后可用石膏或夹板辅助外固定。对手法复位未成功的多段尺桡骨骨折、同一肢体多发性骨折、对位不良的陈旧骨折等均可采用切开复位内固定。常用的内固定方法有接骨板内固定、髓内针内固定等。

（三）功能锻炼

骨折复位后即应鼓励患者作手指屈伸、握拳活动及上肢肌肉舒缩活动。握拳时要尽量用力，以促进气血循环，使肿胀消退。中期开始作肩、肘关节活动，如小云手等，活动范围逐渐增大，但不宜作前臂旋转活动。作小云手时，患侧下肢向前跨半步，前臂中立位，健手托患肢腕部，送患肢斜向健侧的前外方伸出，此时患侧膝关节伸直，健侧膝关节屈曲，然后前臂由健侧转向患侧，患侧膝关节由伸变屈，健侧膝关节由屈变伸，两臂亦由伸变屈，回至胸前。如此反复练习，逐步增大肩、肘关节的活动范围。后期拆除外固定后，可在中药外用熏洗的配合下，作前臂旋转活动的练习。

（四）药物治疗

初期瘀肿较甚，治宜活血化瘀、消肿止痛，内服可选用活血止痛汤、肢伤一方或桃红四物汤加减，肿胀严重者用三七、泽兰、木通等；外敷双柏膏、消肿止痛膏或跌打万花油。中期宜和营生新、接骨续损，内服可选用生血补髓汤、肢伤二方、八厘散或驳骨丹等；外敷接骨膏或接骨续筋药膏。后期宜养气血、补肝肾、壮筋骨，内服肢伤三方、补肾壮筋汤或健步虎潜丸；若后期前臂旋转活动仍有障碍者，外用骨科外洗一方、骨科外洗二方或海桐皮汤熏洗，以舒筋活络，促进关节活动的恢复。

尺骨上 1/3 骨折合并桡骨头脱位

尺骨上 1/3 骨折合并桡骨头脱位又称孟氏（Monteggia）骨折，临床以少年儿童多见，成人较少发生。上尺桡关节由桡骨头环状关节面柱状唇与尺骨的桡骨切迹构成。柱状唇被环状韧带与尺骨的桡骨切迹围成的纤维骨环所包绕。环状韧带约占整个纤维骨环的 3/4。上尺桡关节的运动是桡骨头柱状唇在纤维骨环中的运动，桡骨头在骨环内作“自转”运动。纤维骨环中纤维部分易因暴力作用而损伤，损伤后桡骨头脱出，形成异常活动。

【骨折机制与分型】

直接暴力和间接暴力均可造成尺骨上 1/3 骨折合并桡骨小头脱位，但临床以间接暴力居多。根据暴力作用的方向、骨折移位情况及桡骨头脱位的方向，可分为伸直型、屈曲型、内收型和特殊型 4 种类型（图 5－114）。

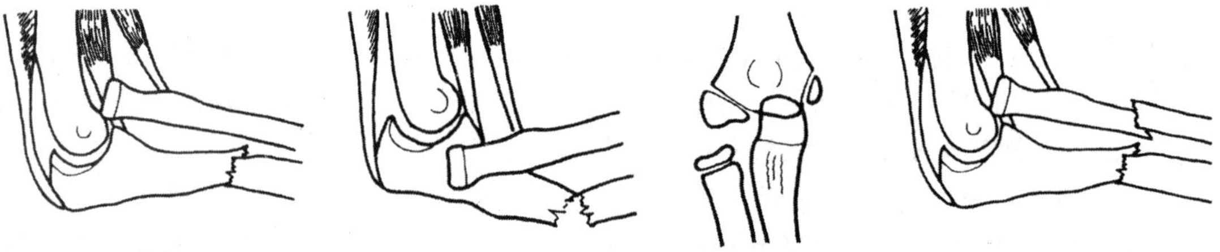
(1)伸直型　(2)屈曲型　(3)内收型　(4)特殊型

图 5－114　孟氏骨折的 4 种类型

1. 伸直型：此型骨折临床多见于儿童，约占全部孟氏骨折的 60%。患者受伤时手掌撑地，肘关节呈伸直或过伸位，前臂旋前或中立位，外力自肱骨向下传导，地面反作用力由手掌通过尺桡骨向前上方传导，先造成尺骨上 1/3 斜形或蝶形骨折，由于肘内翻应力产生，暴力转至桡骨上端及尺骨骨折端向桡侧的推挤作用，使桡骨头冲破或脱出环状韧带向前外侧脱位。尺骨骨折端也随之向掌侧及桡侧移位成角。此外，直接暴力打击尺骨背侧、后内侧也可造成伸直型骨折。

2. 屈曲型：此型骨折临床多见于成人，约占全部孟氏骨折的 15%。患者受伤时手掌撑地，肘关节微屈并前臂旋前，躯干重力自肱骨向后下传导，地面冲击力向后上方传导形成向后成角的应力，造成尺骨上 1/3 短斜形或蝶形骨折，同样由于肘内翻应力的作用，造成桡骨头同时向桡侧及背侧脱位，骨折端向背侧成角移位。

3. 内收型：此型骨折临床多见于幼儿，约占全部孟氏骨折的 20%。患者受伤时手掌撑地，上肢处于内收位，暴力由手掌向上传导，使肘关节承受内翻应力，致使尺骨上段发生骨折并向桡侧成角，桡骨头向外脱位。尺骨多为尺骨喙突下纵形劈裂骨折，多向外弯曲成角。

4. 特殊型：此型临床仅见于成人，约占全部孟氏骨折的 5%。患者跌倒受伤，肘关节呈伸直或过伸位，手掌着地，传导暴力向上造成尺骨和桡骨中 1/3 或上 1/3 双骨折，暴力继续作用迫使桡骨头向前脱出。机器绞轧或重物击伤也可造成该型损伤。

【诊　　断】

患者有手掌撑地跌倒或外力（如重物砸击等）打击患肢前臂的病史。伤后患肢前臂及肘部疼痛、肿胀；前臂旋转及肘关节屈伸功能受限。检查时，肘关节前外或后外侧可触及脱位的桡骨小头；尺骨上端可触及骨擦音及异常活动；移位明显者可见尺桡骨上段畸形。此外，约有 1/10 的病例可发生桡神经损伤，多由于桡神经被夹于桡骨头及深筋膜之间或由于桡骨头的牵拉所致。

X 线摄片检查可见尺骨上段骨折，幼儿骨折可发生在尺骨上部干骺端，骨折线呈横断、纵裂或向桡侧弯曲成角。桡骨小头向外、前（或后）侧脱出，X 线测量桡骨干纵轴延长线不通过肱骨小头（图 5－115）。凡尺骨上 1/3 骨折有明显成角或重叠移位者，均应注意有无桡骨头脱位。有时 X 线表现只有单纯的尺骨骨折而无脱位，此时亦应按孟氏骨折处理，因桡骨头脱位可自动还纳。如忽略对桡骨头的固定，有可能发生再脱位。

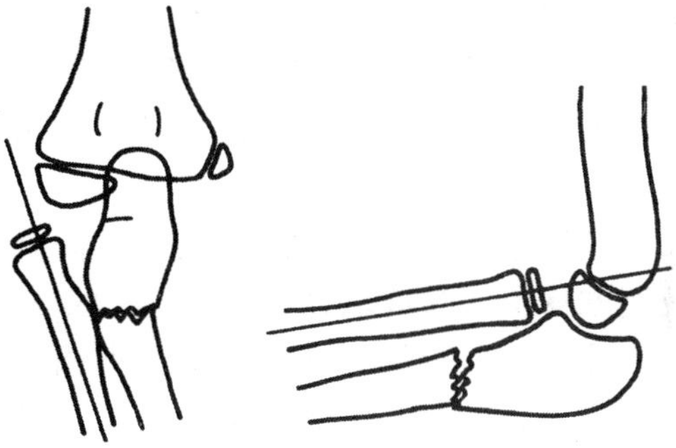

图 5－115　桡骨头脱位后，X 线测量桡骨干纵轴延长线不通过肱骨小头

一般情况下，孟氏骨折大多能明确诊断。但如缺乏经验，对桡骨干纵轴延长线不通过肱骨小头的 X 线征象视而不见，则有可能只注意尺骨骨折，而忽略了桡骨小头脱位，导致漏诊。此类情况在临床并非少见，特别是儿童内收型骨折中，X 线片往往只显示尺骨呈弯曲骨折，骨折线呈纵形；或由于尺骨骨折的位置较低，X 线片仅包括前臂的中下段，而未显示肘关节部分，则更有可能忽视桡骨头脱位。因此，必须确立这样一种观念：单纯的尺骨骨折在临床上是少见的，当 X 线片上尺骨骨折有成角或重叠移位征象，而桡骨干完好无损时，则必定存在上或下尺桡关节脱位，且绝大多数是桡骨头脱位。如 X 线片上未发现，则应认真判断，拍摄的位置是否是标准的正侧位片。

【辨证施治】

（一）手法复位

复位步骤应根据临床实际情况决定整复骨折和脱位的先后顺序。一般原则是先整复桡骨头脱位，后整复尺骨骨折。因桡骨头复位后，桡骨可作为支撑，使尺骨骨折易于整复。如尺骨骨折为稳定性骨折，则应先整复尺骨骨折，后整复桡骨头脱位，以稳定的骨折作支撑，使桡骨头易于复位。若尺骨虽为不稳定性骨折但有背向移位时，因尺骨向背侧移位抵住桡骨及变位的骨间膜的牵拉，使脱位的桡骨头难以复位，故亦应先将尺骨骨折整复，消除障碍后桡骨头才能复位。其具体复位方法及步骤如下：

1．体位：患者仰卧，肩关节外展 70°～90°。伸直型骨折应使患肘伸直，前臂处于中立位；屈曲型骨折，则应将肘轻屈于 60°左右，前臂置于旋前位；内收型者，使患肘伸直或轻屈，前臂处于旋后位。

2．纠正重叠移位：两助手分别把持上臂下段和腕部，持续拔伸牵引 2～3 分钟以纠正重叠移位（图 5－116）。

3．伸直型及屈曲型骨折的整复步骤：

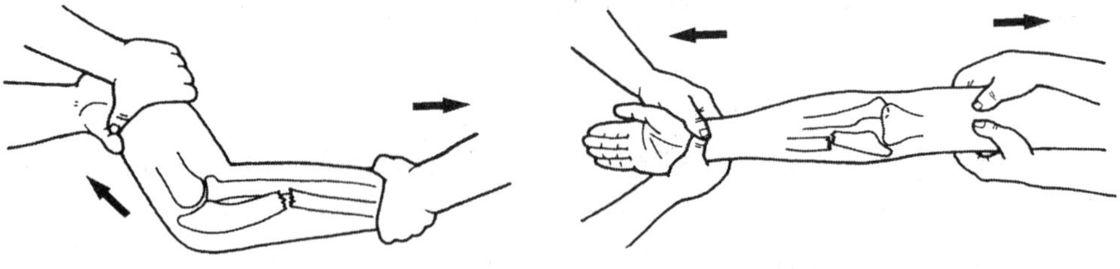

图 5－116　孟氏骨折拔伸牵引示意图

（1）整复桡骨头脱位：整复伸直型骨折时，两拇指分别置于桡骨头的外侧和掌侧，用力向内侧和背侧推挤，同时令远端助手将肘关节慢慢屈曲至 90°，如闻及或感觉到桡骨头复位的滑动声，说明桡骨头已复位（图 5－117）。整复屈曲型骨折时，术者两拇指分别置于桡骨头的外侧和背侧，用力向内侧和掌侧推挤，同时令远端助手将肘关节慢慢伸直，亦可闻及桡骨头复位的滑动声（图 5－118）。

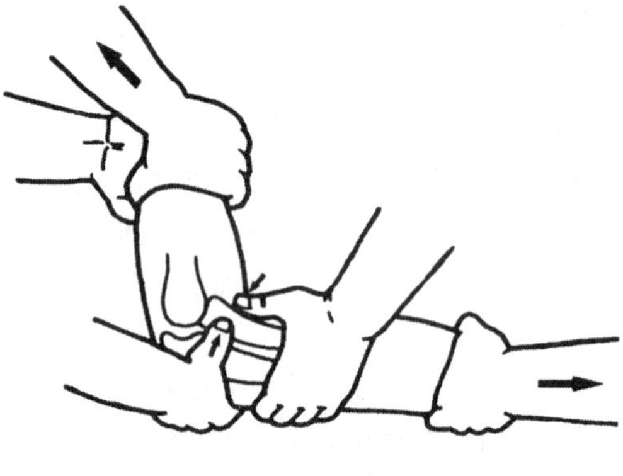

图 5－117　伸直型孟氏骨折桡骨头脱位手法复位示意图

（2）整复尺骨骨折：①纠正骨折向外成角及侧方移位，嘱近端助手用拇指固定已复位的桡骨头，维持其位置。术者两拇指及余指分别置于患肢背、掌侧尺桡骨间隙行挤捏分骨，同时可令远端助手将患肢腕关节极度桡偏，使尺骨远侧断端向尺侧翘起，以纠正骨折端向外成角。②纠正骨折向掌侧成角及侧方移位，将骨折远端向背侧及尺侧挤按，以纠正骨折向掌侧的成角移位及向外侧的残余移位。③纠正骨折向背侧成角及侧方移位，将骨折远端向掌侧及尺侧挤按，以纠正骨折向背侧的成角移位及向外侧的残余移位。（图 5－119）

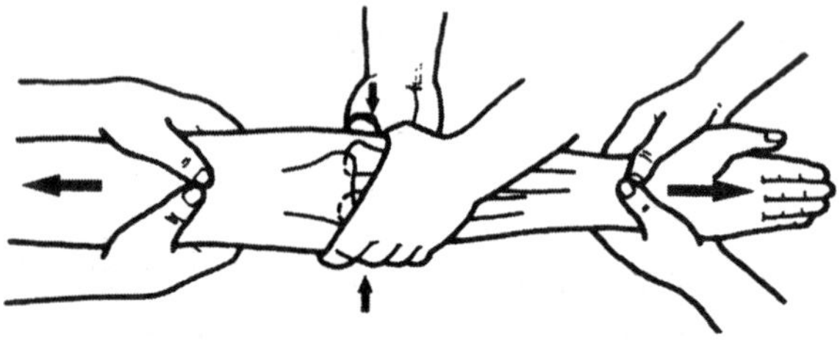

图 5－118　屈曲型孟氏骨折桡骨头脱位手法复位示意图

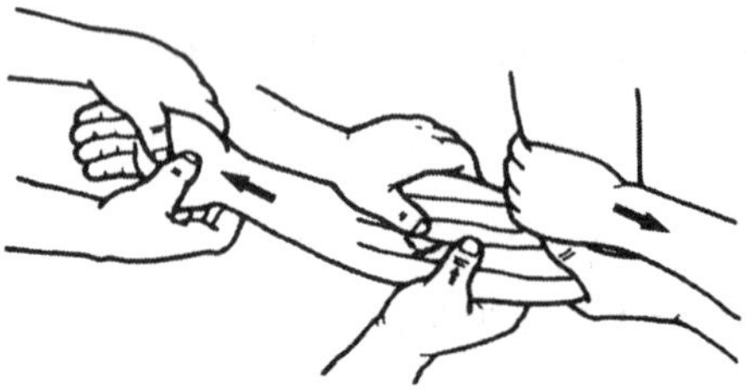

图 5－119　孟氏骨折尺骨骨折手法复位示意图

4．内收型骨折的整复步骤：术者立于患者外侧，两拇指置于桡骨头的外侧，用力向内侧推挤，同时令远端助手在牵引下将肘关节外展，使脱位的桡骨头复位（图 5－120）。与此同时，尺骨向桡侧成角畸形往往亦随之得以矫正。此外，亦可在牵引的基础上，推按桡骨头的同时旋转前臂。桡骨头一经复位，尺骨的向外成角亦会随之复位。

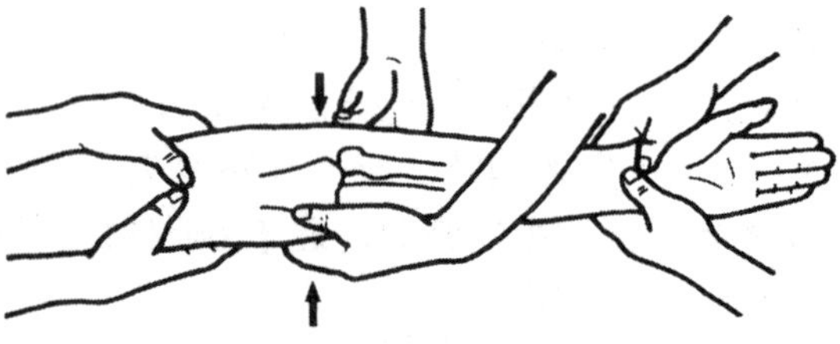

图 5－120　内收型孟氏骨折手法复位示意图

特殊型孟氏骨折虽复位容易，但难以维持其对位，手法复位弊多利少，一般学者均主张采用切开复位内固定。

孟氏骨折进行整复时，必须注意患肢的体位。伸直型骨折不能处于肘关节伸直或前臂旋前位。因肘关节伸直会使尺骨骨折向掌侧成角加大；前臂旋前位则会使肱二头肌紧张，造成桡骨头无法复位或复位困难。同理，在屈曲型骨折时，则应该将肘关节置于轻度屈曲、前臂旋前位，以有利于骨折脱位的整复。

（二）固定疗法

以尺骨骨折线为中心，于前臂的掌侧和背侧各放置一分骨垫。伸直型者，在分骨垫的表面，骨折部的掌侧再放置一平垫；屈曲型者，则置于骨折部的背侧，以防止骨折再成角。其后对伸直型骨折，将葫芦垫置于桡骨小头的前外侧，屈曲型骨折则放置于桡骨小头的后外侧，内收型骨折则只需在外侧置一纸垫即可。最后在尺骨干内侧的近端和远端各放置一平垫，所有压垫均用胶布予以固定［图 5－121(1)］。压垫放置妥当后，在前臂的掌、背侧与尺、桡侧分别放置长宽适宜的夹板，然后用 3～4 条扎带捆绑［图 5－121(2)］。伸直型和内收型骨折应将肘关节固定于屈曲 90°位 4～6 周；屈曲型则应将肘关节置于近伸直位，2～3 周后，待骨折初步稳定后，改为肘关节屈曲 90°位继续固定 2～3 周。

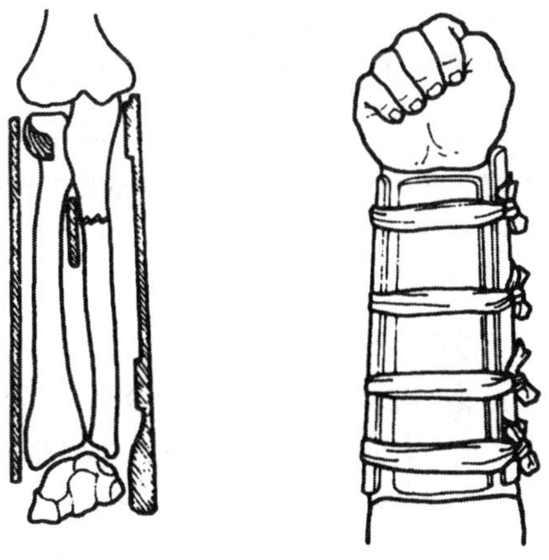

(1)孟氏骨折压垫固定法　　(2)夹板固定外观

图 5－121　孟氏骨折固定方法

孟氏骨折的固定必须严格遵照上述体位执行，否则容易发生骨折脱位再错位。此外，桡骨头处的压垫不可省略，且位置亦应放置正确，否则十分容易造成桡骨头再脱位。

（三）功能锻炼

初期可作握拳活动即掌指关节屈伸以及肩关节的练习。肘、腕关节活动不宜过早，并禁止前臂旋转活动。2～3 周内，伸直型和屈曲型禁作肘关节屈伸活动，防止因肱三头肌牵拉引起桡骨头再脱位和骨折再错位。中期（3 周后）骨折已初步稳定，可逐步进行肘关节屈伸活动如小云手等，但前臂应始终维持于中立位，以免尺骨骨折处发生旋转活动造成骨折迟缓愈合或不愈合。后期骨折愈合拆除外固定后，即应加强肘关节及前臂的功能活动。

（四）药物治疗

初期宜活血化瘀、消肿止痛，内服和营止痛汤或肢伤一方，瘀肿较甚者加三七或云南白药；外敷跌打万花油或消肿止痛膏。中期宜和营生新、接骨续损，内服续骨活血汤或肢伤二方；外敷驳骨散或接骨膏。后期宜补肝肾、壮筋骨、养气血，内服六味地黄汤、肢伤三方，解除外固定后，外用散瘀和伤汤或骨科外洗一、二方熏洗患肢。

（五）其他治疗

骨折经多次手法复位失败或固定不稳定者，可行闭合复位穿针内固定或切开复位内固定。陈旧骨折畸形愈合者，成人可行桡骨头切除术；儿童则不能切除桡骨头，而要将畸形愈合的尺骨骨折行截骨矫正，同时将桡骨头复位，并作环状韧带修补术。

桡骨下 1/3 骨折合并下尺桡关节脱位

桡骨下 1/3 骨折合并下尺桡关节脱位又称盖氏（Galeazzi）骨折。临床可发生于儿童和成人，其中以 20～40 岁的成年男子较多见。桡骨干中下 1/3 段由细小逐渐变为粗大，且此处向后外呈较大的弯曲，为应力上的薄弱处。下尺桡关节是双枢轴滑膜关节，由桡骨的尺骨切迹与尺骨小头侧方关节面构成。其稳定靠三角纤维软骨和下尺桡韧带维持。三角软骨盘的基底部附着于桡骨的尺骨切迹边缘，尖端附着于尺骨茎突，其掌、背侧与关节囊相系。因此，三角软骨除有连接尺桡两骨远端维持关节稳定的功能外，尚有间隔下尺桡关节与腕关节和供给尺骨头与近排腕骨间平滑关节面的作用。下尺桡掌、背侧韧带附着于尺、桡骨相对关节面边缘的掌、背侧，为疏松关节囊韧带，故较薄弱、松弛。下尺桡关节的主要功能为作旋前旋后运动，其形式为桡骨切迹围绕尺骨头公转，正常范围约 150°。

【骨折机制与分型】

（一）骨折机制

间接暴力骨折多为患者向前跌仆，手掌着地，如患肢前臂纵轴远离躯干，与地面之间形成的角度＜45°，可导致暴力向上传导时引起桡骨较高平面（中下 1/3 脆弱处）发生骨折。骨折线多为短斜形或横形，少数为螺旋形。骨折发生后，桡骨远折段受暴力推挤和前臂肌肉牵拉移位，引起下尺桡关节掌、背侧韧带及三角软骨盘破裂而导致下尺桡关节脱位。其移位特点为：骨折远端因受暴力推挤及前臂肌肉牵拉而向近侧及尺侧（侧方或成角）移位，尺骨小头相对向远侧脱位。因绝大多数患者受伤时前臂处于中立位或旋后位，故骨折远端多向掌侧移位，尺骨小头相对向背侧脱位而出现下尺桡关节分离；如受伤时前臂处于旋前位，则骨

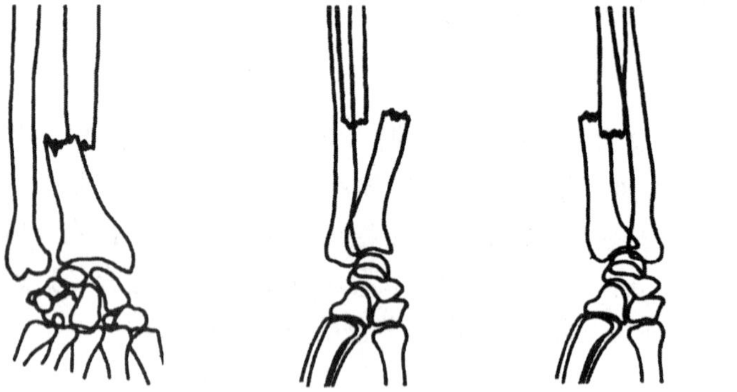

(1)正位观（骨折远端向尺侧移位）　(2)侧位观（远端向掌侧移位，尺骨小头向背侧脱位）　(3)侧位观（远端向背侧移位，尺骨小头向掌侧脱位）

图 5－122　盖氏骨折的类型

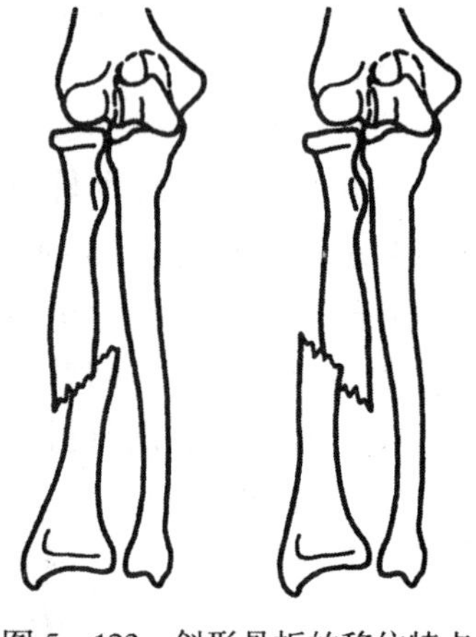

图 5－123　斜形骨折的移位特点

折远端多向背侧移位，尺骨小头相对向掌侧脱位，但临床少见（图 5－122）。直接暴力骨折多为机器绞伤或重物打击、压砸造成桡骨中下 1/3 骨折和下尺桡关节脱位，常发生开放性骨折和合并尺骨中下 1/3 骨折。骨折线多为横断或粉碎性。移位特点与间接暴力骨折类同，但临床少见。

上述 3 个方向的移位，无论骨折、脱位，临床上以 3 个方向同时出现为多。在斜形骨折中，当骨折线

由内上斜向外下时桡骨远折端多向尺侧移位；反之，骨折远端则向桡侧移位（图 5－123）。

（二）骨折分型

根据骨折的稳定程度及损伤特点，可分为 4 种类型（表 5－22）

表 5－22　　盖氏骨折的分型

	机　制	骨折及脱位情况
Ⅰ型（青枝型）	多由间接暴力造成	桡骨下 1/3 骨折合并尺骨小头骨骺分离，较少见
Ⅱ型（稳定型）	同“Ⅰ型”	桡骨下 1/3 横断骨折，骨折部位多较低，下尺桡关节脱位不严重，常为半脱位
Ⅲ型（不稳定型）	同“Ⅰ型”	桡骨下 1/3 骨折多为短斜形、螺旋形或粉碎性骨折移位较多，下尺桡关节移位明显，本型以成人多见
Ⅳ型（特殊型）	多由直接暴力机器绞轧造成	桡尺骨双骨折合并下尺桡关节脱位，或尺骨有弯曲畸形，常为开放性骨折，成人骨折脱位较严重；青少年则尺桡骨双骨折位置较低，移位较少

【诊　　断】

患者有明确的外伤史。伤后前臂及腕部肿胀、疼痛，前臂旋转及腕关节活动受限。检查时骨折局部压痛明显，纵向叩击痛（+），前臂成角或短缩畸形，有异常活动及骨擦音，尺骨小头向背侧或掌侧突出，下尺桡关节松弛并有挤压痛。X 线摄片检查示桡骨下 1/3 骨折（骨折线以横形、斜形较多，螺旋形较少见），合并有下尺桡关节脱位。下尺桡关节脱位在正位 X 线片显示下尺桡间隙增宽，成人＞2 mm，儿童＞4 mm；尺骨小头远端低于桡骨远端。侧位片显示尺骨小头向背侧或掌侧移位，此为下尺桡关节脱位的标志之一。

【辨证施治】

（一）手法复位

对桡骨下 1/3 骨折合并下尺桡关节脱位的治疗，要争取达到解剖复位或近于解剖复位，特别是成角和旋转移位必须矫正，以防发生前臂旋转功能障碍。整复时，患者取平卧位，肩外展 60°～90°，肘屈曲 90°，前臂中立位。

1. 纠正重叠和下尺桡关节移位：近端助手握患肢上臂，远端助手两手分别握持患手拇指和余指，用力拔伸牵引，以纠正骨折的重叠移位和下尺桡关节的上下错位。整复尺骨头向背侧移位时，术者以拇指推挤尺骨小头向掌侧，同时令远端助手将前臂稍旋后，以协助复位；整复尺骨头掌侧移位时，术者以拇指推挤尺骨头向背侧，同时令远端助手将前臂旋前，以协助复位［图 5－124(1)］。

2. 稳定下尺桡关节：术者先叩挤下尺桡关节，次用合骨垫将尺桡骨远端作半环状包扎，再用窄绷带缠绕数圈固定之，最后嘱远端助手双手环抱腕部维持固定，并继续牵引［图 5－124(2)］。

3. 纠正桡骨远折段侧方移位：纠正桡骨远折段向尺侧移位时，术者双手拇指与余指置前臂远折段间隙掌背侧作夹挤分骨，挤骨折远段向桡侧；纠正桡骨远折段向桡侧移位时，术者双手拇指与余指置前臂近折段间隙掌背侧作夹挤分骨，挤骨折近段向桡侧［图 5－124(3)］。

4. 纠正骨折掌、背侧移位：纠正骨折远段向掌侧移位时，术者一手维持夹挤分骨，另一手拇指按骨折近端向掌侧，余指提骨折远端向背侧；纠正骨折远段向背侧移位时，术者一手维持夹挤分骨，另一手拇指按远折端向掌侧，余指提托近折端向背侧［图 5－124(4)］。

复位结束时，再次叩挤下尺桡关节。

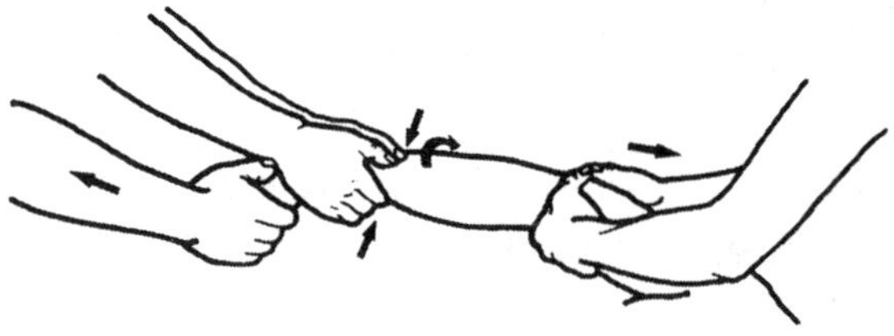

(1)整复骨折重叠移位和尺骨头背、掌侧移位

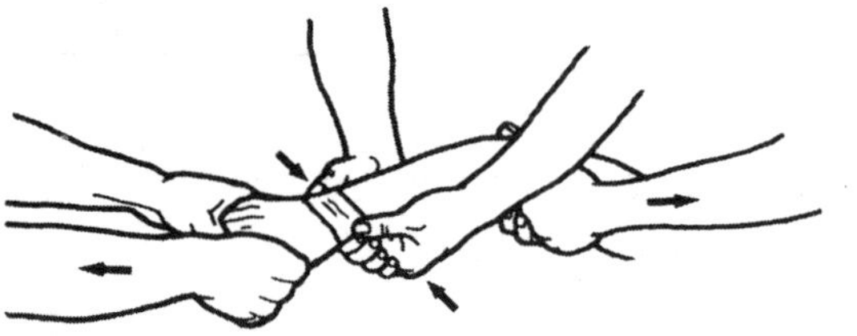

(2)叩挤下尺桡关节

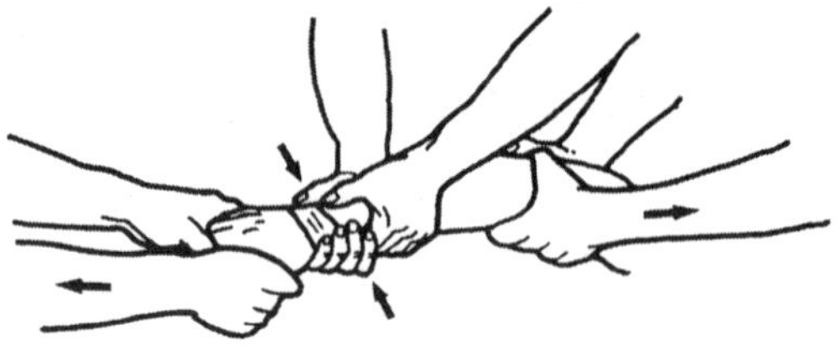

(3)纠正桡骨远折段侧方移位

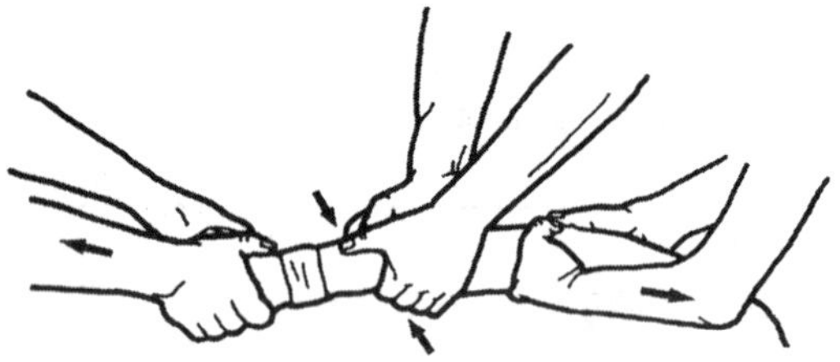

(4)纠正骨折掌、背侧移位

图 5－124　盖氏骨折手法复位示意图

对稳定型骨折，可先整复骨折，待骨折整复后脱位亦多已纠正，如未复位者，骨折断端稳定，再整复脱位时，不至于影响骨折的对位。反之，对不稳定性骨折应先整复脱位，如先整复骨折，则可能在整复脱位时造成骨折再次移位。

折顶法可在用提按手法不能矫正掌侧移位时应用，但只宜用于横形或锯齿形骨折，对斜形、螺旋形骨折不宜采用。运用折顶手法时，应在整复下尺桡关节脱位前进行，并应减小牵引力，折顶完成后，再行夹挤分骨以维持正常的尺桡骨间隙，并纠正下尺桡关节脱位。须注意的是，本骨折因尺骨未断裂，故加大成角时不能像整复桡尺骨双骨折一样成角过大，以有阻力感为度。

特殊型盖氏骨折应先整复下尺桡关节脱位，再参考前臂双骨折的整复法复位，失败者行切开复位。

（二）固定疗法

1．夹板固定：固定夹板及方法与前臂骨折基本相同。但须注意，固定时尺骨小头向背侧脱位者，宜置前臂于旋后位固定；尺骨小头向掌侧脱位者，宜置前臂于中立位固定。桡骨远折段向尺侧移位者，分骨垫放置应为骨折线远侧占 2/3，近侧占 1/3；桡侧夹板下端超腕关节，尺侧夹板不超腕关节［图 5－125(1)］。桡骨远折段向桡侧移位者，

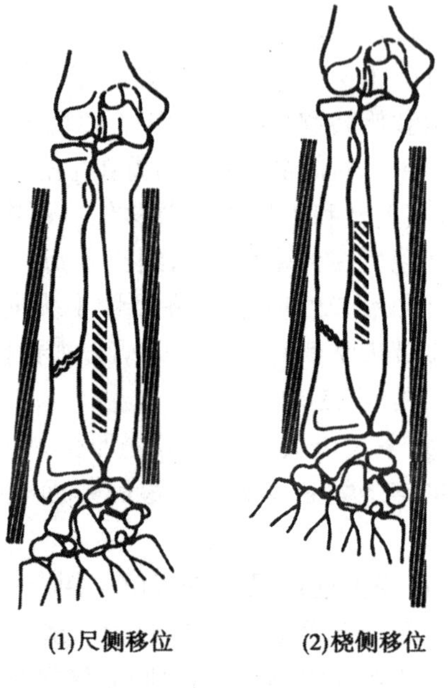

(1)尺侧移位　　(2)桡侧移位

图 5－125　盖氏骨折夹板固定方法

其分骨垫放在骨折线近侧；尺侧夹板长度应自尺骨鹰嘴至第5掌骨颈部［图5－125(2)］。为防止前臂旋转造成下尺转关节脱位，应在肘部加用直角托板。

2．骨外固定器固定：可采用孟氏前臂骨折复位固定器，以Ⅲ、Ⅳ型骨折较为适应。穿针前应先手法整复，待X线证实下尺桡关节脱位已恢复正常解剖位置后，于尺骨茎突上1 cm处向桡侧穿1枚直径1.5 mm的克氏针，使其在桡骨茎突上2 cm处穿出，然后推挤下尺桡关节使之紧扣；鹰嘴部常规穿针。安装并适当调节前臂复位固定器，必要时辅以手法矫正移位。

（三）功能锻炼

早期可进行握拳活动，待肿胀开始消退时，可活动肩关节；2周后，骨折初步连接可活动肘关节；解除外固定后行前臂旋转功能活动。

（四）药物治疗

早期瘀肿较甚，宜活血化瘀、消肿止痛，内服活血祛瘀汤加减，外敷消肿止痛膏或双柏膏。中期宜和营生新、接骨续损，内服续骨活血汤、肢伤二方或驳骨丹加减，外敷接骨膏或接骨续筋膏。后期宜补肝肾、强筋骨，内服肢伤三方或补肾壮筋汤加减；解除外固定后，外用舒筋活络的骨科外洗一方、骨科外洗二方或上肢洗方熏洗。

（五）其他治疗

特殊型盖氏骨折如闭合整复失败，可采用切开复位钢板内固定。畸形愈合的陈旧骨折，影响前臂旋转功能者，可作桡骨切开矫正畸形、钢板内固定术。同时视具体情况决定是否同期切除尺骨小头。

桡骨远端骨折

桡骨远端骨折是指桡骨远侧端3 cm范围内的骨折。临床比较常见老年人及青壮年。桡骨远端为骨松质，关节面以上2～3 cm处为骨坚质与骨松质交界处，是桡骨下段的薄弱环节。桡骨远端关节面有2个倾斜角：侧面观桡骨远端背侧面边缘长于掌侧，故关节面向掌侧倾斜10°～15°，形成掌倾角；正面观桡骨远端外侧茎突较其内侧长1～1.5 cm，故关节面向尺侧倾斜20°～25°，形成尺偏角（图5－126）。下尺桡关节由桡骨下端的尺骨切迹和尺骨小头构成，前臂旋转时桡骨下端以尺骨小头为中心回旋，三角软骨可限制其下尺桡关节分离。当桡骨下端发生骨折并有移位时，三角软骨随桡骨远端过度旋转，可导致三角软骨破裂或尺骨茎突骨折（图5－127）。

【骨折机制与分型】

直接暴力和间接暴力均可造成桡骨远端骨折。由于患者受伤时体位的不同，以及暴力的形式的差异，骨折可分为伸直和屈曲两种基本类型，其骨折机制及移位特点见表5－23。

【诊　　断】

患者多为跌倒受伤，少数病例由外力直接打击腕部所致，如汽车摇柄反弹，打击桡骨远端的背侧或掌侧导致骨折。临床以伸直型常见，约占桡骨远端骨折的90%。多发生于中老年，女性多于男性。伤后腕关节局部疼痛，明显肿胀且常波及手背及前臂下1/3；腕关节、手指及前臂的活动均因疼痛而受限。侧面观伸直型骨折移位明显者可见餐叉畸形；屈曲型移

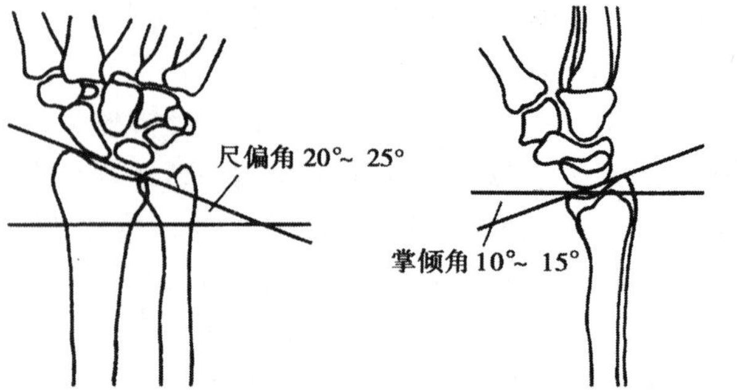

图 5－126　桡骨远端关节面的掌倾角和尺偏角

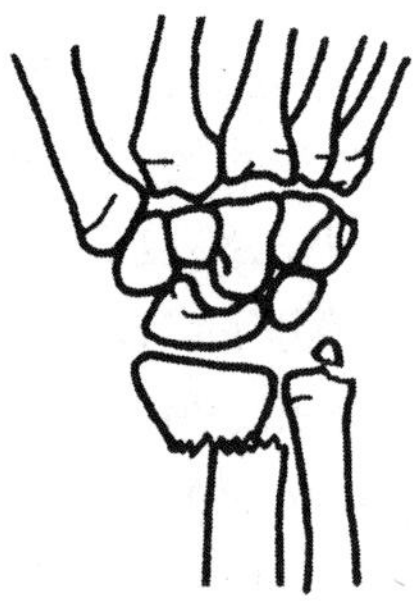

图 5－127　桡骨远端骨折合并尺骨茎突骨折

表 5－23　　桡骨远端骨折的机制、分型及移位特点

	伸直型	屈曲型
受伤姿势及暴力形式	多由间接暴力造成：跌倒时，肘部伸展，前臂旋前，腕关节背伸，手掌着地而致伤［图 5－128(1)］。由直接暴力造成者较少见	多由间接暴力造成：跌倒时，前臂处于旋后位，腕背部着地，腕关节骤然掌屈而致伤［图 5－128(2)］。直接暴力也可造成，如骑摩托车撞车时
骨折机制	外力及体重之力与地面反作用力交集于桡骨远端，局部产生一杠杆作用力，使得这一脆弱部分发生骨折	同“伸直型”
	桡骨远端掌侧面皮质受张应力作用发生骨折；背侧面受压应力作用而发生嵌插或碎裂	桡骨远端背侧面皮质受张应力作用发生骨折；掌侧面受压应力作用而发生嵌压或碎裂
移位特点		
骨折远端	向背、桡侧移位或合并旋后移位［图 5－129(1)、图 5－129(2)］	向掌、桡侧移位或合并旋前移位［图 5－129(1)、图 5－129(3)］
	关节面朝向背侧，掌倾角减小；向桡侧倾斜，尺偏角减小	关节面朝向掌侧，掌倾角加大；向桡侧倾斜，尺偏角减小
	可向上移位，使两骨折端重叠	可向上移位，使两骨折端重叠
骨折近端	凸向掌侧（使正常的掌侧弧形弯曲消失），两骨折端可向掌侧成角	向背侧移位，两骨折端可向背侧成角

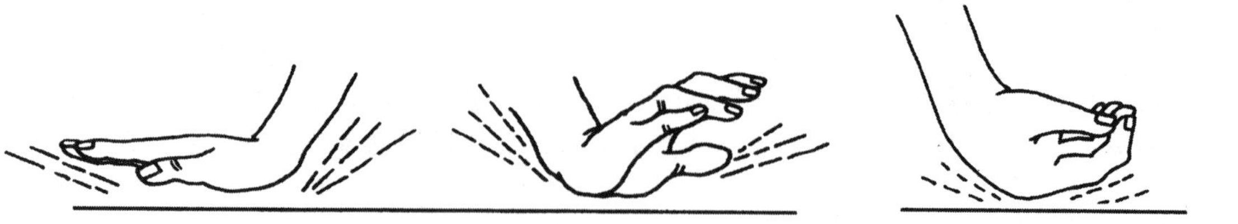

(1)跌倒手掌着地常造成伸直型骨折　　(2)跌倒手背着地常造成屈曲型骨折

图 5－128　桡骨远端骨折的常见受伤姿势

位骨折移位明显者可有锅铲样畸形。正位观两型移位骨折均可有枪刺状畸形。触摸骨折局部可扪及骨擦音。仔细检查可发现尺桡骨茎突关系异常，如桡骨茎突与尺骨茎突处于同一水平

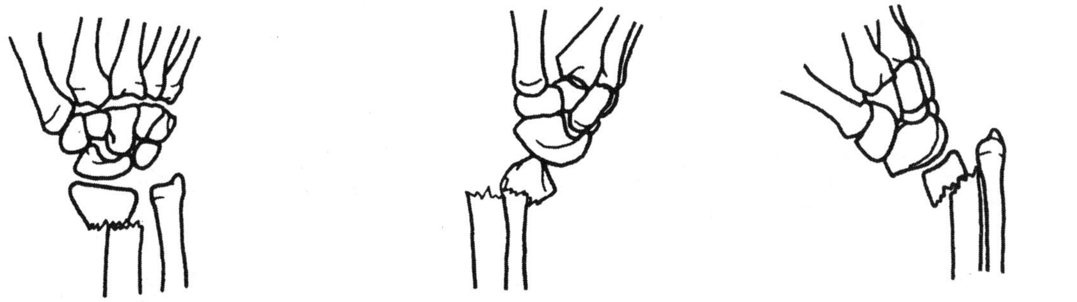

(1)伸直型与屈曲型骨折均向桡侧移位　(2)骨折远端向背侧移位(伸直型)　(3)骨折远端向掌侧移位(屈曲型)

图 5－129　桡骨远端骨折的移位特点

或尺骨茎突较桡骨茎突更向远侧突出。

X 线检查主要观察骨折移位的方向和程度、骨折线是否涉及关节面、是否合并尺骨茎突骨折等内容。典型的伸直型骨折可见骨折远端向背、桡侧移位；骨折处向掌侧成角，骨折端重叠，骨折处背侧骨质嵌入或粉碎性骨折。远端骨折块有时呈现旋后移位，掌倾角及尺偏角减小或呈负角。X 线片上常见合并有尺骨茎突骨折及不同程度的分离，严重者向桡侧移位。如无尺骨茎突骨折，而桡骨远折端向桡侧移位明显时，说明有三角纤维软骨盘的撕裂。屈曲型骨折在 X 线片上的典型征象是：骨折线斜行，自背侧关节面的边缘斜向近侧和掌侧，骨折远端连同腕骨向掌侧及向近侧移位；亦有少数骨折线呈横形，自背侧通达掌侧，未波及关节面。掌侧骨皮质常见碎裂，屈曲型骨折较少发生嵌插，尺骨茎突骨折亦少见。

诊断主要依据外伤史、典型的临床症状及体征、X 线摄片检查作出。

【辨证施治】

无移位骨折可仅用夹板或石膏托固定患肢于功能位 4 周即可。移位骨折须行手法复位及夹板固定。

（一）手法复位

复位时患者取坐位或卧位，肩外展 90°，肘屈 90°，前臂中立位。

1．采用拔伸牵引手法纠正重叠移位：令近端助手握住患肢前臂上端，远端助手双手握住患肢手掌部，两拇指置于骨折远端的背侧，余指置于腕掌侧，扣紧大、小鱼际，先沿畸形方向然后沿前臂纵轴方向进行拔伸牵引。

2．反向旋转纠正旋转移位：对伸直型骨折，令远端助手将骨折远端旋前，纠正其旋后移位；而屈曲型骨折，则令远端助手将骨折远端旋后，以纠正其旋前移位［图 5－130(1)］。

3．横挤并尺偏腕关节，纠正侧方移位：术者一手置于骨折远端的桡侧，另一手置于骨折近端的尺侧（实际为置于尺骨处）相对横挤，同时令远端助手将患肢腕关节极度尺偏，以纠正桡侧移位，恢复尺偏角［图 5－130(2)］。

4．端提并屈曲（或伸直）腕关节，纠正骨折的掌背侧移位，恢复掌倾角：对伸直型骨折，术者双手拇指置于骨折远端的背侧，余指置于骨折近端的掌侧，相对用力挤压端提，同时令远端助手将腕关节极度屈曲，以纠正骨折的背侧移位和恢复掌倾角［图 5－130(3)］。注意保持腕部在旋前及轻度掌屈尺偏位，直至应用外固定。对屈曲型骨折，术者双手拇指置于骨折远端的掌侧，余指置于骨折近端的背侧，相对用力挤压端提，同时令远端助手将腕关节极度屈曲，以纠正骨折的掌侧移位和恢复掌倾角［图 5－130(4)］。注意保持腕部在旋后及轻度背伸尺偏位，直至应用外固定。

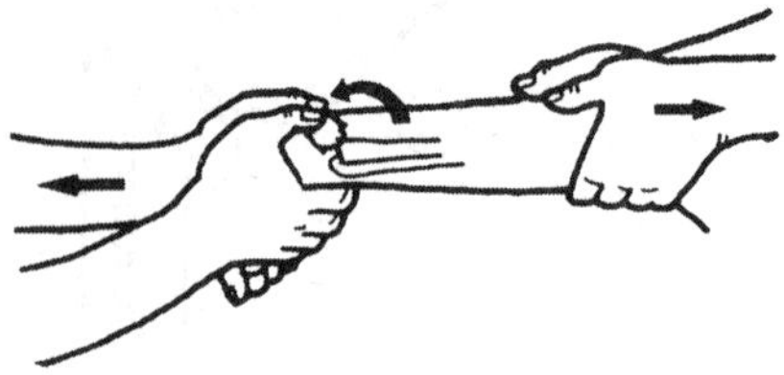

(1)牵引及反向旋转纠正重叠及旋转移位

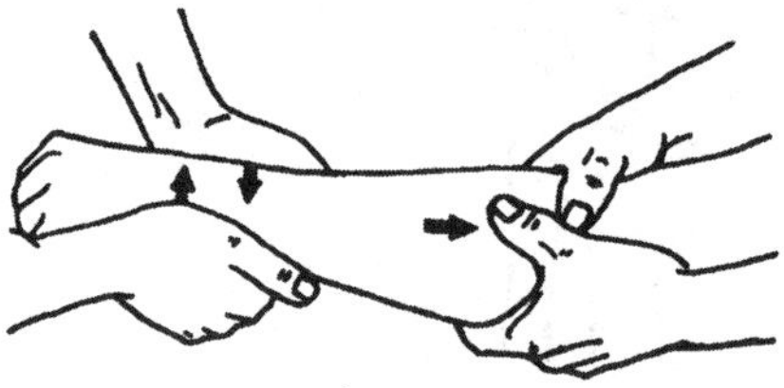

(2)横挤手法纠正骨折向桡侧移位

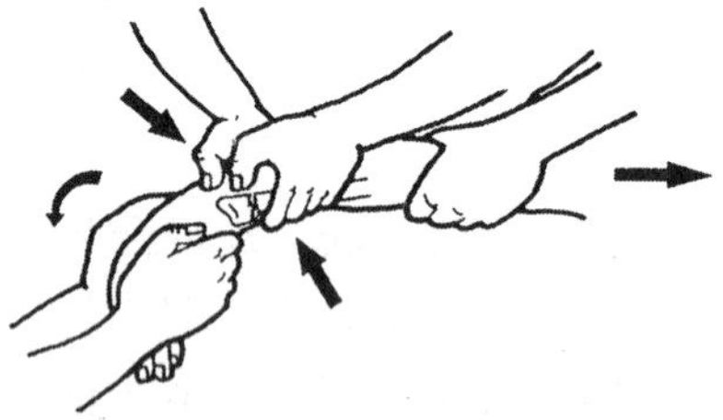

(3)端提并屈腕纠正骨折向背侧移位

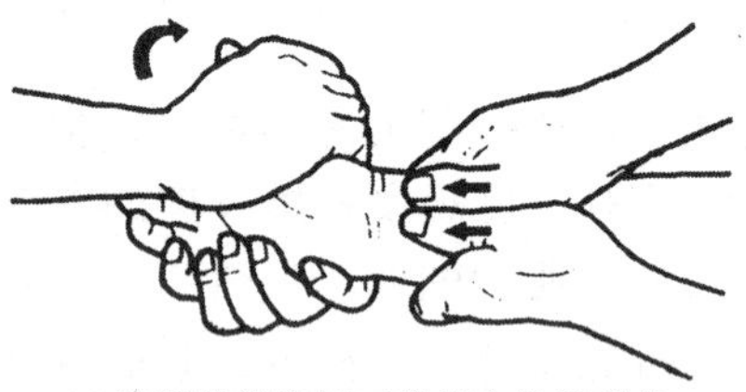

(4)端提并伸腕纠正骨折向掌侧移位

图 5－130 桡骨远端骨折手法复位示意图

复位时应先顺畸形方向进行拔伸牵引，并可将骨折远端向背侧（伸直型）或掌侧（屈曲型）轻轻扳动，加大骨折的掌侧或背侧成角，藉此解脱骨折端的嵌插。尺骨茎突骨折一般无须特别处理，但易导致骨折不愈合而遗留下尺桡关节不稳定和疼痛。因此，应将腕关节置于尺偏位固定，以便附着于尺骨茎突上的三角软骨及尺侧副韧带松弛，尽量使骨折对位较好，以利于骨折愈合。

（二）固定疗法

骨折整复后，应在维持牵引下进行夹板固定。必要时尚可在局部外敷消肿止痛的药物。选用的掌背侧夹板的宽度为肢体周径的 1/5；尺桡侧夹板为肢体周径的 1/7。夹板上端应达到前臂的中、上 1/3。具体固定方法见表 5－24。

表 5－24　桡骨远端骨折夹板固定方法

	伸直型	屈曲型
夹板放置	桡、背侧夹板下端超过腕关节；掌、尺侧夹板平腕关节［图 5－131］	桡、掌侧夹板下端超过腕关节；背、尺侧夹板平腕关节［图 5－132］
压垫	骨折远端的背侧及桡侧放置横垫；骨折近端的掌侧及尺侧应视具体情况，选择放置或不放置平压垫［图 5－131］	骨折远端的掌侧及桡侧放置横垫；骨折近端的背侧及尺侧应视具体情况，选择放置或不放置压垫［图 5－132］
体位	腕关节置于掌屈、尺偏位固定［图 5－131］，前臂置于中立位，肘关节屈曲 90°，将患肢用三角巾悬吊于胸前	腕关节置于背伸、尺偏位固定［图 5－132］
时间	成人 4～5 周，儿童 3 周左右	同“伸直型”

桡骨远端骨折行极度掌屈尺偏固定时，有压迫正中神经的危险，出现类似腕管综合征的表现。因此整复后应固定于伸腕，中度尺偏和前臂旋转中立位。但如为不稳定的粉碎性骨折，于此位置固定极易再移位。

（三）功能锻炼

早期应进行积极的掌指关节及指间关节屈伸活动，如握拳肌肉静力收缩等。同时必须十

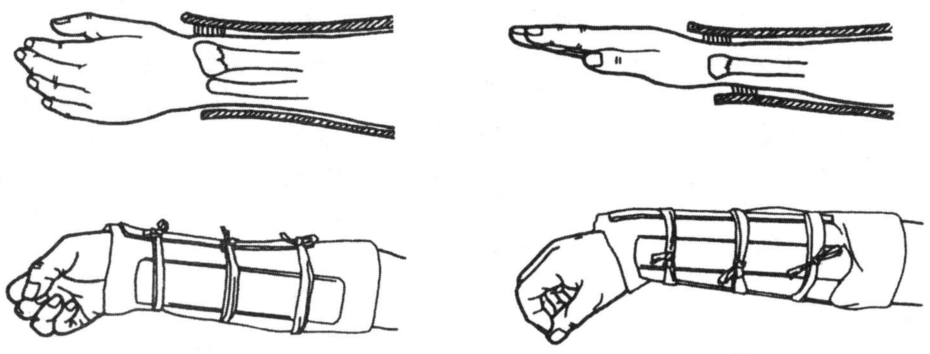

(1) (2)

图 5－131　伸直型桡骨远端骨折固定方法

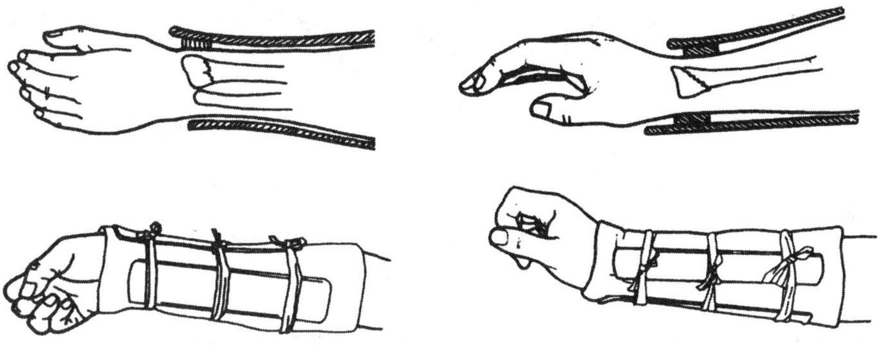

(1) (2)

图 5－132　屈曲型桡骨远端骨折固定方法

分重视肩、肘关节的活动，尤其是老年患者更应积极地进行肩关节的功能活动，以防止并发肩关节周围炎及其他并发症。解除外固定后，在外用熏洗药物的配合下作腕关节屈伸和前臂旋转功能活动。

（四）药物治疗

骨折早期治则是活血祛瘀、消肿止痛，内服可选用肢伤一方、桃红四物汤，瘀肿较甚者可加三七或云南白药。外敷消肿止痛膏或双柏散。中期宜和营生新、接骨续损，内服新伤续断汤、肢伤三方或驳骨丹。外敷驳骨散或接骨续筋膏。后期着重养气血、壮筋骨、补肝肾，内服补肾壮筋汤、肢伤三方或补中益气汤。各类型骨折解除外固定后，均应用中药熏洗，以舒筋活络、通利关节，可选用骨科外洗一方，骨科外洗二方或上肢损伤洗方。

桡骨远端骨折临床上可发生多种合并症，较为常见的有：①创伤后骨萎缩（Sudeck 骨萎缩、反射性交感性骨萎缩），其特点是疼痛，腕及手指肿胀僵硬，皮肤红而变薄，骨的普遍脱钙，疏松。本病的发生有时是突然的，但常常是骨折后未能积极主动活动所致。②肩手综合征，与创伤后骨萎缩相似，但波及范围甚广，以致肩关节亦僵硬。一旦发生，治疗极为困难。③伸拇长肌腱断裂，此肌腱的断裂通常发生在伤后 4 周，有时出现更晚。造成伸拇长肌腱断裂的原因可能有 2 种：原始损伤，伤及肌腱血运，造成肌腱缺血坏死而断裂；骨折波及 Lister 结节，该肌腱在不平滑的骨沟上经常摩擦而受损断裂。④骨折畸形愈合，各种原因造成的整复固定失败，均可导致骨折畸形愈合，发生率较高。一般而言，畸形较轻，腕部功能障碍不甚显著，患者多能安于此种状态而不求进一步治疗。如畸形较重，下尺桡关节脱位时即会引起前臂旋转障碍和腕部的活动痛，此种情况可通过切除尺骨小头而获得改善。

巴通骨折很少见，分为前缘（掌侧缘）、后缘（背侧缘）2 种类型。①巴通背侧缘骨折［图 5－

133(1)]：多为间接暴力引起，常见于跌倒时腕背伸而前臂旋前，腕骨冲击桡骨远端关节面之背侧缘，造成骨折。侧位 X 线片上骨折更易见到。骨折位于桡骨远端背侧缘，骨折块呈楔形，包括了关节面的 1/3，多向背侧及近侧移位，呈腕关节半脱位状。复位方法为：牵引下将移位的骨折块向掌侧及远侧推挤，即可复位。通常以短臂石膏托将腕关节固定于中立位。为防止再移位，应使腕掌韧带处于紧张状态。②巴通掌侧缘骨折 [图 5－133(2)]：多为摔倒时手背着地，应力沿腕骨冲击桡骨远端的掌侧缘造成骨折。其骨折块较巴通背侧缘骨折者为小，向近侧及掌侧移位，腕骨随之半脱位。其治疗方法与屈曲型桡骨远端骨折类似。固定时，应使腕背韧带处于紧张状态，以免骨折再移位。

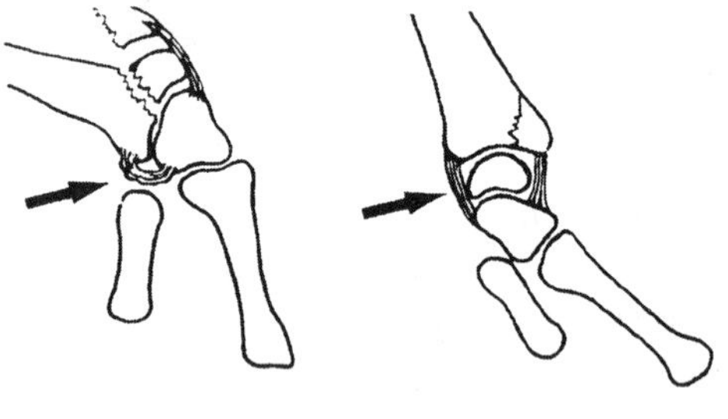

(1)巴通背侧缘骨折

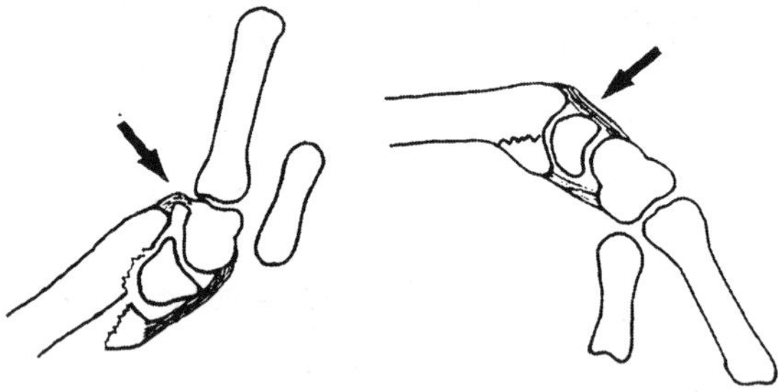

(2)巴通掌侧缘骨折

图 5－133　巴通骨折的移位特点及固定体位

腕舟骨骨折

腕舟骨骨折是腕部最为常见的骨折之一，多发于青壮年。据统计，近 1/6 的舟骨骨折发生不愈合。近年来，人们对舟骨的功能解剖、生物力学、损伤机制、X 线诊断及骨折的治疗等进行了较多的研究，使腕舟骨骨折的疗效有了较大提高。

腕舟骨由结节部、腰部和体部三部分组成，呈长弧形，形似舟状，故而得名。腕骨共 8 块，排成远近两排。腕舟骨位于近排桡侧，与周围腕骨及桡骨远端分别构成腕骨间关节及部分桡腕关节，舟骨在其位置上连接着远、近两排腕骨，似一个连杆。任何作用在腕横关节的力量，都会作用在舟骨腰部，加之腰部细小为力学上的薄弱点，故此处最容易骨折，约占全部腕舟骨骨折的 70%。

腕关节的活动是由桡腕关节，两排腕骨间关节（腕横关节）及第 1～2 掌骨关节的运动组合而完成的。由于腕舟骨斜跨于远、近两排腕骨之间，并随腕关节活动，摇摆于腕横关节之间，其腰部正好横跨于腕横关节活动线上，如腰部发生骨折，两排腕骨间的活动势必深入到骨折，使骨折端形成异常活动，故骨折端承受的剪力很大，固定困难，对骨折愈合极为不利（图 5－134）。

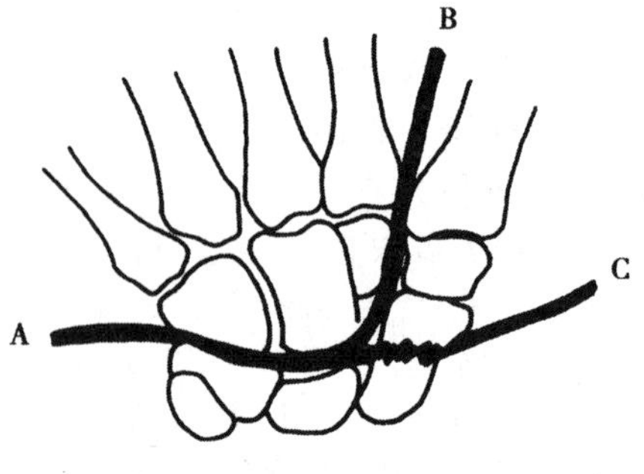

图 5－134　中腕关节活动线

正常情况下，中腕关节活动通过 AB 线；腕舟骨腰部骨折后，中腕关节活动常通过 AC 骨折线

腕舟骨血液供应较差，除腰部和结节部有来自背侧和掌侧桡腕韧带的营养小血管供应外，其余部分的表面多有关节软骨覆盖，无营养小血管进入腕舟骨供给血液，成为影响骨折愈合的重要因素之一。将近 1/3 的人在舟骨腰部近端没有血管孔。

腰部骨折时，如果破坏了从远端及腰部来的血管，就可能造成骨折近端缺血性改变，骨折越靠远端，血液供应越好。(图 5－135)

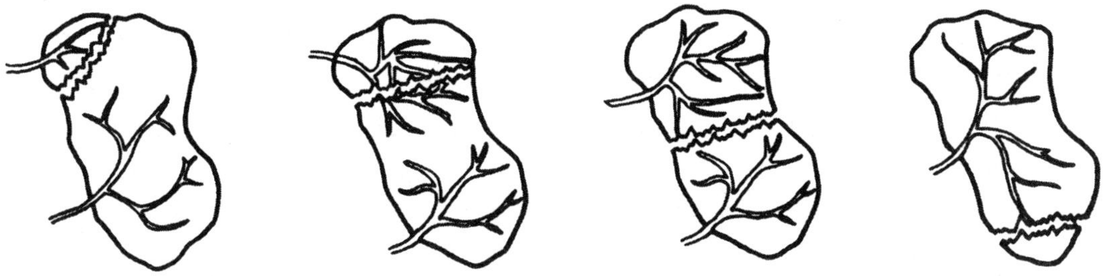

(1)结节骨折　(2)远端骨折　(3)腰部骨折　(4)近端骨折

图 5－135　腕舟骨骨折类型及其与血运的关系

【骨折机制与分型】

（一）骨折机制

腕舟骨骨折多由间接暴力作用所致。患者跌倒时，手掌着地，腕关节极度桡偏、背伸位着地，腕舟骨于此体位被锐利的桡骨茎突背侧缘抵压，掌侧有紧张的桡腕韧带压迫，近侧端被固定在桡骨关节面凹内，当暴力向上传递时，腕中关节背伸，外力作用在舟骨远端，而产生腰部骨折。舟骨骨折部位，取决于腕背伸后其桡偏的程度。腕关节越桡偏，则骨折更趋向发生在舟骨近端；反之，则向远端。在过度尺偏时，容易产生结节部撕脱骨折。舟骨骨折块因周围骨块阻挡及韧带保护，一般很少移位。但当腕关节过度背伸及尺偏时，迫使舟骨产生旋转运动，以致舟、月韧带断裂，腰部远端骨折块失去韧带固定，加之远排腕骨的运动，使之伴随移位。

（二）骨折分型

1. 根据骨折的部位分型：可分为 4 种类型（表 5－25、图 5－135）。

表 5－25　**腕舟骨骨折的分型**（按骨折部位）

	结节骨折	远端骨折	腰部骨折	近端骨折
血运	有血管进入，血运较为丰富	受结节血管供应，血液供应较好	掌侧面有血管进入，但血液供应差，且受剪刀较大，不易固定	紧靠月骨，表面多为软骨关节面，无血管进入，血液供应断绝
愈合情况	易愈合	愈合时间长	较难愈合	极易不愈合或坏死

2. 根据骨折线的方向分型：根据骨折线与舟骨长轴的关系，舟骨腰部骨折线可分为 3 种类型（表 5－26）。

【诊　　断】

患者多为跌倒受伤，腕极度桡偏背伸位，手掌撑地，或机械摇柄反弹于腕部致伤。伤后腕关节桡侧疼痛，腕无力，关节活动不利，检查时可见鼻烟窝处肿胀，患者握拳桡倾，沿第 2～3 掌骨头纵向叩击腕关节，如疼痛即为阳性。鼻烟窝压痛明显，鼻烟窝肿胀变浅或消失

表 5-26　　腕舟骨骨折的分型（按骨折线方向）

	骨折线方向	稳定性及愈合时间	发生率
横形骨折	骨折线垂直于舟骨长轴［图 5-136(1)］	骨折存在一定剪力，故需较长时间愈合，一般为 6～12 周	此型约占 60%
水平斜形骨折	骨折线与舟骨长轴呈斜形交叉［图 5-136(2)］	骨折的剪力最小，故最稳定，容易愈合。一般愈合时间为 6～8 周	此型约占腰部骨折的 35%
纵向斜形骨折	骨折线几乎与腕关节纵轴平行［图 5-136(3)］	有较大的纵向剪力，骨折最不稳定，最不利愈合，需要长时间的固定	此型较少见，约占 5%

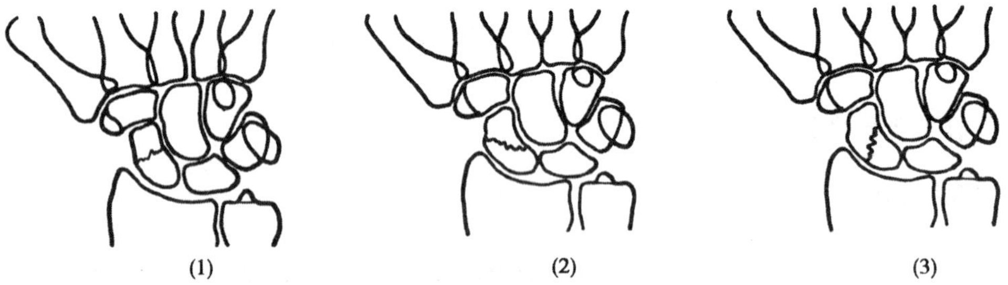

图 5-136　腕舟骨骨折的骨折线类型

(图 5-137)。

X 线片对舟骨骨折的诊断非常重要。腕中立位时侧位 X 线相上舟骨呈倾斜状，近端在背侧，远端在掌侧。舟骨纵轴线与月骨纵轴线呈 30°～60°交角。怀疑有舟骨骨折时，应作正、侧、蝶位（尺偏斜位）摄片(图 5-138)。蝶位片可呈现舟骨的全长，有利于骨折

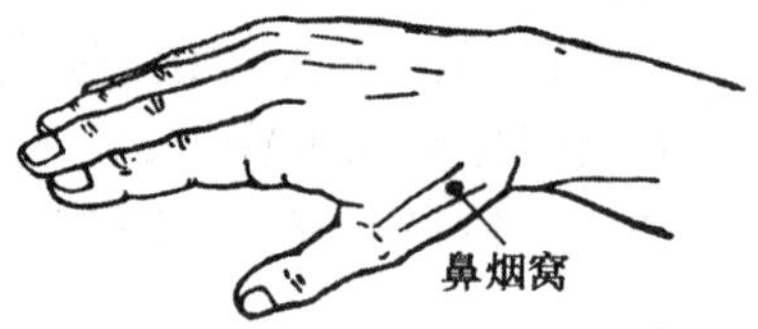

图 5-137　腕舟骨骨折患者鼻烟窝

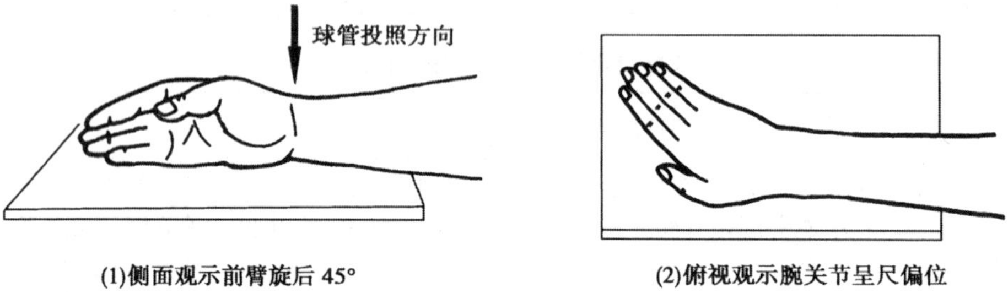

图 5-138　腕舟骨骨折摄片检查的特殊体位

线的显示，特别是对无移位的腰部骨折更有意义。侧位片可见台阶状影，并对观察骨折脱位及是否合并有其他腕骨脱位的意义较大。若损伤当时摄片无明显骨折线，而有可疑症状时，可在骨折后 2～3 周骨折端钙质吸收时摄片，骨折线较易显露。细微骨折的 X 线征象为舟骨结节皮质断裂而形成的皮质线不连，或出现薄层骨片，游离骨片掉入头、舟关节间隙；舟骨的头部关节面上出现与关节面相垂直的细裂缝。舟骨一侧或两侧关节面呈台阶状。>3 个月陈旧腕舟骨骨折可出现骨折近端相对密度增高，关节面出现台阶状、舟骨中部囊样改变等现象。

根据外伤史、临床症状、体征及 X 线摄片检查，可明确诊断。

舟骨骨折容易漏诊，特别是细微骨折。其主要原因有：症状较轻，腕部疼痛肿胀现象不明显，而未引起重视；X线投照时中心未在舟骨上，或腕关节未处于尺偏斜位摄片；腕舟骨骨折线一般不明显，有的仅在皮质边缘出现微细变化，未仔细观察不易发现；或因湿片水迹而影响对微细骨折的阅片。防止发生漏诊的办法是根据患者受伤情况，全面检查腕部常见损伤处，特别注意检查鼻烟窝处有无压痛。注意多平面摄片，如正、侧、尺偏斜位等。阅片时如见“细微骨折的X线征象”应借助放大镜观察。临床症状典型时，X线片仅作参考，诊断以症状及体征为主。如X线片上暂时未发现骨折者，应将伤腕制动，10～14日后再摄片。若有骨折，则骨折处有骨质吸收，骨折线即清楚可见。

此外，舟状骨偶尔有2个骨化中心，可形成先天性双舟骨，阅片时易判断错误，将先天性双舟骨误诊为骨折。此时可拍摄对侧片予以区别。

【辨证施治】

（一）治疗原则

对新鲜无移位骨折或复位后骨折多采用非手术的外固定治疗；对>3个月陈旧骨折，仍可采用外固定3～5个月，并加强握拳活动仍可愈合；X线片出现断端硬化，或折端囊性变，或近端已缺血坏死，不应再外固定，让患者通过一段时间的腕关节功能锻炼，待腕关节活动范围获得改善并已稳定后，考虑手术。

（二）手法复位

患者坐或卧位，肩关节外展，肘屈90°。近端助手握住患肢上臂，远端助手两手分别握住患肢拇指和其余4指，使前臂处于中立位或轻度旋前位，术者两拇指置于骨折远端的背、桡侧，余指托住患肢腕关节掌侧和尺侧。令远端助手先将腕关节背伸并轻度桡偏，然后再作掌屈、尺偏，术者两拇指将骨折远端向掌侧、尺侧按压，使之复位。（图5－139）

（三）固定疗法

1．短臂管形石膏固定：固定范围以不妨碍握拳及各指的屈伸活动为宜，其上端至前臂中上1/3，下端至拇指掌指关节及其他4个掌骨的近2/3部（即掌横纹部）（图5－140）。固

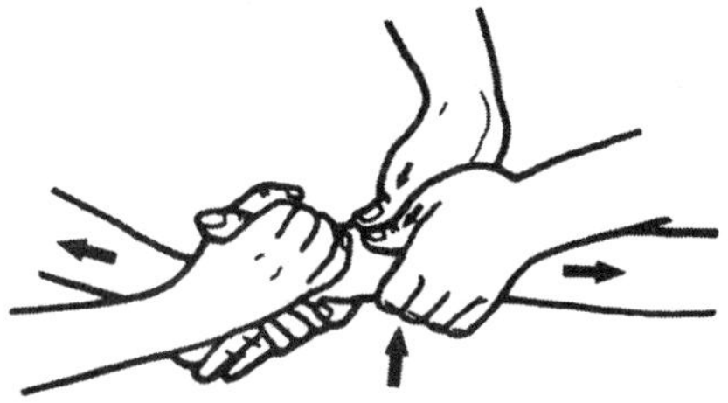

图5－139　腕舟骨骨折手法复位示意图

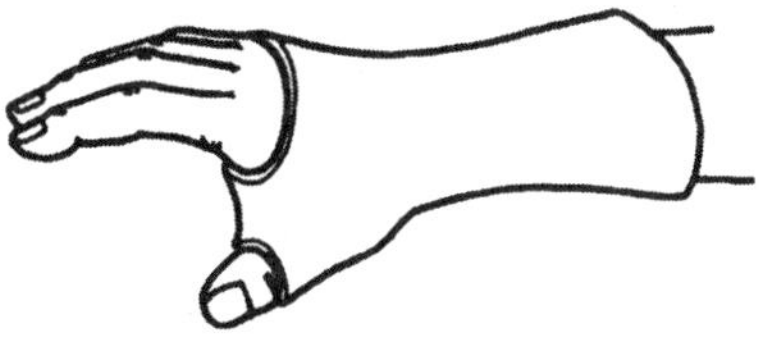

图5－140　腕舟骨骨折管形石膏固定方法

定体位应根据骨折部位的差异而有不同：结节部骨折，应使腕关节轻度桡偏及背伸20°～30°位；近端骨折，应使腕关节轻度尺偏及背伸，拇指在对掌位制动。此外，骨折线的类型及走行对骨折的固定体位亦有重要影响：横断骨折，中立位固定即可；斜形骨折，如固定方法不当，骨折近心端易被桡骨茎突顶压而移位，故应根据骨折线方向决定固定的体位。骨折线从桡侧近端斜向尺侧远端者，应固定于尺偏（约10°）；骨折线从桡侧远端斜向尺侧近端，应固定于桡偏位。无移位的骨折一般固定时间为8～12周，移位的骨折固定时间为12～16周。

2．塑形硬纸壳固定法（图5－141）：此法经济实用且有利于手指功能锻炼。取1.0～1.5 mm厚的硬草纸板片，长度为第1指端至前臂下1/2处，略宽于患掌。将患掌置于硬纸

壳上，用笔画下手掌背侧和腕部轮廓并剪下，逐步修整并浸水使之软化。然后将纸板顶端凸圆部分放在桡侧与第1掌指关节平齐。纸片较宽部用于环包掌、腕、臂部，掌侧平掌横纹。背侧平第2～4掌骨末端。上端至前臂下1/2部。腕鼻烟窝处放一小固定垫，胶布固定于皮肤上，以挤压断端，利于骨折端接触和稳定。最后将前臂置于中立位，腕功能位塑形湿纸壳，用绷带包扎固定。待干燥后，纸壳即可恢复原有硬度，达到固定效果。固定体位及时间同“短臂管形石膏固定”。

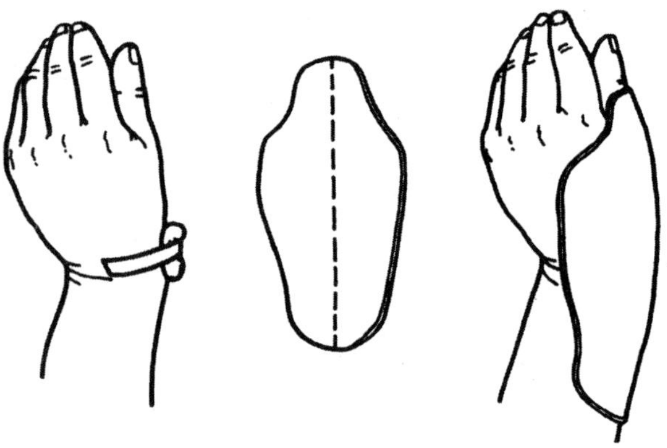

图5－141　腕舟骨骨折塑形硬纸壳固定法

为有利于骨折愈合，应尽量使固定后的舟骨骨折线垂直于前臂纵轴，藉以增加骨折间隙的压应力，避免剪应力。若骨折复位后不稳定，可用钢针经皮作内固定。

腕舟骨骨折不能采用夹板或石膏托固定，因固定达不到制动要求，未完全限制舟骨活动，而影响骨折愈合。应采用管形石膏或硬纸壳固定。此外，石膏管型使用时固定范围不够或松紧度掌握不当，亦会造成舟骨不愈合，或肢体远端缺血坏死。

晚期骨折、部分延迟愈合的骨折也能通过延长固定时间而获得愈合。X线片上如骨折线处有骨质吸收或囊性变，延长固定时间仍有愈合可能，一般需延长固定时间2～3个月，有的甚至达5个月。但长时间的固定可造成手关节的僵硬及肌肉萎缩。因此，经3个月的固定仍未愈合者，应行手术治疗。

（四）功能锻炼

固定早期可开始手指屈伸活动，如握拳伸指活动（可促进腕部血液循环，利用肌肉收缩力，使断端纵轴加压而紧密吻合）及托手屈肘等活动（如大、小云手）。解除固定后，可逐渐练习腕关节屈伸活动。必须强调的是，舟骨骨折部位不同，血运供应情况不一样，如结节部血运较丰富，其他部位血运较差，故愈合时间一般相对肢体其他部位为长，不能简单地以一般的骨折愈合时间为标准。功能锻炼不能过早，否则可致骨折端在未完全愈合的情况下，重新断裂，导致骨折延迟愈合甚至不愈合。

（五）药物治疗

早期宜活血化瘀、消肿止痛，可投以活血止痛汤或复元活血汤。中期宜接骨续损，用肢伤二方或和营止痛汤加减。后期宜养气血、补肝肾、壮筋骨，予八珍汤或六味地黄汤加减，外用苏木煎或五加皮汤煎水熏洗。对迟缓愈合的腕舟骨骨折，中后期应加强接骨续损、补肝益肾中药内服。

（六）其他治疗

手术治疗一般限于骨折不愈合及有并发症者，如骨折块缺血性坏死和有创伤性关节炎改变者。常用的手术方法有自体骨植骨术和桡骨茎突切除术。其基本作用是促进骨折愈合和消除骨折部的剪力。

掌骨骨折

掌骨骨折是常见的手部骨折之一，多见于成人。掌骨为小管状骨，共有5块。各掌骨全长均位于皮下，由近侧的掌骨底、掌骨干（体）及远侧的掌骨头组成。第1掌骨干短粗，不易损伤；而基底部位于掌指关节，活动范围大，损伤机会多。第2、3掌骨细长，手呈握拳状时，其掌骨头较突出，击物时易首先受力而致骨折。第5掌骨短细，位于尺侧，最为暴露，遭受暴力打击机会相对较多，常在掌骨颈部发生骨折。

掌指关节系掌骨头与近侧指骨构成的髁状关节，对有效发挥手指功能起关键性作用。每个掌指关节均有1个单独的关节囊，较松弛；关节两侧有侧副韧带加强。在关节处伸直位固定过久，侧副韧带因挛缩而变短。第2～5掌指关节囊间，有掌深横韧带使其连接，故其活动范围相对第1掌骨为小。第2～5掌骨骨折时，骨折远端的掌骨头移位时常被横韧带嵌夹造成复位困难。掌指关节周围存在内、外在肌。内在肌包括蚓状肌、骨间肌，保持关节伸屈平衡；外在肌包括屈指浅肌、屈指深肌、屈拇长肌、伸指总肌、固有伸示指肌、小指肌、外展拇长肌、伸拇短肌、伸拇长肌。内、外在肌共同维持关节稳定于功能位，以发挥各手指最有效的功能。

【骨折机制与分型】

直接暴力和间接暴力均可造成掌骨骨折。临床上第1掌骨与第2～5掌骨骨折的机制和移位特点有显著差异，不仅如此，同一掌骨因骨折部位不同，其机制及移位特点亦有较大的区别。为方便掌握，兹以表5－27、表5－28及图5－142～图5－145分别介绍之。

表5－27　第1掌骨骨折机制及移位特点

	第1掌骨干骨折（少见）	第1掌骨基底部骨折（多见）	第1掌骨基底部骨折脱位（Bennet骨折，多见）
主要受伤因素	多为直接暴力	多为间接暴力	
受伤情况	暴力直接打击	跌倒，拇指触地	
好发部位	掌骨干中段	多距第1掌骨基底部1 cm处	多在掌骨基底部内侧形成一三角形骨块
骨折线	多为横断、粉碎形；少数为斜形、螺旋形		斜形（由掌骨基底部尺、掌侧斜向背、桡侧）并经过第1掌腕关节
移位形式	骨折远端向掌、尺侧移位；骨折近端向背、桡侧移位，导致断端向背、桡突起成角，骨折端尺侧常有嵌插（横断型）		三角骨块位于原位；骨折远端向背、桡侧及近侧移位并脱位
移位机制	拇指屈肌、拇短屈肌、拇内收肌牵引骨折远端移位，外展拇长肌牵拉骨折近端移位		三角骨块被掌侧韧带固定于原位，外展拇长肌牵拉骨折近端移位；拇长展肌和拇屈肌牵拉骨折远端从大多角骨的鞍状关节上脱位。骨折极不稳定

表5－28　第2～5掌骨骨折机制及移位特点

	掌骨头骨折	掌骨颈骨折	掌骨干骨折	掌骨基底部骨折
主要受伤因素	直接暴力	间接暴力	直接暴力	直接暴力
受伤形式	掌指关节屈曲时，掌骨头受撞击	掌骨头受撞击，暴力上传	暴力直接打击或被机器辗轧伤	暴力直接打击

续表

	掌骨头骨折	掌骨颈骨折	掌骨干骨折	掌骨基底部骨折
好发部位	第2、5掌骨多见；第3、4掌骨较少见	好发于第4、5掌骨，第2、3掌骨次之	第2～4掌骨（可为单根或多根骨折）	较少发生
骨折线	多为横形，但亦可为斜形、纵形骨折线	同“掌骨头骨折”	横形或粉碎性	同“掌骨干骨折”
移位形式	很少移位	骨折端向背侧成角突起，掌骨头向掌侧屈曲旋转；近节指骨向背侧脱位	骨折端向背侧成角，侧方移位。以多根骨折移位显著，严重可为开放性骨折	移位不明显
移位机制	骨折部多在侧副韧带止点以远，常有关节囊包绕限制骨块移位	骨折端受骨间肌与蚓状肌牵拉而向背侧成角；背伸肌腱牵拉近节指骨而脱位	骨折端因骨间肌、蚓状肌及屈指肌的牵拉而移位	第2～5掌骨周围有较多的韧带附着，活动范围小，骨折后移位不明显

掌骨颈骨折常发生于拳击运动或斗殴中，拳击对手所致，故又称拳击者骨折。单根掌骨干骨折移位较少，而多根掌骨干骨折则移位较多，且对骨间肌的损伤亦比较严重。

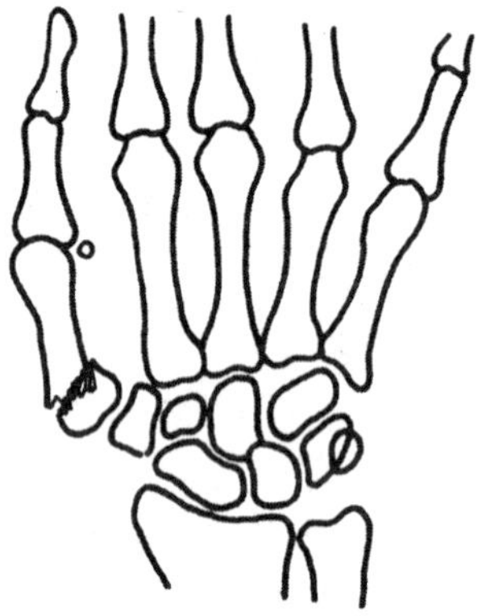

图 5－142　第 1 掌骨基底部骨折

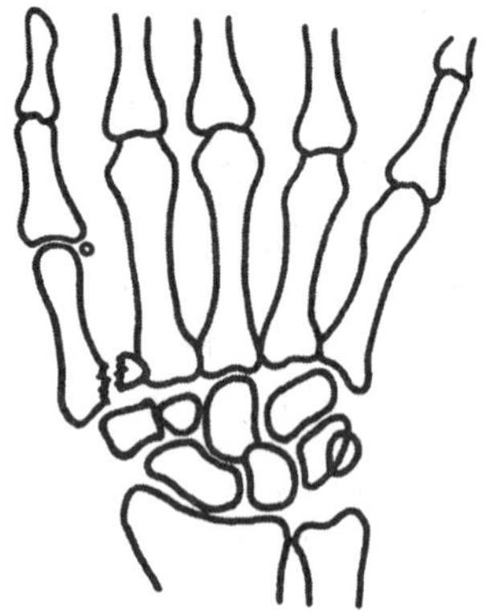

图 5－143　第 1 掌骨基底部骨折脱位

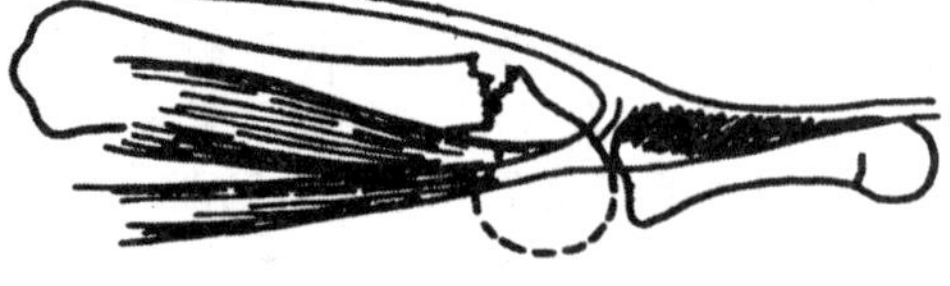

图 5－144　掌骨颈骨折

受骨间肌和蚓状肌牵拉产生背侧成角畸形

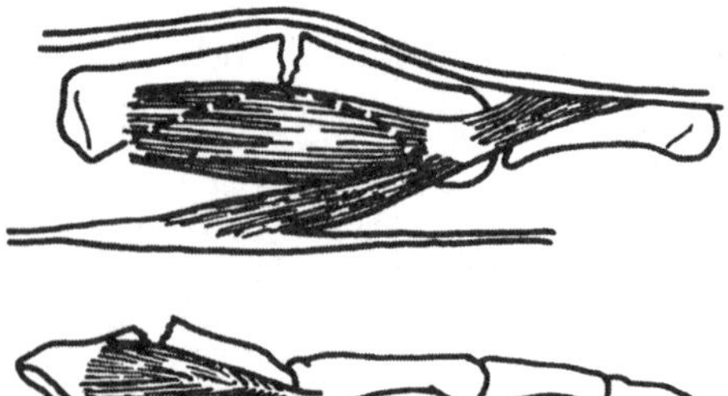

图 5－145　掌骨干骨折

受骨间肌和蚓状肌牵拉产生背侧成角畸形

【诊　　断】

患者多有跌倒、拳击、机器绞轧或重物压砸伤等外伤史。伤后局部肿胀、疼痛，患指、掌活动不利。第 1 掌骨基底部骨折时，虎口不能张开。检查时可触及明显的压痛或骨擦音和异常活动。有重叠移位者，掌骨短缩，掌骨头凹陷；掌骨颈骨折者，由于近节指骨向背侧脱位，可形成掌指关节过伸的畸形；有时可见成角畸形，如第 1 掌骨基底部骨折断端向背、桡侧成角。X 线检查时，第 1 掌骨应摄正、侧位片，第2～5掌骨应摄正、斜位片。

诊断根据外伤史、临床症状、体格检查及 X 线检查所见，可明确骨折的部位及类型。

因第 1 掌骨与其他掌骨不在同一平面，故第 1 掌骨采取一般体位摄正位片时，不能显示其真正的正位像，容易产生误差和错觉。正确的体位应该是将患肢前臂极度旋后，使第 1 掌骨与片盒完全平行。此外，第2～5掌骨骨折时，一般不摄正、侧位片，因在侧位片中掌骨干相互重叠，易引起误诊或漏诊。正确的方法是摄掌骨正、斜位片。斜位片可使掌骨分散排列而便于观察。

【辨证施治】

掌骨骨折的治疗要求根据不同的部位骨折的特点，采用相应的复位和固定方法。复位要求相对较高，不能允许有成角、重叠、旋转等移位的存在，否则将影响手的功能。

（一）手法复位

1. 第 1 掌骨基底部骨折：患者取坐位或卧位，以右侧为例，术者左手捏住骨折近段或握住腕部，拇指置于第 1 掌骨基底部之骨折成角处，右手握住伤手拇指，先顺畸形对抗牵引，继之将患指外展 45°左右，并向桡侧牵引，然后将第 1 掌骨头向桡侧与背侧扳拉，同时左手拇指用力向掌侧和尺侧推压骨折成角处，以矫正骨折向桡侧与背侧的成角畸形，使骨折复位（图 5－146）。

2. 第 1 掌骨基底部骨折脱位：整复方法与“第 1 掌骨基底部骨折”相似，但应注意的是整复第 1 掌骨基底部骨折脱位应使第 1 掌骨外展，并用拇指按压骨折端向尺、掌侧，使之复位。

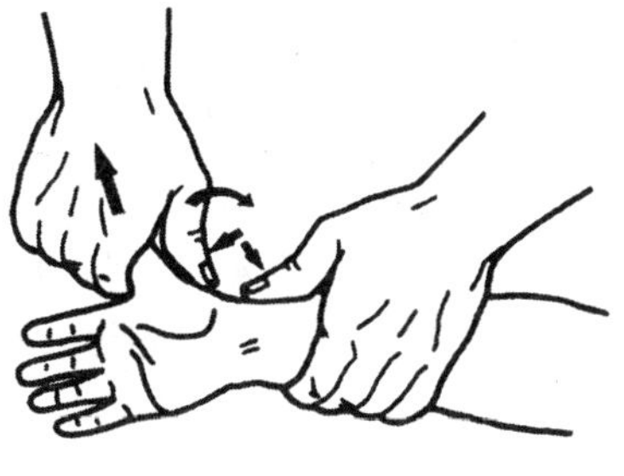

图 5－146　第 1 掌骨基底部骨折手法复位示意图

3. 掌骨颈骨折：患者体位同“第 1 掌骨基底部骨折”，助手握持前臂下段，术者一手握住手掌，用手指捏持骨折近端，另一手拇、示两指捏住患指，将掌指关节屈曲 90°，可使掌指关节侧副韧带紧张，近节指骨基底部上顶并托住掌骨头，而将其推向背侧，与此同时用拇指将掌骨干向掌侧按压，即可纠正畸形，骨折和脱位亦可随之复位［图 5－147(1)］。整复时要避免将掌指关节背伸或处于伸直位进行牵引，否则会使掌骨头向掌侧旋转（以侧副韧带在掌骨头上的止点处为轴心旋转），如此即加重掌骨头的屈曲畸形，使整复更加困难［图 5－147(2)］。

4. 掌骨干骨折：患者体位同“第 1 掌骨基底部骨折”，助手握持前臂下段，术者一手牵引患指［图 5－148(1)］，另一手拇指向掌侧按压骨折处，以矫正背侧成角畸形［图 5－148(2)］；然后用两手拇指及示、中指分别置于骨折处两边间隙的掌、背侧，用力行夹挤分骨，以矫正侧方移位，使骨折复位［图 5－148(3)］。

（二）牵引疗法

牵引疗法一般多用于不稳定的第 1 掌骨基底部骨折脱位，但亦可用于其他指骨骨折。

拇指指骨骨牵引的具体操作方法是：在局部麻醉下，自指横纹末端沿远节指骨纵轴向上

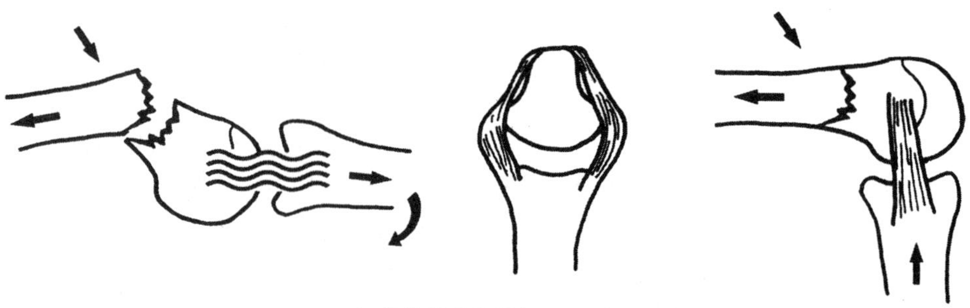

(1)将掌指关节屈曲 90° 位进行复位

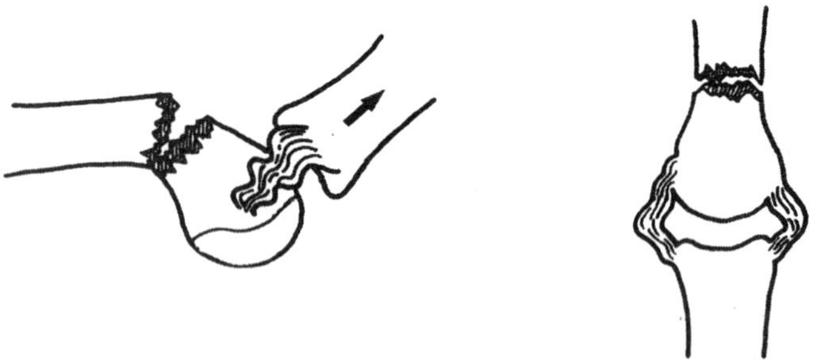

(2)避免将掌指关节背伸或处于伸直位进行牵引

图 5－147 掌骨颈骨折复位

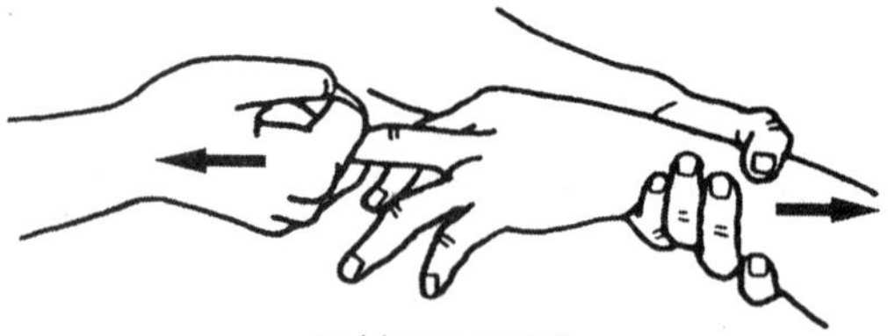

(1)纠正重叠移位

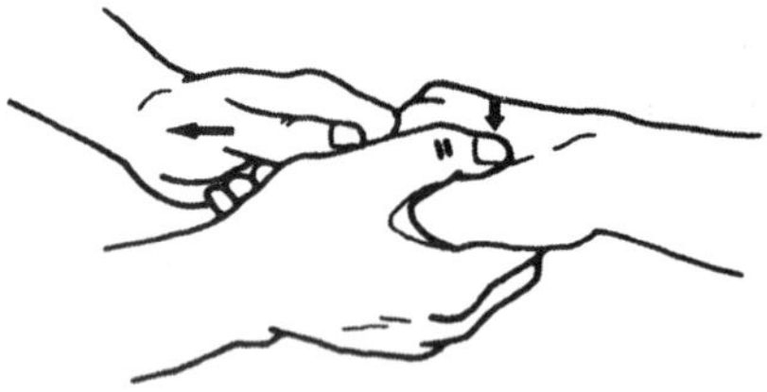

(2)纠正向背侧成角

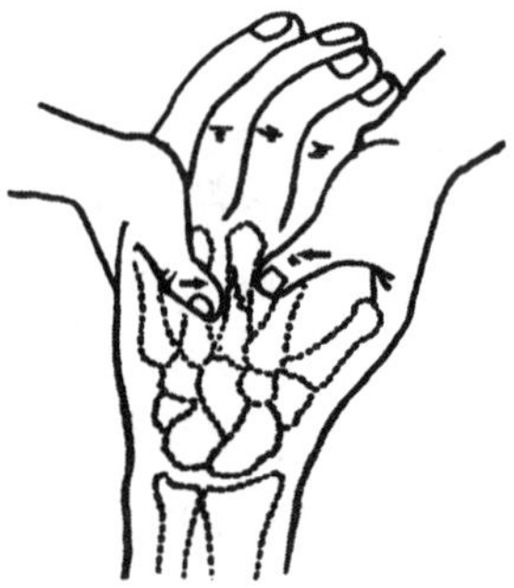

(3)纠正侧方移位

图 5－148 掌骨干骨折手法复位示意图

至指端画一纵线，再从指甲根部画一横形环线，两线相交于拇指侧方，其交叉点为穿针部位，常规消毒后穿针。然后将拇指置于外展对掌位包一管形石膏，下缘至掌横纹，上缘在前臂部。将中号铁丝弯成舌状，铁丝两端放在拇指石膏管型两侧，用石膏绷带加以固定，在骨牵引针上套上指牵引弓，用橡皮条适当紧张度捆扎于舌状架上（图 4－65）。皮肤牵引的方法与骨牵引的方法大致相同，其区别在于以拇指两侧的胶布（2 cm×10 cm）取代骨牵引的钢针和牵引弓（图 5－149）。

（三）固定疗法

1．第 1 掌骨：第 1 掌骨基底部骨折或骨折脱位复位后，首先于基底部骨折远端桡、背侧及掌骨头的掌侧各放置一块小平垫，用胶布粘着于皮肤上。其中桡、背侧垫起防止骨折成角和关节脱位的作用，掌侧垫防止骨折端因屈肌收缩而向掌侧屈曲。然后用一塑成约 30°的弧形夹板置于第 1 掌骨及前臂的背桡侧，使弧形夹板的成角处对准腕关节。用宽胶布或绷带将夹板固定于患肢前臂和腕部，最后用 1 条窄胶布将置于掌骨头的平垫固定在弧形夹板的远侧，维持第 1 掌骨在外展 30°、轻度背伸及拇指屈曲对掌位（图 5－150）。由于弧形夹板的弹性而具有维持骨折对位的作用，故可允许掌指关节和指间关节有一定的活动度。若骨折复位后稳定性较差，容易再次引起重叠移位，可加用指骨骨牵引或皮肤牵引维持骨折对位。固定时间以骨折临床愈合为准，一般为4～6 周。

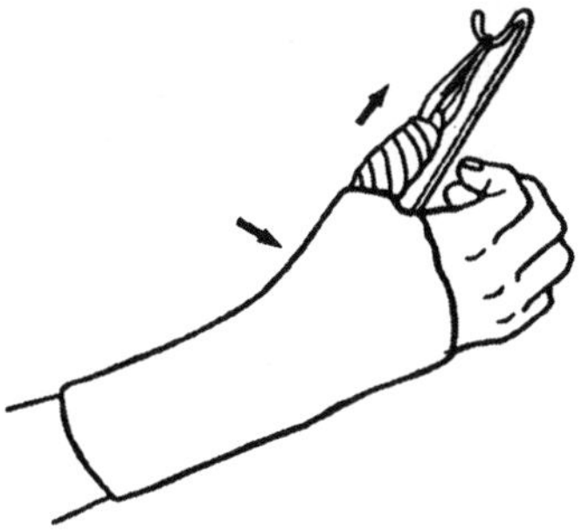

图 5－149　拇指皮肤牵引治疗第 1 掌骨骨折

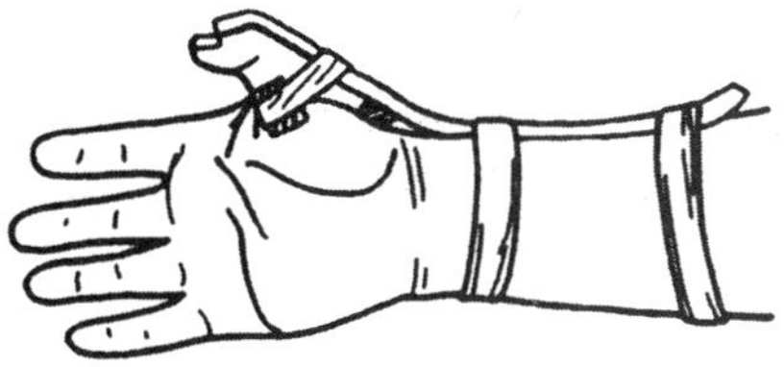

图 5－150　第 1 掌骨骨折固定方法

2．掌骨颈骨折：骨折整复后，用直角夹板将掌指关节和近侧指间关节固定于屈曲 90°位（图 5－151）。固定 3～4 周后，即可拆除外固定。

3．掌骨干骨折：骨折复位后，先于骨折部背侧的两侧骨间隙各放置 1 块分骨垫，并以胶布固定之。如骨折端向掌侧成角，则在掌侧放 1 块平垫，然后在掌侧与背侧各放 1 块厚 2～3 mm、长度略短于掌骨干、宽度约为两指骨宽度的夹板，外用胶布固定和绷带缠绕包扎。固定时间一般为 3～4 周。对不稳定性骨折可在夹板固定的基础上，加用 T 形铝板作末节指骨骨牵引或皮肤牵引（图 5－152），以维持骨折于功能位愈合。

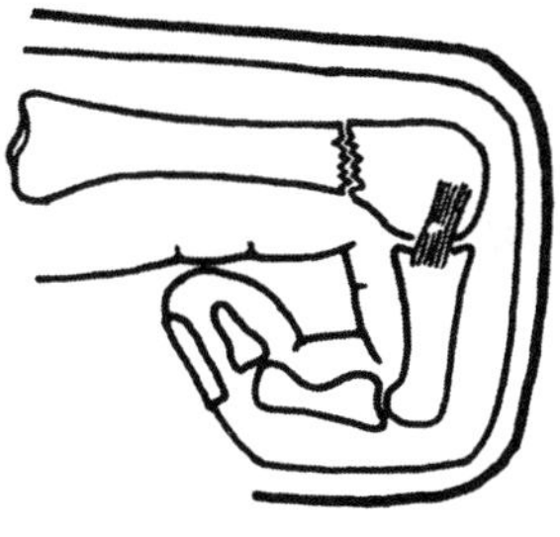

图 5－151　掌骨颈骨折的直角夹板固定方法

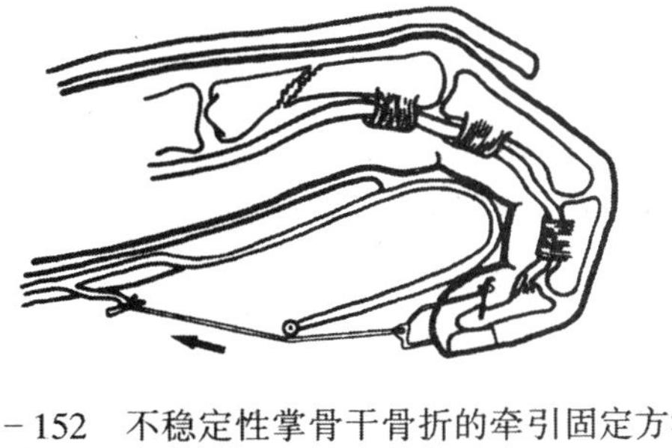

图 5－152　不稳定性掌骨干骨折的牵引固定方法

掌骨骨折对固定位置要求比较高，对骨折治疗起关键性的作用，如固定位置不妥，可造成重新移位，畸形愈合及长期伸直位固定引起关节僵硬等。如第 1 掌骨基底部骨折脱位，将拇指置于背伸外展位固定，将加重掌骨骨折向背、桡侧成角，虎口变窄，拇指力减小。又如掌骨颈骨折在伸直位固定过久，可致掌指关节囊挛缩，关节屈曲受限，握拳困难，或掌指关节过伸畸形，持物时引起掌侧受压疼痛。

骨折固定后，要注意夹板或石膏的松紧度，尤其是压垫不宜过厚过硬，绑扎不宜过紧，以免引起压迫溃疡，甚至导致手指感觉减退。固定过程中要根据局部的肿胀情况及时调整外固定的松紧度。手指要维持在骨折稳定位或功能位，以免造成骨折脱位的再移位、骨折畸形愈合及关节僵硬。

（四）功能锻炼

固定后可开始作除患指外的肩、肘关节的功能锻炼。3～4 周内严禁作下列动作：第 1 掌骨骨折腕掌关节内收活动、掌骨颈骨折的伸指活动、第 2～5 掌骨干骨折用力的患指屈伸活动等。4～6 周后解除固定，掌指及指间关节大多存在不同程度的活动障碍，应在外用熏洗药物的配合下，开始手指和腕关节的主动活动锻炼，禁止进行被动的扳拉动作。因强行的被动活动可导致关节囊、侧副韧带的不同程度损伤，反而加重关节的僵硬。

（五）药物治疗

早期宜活血祛瘀、消肿止痛，内服四物止痛汤或七厘散；外敷跌打万花油。中期宜和营生新、接骨续损，内服续骨活血汤或驳骨丹；后期宜培补肝肾、强壮筋骨，内服虎潜丸、六味地黄丸等。解除外固定后，选用上肢损伤洗方或海桐皮汤熏洗，以加速关节功能的恢复。

（六）其他治疗

X 线透视下经皮克氏针固定，适用于手法整复后不易维持位置的横形或短斜形骨折。手术切开复位适用于多发性掌骨干骨折，手部肿胀明显，或长斜形、螺旋形骨折使用手法复位夹板固定失败者。

指骨骨折

指骨骨折是手部最常见的骨折，居四肢骨折的首位，临床多见于成年人。指骨共 14 块，除拇指为 2 节指骨外，其余 4 指均为 3 节。指骨周围附着的肌肉和肌腱收缩牵拉，可影响骨折的移位。在治疗过程中，如处理不及时或处理不当，可导致骨折畸形愈合，或造成关节囊挛缩，或骨折端与邻近肌腱发生粘连而导致关节功能障碍，甚至关节僵硬，对手的功能影响较大。

骨折可发生于近节指骨、中节指骨或末节指骨，临床上以近节指骨骨折多见。

【骨折机制与分型】

各种形式的暴力均可造成指骨骨折，但以直接暴力引起为多，且常为开放性骨折。骨折多见于近节骨干，亦可发生中节或末节指骨。其移位取决于损伤机制及肌力牵拉作用。如直接外力多造成横形或粉碎性骨折。扭转外力多导致斜形或螺旋形骨折。成角的方向则视骨折的部位及肌肉的作用力而不同。

（一）近节指骨骨折

骨折后近端受骨间肌、蚓状肌及指屈肌的牵拉；远端受指伸肌腱的牵拉，故断端大多数向掌侧成角移位（图 5－153）。若近节指骨颈骨折，由于中节指骨基底的伸指腱中央腱束的牵拉，致使远骨折段过度背伸，严重时其旋转角度可达 90°，此时远端的背侧与近端的断面相抵触而妨碍骨片的复位。有时骨折断端刺入屈肌腱鞘内，后期引起腱鞘和肌腱粘连，影响屈肌腱的滑动而致屈指活动

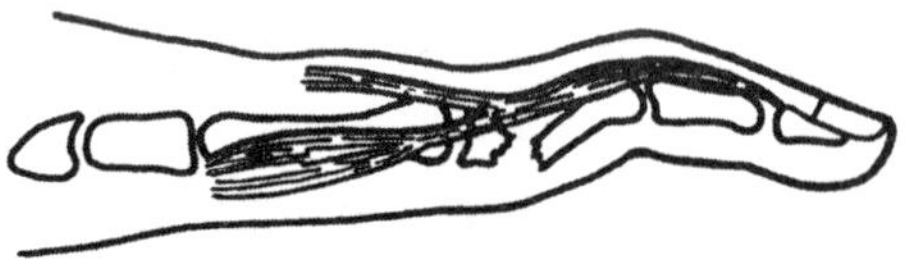

图 5－153　近节指骨骨折后骨折多向掌侧成角移位

障碍。

（二）中节指骨骨折

中节指骨骨折较少见，多为受直接暴力打击引起。中节指骨骨折可因骨折部位的不同，而产生不同的移位。中节指骨颈部骨折，因骨折位于指浅屈肌腱的远侧，故受指浅屈肌牵拉而向掌侧成角；中节指骨基底部骨折，骨折位于指浅屈肌的近侧，故骨折远端受指浅屈肌的牵拉，骨折近端受中央腱束牵拉，而致骨折断端向背侧成角；中节指骨中段骨折的移位，其成角方向不定（图 5－154）。

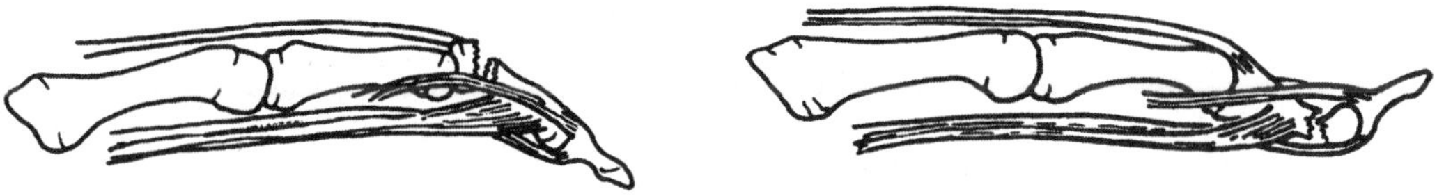

(1)骨折位于指浅屈肌止点的近侧产生背成角　　(2)骨折位于指浅屈肌止点的远侧产生掌成角

图 5－154　中节指骨骨折因骨折部位的不同而产生不同的移位

（三）末节指骨骨折

末节指骨骨折分为粗隆部和指骨干骨折。末节指骨位于手的最远端，与外界接触多，故损伤机会也多。临床多见于手指伸直时，指端受暴力撞击骤然弯曲而被戳伤，导致伸指肌腱将末节指骨基底背侧缘撕脱（图 5－155）。若骨折块很小，只发生锤状指，远段骨折块多无脱位；若撕脱的骨块超过关节面 1/3 以上，则末节指骨基底多脱向掌侧。由直接暴力引起的末节骨折多数由压砸伤所致，骨折线可为纵形、粉碎性及横形，骨折一般无移位（图 5－156）；但靠近末节指骨基底的横形骨折，则常有成角移位。

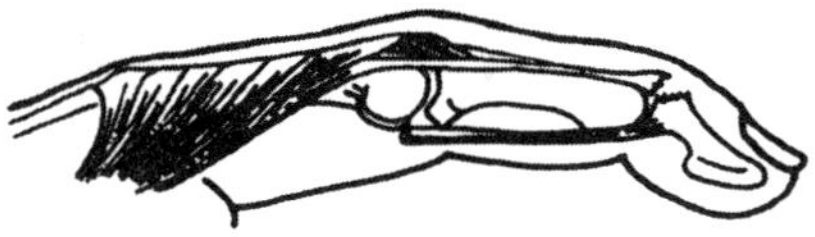

图 5－155　末节指骨基底背侧撕脱骨折

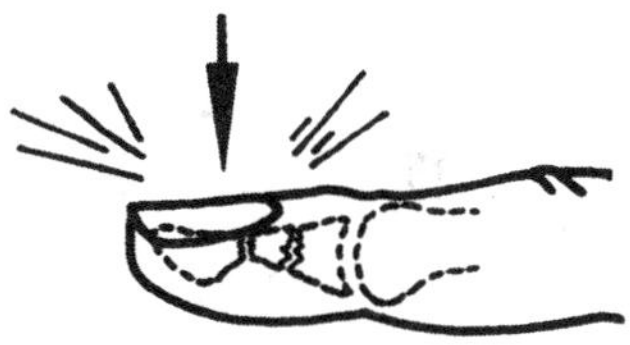

图 5－156　直接暴力引起的末节指骨骨折

指屈、伸肌腱分别止于末节指骨基底掌、背侧。背侧有坚韧的指甲及甲床；掌侧有纤维性间隔，从指骨呈放射状止于皮肤上，形成致密网状结构。这些因素对末节指骨骨折都起着稳定作用，可防止骨折错位。

【诊　　断】

伤后骨折局部疼痛肿胀明显，特别是末节指骨骨折尤甚（其周围组织致密，骨折后因组织张力增大，多有严重跳动性疼痛）。近节及中节指骨骨折移位明显者，局部可出现成角畸形，有骨擦音和异常活动。末节指骨骨折后手指屈曲呈典型的“锤状指”畸形，出现伸直功能障碍。X 线正、侧或斜位片可明确骨折的部位、骨折类型及移位情况。

【辨证施治】

指骨骨折的治疗需注意的问题有：①力争解剖复位，因屈伸肌腱紧贴指骨，如骨折有成角、错位、短缩等畸形存在，容易导致肌腱粘连，或张力失去平衡，造成手指不同程度的功能障碍；②注意防止旋转愈合，一旦有旋转愈合，屈指时患指将与邻指交叉；③强调骨折应固定在功能位进行修复，并及早进行功能锻炼。

（一）手法复位

1. 近节指骨骨折：

（1）近节指骨骨折：患者取坐位，助手握住患侧手掌，拇指和示指捏住骨折的近端固定患指；术者一手的示指和中指扣住患指中节，将患指关节置于屈曲位进行拔伸牵引，以纠正骨折的重叠移位；另一手的拇指和示指分别置于骨折处的尺侧和桡侧进行挤捏，以纠正侧方移位；最后按压骨折端将其推向背侧，纠正掌侧成角畸形（图 5－157）。

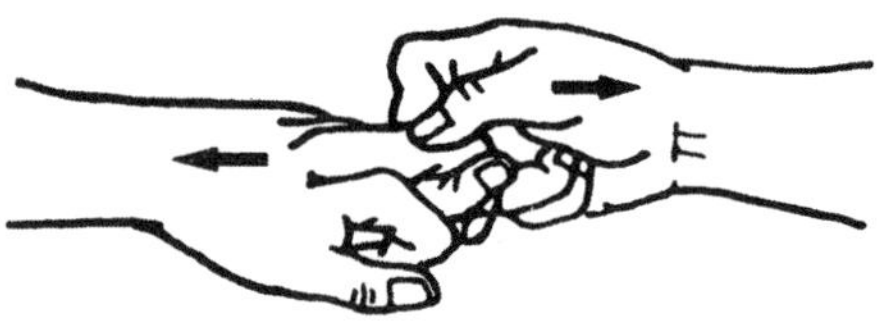

图 5－157、近节指骨干骨折手法复位示意图

（2）近节指骨颈骨折：术者一手拇指顶压骨折近端的掌侧向背侧；另一手扣紧中节指骨将骨折远端顺畸形位牵引［图 5－158(1)］，并逐渐加大背伸角度直至 90°位［图 5－158(2)］，俟两断端接触时，迅速屈曲手指，运用反折手法使之复位［图 5－158(3)］。

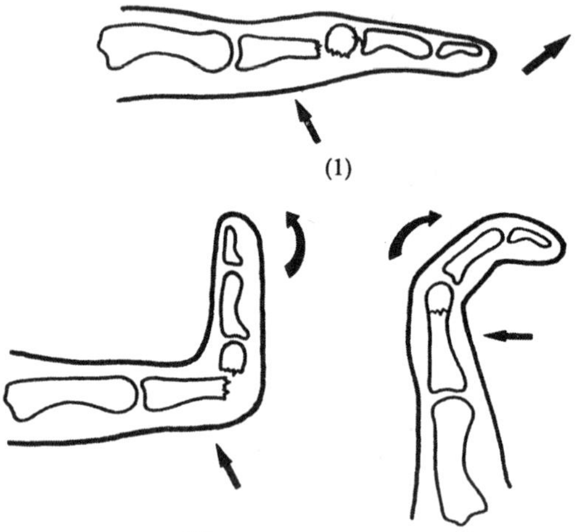

图 5－158　近节指骨颈骨折的整复过程示意图

2. 中节指骨骨折：整复时，术者以左手拇、示两指固定患指，右手拇、示两指捏住患指末节进行牵引，以纠正重叠移位；然后在维持牵引下，应用挤捏手法，纠正骨折的掌、背侧和尺、桡侧侧方移位（图 5－159）。

3. 末节指骨骨折：一般移位不著，进行挤捏即可复位。若为开放性骨折，则应在清创的同时整复骨折，并处理甲床等合并损伤。整复末节指骨基底背侧撕脱骨折时，将近节指间关节屈曲，远侧指间关节过伸，使撕脱的骨折块向骨折远端靠拢而复位（图 5－160）。指骨骨折固定时间一般为 4～6 周。

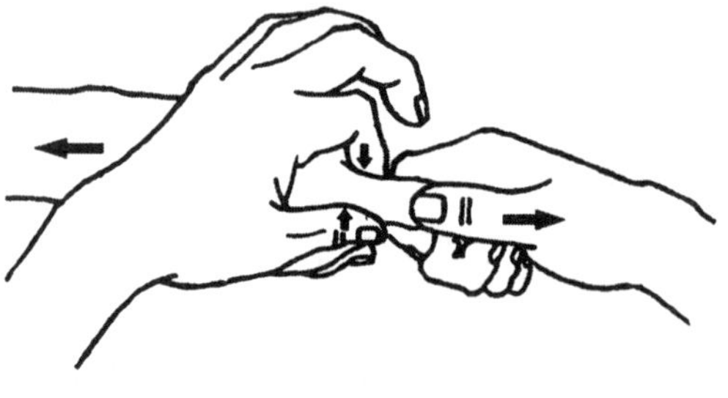

图 5－159　中节指骨骨折手法复位示意图

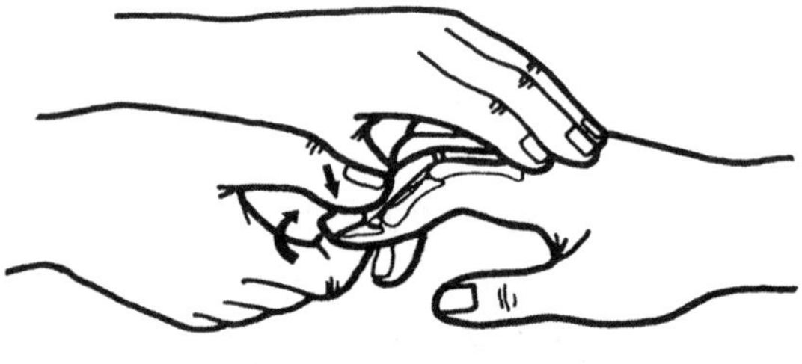

图 5－160　末节指骨骨折手法复位示意图

（二）固定疗法

指骨骨折整复后，原则上应将患指固定于功能位，不可将手指固定在完全伸直位，否则

日后将引起关节囊和侧副韧带挛缩，进而造成关节僵硬。

1. 近节指骨骨折：无移位骨折，用塑形夹板、塑料手指支托或铝板将患指固定于功能位 3～4 周即可。稳定性移位骨折整复后，可采用 4 块微型夹板固定，夹板长度与近节指骨等长，以不妨碍指间关节活动而又能稳定骨折为度（图 5－161）。对于向掌侧成角趋势强的骨折，可将一绷带卷或缠裹棉垫的小木棒置于屈曲手指的掌侧，使手指屈曲后指尖指向舟状骨结节，然后用胶布固定和绷带包扎（图 5－162）。

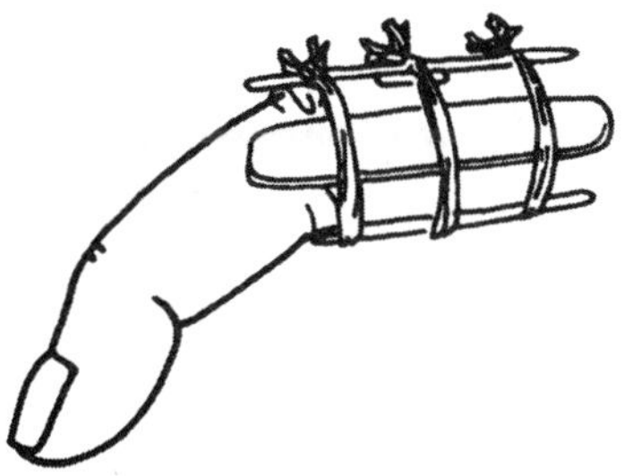

图 5－161 稳定性近节指骨骨折夹板固定法

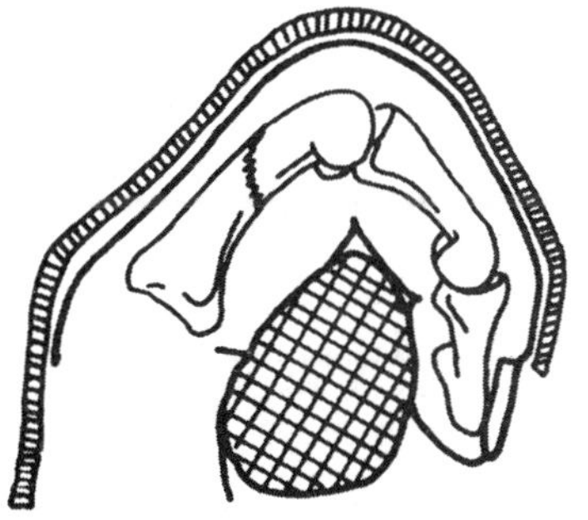

图 5－162 不稳定性近节指骨骨折固定方法

2. 中节指骨骨折：骨折向掌侧成角者，固定方法与近节指骨骨折相同；向背侧成角者，如骨折稳定可考虑采用近节指骨骨折夹板固定法；不稳定者，则应将患指固定在伸直位 1～2 周后，改为功能位固定。否则伸直位固定日久，会造成侧副韧带挛缩而致关节僵硬。

3. 末节指骨骨折：末节指骨干骨折多无移位，可外敷中药即可，移位骨折整复后按近节指骨骨折的固定方法进行处理。末节指骨基底部背侧撕脱骨折整复后，应用塑形夹板、塑料手指支托或铝板将伤指近侧指间关节固定于屈曲位，远侧指间关节固定于过伸位（图 5－163）。如此可使靠近止点处的伸指肌腱处于松弛状态，便于骨折愈合。

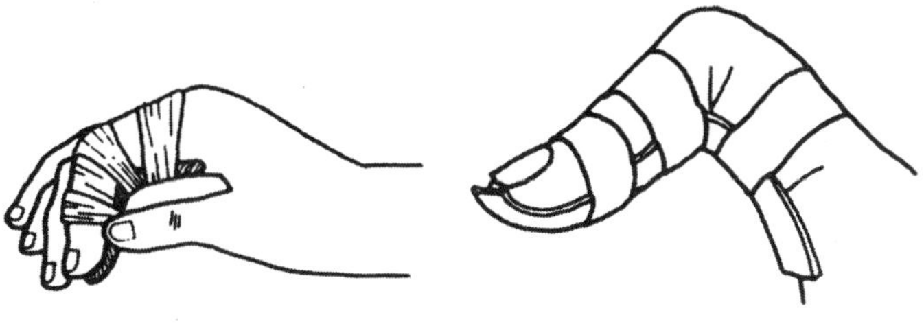

图 5－163 末节指骨基底部背侧撕脱骨折固定方法

（三）功能锻炼

复位固定后，在不影响患指固定的情况下，其余手指需加强活动。骨折临床愈合拆除外固定后，即应进行积极的功能锻炼，以避免关节僵硬的发生。

（四）药物治疗

早期宜活血化瘀、消肿止痛，内服肢伤一方或七厘散。中期宜接骨续损，内服肢伤二方或接骨丹、八厘散。后期如无兼证，可不用药。解除固定后，可用上肢洗方或八仙逍遥汤煎水熏洗患手。

（五）其他治疗

对末节指骨基底横形骨折伴甲床损伤者，如骨折错位明显，应将指甲拔除，复位骨折，并修复甲床。如甲床下血肿严重，疼痛显著者可在指甲上穿孔减压止痛。对末节指骨基底部撕脱性骨折所引起的锤状指畸形，如复位失败或难以维持其位置者，可切开复位用可抽出式不锈钢丝缝合法作内固定。关节内骨折如错位明显，手法复位失败者，应采用切开复位内固定，以便于早期活动，减少关节粘连机会。此外，不稳定性骨折如外固定不能维持其对位者，应作有效的内固定，如斜形或交叉不锈钢针内固定。

自学指导

【重点难点】

1．本节的重点：

（1）锁骨骨折：①骨折的好发部位；②典型骨折及幼儿青枝骨折的移位形式；③手法复位操作要点及外固定法；④骨折畸形愈合不影响功能。

（2）肱骨外科颈骨折：是骨松质、骨坚质交界处的骨折。临床主要以外展型及内收型多见，学习时应重点分析、比较两种类型骨折移位特点、临床表现、手法复位及夹板固定要点：①肱骨外科颈外展型骨折远端向内移位；内收型骨折远端向外移位。②手法整复的关键在于根据骨折类型逆向复位；与此相应行夹板固定时，同样应视骨折类型采取不同的固定方法，包括固定垫放置及固定体位。

（3）肱骨干骨折：①肱骨干骨折上、中、下 1/3 骨折各有不同的移位特点；②易并发桡神经损伤，尤以中下 1/3 交界处骨折多见；③横形骨折临床易发生分离移位，造成骨折延迟愈合或不愈合；④临床复位要求较低，轻度的畸形愈合一般不影响患肢功能。

（4）肘部骨折：以儿童居多，因此学习肘部骨折时首先应熟悉儿童肘部骨骺的形态、出现及闭合时间。因其对肘部骨骺损伤的诊断、鉴别诊断及治疗均具有十分重要的作用。识记时可借助口诀进行："肱骨小头一岁多，桡头内上五岁过，鹰嘴滑车近十岁，十二岁出外上髁。"

1）肱骨髁上骨折：重点掌握，该骨折在肘部骨折中发病率最高，具有儿童肘部典型骨折之称。学习时应重点掌握临床常见伸直型尺偏型骨折的临床特点及诊治方法，在此基础上进一步掌握伸直型骨折与屈曲型骨折、尺偏型骨折与桡偏型骨折在临床表现、诊断及复位固定等方面的异同。其次可结合肱骨髁间骨折、肱骨外髁骨折及肘关节后脱位等损伤疾患进行学习，掌握鉴别诊断要点。

2）肱骨髁间骨折：在掌握肱骨髁上骨折后，理解和熟悉肱骨髁间骨折的诊治方法会相对容易，因两者在临床分型及诊治方面有诸多相同之处。然而肱骨髁间骨折属关节内骨折，故学习时应将两者进行比较分析，进而掌握肱骨髁间骨折的分度、前臂肌群对肱骨内外髁骨片牵拉的影响、抱髁手法及牵引疗法等重点问题。

3）肱骨内上髁骨折：首先应抓住肱骨内上髁是前臂屈肌群附着点这一关键问题。因该骨折的发生及移位均为前臂屈肌群的牵拉所致；而骨折的复位及固定的关键亦为克服前臂屈肌群的牵拉。其次应了解本骨折的分型及各型的损伤特点。Ⅱ型骨折最常见，其整复固定方法是学习的重点；Ⅲ型最少见，但复位难度大；Ⅳ型骨折可参照肘关节后脱位的有关内容进行。

4）肱骨外髁骨折：①肱骨小头与肱骨滑车骨骺之间的关系及其对股骨外髁骨骺损伤的影响；②骨折的机制、分型、移位特点及X线表现，分析比较各种类型骨折之间的异同点；③肱骨外髁骨折属关节内骨折，复位要求高，应力争解剖复位。

5）尺骨鹰嘴骨折：主要围绕肱三头肌对尺骨鹰嘴的牵拉作用及鹰嘴支持带是否完整两个关键问题进行。因移位型尺骨鹰嘴骨折的发生、移位、复位及固定均与此有关。

6）桡骨头颈部骨折：引起桡骨头颈部骨折的主要机制是传导外翻暴力及桡骨小头与肱骨小头的碰撞。而骨折是否移位及移位的程度均与环状韧带及肘关节内侧韧带是否撕裂有关。学习时抓住上述要点，对理解识记骨折的分型、移位特点、手法复位及外固定就会感觉游刃有余。

（5）尺桡骨干骨折：①从骨折线形态、尺桡骨骨折线位置等方面鉴别直接暴力与间接暴力骨折。②骨折常有重叠、旋转、成角、侧移等多种移位形式存在，但以旋转移位为要。尤其要重点掌握桡骨骨折断端旋转移位形式与骨折部位的关系。③根据肘关节侧位X线片判断桡骨的旋转移位状态。④手法复位必须注意骨折类型与整复体位的关系；尺桡骨双骨折整复的先后次序；背向移位与旋转移位应优先整复；在施行回旋、旋转、分骨、折顶等手法时，应适当减小牵引力。⑤患肢固定体位与骨折部位的关系及分骨垫的放置方法。

（6）尺骨上1/3骨折合并桡骨头脱位：可参照教材中的相关内容，对4种类型骨折之间的异同点进行分析比较；在此基础上重点掌握伸直型和内收型骨折的临床特点及治疗方法。

（7）桡骨中下1/3骨折合并下尺桡关节脱位：应熟悉桡骨中下1/3骨折合并下尺桡关节脱位的机制及各种类型骨折的临床特点，在此基础上重点掌握常见的桡骨远端向掌侧移位、尺骨小头向背侧脱位型骨折的手法整复及固定方法。

（8）桡骨远端骨折：骨折部位界定于桡骨远侧端3 cm范围，即骨松质、骨坚质交界处，分为伸直型与屈曲型。学习时应重点掌握伸直型骨折：①骨折远端向桡侧及背侧移位；②临床出现餐叉畸形；③X线检查可显示骨折涉及关节面或合并尺骨茎突骨折或合并下尺桡关节半脱位；④手法复位要重点掌握纠正骨折的重叠及向前后、内外侧方移位。

（9）腕舟骨骨折：腕舟骨在腕关节中的特殊解剖位置、腕关节的活动形式及腕舟骨的血液供应特点是学习腕舟骨骨折时必须熟知的基本知识。只有这样才能正确地理解和掌握腕舟骨骨折的机制、骨折类型与预后的关系，腕舟骨骨折临床易发生漏诊等重要问题，从而进一步掌握腕舟骨骨折的诊断和治疗方法。

（10）由于第1掌骨骨折与第2～5掌骨骨折在骨折机制、移位特点、临床表现及治疗方法诸方面均有显著差异，因此，学习掌骨骨折的重点在于注意上述存在的差异，认真地加以分析对比，在鉴别中加深印象。

（11）指骨骨折：首先掌握指骨骨折的治疗原则为力争解剖复位，防止旋转愈合，及早进行功能锻炼；其次要掌握近、中、末节指骨骨折的机制及移位特点，对不同节段骨折之间的区别尤应重点掌握之。只有这样，才能正确掌握各部位指骨骨折整复及固定方法。

2．本节的疑难点：

（1）锁骨骨折：①儿童青枝骨折容易漏诊；②锁骨外1/3骨折与典型锁骨骨折的固定方法完全不同，两者不可混淆；③维持骨折复位后的对位较困难。

（2）肱骨外科颈骨折：外展型与内收型肱骨外科颈骨折的定义标准是受伤时患肢所处的

体位，亦即暴力作用的方向。然而，临床上外展型骨折其远端向内移位，内收型骨折远端向外移位，此为根据X线表现判断骨折类型的标准，可见与一般概念相悖，故易出现判断错误。

（3）肱骨干骨折：肱骨干横形骨折多用U形石膏固定；而肱骨干斜形骨折多用悬垂石膏固定。应用前者的目的是防止骨折出现分离移位；采用后者的目的是为了纠正骨折的重叠移位，两者的目的截然不同。

（4）肱骨髁上骨折：①肱骨髁上骨折是根据X线片侧位和正位所见分型的，因此侧观分型与正观分型是交叉存在的。即无论伸直型或屈曲型骨折均可有尺偏型或桡偏型，学习时必须注意避免混淆。②根据肘关节X线片表现，判断肱骨髁上骨折的旋转移位是自学时较难理解的问题之一，除在教师的指导下多阅读X线片外，尚可用硬纸板剪成骨折模型，比对教材表5－14、图5－70～图5－72所示进行直观形象思维学习，往往可收到较好的效果。③正确把握严重肿胀的肱骨髁上骨折的整复时机，以及固定后患肢末端血运的观察亦是学习的难点，应根据教材提示所述，结合临床实践逐步加以掌握。

（5）肱骨髁间骨折：理解和掌握前臂屈肌群对肱骨内外髁骨折块牵拉的影响。此问题是造成肱骨髁间骨折块分离及旋转移位的主要因素，亦是阻碍复位固定的主要原因。

（6）肱骨外髁骨折：①肱骨下端外髁骨骺较大，最后发育成肱骨小头与滑车的桡侧半。滑车骨骺有两个骨化中心，其最终发育成滑车的尺侧半。因此，肱骨外髁骨折线常通过滑车桡侧半，骨折块常包括肱骨小头与肱骨滑车之桡侧半。此为学习较难理解的问题之一。②正由于外髁骨折块包含了滑车骨骺，但此时滑车骨骺尚未出现，故X线片上所显示的骨折征象是较小的骨折块，而实际的创伤解剖要严重得多，对此必须有充分的估计，否则会误诊为轻微的撕脱骨折。③Ⅲ型骨折中，骨折块常出现多轴移位，学习时较难理解。可用硬纸板制作成简易模型，根据教材中的描述及图解进行形象直观的学习。④肱骨外髁骨折与肱骨远端全骺分离的鉴别诊断。

（7）尺骨鹰嘴骨折：①并非所有骨折均为关节内骨折；②移位骨折固定体位在初期和中期是不同的，前者是为了维持复位后的位置，后者是为了功能康复。学习时不可混淆。

（8）桡骨头颈部骨折：桡骨小头与桡骨颈骨折虽部位非常接近，且两者亦可同时发生骨折，但并不能将两者等同起来，明确此概念，是学习理解桡骨头颈部骨折的关键。

（9）尺桡骨干骨折：贯穿尺桡骨干骨折学习最突出的难点是骨折的旋转移位，特别是桡骨干单骨折。其中包括：骨折的旋转移位形式与骨折的部位相关；临床X线表现判断骨折的旋转移位有一定的难度；手法复位的难点，亦即关键在于纠正骨折旋转移位；骨折的固定体位选择与骨折的旋转形式有关。此外，一个非常容易混淆的问题是：整复骨折时，当患肢外展90°位时，前臂中立位为掌心朝下，与一般情况下的前臂中立位有较大的区别。

（10）尺骨上1/3骨折合并桡骨头脱位：主要是对X线片征象的判断，如缺乏经验则可能仅注意尺骨骨折而忽略了桡骨头脱位，造成临床漏诊。因此，学习阶段即应对有关内容反复加以识记。

（11）桡骨中下1/3骨折合并下尺桡关节脱位：①骨折与脱位整复的先后次序；②各种不同类型骨折在固定体位上是不同的，临床时不可混淆。

（12）桡骨远端骨折：手法复位中，容易出现的错误是在纠正骨折的背桡侧移位时，未能注意恢复桡骨远端的掌倾角和尺偏角；骨折固定期间，未能及时地指导患者进行功能锻炼，则可能并发创伤后骨萎缩及肩手综合征。

（13）腕舟骨骨折：主要是理解摄腕舟骨蝶位片的道理。腕舟骨在腕部的特殊解剖位置导致其在临床摄片时只有摄蝶位片才能显示其全长，从而较易发现骨折。所谓蝶位，即腕尺偏斜位，必须注意的是只有在前臂旋前，掌心朝下的基础上将前臂旋后45°左右，才能真正显示腕舟骨的全长；反之，如在前臂完全旋后的基础上再旋前则不能显示其全长。

（14）掌骨骨折：①整复第1掌骨基底部骨折脱位时，初学者常单纯外展拇指的掌、指关节进行复位，以致加剧了掌骨干内收和脱位，使整复失败。②由于掌骨颈骨折后向背侧成角，故易误将掌指关节置于过伸位进行整复，但掌指关节在过伸位时，侧副韧带松弛，掌骨头易向掌侧屈曲旋转；只有在掌指关节屈曲90°时，侧副韧带紧张，才易整复成功。③第1掌骨基底部骨折脱位整复后，维持其对位较困难，如骨折不能在近解剖位愈合，晚期可影响关节功能。

（15）指骨骨折：各节指骨骨折尤其是中节指骨骨折可因骨折部位的不同出现不同的移位，此为较难理解的问题。学习时不能仅单纯识记其移位形式，更应在熟悉肌腱附着点的基础上，分析各肌腱对不同部位骨折移位的影响，如此理解记忆才能真正记住、记牢。

【复习思考题】

1. 锁骨骨折后会出现何种形式的典型移位？系何种原因所致？
2. 如何正确理解“锁骨骨折畸形愈合不影响功能”这句话的含义？
3. 锁骨Ⅱ型外1/3骨折为什么要采用肩锁吊带固定法？
4. 试比较外展型和内收型肱骨外科颈骨折在骨折机制、移位特点、整复方法及固定方法等方面的异同点，请简述之。
5. 外展型肱骨外科颈骨折为什么不能摄侧位片，而要摄穿胸位片？
6. 临床如何区别肱骨头关节内半脱位和关节外脱位？
7. 肱骨干上、中段骨折会出现何种形式的典型移位？为什么？中下1/3骨折为何易并发桡神经损伤？
8. 临床上应如何预防肱骨干骨折出现分离移位？
9. 肱骨干骨折采用U形石膏和悬垂石膏固定的目的各是什么？两者各用于什么情况？
10. 请说出肱骨髁上骨折临床容易发生及伸直型骨折多见的原因。
11. 为什么肱骨髁上骨折易并发肱动脉及正中神经损伤？在什么情况下多见？
12. 为什么尺偏型肱骨髁上骨折容易并发肘内翻？临床上可采取哪些措施加以避免？
13. 试述伸直型肱骨髁上骨折的机制、临床特征及整复固定方法。
14. 简述肱骨髁间骨折与肱骨髁上骨折在骨折分型、临床X线表现及复位固定等方面的异同点。
15. 为何在整复肱骨髁间骨折时，要将抱髁推挤手法贯穿于复位的全过程？
16. 肱骨外髁骨折的骨折块为何常包括肱骨小头与肱骨滑车的桡侧半？
17. 肱骨外髁骨折分为哪几种类型？其分型依据是什么？
18. 为何在幼儿肱骨外髁骨骺分离的X线表现与实际的创伤解剖差异很大？
19. 简述肱骨外髁骨折复位时间越早越好的理由。
20. “尺骨鹰嘴骨折是关节内骨折”这句话是否正确？为什么？
21. 尺骨鹰嘴骨折中，骨折块是否移位与哪些因素有关？

22. 桡骨头颈部骨折临床有哪些类型？各有何特点？
23. 儿童桡骨小头骨骺损伤与成人桡骨小头骨折在创伤解剖及治疗原则方面的主要区别是什么？
24. 如何区别不同形式暴力所致的尺桡骨干骨折？
25. 如何根据肘关节侧位X线片判断桡骨干骨折断端的旋转移位？
26. 简述尺桡骨干骨折的手法复位及固定方法。为什么说纠正旋转移位是治疗前臂骨折的关键？
27. 孟氏骨折分哪几种类型？试述各类型骨折的临床特征及复位要点。
28. 如何根据X线片所示判断盖氏骨折的类型？如何确定骨折脱位的整复次序？
29. 临床上为什么伸直型桡骨远端骨折多见？其与屈曲型骨折的主要区别何在？
30. 试述桡骨远端骨折的整复固定方法及步骤。
31. 试从桡骨远端骨折并发肩手综合征的角度，阐述“动静结合”的科学性和重要性。
32. 为何腕舟骨骨折是腕骨骨折中最常见的？腕舟骨骨折后为何不易愈合？
33. 为什么部分腕舟骨骨折早期不能在X线片上显示？可能的原因有哪些？此时是否按骨折处理？
34. 第1掌骨骨折与第2～5掌骨骨折有哪些区别？
35. 第1掌骨基底部骨折与第1掌骨基底部骨折脱位在临床表现与治疗方面有何不同？整复第1掌骨基底部骨折脱位时，初学者常易犯什么错误？
36. 为何整复、固定掌骨颈骨折时，均须将掌指关节屈曲？
37. 简述近节、中节、末节指骨骨折的临床主要区别要点。
38. 指骨骨折的治疗为何要力争解剖复位，防止旋转愈合，并及早进行功能锻炼？

〔熊渭平〕

第三节　下肢骨折

【目的要求】

1. 掌握股骨颈骨折、股骨干骨折、髌骨骨折、胫腓骨干骨折及踝部骨折脱位的骨折机制，常见类型的临床特点及辨证施治方法。

2. 熟悉股骨粗隆间骨折、股骨髁上骨折、跟骨骨折及跖骨骨折的骨折机制，常见类型的临床特点及辨证施治方法。

3. 了解股骨髁部骨折、胫骨平台骨折、距骨骨折脱位及趾骨骨折的机制，常见类型的临床特点及辨证施治方法。

【自学时数】

20～22学时。

下肢的主要功能是负重行走，故需要一个良好的稳定结构。当下肢发生骨折后，对骨折整复要求高，不仅需要患肢与健肢的长度相等，而且要求对位对线良好。若患肢成角畸形，将会影响肢体的承重力；若患肢短缩>2 cm 者，则会出现跛行。下肢肌肉发达，整复后，单纯夹板固定难以保持断端整复后的位置，尤其是股骨干骨折及不稳定的胫腓骨干骨折，常需配合持续牵引。下肢骨折固定时间也相对较长，以防止过早负重而发生变形或重复骨折。

股骨颈骨折

股骨颈骨折是临床常见骨折，多发于老年人，患者平均年龄在 60 岁以上。

股骨颈系股骨头下至粗隆间的细小部分，长 2～3 cm，上下径较前后径为宽，上缘较短而薄弱，下缘较长且骨皮质较坚强。股骨颈除后侧面的下 1/3 外，均为关节囊所包裹。因此，股骨颈的头下、颈中部骨折属囊内骨折；基底部骨折属囊外骨折。

股骨颈与股骨干纵轴之间相交成角，称为颈干角。该角的存在增加了髋关节活动范围。颈干角的正常值为 110°～140°。颈干角随年龄的增加而减小，儿童平均为 151°，成年男性为 132°，女性为 127°。颈干角<110°为髋内翻，>140°为髋外翻。两者均可引起股骨头负荷及股骨颈承受应力的改变，导致骨结构异常和功能障碍。股骨颈轴线与股骨内、外髁中点间连线不在同一冠状面上，股骨颈向前倾斜形成一角度，称为前倾角。成人前倾角的正常值为 12°～15°。(图 5－164)

股骨近端骨小梁的分布量和方向完全适应生理应力的类型和大小。其主要骨小梁的分布有两组：内侧骨小梁由股骨头周边沿压缩合力的方向下行，汇合至内侧骨皮质，形成主要的抗压力骨小梁，故称为压力骨小梁；外侧骨小梁起自股骨干上段外侧皮质，沿张力方向上行，呈弧形止于股骨头内下方，与内侧骨小梁呈 60°交叉，形成主要的抗张力骨小梁，故称为张力骨小梁（图 5－165)。

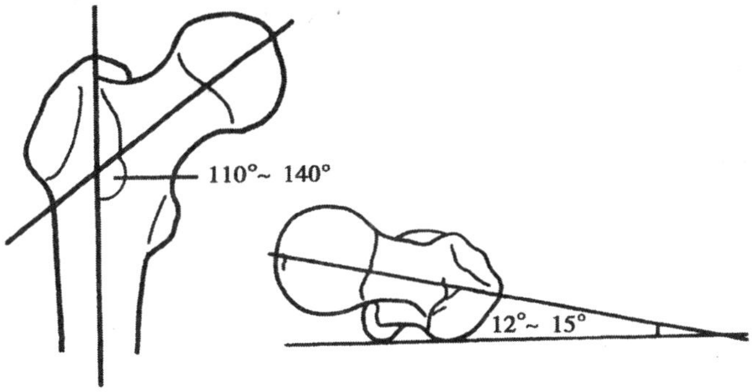

图 5－164　股骨颈颈干角和前倾角

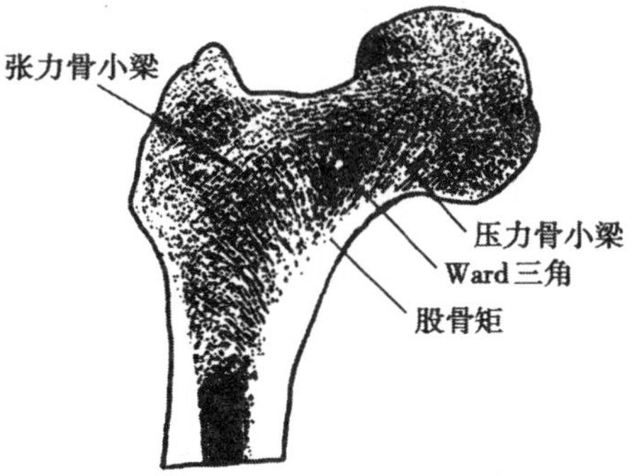

图 5－165　股骨近端骨小梁的分布

股骨头颈部血液供应主要有 3 个来源：①关节囊支，主要来自旋股内动脉、旋股外动脉、臀下动脉和闭孔动脉的吻合部至关节囊附着部，分为骺外动脉、上干骺端动脉和下干骺端动脉进入股骨颈，供应股骨头、颈部的大部分的血运；②圆韧带动脉支，由闭孔动脉发出，较细，仅能供给股骨头下部血液供应；③股骨干滋养动脉支，仅达股骨颈基底部（图 5－166)。

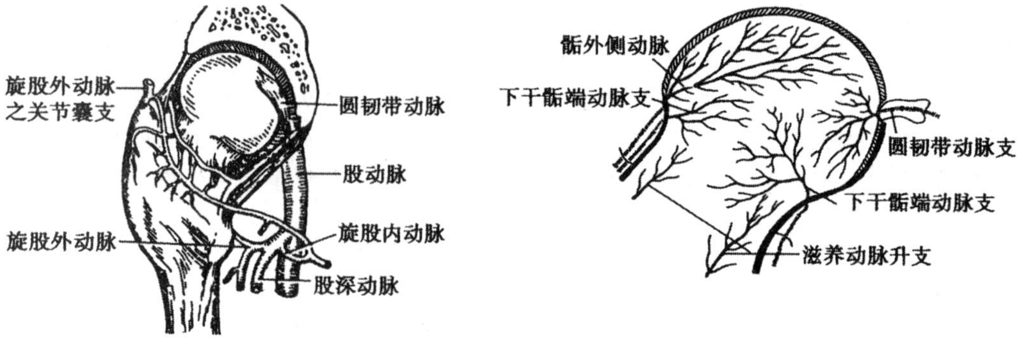

图 5－166　股骨头颈部血液供应示意图

【骨折机制与分型】

（一）骨折机制

股骨颈为骨松质与骨密质交界处，且细小而负重量大，故应力易于在此处集中而发生骨折。

1．老年人骨折：老年人因肝肾不足，筋骨衰弱，骨质疏松，股骨颈骨小梁结构脆弱，故遭受轻微外力即可导致骨折。如平地滑倒或从床边跌下，臀部或大粗隆着地（图 5－167），或患肢突然外展扭转等。其发生机制一般认为系由下而上的外力作用于大粗隆，身体重力向下施加于股骨头，使股骨颈承受剪切和扭转应力而发生骨折。

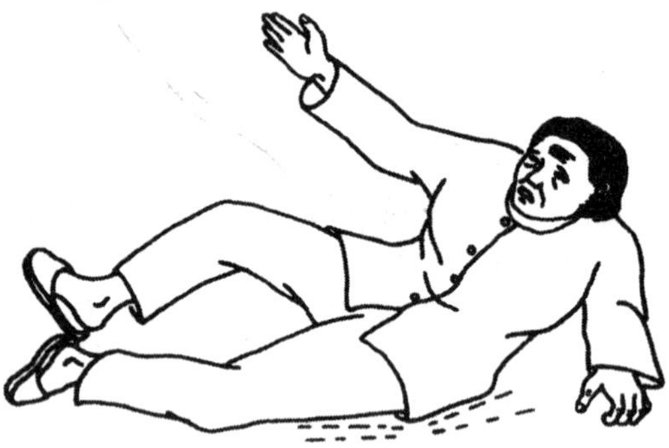

图 5－167　老年人股骨颈骨折的典型受伤姿势

2．青壮年骨折：少见。青壮年股骨上端骨结构十分坚强，多由强大暴力致伤，如从高处坠落、重物砸击、车祸等，故被认为属直接外力骨折。但亦有观点认为系股骨颈抵于髋臼后形成支点，因杠杆作用而发生骨折（股骨头直径与下肢全长分别为支点两侧的力臂，长短相差悬殊，故支点处受力巨大）。此外，青壮年偶可因长跑或长途跋涉而发生疲劳骨折。

（二）骨折分类

股骨颈骨折的分类方法有 3 种，各有其临床意义。但较为常用的是按骨折部位进行分类的方法。

1．根据骨折的部位分类：如表 5－29、图 5－168 所示。

2．根据 X 线片上骨折线的倾斜度分类：可分为外展型和内收型两种（图 5－169）。外展型骨折的骨折机制系由于下肢骤然外展而发生骨折，骨折无移位或嵌插（多为远端外侧嵌于近端内侧），X 线显示 Pauwel 角＜30°，颈干角增大。该型骨折因关节囊血运破坏少，骨折愈合率较高，股骨头坏死率较低。内收型骨折因受暴力作用，下肢骤然内收而受伤，骨折端极少嵌插，远端受外旋肌及内收肌群的牵拉而外旋上移，骨折处剪力大，骨折不稳定，关节囊血运破坏大，愈合率较低，股骨头坏死率较高。

由于股骨颈骨折的骨折面常不是单纯的横断，而接近螺旋面，故 Pauwel 角只有在骨折复位后才能准确测定。外展型骨折临床处理不当（如缺乏有效固定等），可转变为内收型骨折。故一般认为，两型骨折的发生机制完全相同，只是程度不同而已。

表 5-29　　股骨颈骨折的分类（按骨折部位）

骨折部位		预　　后
头下型	囊内骨折（股骨头、颈交界部）	股骨头完全游离，血液供应大部中断，易于缺血坏死
头颈型	囊内骨折（由头下斜向颈部，常为外上斜向内下）	骨折处剪应力大，骨折不稳定，远端上移，致关节囊扭曲，股骨头血液供应受损，骨折不易愈合，股骨头易缺血坏死
经颈型	囊内骨折（骨折线横过颈中段）	骨折线较低，因多数关节囊动脉分支可经滑膜下供应股骨头，骨折多能愈合坏死率低，此型不常见，尤其老年人罕见
基底型	囊外骨折（骨折在颈基底部）	骨折断端接触面长，两端血液循环均良好，骨折易于愈合，股骨头一般不发生坏死

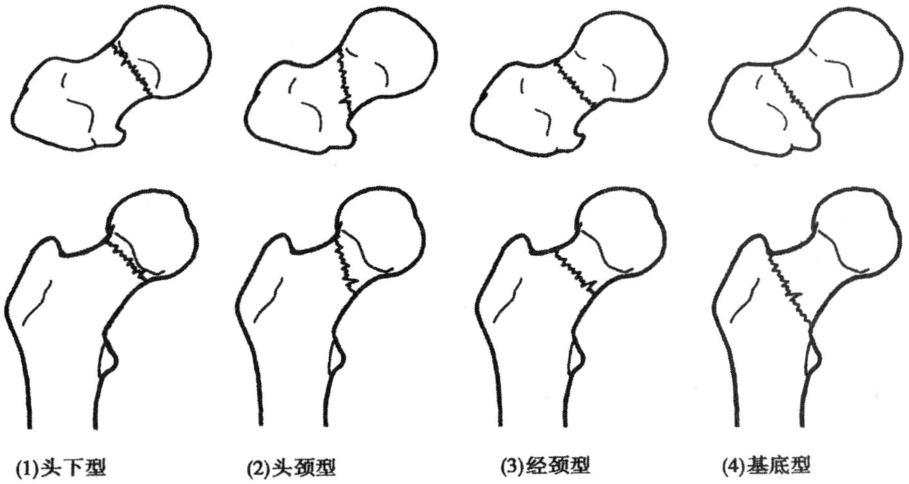

图 5-168　股骨颈骨折的分类（按骨折部位）

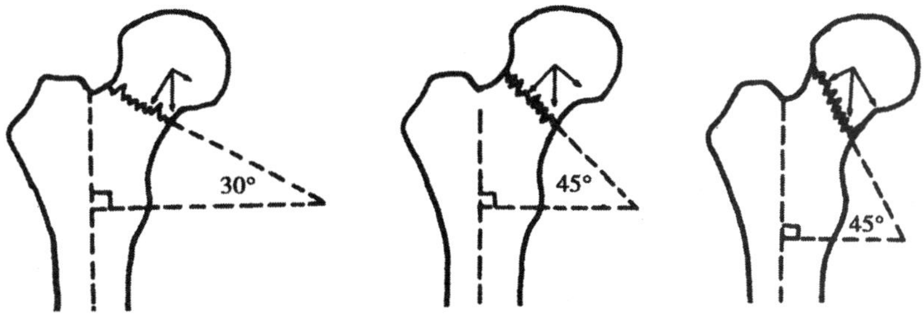

图 5-169　股骨颈骨折的分类（按 X 线片上骨折线倾斜度）

3. 根据骨折移位的程度分类：又称 Garden 分型，可分为 4 型（图 5-170）。Ⅰ型骨折系不完全骨折，由于股骨颈下缘骨皮质未完全破坏，故其预后较好；Ⅱ型骨折属完全骨折，股骨颈部压力骨小梁断裂但未成角，骨端无移位，因此其预后尚可；Ⅲ型骨折亦属完全骨折，骨折端部分移位，股骨头在髋臼内有旋转，骨折远端轻度上移并外旋，预后差；Ⅳ型骨折骨折完全错位，远端明显上移并外旋，股骨头一般无旋转，其预后最差。

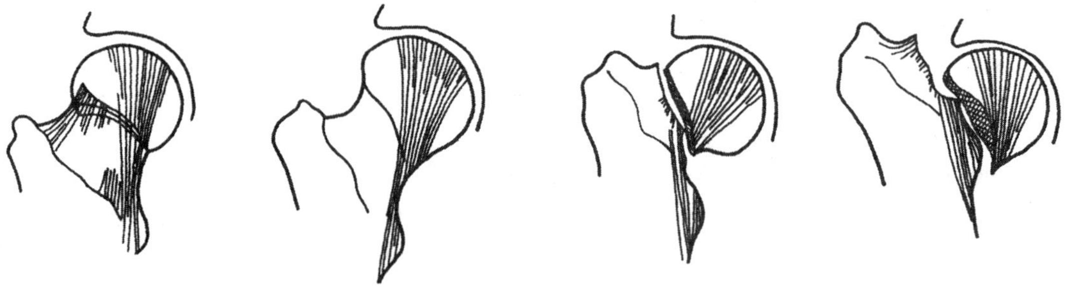

图 5－170　股骨颈骨折的分类（按骨折移位程度）

【诊　断】

老年人骨折多为平地跌倒等轻微外伤所致，儿童及青壮年骨折则多为强大暴力致伤。伤后患侧髋部疼痛活动加剧，可牵涉至膝部。囊内骨折肿胀多不明显，囊外骨折局部可有肿胀甚至出现瘀斑。患肢不能站立及行走。检查时压痛部位以髋关节前方（腹股沟韧带中点下方）为著，叩击足跟及大粗隆均可加剧骨折局部疼痛。完全移位型骨折患者，患肢呈现外旋并短缩畸形（图5－171），髋、膝关节轻度屈曲，或处于轻度内收畸形位，患肢畸形的程度与骨折移位的程度呈正比。摄髋关节X线正、侧位片可明确骨折部位、类型及移位情况，对决定治疗方案及估计预后均有重要意义。若受伤后临床症状可疑，但首次X线片未发现明显骨折者，应摄健侧X线片对比，或2周后再摄片复查。

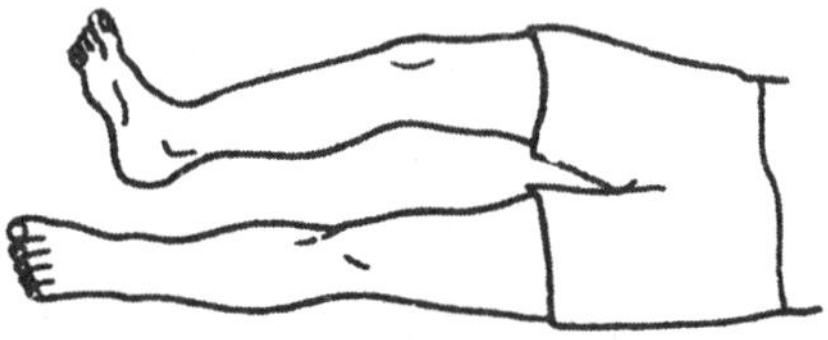

图 5－171　完全移位型骨折患者患肢呈现外旋并短缩畸形

根据受伤史、临床及X线表现可作出诊断。

必须指出，部分不完全骨折或嵌插骨折患者其临床症状可能非常轻微，少数患者仍可坚持行走或骑车，易被漏诊。可从间接叩击痛阳性、患侧髋关节活动度减少及活动时肌肉呈防御性肌紧张等体征中，考虑股骨颈骨折的可能，应摄片检查加以证实。但须注意的是，部分无移位或嵌插骨折，其早期X线可由于摄片体位及X线片质量不佳等原因而未能显示，对此类患者应嘱其卧床休息，1～2周后摄片复查。

【辨证施治】

（一）治疗原则

1．无移位型股骨颈骨折：卧床休息，皮肤牵引维持患肢于外展中立位，可配合穿丁字鞋（图5－172），6～8周后可扶双拐活动。应注意防止卧床休息期间出现移位。

2．移位型股骨颈骨折：原则上应解剖复位加内固定，如无内固定，股骨颈骨折不愈合的可能性非常大。有效内固定可使患者避免长期卧床产生的合并症（如肺炎、褥疮、泌尿系感染等）。

一般而言，经颈型、基底型、部分头颈型骨折，在闭合复位成功后可采用三翼钉、加压螺纹钉或多针内固定；青壮年及＜60岁的头下型及部分经颈型骨折，患者闭合复位失败者，应切开复位内固定，并加用股方肌蒂骨瓣移植或旋髂深血管蒂髂骨瓣移植术；＞65岁的头下型骨折，经颈型骨折或粉碎而有移位的骨折，可应用人工股骨头或全髋关节置换术；对陈旧股骨颈骨折，视患者年龄及具体病情，分别采用带血运骨瓣移植术、截骨术、人工股骨头或全髋关节置换术等。

3．复位标准：骨折复位的质量直接影响骨折的愈合及股骨头坏死率。判断复位质量的标准有：

（1）两骨折端之间的对线关系（Ganden 对线指数）：在正常情况下，X 线正位片上股骨干内缘与压力骨小梁成 160°角，侧位片上股骨头轴线与股骨颈轴线呈一直线 180°（图 5－173），以 160°/180°表示。复位不良常使股骨头内收而正位角度＜160°，股骨头后倾而侧位角度＜180°，改变愈大，股骨头坏死率愈高。

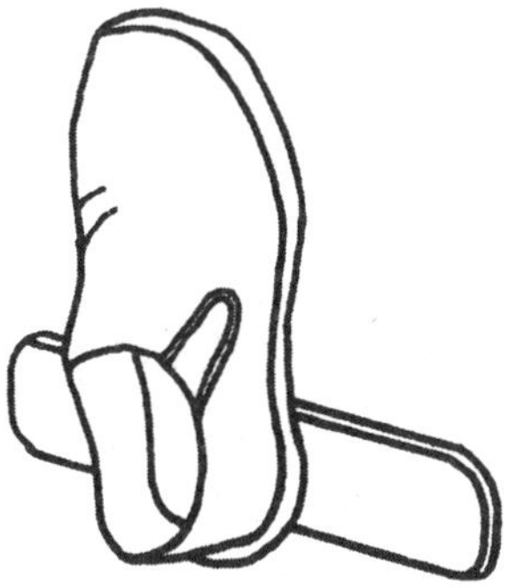

图 5－172　控制患肢外旋的丁字鞋

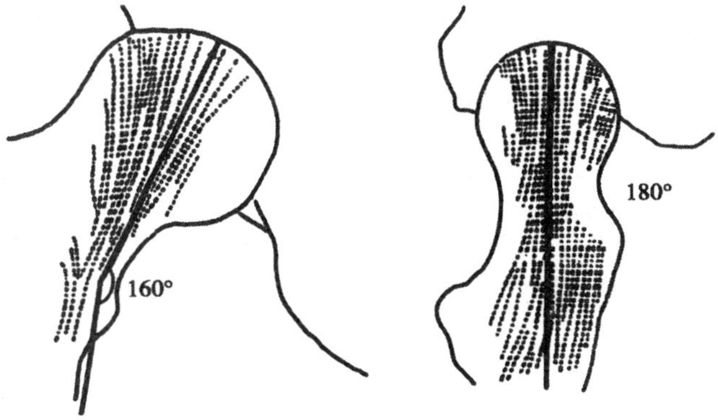

图 5－173　Ganden 对线指数

（2）两骨折端之间的对位关系：表示其稳定性，解剖复位或过度复位（股骨干内缘与压力骨小梁＞160°角），均有利于骨折愈合，复位不足则不愈合率大为提高。

（二）复位方法

1．手法复位：患者平卧，助手按住两侧髂嵴以固定，术者立于伤侧，面对患者，用肘弯套住患肢腘窝部，另手握患肢踝部，使之屈髋屈膝 90°，顺势拔伸牵引［图 5－174(1)］。远端牵下后，伸髋至 135°左右，将患肢内旋（使骨折端扣紧），并适当外展后伸直［图 5－174(2)］。骨折远端仍有后移者，可令助手固定骨盆，另一助手握小腿牵引患肢并稍外旋，术者以宽布带套在自己颈上并绕过患者大腿根部，作挺腰伸颈动作［图 5－174(3)］，纠正后移，再令助手内旋患肢。骨折处仍有向前成角者，两助手维持牵引下，术者一手扣住大粗隆后侧向前端提，一手按股骨颈前方向后压，并令助手将患肢内旋，向前成角可纠正［图 5－174(4)］。检查复位成功与否：将患肢置于平台上或术者手掌平托患足，患肢无外旋者即为成功［图 5－174(5)］。

2．牵引台快速牵引复位：患者平卧骨折牵引台上，固定骨盆，插木棒顶住会阴部，双下肢伸直，对称外展约 30°，双足固定足托上，X 线监视下，牵引患肢使双下肢等长，双侧各内旋约 20°，然后将患肢内收至中立位或稍外展位，叩击大粗隆使断端嵌紧（图 5－175）。

3．骨牵引逐步复位：行患肢股骨髁上或胫骨结节骨牵引，牵引质量 4～8 kg。牵引方向应与股骨头移位方向一致（参见第四章第三节图 4－66、图 4－68）。2～3 日后床边 X 线检查，若骨端已牵下，则改外展内旋位牵引，以便纠正向前成角及扣紧断端；若未复位，则应及时调整牵引质量及角度，力争复位在 1 周内完成。

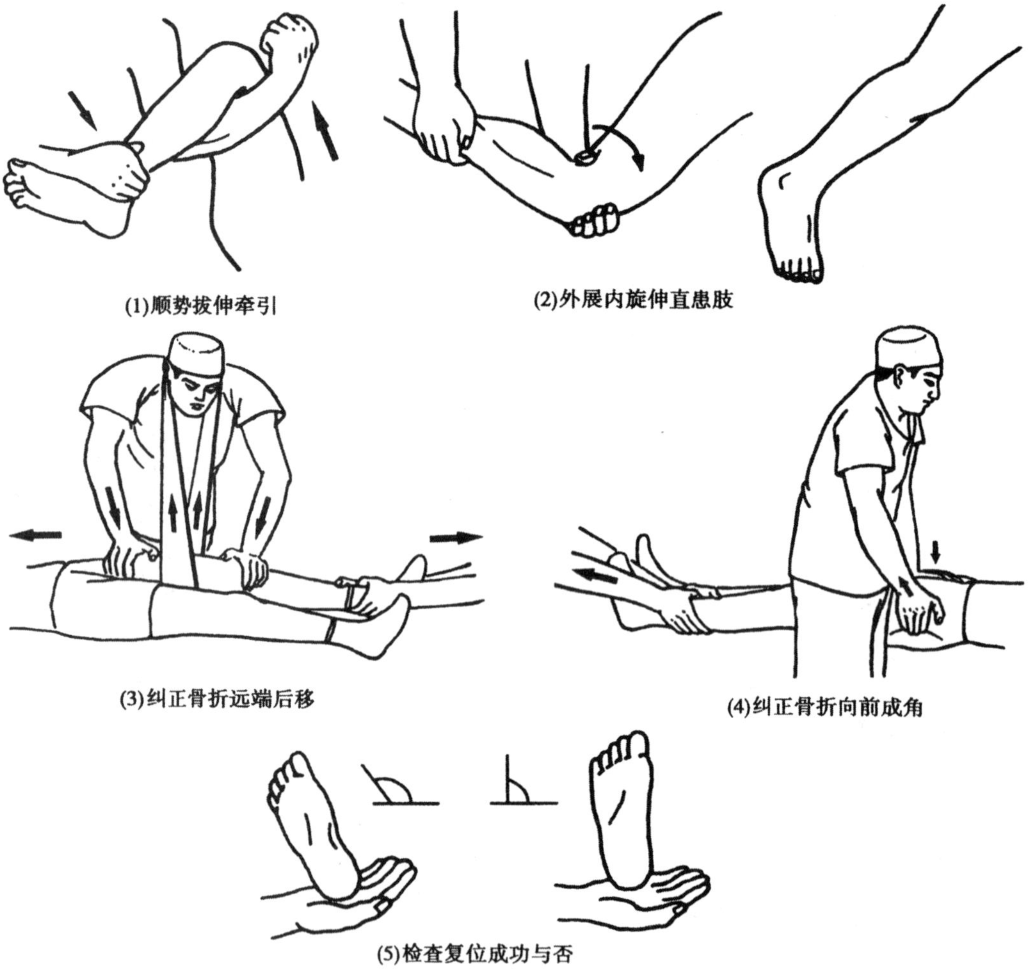

图 5－174　股骨颈骨折手法复位示意图

（三）固定疗法

1. 多针固定术：是用 3 根以上的钢针在不同角度、不同平面穿入股骨颈，以固定骨折。适合各年龄段的骨折尤其是青少年。多针固定具有抗旋转剪切力强，生物相容性好，操作简便的优点。

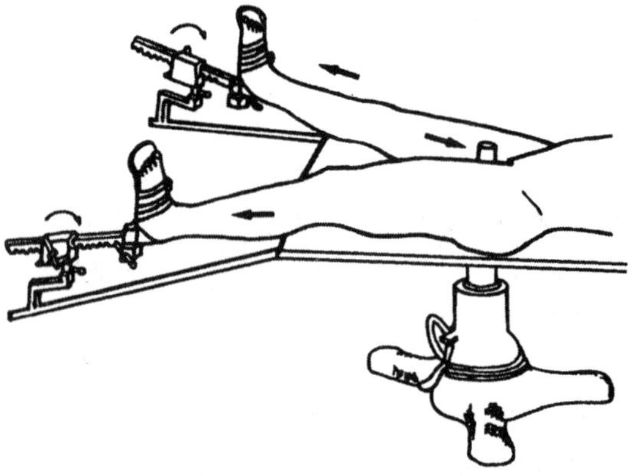

图 5－175　股骨颈骨折牵引台快速牵引复位

患者仰卧，患肢稍外展并内旋，无菌操作及 X 线监视，确定进针点后局部麻醉，先在股骨头颈中央钻入 1 针作定位及固定用。以固定针为中心，在大粗隆下约 7 cm 偏前侧打入 1 针，注意 X 线下调整，使针体靠近股距，位于股骨头颈内，角度大于颈干角。第 2 针进针点较第 1 针偏后上方，使两针尾约成 5°夹角，以相同角度打入股骨头颈。第 3 针在第 1 针上方 2～3 cm 处进针，靠股骨颈外侧进入头颈。X 线检查，确认固定妥当后，剪去过长针尾，弯折后留于皮下。（图

5－176）

2．加压螺纹钉固定：是用带有螺纹的固定钉，拧入股骨头、颈内实施固定的方法。有单钉式和多钉式，多钉式有并行置入、交叉置入及“品”形置入等方式（图 5－177）。加压螺纹钉固定作用稳定，抗弯、抗扭强度均较好，且对骨折面具有加压作用，故对骨折愈合有利。此外，多钉固定能较好地防止股骨头的轴向旋转。

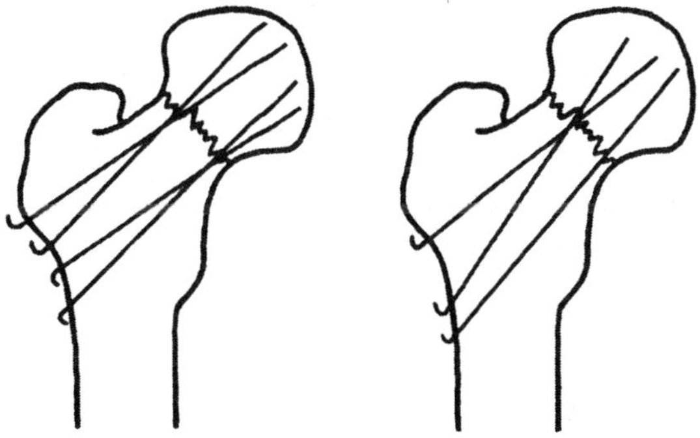

图 5－176　股骨颈骨折多针固定

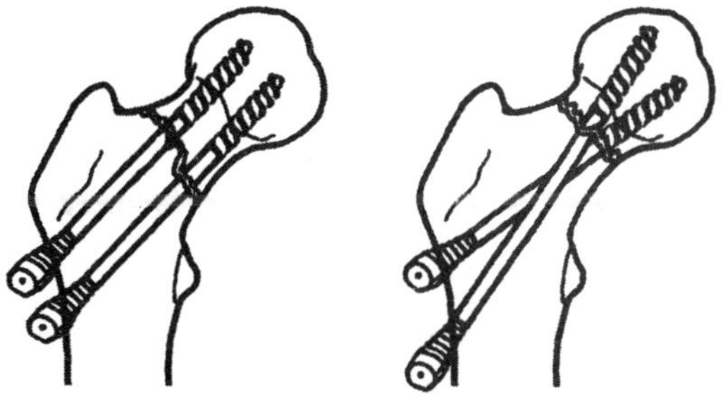

图 5－177　股骨颈骨折加压螺纹钉固定

操作要点：基本操作及术后处理等与多针固定术基本相同。但应注意：①进钉前，只需用手摇钻或骨皮质扩孔器在骨皮质扩孔即可；②当固定钉旋入股骨头后，即可放松牵引，再用力旋进，使断端嵌合更好；③准确复位及固定钉长度适当、进钉方向良好（1 钉贴近股骨矩），乃是该法取得应有疗效的保证。

（四）术后处理与功能锻炼

置患肢于外展中立位，皮肤牵引 2～3 周。3 个月内做到不盘腿、不侧卧、不负重，卧床期间应加强全身锻炼，鼓励患者作深呼吸和扩胸运动，并主动咳嗽排痰。术后早期练习髋、膝、距小腿及跖趾关节活动，同时还应积极地进行伤肢股四头肌练习，以防肌肉萎缩，关节僵硬的发生。6～8 周后扶双拐行患肢不负重下地活动，1～2 个月摄片复查 1 次，4～6 个月骨折愈合后可弃拐行走。1 年后拔除钢针。

（五）药物治疗

内服药按骨折三期辨证用药。初期瘀肿不甚者，可内服橘术四物汤加乳香、没药以行瘀止痛。肿痛消失后，可投人八珍汤加枸杞、骨碎补、续断、五加皮以补气血、壮筋骨。日后内服加味健步虎潜丸。

（六）其他治疗

对股骨颈粉碎性骨折、手法复位失败、陈旧骨折及骨折不愈合者，患者年龄＞60 岁的头下型骨折，可考虑行人工股骨头置换术或全髋关节置换术。

股骨粗隆间骨折

股骨粗隆间骨折是指股骨大小粗隆间部位的骨折，属于关节囊外骨折。多发于老年人，常为粉碎性骨折。股骨粗隆部指股骨颈基底部（关节囊外）至小粗隆以下 5 cm 的一段部位。大粗隆和小粗隆为股骨颈下方的两个骨性隆起，大粗隆位于外侧，上有臀中肌等附着；内侧的小粗隆上有髂腰肌附着。大小粗隆之间，前为粗隆间线，较平滑；后为粗隆间嵴，稍隆起。股骨粗隆部主要为骨松质结构，周围有丰厚的肌肉包绕，局部血液供应丰富，故骨折后很少发生骨不连接。在股骨颈、干连接部后内方，小粗隆深部，有一多层致密骨形成的纵形骨板，称为股骨矩（图 5－178），是股骨上段负重系统的重要组成部分。其向下与小粗隆下方股骨干内后侧骨皮质相融，向上与股骨颈内后侧骨皮质相衔。由于股骨矩的走向关系，股骨外旋＞30°时，方可在前后位X线片上显示。股骨矩加强了颈、干连接部，承受了最大的压缩应力。股骨粗隆间骨折后，若股骨矩尚完整，则骨折处稳定；反之，则压缩应力使局部产生髋内翻畸形。

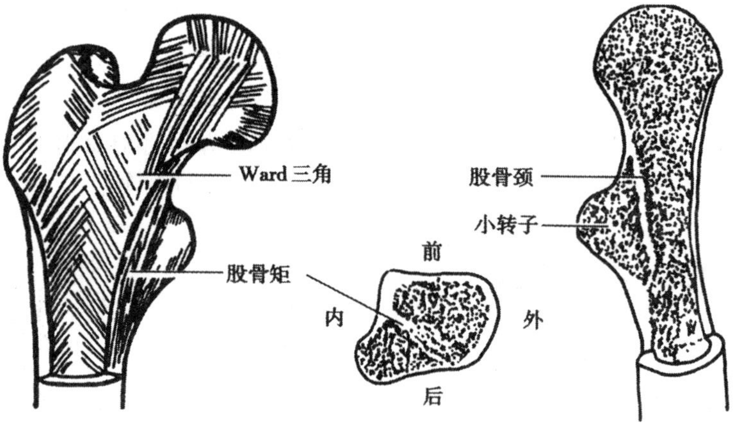

图 5－178　股骨矩

【骨折机制与分型】

（一）骨折机制

1. 间接暴力：下肢突然扭转或下肢纵向冲击力，作用于粗隆部，由于股骨干偏心负重，粗隆部承受内翻及向前成角的复合应力而发生粗隆区骨折。内翻畸形及以小粗隆为支点嵌压，形成小粗隆碟形骨块。亦有学者认为小粗隆骨折系髂腰肌剧烈牵拉造成。

2. 直接暴力：粗隆部乃骨松质构成，高龄老人骨质疏松，活动不灵便，平地滑倒后，暴力直接撞击粗隆部而导致骨折。

（二）骨折分型

股骨粗隆间骨折通常按骨折线走向进行分型，可分为顺粗隆间骨折和逆粗隆间骨折，其中顺粗隆间骨折按其骨折移位程度又可分为4度（表 5－30、图 5－179）。

表 5－30　　股骨粗隆间骨折的分型

	骨折线方向	移位特点	稳定程度
顺粗隆间骨折	骨折线自大粗隆上方或稍下方斜向内下行至小粗隆上方或稍下方（与粗隆间线大致平行）	Ⅰ度：无移位骨折 Ⅱ度：股骨距断裂但有嵌插 Ⅲ度：小粗隆分离，股骨远端上移，髋内翻 Ⅳ度：小粗隆分离，大粗隆及股骨距亦破碎，严重髋内翻，远端明显上移、外旋	稳定 稳定 不稳定 最不稳定
逆粗隆间骨折	骨折线自大粗隆下方斜向内上至小粗隆上方（与粗隆间线大致垂直）	近端：外展、外旋移位（外展外旋肌牵拉）；远端：向内、向上（内收、髂腰肌收缩）；小粗隆亦可能破碎、分离	不稳定，易发生髋内翻

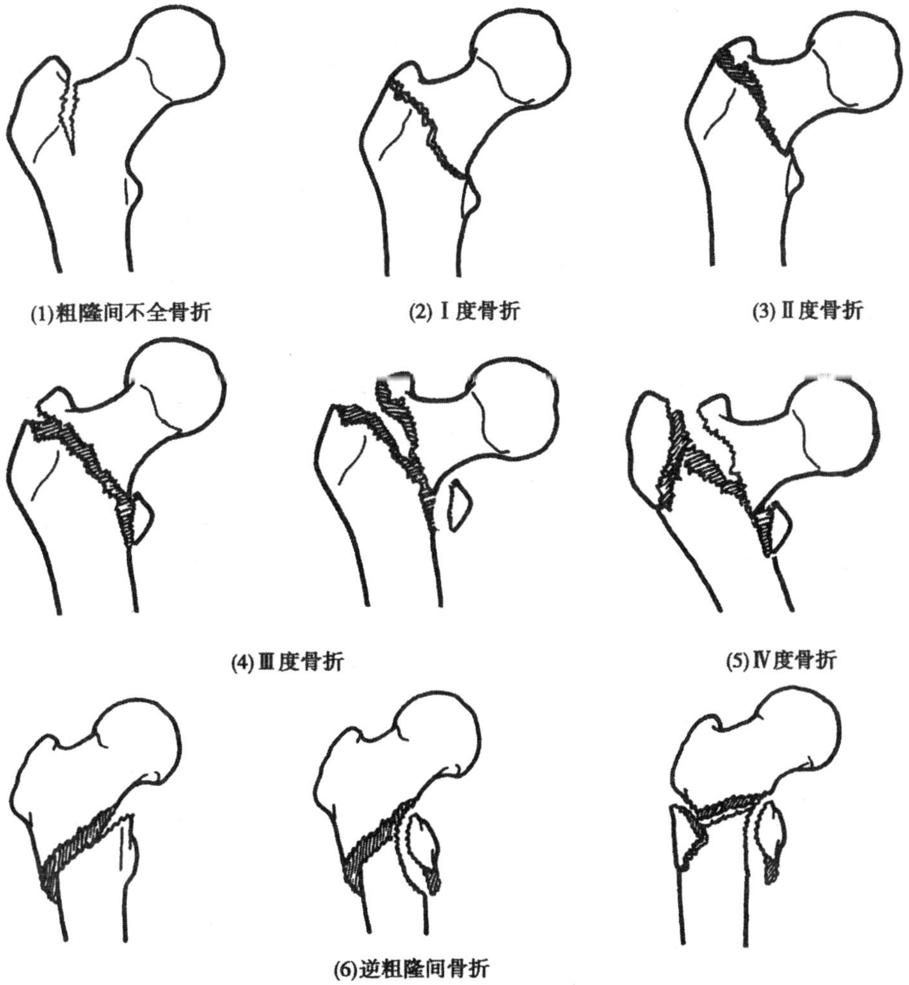

图 5－179　股骨粗隆间骨折的类型

股骨粗隆间骨折的稳定性通常用股骨矩的完整程度来衡量。若股骨矩完整或保持正常对位者，为稳定性骨折；若股骨矩断裂、分离或小粗隆撕脱，则为不稳定性骨折。此外，不能单纯以骨折类型判断骨折的稳定与否，而应以骨折的原始移位情况如何而定。凡骨折后即有髋内翻者，为不稳定性骨折。原始髋内翻越严重者，后遗髋内翻畸形的可能性越大；反之，原始移位无髋内翻者，后遗髋内翻畸形的可能性则较小。

股骨粗隆下骨折是发生在股骨上 1/3，大、小粗隆以下的骨折。较股骨颈或股骨粗隆间骨折的发生年龄小。多由较大的直接外力引起。其临床表现及处理与股骨干上 1/3 骨折基本相同，故在此不作讨论。

【诊　　断】

患者多为高龄老人，平均年龄高于股骨颈骨折。外伤史常较轻微。临床上亦可发生于青壮年，但少见。伤后髋部疼痛、肿胀，严重者甚至出现髋外侧皮下瘀斑。患肢功能丧失，不能站立行走。查体时可见患肢有短缩、外旋畸形，大粗隆在 Nalaton 线上方；无移位骨折或嵌插骨折，则可无畸形。大粗隆间压痛、纵向叩击痛均为阳性。根据 X 线片表现可明确骨折的类型，有无髋内翻畸形。

根据外伤史及临床表现，一般均能作出诊断。但股骨粗隆间骨折与股骨颈骨折损伤机制、临床表现及全身合并症相似，故在诊断中应予以鉴别，其鉴别要点如表 5－31 所示。

表 5－31　股骨粗隆间骨折与股骨颈骨折的鉴别要点

	股骨粗隆间骨折	股骨颈骨折
局部肿胀	明显	不很明显
皮下瘀斑	常有	少有
压痛点	大粗隆及粗隆部	腹股沟韧带中点下方
骨折远端外旋移位	囊外骨折极度外旋	囊内骨折外旋程度较轻

【辨证施治】

股骨粗隆间骨折治疗的关键是稳定骨折和防止发生髋内翻畸形。此外，患者多为高龄老人，长期卧床易致肺炎、心力衰竭、褥疮、尿路感染等各种并发症，临床中应注意积极防治。

（一）治法选择

临床治疗应根据患者的年龄、全身状况及骨折的局部情况，分别采取不同的治疗方案：不全骨折或无移位骨折患者，可卧床休息，患肢穿丁字鞋或以合力皮肤牵引维持于中立位。6 周后扶双拐下地活动。轻度移位的稳定性骨折，可采用合力皮肤牵引或骨牵引维持患肢外展中立位，6～8 周后带外展夹板扶双拐下地活动。不稳定性移位骨折，如为年龄不太大、健康情况尚好者，可采用胫骨结节骨牵引 8～10 周，并可配合手法复位；高龄患者不能长期卧床者，应采用力臂式支架等外固定支架治疗，或闭合复位内固定。严重粉碎性骨折或年龄太大，不能接受骨牵引及手术者，可考虑行皮肤牵引治疗，令患者尽早取半卧位，骨折可以愈合，残留部分畸形，不影响生活自理。

（二）整复方法

1. 手法复位：与股骨颈骨折相同，一般作为牵引或外固定支架疗法的辅助手法，以整复残余移位。

2. 牵引复位：

（1）普通皮肤牵引：适用于移位不多的稳定性骨折，使之保持外展中立位（穿丁字鞋或患肢两侧用沙袋维持），牵引质量为 4～5 kg，6～8 周后带外展夹板（图 4－40）扶双拐下地。

（2）合力牵引：亦用于移位不多的稳定性骨折。于患肢膝下置一垫枕使关节屈曲 30°～45°，用一宽布带绕过腘窝部及小腿上端，连接尼龙绳并通过滑轮向上牵引。同时患肢小腿行水平皮肤牵引。使两牵引力的合力与股骨干纵轴成一直线（图 5－180）。悬垂质量约为所需牵引力的一半。此类牵引便于患者起坐，故感觉舒适。

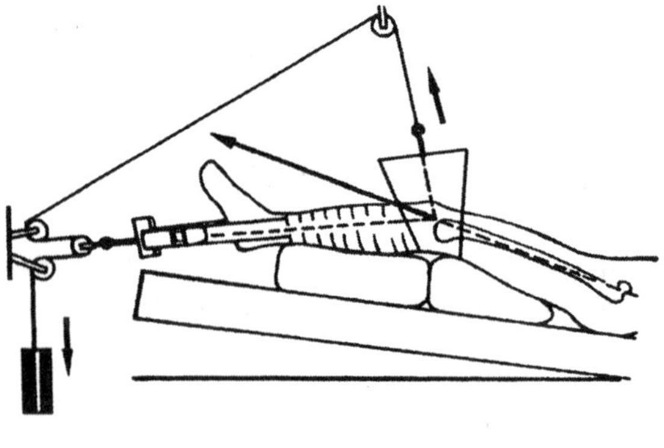

图 5－180　应用合力牵引治疗股骨粗隆间骨折

（3）骨牵引：适用于移位明显而全身情况尚可的患者。患肢置于托马斯架上，常规操作，行胫骨结节或股骨髁上骨牵引。牵引质量为体重的 1/7 左右。牵引伊始患肢应置于轻度外旋中立位，2～3 日后双下肢等长，再改为外展旋中位并摄片检查，根据骨折的位置调整牵引角度和质量，维持质量一般为 3～5 kg。骨折复位应争取在 1 周内完成。8～10 周后如骨折生长良好，可解除牵引。

（三）固定疗法

1. 无移位骨折可采用丁字鞋或沙袋固定，使患肢置于外展旋中位。移位骨折则一般采用上述各种牵引方法进行固定，实际上是复位与固定的同步进行。

2. 骨外固定器固定：临床多采用力臂式固定器。该固定器具有操作简单、损伤小、固定可靠、患者能早期下床活动的优点。其基本原理是借助穿入股骨内的 3～4 枚钢针，与伤肢组成一个几何形状不变的力学稳定体系，共同抵抗外力，保证了骨折的局部稳定。其操作的基本要点是：将 2 枚直径 4 mm 左右的钢针顺股骨颈纵轴，呈“∧”形或交叉穿入，用骨锤将针尖击至股骨头软骨板下0.5 cm，针尾留于皮外 3～4 cm；然后在股骨髁上 8～10 cm 髂胫束后缘，穿入 1 枚固定钢针。最后安装力臂式固定器。（图 5－181）

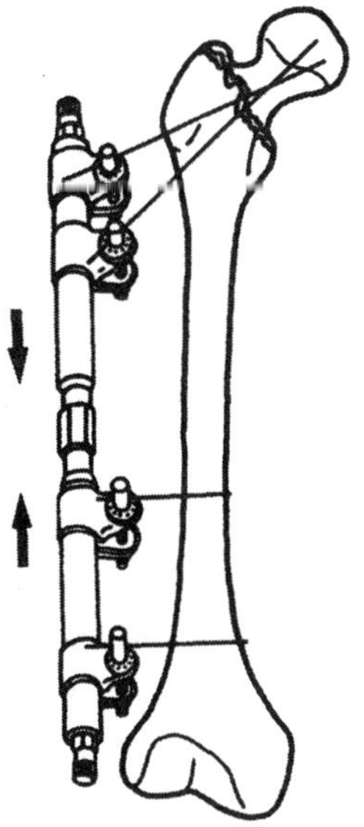

图 5－181　应用力臂式固定器固定股骨粗隆间骨折

（四）药物治疗

中药辨证施治方法与股骨颈骨折基本相同。须强调指出的是，用药时必须充分注意到老年人的特点，不可用峻猛的药物攻下。骨折初期，体实者可内服舒肝汤加牛膝、木瓜以破血祛瘀；体虚者则可投牡丹皮散以活血行瘀。继服橘术四物汤加木瓜、牛膝、续断、狗脊、五加皮、骨碎补等。后期可服用健步虎潜丸。局部瘀肿明显者，可外敷消肿止痛膏；肿胀消退后，则外敷接骨续筋膏。

（五）练功疗法

固定期间应积极地锻炼股四头肌及距小腿关节的屈伸活动。牵引固定者，第 2～3 周开始可取坐位，并练习抬臀活动。3～4 周后，两手拉吊环，健足踏床，作抬臀活动，臀部可完全离开床面，以练习髋、膝关节活动。一般 6～8 周后去牵引。下地扶拐行走时间，应根据 X 线片显示的骨折愈合情况而定。

股骨干骨折

股骨干骨折是指股骨粗隆下 2～3 cm 至股骨髁上 2～3 cm 处的骨折。此骨折多见于青壮年及<10 岁的儿童。股骨是人体最长的管状骨，表面光滑，后方有一隆起的骨嵴，为肌肉和肌间隔附着处，也是骨折切开复位对合骨折的重要标志。股骨干外观不甚规则，其中上段大致呈圆形，下段较膨大，呈椭圆形，至髁上部则几成三角形。股骨干有轻度向前突出 5°～7°的弧度，此弧度的存在有利于股四头肌发挥其伸膝的功能。故在整复固定骨折时，应尽可能地保持此生理弧度。股骨干由厚而坚强的圆柱形骨皮质所构成，中部最厚，两端较薄，中部髓腔最窄，两端较宽。

股骨干四周为3组丰厚的肌肉包绕：即前侧的股四头肌（股直肌、股中间肌、股外侧肌、股内侧肌），由股神经支配；后侧的腘绳肌群（半腱肌、半膜肌、股二头肌），由坐骨神经支配；内侧的内收肌群（大收肌、长收肌、短收肌、股薄肌等），由闭孔神经支配。

股动、静脉及股神经由腹股沟韧带下方进入股部，先经股鞘管中，然后行走在内收肌管之中，最后出收肌管（内收大肌大孔）转至腘窝后方。因此，在股骨干中上段骨折时，由于骨折部位距神经、血管较远（与股骨有肌肉相隔），不易伤及股动脉及股静脉；而在下1/3处，由于骨折部位距血管、神经较近，故当骨折向后成角时，易伤及腘动、静脉。股骨内侧有来自股深动脉的4支穿动脉，其分支供应股骨的营养动脉及肌肉，股骨骨折时，易伤及此类血管、神经，造成大量出血，出血量可达500～1000 mL。

【骨折机制与分类】

（一）骨折机制

骨折多由强大的直接暴力造成，如重物挤压、打击、车辆碰撞等，多造成横形或粉碎性骨折；亦可由间接（传导、杠杆、扭转）暴力造成，如从高处坠落、机器绞伤等多造成斜形、螺旋形或蝶形骨折；在儿童，可发生青枝骨折。

（二）骨折分类

股骨干骨折多发生在中1/3，但亦可发生在上1/3和下1/3（图5－182）。除不全骨折或青枝骨折外，其他均为不稳定性骨折。骨折移位因受肌群牵拉及伤肢自身重力等因素的影响，往往出现典型移位：上1/3骨折，其骨折近端受髂腰肌、臀中肌、臀小肌及其他外旋肌的牵拉而屈曲、外展、外旋；远段受内收肌群的牵拉而向后、上、内方移位。中1/3骨折，两断端多有明显的重叠，近折段多向外侧移位，远端易向内侧移位，故两折端多向前、外成角，移位无明显的规律。下1/3骨折，远端受关节囊及腓肠肌牵拉，向后移位，故易伤及腘神经、腘动脉、腘静脉。

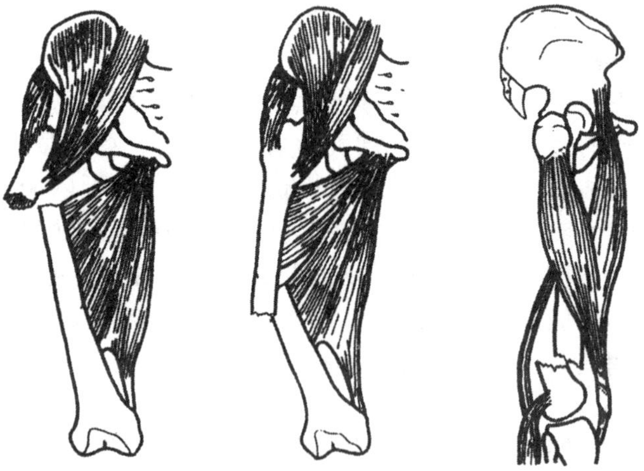
(1)上1/3骨折　(2)中1/3骨折　(3)下1/3骨折

图5－182　股骨干骨折的类型

【诊　　断】

股骨干骨折患者多有明显的外伤史，致伤暴力多较强大。伤后骨折局部肿胀及疼痛明显，功能丧失。骨折移位明显者，可出现患肢短缩、成角和旋转畸形。触诊时除压痛明显外，尚可扪及骨擦音和异常活动。一般情况下，骨折诊断较易确立。由于骨折后剧痛及出血量多（患肢肿胀如比健肢增粗1 cm，一般估计内出血量为500 mL；闭合性移位股骨干骨折的内出血量一般在500～1000 mL），易伴发休克，故应注意观察患者的面色、脉搏、呼吸、血压等生命体征；对下1/3骨折应常规检查肢体远端的感觉和血运（如足背、胫后动脉），以防漏诊血管损伤。此外，在严重挤压伤、粉碎性骨折或多段骨折的患者，还有并发脂肪栓塞综合征的可能，临床应密切观察。X线正侧位片可显示骨折的部位和移位方向。

根据患者的外伤史、临床表现及X线检查，一般均能作出明确诊断。由于股骨干骨折临床受伤多较严重，因此，应注意防止漏诊多发性损伤和并发症。

【辨证施治】

（一）急救搬运

伤后应尽快诊断，并用最简单而有效的方法临时固定，急送医院治疗。

（二）整复方法

1. 骨牵引复位：适用于成年患者及较大儿童，可结合夹板外固定（图5－183）。一般中1/3骨折和骨折远端向后移位的下1/3骨折，可选用股骨髁上骨牵引；上1/3骨折，骨折远端向前移位的下1/3骨折，应行胫骨结节骨牵引；低位下1/3骨折，远端向后移位者，应采用股骨髁间骨牵引。牵引体位的选择，一般上1/3应置于屈髋外展位；中1/3应置于外展中立位；下1/3骨折远端向后移位者，应加大屈膝的角度。牵引质量儿童应为体重的1/6；成人则为体重的1/7。牵引1周后行床边X线检查，如骨折对位对线满意者，可酌情将质量减至维持质量（成人5 kg、儿童3 kg）。若复位不良者，应及时调整牵引质量和方向，检查牵引装置和效能，并要注意防止过度牵引。牵引时间儿童一般为4～6周，成人为8～10周。

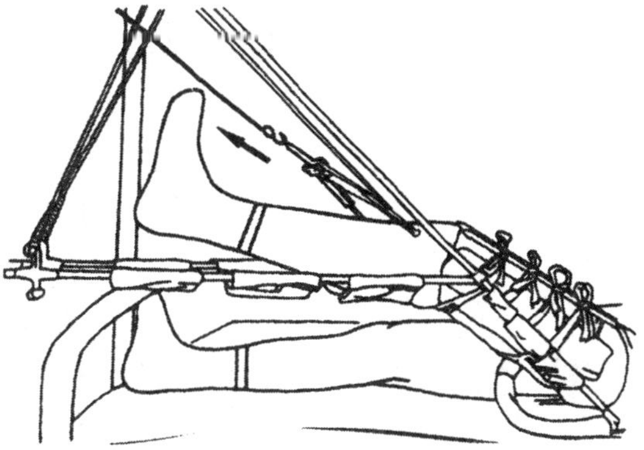

图5－183　股骨干骨折骨牵引复位

2. 皮肤牵引复位：

（1）过头悬吊牵引：用于3岁以下的患儿，患侧及健侧下肢应同时悬吊于直角牵引架上牵引（图5－184），所用质量以患儿臀部离开床面3～5 cm为度，一般每侧3～4 kg。此法护理、治疗都比较方便。牵引期间要注意防止牵引松脱及包扎过紧影响血运及皮肤损伤。牵引时间一般为4周左右。

过头悬吊牵引必须同时牵引双下肢，如单纯牵引患肢，会造成患侧下肢外旋畸形。牵引质量应控制在适当水平，使患儿臀部离开床面3～5 cm，否则不起牵引作用；反之，如牵引质量过大，则可能引起皮肤损伤。

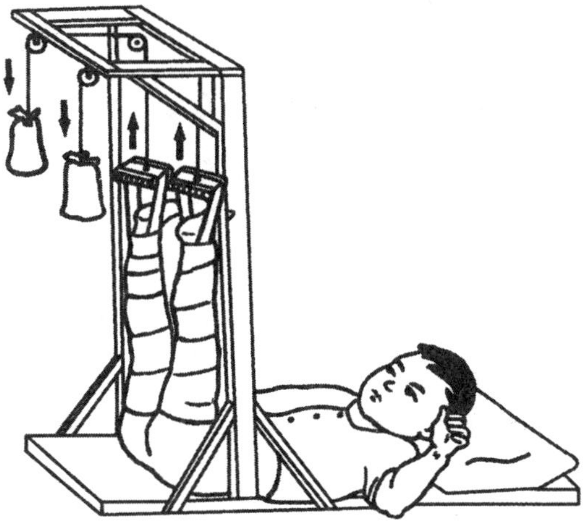

图5－184　过头悬吊牵引儿童股骨干骨折

（2）合力皮肤牵引：适用于4～8岁的儿童，利用牵引床架进行特殊组装形成合力牵引，肢体无须其他支架托附（图5－180）。悬垂质量约为所需牵引力的一半。患者较舒适，且便于坐起。也可利用两个悬垂质量的分力构成合力。其优点是可在两个分力上根据需要分别调整质量。

3. 手法复位：一般应在麻醉下进行。患者仰卧，患髋屈曲 30°～60°，外展 20°～40°，屈膝 10°～80°。上、中 1/3 骨折，髋关节屈曲、外展角度宜大，屈膝角度宜小；下 1/3 骨折则与此相反，髋关节屈曲、外展角度宜小，屈膝角度宜大。采取上述体位的原因在于放松肌肉，减轻其对骨折断端的牵拉，使复位较为容易。然后令近端助手固定骨盆，远端助手用双手握住小腿上端（或采用骑跨式牵引法），先顺畸形方向，然后慢慢改为顺骨折近端方向拔伸牵引以纠正重叠移位（图 4－1）。

（1）上 1/3 骨折：为使骨折远端对准近端，应将患肢抬高、外展并略外旋，在纠正了重叠移位和侧方移位后，令近端助手握住骨折近端，并向后挤按，术者双手握住骨折远端向前端提，以纠正前后移位，最后慢慢放松牵引，使骨折断端紧密接触（图 5－185）。

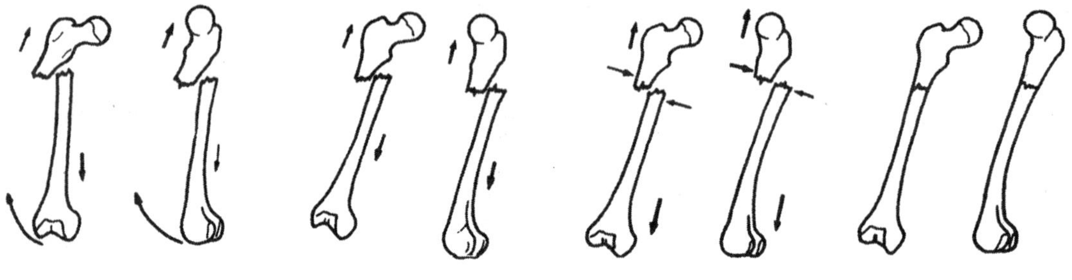

(1) 将患肢抬高、外展并略外旋　(2)纠正重叠移位　(3)纠正前后及内外侧方移位　(4)骨折已复位

图 5－185　上 1/3 骨折复位法

（2）中 1/3 骨折：根据其移位特点，整复时应将患肢置于外展位牵引，牵引重叠后，术者先将骨折远端向外牵拉，使两断端相抵触，然后用手掌推挤成角处向内，使骨折对位（图 5－186）。

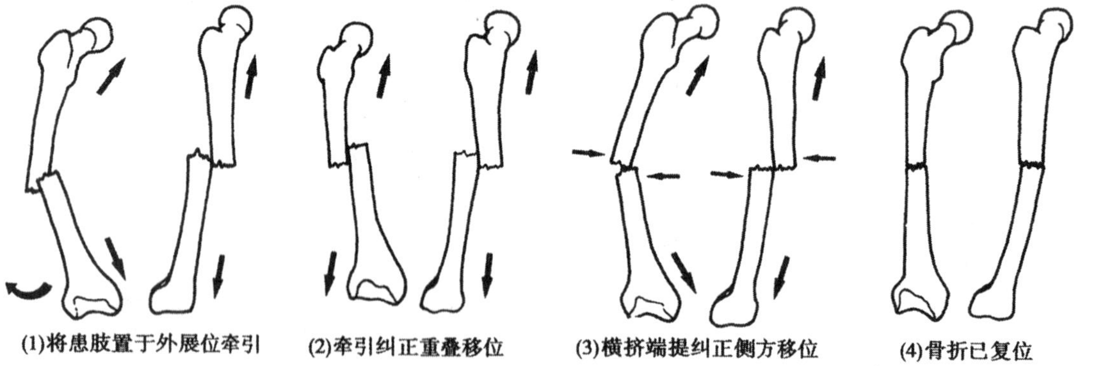

(1)将患肢置于外展位牵引　(2)牵引纠正重叠移位　(3)横挤端提纠正侧方移位　(4)骨折已复位

图 5－186　中 1/3 骨折复位法

（3）下 1/3 骨折：为纠正骨折远端向后移位，复位时应注意逐渐加大膝关节的屈曲，同时紧挤在腘窝内两手作支点将骨折远端向前推送，以使其与骨折近端对位（图 5－187）。但使用此手法时，必须注意勿损伤腘窝部的神经、血管。

由于股骨干周围肌肉丰厚，肌力强大，若为横形骨折且移位较多者，手法牵引往往难以纠正其重叠，此时可应用折顶手法或辅助骨牵引疗法；若为斜形及螺旋形骨折且有背向移位者，应先用回旋手法予以纠

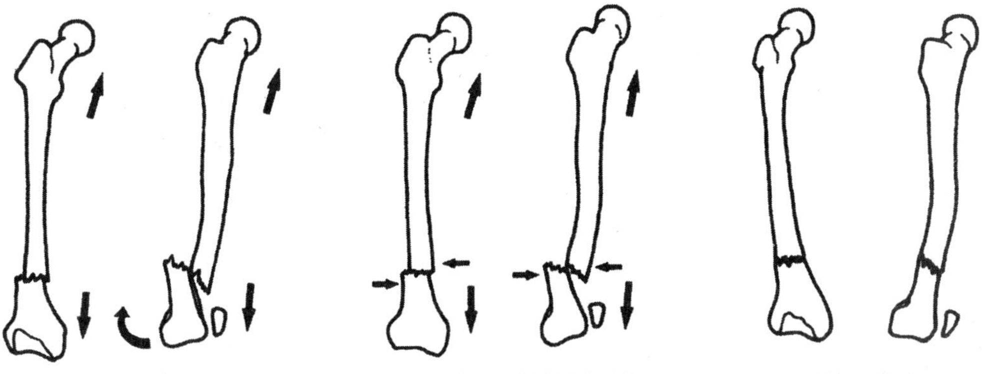

图 5－187　下 1/3 骨折复位法

正（图 4－3）。断端若有软组织嵌顿亦可随之解脱。此外，若患肢粗大或肿胀严重者，双手推挤往往不能达到矫正侧方移位的目的，可采用双手十指交叉，用前臂挤压来端提横挤骨折断端（图 5－188）。

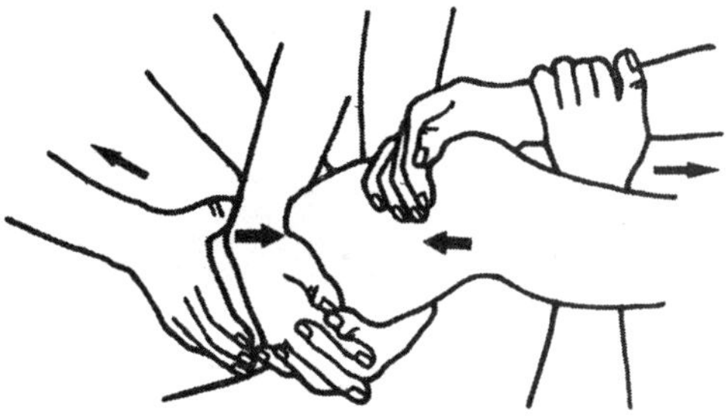

图 5－188　应用前臂挤压纠正骨折侧方移位

（三）固定疗法

对儿童、老年人及肌肉薄弱者，且骨折稳定者，可单纯采用夹板固定。否则应配合牵引进行固定。采用夹板固定时，应根据骨折的部位及残余移位的特点，放置压垫。如上 1/3 骨折应在近端的前方和外侧放置压垫；中 1/3 骨折则在断端的外侧和前侧放置压垫；下 1/3 骨折的压垫应放置在骨折近端的前方，并注意其远端的后方是不宜放置压垫的，否则有压迫腘窝部血管、神经的可能。夹板的放置，除注意根据患者肢体的粗细选择不同的宽度外，一般内侧板由腹股沟至股骨内髁；外侧板由股骨大转子至股骨外髁；前侧板由腹股沟至髌骨上缘；后侧板由臀横纹至腘窝上缘，最后用布带捆扎（图 5－189）。

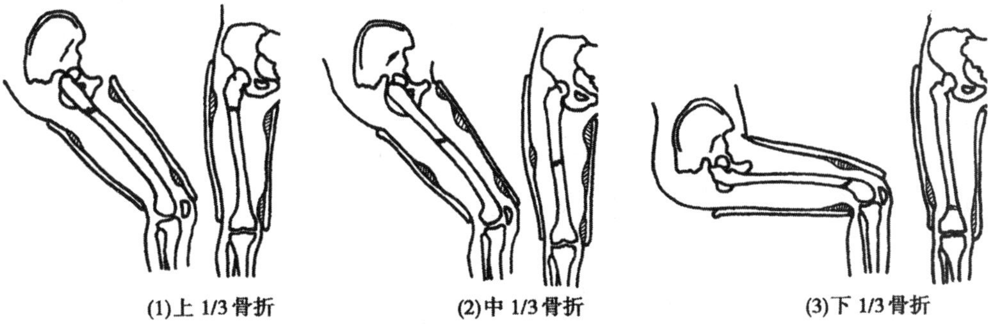

图 5－189　股骨干骨折压垫及夹板放置方法

（四）功能锻炼

功能锻炼一般应从复位后第 2 日起，开始锻炼股四头肌舒缩练习及距小腿关节、跖趾关节的屈伸活动。如小腿及足部出现肿胀，可适当应用外用活血消肿搽剂或辅以轻手法按摩。

从第3周开始，可令患者坐起，用健足蹬床，以两手扶床练习抬臀，使身体离开床面，以达到使髋、膝关节屈伸活动的目的。从第5周开始，两手握拉环，健足蹬在床上支撑，收腹、抬臀，臀部完全离开床面，使大腿和小腿成一直线，以加大髋、膝关节活动范围。嗣后经X线片检查，骨折端无变位且骨折有基本愈合者，可从第7周开始扶床架吊杆练习站立。解除牵引后，对上1/3骨折应加用外展夹板，以防止内收成角（图5－190）。继续在床上活动1周后即可扶双拐下地，作患肢不负重的步行练习。当骨折端有连续性骨痂通过时，说明骨折已达到临床愈合，可指导患者循序渐进地增加患肢负重。经观察证实骨折端稳定，可改用单拐行走。再经1～2周后才可弃拐行走。此时如X线片显示骨折无再变位，且愈合良好，方可解除外固定。

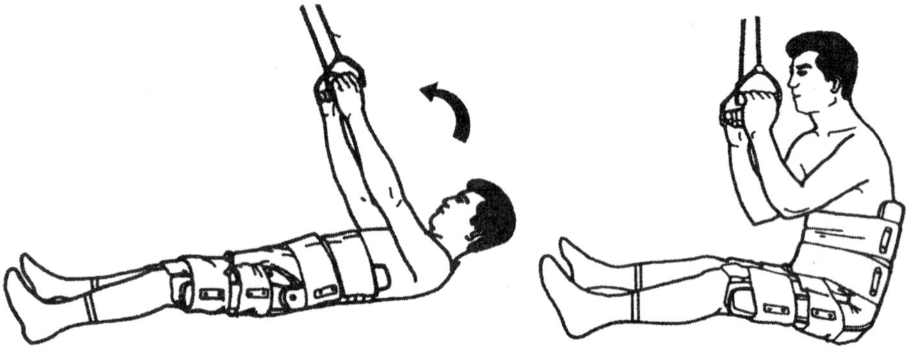

图5－190　股骨干上1/3骨折后期应用外展夹板进行功能锻炼

（五）药物治疗

骨折初期局部瘀肿严重者，可外敷伤药膏或消肿止痛膏；肿胀消退后，可改用接骨续筋药膏。内服药物在骨折初期肿胀严重者，可内服活血舒肝汤加牛膝、木瓜或消下破血汤以逐瘀行血，消肿止痛。肿胀较轻者则内服仙复汤加牛膝、木瓜以行血散肿。中期治宜接骨续损、和营生新，可内服橘术四物汤加木瓜、牛膝、续断、骨碎补。若肢末发凉而无知觉者，可投入麻桂温经汤；若麻木尚有知觉者，则内服黄芪桂枝五物汤加牛膝、防己、丹参等。后期治以补养气血而壮筋骨，可内服益气养荣汤加牛膝、续断或补中益气汤加狗脊、牛膝。同时结合用舒筋活血散或海桐皮汤进行熏洗患肢，以促进气血流通而利肢节，加速患肢早日恢复功能。

（六）其他治疗

对开放性骨折或闭合性骨折保守治疗失败者，应考虑采用手术治疗。视不同情况以加压钢板、髓内针、带锁髓内钉或外固定器进行固定。

股骨髁上骨折

股骨髁上骨折是指发生于股骨腓肠肌起始点上2～4 cm范围内的骨折。股骨髁上骨折临床上较少见，好发生于青壮年。股骨髁上是骨坚质与骨松质的移行部，亦即是股骨髁至股骨干干骺端的连接部。股骨髁上前方有髌上滑囊，后方有腘动脉、腘静脉和胫神经等重要结构。

【骨折机制与分类】

股骨髁上骨折大多由间接暴力导致骨折，如从高处坠落受伤，患者足部或膝部着地；或车祸高速损伤所致。亦可因直接暴力打击导致骨折。此外，若膝关节强直、废用性骨质疏松，亦容易因外力而发生股骨髁上骨折。如老年患者由于干骺端骨质疏松，在屈曲位跌倒时，可引起该处嵌插骨折。

股骨髁上骨折可分为屈曲型和伸直型两种（图 5－191）。临床上屈曲型骨折多见，缘由

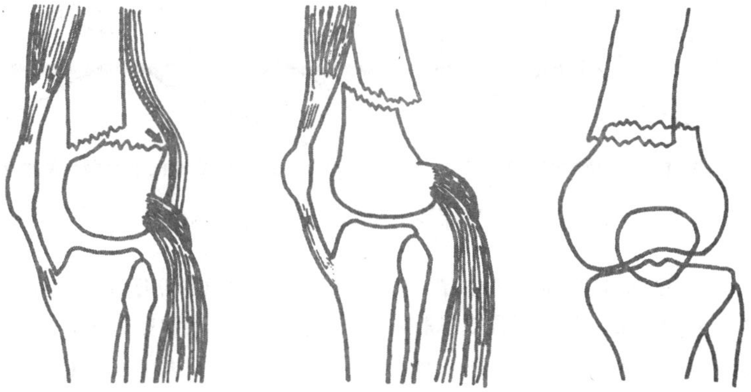

(1)屈曲型　(2)伸直型　(3)侧方移位

图 5－191　股骨髁上骨折的类型

膝关节处于屈曲位受伤，其骨折线由后上斜向前下，多呈斜形骨折或横断形骨折，骨折远端受腓肠肌的牵拉和关节囊的紧缩影响而向后移位，锐利的骨折端有刺伤或压迫腘动脉、腘静脉及胫神经的可能；骨折近端向前下移位显著者，则有刺破髌上滑囊和皮肤的可能。伸直型骨折较少见，受伤时膝关节多处于伸直位，或遭受后方暴力打击所致。其骨折线多由前上斜向后下，骨折远端向前移位。

【诊　　断】

股骨髁上骨折的临床表现与股骨下 1/3 骨折相似，伤后大腿下段及膝部严重肿胀，患肢短缩，压痛显著，功能丧失。屈曲型骨折者，在膝前外上方可扪及骨折近侧断端明显突起，而在膝后可摸到骨折远侧断端。伸直型骨折者因骨折端相互重叠，不易扪及骨折端，但患处前后径增大。检查时应防止膝关节过伸而造成腘窝部血管或神经损伤。膝关节正、侧位 X 线片可确定骨折类型和移位情况。

根据其外伤史及其临床表现，一般均能作出诊断。

若局部出现较大血肿，且腘后动脉、足背动脉搏动减弱或消失时，应考虑为腘动脉损伤。若出现足跖屈、内收、旋后及趾跖屈运动消失，并呈仰趾状，趾强度伸直，足底反射及跟腱反射消失，伴有小腿后 1/3、足背外侧 1/3 及足底皮肤感觉明显减弱或消失时，应充分考虑到胫神经损伤的可能性。

【辨证施治】

股骨髁上骨折无论牵引或手法复位，均不必强求解剖复位。股骨前后方向或内外方向允许有＜7°的成角，长度短缩则应≤2 cm，在此范围内的功能复位对患肢的功能影响较小。

（一）固定疗法

1. 骨牵引固定：屈曲型骨折可采用股骨髁部冰钳或用骨圆针牵引［图 5－192(1)］。伸直型骨折则采用胫骨结节牵引［图 5－192(2)］。牵引质量一般为 7～10 kg，维持质量为 5 kg。骨牵引后配合手法整复即可复位。如骨折远端向后移位明显者，可应用股骨髁上和胫骨结节双部位牵引进行复位。

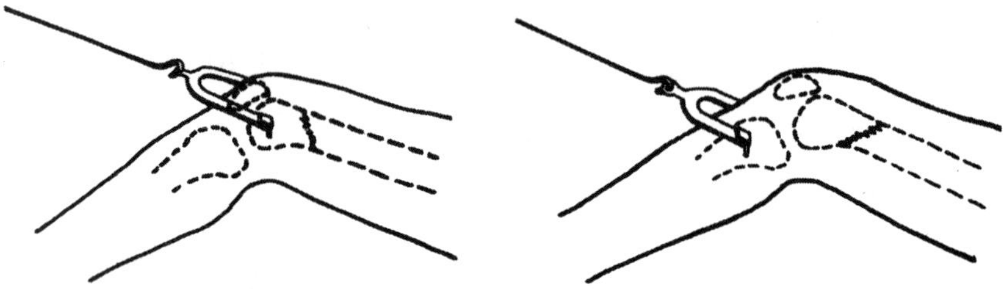

(1)屈曲型骨折采用股骨髁间牵引　　(2)伸直型骨折采用胫骨结节牵引

图 5－192　股骨髁上骨折骨牵引复位示意图

行双部位骨牵引时，骨折远端后倾程度大者，则膝关节的屈曲角度亦应相应加大。与此对应胫骨结节的牵引方向亦应加大向下的角度，并注意置放患肢附架的转折处应对准骨折远端。

2. 夹板固定：

(1) 无移位骨折：将膝关节内的积血抽吸干净后，采用超膝关节夹板或石膏托固定即可。其夹板规格为：前侧板下端至髌骨上缘；后侧板的下端至腘窝中部，两侧板以带轴活动夹板行超膝关节固定，小腿部的固定方法与小腿骨折相伺，膝上和膝下均以 4 根布带绑扎固定。将患肢膝关节屈曲于 70°～90°位固定。

(2) 移位骨折：经持续牵引而配合手法复位者，所用固定夹板，其两侧板的下端呈叉状，骑在冰钳或骨圆针上（图 5－193）。6～8 周后解除牵引，改用超膝关节夹板固定，直至骨折愈合。

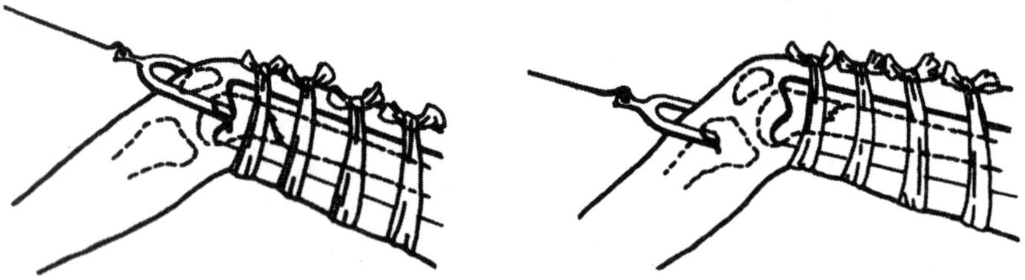

图 5－193　股骨髁上骨折骨牵引配合夹板固定

（二）手法复位

兹以临床常见的屈曲型为例，说明手法复位方法。采用屈膝拔伸法整复骨折，患者仰卧，两膝屈曲至 90°～100°，悬垂于手术台一端。患膝下方垫一沙袋。用宽布带将患肢固定于手术台上，助手以两膝夹住患肢踝部，并用双手抱住小腿上部顺势拔伸并向足端牵拉［图 5－194(1)］。术者双手抱住小腿上端近腘窝处将远折端向前提托，以纠正重叠及向后成角移位［图 5－194(2)］；然后两手相对挤压，纠正残余的前后及侧方移位，力求骨折功能复位［图 5－194(3)］。

整复时要保持膝关节屈曲位，注意保护腘窝神经、血管，用力不宜过猛；复位困难者，可加大牵引质

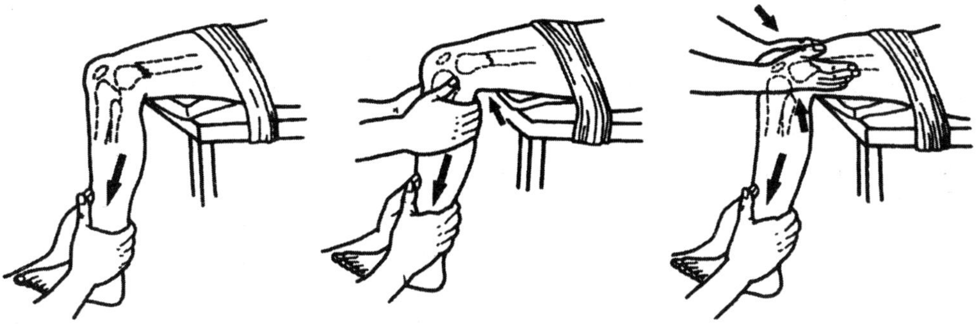
(1)　　(2)　　(3)

图 5－194　股骨髁上骨折手法复位示意图

量后再整复。

（三）功能锻炼

股骨髁上骨折功能锻炼方法与股骨干骨折基本相同，但因骨折靠近关节，易发生膝关节功能受限，故应尽早进行股四头肌练习和关节屈伸功能锻炼。

（四）药物治疗

股骨髁上骨折按骨折三期辨证用药，可参考股骨干骨折用药。解除夹板固定后，可用舒筋活血散或海桐皮汤熏洗患膝，以配合膝关节功能锻炼。

（五）其他治疗

对移位严重，经牵引和手法整复不能复位者，或伴有血管、神经损伤者，应考虑行切开复位内固定，并探查血管、神经。

股骨髁部骨折

股骨髁部骨折包括双髁（髁间）骨折和单髁骨折，为关节内骨折，临床多发生于青壮年。股骨下段至髁上部时骨皮质明显减少，至远端则以骨松质为主要成分，然后向两侧及后方形成 2 个突出的骨膨大，分别为内髁和外髁。内外髁远端呈弧形关节面称为股骨滑车，与胫骨平台构成关节；股骨髁前侧呈凹面，与髌骨关节面构成髌股关节。

正常膝关节有轻度外翻，故股骨外髁负重较大。两髁相接的后侧有一深凹的髁间窝，有膝交叉韧带附着，外侧髁的后外侧及内侧髁的后上方分别为腓肠肌的内、外侧头的起点。内外髁有侧副韧带附着。股骨髁骨折后，受肌肉及韧带的牵拉，股骨髁骨折块易形成分离或旋转移位。

【骨折机制与分型】

股骨髁部骨折主要为股骨轴向暴力合并内、外翻或旋转暴力所造成。近年来，随着交通事故的频繁发生，该类骨折的青壮年病例往往由于高速、高能量暴力引起。

（一）髁间骨折

股骨髁间骨折大多由间接暴力造成，临床上可分为屈曲型和伸直型（图 5－191）。

1. 屈曲型：患者自高处坠落受伤，屈膝位足或膝部直接着地，首先造成屈曲型股骨髁上骨折；暴力继续作用，骨折近端自髁间将股骨内外髁劈成两半甚至多块碎片，导致内外髁骨块向两侧分离（或旋转）移位，形成T形或Y形骨折（图5－195），受肌肉牵拉骨折远端向后上移位，近端向前下移位。由于骨折线进入关节，故关节内积血明显。

2．伸直型：如患者自高处坠下时，膝关节于过伸位受伤，造成髁间骨折后，骨折远端向前上移位，近端向后下移位。股骨内、外髁亦可向两侧分离移位。

（二）单髁骨折

单髁骨折临床少见，直接暴力或间接暴力均可引起，但以后者多见。患者膝伸直位自高处坠下，暴力向上传导，对股骨髁产生强大的冲击力，由于正常膝关节存在轻度外翻，故易形成膝外翻暴力而造成外髁骨折，分离的股骨髁被推向上移位（图5－196），形成膝外翻畸形。少数患者可并发外侧韧带及前交叉韧带撕裂；少数情况下，过度的膝内翻暴力，可导致内髁骨折，分离的股骨髁向上移位，从而形成膝内翻畸形，或可合并内侧韧带及前交叉韧带撕裂。单髁骨折的骨折线多为纵向斜行近矢状面劈裂骨折；冠状面及粉碎性骨折少见，骨折块多向后上移位。

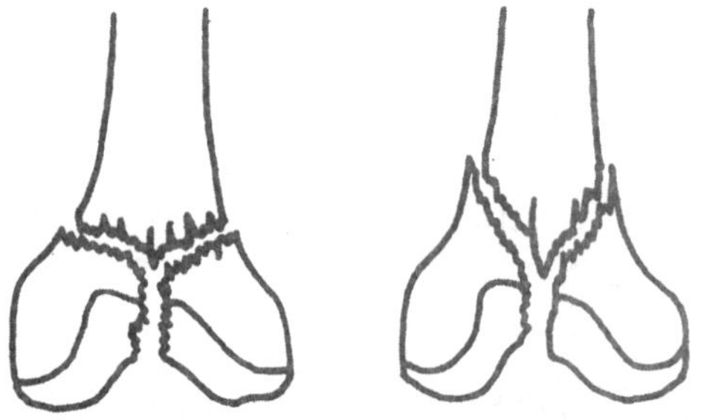

图5－195 股骨髁间骨折

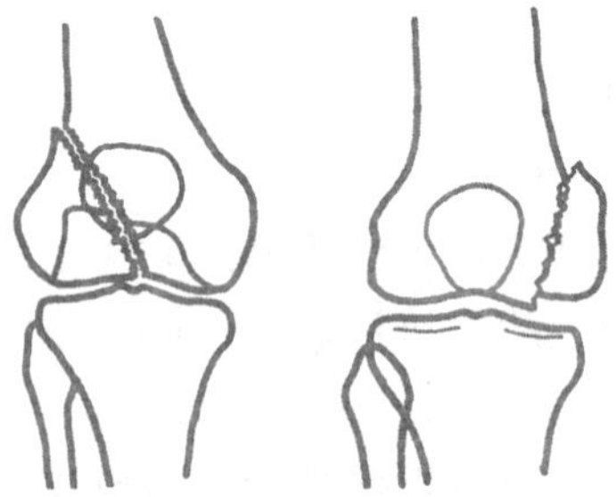

图5－196 股骨单髁骨折

【诊　　断】

患者有明确的自高处坠落、局部碾压或车祸受伤等外伤史，伤后患膝肿胀、疼痛严重，腘窝部有青紫及瘀斑、膝关节功能障碍。髁间骨折检查时可见患肢短缩，膝关节呈半屈曲状，膝部横径及前后径增大明显，股骨内外髁部压痛明显，并可触及骨擦音。单髁骨折则见膝关节外展或内收位畸形，内髁或外髁压痛明显，并可触及骨擦音及异常活动。X线检查可明确骨折的部位和类型。根据外伤史、临床表现、体征及X线检查所见，即可明确诊断。

如腘窝部肿胀明显，皮肤张力高，足背胫前动脉的搏动减弱或消失，小腿和足背的皮肤感觉、温度下降，应考虑骨折伴发血管、神经损伤。

【辨证施治】

股骨髁部骨折属关节内骨折，故治疗时必须达到良好对位，力争解剖复位，以保证关节面光滑完整；同时配合有效固定，早期功能锻炼，才能有效地恢复关节功能，防止发生创伤性关节炎。

（一）治法选择

无移位骨折，在严格无菌操作下抽出关节腔内积血后，局部用棉垫加压包扎。然后用两侧带轴的活动超膝关节夹板或石膏前后夹进行固定，固定范围应从大腿中段至小腿中下段。固定时间一般为4～6周。轻微移位或无明显旋转移位的骨折，抽出关节内积血后，施行手法复位夹板或石膏固定，亦可在骨牵引的前提下，辅助手法整复及夹板固定。骨折移位明显难于整复或关节腔中有骨折碎块者，一般主张切开复位内固定。

（二）手法复位

患者取仰卧位，屈膝30°～50°。两助手分别握持大腿中上段和小腿中下段，但暂不作牵引。术者两手环抱股骨内外髁，向中心挤压，纠正内外髁分离移位，与此同时令两助手施行适度力量的牵引，以纠正重叠移位（图5－197）。牵引下维持两髁的位置，然后采用整复股骨髁上骨折的手法纠正骨折前后移位。复位后，术者用两手维持复位位置，令远端助手屈伸膝关节数次，模造关节面使之恢复平整。对于单髁骨折移位不明显者，可直接用挤压手法复位。如移位显著手法复位不成功者，应考虑切开复位螺钉内固定。

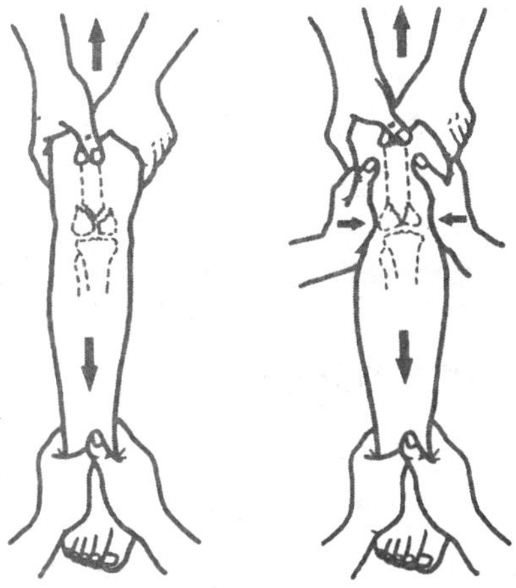

图5－197　股骨髁间骨折手法复位示意图

股骨髁间骨折手法复位牵引力不能过大，否则易引起两髁旋转分离甚或加重损伤。此外，手法复位亦可在胫骨结节骨牵引下进行。

（三）固定疗法

股骨髁部骨折固定疗法与“股骨髁上骨折”相同。

（四）功能锻炼

动静结合原则应贯穿于整个治疗过程中。早期功能锻炼在股骨髁部骨折治疗中显得特别重要，它能起到对关节面的模造，矫正残余移位，防止关节囊粘连，肌肉韧带挛缩。骨折复位固定后，即应作股四头肌的收缩及距小腿关节、跖趾关节及趾间关节的屈伸活动。1～2周后，如骨折稳定，可行膝关节主动或辅助活动。活动时宜轻缓，切勿施行暴力；活动应循序渐进，范围逐渐加大。4～6周内，可参照股骨下1/3骨折功能锻炼方法进行。6周后，可在超膝关节带轴夹板固定下，扶拐下地进行不负重行走锻炼。如X线片显示已骨性愈合，方可逐步负重下地行走。

股骨髁部骨折系涉及关节面的骨折，因此除复位时尽量恢复关节面的平整外，在整个治疗过程中要严格贯彻动静结合的治疗原则。只要情况允许，就要争取早期进行功能锻炼；骨折愈合后配合外用药物熏洗作主动锻炼或被动屈伸锻炼，否则将导致膝关节活动障碍甚至僵硬。

（五）药物治疗

股骨髁部骨折一般按骨折三期辨证论治的原则用药，如局部血肿较大，应加大活血化瘀、消肿止痛的力度；有瘀而化热者，可加用清热解毒药物。亦可外敷消肿止痛、接骨续筋的药膏。解除固定后，用熏洗药配合功能锻炼。

（六）其他治疗

股骨髁部骨折如骨折块移位大或骨折碎片进入关节内以及手法复位失败或陈旧骨折，应采用切开复位，骨圆针、螺钉、L形钢板或动力髁钢板螺钉固定。对骨折粉碎程度严重或已并发创伤性关节炎者，可考虑行关节融合术或关节置换术。

髌骨骨折

髌骨骨折多见于30～50岁的成年人，儿童极少见。髌骨是人体最大的籽骨，呈三角形，底边在上，尖端在下。髌骨在出生时完全为透明软骨构成，2～5岁时出现骨化中心，17～18岁骨化完成。髌骨本身没有骨膜，前面粗糙，完全为股四头肌腱包围。股四头肌腱连接髌骨上部，并跨过前面移行于髌韧带，止于胫骨结节。髌骨血液供应来自膝关节血管网。髌骨的后面完全为软骨所覆盖，与股骨构成髌股关节，其中部有一嵴将它分为2个小面，外侧小面较内侧小面宽而深，正好与股骨两髁的关节面相适应。

【骨折机制与分型】

（一）间接暴力骨折

髌骨骨折多数为间接暴力引起，如跳跃、踢球不慎滑倒，当膝关节处于半屈位时，髌骨下端被髌韧带固定而上端受股四头肌张力牵拉，髌骨与股骨滑车顶点密切接触成为支点，髌骨受类似杠杆支撬曲折力作用而骨折，此类骨折多为横形，骨折线可在髌骨中部或在髌骨之下端。由于髌骨两侧的股四头肌筋膜破裂，骨片分离移位明显，下折段有时由于跌倒后直接触地而碎裂。骨折线大多通过中下1/3，呈现上段骨折块大、下段小且多粉碎的特点［图5－198(1)］。上1/3部或横过髌骨中部骨折者比较少见。

（二）直接暴力骨折

直接暴力打击、碰撞等，亦可引起髌骨骨折。此类骨折多为粉碎性或呈星形，因股四头肌扩张部保持完整，故骨折块移位较少［图5－198(2)］，对伸膝功能影响较小。

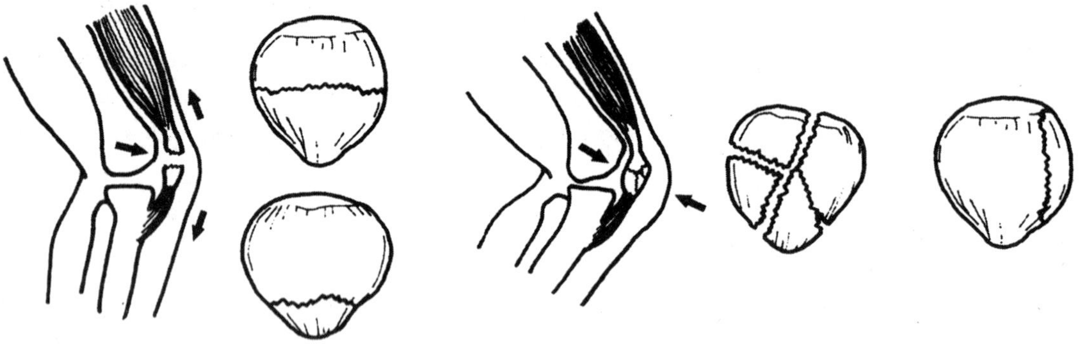

(1)间接暴力骨折　(2)直接暴力骨折　(3)混合暴力骨折

图5－198　各种类型的髌骨骨折

（三）混合暴力骨折

当膝关节处于轻屈外翻位，髌骨被拉向外侧，致髌骨与外髁形成杠杆支点，此时髌骨两侧被拉紧固定，如遭受直接暴力撞击，可导致髌骨纵形或边缘性骨折［图5－198(3)］。

临床上，无移位的髌骨骨折约占20%，移位骨折约占80%。骨折线形态有横形、粉碎性及边缘纵形骨折等［图5－199］。

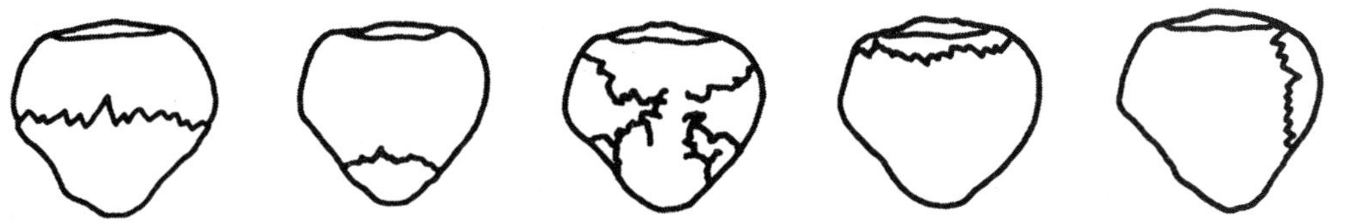

图 5－199　髌骨骨折线的形态

【诊　　断】

患者多有明显外伤史，伤后觉膝部疼痛，乏力，不能伸直膝关节站立。髌骨骨折系关节内骨折，故膝关节内有大量积血，肿胀严重，血肿迅速渗入皮下疏松结缔组织中，形成局部瘀斑。由于髌骨位置表浅，可触及骨折端，移位明显时，其上下骨折端间可触及一凹沟，有时可触及骨擦音。

X线检查可显示骨折的类型和移位情况，如为纵裂或边缘骨折，须摄轴位片（图 3－50），自髌骨的纵轴方向投照才能显示骨折。故临床上怀疑有髌骨骨折的患者，一般常规摄侧位和轴位片。而正位片因与股骨髁重叠，不能显示骨折。阅片时，对边缘骨折须与副髌骨相鉴别。副髌骨多在髌骨的外上角，整齐圆滑，与髌骨的界限清楚，且多为双侧性。

根据患者的典型外伤史、临床症状和体征以及 X 线检查所见，即可作出正确的诊断。

【辨证施治】

髌骨骨折的治疗要求恢复伸膝装置功能并保持关节面的完整光滑，防止创伤性关节炎发生和膝关节粘连僵硬。无移位的髌骨骨折，后侧关节面完整者，无须手法整复。仅需用后侧托板或石膏托固定 3～4 周即可。

（一）手法复位

移位骨折，骨折块分离间隙＜1 cm 者可用手法复位。复位时先将膝关节内积血抽吸干净，注入 1%普鲁卡因 5～10 mL 起局部麻醉作用。伤肢置于伸直位，术者一手推挤髌骨下缘，另一手拇、示两指将髌骨近折端向下用力推挤，使骨折块靠拢即可复位；然后术者用一手固定髌骨，另一手沿髌骨边缘触摸，检查是否平整（图 5－200）。必要时，可令助手轻轻屈伸膝关节，使髌骨后关节面恢复平整。

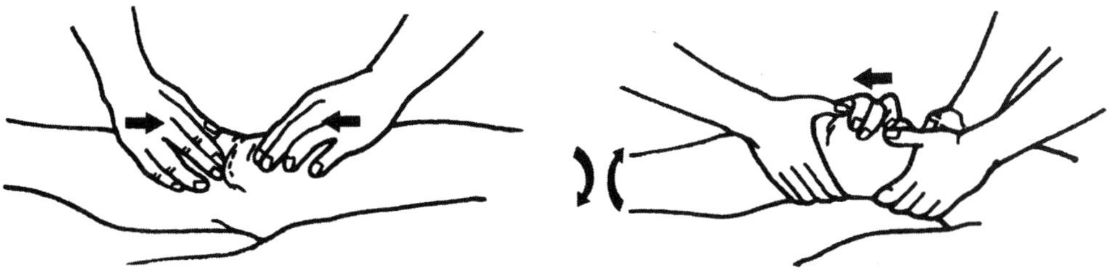

图 5－200　髌骨骨折手法复位示意图

（二）固定方法

1．抱膝圈固定法：适用于无移位或移位＜1 cm 手法复位后的髌骨骨折。测量髌骨轮廓大小，用胶皮电线作一略大于髌骨周缘的圆圈，外用棉花及绷带缠绕，另加布带4条，各长10 cm，后侧板长度由大腿中部到小腿中部，宽13 cm，厚1 cm，后侧板中部两侧加固定螺丝钉，复位满意后立即用抱膝圈固定，膝伸直位于后侧板上，膝关节后侧及髌骨周围衬好棉垫，将抱膝圈固定于髌骨周围，固定带分别捆扎在后侧托板上（图5－201）。注意松紧度，以不妨碍血液循环为准，然后将后侧托板用绷带固定，固定后抬高患肢，须注意有无腓总神经受压情况。最初1周内应X线透视或摄片2～3次，如有移位应及时矫正，要求每日检查固定带松紧度及固定圈有无移动，若肿胀消退则根据具体情况缩小抱膝圈。

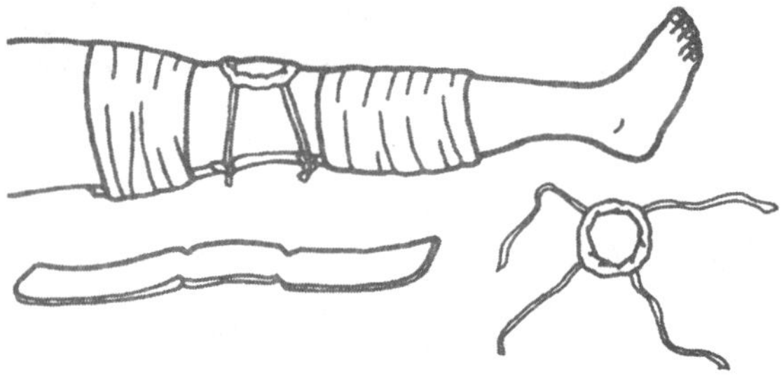

图5－201　髌骨骨折抱膝圈固定法

2. 井字带固定法：适应证同“抱膝圈固定法”。在膝后腘窝部放置棉垫和软硬适中的夹板后，先用2条扎带纵行放置于髌骨之两侧；然后用2条扎带扎于髌骨之上下缘，结扎之前令助手将髌骨两断端推挤复位；最后将髌骨两侧纵行放置的扎带徐徐收拢拉紧，使横行置放于髌骨上下缘的两条扎带相互靠拢，进而推挤骨折两端对合，当骨折端对合满意时，将2条纵形扎带拉紧打结（图5－202）。必须注意的是，应用此法时，不能施加过大的拉力，以免压迫皮肤造成压疮或皮肤缺血坏死。此外，所用扎带在接触皮肤的部分必须涂上凡士林润滑，以减轻对皮肤的损伤。

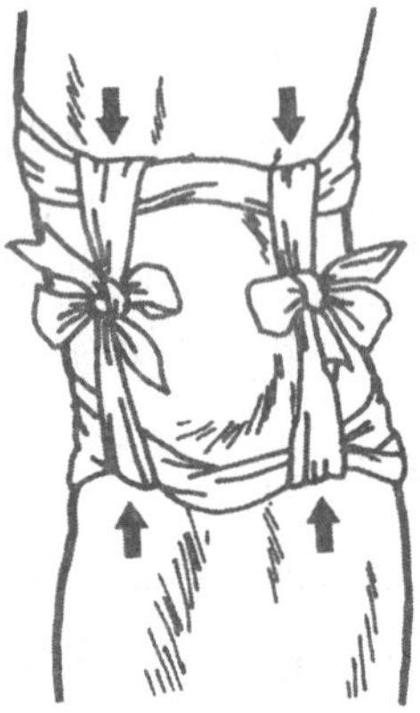

图5－202　髌骨骨折井字带固定法

3. 布兜多头弹性固定带固定法：将活动夹板置于膝关节后面，活动轴正对膝关节活动轴，然后将半月形抱骨垫分别卡住髌骨上下缘，用2条黏胶固定，再用半月状多头弹性带先固定在远端的抱骨垫上，此带稍向膝下方偏斜，将5根弹性带分别系于活动板的螺丝鼻上，上下2～3条弹性带在膝侧交叉，松紧度要一致，而后再放前弹性带，松紧度适宜，上下左右压力均匀。注意事项同“抱膝圈固定法”。

4. 闭合穿针加压固定法：适用于横形移位骨折。皮肤常规消毒后，局部麻醉下在两骨块上分别钻入2根骨圆针，钢针须通过骨块前后径的中点，2针应平行而在同一平面，穿针后整复骨折，复位满意后将2根针之两端拉紧并用弹力皮筋扎牢，以使两骨块紧密接触而稳定（图5－203）。针孔处以消毒纱布保护，防止感染。后侧可用超膝关节托板或长腿石膏托固定4～6周。

5. 抓髌器固定法：适用于有分离移位的新鲜闭合性髌骨骨折。操作方法是按照无菌操作技术麻醉后，抽净膝内积血，遂将其间距宽的双钩抓住髌骨上极前缘上，将其间距窄的双钩抓住髌骨下极前缘，拧紧加压螺丝，骨折即可自行复位，保持固定（图5－204）。抓髌器是应用机械加压力与金属弹性应变力而使骨折闭合复位，加压固定以加速愈合。术后2日可不扶拐行走，3周屈膝活动，6周左右可达骨折愈合。

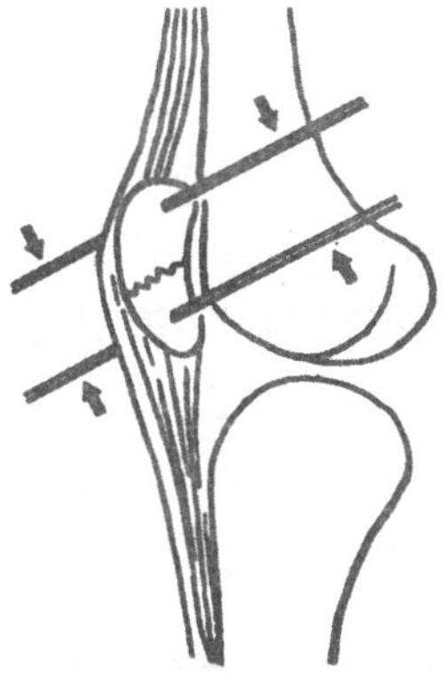

图 5-203　髌骨骨折闭合穿针加压固定法

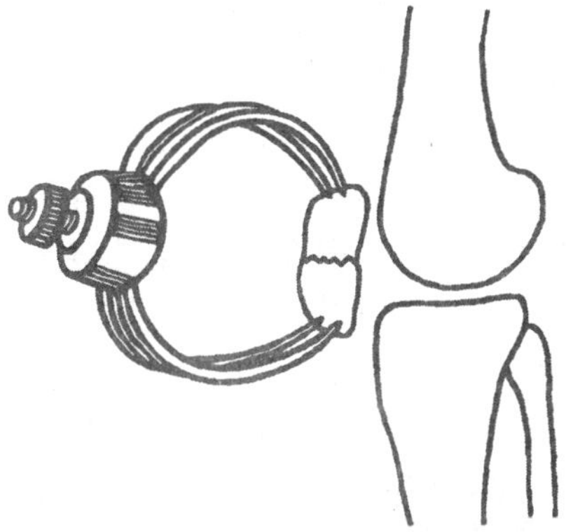

图 5-204　髌骨骨折抓髌器固定法

（三）功能锻炼

骨折初期应抬高患肢，进行距小腿关节及跖趾关节活动。经 1～2 周肿胀消退后，可保持伸膝位下地扶拐行走。骨折愈合解除外固定后，逐步锻炼股四头肌舒缩和膝关节屈伸活动。

（四）药物治疗

髌骨骨折早期，因关节内积血而肿胀严重者，宜投以大剂量活血化瘀、消肿止痛药，如活血化瘀汤加薏苡仁、茯苓、防己、车前子、茅根、通草等。肿胀消退后，按三期辨证用药，后期宜补肝肾、强筋骨，服用虎潜丸、六味地黄丸等。解除外固定后，用海桐皮汤或下肢洗方熏洗。

（五）其他治疗

对骨折移位明显手法复位失败，或骨折端有软组织嵌入，或多块骨折者，可考虑行切开复位钢丝、张力带或螺钉等内固定。对严重粉碎性骨折难以复位者，可根据患者的年龄及局部具体情况作髌骨部分切除术或全切除术。

胫骨平台骨折

胫骨平台骨折多见于中年男性，好发于外髁，为关节内骨折。胫骨平台关节软骨下骨皮质较股骨髁相对薄弱，当胫骨平台与股骨髁因暴力而碰撞时，多引起胫骨平台骨折。胫骨平台骨折以外侧平台骨折最为多见，内侧平台骨折较少见。究其原因为胫骨外侧平台骨小梁密度小于内侧平台，且胫骨内侧平台有对侧下肢保护，不易遭受内翻应力打击，加之膝关节有 3°～5°外翻角，受外侧暴力打击易引起外侧平台受压，产生塌陷骨折。因此，临床上以胫骨外侧平台骨折多见。

【骨折机制与分型】

（一）骨折机制

胫骨平台骨折多由间接暴力引起。

1. 外翻暴力：患者膝伸直位站立时，膝外侧受暴力打击，致膝关节过度外翻，由于胫骨外侧平台关节面外侧部较股骨外髁超出约 0.5 cm，导致股骨外髁前部如凿子一般冲击胫骨平台中部，造成中部塌陷骨折（或亦可造成周围劈裂骨折）。若外翻暴力较小，股骨外髁外侧劈裂胫骨外侧平台，外侧平台骨折片向外移位，骨折线呈纵形；若外翻暴力较大，股骨外髁继续向下嵌入平台中部，可产生向周围的推挤力，进一步导致平台周围部分的劈裂骨折；部分胫骨平台关节面和骨碎片一道压入劈裂的外髁中，造成外髁塌陷骨折［图 5－205(1)］。当膝关节屈曲位遭受外翻暴力时，由于股骨外髁后部与胫骨平台之间存在接触，故可致外侧平台整块劈裂骨折，并向、外下移位［图 5－205(2］。此外，腓骨头受平台劈裂移位的挤压力，可产生腓骨头或颈部压缩骨折（图 5－206），同时内侧韧带和前交叉韧带受强烈牵拉，均有可能产生撕裂。

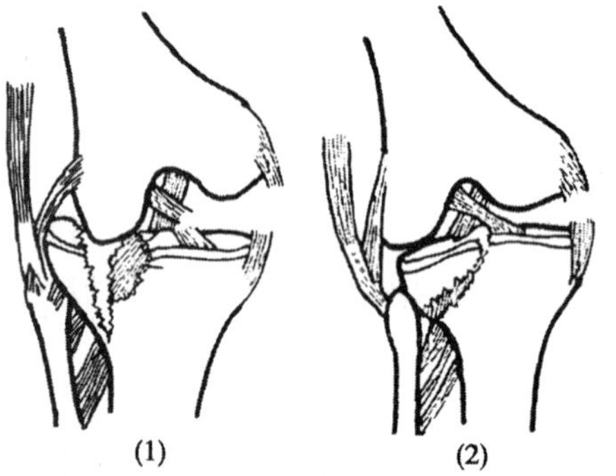

图 5－205　外翻型胫骨外侧平台骨折

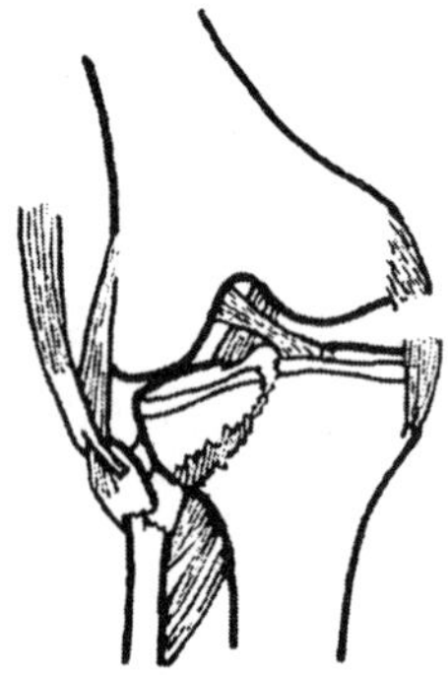

图 5－206　外翻型胫骨外侧平台骨折合并腓骨颈骨折

2. 内翻暴力：当站立位膝伸直内侧受暴力打击，膝关节过度内翻，由于内侧平台和股骨内髁的两关节面内缘恰对齐，股骨内髁撞击内侧平台，可引起内侧平台的部分或全部塌陷骨折（图 5－207）。骨折线常位于内侧韧带附着点下方，骨片可呈向内、向下移位，此内收应力尚可引起腓骨头撕脱骨折或腓总神经损伤。

3. 垂直压缩暴力：从高处坠落足部着地，外力与地面反作用力交集于胫骨平台导致骨折。股骨髁的凸面像重锤一样锤击胫骨平台，将其劈裂成 T 形或 Y 形粉碎性骨折（图 5－208）。如伴有外翻应力，则外髁损伤更严重。单纯胫骨内侧平台骨折少见，且多无严重移位。

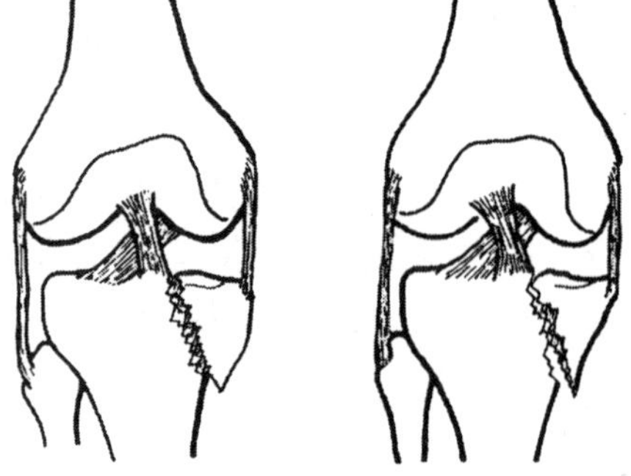

图 5－207　内翻型胫骨内侧平台骨折

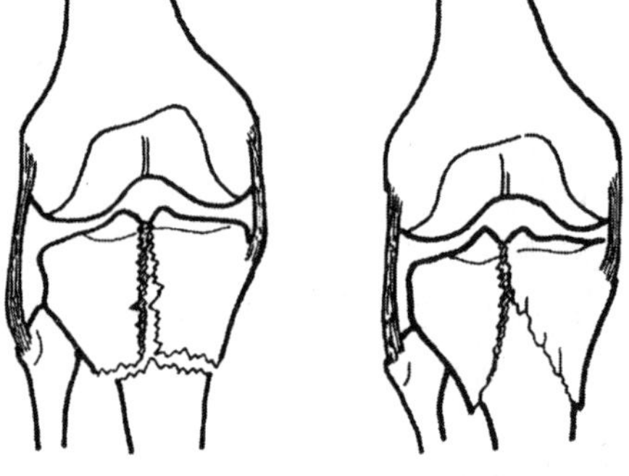

图 5－208　垂直压缩型胫骨平台骨折

（二）骨折分型

胫骨平台骨折临床分型可根据骨折的形态和骨折的程度进行分类（表 5－32、表 5－33）。

表 5-32　　胫骨平台骨折的分类（按骨折形态）

	劈裂型	凹陷型	双髁劈裂型
受伤姿势	站立位受外翻暴力	同“劈裂型”	高处垂直坠落
移位	外髁劈裂	外髁凹陷	双髁劈裂呈T形或Y形
并发症	胫侧副韧带断裂而膝交叉韧带完整、腓骨头骨折、腓总神经损伤	胫侧副韧带及膝交叉韧带断裂、腓骨头骨折、腓总神经损伤	常不合并韧带损伤，无腓骨头骨折、腓总神经损伤

表 5-33　　胫骨平台骨折的分类（按骨折程度）

	移　位	塌　陷	劈　裂	关节功能
Ⅰ度	无移位或<5 mm	<2 mm	无	影响小
Ⅱ度	明显移位	<10 mm	有	影响较大
Ⅲ度	重度移位	>10 mm	T、Y形；严重者甚至粉碎	严重不稳定

【诊　　断】

患者多有较明显的外伤史，伤后患膝肿胀、疼痛、活动受限。可有膝内翻或外翻畸形。查体时，可扪及骨擦音和异常活动。由于骨折后关节内积血，故一般可有浮髌试验阳性；若发生膝交叉韧带断裂，则可有抽屉试验阳性；若并发侧副韧带断裂，则侧向试验阳性。膝关节正、侧位X线片可显示骨折类型和移位情况。疑有侧副韧带断裂时，尚可摄应力位片。根据外伤史、临床症状及体征，X线表现可明确诊断。

【辨证施治】

胫骨平台骨折属关节内骨折，治疗的主要目的是恢复关节面的平整和良好的关节活动度。因此，治疗时要应做到准确复位、坚强固定和适时的功能锻炼。

（一）治法选择

无移位外侧平台骨折，用超膝关节夹板或长腿石膏托固定；轻度移位外髁劈裂骨折或凹陷不严重者，宜手法整复外固定；针拨复位法则适用于凹陷较严重者，手法推挤难以复位者；骨牵引结合手法整复和外固定，适用于移位严重的粉碎性骨折。

（二）整复方法

患者仰卧，患侧髋、膝关节伸直中立位，局部麻醉下抽净关节内积血或积液。整复外侧平台骨折步骤为：两助手分别握住患肢大腿和踝上部作拔伸牵引，然后远端助手一手握小腿中下段内侧，另一手握住膝内侧，同时用力使膝关节内翻，在膝关节外侧间隙增大后，术者用双手拇指推挤骨折片向内上方，使之复位［图5-209(1)］。整复内侧平台骨折则与之相反，先使膝外翻，加大内侧间隙，然后推挤骨折片复位。如为双髁劈裂骨折，可在第一步基础上行胫骨下端或跟骨骨牵引；然后术者用抱髁法，双手掌按于内、外髁部向中心推挤复位［图5-209(2)］。

对于严重塌陷骨折，可采用针拨复位法：常规消毒并局部麻醉后，在C臂X线机引导下，术者持斯氏针插入塌陷骨块下部向上撬拨（图5-210）；同时令助手协助用双拇指向内

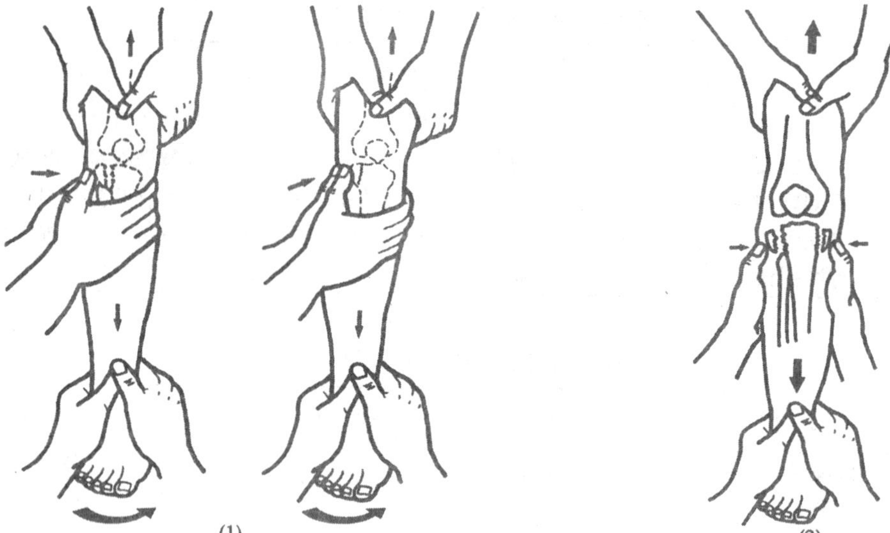

图 5－209　胫骨平台骨折手法复位示意图

上方顶推移位的外髁，即可使之复位。

（三）固定疗法

1．骨牵引：对于严重粉碎性骨折，手法及手术难以复位及有效固定的病例，可用胫骨下端或跟骨骨牵引。然后在牵引下早期进行膝关节功能活动，以使股骨髁挤压胫骨平台。一般牵引时间为6周，3个月后开始负重。

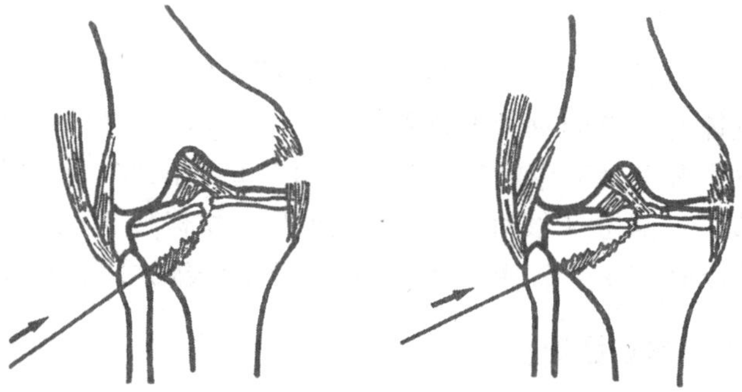
图 5－210　胫骨平台骨折针拨复位示意图

2．外固定：用超膝关节小夹板或长腿石膏托。无移位或移位不严重者，将膝关节固定于轻屈位4～6周后，可下地扶拐不负重行走。移位严重骨折者体位同前，固定3～6个月后方可负重行走。

（四）功能锻炼

早期即应进行股四头肌静力收缩练习。解除外固定后，可在床上试行膝关节各方向运动，以模造关节面，减少创伤性关节炎的发生，或下地进行不负重步行练习。待X线检查显示骨性愈合后，逐步下地行负重功能锻炼，过早地负重锻炼有造成骨折再次塌陷的可能。

（五）其他治疗

单髁或双髁骨折移位明显，手法复位不满意的青壮年病例，或陈旧骨折应考虑切开复位。内固定物用螺丝钉、L形钢板、动力髁钢板或骨圆针交叉固定。

胫腓骨干骨折

胫腓骨干骨折临床十分常见，多发于＜10岁儿童和青壮年。胫骨干中上段横切面呈三角形，下1/3段略呈四边形（图5－5），中、下1/3的交界处是骨干形态转变部位，且管径较细，易引起应力集中，故为骨折好发部位。胫骨前内侧面仅有皮肤和皮下组织覆盖，损伤后易形成开放性骨折。胫骨上端参与构成膝关节，下端与腓骨外踝构成踝穴。正常情况下，膝、距小腿两关节在平行轴上屈伸活动［图 5－211(1)］。胫腓骨干骨折后如有成角或旋转移位未纠正，膝－距小腿关节轴的平行关系被破坏，势必影响膝、距小腿关节的正常活动［图 5－211(2)］。腓骨有支持胫骨的作用，但不直接负重。

小腿肌肉主要分布于后外侧，造成小腿内动力不平衡。因此，胫腓骨干骨折后，在不平衡的肌力牵拉作用下，骨折往往有向前、内成角的趋势。此外，在固定过程中如未及时调整外固定，当肿胀消退时骨折易发生再移位。胫骨上端前侧和内侧分别有股四头肌和腘绳肌，胫腓骨干骨折后，此两肌收缩牵拉，可使骨折近端向前、内侧移位。

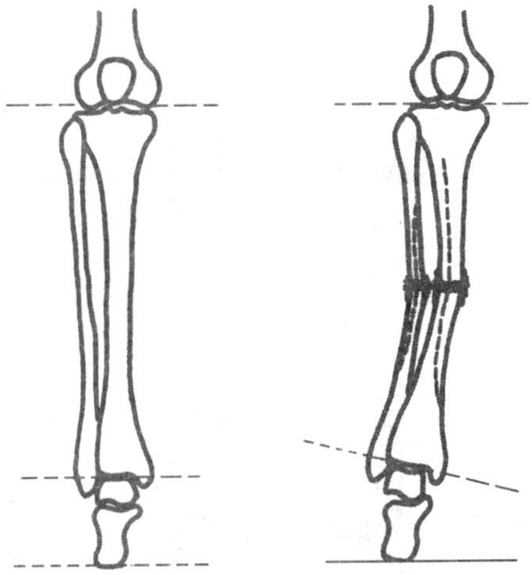

(1)正常情况下，膝－距小腿关节呈平行关系　(2)胫腓骨干骨折后成角愈合导致膝－距小腿关节平行关系被破坏

图 5－211　膝－距小腿关节的平行关系

胫前动脉在腘肌下缘，比目鱼肌腱弓深面从腘动脉分出后，跨越骨间膜上缘行至小腿前侧，且此段位置较固定。胫骨上端骨折时，由于骨折近端向前上方移位，可牵拉或压迫胫前后动脉分叉处，造成小腿下端缺血。腓总神经由腓骨颈处绕行，腓骨颈移位骨折时易受损伤，且固定时易被夹板、石膏等压迫。小腿的肌肉和神经、血管分居于 4 个骨筋膜室内，当小腿遭受严重挤压伤或外固定过紧时，可使室内压力异常增高，而导致骨筋膜室综合征。胫骨干滋养动脉从骨干的中上 1/3 交界处穿入骨内，是骨干血运的主要来源。胫骨中下 1/3 骨折时，滋养血管往往断裂，加之骨干下段无肌肉附着，从骨膜供给的血运亦不充足，故骨折远段易因缺血而发生骨折延迟愈合或不愈合。腓骨的滋养动脉来自腓动脉，多为 1～2 支。

【骨折机制与移位】

（一）骨折机制及分型

直接暴力、间接暴力均可导致胫腓骨干骨折。

1. 直接暴力骨折：多为重力打击、挫压、撞击、砸伤、车轮碾轧等引起。骨折线多呈横断、短斜、蝶形或粉碎性，两骨折线多在同一水平。骨折局部软组织损伤较严重。如发生开放性骨折，为暴力直接由外向内穿破所致，其创口较大，多为挫裂伤，故污染较严重，易并发感染。

2. 间接暴力骨折：多为高处跌倒、强力扭转或滑倒等致伤。骨折线多呈斜形或螺旋形，骨折线多为腓高胫低，胫骨骨折线多在中下 1/3 处，腓骨骨折线多在中上段（少数由内旋暴力致伤者，胫骨骨折线较高）。局部软组织损伤相对较轻。如发生开放性骨折，多为骨折断端移位由内向外穿破皮肤引起，伤口较小而隐蔽，污染较轻，感染机会少。（图 5－212）

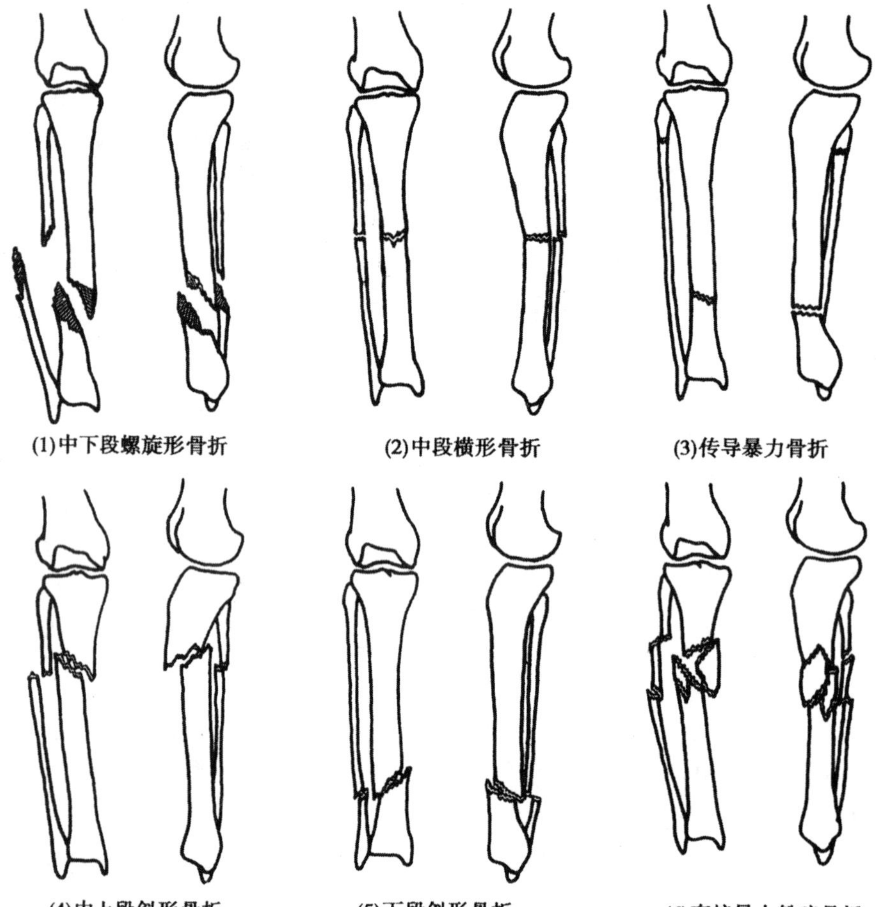

(1)中下段螺旋形骨折　(2)中段横形骨折　(3)传导暴力骨折

(4)中上段斜形骨折　(5)下段斜形骨折　(6)直接暴力粉碎骨折

图 5－212　胫腓骨干骨折的类型

（二）移位特点及影响因素

暴力的方向、小腿肌肉收缩、小腿和足的重力等是导致骨折移位，并影响骨折类型的主要因素，多引起侧方、重叠、成角、旋转移位。由于暴力因素及股四头肌、腘绳肌、小腿肌肉等牵拉，骨折远端多向后外侧移位，近端多向前内侧移位，两骨折端多向前内侧成角。少数情况下，骨折线呈内上向外下走向，远折端向内、向前移位。受小腿足部重力及外旋暴力的影响，骨折远段多呈外旋移位。（图 5－213）

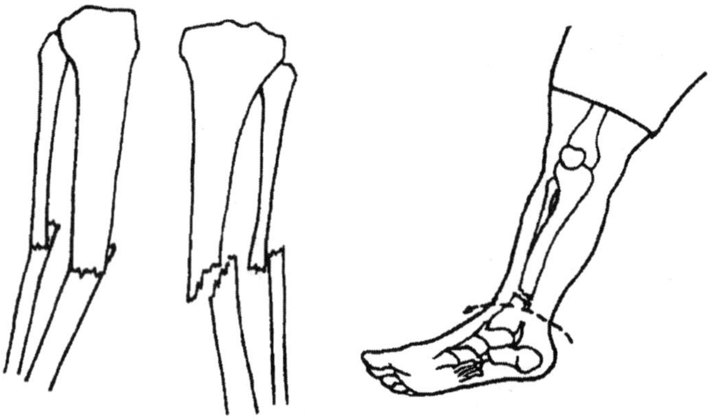

(1)重叠、侧方、成角移位　(2)小腿及足部多呈外旋移位

图 5－213　胫腓骨干双骨折移位形式

【诊　　断】

患者多有重物撞击或从高处跌

下、强力扭转等外伤史。伤后骨折处疼痛，患肢肿胀（严重时高度肿胀），不能行走或站立。患肢多呈成角、侧移、短缩或外旋畸形。骨折局部压痛明显，且多可触及骨擦音及异常活动。但单纯腓骨骨折、裂纹骨折及小儿青枝骨折则压痛可不甚明显，须仔细检查。X线检查可见胫腓骨干骨折的典型表现。注意X线摄片至少须包括一端关节，最好包括胫腓骨全长，以防止漏诊位置常较高的腓骨上1/3骨折和便于观察旋转移位。

根据患者的病史、临床表现及X线检查，可以明确诊断。胫腓骨骨折并发症较多，对胫腓骨上端骨折，应常规检查远端血运情况及皮肤感觉等。间接暴力所致由内向外的开放性创口，较小而隐蔽，诊断时应防止漏诊。对严重损伤，如开放性骨折早期应注意休克症状。行复位固定后，须注意循环受阻、神经麻痹等表现，防止发生骨筋膜室综合征。对腓骨头颈部骨折，应注意并发腓总神经损伤，常规检查足趾活动及皮肤感觉。

【辨证施治】

胫腓骨干骨折治疗目的主要是恢复小腿负重功能，治疗重点在胫骨。骨折的成角与旋转畸形应尽可能矫正，以恢复膝－距小腿关节轴平行关系。骨折类型较多，治法亦不相同，临床宜根据不同类型选择适当治法。

（一）稳定性移位骨折的治疗

稳定性移位骨折通常采用手法复位外固定并配合跟骨骨牵引的方法进行治疗。

1. 手法复位：患者仰卧，患髋膝各屈曲30°～45°。近端助手双手抱握患肢膝上部；远端助手两手分别握患肢前足和足跟部，顺势对抗牵引［图5－214(1)］。牵引下术者双手抱握远端，令远端助手配合，将骨折远段向内旋转，以纠正外旋移位［图5－214(2)］；然后术者双手环抱远端后侧，令近端助手维持牵引的同时，用力向后按压骨折近端，术者用力向前端提骨折远端，以纠正前后侧移位［图5－214(3)］。对骨折处存在内、外侧方移位者，术者可双手掌相对用力挤压骨折处，使之复位［图5－214(4)］。最后，对横断形、锯齿形等骨折，应使用嵌插手法，术者双手抱握骨折部，以稳定骨折断端，然后令助手握拳纵向叩

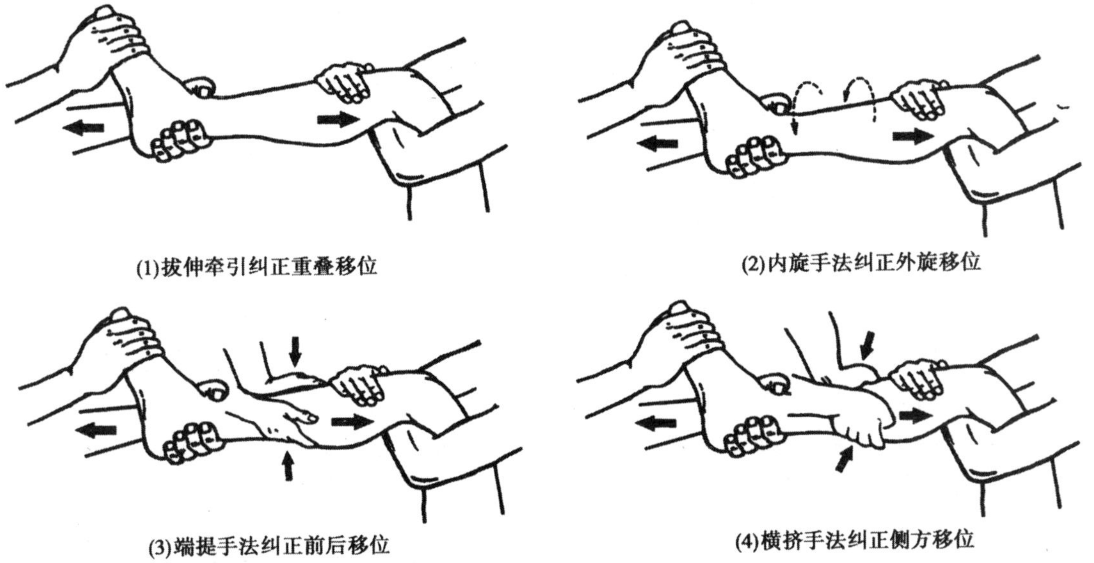

(1)拔伸牵引纠正重叠移位　(2)内旋手法纠正外旋移位

(3)端提手法纠正前后移位　(4)横挤手法纠正侧方移位

图5－214　胫腓骨干骨折手法复位示意图

击足跟部，使断端嵌合紧密。骨折整复完成后，触摸胫骨前嵴及内侧面，检查骨折是否对合良好。对儿童单纯成角青枝骨折，应予手法复位：术者一手握住患腿距小腿关节，一手按在骨折成角处，相对徐徐用力推压，纠正成角。

胫腓骨骨折后，若残留有成角畸形，可导致膝、距小腿关节面一侧过度负重；若残留旋转移位，将使膝、距小腿关节活动不协调，最终导致膝、距小腿创伤性关节炎发生。因此，在复位及固定中，应尽一切可能完全矫正成角及旋转移位。

2. 固定疗法：

(1) 夹板固定：骨折原始移位有成角趋势者，应在小腿内侧骨折成角处及外侧上、下端各放一平垫，行三点加压固定［图5－215(1)］，以控制小腿内动力不平衡产生的再移位倾向，以及利用凹侧组织合叶这一稳定因素进一步维持骨折的稳定性。儿童青枝骨折因成角凹侧骨膜尚完整，故成角移位有复发之倾向，亦应行三点加压固定，以控制其成角移位倾向。腓骨小头处置棉垫予以保护，以免压迫致腓总神经损伤。压垫放置妥当后，对上 1/3 骨折行超膝关节固定，患膝屈曲 40°～80°，内、外、后侧均用活动夹板，超膝关节 10 cm 左右，固定至股骨下段，下方至内、外踝上方；中 1/3 骨折固定夹板，其上端应至胫骨内、外髁，下端应达内、外踝，无须超关节固定；下 1/3 骨折固定夹板，其内外侧夹板下方平齐足底，行超距小腿关节固定，后侧板下方至跟骨结节上缘，上方均达胫骨内、外髁平面［图5－215(2)］。放置好固定垫及夹板后，以 4 根扎带绑扎，松紧宜适度。

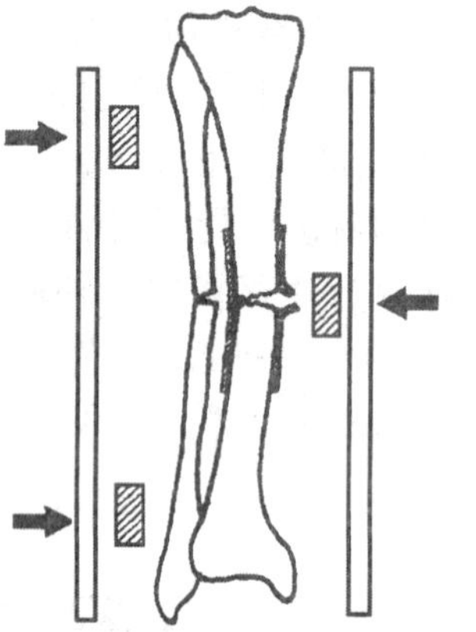
(1)三点加压固定控制成角移位

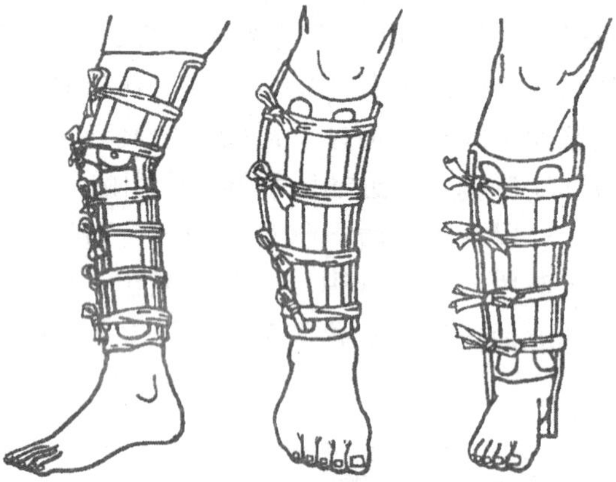
(2)上、中、下段骨折夹板固定

图 5－215　胫腓骨干骨折夹板固定

胫腓骨骨折多向前内成角，故在行三点加压固定时，易在前内侧使用过厚压垫造成压疮；或由于在腓骨上端使用压垫，压迫腓总神经而致麻痹。

固定后应每日检查固定垫位置及夹板松紧度，发现问题应及时调整。固定期间应每 1～2 周行 X 线摄片检查 1 次，了解骨折断端对合及生长情况。骨折固定时间应依据年龄大小而定，儿童一般为 6～8 周，成人为 10～12 周。

(2) 石膏固定：单侧石膏后托适用于小儿青枝骨折及无移位裂纹骨折。长石膏前后夹适用于患肢明显肿胀之稳定骨折。内外侧 U 形石膏夹有控制骨折的旋转移位的作用，适用于有旋转移位倾向者。稳定性较差的骨折，宜用石膏管型固定。中下 1/3 骨折可用短腿石膏管型，中、上段骨折则选用长腿石膏管型。石膏固定时，要注意塑形，特别是有成角移位趋向者，要行三点塑形（图5-216），方能有效地维持骨折的对位、对线。

（二）不稳定性移位骨折的治疗

对不稳定性（长斜形、螺旋形及粉碎性）骨折，或小腿肿胀严重，有发生骨筋膜室综合征可能，暂不宜作外固定者，可选用跟骨骨牵引，配合手法复位。待肿胀基本消退后，配合夹板固定。

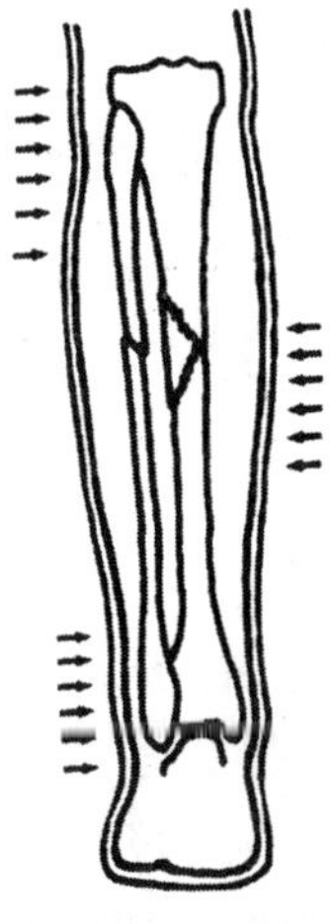

图5-216 胫腓骨干骨折石膏三点塑形固定

1. 跟骨骨牵引：将患肢置于勃朗架上，于跟骨处穿入一钢针行持续牵引。钢针外侧应较内侧高约1 cm，使牵引时钢针与患肢距小腿关节面约成15°内翻角。此角度的存在有利于恢复胫骨生理弧度，并可使骨折断端更稳定，防止骨折向内成角（图4-69）。

2. 复位固定：患肢肿胀基本消退后，应辅以手法使骨折复位，然后予夹板外固定。4～6周后，如骨折对位良好，有骨痂生长，可解除牵引，继续外固定直至愈合。

（三）骨外固定器固定

骨外固定器固定适用于伴有严重软组织挫裂伤及有严重污染伤口的开放性骨折。其优点是有利于局部伤口处理。常规无菌操作，于骨折远、近端胫骨骨干内各穿入1～2根钢针，使之与外固定支架连接（参见第四章第三节）。调整纵形螺杆牵引骨折远、近端，以纠正骨折的重叠移位；然后调整环形支具或弹力压垫，必要时配合手法整复使骨折复位，调整外固定器，以控制骨折断端的对位及对线（图5-217）。对长斜形或螺旋形骨折，手法复位夹板固定不稳定者，可在复位后行钳夹固定器固定之。

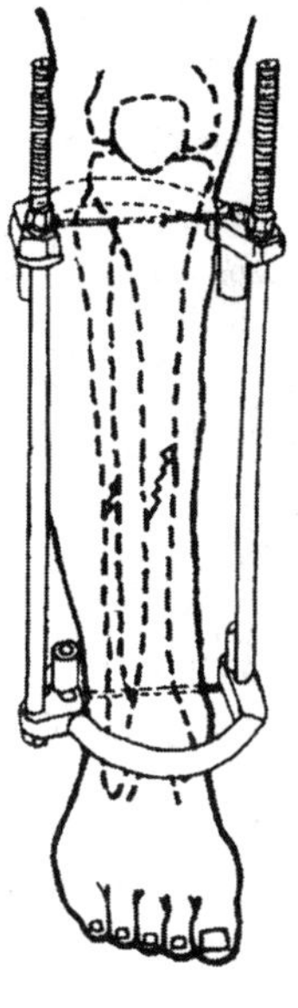

图5-217 孟氏小腿外固定器固定胫腓骨干骨折

（四）功能锻炼

骨折复位固定后，即可开始股四头肌静力舒缩及距小腿关节屈伸活动。稳定性骨折2周后开始抬腿及屈膝活动；3周后扶双拐不负重下地（足底须平放，以免引起骨折端向前成角），1～2周后逐渐改用单拐步行锻炼。行跟骨骨牵引者，可在床上以健腿及双手支撑作抬臀活动。去除牵引后，在床上活动1周方可扶拐下地练习。骨折3～5周时，取两枕法体位［图5-218(1)］，以克服骨折向前成角趋势，维持小腿生理弧度。跟骨骨牵引去除后，如有小腿生理弧度减小、消失，甚至向内成角时，可取盘腿姿势予以纠正［图5-218(2)］。

（五）药物治疗

胫腓骨干骨折按骨折三期辨证用药，早期局部肿胀严重，在活血化瘀、消肿止痛药物基础上，酌加利水消肿药，如木通、薏苡仁、茯苓、茅根等；开放性骨折早期，在活血化瘀药中加以凉血清热、祛风解毒之品，如银花、连翘、蒲公英、地丁、防风、黄连等；若胫骨中

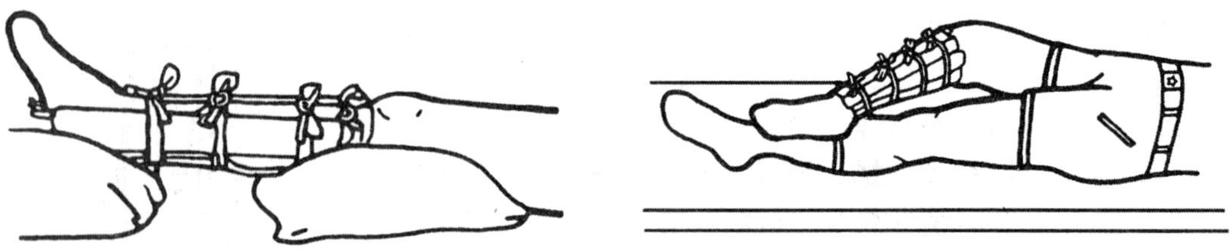

图 5－218　利用体位防止或纠正骨折的移位趋向

下 1/3 交界处骨折，局部血液循环较差，容易发生骨折延迟愈合或不愈合，故后期内治法着重补气血、补肝肾、壮筋骨。

（六）其他治疗

合并血管、神经损伤的骨折及 2 处以上的多段骨折可考虑切开复位内固定，可选用钢板螺钉，或髓内钉如 V 形钉、梅花钉、带锁髓内钉等固定。

踝部骨折脱位

踝部骨折脱位是常见的关节内骨折，多发于青壮年。距小腿关节（又称踝关节）负重量大，损伤机会多。距小腿关节是屈戌关节，由内、外踝及胫骨远端关节面构成踝穴，踝穴夹持距骨而形成关节的骨性部分，胫骨远端内侧缘形成内踝，后唇形成后踝，其远端与距骨鞍状关节面（滑车面）构成关节（图 5－219）。胫骨承受大部分体重，骨折后直接影响到关节功能。腓骨下端形成外踝，其尖端较内踝低 0.5 cm，位于内踝后约 1 cm，故外踝限制踝外翻的作用较强。距骨体前宽后窄，当距小腿关节背伸时，距骨体之宽部进入踝穴，下胫腓韧带紧张，关节面之间紧贴，关节稳定，不易损伤；反之，当踝跖屈时，距骨体之窄部进入踝穴，下胫腓韧带松弛，关节不稳定，易造成损伤。

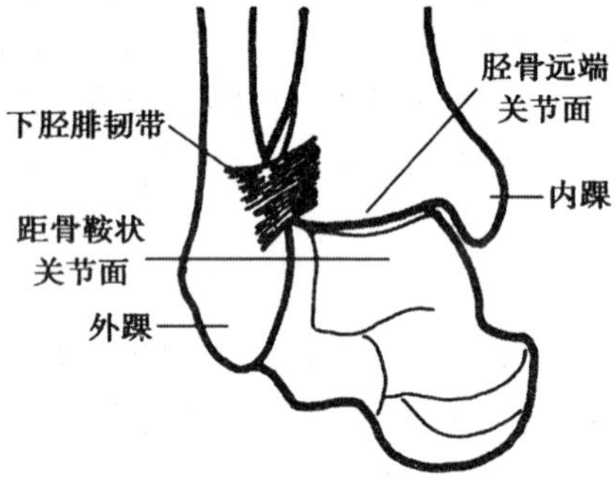

图 5－219　距小腿关节的骨性结构

距小腿关节的稳定性依靠内、外踝及周围的韧带和关节囊维持。距小腿关节四周缺乏肌肉遮盖，关节囊较薄弱，其前壁松弛，两侧较紧，有利于关节屈伸运动，限制内、外侧向运动。距小腿关节韧带有 3 组：下胫腓韧带位于胫腓骨下端，连接两骨，此韧带坚强而有弹性，限制胫腓骨下端分离；内侧韧带（又称三角韧带）呈扇形，纤维致密坚强，不易损伤，有限制足踝外翻的作用，故外翻损伤时单纯内侧韧带损伤少见，往往造成内踝撕脱骨折；外侧韧带较内侧韧带薄弱，易损伤撕裂，限制内翻作用弱，故临床内翻损伤多见。

距小腿关节的运动形式是由距骨体滑车关节面形状所决定的。由于内、外踝的夹持以及两侧韧带和关节囊的限制，距小腿关节的主要运动形式是背伸和跖屈。距小腿关节的屈伸运动与距下关节和足的运动是联合的。当踝跖屈时，足内翻、内旋；当踝背伸时，则足外翻、外旋。

【骨折机制与分型】

（一）骨折机制

距小腿关节骨折脱位多由间接暴力引起，如从高处坠下，下楼梯，下斜坡及走崎岖不平的道路等，易引起距小腿关节损伤。根据外力作用方向及受伤时的体位不同，可出现以下几种类型损伤：

1. 内翻型损伤：患者从高处坠下，足外侧先着地或走路时足底内侧踏于凸出部，引起足踝部强力内翻，此时距小腿关节受到由外下方向内上方的弧行暴力。外侧韧带首先紧张产生撕裂，或形成外踝撕脱性骨折。如暴力继续作用，迫使距骨体内移而撞击内踝，则可发生内踝斜形骨折及距骨体内移。若受伤时距小腿关节同时处于跖屈位，则可导致距骨向后撞击胫骨后唇而骨折，但临床较少见。（图 5－220）

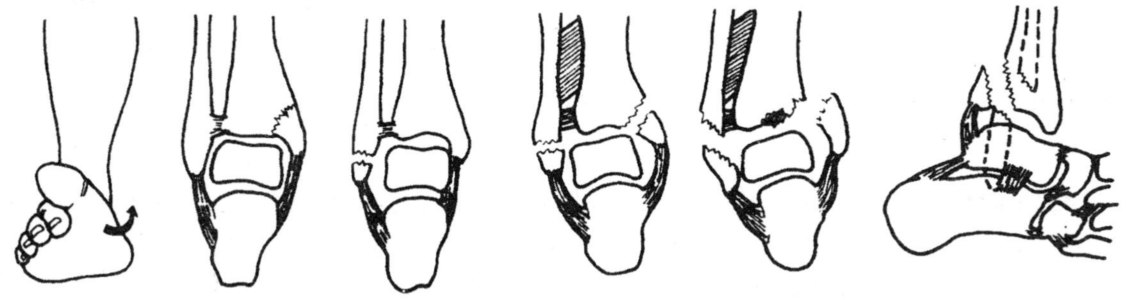

(1)损伤姿势　(2) Ⅰ度内踝骨折　(3) Ⅰ度外踝骨折　(4) Ⅱ度双踝骨折　(5) Ⅲ度三踝骨折

图 5－220　内翻型损伤

2. 外翻型损伤：患者从高处坠下，足内侧先着地，足踝部处于外翻位，踝部受由内下方向外上方的弧形暴力作用，迫使足踝部强力外翻。因内侧韧带坚强不易断裂，故易产生内踝撕脱性骨折。如暴力较大且继续作用，则可使距骨撞击外踝，导致下胫腓韧带撕裂，引起胫腓骨下端分离。腓骨下段在距骨的继续撞击下发生骨折，距骨向外侧脱位。（图 5－221）

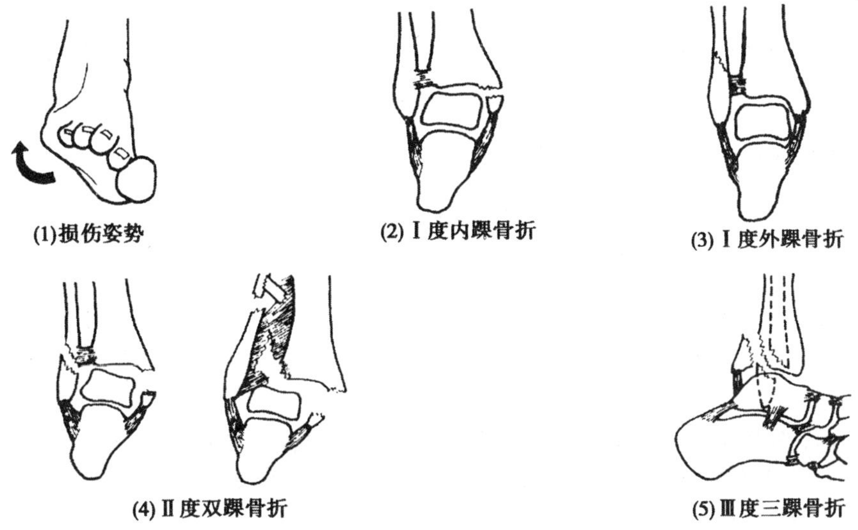

(1)损伤姿势　(2) Ⅰ度内踝骨折　(3) Ⅰ度外踝骨折

(4) Ⅱ度双踝骨折　(5) Ⅲ度三踝骨折

图 5－221　外翻型损伤

3. 外旋型损伤：患者高处跳下或平地急转躯干，致肢体出现不协调运动。如小腿不动而足部强力外旋，或足部不动而小腿强力内旋，距小腿关节受由前内向后外弧形暴力作用（图 5－2）。距骨体在外旋暴力作用下，首先撞击外踝内侧，致腓骨下段斜形或螺旋形骨折，骨折远段向上方轻度移位。暴力继续作用，使距骨体继续外旋，强力牵拉内侧韧带，导致内踝撕脱性骨折。暴力进一步作用，距骨再向后、外旋转，撞击后踝致其骨折，使之向后上方移位，距骨也随之向后、外脱位。（图 5－222）

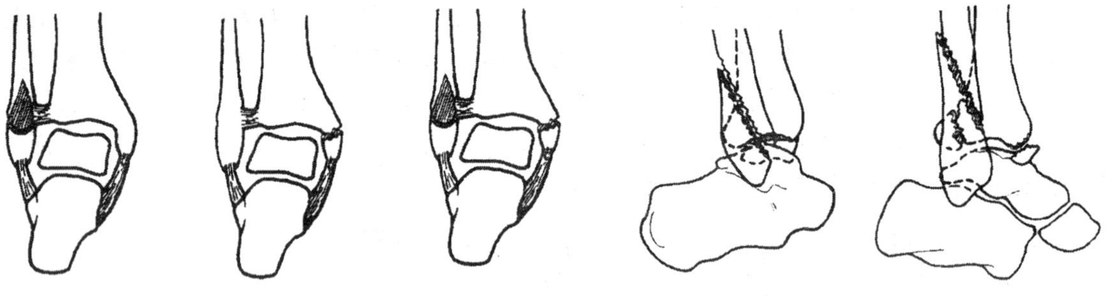

(1) Ⅰ度外踝骨折　(2) Ⅰ度内踝骨折　(3) Ⅱ度双踝骨折　(4) Ⅲ度三踝骨折

图 5－222　外旋型损伤

4. 纵向挤压（垂直压缩）损伤：患者从高处跌下，足底着地，暴力自足底向上传导与身体重力交汇于踝上部。如距小腿关节处于中立位，可形成胫骨下段 Y 形、T 形骨折及粉碎性骨折，或同时合并外踝、后踝甚或前踝骨折，但临床少见。（图 5－223）

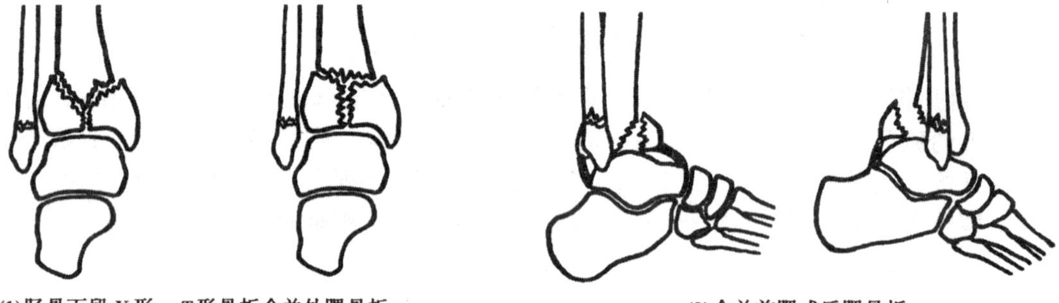

(1)胫骨下段 Y 形、T 形骨折合并外踝骨折　(2)合并前踝或后踝骨折

图 5－223　纵向挤压损伤

（二）骨折分型及特点（表 5－34、图 5－220～图 5－223）

表 5－34　踝部骨折脱位的类型及骨折线特点

	内翻型	外翻型	外旋型	纵向挤压型
Ⅰ度(单踝骨折)	外踝撕脱骨折或内踝斜形骨折	内踝骨折	腓骨下段斜形或螺旋形骨折	背伸位：胫骨下端前缘骨折；跖屈位：后踝骨折伴半脱位
Ⅱ度(双踝骨折伴距骨半脱位)	内、外踝骨折合并距骨向内侧移位或脱位	内、外踝骨折合并距骨向外侧移位	内踝、腓骨下段骨折合并距骨向外侧移位	中立位：胫骨下端粉碎性骨折及外踝骨折

续表

	内翻型	外翻型	外旋型	纵向挤压型
Ⅲ度(三踝骨折伴距骨全脱位)	三踝骨折，距骨向内后脱位	内踝、腓骨下段骨折、下胫腓关节脱位，距骨向外侧脱位	三踝骨折，距骨向后、外侧移位或脱位	少见，粉碎严重时可形成
骨折线	外踝：横形骨折线；内踝：向上内斜形骨折线	内踝骨折线为横形；外踝骨折线为斜形	Ⅰ型：骨折线由前、内、下方斜向后、外、上方；Ⅱ型：骨折线横形。后踝为前下向后上方斜形骨折线	粉碎性：骨折线呈T、Y形。腓骨下段骨折线为前上向后下斜形。后踝骨折线为后上向前下斜形

【诊　　断】

患者多有高处坠下足部着地，或扭伤，或受暴力直接打击踝部的外伤史。伤后踝部肿胀严重，多有瘀斑，严重者出现张力性水疱。患肢站立行走困难。查体可见内翻、外翻或外旋等与损伤类型一致的畸形；触诊时，局部压痛明显，间接叩击痛阳性，可扪及骨擦音及异常活动。X线检查正、侧位片可显示骨折类型及移位情况。怀疑下胫腓关节分离者，可在应力下摄距小腿关节正位X线片证实。根据病史、症状、体征及X线表现，可明确骨折的诊断及其类型。

距小腿关节损伤可造成下胫腓骨分离，但临床上往往对此估计不足。究其原因，大多系由于伤后急救复位或自行恢复，而在原始X线片中未显示下胫腓间隙增宽。如有必要可在应力位下摄距小腿关节正位X线片，以证实或排除下胫腓骨分离。

【辨证施治】

无移位骨折仅需将距小腿关节固定在90°中立位3～4周即可，移位骨折则需准确复位、有效固定和早期合理的功能锻炼，否则易并发创伤性关节炎。胫骨下端骨骺损伤，必须“完全复位”。

（一）手法复位

手法复位的原则是按暴力作用的方向进行反向复位。一般步骤为先矫正重叠、旋转和侧方移位，最后矫正成角畸形。三踝骨折不能同时整复，可先整复内、外踝，再整复后踝。整复时患者取仰卧，髋、膝关节各屈曲45°～60°位，近端助手抱住大腿，远端助手两手分别握住足背和兜住足跟，用力牵引，以纠正重叠移位［图5－224(1)］。内翻移位者，术者一手顶住外踝上方，另一手将足由内向外侧挤压；同时令助手将踝强力外翻，以纠正骨折的内翻移位［图5－224(2)］；外翻移位者，术者一手顶住内踝上方，另一手将足由外向内侧挤压，同时令助手将踝强力内翻，以纠正骨折的外翻畸形［图5－224(3)］。合并有外旋者，在施行内翻复位的同时，应将骨折远端内旋［图5－224(4)］；伴有下胫腓关节分离者，术者两手掌分别置于内、外踝部，掌根部相对用力挤压，应用夹持挤压手法纠正下胫腓关节分离［图5－224(5)］；合并旋转损伤者，同时施以反方向旋转手法纠正之。整复后踝骨折时，术者一手推胫骨下段向后，另一手兜住足跟向前端提，同时令助手将距小腿关节尽力背伸，使后关节囊紧张，将向上移位的后踝拉下［图 5－224(6)］。

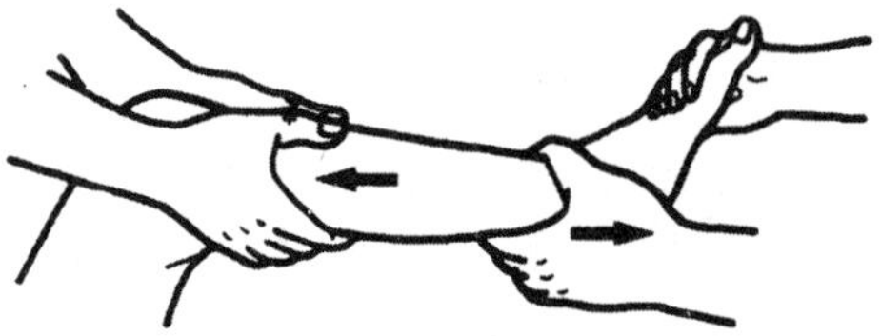

(1)牵引纠正重叠移位

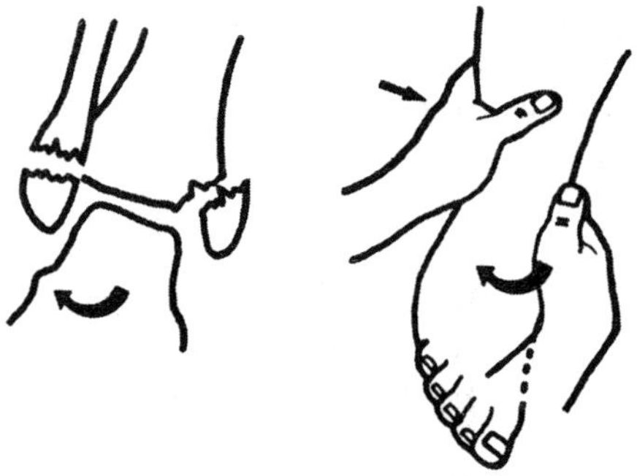

(2)外翻足踝部纠正内翻移位

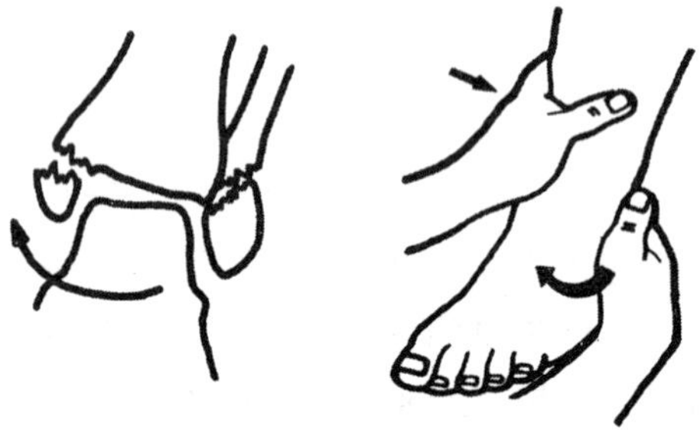

(3)内翻足踝部纠正外翻移位

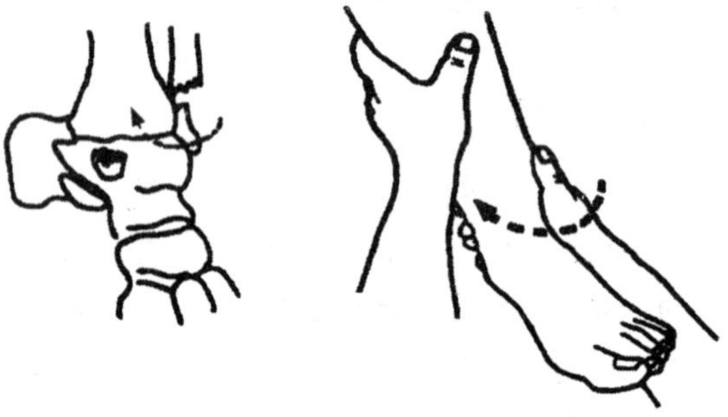

(4)内旋骨折远端纠正外旋移位

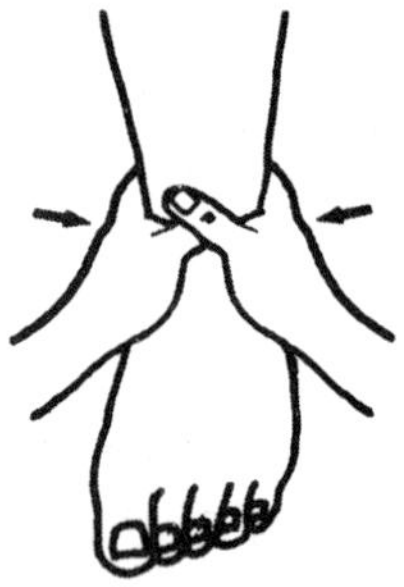

(5)应用夹挤手法纠正下关节分离

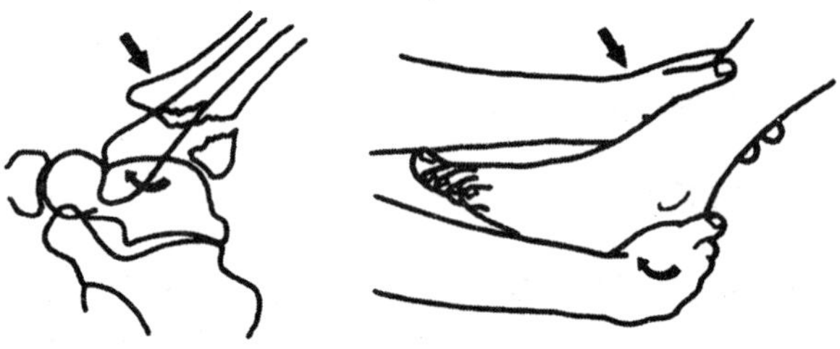

(6)兜住足跟部向前端提整复后踝骨折

图 5－224　踝部骨折脱位手法复位示意图

外旋型骨折的复位方法与外翻型骨折基本相同，主要区别在于应先将足部内旋以纠正外旋移位，然后再应用手法使足部内翻，即可纠正骨折移位。

后踝骨折片较大时，不能以上述手法使向后脱位的距骨复位，因为跟腱的紧张牵拉，后踝失去支点。单纯背伸前足时不能达到后踝骨折的复位，反而使距骨向后上方脱位。可在足和小腿中下段套上 1 只袜套，下端超过足尖 20 cm，并用绳结扎，作悬吊滑动牵引，利用肢体质量使后踝逐渐复位（图 5－225）。

纵向挤压型骨折以跟骨骨牵引为首选，在跟骨骨牵引的基础上鼓励患者作距小腿关节的屈伸活动。2～3 日后复查 X 线片，根据骨折移位的具体情况再施以提、按、推、挤等手法，尽量使胫骨下端关节面平复。

外踝骨折复位如不完全，可使踝穴加宽，导致距骨的活动度增大，应注意整复，防止日后形成退行性变和行走痛。此外，整复内踝骨折时应注意，有时虽对位满意，但如骨折线很宽，则提示有剥脱骨膜嵌入的可能，应尽力加以纠正，以防骨折不愈合。

（二）固定方法

先在内、外踝上方放一塔形垫，下方各放一梯形垫，或两踝部各放置一空心垫，防止夹板或石膏直接压在两踝骨突上，然后用夹板或石膏行超距小腿关节固定。距小腿关节体位应固定于与暴力作用方向相反的位置，内翻型骨折固定于外翻背伸位，外翻型骨折及外旋型骨折固定于内翻背伸位。所用夹板必须塑形以保证与足踝部的外形基本一致。前内侧，前外侧及后侧夹板均与小腿夹板相同；内侧夹板在固定内翻骨折时下端应较长，与足底平，外侧夹板可至外踝部。外翻及外旋型骨折与此相反（图4－40）。按续增包扎法捆扎小夹板，注意用8字形绷带或胶布固定距小腿关节于内、外翻位置（图5－226），使内翻骨折维持在外翻位，外翻骨折维持在内翻位。合并后踝骨折者，还应固定于轻度背伸位；伴有胫骨远端前唇骨折者，则要固定于轻度跖屈位。

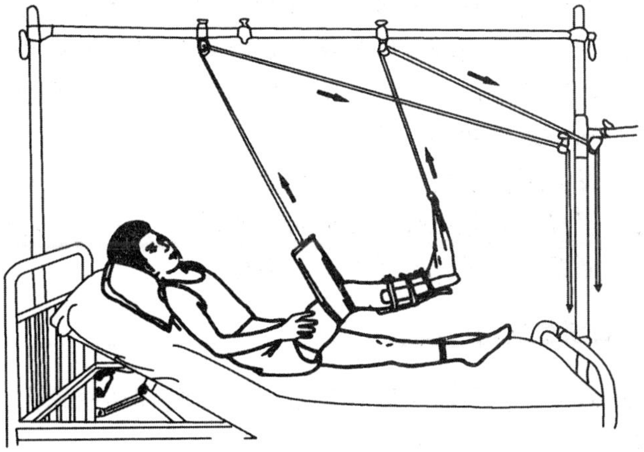

图5－225 后踝骨折行袜套牵引

若局部皮肤条件较差或软组织肿胀严重，不宜用夹板固定者，可应用U形石膏夹或管形石膏固定。固定后，要密切注意患肢的血液循环及足趾活动情况，并注意骨折对位情况。一般初期每周X线复查2次，中期每周1次。固定时间一般为5～6周。

（三）药物治疗

骨折早期瘀肿明显者，可外敷伤药膏或消肿止痛膏。局部出现张力性水疱者，可将水疱刺破后外敷二妙散或玉红粉。后期关节僵硬者，可用舒筋活血散或海桐皮汤熏洗。药物内治除按三期辨证用药外，中期以后应注意舒筋活络、通利关节；后期局部肿胀难消者，则应投入行气活血、健脾利水之剂。

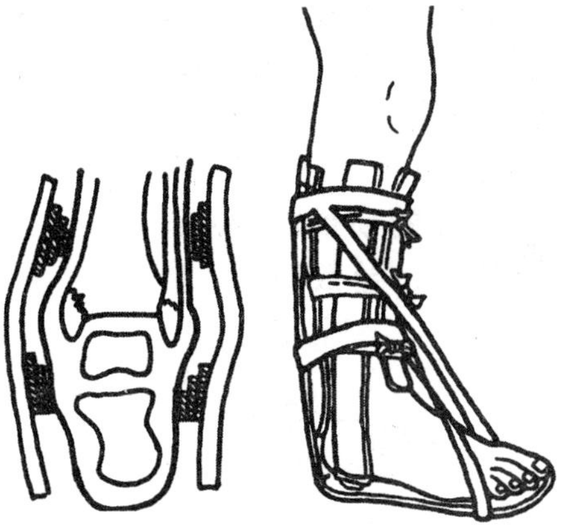

图5－226 踝部骨折的夹板固定

（四）练功疗法

固定早期应主动背伸踝部，活动足趾；同时，在保持有效夹板固定的前提下，辅以被动活动，主要行踝背伸和跖屈，不作旋转和翻转活动，并逐渐加大主动活动范围；3周后可打开外固定，于踝部（尤其是肌腱部）施行按摩、理顺筋络等手法。对于袜套悬吊牵引法的患者，应多行距小腿关节的主动屈伸。

（五）其他治疗

闭合复位困难或内踝骨折有软组织嵌入者可切开复位，用拉力螺丝钉或张力带固定。对下胫腓关节分离者，应注意复位并用螺钉固定之。

距骨骨折脱位

距骨是全身骨骼中惟一无肌肉起止的骨骼，分为头、颈、体三部分。距骨有 6 个关节面，分别与胫骨远端、内外踝、足舟骨及跟骨相关节。因此，距骨约 3/5 的面积被关节软骨覆盖，骨折多波及关节面；距骨的血运主要来自距骨颈前外侧进入的足背动脉关节支，从胫距关节和距跟骨间韧带所供应的血运有限。因此，距骨颈部骨折时，可能损伤该血管，阻断血运，发生距骨缺血坏死。距跟骨间韧带将距下关节分成两半，在距下关节每一运动中承受牵引与扭转，其与距跟外侧韧带、跟腓韧带一起，对距下关节的稳定起重要作用，当距跟骨间韧带断裂时，易发生距下关节脱位。

【骨折机制与分类】

距骨骨折脱位可由背伸外翻暴力及内翻跖屈暴力等引起。临床以背伸外翻暴力引起的损伤为多。

（一）踝背伸外翻暴力

典型受伤情况为驾驶员紧急踩刹车，或由高处坠下，距小腿关节强力背伸外翻，胫骨下端前缘像凿子一样插入距骨颈、体之间，引起距骨颈骨折［图 5－227、图 5－228(1)］。如暴力继续作用，距骨下后方的韧带断裂，距下关节脱位，导致跟骨、距

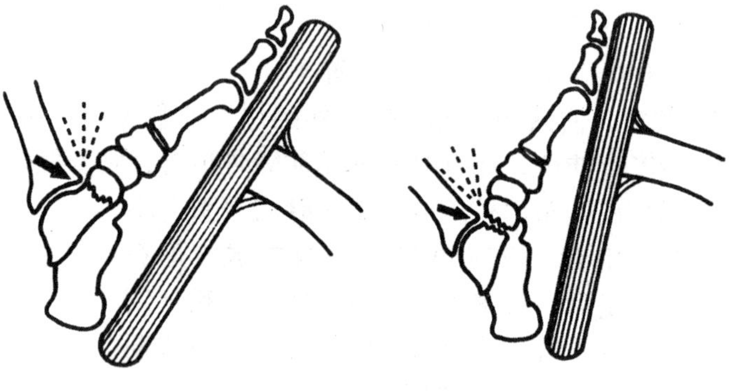

图 5－227　距骨骨折的机制

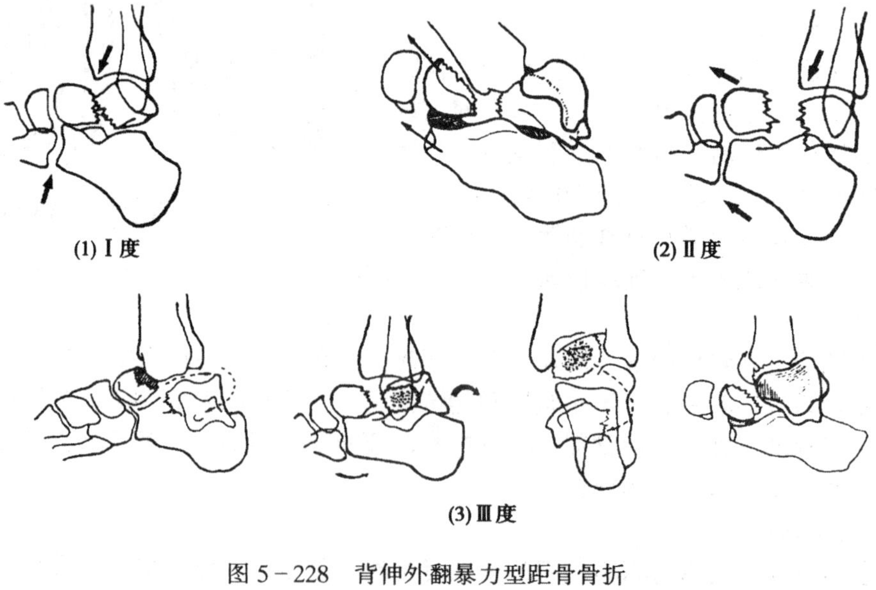

(1) Ⅰ度

(2) Ⅱ度

(3) Ⅲ度

图 5－228　背伸外翻暴力型距骨骨折

骨头连同足向前上方移位［图5－228(2)］。暴力消失后，由于跟腱与周围肌腱的弹性，足向后回缩，跟骨的载距突常钩住距骨体下面之内侧结节，而使整个骨折的距骨体随之向后移位，脱位于胫腓踝穴的后方，距骨体向外旋转，骨折面朝向外上方，甚至合并内踝骨折［图5－228(3)］。概言之，踝背伸外翻暴力可造成距骨颈或距骨体垂直骨折、距骨颈骨折合并距下关节半脱位、距骨颈骨折并距骨体脱位等几种类型的损伤。

（二）踝内翻跖屈暴力

距小腿关节强力内翻及轻度跖屈位受伤时，由于距跟韧带断裂，可能导致距下关节脱位；如外力继续作用，踝外侧韧带亦断裂，则距骨体可自踝穴中向前内侧旋转脱出；当暴力作用消失时，足回弹，距骨体的后内缘被外踝的前缘阻挡交锁于脱位的位置，导致距骨前脱位（图5－229）。

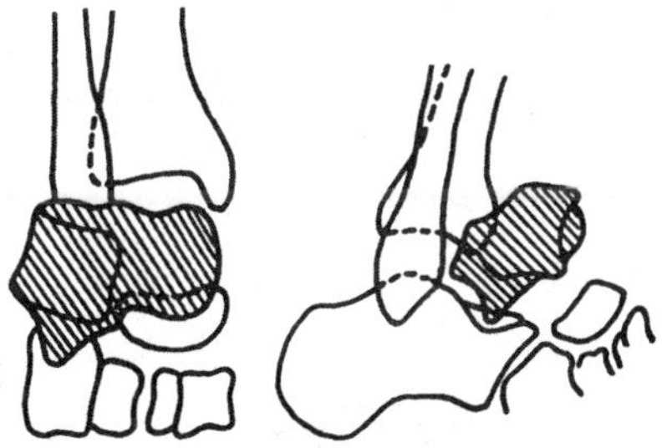
图5－229　踝内翻跖屈暴力导致距骨脱位

（三）单纯跖屈暴力

单纯跖屈暴力作用时，距骨体后唇猛烈撞击胫骨后踝，可发生距骨后唇（后突）骨折。

【诊　　断】

患者多有较明显的外伤史，伤后足踝部肿胀、疼痛，不能行走或站立，且可出现皮肤青紫瘀斑。触诊时压痛明显，移位明显者可见足踝部畸形，并可于距小腿关节前侧或后侧扪及移位之骨折块。踝足部正侧位X线摄片检查可明确骨折类型及是否合并脱位。阅片时应注意区别距骨后唇骨折片与副三角骨（副三角骨边缘整齐清晰，多为对称发生）。根据患者的病史、症状、体征及X线表现，即可作出诊断。

【辨证施治】

（一）手法复位

1．距骨颈骨折：患者仰卧，近端助手抱住患肢小腿，远端助手握住前足和足跟部，将足踝部置于轻度跖屈、外翻位，术者一手向下、向后推压距骨头；另一手托住小腿下端后侧向前顶托，使距骨头与距骨体两骨折块对合，以协助复位（图5－230）。

2．距骨颈骨折合并距下关节脱位：使患足处于轻度跖屈位，近端助手把持患肢小腿，远端助手握前足和足跟部行拔伸牵引；术者以两拇指于踝前方向后压住距骨头，同时将前足向后上方推送，并轻轻摇晃及内外旋转数次，使骨折复位；距下关节往往亦随之复位（图5－231）。

3．距骨颈骨折合并距骨体后脱位：近端助手把握患肢小腿，远端助手置患侧距小腿关节于背伸外翻位并向下拔伸牵引，以加大踝后侧及内侧的关节间隙，术者摸准向后内脱位的距骨体，两拇指向前外方推顶骨折块，助手同时轻轻摇晃屈伸距小腿关节，使距骨体进入踝穴；然后使距小腿关节跖屈，并将前足向后推送，使距下关节复位的同时距骨骨折也随之复位（图5－232）。

4．距骨后突骨折：助手将患足距小腿关节背伸，术者用拇指从跟腱两侧向中部并向下推挤骨折块，使之复位。

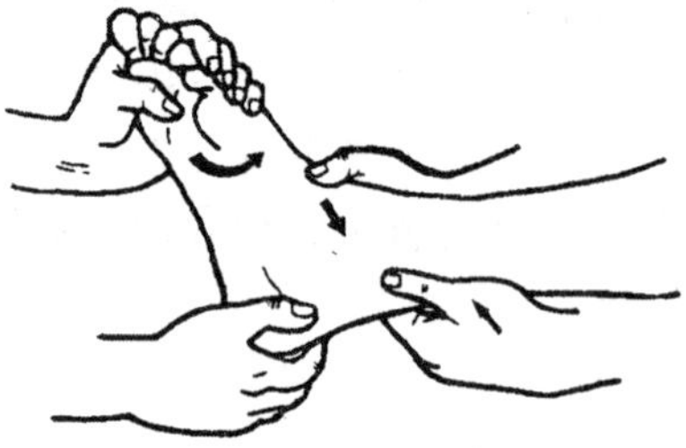

图 5－230　距骨颈骨折手法复位示意图

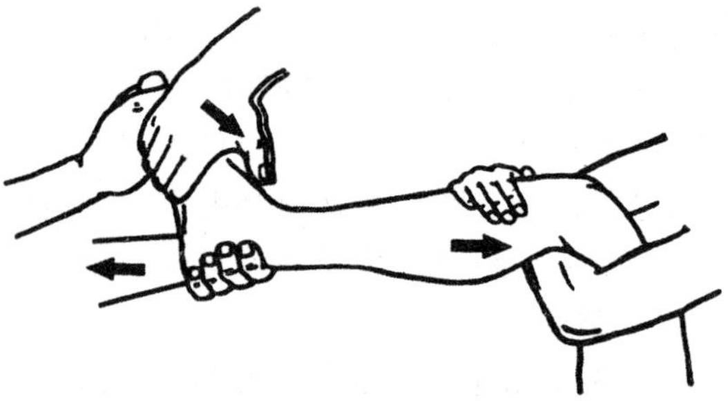

图 5－231　距骨颈骨折合并距下关节脱位手法复位示意图

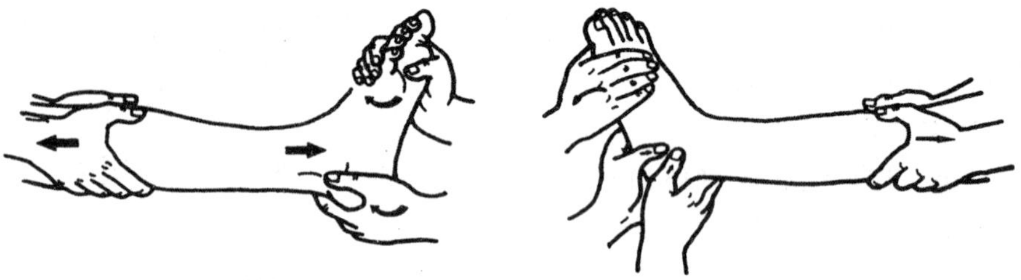

(1)拔伸牵引　(2)向前外方推顶骨折块并将前足向后推送

图 5－232　距骨颈骨折合并距骨体后脱位手法复位示意图

（二）固定疗法

距骨颈骨折者，将足踝部置于跖屈外翻位，用石膏托或 U 形石膏夹固定 6～8 周；距骨后突（唇）骨折并距骨前脱位者，用石膏托固定于功能位 4～6 周。

（三）功能锻炼

固定期间，应作足趾、膝关节屈伸锻炼，因骨折一般需 3～4 个月才能愈合，故在固定期间不宜负重，以免引起骨折不愈合或距骨缺血坏死。经 X 线片证实骨折已愈合者，方可解除固定并施行局部按摩，配合距小腿关节屈伸及内外翻活动锻炼，并开始扶拐不负重步行锻炼。

（四）药物治疗

骨折初期可按踝部骨折的用药原则进行处理。由于距骨骨折容易引起距骨体缺血坏死，故中后期应重用补气血、养肝肾、壮筋骨的药物，以促进骨折愈合。

（五）其他治疗

新鲜距骨骨折，手法复位失败者，应行切开复位内固定加植骨术。如为距骨体严重粉碎性骨折、移位较大的距骨颈骨折、陈旧骨折或距骨缺血坏死者，可考虑行胫距、距下关节融合术。术后用管形石膏固定 12 周。

跟骨骨折

跟骨骨折是最常见的跗骨骨折。跟骨外形不规则，近似长方并略呈弓形，位于距骨后下方，前窄后宽，后端为着地点，其最前端为跟骰关节面，后下部为跟骨结节，是跟腱附着处。跟骨上面有3个关节面，与距骨构成距下关节（又称距跟关节）。跟骨内侧面中凹，其上方有一隆起，即载距突，承载距骨颈。亦是跟舟韧带的附着处，跟舟韧带有支持距骨头、承受体重的作用。

跟骨主要由骨松质组成，除结节部后面与跗突处为骨皮质外，仅有一极薄的皮质层包绕。内部骨松质小梁分3组辐射状排列，在后关节面前下方，骨小梁稀少而骨髓较多形成一“中央三角”区，为营养血管进入处，是跟骨结构的薄弱区，骨折时常被压缩。跟骨结节与后关节突的连线与前后关节突的连线交叉所成之角称为结节关节角（图5－233），正常是30°～45°。骨折后，结节上移或关节面下塌，此角可变小、消失，甚至负角，使跟腱力量减弱，行走时提踵困难。跟骨与距骨是足由内、外侧弓的共同后臂，坚固而有弹性，起支撑体重的作用。因此，跟骨的形态和位置对足纵弓及负重功能影响极大。跟骨通过距下关节，使足产生内、外翻及内收、外展运动，以适应在凹凸不平的地面行走，故距下关节面损伤将严重影响足的功能。

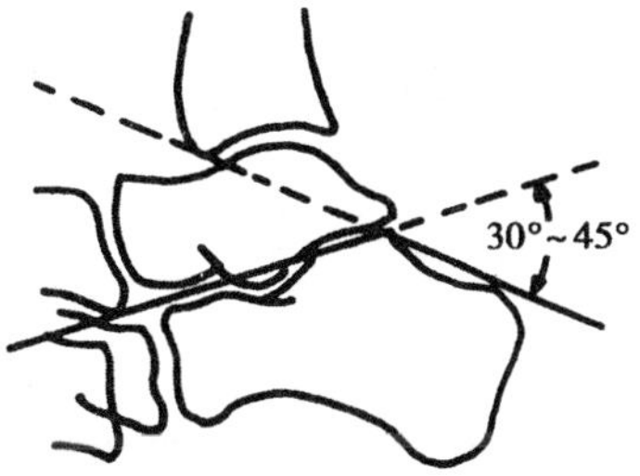

图5－233　跟骨的结节关节角

【骨折机制与分型】

（一）骨折机制

造成跟骨骨折的暴力主要有垂直压缩力、翻转剪切力和跟腱牵拉力等形式的暴力，所形成的跟骨骨折类型复杂，70%～75%的病例波及距下关节，后期往往影响距下关节功能。

1. 垂直压缩力：患者自高处坠落或跳下，跟骨垂直位着地时，使跟骨承受垂直压缩力作用，而发生压缩或纵形劈裂骨折[图5－234(1)、图5－236(2)～图5－236(4)]。

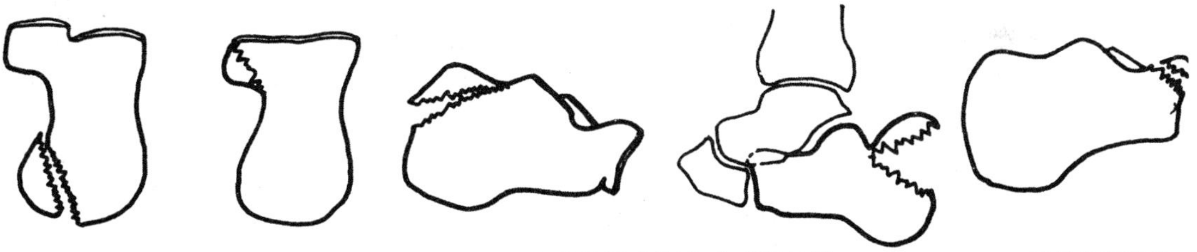

图5－234　未波及距下关节面骨折

2. 翻转剪切力：如患者从高处坠下时，足跟呈外翻位着地，由于上下方向力的偏向作用，产生一种通过跟骨体的剪切力，使跟骨劈裂为前内（载距突骨块）、后外（跟骨结节骨块）两大骨块（图5－235）。若暴力继续作用，距骨带载距突骨块向下移位，结节骨块向上移位，使跟骨高度丧失，宽度增加，结节上移，后关节面紊乱（图5－236）。如跟骨内翻位着地受伤，载距突受距骨下部内侧缘冲击，可造成载距突骨折[图5－234(2)]，严重时可伴跟骨上部和后关节面骨折（图5－236）。

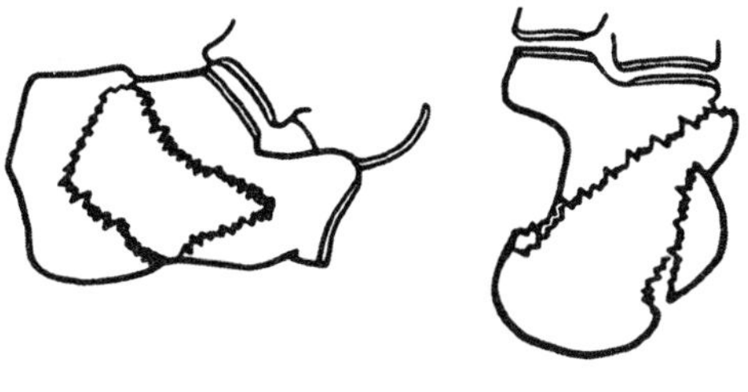
图5－235　邻近关节面骨折

3．跟腱牵拉力：如足踝在跖屈位时，腓肠肌处于紧张状态，此时如受到使足踝部背伸暴力的突然打击，将导致腓肠肌的强烈收缩，使跟骨结节受跟腱牵拉，而产生横形撕脱骨折，又称鸟嘴形骨折［图 5－234(3)］。

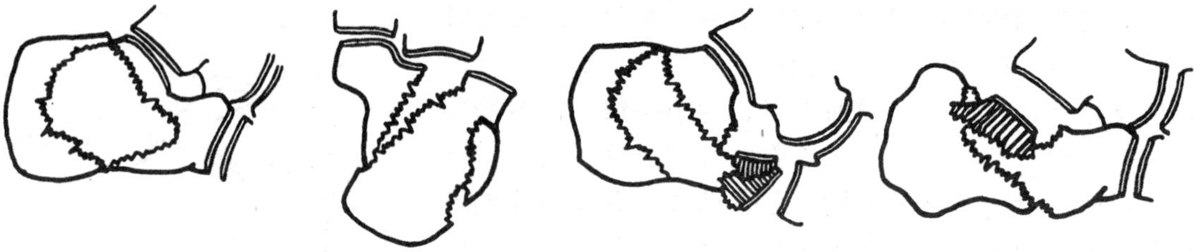
(1)　(2)　(3)　(4)

图 5－236　波及距下关节面骨折

（二）骨折分型

跟骨骨折临床上可分为未波及距下关节面骨折、邻近关节面骨折及波及距下关节面骨折等 3 种基本类型，其骨折机制及移位特点如表 5－35、图 5－234～图 5－236 所示。

表 5－35　跟骨骨折的分型

	骨折机制	移位特点
未波及距下关节面骨折		
跟骨结节纵形骨折（骨骺未闭合者，则可形成骨骺分离）	足外翻位跌下，结节底部着地，跟骨体遭受剪切力	无移位或轻度移位［图 5－234(1)］
载距突骨折(少见)	足内翻位，距骨向内下冲击载距突	很少移位［图 5－234(2)］
跟骨结节横形骨折(鸟嘴形骨折)	跟腱牵拉撕脱	撕脱骨块小者，一般无移位，不影响跟腱功能；撕脱骨块大（骨块超过结节 1/3)，则骨块向上倾斜移位［图 5－234(3)］
跟骨前端骨折（极少见）	前足强力内收跖屈（扭转）所致的撕脱性骨折	骨折线通过跟骰关节（极少移位）［图 5－234(4)］
邻近关节面骨折（跟骨体骨折）	高处坠下，跟骨着地，重力下压，地面反作用力上冲，导致跟骨体骨折	跟骨体增宽，跟骨后半连同结节向上移，结节关节角变小、消失；骨折线自前外上斜向内后下方，不进入关节（图 5－235)
波及距下关节面骨折		
外侧塌陷骨折（常见）	同“邻近关节面骨折”	骨折线方向同“邻近关节面骨折”，进入关节。因重力压缩作用使外侧关节面塌陷，跟骨中央骨质被压缩［图 5－236（1）～图 236(3)］
全部塌陷骨折（常见）	同“邻近关节面骨折”	跟骨体及其关节面完全粉碎下陷，甚至波及跟骰关节［图 5－236(4)］

【诊　　断】

跟骨骨折多发于青壮年，患者多有从高处坠下，足跟着地的外伤史。伤后后跟疼痛，足跟不能触地或站立行走。临床检查可见局部肿胀、皮下瘀斑，并常延伸至跟腱处。局部压痛明显，移位骨折可见跟骨体横径增宽，结节上移，足弓扁平或跟骨腹部凸向足心，呈摇椅状畸形。X线侧位片检查可明确跟骨压缩程度、骨折类型及距下关节面改变（是否有塌陷）等征象；可见结节关节角变小、消失甚至负角；轴位片对判明内外侧骨折、向两侧移位（跟骨体增宽）情况及距下关节面（是否有塌陷）等情况有重要意义。

根据外伤史、症状、体征和X线情况可以确诊。考虑外伤特点，应注意是否双侧骨折及有无脊柱和颅脑损伤情况，以免遗漏。

部分不波及距下关节面的孤立骨折（如载距突骨折等），其症状轻微，甚至活动无明显异常；其次当跟骨骨折并脊柱骨折时，由于脊柱损伤症状严重而往往忽略了跟骨的症状。此外，跟骨属骨松质，发生压缩骨折时，X线摄片可能无清晰的骨折线或不易分辨。因此，在诊断跟骨骨折时，凡高处跌下外伤，足跟肿胀压痛者，应行跟骨侧、轴位X线摄片检查，根据跟骨外形及结节关节角测量来分析判断，以明确诊断。

【辨证施治】

跟骨骨折治疗总的原则是：纠正跟骨体增宽，尽量恢复结节关节角，恢复距下关节面平整。对未波及距下关节面骨折，如载距突骨折、跟骨前端骨折及部分结节纵形骨折，用石膏固定即可。如为结节纵形骨折或横形骨折，骨块向上移位者，采用手法复位，石膏固定。亦可行切开复位，以螺丝钉或钢丝固定。对邻近距下关节面骨折，如为青壮年患者可采用手法复位或撬拨复位及石膏固定，而老年患者一般可采用功能疗法。对波及距下关节面骨折，如为青壮年部分塌陷骨折者，采用手法复位或撬拨复位加石膏固定疗法；完全塌陷骨折者，则需切开复位结合骨松质填塞术。对严重粉碎性骨折，如为老年患者，可采用功能疗法；如为青壮年患者，则行一期融合距下关节或三关节融合。

（一）未波及距下关节面骨折的治疗

1. 跟骨结节纵形骨折：骨折块一般移位不大，无须手法整复。若跟骨结节骨骺分离，骨块上移明显者，应予以整复，否则可造成跟骨底不平，影响日后步行和站立。复位时，使患膝屈曲90°，一助手扶持小腿，另一助手握前足使足跖屈。术者两拇指置移位骨块上方跟腱两侧，余4指托于足底，相向用力挤压使骨块复位［图5－237(1)］。如未能复位者，可在局部麻醉下以骨圆针穿过结节中部，钢针两端连接牵引弓，术者握紧牵引弓，先将骨块向后牵拉，以松解骨折面的交锁，然后向下牵引，直至骨折块复位［图5－237(2)］。

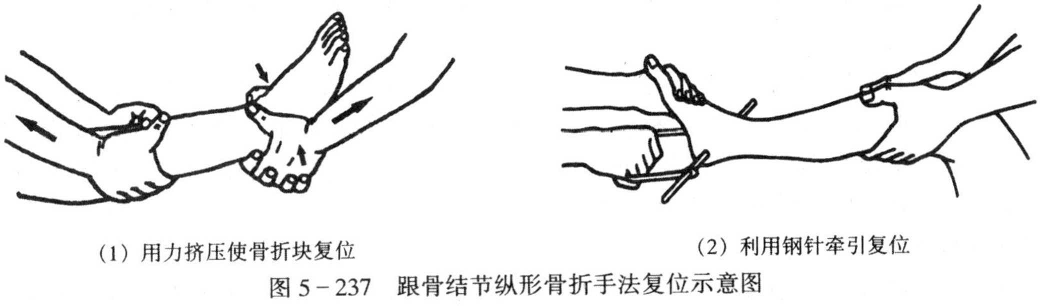

（1）用力挤压使骨折块复位　　　　（2）利用钢针牵引复位

图5－237　跟骨结节纵形骨折手法复位示意图

2. 跟骨结节横形骨折（鸟嘴形骨折）：系跟腱牵拉造成的撕脱骨折。若撕脱骨折移位不大，无须手法整复。若骨折块较大且向上移位明显者，可令患者取俯卧位，屈膝 90°，助手尽量使患足跖屈，术者以两拇指在跟腱两侧用力向下推挤骨折块，使其复位（图 5－238）。

3. 跟骨体骨折：患者屈膝 90°，近端助手扶小腿，远端助手握前足并使足踝部跖屈。术者面对患者站立，双手 4 指交握足跟底，双掌侧鱼际部相对挤压跟骨两侧，纠正跟骨体增宽畸形（图 5－237）。然后双掌扣住跟骨结节，轻缓摇动松解嵌插，并用力向后下方牵引，恢复结节关节角［图 5－239(1)］。此外尚可采用牵引挤压法恢复结节关节角［图 5－239(2)］。倘结节关节角仍难以恢复，可加用钢针牵引。倘跟骨增宽尚未纠正，可以跟骨夹（贝累夹）挤压整复，应用时注意以软棉垫保护皮肤（图 5－240）。

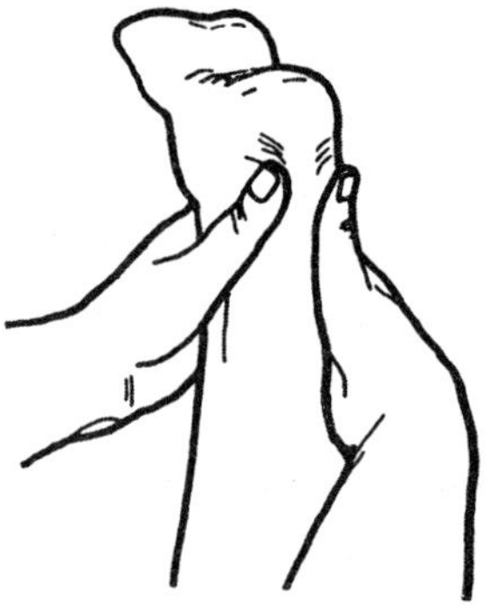

图 5－238　跟骨结节横形骨折手法复位示意图

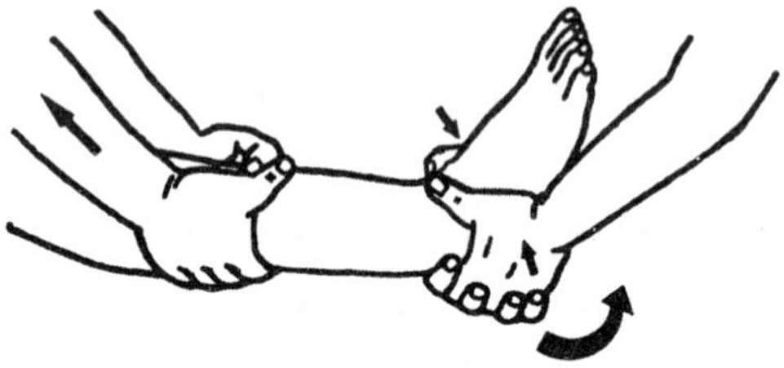

(1)

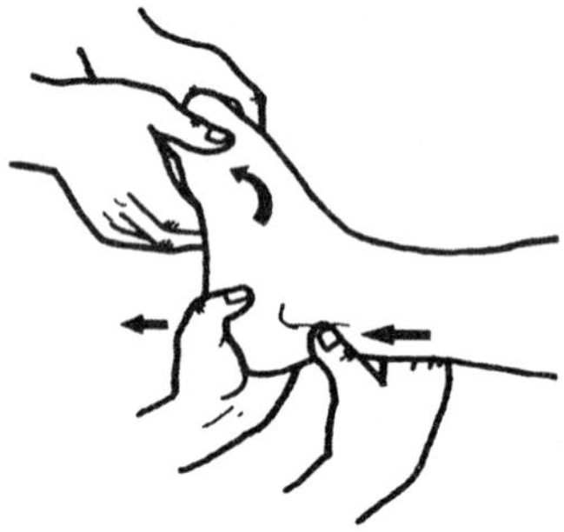

(2)

图 5－239　跟骨结节关节角恢复法

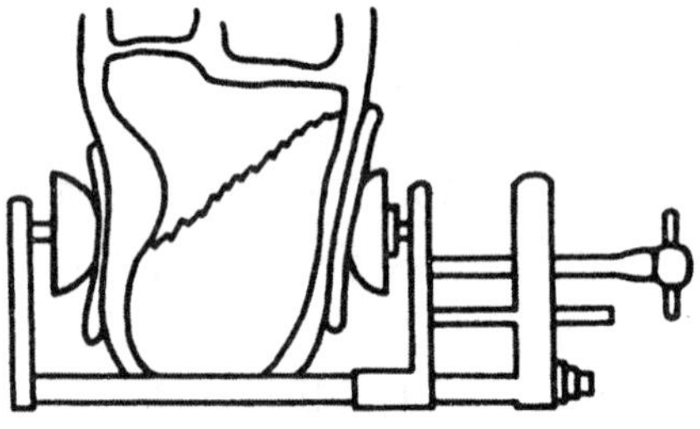

图 5－240　应用跟骨夹挤压整复增宽的跟骨体

（二）波及距下关节面骨折的治疗

波及距下关节面的骨折可采用撬拨复位法。患者仰卧，腰麻后 X 线下于跟腱止点处进针。顺纵轴偏外侧，对准距下关节面下方插入针尖。撬拨起塌陷之关节面，以恢复距下关节面的平整。然后用双掌或跟骨夹扣挤跟骨体两侧，纠正跟骨体增宽畸形（图 5－241）。复位后以石膏管型连针固定。4～6周后去除石膏和钢针进行功能活动。

（三）固定疗法

无移位骨折一般不作固定，载距突骨折、跟骨前端骨折仅用石膏托固定患足于中立位 4～6周即可。对于跟骨结节关节角有影响的骨折，临床一般多采用石膏管型连针固定，但亦可用夹板或用木制鞋底板纸壳固定（图 5－242）。固定方法一般为将距小腿关节置于跖屈位 3～4 周后，改为中立位继续固定 4～5 周。

（四）功能锻炼

一般外固定后，即可作足跖屈伸活动。2～3 周后可扶拐不负重步行锻炼，6～8周后逐渐负重练习。拆除外固定后，应加强踝足部的功能活动。但对跟骨关节角改变的各类型骨折，在

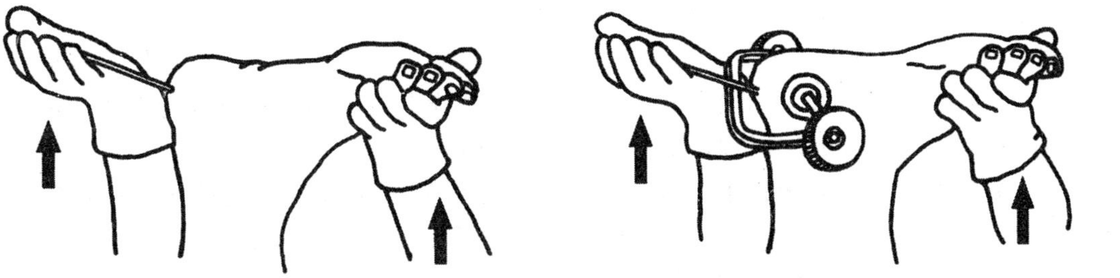

图 5-241　波及距下关节面骨折采用钢针撬拨加跟骨夹整复

去除外固定后不可作过度的足踝部屈伸活动。后期功能锻炼应在外用熏洗药物的配合下进行，以患处不产生锐痛为原则。

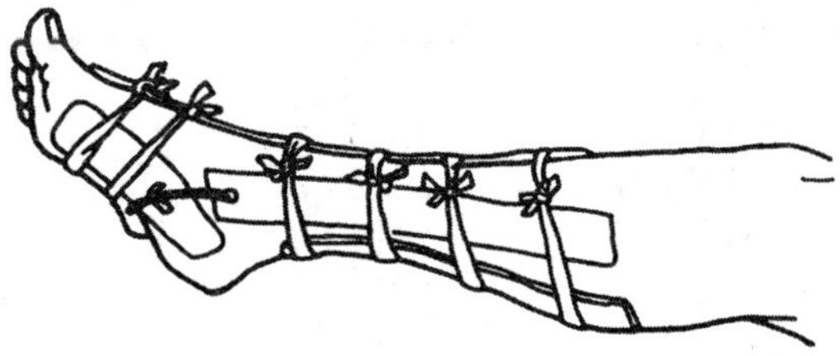

图 5-242　跟骨骨折夹板固定方法

（五）药物治疗

早期肿胀严重、疼痛剧烈者，可选用桃红四物汤加木瓜、牛膝、三七、独活、苏木等活血化瘀；症状较轻者，可投以云南白药、跌打丸等，外敷跌打膏、双柏散；中后期内服正骨紫金丹、新伤续断汤；后期并发关节强直酸胀不适者，可用海桐皮汤熏洗。

（六）其他治疗

对仅有距下关节面塌陷，无明显挤压破碎者可切开复位内固定。常取跟骨外侧切口，显露骨折处及距下关节，用骨膜剥离器将关节面抬起，填充骨松质或骨粘合剂以保持复位。术后石膏固定 6～8 周。严重粉碎性骨折，关节面破坏严重者，宜采用功能疗法：患者卧床，弹力绷带包扎，抬高患肢，进行足、趾及距小腿关节主动活动。2～3 周后使用拐杖，增加活动，6 周后逐渐负重。后期如并发创伤性关节炎，可行距下关节或三关节融合术。

跖骨骨折

跖骨共有 5 块，每块跖骨可分为基底部、干部和头部三部分。5 个跖骨中，第 1 跖骨最短，但也最坚固，其负重量最大。第 1～3 跖骨底分别与第 1～3 楔骨相关节，第 4～5 跖骨底部与骰骨相关节。

第 1 跖骨底呈肾形，与第 2 跖骨底之间无关节和韧带连接，故其活动性相对较大。外侧 4 个跖骨底之间均有关节相连，并借背侧、跖侧及侧副韧带相连接，比较固定，其中以第 2、3 跖骨较为稳定，第 4、5 跖骨均具有轻微活动度。此外，第 5 跖骨底形成粗隆，向外下方突出，超越骨干及相邻的骰骨外面，是足外侧的明显标志。

【骨折机制与分类】

跖骨骨折多因直接暴力造成，如挤压、重物砸击等；亦可由扭伤、牵拉等间接暴力而引起。临床上以第 2～4 跖骨骨折较多见，单根跖骨发生骨折的较少，常为多根跖骨骨折。第 5 跖骨基底部骨折常单独存在，是腓骨短肌强力牵拉所致，在儿童应与正常骨骺线区别。此外，长途跋涉或行军中尚可引起疲劳骨折（应力骨折）。

跖骨骨折按部位分类，可分为基底部、干部、颈部 3 种，其中以基底部骨折多见，干部骨折次之，颈部骨折最少。按骨折线的形态分类，可分为横断形、斜形或粉碎性。按骨折的原因和解剖部位分类，跖骨骨折临床上一般分为下列 3 种类型：

1. 直接暴力骨折：以跖骨干部骨折多见，但亦可发生于基底部或颈部，多由重物压轧所致。开放性、横形或粉碎性骨折较为多见［图 5－243(1)、图 5－243(2)］，偶可并发跖跗关节脱位。骨折后，因足部屈肌及骨间肌的牵拉作用，骨折多向背侧成角。常合并较严重的软组织损伤，且足部皮肤血液供应较差，容易引起伤口边缘坏死或感染。

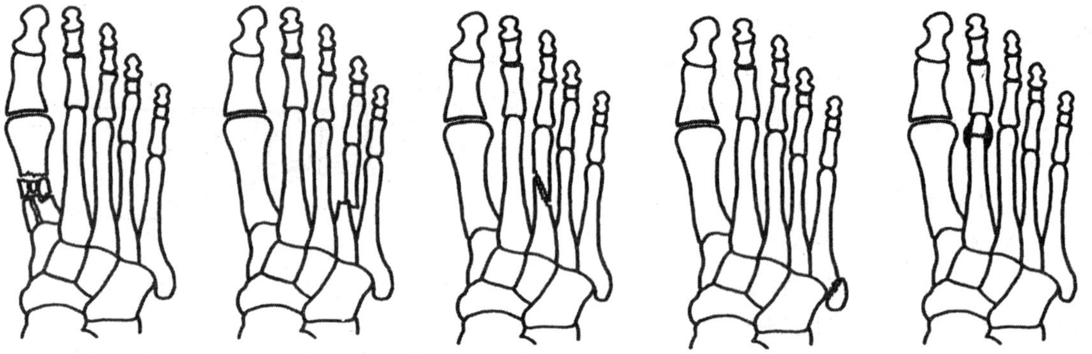

(1)第 1 跖骨粉碎性骨折　(2)第 4 跖骨横形骨折　(3)第 3 跖骨斜形骨折　(4)第 5 跖骨基底部撕脱骨折　(5)第 2 跖骨疲劳骨折

图 5－243　跖骨骨折的类型

2. 间接暴力骨折：以第 5 跖骨基底部撕脱骨折多见，但亦可由传导暴力引起跖骨颈或骨干斜形骨折［图 5－243(3)、图 5－243(4)］。多因滑跌时，足呈内翻位摔倒，附着于第 5 跖骨基底部的腓骨短肌腱骤然收缩所致，一般骨折片无移位或移位不显著。

3. 疲劳（应力）骨折：好发于长途行军的士兵或长途跋涉的旅行者，故又称行军骨折。常见部位为第 2、3 跖骨颈，其中尤以第 2 跖骨颈骨折多见［图 5－243（5）］。由于肌肉过度疲劳，足弓下陷，第 2、3 跖骨头负重增加，反复作用产生交变应力，致使骨皮质及骨小梁逐渐发生断裂。骨组织不是整体破坏，而是部分破坏，被累及的骨小梁断裂和修复同时进行，因此属慢性骨折。骨折多无移位，断端较光滑，并可有碎骨块游离脱落。疲劳（应力）骨折的愈合能力较低，所需时间较长。

由于跖骨之间相互支持且有韧带连接，故骨折后断端移位多不明显。仅有少数骨干骨折可因暴力产生跖侧成角畸形，或远侧骨折段移至近侧骨折段的下方形成重叠移位。如发生重叠移位，则跖骨头丧失连线的正常弧线，这将引起横弓塌陷，跖骨头疼痛。跖骨颈骨折后，跖骨头将向足底移位，如不纠正则必然产生行走痛。

【诊　断】

患者多有不同程度的外伤史，伤后骨折局部疼痛、肿胀、挤压痛均较明显。如为单一跖骨骨折时，依靠足跟及其他跖骨的支撑，患者仍能勉强行走；多根跖骨骨折者，则行走不能。查体时，如为移位骨折多可触及骨擦音，合并脱位者则出现足部畸形。X 线检查应常规摄足部正斜位，以明确骨折的部位及移位形式。

疲劳骨折的临床特点为起病缓慢，无急性损伤史；局部疼痛逐渐加重，影响功能；疼痛部位可触摸到骨性包块；X线摄片在发病1～2周内可无阳性发现或可见压痛处有一横形或斜形骨裂，但无移位；3～4周后骨折线较为明显，周围可有梭形骨痂。

根据病史、症状、体征及X线摄片表现即可明确诊断。

【辨证施治】

无移位或轻度移位骨折者，可外敷活血化瘀、消肿止痛中药，厚实包扎即可。一般不用夹板或石膏固定。4～6周症状消失后开始下地练习行走。

（一）手法复位

跖骨骨折的复位要求较高。移位跖骨干骨折，破坏跖骨头连线的正常弧线，上下重叠移位或向足底（跖侧）突起成角移位，特别是跖骨颈骨折，必须予以纠正，否则将影响今后行走功能。侧方移位虽对足部功能影响较小，但可能挤压跖间神经造成神经痛，故亦应尽量矫正。

复位时，患者取仰卧位，患膝稍屈，一助手固定牵引小腿，术者一手拇指置足心，4指放于足背，另手牵引骨折对应足趾1～2分钟，或用布带套住足趾后进行牵引［图5－244(1)］；牵引之初足趾向足背，与跖骨纵轴呈20°～30°［图5－244(2)］；俟远近骨折断端间重叠拉开对顶后，再翻转向跖侧屈曲（与跖骨干纵轴向跖侧呈10°～15°角），同时置足心的拇指由跖侧推挤远侧断端向背侧使之对位［图5－244(3)］；然后由背跖侧骨间隙对向夹挤分骨，矫正残余移位［图5－244(4)］。并发跖跗关节脱位者，可施行横挤手法矫正之［图5－244(5)］。复位困难者，可行骨牵引复位，恢复正常生理弧形。

（二）固定疗法

在维持牵引下包扎绷带4～5层（肿胀较重的可敷消肿膏），顺跖骨间隙放置分骨垫，用黏膏固定2道，足背放扇面状薄板毡垫，再缠绷带3～4层，然后穿上木板鞋。跖骨颈骨折，手法复位后用管形石膏固定，在足底塑捏出弓形。4～6周后开始行走。若复位失败，作趾骨牵引或切开复位，用髓内针固定，早期开始活动。第5跖骨基底部骨折可用黏膏固定足于外翻位，或用行走石膏固定4～6周，开始功能锻炼。

（三）药物治疗

跖骨骨折初期可内服仙复汤加牛膝、木瓜、防己以消肿止痛；继服橘术四物汤加土鳖虫、自然铜以接骨续损；后期可投入补中益气汤加狗脊、骨碎补、续断、虎骨、丹参、怀牛膝等以补益元气而壮筋骨。疲劳骨折可加补肝肾、壮筋骨药物。外固定解除后，应用熏洗药物治疗。

（四）其他治疗

跖骨骨折如手法复位失败，或为开放性骨折则应切开复位，用细钢针内固定。术后用石膏托固定4～6周。对于陈旧跖骨颈骨折而跖骨头向足底移位影响行走时，可施行跖骨头切除术。

趾骨骨折

趾骨骨折为足部常见骨折，多因重物砸击或奔走急迫踢撞硬物受伤。砸击造成者，多为

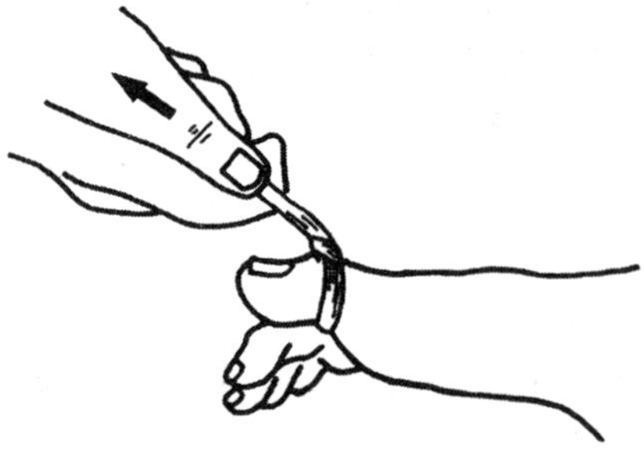

(1)用布带套住足跖进行牵引

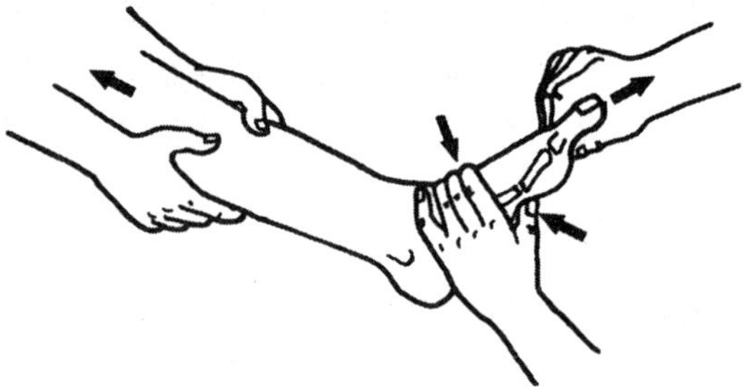

(2)牵引之初足跖向足背

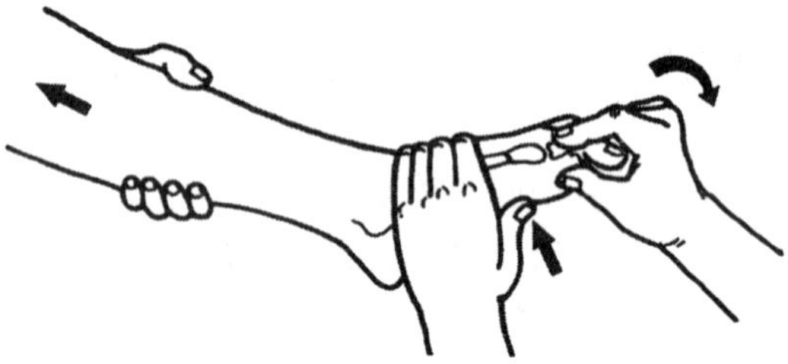

(3)推挤对位

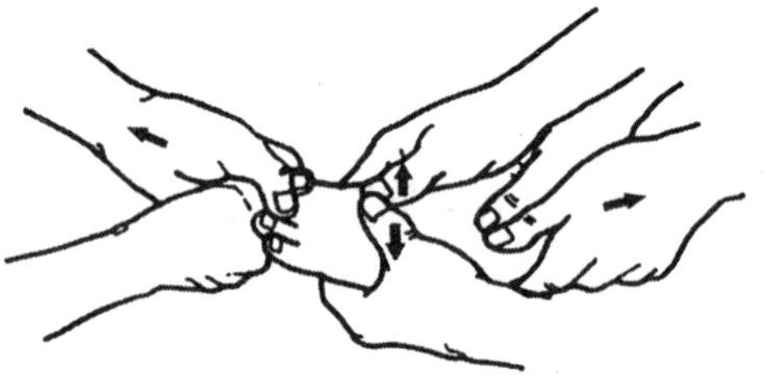

(4)矫正残余移位

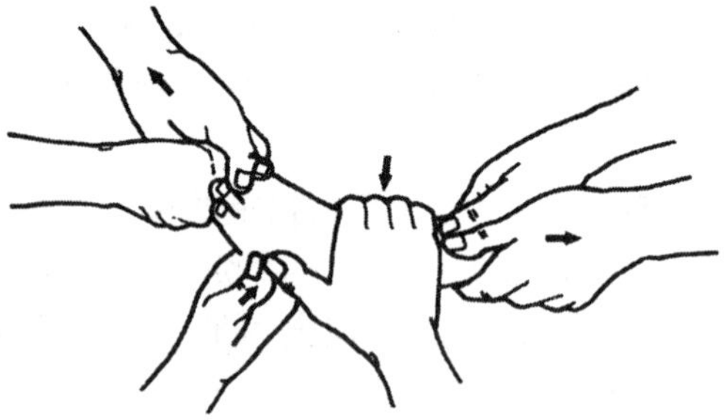

(5)横挤手法矫正

图 5－244　跖骨骨折手法复位示意图

粉碎性或纵裂骨折；踢碰所致者，则多为横形或斜形骨折。

【诊　　断】

患者有明显的外伤史，伤后患趾疼痛剧烈、肿胀瘀斑、活动受限，下地行走困难。严重者出现局部畸形，局部压痛及纵向冲击痛阳性，触诊时可扪及骨擦音。X线检查可摄正斜位片，以明确骨折的类型及移位情况。

【辨证施治】

因临床上常合并皮肤或趾甲损伤，故易引起感染。伤后如有皮肤破损者，应进行清创处理以保持局部创口清洁；甲下血肿严重者，应放血或拔甲。如为开放性骨折，可在直视下复位。如末节趾骨骨折块较小，可予切除，并将断端修整平齐。

整复骨折时，患者仰卧足部垫高，患趾以纱布包裹保护，术者两手拇、示指分别握住骨折远近端，先行拔伸牵引，然后将骨折远端屈曲，以矫正向跖侧成角畸形。对侧方移位，可用挤捏法予以纠正。

整复后以 2 块小夹板分别置于趾骨的背侧和跖侧进行固定或行邻趾固定法，固定后应抬高患肢并进行足趾的屈伸活动，3～4 周拆除固定后即可下地行走。

自学指导

【重点难点】

1．本节的重点：

(1) 股骨颈骨折：①股骨颈解剖特点及颈干角、前倾角的正常值。②按部位分类法。③多见于老年人，常为轻微外力造成，主要表现为患肢功能障碍及短缩、外旋畸形。④最主要的特点是易发生不愈合及后期股骨头坏死等严重并发症。其原因与骨折部位、类型、移位程度、复位固定质量等因素有关，其中股骨头颈部血运是其最重要的因素。⑤除不全骨折外，治疗不能单纯依靠外固定，而应采用适当的内固定。严格做到术后 3 个月内不向患侧卧、不盘腿而坐、不下地负重。

(2) 股骨粗隆间骨折：①股骨粗隆部主要为骨松质结构，周围有丰厚的肌肉包绕，局部血液供应丰富，故骨折后很少发生骨不连。此为该骨折与股骨颈骨折最主要的区别。②股骨矩的位置、走向及其生理功能；股骨矩完整与否与骨折稳定性的关系。③按骨折线走向进行分类，可分为顺粗隆间骨折和逆粗隆间骨折两大类。X 线片可明确骨折的类型，有无髋内翻畸形。④外伤史虽轻微，但患者多为高龄老人，其常有心血管等内科疾病，故长期卧床易出现多种并发症，严重者可危及生命。

(3) 股骨干骨折：①股骨干骨折的好发年龄；②各部骨折的移位特点及其与肌肉附着和牵拉的关系；③血管并发伤，中上段骨折易伤及股深动脉穿支，下 1/3 骨折易伤及腘神经及腘动、静脉；④复位方法应在掌握骨牵引或皮肤牵引复位方法的基础上，掌握不同部位骨折其各自手法的异同点，治疗的重点在恢复股骨干的负重功能，特别强调要纠正骨折成角和旋转移位。

(4) 股骨髁上骨折：①股骨髁上是骨坚质与骨松质的移行部，故易发生骨折；②屈曲型和伸直型骨折及其各自的移位特点和治疗原则；③临床以屈曲型骨折多见，远端向后移位可伤及腘窝部重要神经、血管；④骨折复位主要依靠骨牵引，手法仅起辅助作用。

(5) 股骨髁部骨折：①分为双髁（髁间）及单髁骨折两种类型，临床以髁间骨折居多。单髁骨折多为纵向斜行近矢状面劈裂骨折，冠状面及粉碎性骨折少见。②在掌握了股骨髁上骨折后，理解和熟悉股骨髁间骨折的特点会相对容易。如两者均分为屈曲型和伸直型两大类型，且两者在移位特点、骨牵引或手法复位、外固定及功能锻炼等方面均有诸多相同之处。学习时可相互参照之。③股骨髁部骨折与股骨髁上骨折最大的区别在于前者属关节内骨折，且骨折相对复杂，治疗亦相对困难。如股骨髁间骨折后，受肌肉及韧带的牵拉，骨折块易形成分离或旋转移位。

（6）髌骨骨折：大多为间接暴力引起，少数由直接暴力或混合暴力造成，因此学习时应将重点放在移位的间接暴力骨折。由于移位骨折的发生、移位、复位、固定及功能锻炼等均与股四头肌对髌骨的牵拉作用及股四头肌筋膜是否完整有关，故学习时主要围绕此两个关键问题进行。联系到治疗问题，髌骨骨折治疗的重点是恢复伸膝装置功能并保持关节面的完整光滑，防止创伤性关节炎发生和膝关节粘连僵硬。

（7）胫骨平台骨折：①外翻、内翻及垂直压缩3种暴力形式所引起的不同部位和类型的骨折；②根据骨折形态及程度分类的方法；③不同形态及程度的骨折，其临床表现、治疗原则及方法区别很大，预后亦不同；④属关节内骨折，故治疗时要力争准确复位、坚强固定和适时的功能锻炼，以达到恢复关节面的平整和良好的关节活动度的目的。

（8）胫腓骨干骨折：①不同暴力所导致的骨折在骨折类型、骨折线形态、开放性骨折易感率等方面均有较大的区别；②骨折多发生在骨干形态的转变部位，即中、下1/3交界处；③治疗的主要目的是恢复小腿的负重功能，故骨折的成角与旋转畸形应尽可能矫正，以恢复膝－距小腿关节轴平行关系；④临床宜根据不同类型选择适当治法，稳定性移位骨折宜手法整复外固定，不稳定性移位骨折则宜采用跟骨骨牵引并配合外固定或采用骨外固定器固定；⑤胫骨中下1/3骨折后，骨折远段易因缺血而发生骨折延迟愈合或不愈合。

（9）踝部骨折脱位：①维持距小腿关节稳定的解剖因素；②内翻型损伤比外翻型损伤多见的原因；③距小腿关节于跖屈位易发生损伤的原因；④根据暴力作用方向进行分类的方法；⑤根据损伤的程度进行分型的方法；⑥按暴力作用方向进行反向复位的手法复位和固定原则；⑦先矫正重叠、旋转和侧方移位，最后矫正成角畸形的复位步骤。

（10）距骨骨折脱位：①由于距骨营养血管的解剖特点，距骨颈骨折后易发生距骨缺血坏死；②距骨骨折脱位以踝背伸外翻暴力多见，由踝内翻跖屈暴力和单纯跖屈暴力所致者临床少见；③临床可分为距骨颈骨折、距骨颈骨折合并距下关节脱位、距骨颈骨折合并距骨体后脱位和距骨后突骨折；④距骨骨折属关节内骨折，故后期应重视距小腿关节屈伸及内外翻活动锻炼。

（11）跟骨骨折：①跟骨结节关节角正常值。骨折后此角可变小、消失，甚至负角，导致跟腱力量减弱，行走时提踵困难。②跟骨的形态和位置对足纵弓及负重功能影响极大。③跟骨通过距下关节，使足产生内、外翻及内收、外展运动，以适应在凹凸不平的地面行走，故涉及距下关节面的跟骨骨折处理不当将严重影响足的功能。④造成跟骨骨折暴力的主要形式及3种骨折基本类型（未波及距下关节面骨折、邻近关节面骨折及波及距下关节面骨折）。⑤X线检查应常规摄侧位和轴位片，可发现跟骨体横径增宽，结节上移，足弓扁平或跟骨腹部凸向足心等畸形。⑥跟骨骨折治疗原则是纠正跟骨体增宽，尽量恢复结节关节角，恢复距下关节面平整。

（12）跖骨骨折：①骨折多由直接暴力造成；间接暴力骨折少见。肌肉牵拉可致第5跖骨基底部骨折；第2跖骨易发生疲劳骨折。②跖骨骨折多发生于第2～4跖骨（基底部、干部、颈部均可见），单根骨折较少，常为多根跖骨骨折。③跖骨骨折的复位要求较高。移位跖骨干骨折，破坏跖骨头连线的正常弧线，上下重叠移位或向足底（跖侧）成角移位等，均可能影响行走功能。

2．本节的难点：

（1）股骨颈骨折：①易误诊或漏诊部分嵌插及不全骨折，因该类型骨折少数患者仍可坚持行走或骑车，其早期X线可由于摄片体位及X线片质量不佳等原因而未能显示，对此类骨折应在1～2周内摄片复查。②青壮年和儿童的股骨颈骨折与老年人在发病机制、预后等方面有很大的不同。青壮年和儿童的骨折多由强大暴力造成，骨折后较易愈合，但股骨头较易发生缺血坏死。③股骨颈骨折虽有外展型和内收型之分，但必须明确外展型骨折处理不当亦可转变为内收型骨折。④手法复位不仅要纠正重叠和旋转移位，亦要注意纠正骨折向前成角移位。

（2）股骨粗隆间骨折：①股骨粗隆间骨折与股骨颈骨折发病机制、临床表现及全身合并症相似，在临床诊断中应予以鉴别；②应用牵引等外固定方法固定时，固定时间要足够，否则易发生骨折再移位而发生髋内翻畸形等。

（3）股骨干骨折：①过头悬吊牵引和合力皮肤牵引的机制。②骨牵引的体位，上、中、下1/3骨折均有所区别，关键在利用体位松弛肌肉，以减轻其对骨折端的牵拉，纠正其移位的倾向。③上1/3骨折时，其近端有较强外展移位的倾向；下1/3骨折时，其远端有较强的后倾倾向，治疗过程中必须十分重视纠正这些移位，否则易造成骨折错位愈合。④肌肉强壮的成人移位骨折，不能单纯依靠夹板或石膏固定，必须配合牵引，否则极易产生再移位。

（4）股骨髁上骨折：①屈曲型和伸直型骨折穿针部位的区别。屈曲型骨折可采用股骨髁部冰钳或用骨圆针牵引；伸直型骨折则应采用胫骨结节骨牵引。②骨折复位与腓肠肌和关节囊的紧张度有密切关系，无论是牵引复位抑或手法复位均需注意。如屈曲型骨折应加大屈膝角度，以起松弛腓肠肌和关节囊的作用，使骨折复位相对容易；反之，如为伸直型骨折，则宜伸直位牵引整复。

（5）股骨髁部骨折：①治疗上应根据骨折移位的具体情况，分别采用外固定、骨牵引加辅助手法复位以及切开复位内固定等方法；②股骨髁部骨折系涉及关节面的骨折，复位时应尽量恢复关节面的平整；③动静结合应贯彻治疗始终，争取早期进行功能锻炼，否则将导致膝关节活动障碍甚至僵硬。

（6）髌骨骨折：①间接暴力所致的髌骨骨折，一般认为系由于肌肉牵拉所致，但其骨折机制实为股四头肌牵拉作用下因局部的特殊解剖结构转化为杠杆支撬力所致。②由于正位片髌骨与股骨髁重叠，常不能清楚显示骨折，故临床上怀疑有髌骨骨折的患者，应常规摄侧位和轴位片。此外，对边缘骨折阅片时须与副髌骨相鉴别。③髌骨骨折复位方法是挤压近端对远端，与一般骨折复位的原则有所不同，学习时不可混淆。④抱膝圈固定法、井字带固定法、布兜多头弹性固定带固定法等固定方法由于对髌骨表面的皮肤压迫较甚，因此，临床应用指征比较局限。临床对髌骨骨折的治疗多应用闭合穿针加压固定及抓髌器固定。

（7）胫骨平台骨折：①临床要正确选择治疗方法。单纯手法整复适合于移位不严重的骨折；对移位明显的塌陷骨折必须配合撬拨或骨牵引复位。必要时尚需切开复位内固定。②手法复位关键在根据骨折类型，选择内翻、外翻及结合骨牵引整复。③胫骨平台骨折属关节内骨折，除正确复位、可靠固定外，早期功能锻炼亦十分重要，临床不可忽视。

（8）胫腓骨干骨折：①胫腓骨干骨折后如有成角或旋转移位未纠正，膝－距小腿关节轴的平行关系被破坏，势必影响膝、距小腿关节的正常活动。因此，临床整复的基本原则是恢复胫骨的力线，纠正成角和旋转移位。②骨折发生后，由于小腿内动力不平衡，骨折在固定过程中，容易出现向内向前成角移位，治疗中须十分注意。③因胫骨前内侧面位于皮下，使用夹板、石膏、压垫等外固定时，必须注意防止过紧，否则容易造成压疮和溃疡。此外，如外固定过紧，可使小腿骨筋膜室内压力异常增高，导致骨筋膜室综合征发生。

（9）踝部骨折脱位：①临床上往往对下胫腓骨分离的问题估计不足。其原因大多系由于伤后急救复位或自行恢复，而在原始 X 线片中未显示下胫腓间隙增宽。如有必要可在应力位下摄距小腿关节正位 X 线片，以证实或排除下胫腓骨分离。②后踝骨折片较大时，不能以手法复位，可用袜套作悬吊滑动牵引，利用肢体质量使后踝逐渐复位。③纵向挤压型骨折应以跟骨骨牵引为首选，在此基础上进行距小腿关节屈伸活动，尽量使胫骨远端关节面平复。④内踝骨折后，易嵌入剥脱之骨膜，应设法解脱，否则易发生骨折不愈合。⑤局部皮肤条件较差或软组织肿胀严重者，宜用石膏固定，采用夹板压垫可能导致皮肤压疮和溃疡。

（10）距骨骨折脱位：①手法复位比较困难，故复位失败时应选择手术治疗。②应根据骨折的类型，将患足置于不同的体位固定。③骨折愈合时间长，一般需 3～4 个月。但距骨后突（唇）骨折并距骨前脱位者仅 4～6 周即可。

（11）跟骨骨折：①由于跟骨骨折的外伤特点，有时易遗漏双侧骨折，遗漏合并脊柱和颅脑损伤；②当跟骨骨折并脊柱骨折时，由于脊柱损伤症状严重而往往忽略了跟骨的症状；③跟骨属骨松质，发生压缩骨折时，X 线摄片可能无清晰的骨折线或不易分辨，或因未摄轴位片而漏诊纵形劈裂骨折；④不同类型的跟骨骨折，其治疗原则及方法有很大差异，临床须仔细区分，否则易出现失误。

（12）第 2 跖骨发生疲劳骨折时，由于其起病缓慢，无急性损伤史，故易发生误诊。应注意其特点为：局部疼痛逐渐加重；疼痛部位可触摸到骨性包块；X 线摄片在发病 1～2 周内可无阳性发现。

【复习思考题】

1. 何谓股骨颈干角、前倾角？简述其正常值及临床意义。
2. 股骨颈解剖特点与股骨颈骨折的临床特点有何关系？
3. 股骨颈骨折发生在老年人与发生在青壮年其机制及预后有何不同？
4. 股骨颈骨折如何分型？最具临床意义的分型方法是哪种？易误诊或漏诊的骨折是哪种？
5. 影响股骨颈骨折临床愈合及后期股骨头坏死的因素有哪些？其中最重要的因素是什么？
6. 股骨颈骨折应采用何种固定方法？为何不能单纯依靠外固定？
7. 股骨颈骨折术后康复期间应注意哪些问题？
8. 试比较股骨粗隆间骨折与股骨颈骨折在骨折机制、临床表现、治疗原则及预后等方面的异同。
9. 为何股骨粗隆间骨折的稳定性与股骨矩的完整有关？
10. 股骨粗隆间骨折如何进行分类？
11. 为何股骨粗隆间骨折易发生髋内翻畸形？

12. 股骨粗隆间骨折的治疗方法有哪些？各适用于何种情况？
13. 试述股骨干各部骨折的移位特点及其与肌肉附着和牵拉的关系。
14. 股骨干骨折后患肢多肿胀严重、疼痛剧烈，简述其主要原因。
15. 股骨干骨折治疗的重点是什么？复位为何要首选牵引疗法？如何选用和操作各种牵引方法？
16. 试述过头悬吊牵引和合力皮肤牵引治疗股骨干骨折的机制。
17. 股骨髁上骨折如何分型？不同类型的骨折为何要采用不同的牵引方法？
18. 试分析比较股骨髁间骨折与股骨髁上骨折在临床类型、表现及治疗原则及方法的异同点。
19. 简述髌骨骨折的发生机制。该骨折移位的原因及复位固定的关键因素是什么？
20. 髌骨骨折治疗的重点是什么？
21. 临床上怀疑有髌骨骨折的患者应常规摄何种体位的X线片？为什么？
22. 试述胫骨平台骨折的机制。为何以外侧平台骨折多见？
23. 临床如何根据胫骨平台骨折的形态和程度分型？
24. 胫骨平台骨折的治疗原则和目的是什么？如何根据骨折的类型确定治疗方法？
25. 胫骨干骨折为何好发于中下1/3交界处？为何此处骨折后，骨折远段易因缺血而发生骨折延迟愈合或不愈合？胫骨干为何易发生开放性骨折？
26. 治疗胫腓骨干骨折的目的是什么？为什么要恢复膝－距小腿关节轴平行关系？如何根据骨折的类型选择相应的治疗方法？
27. 胫腓骨干骨折固定过程中，易出现哪种倾向的移位？如外固定过紧易发生哪些并发症？如何防治？
28. 踝部骨折脱位临床如何分型？试从应用解剖的角度解释踝部内翻及跖屈位易发生损伤的原因。
29. 根据损伤的程度对踝部骨折脱位进行分型？其依据是什么？
30. 对踝部骨折脱位为什么要按暴力作用方向进行反向复位和固定？
31. 当后踝骨折片较大时，为何不能以手法复位？正确的处理方法是什么？
32. 部分内踝骨折为何不易愈合？
33. 距骨骨折脱位多由何种暴力引起？临床如何分型？距骨颈骨折后，为何易发生距骨缺血坏死？
34. 试述跟骨结节关节角的定义及正常值。跟骨骨折时该角度的变化将如何影响足部的形态和功能？
35. 造成跟骨骨折的暴力形式主要有哪几种？临床分型的主要根据是什么？
36. 跟骨骨折为何要常规摄轴位片？跟骨骨折临床为何易合并脊柱甚至颅脑损伤？
37. 跟骨骨折的治疗原则是什么？如何根据不同类型的骨折确定治疗方案？
38. 跖骨骨折临床如何分型？第5跖骨基底部为何常发生骨折？第2跖骨疲劳骨折有何特点？

〔熊渭平〕

第四节　躯干骨折

【目的要求】

1. 掌握肋骨骨折、胸腰椎骨折脱位和骨盆骨折的骨折机制、分型方法、常见类型的临床特点及辨证施治方法。

2. 熟悉颈椎骨折脱位、气血胸、骨盆骨折并发症的发生机制、常见类型的临床特点及辨证施治方法。

3. 了解外伤性截瘫的发生机制、常见类型的临床特点及治疗方法。

【自学时数】

16～18 学时。

肋骨骨折

肋骨古称"胸肋"、"胁肋"，共有 12 对，其后端与胸椎相接。第 1～7 肋骨前端借肋软骨直接附着于胸骨称为真肋；第 8～10 肋借第 7 肋软骨间接附着于胸骨，故称为假肋；第 11～12 肋前缘游离，故又称浮肋。肋骨、胸骨与胸椎共同构成骨性胸廓，具有参与呼吸运动、缓冲外力和保护胸腔脏器及部分腹腔脏器的作用（图 5－245）。由于第 1～3 肋骨较短小且外有锁骨和肩胛骨保护；第 11、12 浮肋活动性较大，故临床上以第 4～10 肋骨骨折多见。儿童肋骨弹性大，发生骨折的机会甚少；成年后，肋骨弹性逐渐减小，同时软骨骨化的程度增高，外伤的机会较多。因此，肋骨骨折临床多见于中老年人。

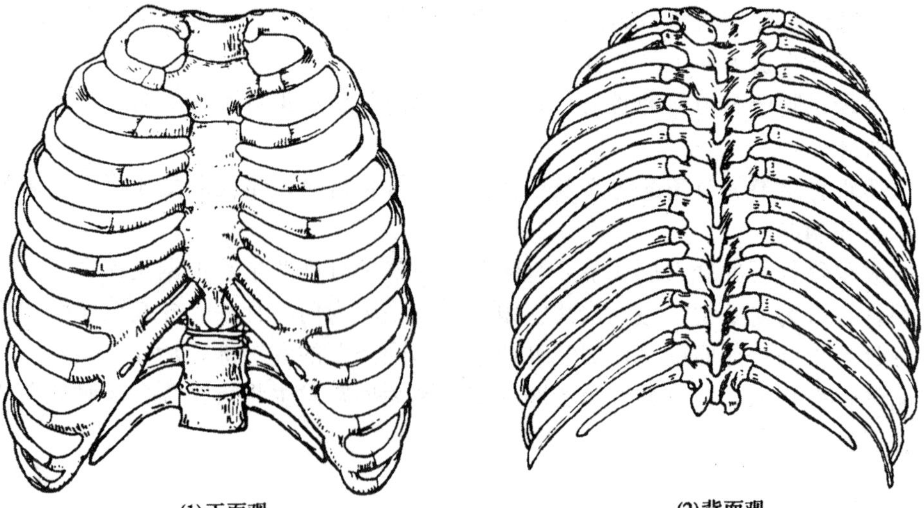

(1)正面观　　(2)背面观

图 5－245　胸廓的构成与外观

肋骨弯曲，外面广泛为肌肉覆盖，典型的肋骨分为体部及两端，脊椎端以肋骨头与胸椎相关节，以肋结节与胸椎横突相关节。肋骨体的后 1/4 呈圆柱形，前 1/3 则扁平，肋骨体由后向前弯转处为肋骨角，是骨折的好发部位。肋骨体上缘较钝圆，下缘较锐利形成肋沟，有肋间神经和血管通过。肋骨前端借助肋软骨附着于胸骨，加之肋椎关节有少许活动，故具有相当的弹性及活动性，有缓冲外力的作用。但由于肋骨长而细，为 2 层极薄的骨坚质包裹 1 层骨松质的结构，因此遭受较严重暴力时易发生骨折。

【骨折机制与分型】

（一）骨折机制及病理特点

肋骨骨折可由直接暴力或间接暴力造成，亦可由两者合并作用所致。此外，肌肉牵拉作用偶可导致骨折。各种类型的暴力所造成的骨折各有不同的发生机制及病理特点。

1. 直接暴力骨折：胸廓遭受外力直接打击、撞击或挤压（图 5－246），肋骨受力处发生骨折，断端多向内移位，严重者可向胸廓内塌陷（图 5－247）。常为横形或粉碎性骨折，骨折端内移可刺伤胸膜或肺而导致气血胸。

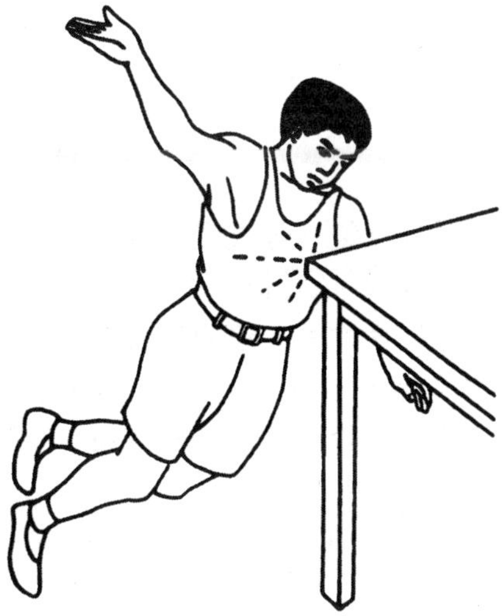

图 5－246　直接暴力骨折的受伤形式

2. 间接暴力骨折：在塌方、重物挤压或车轮碾轧等事故中，胸廓两侧或前后方受暴力挤压，可使肋骨向外过度弯曲而发生骨折（图 5－248）。骨折线常为斜形，骨折断端可向外凸出，刺破胸膜、损伤内脏的概率较小，偶可刺破皮肤形成开放性骨折。亦可因前胸部受打击，外力传导至后端致肋骨角处发生骨折。

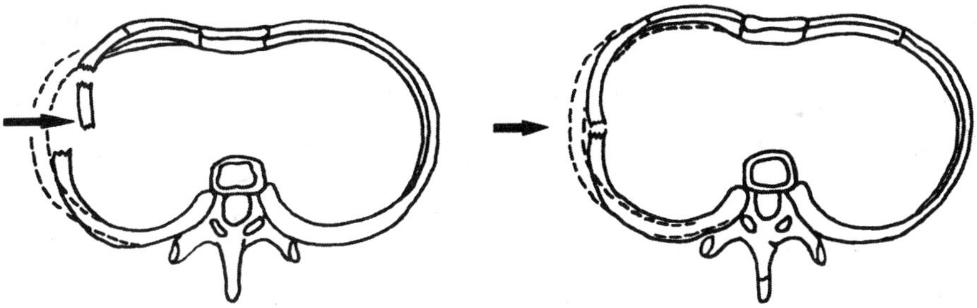

图 5－247　肋骨直接暴力骨折的移位特点

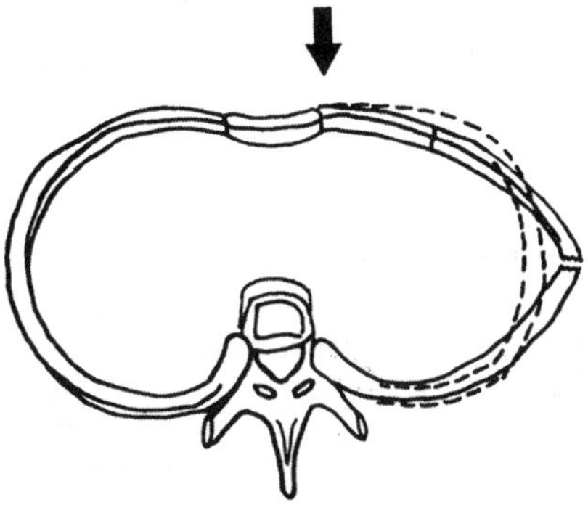

图 5－248　肋骨间接暴力骨折的移位特点

3. 混合暴力骨折：暴力多较强大，在被打击的肋骨局部发生骨折后，暴力仍未完全吸收，残余暴力传达至该肋骨的其他部位造成再骨折，导致 1 根甚至数根肋骨双处骨折，后者往往形成浮动胸壁（连枷胸）（图 5－249）。该类型骨折

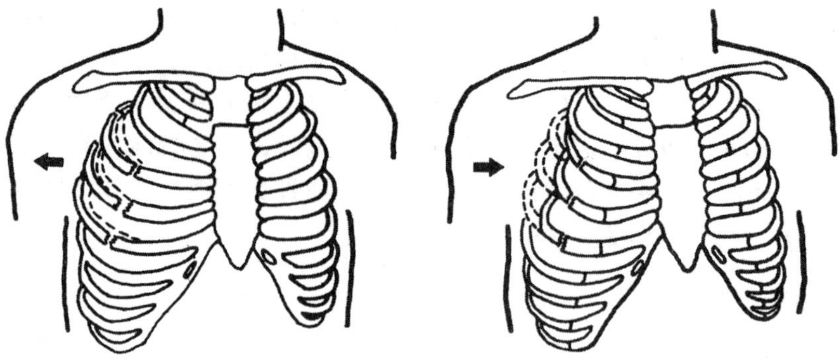

图 5－249　多根肋骨双处骨折形成浮动胸壁

的骨折线特点是一骨或多骨双处甚至多处骨折。此类骨折往往伴有胸腔脏器损伤。

4．肌肉牵拉骨折：少见，临床可见于长期患病、骨质疏松严重脱钙的患者，可由于严重咳嗽、打喷嚏等，致肋间肌急剧强烈收缩而造成下部肋骨骨折。骨折线多为横形或斜形。

（二）骨折分型

临床上一般将肋骨骨折分为单处骨折和双处骨折两大类，其临床特点如表 5－36 所示。

表 5－36　肋骨骨折的分型

	骨折数目	并发症	骨折对呼吸功能的影响
单处骨折	单根肋骨(单处)骨折	合并气血胸的可能性小	肋骨的上、下缘均有肋间肌附着，故 1 根或数根肋骨单处骨折后，因有肋间肌支持，且其上、下方有完整的肋骨支持胸廓，故一般不致移位或移位不明显，对呼吸功能影响不大
	多根肋骨(单处)骨折	合并气血胸的可能性大	
双处骨折	多根肋骨(双处)骨折	可能引起连枷胸并合并明显的胸腔内脏器损伤	双段骨折，特别是多根双段骨折，累及胸廓较大面积者，使该处胸廓失去支持，胸壁软化下陷，在呼吸运动时与正常胸廓步调不一致，出现反常呼吸（图 5－250）

多根肋骨双处骨折后，局部胸廓失去支撑成为浮动胸壁，临床上表现为反常呼吸运动，影响正常通气，严重时可引起呼吸和循环衰竭。反常呼吸即吸气时胸内负压增高，正常部分的肋骨上举胸廓扩大，但浮动部分的胸壁因负压吸引反而下陷；呼气时胸内负压减低，正常部分的肋骨下降胸廓缩小，而浮动部分的胸壁因负压减小反而隆起（图 5－250），这就降低了肺的呼吸功能。同时两侧胸膜腔内压不一致，吸气时伤侧压力较高，呼气时伤侧压力较低，使纵隔在呼吸运动中来回扑动，阻碍静脉内血液回流，影响循环功能，产生呼吸困难。

【并发症】

单一肋骨骨折因有肋间肌交叉附着，很少发生移位。如挤压暴力较大，骨折多发生于肋骨弯曲部并向外移位，一般不伤及胸膜；但如系直接暴力打击，骨折端可向内移位，则损伤胸膜的概率较大，肋间动、静脉也可能破裂，从而引起血胸、气胸或皮下气肿。

（一）气胸

肋骨骨折后，由于胸壁或肺裂伤，致使空气进入胸膜腔而形成气胸。如空气进入胸膜腔

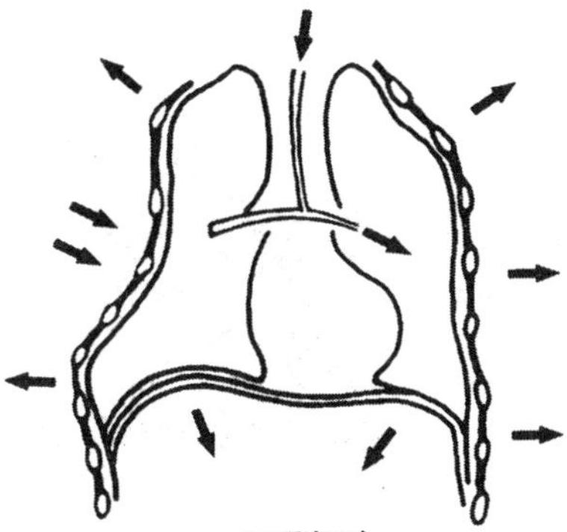

(1)吸气时　　(2)呼气时

图 5－250　反常呼吸示意图

后，伤口迅速闭合，空气不再进入胸膜腔，此为闭合性气胸。与此相对，如胸膜腔通过伤口与外界相通，呼吸时空气自由出入胸膜腔，则为开放性气胸。开放性气胸患者吸气时空气吸入胸膜腔，患侧肺被压缩，纵隔移向健侧；呼气时纵隔返回原位，导致纵隔摆动而引起呼吸循环功能的严重障碍（图 5－251）。张力性气胸又称高压性气胸，临床少见，偶尔见于肺或支气管破裂后，胸膜腔穿破口形成活瓣式阀门，吸气时空气能进入胸膜腔内，呼气时空气不能顺利排出，以致胸膜腔内压不断增高，并超过大气压，造成伤侧肺被压缩，纵隔被推向健侧，甚至健侧肺亦被压缩，从而严重影响呼吸循环功能（图 5－252）。同时患者头、颈、胸等处可出现皮下气肿。

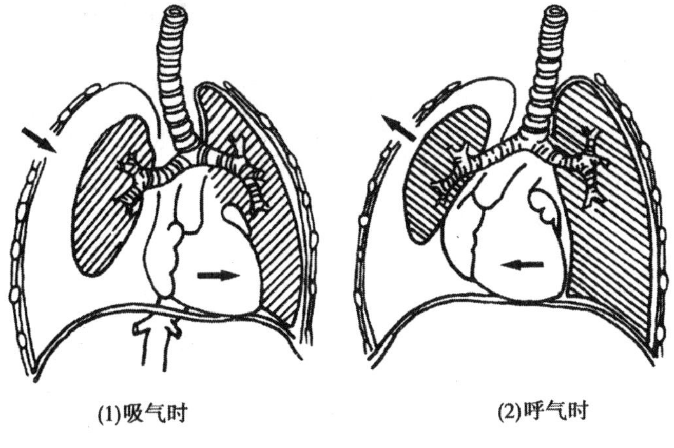

(1)吸气时　　(2)呼气时

图 5－251　开放性气胸

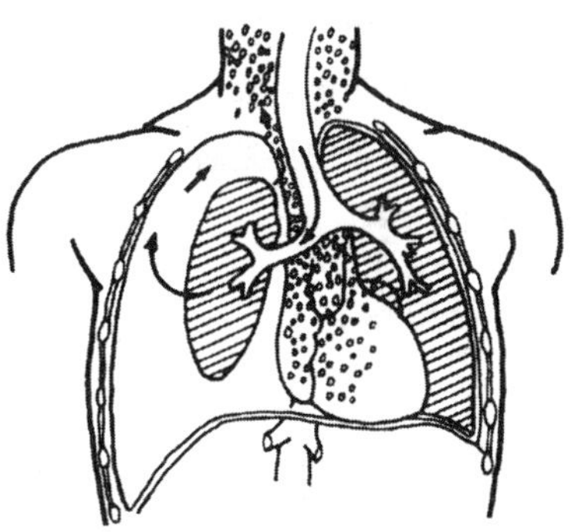

图 5－252　张力性气胸

（二）血胸

肋骨骨折后，骨折端刺破肺血管、肋间动脉、胸廓内静脉甚至大血管破裂，致使血液进入胸膜腔而形成血胸（图 5－253）。如血胸形成后，血管破裂口为血块封闭，出血自行停止者，为非进行性血胸；反之，如破裂血管持续出血，症状逐渐加重，甚至发生休克者，提示为进行性血胸可能。伤侧胸膜腔如大量积血，则可能压迫肺脏，将纵隔推向健侧，健侧肺脏亦受压，导致呼吸循环均受影响。

血胸早期，如出血属中小量，由于肺膈活动具有去纤维蛋白作用，则血液不凝固；但如在短期内大量出血，导致大量纤维蛋白沉积于胸膜表面，使肺膈的去纤维蛋白作用不全，则血液凝固。血胸后期，由于血肿机化，纤维组织增生挛缩，而束缚肺脏并使胸廓收缩塌陷，形成所谓机化血胸（纤维胸），可使呼吸功能受影响。

【诊　　断】

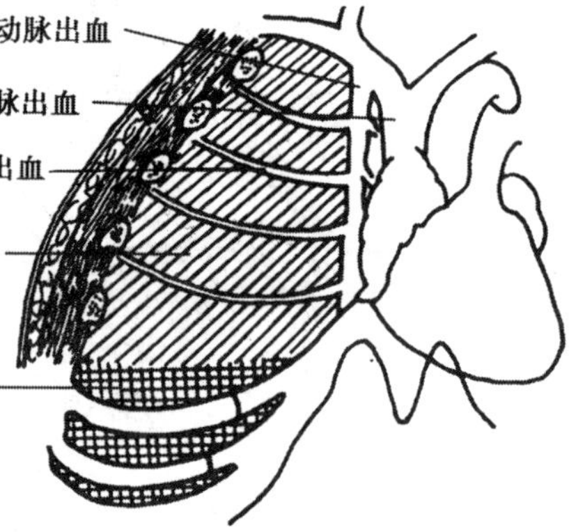

图 5－253　血胸及其形成原因

肋骨骨折患者多有明显的外伤史。患者伤后骨折处疼痛，咳嗽及深呼吸时疼痛加剧；多有不同程度的胸闷感或呼吸困难；局部胸壁肿胀，或可触及皮下气肿；单根肋骨单处骨折者局部压痛多较明显且局限，有时可触及骨擦音；胸廓挤压试验阳性（图 3－15）；局部胸壁浮动者可出现反常呼吸。

合并气胸者多有胸闷气促，呼吸困难，甚至发绀。气管移向健侧，患侧肺部叩诊呈鼓音，呼吸音及语颤减低或消失。合并血胸者，其症状随出血量的多少而异：少量积血者，仅有轻度胸闷不适；大量积血者，则出现脉搏数而弱，气促，血压下降，呼吸运动减弱，患侧叩诊呈浊音，呼吸音及语颤减低或消失。胸膜腔穿刺可抽出血液。如为进行性血胸，则上述症状和体征将随时间推移而进行性加剧。

X 线检查除应摄正位片外，还应摄切线位片，以防由于肋骨的走行特点，造成骨折的重叠而导致漏诊。伴有气胸者，可见胸腔积气、肺萎缩；伴有血胸者，少量积血者肋膈角消失，下胸部不清晰；积血量多者，则伤侧全肺为液体阴影所掩盖，并见纵隔被推向健侧。如同时合并有气胸，则可见液平面存在。

由于肋骨骨折的特殊解剖形态及其迂曲的走行，加之骨折多发生在两侧，故当肋骨骨折无移位，或骨折发生在骨与软骨交界处时，单纯正位 X 线像往往不能显现，不可据此而排除肋骨骨折。临床应加摄斜位 X 线片检查。

【辨证施治】

（一）手法复位

单纯肋骨骨折因有肋间内、外肌的保护和其余肋骨的支持，故大多较稳定，无明显移位或轻度移位，故一般无须手法复位。移位明显的骨折，只有在患者全身及局部条件允许的情况下，方可考虑手法复位。

1．坐位整复法：患者坐位，助手立其后，以一膝顶住患者背部，双手抓其双肩，缓缓用力向后方牵拉，使之呈挺胸姿态，术者双手分别扶按健侧与患侧，应用推按手法压平骨折高凸处。如为后肋骨折，则令助手扶住胸前，使患者挺胸，术者立于患者后方，用推按法将断骨矫正。

2．卧位整复法：患者仰卧，令其最大限度地吸气，并用力咳嗽，此时助手用力按压上腹部，若骨折处外凸，术者以手或拇指按压骨折突起处，使之复位。对凹陷骨折，则在患者咳嗽的同时，术者双手对挤患部两侧，使凹陷复起。

（二）固定疗法

1．胶布固定法：患者正坐，双臂外展或上举，令其在呼气之末屏气，使胸围最小；然后用宽 7～10 cm、比患者胸廓半周长 10 cm 左右的胶布，自健侧肩胛中线绕过骨折处紧贴至健侧锁骨中线；第 1 条贴在骨折部，而后以叠瓦状（两条之间相互重叠 1/2）向上和向下各粘贴 2～3 条，以跨越骨折部上、下各 2 条肋骨为宜（图 5－254）。固定时间 3～4 周。本法简便易行，适用于第 5～9 肋骨骨折，但部分皮肤对胶布过敏的患者不宜采用。

2. 宽绷带固定法：适用于皮肤对胶布过敏的患者，患者体位同胶布固定法。嘱患者作深呼气，在胸围最小时，用宽绷带多层环绕包扎固定或多头带包扎固定 3～4 周（图 5－255）。

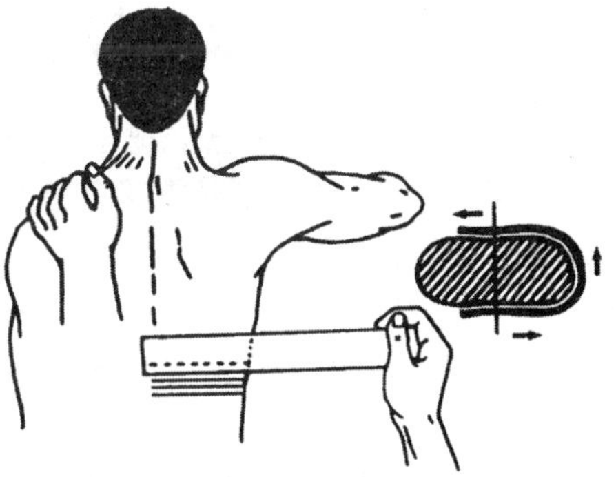
图 5－254　肋骨骨折胶布固定法

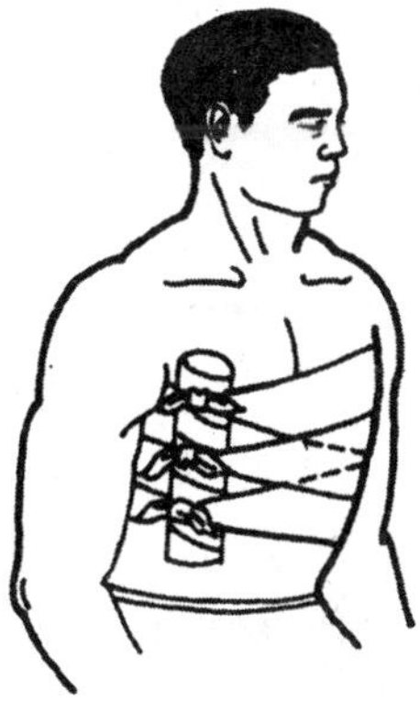
图 5－255　肋骨骨折多头带固定法

（三）功能锻炼

骨折整复固定后，轻者可下地自由活动。重症需卧床者，可取斜坡卧位（肋骨牵引者取平卧位），并锻炼腹式呼吸运动。咳嗽有痰者，应在固定胸壁的同时，鼓励患者咳出痰液，以避免合并呼吸道感染。

（四）药物治疗

初期宜活血化瘀、理气止痛。伤气为主者，可选用理气止痛汤、金铃子散、柴胡疏肝散等加减；伤血为主者，可选用复元活血汤、血府逐瘀汤等加减；气血两伤者，可用顺气活血汤加减。中期宜补气养血、接骨续损，可选用和营止痛汤、接骨紫金丹、接骨丹等加减。后期宜化瘀和伤、行气止痛，可选用三棱和伤汤、黎洞丸；伴气血虚弱者，可用八珍汤合柴胡疏肝散加减。

（五）其他治疗

1. 肋间神经阻滞术：适用于单根或多根单处肋骨骨折，以解除疼痛，使之能有效呼吸和咳嗽，避免发生肺部感染等并发症。其方法是于患侧背部距棘突 4～6 cm 处或骨折近端进针，进针刺中肋骨后，沿肋骨下移，当针尖至肋骨下缘时，于该处注入 1%利多卡因 2～3 mL（图 5－256）。1 根肋骨骨折需注射 3 条肋间神经，除折断肋骨外，尚需封闭上、下各 1 条肋间神经。

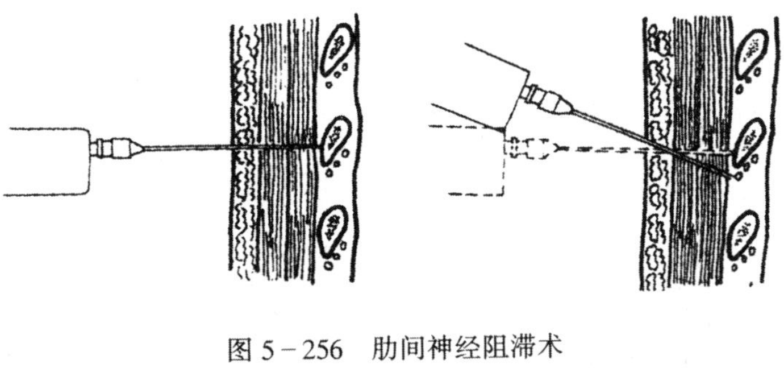
图 5－256　肋间神经阻滞术

2. 肋骨牵引固定术：多根双处肋骨骨折，必须迅速固定胸部，以减小浮动胸壁产生反常呼吸引起的呼吸循环障碍。对浮动胸壁范围较小者，采用加压包扎固定法即可制止反常呼吸；对浮动胸壁范围较大、反常呼吸明显者，须采用肋骨固定术。其方法为：在浮动胸壁的中央，选择1～2条坚硬的肋骨，局部麻醉下用布巾钳夹住内陷的肋骨，通过滑动牵引来消除胸壁浮动，牵引质量0.5～1 kg（图4-61），牵引时间一般为1～2周。此外，亦可应用钢丝架固定术或应用切开复位内固定术，固定浮动胸壁，消除反常呼吸。

（六）气血胸治疗概要

1. 闭合性气胸：胸膜腔内积气一般无须特殊处理，可让患者卧床休息，使积气自行吸收。如积气量多，为减轻气体对肺及纵隔的压迫，促进肺舒张，可自第2肋间锁骨中线处行胸膜腔穿刺抽出积气。如反复穿刺抽吸，胸膜腔内气体仍排除不尽或减少后复又增加者，说明漏气源头未止，应作胸膜腔水封瓶引流（图5-257）。

2. 开放性气胸：应尽快用油纱布外加厚棉垫临时封闭创口，紧急情况下可用纱块或衣物封堵伤口，使其变为闭合性气胸，然后送至手术室进行清创并处理损伤器官组织。

3. 张力性气胸：由于患者病情紧急，应迅速在其伤侧前胸壁第2肋间插入1根针头排气，以暂时降低胸膜腔内压，然后插入引流管进行水封瓶引流。

4. 进行性血胸：应争取时机，积极进行抗休克治疗，并给予静脉或动脉输血，为转胸外科治疗、行开胸探查止血手术创造有利的条件。

5. 非进行性血胸：于伤后12～24小时后施行胸膜腔穿刺术，穿刺点在腋后线第7肋骨上缘处（图5-258），一般每次抽吸量应不超过1500 mL。穿刺抽血后可注入抗生素，预防感染。

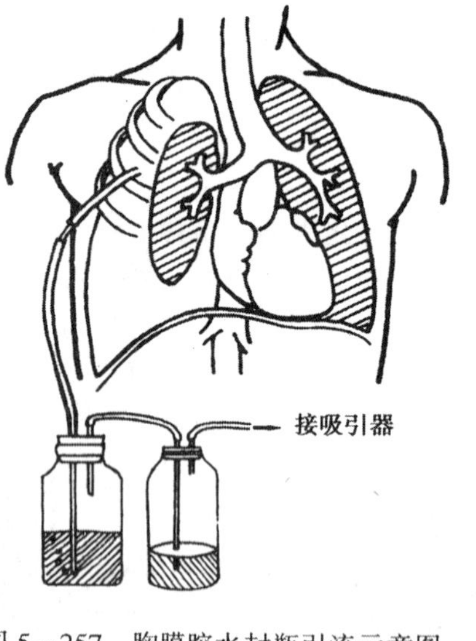

图5-257 胸膜腔水封瓶引流示意图

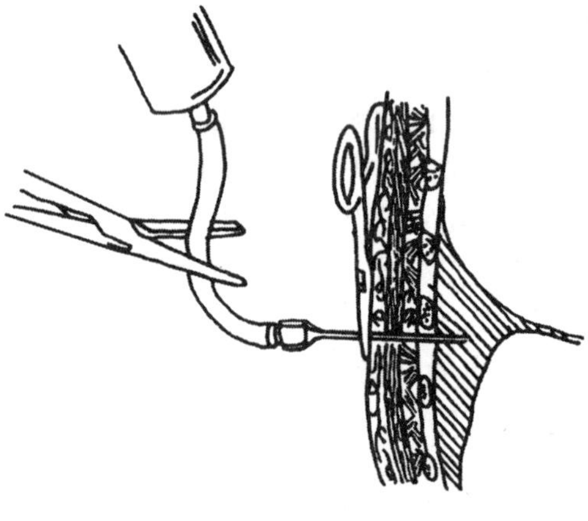

图5-258 血胸穿刺抽吸示意图

脊柱骨折脱位

脊柱古称脊骨、膂骨，俗称脊梁骨。脊柱位于躯干背面正中，形成躯干的中轴。其上承颅骨，下连髋骨，中附肋骨，参与构成胸、腹腔和骨盆的后壁。脊柱是负重、运动、吸收震荡及平衡肢体的重要结构，具有保护及支持内脏、脊髓等作用。幼儿脊柱由33个椎骨组合而成，其中颈椎7个、胸椎12个、腰椎5个、骶椎5个、尾椎4个（图5－259）。在发育过程中，5个骶椎融合为1块骶骨，4个尾椎亦融为1块尾骨，故成人椎骨仅有26节，能运动的椎骨则只有24块，即7块颈椎、12块胸椎、5块腰椎。

侧面观察脊柱有4个生理弯曲，即颈曲前凸、胸曲后凸、腰曲前凸、骶曲后凸[图5－259(2)]。脊柱生理弯曲是与人类直立姿势相适应的，其生理意义是进一步增加脊柱的弹性，对行走、跑、跳时从下方传到脊柱的震荡可起缓冲作用，以减轻外力对头部的冲击。由于在正常情况下人体的重力线必通过各生理弯曲的交界处，因此，负重应力最易集中于脊柱的胸腰段。从后方观察，可以看到全部椎骨的棘突在后正中线上所形成的纵嵴[图5－259(1)]。相邻两椎骨间的运动很小，但就整个脊柱而言，其运动范围却很大，可作前屈、后伸、侧屈、旋转和环转等运动。脊柱的运动范围以颈部最大，腰部次之，胸部及骶部最小。

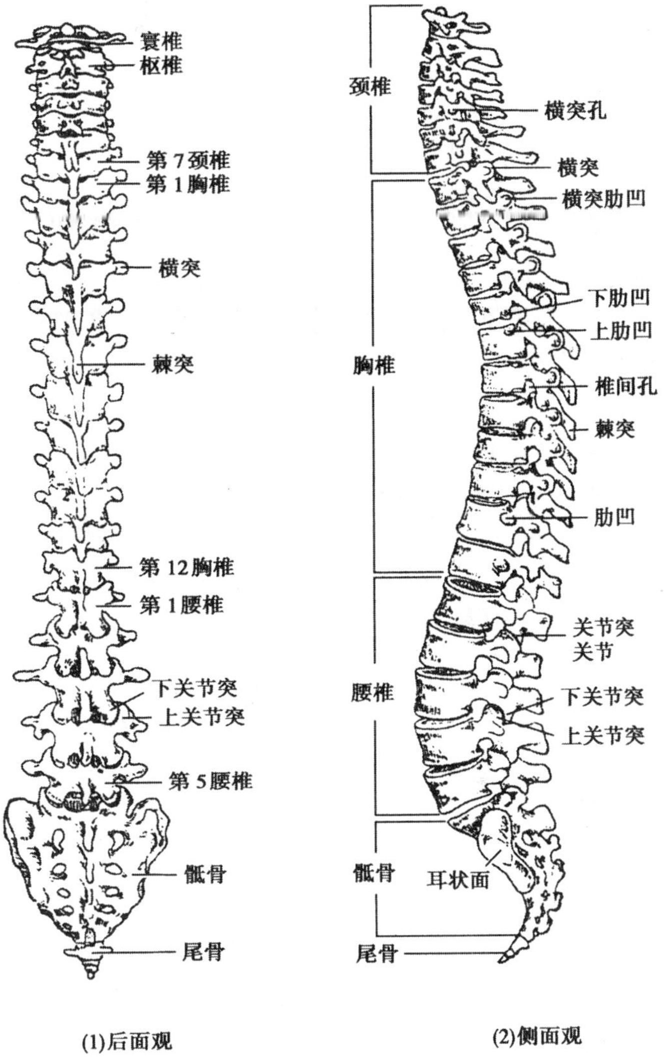

图5－259　脊柱的构成

一个典型的脊椎可分为前部的椎体和后部的椎弓（图5－260～图5－262）。椎体呈圆柱形，是脊柱承重的主要结构。椎体的横断面积从上至下逐渐增大，这种解剖特点使得各个椎体的单位面积承受的压力基本保持一致。椎体上下面的周缘突起，为椎体二级骨化中心（骺环）骨化后，与椎体骨质融合而形成。椎间盘连接在上下两个椎体之间，由上下软骨盘、纤维环和髓核构成。椎弓根左右各一，附着于椎体的后侧，与椎弓根相连接的尚有许多附件。其两边左右各有一横突；上面左右各有一上关节突；下面左右各有一下关节突；后面左右各有一椎板，两椎板的连接部为棘突的基底，椎板与各附件连接部组成椎弓，一侧上下关节突之间称为峡部。上下两椎板之间由黄韧带连接，并向椎板内侧上下左右延伸。下一个脊椎的上关节突与上一个脊椎的下关节突构成关节，上下关节突之间为关节软骨面，其四周为关节囊包绕。颈椎关节突关节近乎水平位，易发生前后左右脱位。胸椎关节突关节面近于冠状位，与水平面几乎垂直，故不易发生脱位。腰椎关节突的排列呈内外方向，近于矢状位（上关节突在外，下关节突在内）。因此，腰椎关节突不易发生单纯脱位和交锁，脱位时往往合并关节突骨折。各部椎骨的棘突形态特点各不相同：颈椎棘突大多较短（第 2、7 颈椎除外），近于水平位；上部胸椎棘突斜向下方，中部胸椎棘突较长，几呈垂直方向；下部胸椎及腰椎棘突后伸，近于水平位。

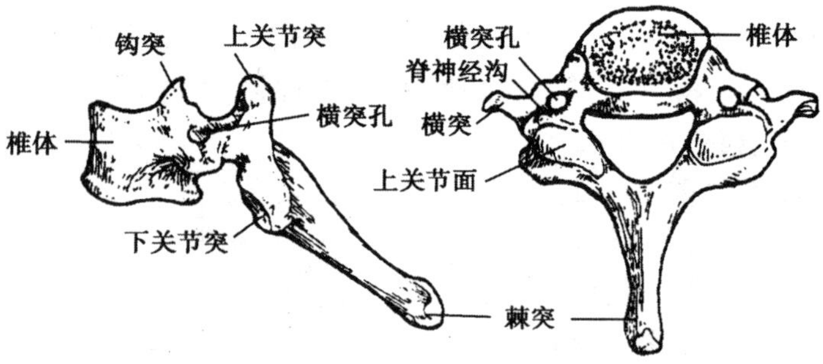

图 5－260　典型的颈椎椎骨

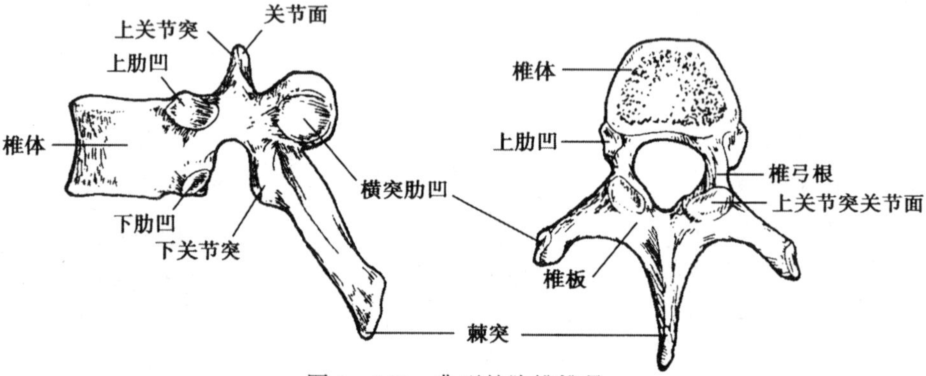

图 5－261　典型的胸椎椎骨

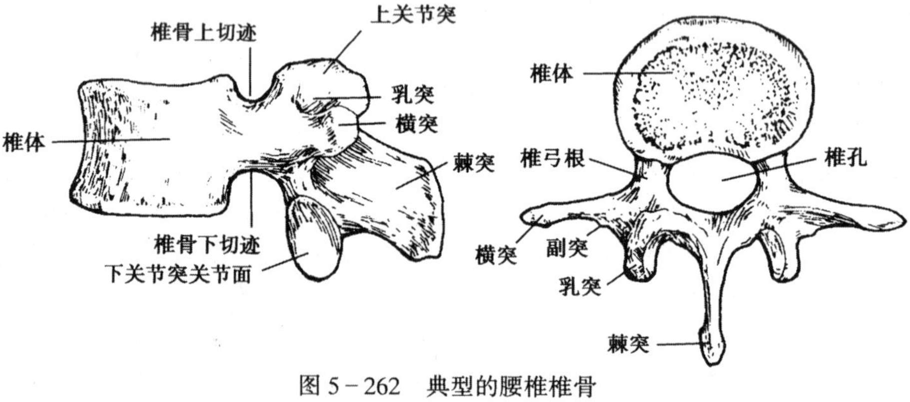

图 5－262　典型的腰椎椎骨

第 1、2 颈椎和其他椎体不同。第 1 颈椎又称寰椎，呈环状，无椎体和棘突。与横突相连接的两侧，其骨质最为肥厚坚强，称为侧块，有关节软骨面与枕骨相关节。寰椎的前部与背部均比较细小，与侧块相连处尤为脆弱。第 2 颈椎又称枢椎，椎体小而棘突特大，椎体上有一骨突称为齿状突，它向寰椎的环内前部突起（图 5－263）。寰椎横韧带起限制齿状突向后或向椎管内移位的作用。寰枕关节由枕骨髁和寰椎上关节凹组成，属于联合椭圆关节，可绕额状轴作前俯、后仰，绕矢状轴作左、右侧屈等运动。寰枢关节由寰椎两侧的下关节面和

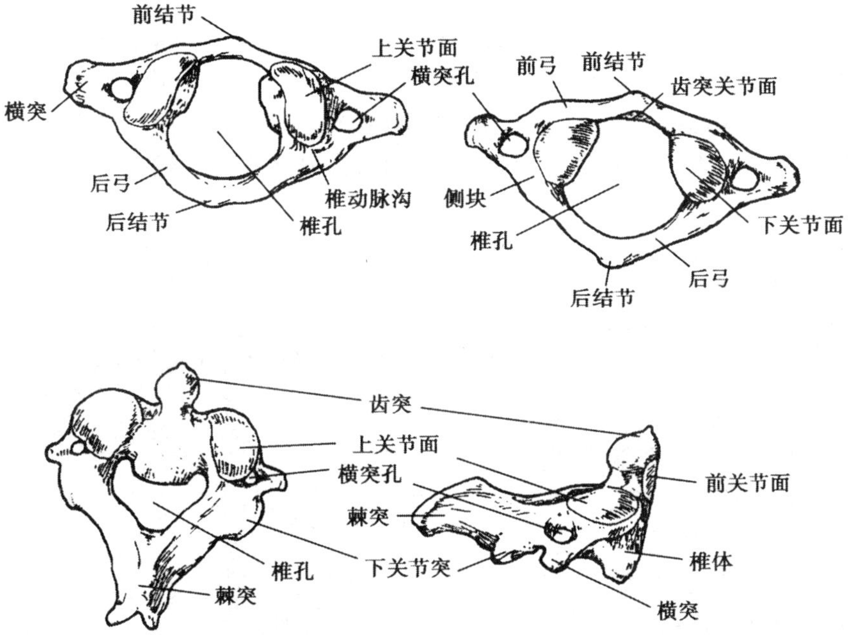

图 5－263　寰枢椎的结构

枢椎两侧的上关节面、枢椎齿突和寰椎前弓后面的关节凹与寰椎横韧带组成，故后者又称寰齿关节（图5－264）。寰枢关节属联合关节，以齿突为轴，寰椎连同颅作旋转运动。

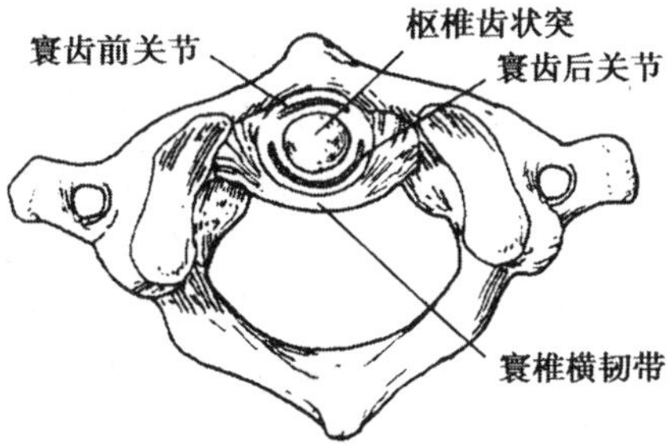

图 5－264　寰齿关节的构成

椎体前后侧，上由枕骨下至骶骨，分别由前纵韧带和后纵韧带把椎体连接在一起。胸腰椎压缩骨折行过伸性复位时，即是依靠前纵韧带作为支点。连接横突间和棘突间的为横突间韧带、棘间韧带和棘上韧带。后纵韧带、黄韧带、棘间韧带及棘上韧带等总称后韧带组合（图5－265）。屈曲性暴力可造成后韧带组合的损伤甚至断裂。脊柱各韧带的功能是连接各椎骨，维持静力平衡，控制脊柱的过度运动。脊柱周围的肌肉，可发动和控制脊柱运动，能增强脊

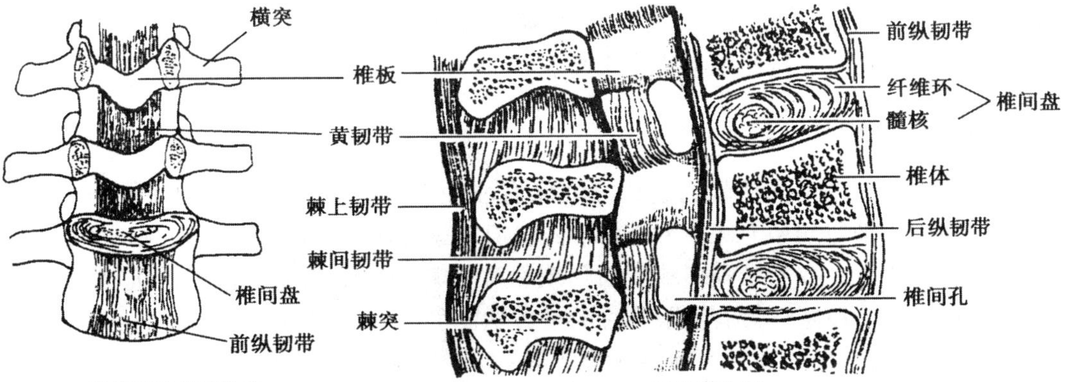

(1)冠状面和横切面观　　(2)矢状面观

图 5－265　脊椎的韧带连结

柱的稳定性和承受作用于躯干的外力。人体站立时，犹如一竖杆，前后左右各方向均有等量而反向的肌肉牵张力，脊柱前后的屈伸肌及两侧的侧屈肌在运动时紧密配合，动作协调，人体才能得以维持一定的平衡。颈椎的活动范围最大，它能旋转、前后屈伸和左右侧弯。旋转活动主要发生在寰椎和枢椎之间；C3～C7 的活动形式主要为屈、伸、侧弯。T1～T10 的活动度极小，略有伸屈、旋转的活动。T11～T12 和腰椎的活动范围仅次于颈椎，其主要作用是背伸、前屈和侧弯。

脊柱各椎骨的椎孔串连一起形成椎管，容纳脊髓及其被膜；两侧有 23 对椎间孔，供脊神经通过。胎儿 1～3 个月脊髓与椎骨长度一致。自胚胎 4 个月起，脊髓与椎骨的生长不一致，椎骨生长速度快而脊髓生长速度慢，终使脊髓的节段和椎骨的平面不相等。新生儿脊髓下端平第 3 腰椎，至成人则平第 1 腰椎下缘。第 2 腰椎以下无脊髓，仅有神经根和马尾。因此，脊髓内部运动和感觉的分节及其神经的分出，均与相对应的脊椎平面不符合。在颈部脊髓分节平面等于颈椎的数目加 1；在 T1～T6 部位脊髓分节应为胸椎数目加 2；在 T6～T12 部位的脊髓分节等于胸椎数目加 3；整个腰脊髓位于 T10～T12；骶脊髓位于 T12～L1（图 5－266）。从脊髓每一节段发生 1 对脊神经，其中颈段有 8 对脊神经，胸段有 12 对，腰段有 5 对，骶段有 5 对及尾段 1 对，分别自相应椎间孔穿出椎管。脊髓有 2 个扩张部，一个在 C3～C7，称为颈膨大，上肢的运动和知觉中枢集中于此；另一个在T10～L1，下肢的运动和感觉中枢以及膀胱自主排尿中枢集中于此。

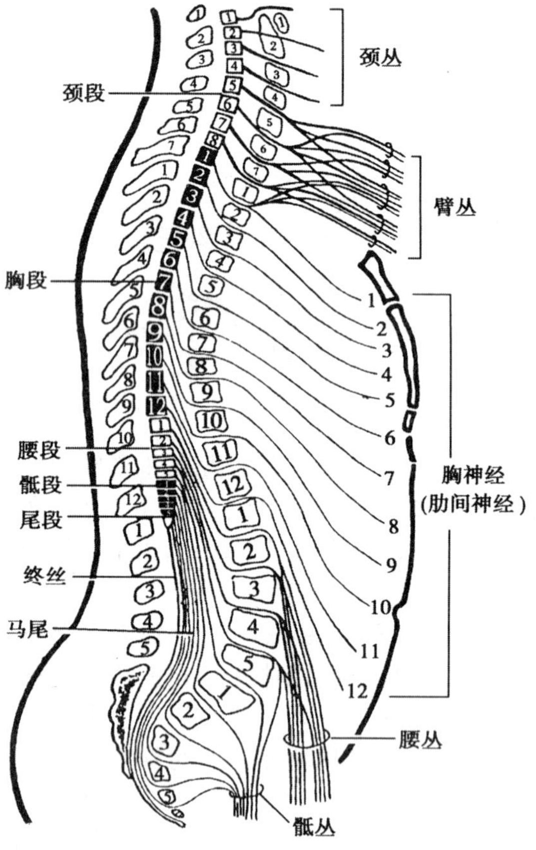

图 5－266　脊髓节段与椎骨的对应关系

【损伤机制与分型】

脊柱骨折脱位大多由间接暴力造成，临床有屈曲暴力、后伸暴力、侧屈暴力、旋转暴力、垂直压缩和水平剪切暴力等 6 种基本形式。直接暴力临床上较少见，在颈、胸、腰部多造成横突或棘突骨折；在骶椎则多致横断形或粉碎性骨折。临床上根据损伤机制、Denis 三柱理论、损伤部位、稳定性等有以下几种分类方法。

（一）根据损伤机制分类（生物力学分型法）

根据脊柱损伤的受力方向分为屈曲暴力、后伸暴力、侧屈暴力、旋转暴力、垂直压缩暴力和剪切暴力损伤等 6 种类型（表 5－37）。其中以屈曲暴力最为常见，占全部脊柱骨折的

60%～70%。

表 5－37 **脊柱损伤的分型**（生物力学分型法）

	受伤情况及损伤机制	骨折创伤解剖	合并伤
屈曲暴力	高处坠下，足或臀部先着地（图 5－267），脊柱骤然猛烈向前屈曲，屈曲处上位椎体冲击，挤压下位椎体，暴力由上向下作用	下位椎体的前上部被压缩而发生楔形骨折（图 5－268）。一般仅累及 1～2 个椎体。暴力强大时可波及 5～6 个椎体	后韧带组合可完整或有不同程度的损伤，脊柱可有后凸、侧弯等畸形
	向前弯腰时，重物砸于上背部，迫使脊柱急骤前屈而导致骨折发生	椎体发生压缩骨折。压缩范围可达椎体一半以上，且常为粉碎性骨折（图 5－269），关节突常有骨折	可并发脊柱的后韧带组合断裂（图 5－270），且常合并椎间关节半脱位、交锁。严重者合并不同程度的脊髓损伤
	行进物体撞击头枕部或背部（属纯粹的屈曲应力）引起脊柱骨折脱位	椎体可压缩或粉碎，椎板骨折、关节突骨折为始发损伤，上位椎体大多移位于下位椎体的前方或侧方（图 5－271）	常伴有脊髓损伤。单纯屈曲暴力作用时，由于应力首先消耗在椎体上，导致椎体骨折，故后韧带组合所承受的张力被抵消而不发生断裂
后伸暴力	跌倒时面部着地，颈椎过伸［图 5－272(1)］，或腰部急剧过度后伸受伤，或仰面坠落，中途腰部被硬物阻挡，暴力使脊柱急骤过伸［图 5－272(2)］	可造成椎板或关节突骨折，椎体的后部可有椎板和椎弓根骨折	单纯后伸暴力作用，前纵韧带通常是完整的。易并发脊髓损伤，严重者可合并前纵韧带断裂。颈椎挥鞭损伤，可致前纵韧带断裂合并后伸性脱位
侧屈暴力	由脊柱过度侧弯暴力造成	椎体发生侧楔形压缩骨折（图 5－273）或横突撕脱骨折，偶可发生侧方脱位	骨折大多稳定，如暴力强大亦可合并韧带及脊髓损伤
旋转暴力	单纯旋转暴力少见，常与其他形式的暴力混合作用。如屈曲旋转暴力所致的脊柱三柱受损	可发生椎体压缩骨折及椎间小关节骨折，多位于胸腰段，下方椎体前上缘呈三角形骨片撕脱移位；或合并上位椎下关节突向前移位至下位椎上关节突之前方形成关节突跳跃征或驾叠征（图 5－274）	多合并截瘫及后韧带组合断裂
垂直压缩暴力	暴力直接沿脊柱纵轴传导，只发生于能保持直立的颈椎和腰椎	如颈部略屈时，颈椎曲度变直。暴力作用于头顶，沿脊柱纵轴向下传导，使椎体终板破裂，椎间盘挤入爆破的椎体内，骨折呈垂直爆裂骨折。亦可引起典型的寰椎裂开骨折（图 5－275）	韧带一般保持完整，故脊柱稳定。但在颈部常合并四肢瘫痪，脊髓常被椎体后部挤压致伤
水平剪切暴力	脊柱遭受与之垂直的水平暴力的作用，多为分离性剪切损伤，如 Chance 骨折（图 5－276）	椎体无楔形压缩骨折和成角畸形。但椎体水平脱位，其椎间盘、前后韧带损伤；主要见于上腰椎损伤	有时合并关节突骨折，骨折不稳定，多合并脊髓或马尾神经损伤

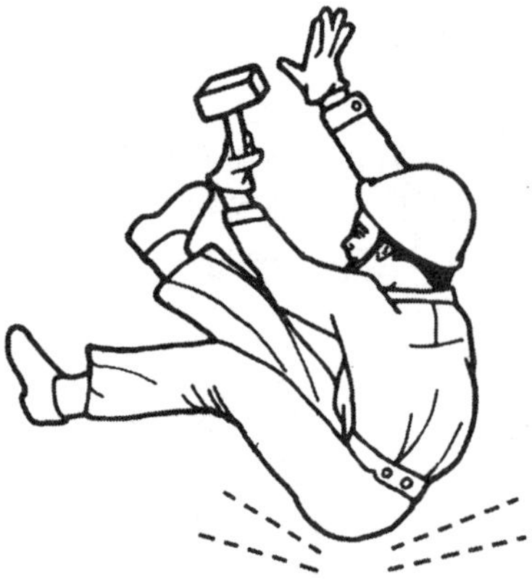

图 5－267　臀部着地受伤导致脊柱骨折

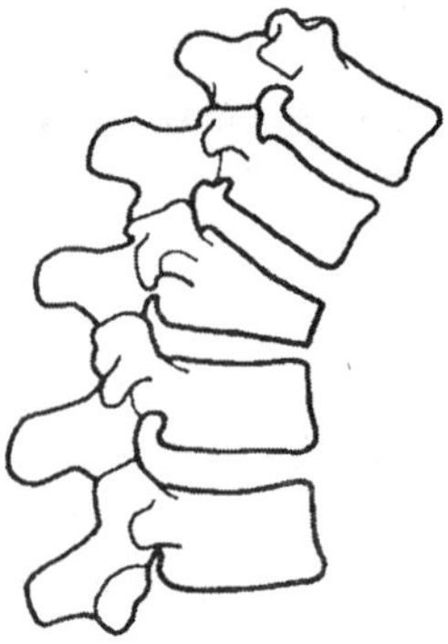

图 5－268　典型椎体楔形骨折

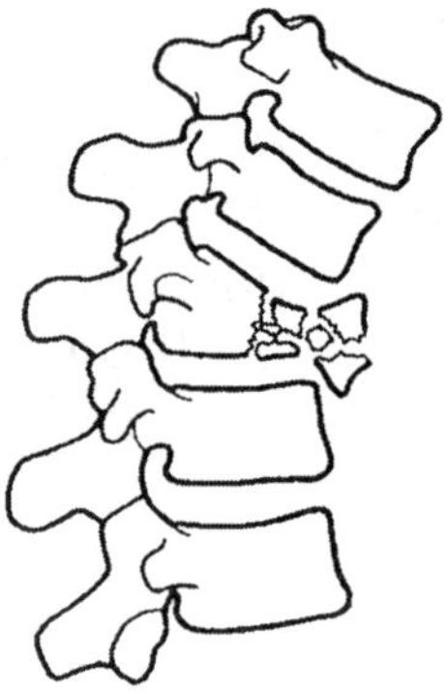

图 5－269　椎体粉碎性骨折

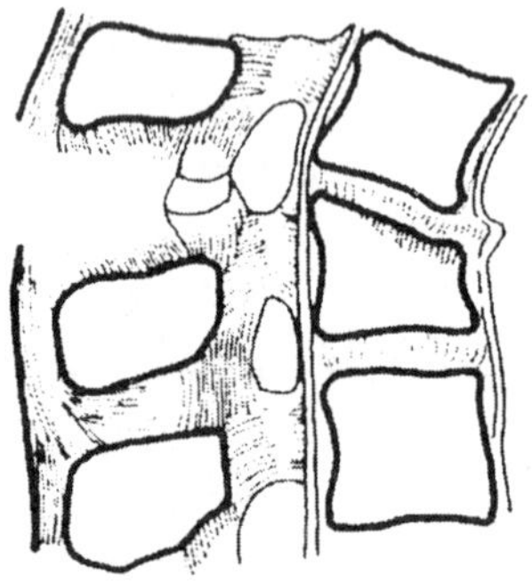

图 5－270　屈曲暴力引起骨折的同时后韧带组合断裂

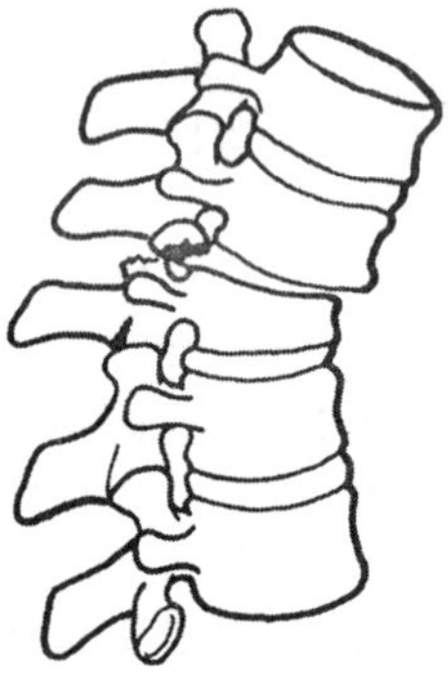

图 5－271　关节突骨折及椎体压缩并向前移位

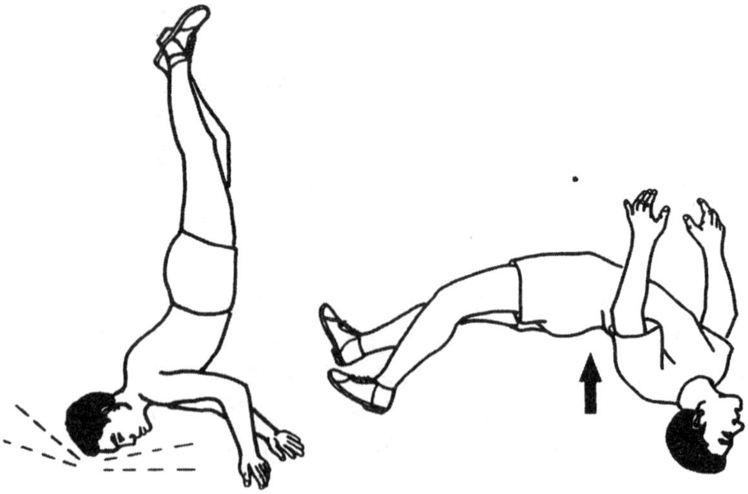

(1)面部着地　　(2)仰面坠落

图 5－272　后伸暴力骨折受伤情况

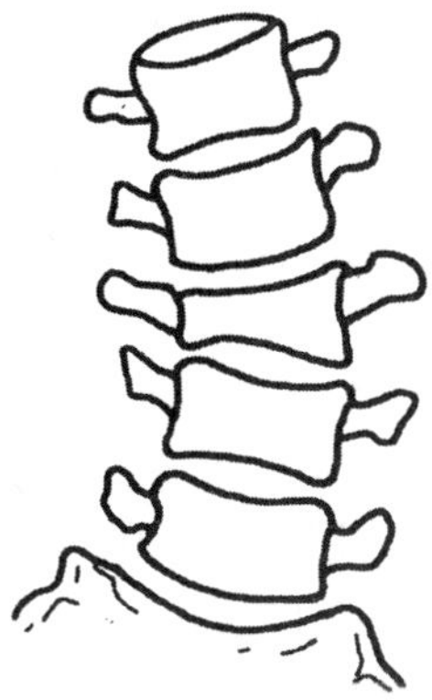

图 5－273　侧屈暴力骨折

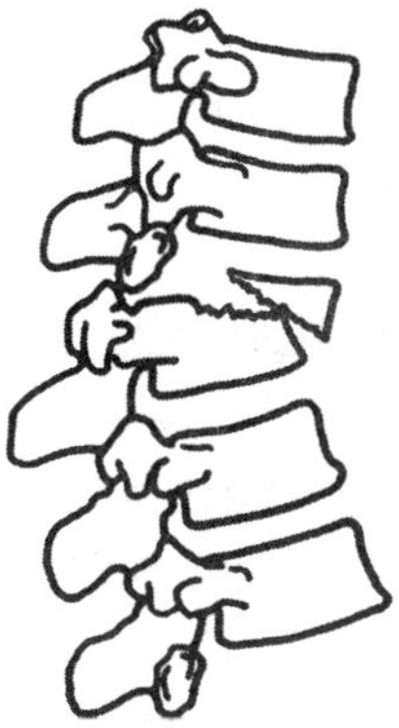

图 5－274　旋转暴力骨折

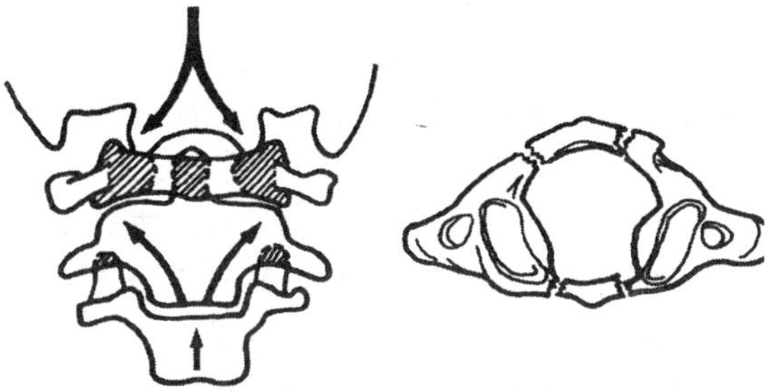

图 5－275　垂直暴力导致的典型寰椎骨折

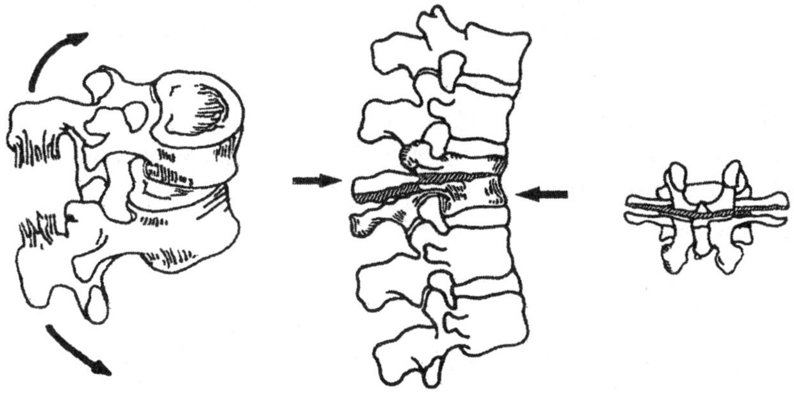

图 5－276　分离性剪切暴力骨折（Chance 骨折）

（二）根据三柱理论分类

戴尼斯（Denis）的三柱理论将脊柱分为前、中、后柱（图 5－277）。前柱包括前纵韧带、椎体及椎间盘的前 2/3，中柱包括椎体及椎间盘的后 1/3 及后纵韧带，后柱包括脊椎附件及其韧带。根据三柱理论及临床胸腰椎骨折后 X 线及 CT 片的表现，可将常见的脊柱损伤分为：

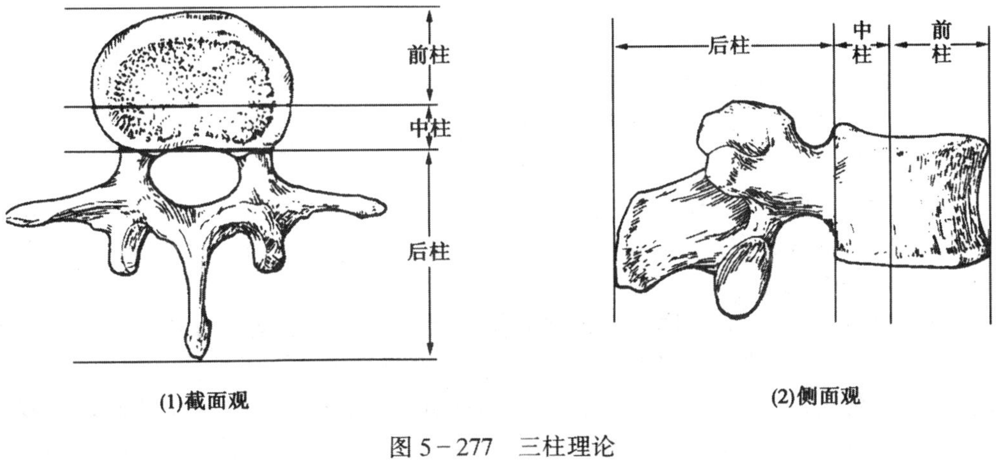

图 5－277　三柱理论

1．屈曲压缩型：受伤时脊椎前柱承受巨大压力，可发生不同程度的压缩；后柱和中柱受张应力作用；中柱因处于屈曲活动的铰链部位，承受的张应力较小故多保持完整，其高度不变（图 5－268）。

2．爆裂型：脊柱的前柱和中柱受压而出现爆裂，可合并椎弓根或椎板纵行骨折。椎体前缘及后缘的高度皆减小，椎体的前后径及椎弓根间距增宽。

3．屈曲牵张型：脊柱受牵张应力作用而损伤，导致棘间韧带或棘突水平横行断裂；如暴力强大可造成椎板、椎弓根、椎体的水平骨折，或经过韧带引起韧带断裂，即棘上韧带、棘间韧带与黄韧带断裂，关节突分离，椎间盘后部破裂。本型的特点是前柱较少受累，而后柱的撕裂十分显著。但严重者亦可同时累及脊柱前、中、后三柱，如典型的 Chance 骨折（图 5－276）。

4．骨折脱位型：损伤机制比较复杂，多由屈曲、剪切、牵张或旋转等复合应力所致。脊柱三柱均受损，前柱受旋转力和屈曲压缩力作用，后柱受旋转力与张应力作用，中柱亦受累，产生椎体骨折及关节突骨折或脱位（图 5－271）。前纵韧带可能保持完整。

（三）根据损伤后脊柱的稳定程度分类

根据损伤后脊柱的稳定程度可分为稳定性骨折和不稳定性骨折。凡单纯椎体压缩骨折（椎体压缩不超过 1/2，不合并附件骨折或韧带撕裂），或单纯附件（横突、棘突或椎板）骨折，为稳定性骨折；椎体压缩超过 1/2，粉碎并压缩骨折，骨折伴有脱位、附件骨折或韧带撕裂等，为不稳定性骨折。不稳定性骨折容易造成神经损伤。

（四）根据有无脊髓损伤分类

1．无神经损伤骨折：损伤局限于脊椎、附件及周围软组织，未波及脊髓，因而无明显神经症状。少数严重的脊柱骨折脱位，因其后方椎板同时骨折而使脊髓免遭压迫损伤。

2．合并神经损伤骨折：脊柱骨折脱位后，如骨块突入椎管内可压迫脊髓或马尾神经（图 5－278）。在其损伤平面以下呈现完全性或不全性截瘫。

现代临床一般根据戴尼斯三柱理论判断脊柱骨折稳定与否，取决于中柱是否完整。个别患者 X 线片上未显示明显脊椎骨折脱位征象，但临床亦出现截瘫者，可能系脊椎在损伤的一刹那脱位，造成脊髓挤压损伤后迅速回弹至原位之故。

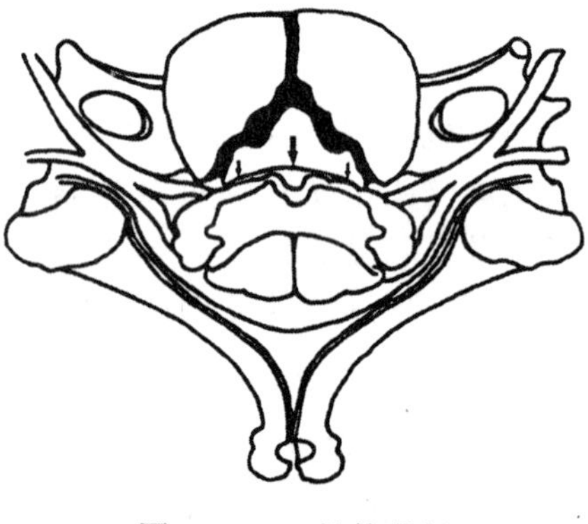

图 5－278　椎体骨折
骨块向后移位压迫脊髓

（五）根据损伤部位分类

颈、胸、腰椎的解剖及生理功能不同，加之受伤时外力作用的方向、部位、性质、大小和患者体位的差异，所造成脊柱损伤的病理改变亦不同。绝大多数的脊柱骨折和脱位多发生在活动范围大，或活动与相对静止的交界部位，故临床上发生在 C1～C2、C5～C7、T10～T12、L1～L2、L4～L5 等部位的骨折和脱位占脊柱骨折和脱位总数的 90%左右。

1．颈椎损伤：可分为上颈椎和下颈椎损伤两大部分，其中又各有若干类型。①上颈椎损伤：主要有寰椎骨折（图 5－275）和齿状突合并寰椎向前或向后移位（图 5－279）。②下颈椎损伤：单纯骨折，多见于 C4～C5 椎体楔形骨折、棘突撕脱骨折；单纯脱位，双侧关节突脱位（图 5－280）、前半脱位、单侧关节突脱位和后脱位；骨折脱位，屈曲型损伤、侧屈型损伤、伸直型损伤、垂直压缩（爆裂）损伤。

2. 胸腰椎损伤：以胸腰段（T11～L2）最为常见。胸腰段为活动的腰椎与相对固定胸椎之间的转换点，加之该处为腰椎生理弯曲衔接点，故此处易发生应力集中，可见胸腰段的结构特点是该处损伤发生率高的内在因素。临床常见的胸腰椎损伤主要有：①椎体骨折，如前楔形骨折、侧楔形骨折、爆裂骨折、粉碎性骨折、纵压型骨折、老年性骨折等；②骨折脱位，绝大多数由屈曲旋转外力造成，其他尚有剪力骨折、座带骨折、过伸暴力骨折等。

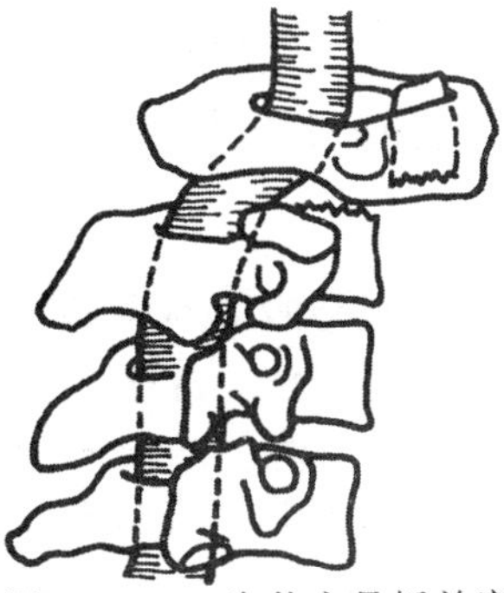

图 5－279　齿状突骨折并寰椎向前脱位

3. 脊椎附件骨折：多与椎体骨折合并存在，单独发生者较少见。如关节突骨折、椎板骨折、横突骨折、棘突骨折及椎弓峡部骨折等。脊椎附件骨折中，除可因前述各种间接暴力造成外，横突、棘突及椎板往往由直接暴力导致。椎弓峡部骨折则多为重复慢性损伤及持续应力所造成的疲劳骨折。

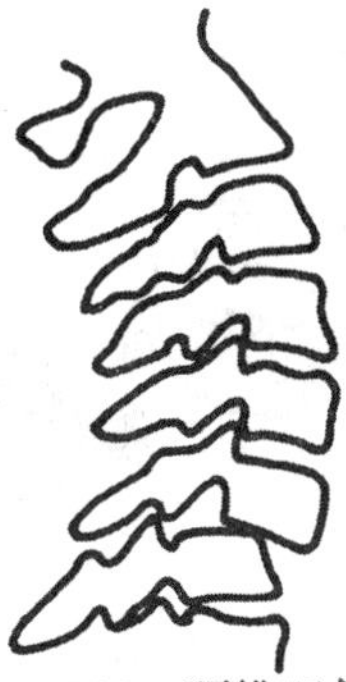

图 5－280　颈椎双侧关节突脱位

【诊　　断】

患者多有严重外伤史，如从高处坠落，重物打击头颈、肩背部、塌方压砸、交通事故等。伤后局部肿胀、疼痛，损伤处两侧椎旁肌紧张，脊椎各方向运动障碍。胸腰椎损伤患者不能站立，翻身困难；颈椎骨折则可见头颈倾斜，常用两手托住下颏与头部，以试图保持头与躯干一致。屈曲型损伤可见后凸畸形，检查时骨折部棘突压痛明显，棘突间距离改变（增宽或变窄），局部有肿胀、瘀斑。胸腰段骨折者，因腹膜后血肿刺激局部神经丛，造成反射性腹肌紧张或痉挛，甚至可被误诊为假性急腹症（腹部胀痛、胃纳不佳、便秘、舌苔黄腻、脉弦数等里实证），部分可同时出现急性尿潴留；伴有脊髓神经损伤者，则出现截瘫，损伤平面以下的肢体感觉、运动功能障碍和排尿、排便功能障碍。

X 线检查应常规摄脊椎正、侧位片，必要时摄斜位片，斜位片可显示椎弓峡部骨折（图 5－281）；对疑有寰枢椎骨折的患者应摄张口位片。阅片时应重点注意：①椎体前部和后部的高度并与邻椎比较；②椎弓根间距和椎体宽度；③棘突间距和椎间隙宽度并与邻近椎间隙比较；④椎弓根高度。

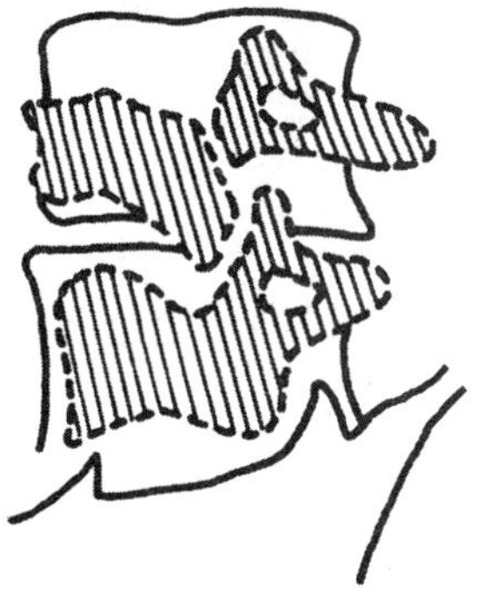

图 5－281　椎弓峡部骨折的 X 线征象

X 线片基本可确定脊柱骨折的部位及类型，但临床上对损伤较重者应做 CT 检查，以判定脊椎中柱是否损伤，并及时发现是否有骨块或椎间盘突入椎管及其压迫脊髓的程度、关节突骨折移位和椎板骨折下陷突入椎管的程度。MRI 检查对判定脊髓损伤状况有很大价值，可显示脊髓损伤早期的水肿、出血，并可显示脊髓损伤的各种病理变化如脊髓压迫、脊髓横断、脊髓不完全损伤、脊髓萎缩或囊性变等。

体感诱发电位（SEP）是测定躯体感觉系统（以脊髓后索为主）的传导功能的检测法，对判定脊髓损伤程度有一定帮助。运动诱发电位（MEP）受设备技术条件等因素的限制，临床应用较少。

根据患者的外伤史、临床表现、X线检查、CT及MRI检查等可作出明确诊断。

【辨证施治】

（一）急救与搬运

急救与搬运不当可加重不稳定性骨折的错位，使脊髓损伤平面上升或由不全损伤变为完全性脊髓损伤。故搬运患者不能用软担架，宜用硬木板搬运。先使患者两下肢伸直，两上肢伸直置于身旁。木板放于患者一侧，由2～3人托住患者躯干、骨盆和肢体，使成一整体平行移至木板上。对颈椎损伤患者，要有专人托住头部并沿纵轴略加牵引，使之与躯干保持一致作平行移动［图5－282(1)］。搬运过程中要防止躯干扭转或屈曲，禁用搂抱或一人抬头、一人抬腿的方法抬送患者［图5－282(2)］。患者躯体与木板之间要用软物垫好，并予以确实固定。转运过程中要观察呼吸道有否阻塞并及时排除，检查呼吸、心率和血压等变化，以便及时处理。

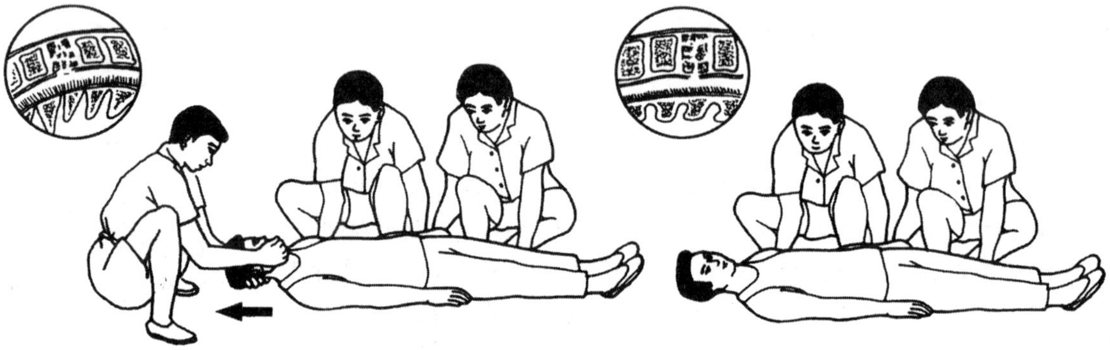

(1)正确方法

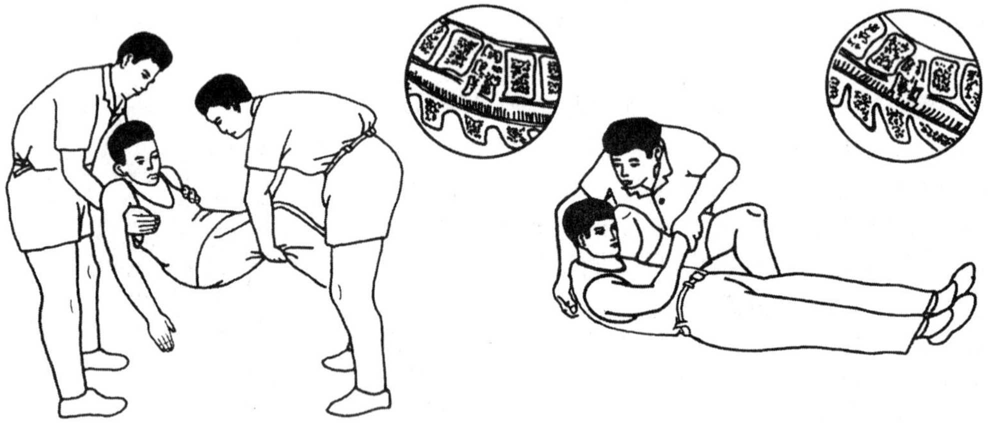

(2)错误方法

图5－282　脊柱损伤的搬运方法

（二）复位与固定

脊柱损伤应根据损伤的部位，有无脊髓损伤和骨折脱位的稳定程度，选择牵引复位外固定、自身功能复位和手术复位内固定等整复固定方法。不稳定性骨折无论有无脊髓损伤，均应慎用手法复位。不当的复位手法有加重脊髓损伤的可能，造成不可挽回的后果。

1．颈椎骨折或脱位：牵引复位适用于大部分颈椎损伤，通过牵引获得部分或完全复位而解除症状，可避免在手法复位过程中加重脊髓或神经损伤，并发症少，也便于护理，且安全可靠。可根据病情选用枕颌带或颅骨骨牵引。屈曲型骨折，于伸直位牵引；伸直型骨折，先于中立位牵引，逐渐改为稍曲位牵引；纵形骨折在中立位牵引。

（1）枕颌带牵引：适用于颈椎骨折脱位移位不多者，如齿状突骨折、颈椎前半脱位及颈椎后脱位等损伤。牵引质量一般为 3～5 kg，维持量 2～3 kg。复位后用头胸石膏固定 2～3 个月。

（2）颅骨骨牵引：适用于明显压缩骨折、脱位或合并关节突交锁者。牵引时抬高床头作对抗牵引，以有关节突交锁者为例，初始牵引质量 3～4 kg，逐渐增加牵引质量。每隔 20～30 分钟床边摄颈椎侧位片，观察复位情况。同时密切观察血压、脉搏，并注意保持呼吸道通畅，密切观察患者截瘫平面有无改变。质量最大可加至 10～15 kg。牵引体位初始时为颈椎轻度前屈约 20°，防止过伸。待脱位的关节突牵开后，即于患者肩背部垫一软枕，并将牵引方向改为中立位。一旦复位，应即减轻牵引质量至 2～3 kg，取轻度后伸位维持牵引 3 个月，直至骨折愈合，或 3～4 周后用头颈胸石膏固定 3 个月。牵引复位失败者可切开复位内固定，常用的内固定方法为钢板固定。

2．胸腰段轻度压缩骨折：可采用姿势复位法（逐步复位法）。患者仰卧于硬板床上，于骨折脊椎平面垫约 10 cm 厚软枕，并逐渐加高，在数日内加至 15～20 cm，使脊柱过伸复位。数日后开始进行腰背肌锻炼。一般轻度压缩骨折，经正确积极的功能疗法可使压缩椎体逐步恢复原状。4～6 周后可逐步下床活动。

3．胸腰段重度压缩骨折（压缩超过 1/2）：可通过悬吊牵引等牵引方法复位。椎体前部强大的前纵韧带虽然发生皱褶，但常保持完整。通过整复，加大脊柱背伸，前纵韧带由皱褶变为紧张，借助于前纵韧带及椎间盘的张力，促使压缩的椎体复位。

（1）双踝悬吊复位法：患者俯卧，两踝部衬上棉垫并用软绳缚扎，将两足徐徐吊起使身体与床面约成 45°角（图 5－283）。术者用手掌在患处适当按压，矫正后突畸形。经 X 线片证实复位后仰卧于硬板床上，骨折部垫软枕。复位后用石膏背心将脊柱固定于过伸位直至骨折愈合。

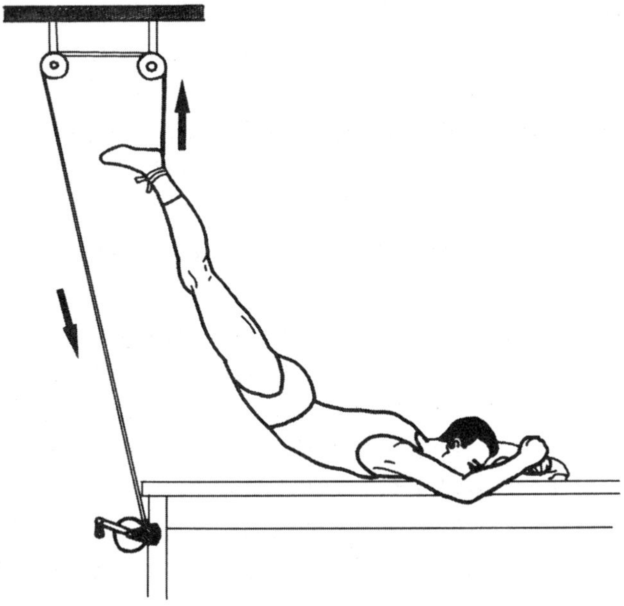
图 5－283　胸腰椎骨折双踝悬吊复位法

（2）两桌复位法：用两张高度相差 25～30 cm 的桌子，桌上各放一软枕，伤员俯卧，头部置于高桌上，两手把住桌边，两大腿放于低桌上，使胸骨柄至耻骨联合部分悬空，利用躯干下垂重力的作用，使压缩的椎体在 10～15 分钟内逐渐复位（图 5－284）。复位后亦应作石膏背心固定。此法虽有撑开力量，但缺少牵引力，适用于单纯屈曲型压缩骨折。对椎体后部骨折或椎板关节突有骨折者，容易将骨片挤入椎管内，不宜应用。

(3) 腰部悬吊法：患者仰卧于病床上，将一长 50～60 cm、宽 10～20 cm，两端带铁环的布托置于胸腰椎骨折处；然后用铁钩钩住布托两端的铁环，以粗尼龙绳徐徐向上牵引。牵引力度以患者腰背部离开床面 20～25 cm 为度（图 5－285）。复位后处理同双踝悬吊复位法。

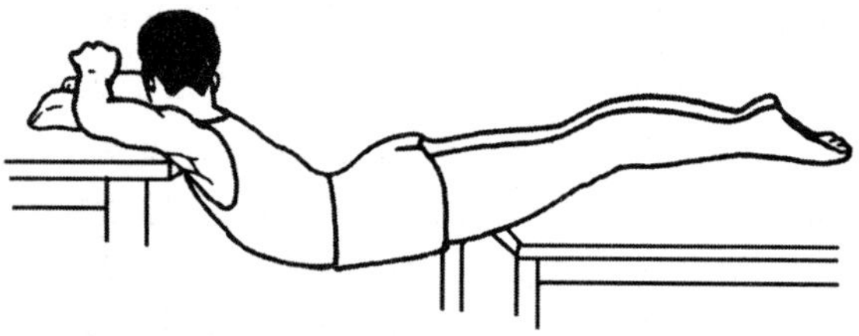

图 5－284　胸腰椎骨折两桌复位法

4．胸腰段不稳定性骨折：椎体压缩＞1/2、畸形角＞20°或伴有脱位者，可考虑开放复位内固定。后路常用椎弓根钉内固定系统，如 CD 复位固定器、RF 复位固定器等。

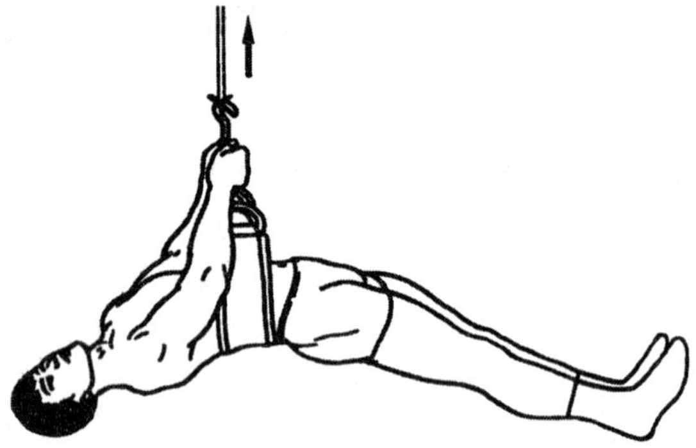

图 5－285　腰部悬吊复位法

（三）药物治疗

早期局部肿胀、剧烈疼痛、胃纳不佳、大便秘结、苔薄白、脉弦紧，证属气滞血瘀，治宜行气活血、消肿止痛，多用复元活血汤、腰伤一方。兼有少腹胀满、小便不利者，证属瘀血阻滞、膀胱气化失调，治宜活血祛瘀、行气利水，用膈下逐瘀汤合五苓散。若局部持续疼痛、腹满胀痛、大便秘结、苔黄厚腻，脉弦有力，证属血瘀气滞、腑气不通，治宜攻下逐瘀，方用桃核承气汤或大成汤加减。中期肿痛虽消而未尽，仍活动受限，舌暗红，苔薄白，脉弦缓，证属瘀血未尽、筋骨未复，治宜活血和营、接骨续筋，可用腰伤二方加减，同时外敷接骨膏。后期腰酸腿软、四肢无力、活动后局部隐隐作痛、舌淡苔白、脉虚细，证属肝肾不足、气血两虚，治宜补益肝肾、调养气血，方用六味地黄汤加减，外贴万应膏。

（四）功能锻炼

颈椎损伤患者牵引和固定期间应加强四肢关节的屈伸活动。对不全脊髓损伤患者尤为重要，通过练功活动增强未瘫痪肌肉的力量，争取最大限度的功能恢复。解除牵引和固定后，逐步进行颈部各方向的活动。但早期应避免作与损伤暴力方向一致的动作。胸腰椎损伤患者如长期卧床，可造成废用性肌肉萎缩和骨质疏松，导致腰背部功能减弱，日后长期腰背疼痛。故腰背肌功能锻炼，对胸腰椎损伤患者尤为重要。单纯压缩骨折，在伤后第 2 日起开始逐步练功，4 周后带腰围下地活动。对不稳定性骨折，卧床 1 周后开始练功，6～8 周后带腰围下地活动。练功方法可采用五点支撑、三点支撑、拱桥支撑和飞燕点水等方法。

骨盆骨折

骨盆呈环形，状如漏斗，由两侧的髋骨和后面的骶尾骨连接而成。骨盆的连接前侧为耻骨联合，后侧为左右骶髂关节。骶骨前面光滑略凹；后面粗糙隆凸，前后各有 4 对骶孔与骶管相通。骶骨第 1～3 节两侧为耳状关节面，与髂骨构成骶髂关节；骶骨上借椎间盘与第 5 腰椎相连，构成腰骶关节；下与尾骨相连。髋骨为宽大不规则之扁骨，由髂骨、坐骨和耻骨三部分组成。骶髂关节由骶骨与髂骨的耳状关节面连接而成，具有一般关节结构，关节面凹凸不平，由后内斜向前外，仅有很少的旋转活动，属微动关节。骶髂关节韧带坚韧有力，是维持关节稳定的主要因素。耻骨联合在耻骨上、下支会合处的内侧为一粗糙的耻骨联合面，两侧的耻骨联合面借纤维软骨板连接，构成耻骨联合。耻骨联合依靠耻骨上韧带、弓状韧带及耻骨前韧带维持其稳定。耻骨联合在正常情况下没有活动。

骨盆环后部有两个承重弓（主弓），骶骨是两个承重弓的汇合点，股骶弓站立时支持体重，由两侧髋臼向上，通过髂骨的增厚部分至骶骨；坐骶弓坐位时支持体重，由两侧坐骨结节向上，经坐骨体从髂骨的增厚部分至骶骨。骨盆环的前部有上下束弓（连结弓），其中上束弓与股骶弓相连，稳定和加强股骶弓的作用，联合两侧耻骨上、下支及耻骨体即为上束弓；下束弓与坐骶弓相连，起稳定和加强坐骶弓的作用，联合两侧耻骨下支即为坐耻弓（图5-286）。

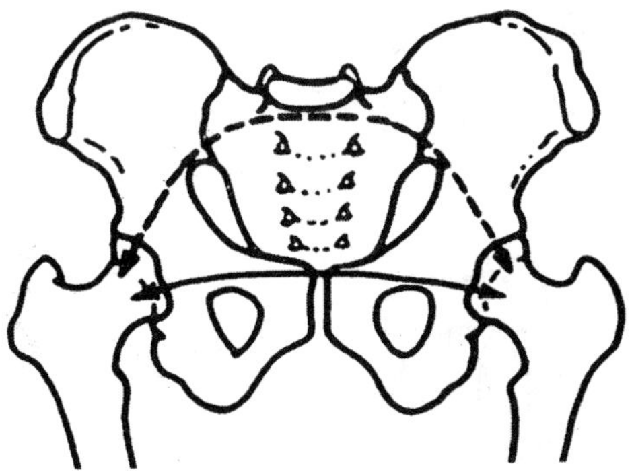

(1)股骶弓及其连结弓

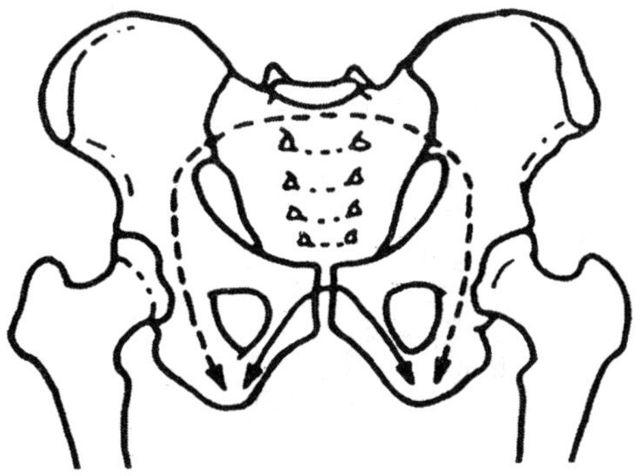

(2)坐骶弓及其连结弓

图 5-286　骨盆的承重弓和束弓

盆腔系指小盆腔上下口之间的腔隙，其前壁为耻骨联合及邻近的耻骨部分；后壁是骶、尾骨及梨状肌；两侧壁为髋臼、坐骨上支与骶棘、骶结节韧带。骨盆对盆腔内脏器和组织（包括膀胱、直肠、输尿管、性器官以及重要的血管、神经，如髂外动、静脉，闭孔动脉，骶丛等）有保护作用。严重的骨盆骨折，除影响其负重功能外，常可伤及盆腔内脏器或血管、神经，造成严重后果。

骨盆的主弓和副弓相连形成一个完整且稳定的骨盆环，在坐位和站立时支撑躯干，符合生物力学的要求。由于副弓远不如主弓坚强，骨盆受外力作用而发生骨盆环断裂时，副弓必先断裂；副弓没有断裂，主弓不会断裂；副弓断裂可以单独存在，但多伴有主弓骶髂韧带不同程度的损伤。

骨盆的功能主要有：①保护盆腔内脏器，如进入盆腔的小肠、结肠、直肠、膀胱、后尿道及女性生殖器官；②上承脊柱，下驾下肢，是躯干与下肢之间的桥梁，起站立及坐位承受上半身体重的作用；③为骨盆内外诸肌的起止点。

【骨折机制与类型】

（一）骨折机制

骨盆骨折大多由直接暴力造成，少数情况下亦可因间接暴力引起。

1. 直接暴力：主要有以下几种形式。①重物砸击（如房屋倒塌）骨盆侧方时，暴力作用于骨盆两侧。两侧挤压力多首先造成骨盆前部（耻骨支或耻骨联合处）骨折，如暴力较强大，可引起骶髂关节或附近产生合叶样移动，骨盆向对侧扭转（内旋）移位［图5-287(1)］。②暴力作用于骨盆前后侧（如车轮碾过一侧骨盆时），前后侧冲击或挤压暴力多造成骨盆前后部同时骨折，骨盆向同侧扭转（外旋）移位［图 5－287(2)］。③纵向剪式暴力作用于半侧骨盆（如高速交通事故），受伤侧前后部骨折并向上（同时受腹肌等肌肉牵拉的影响）移位［图 5－287(3)］。④暴力作用于骶尾部（如后仰摔倒或摔倒时呈坐位），可致骶骨横断形骨折、尾骨骨折或合并脱位，远端向前移位［图 5－287(4)］。

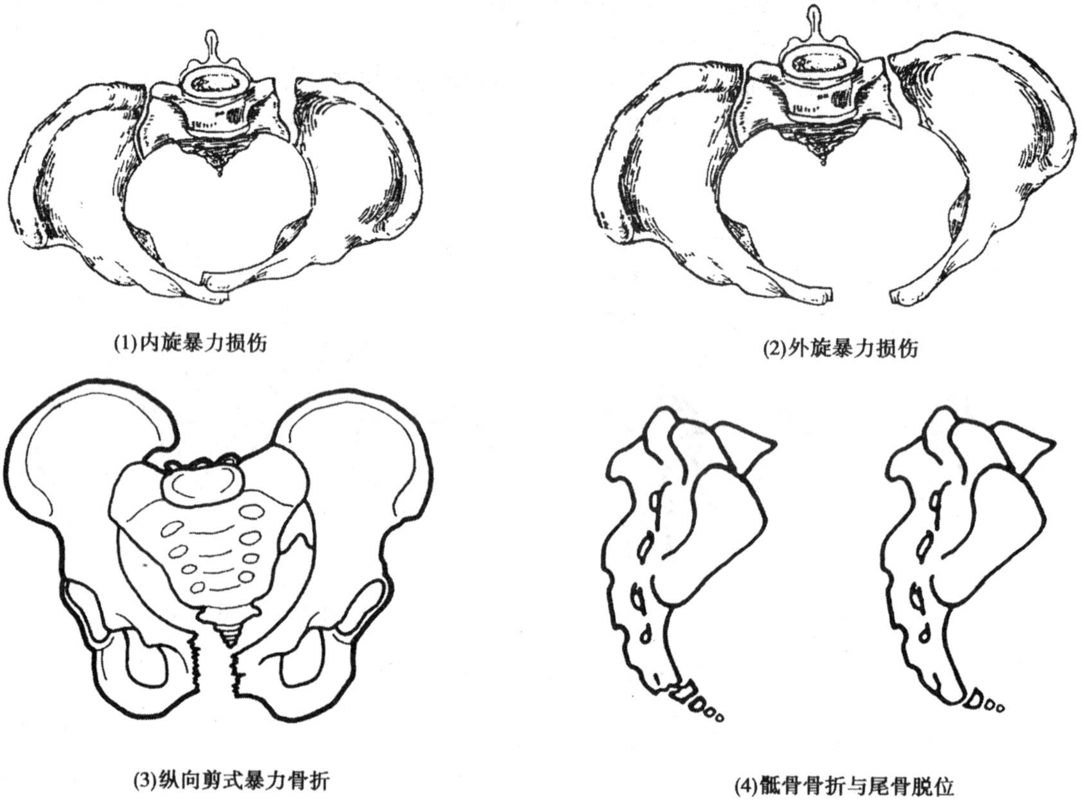

图 5－287　骨盆骨折的机制

2. 间接暴力：大多由肌肉猛烈收缩引起撕脱骨折，骨折多发生在髂前上棘、髂前下棘、坐骨结节等部位撕脱性骨折，以青少年多见。

（二）骨折分型

骨盆骨折按骨折后骨盆环完整性是否破坏及骨盆环受损程度分类，其临床意义较大（表 5－38）。

表 5－38　骨盆骨折的类型及特点

	损伤部位
Ⅰ型（未破坏骨盆环完整性的骨折，图 5－288）	①髂骨翼骨折；②骨盆撕脱骨折或骨骺损伤（包括髂前上棘、髂前下棘及坐骨结节）；③骶椎横断形骨折、尾骨骨折和脱位；④一侧耻骨单支骨折
Ⅱ型（骨盆环一处断裂骨折，图 5－289）	①一侧耻骨双支骨折；②耻骨联合分离；③骶髂关节半脱位；④一侧骶髂关节附近的髂骨骨折
Ⅲ型（骨盆环两处以上断裂骨折，图 5－290）	①双侧耻骨上、下支骨折；②耻骨联合分离并一侧耻骨上、下支骨折；③骨盆前、后弓联合损伤（耻骨双支骨折或耻骨联合分离并骶髂关节脱位或附近髂骨骨折）

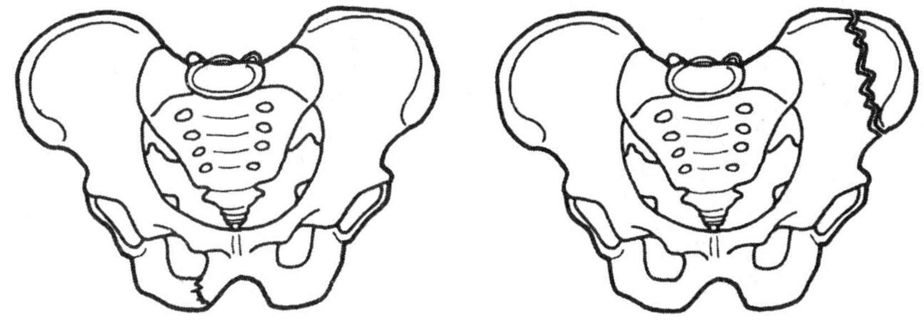

图 5－288　未破坏骨盆环完整性的骨盆骨折

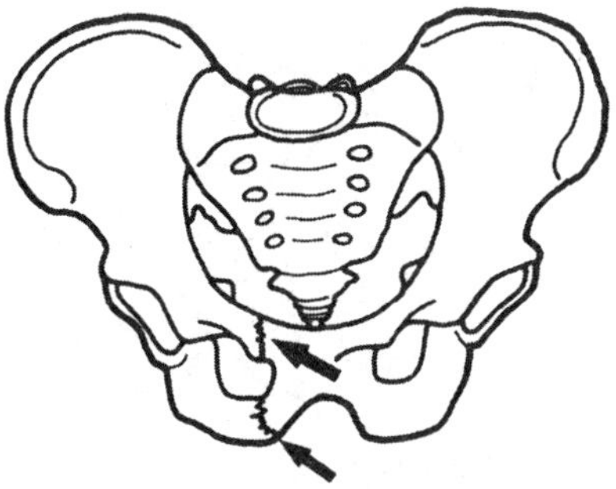

(1)一侧耻骨双支骨折

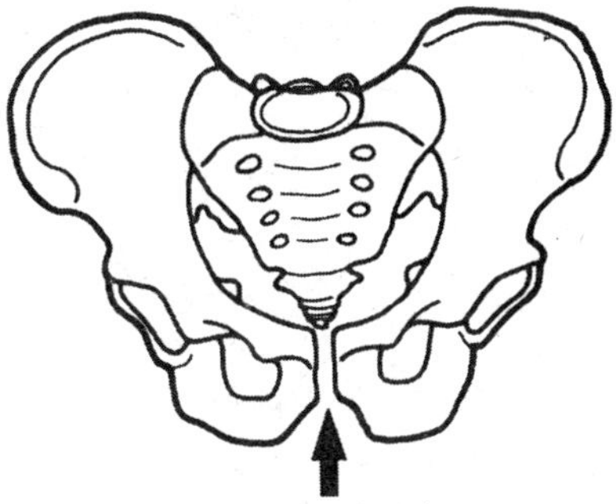

(2)耻骨联合分离

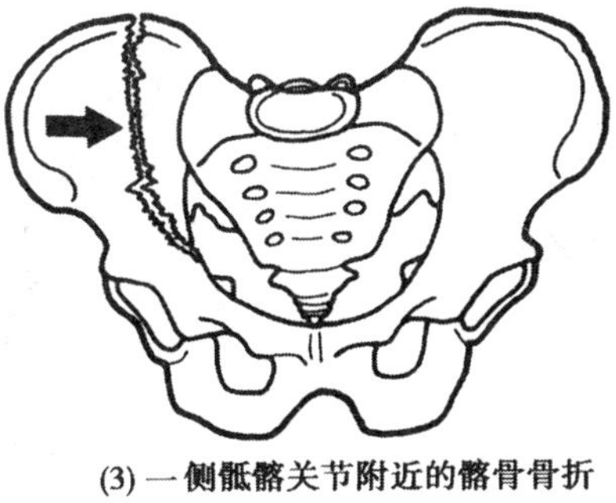

(3)一侧骶髂关节附近的髂骨骨折

图 5－289　骨盆环一处断裂的骨盆骨折

Ⅰ、Ⅱ型骨折，骨盆环仍稳定，故为稳定性骨折；Ⅲ型骨折，骨盆环失去了稳定性，为不稳定性骨折。临床上以耻骨联合附近的骨折或脱位多见，其次是骶髂关节附近的骨折或脱位。

【诊　　断】

患者外伤史多较严重，如从高处摔下、被重物挤压、车辆撞击等。撕脱性骨折常为剧烈运动损伤。伤后症状与体征多较严重，如稳定性骨折中，耻骨支骨折疼痛肿胀在阴部、腹股沟，可伴内收肌疼痛；骶骨横断形骨折、髂骨翼骨折为局部肿痛；撕脱性骨折除局部疼痛外，尚有髋关节屈伸牵拉痛。骨折局部常有瘀斑。在不稳定性骨折中，除疼痛、肿胀外，功能障碍明显，由于骨盆失去了稳定性，常有翻身困难，不能坐起、站立，患侧下肢在床上移动困难等。

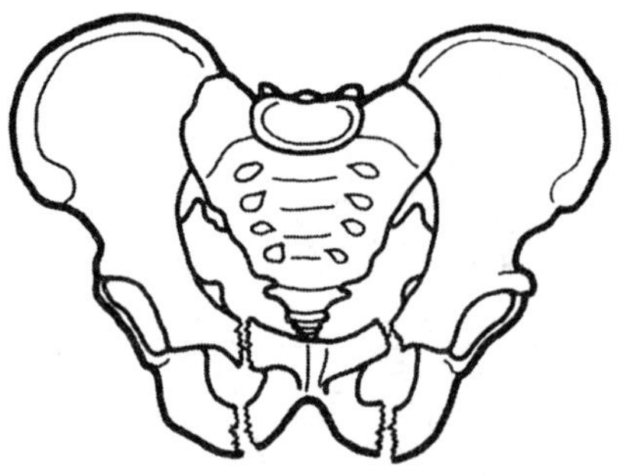

(1)双侧耻骨上、下支骨折

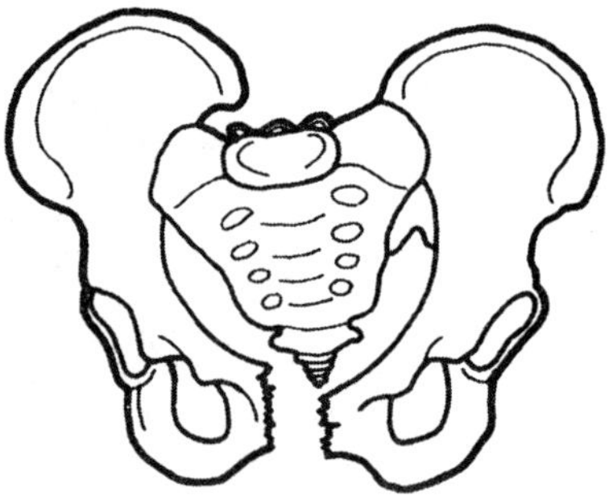

(2)耻骨联合分离并骶髂关节脱位

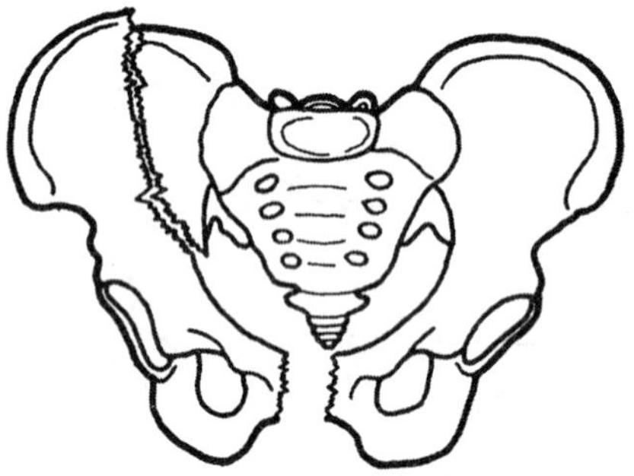

(3)耻骨联合分离并一侧髂骨骨折

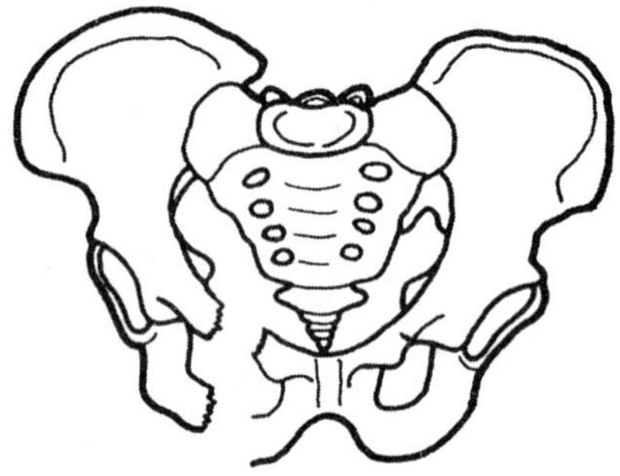

(4)骶髂关节脱位并一侧耻骨上、下支骨折

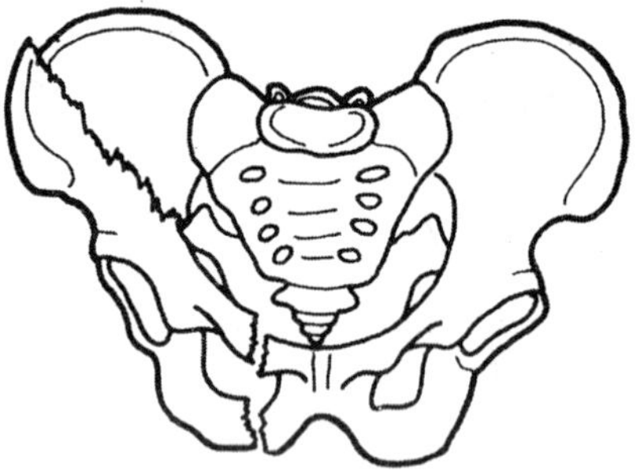

(5)髂骨骨折并同侧耻骨上、下支骨折

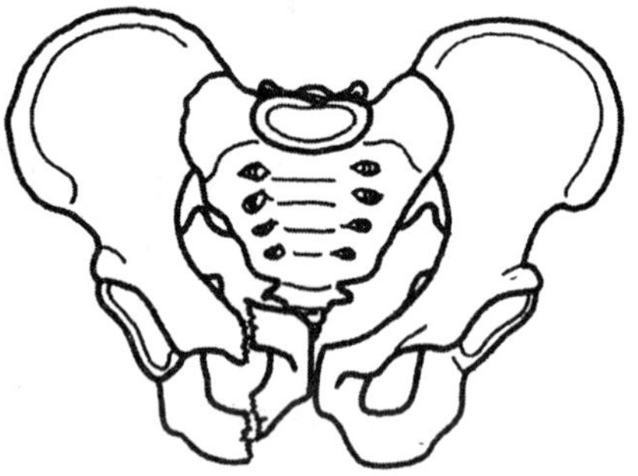

(6)耻骨联合分离并一侧耻骨上、下支骨折

图 5－290　骨盆环两处以上断裂的骨盆骨折

查体时，可做骨盆侧方挤压、分离试验（图 3－22、图 3－23），或做前后挤压试验。但急性严重骨盆骨折病例、疼痛剧烈者则不宜应用。4 字试验（图 3－25）可用于疑有骶髂关节半脱位及髋臼骨折者。半侧骨盆向上移位者，该侧下肢可出现短缩。肛门指诊检查可应用于骶骨骨折及尾骨脱位的诊断，可触及异常活动或骨擦音，并可根据指套有无血迹来判定直肠有无损伤。

X 线检查常规前后投照位，可用于显示各部骨折的类型和一般移位情况。如患侧髂翼内旋时，其宽度变小、耻骨联合向对侧移位或耻骨支发生驾叠、闭孔变大；髂骨翼外旋时，其宽度增加、闭孔变小、耻骨联合或耻骨支骨折断端发生分离，其 X 线表现如表 5－39 所示。骨盆入口位（患者仰卧，球管从头部向尾侧倾斜 45°～60°角，对准骨盆正中摄 X 线片）用于了解骨盆内、外旋转移位程度，向内移位程度，半侧骨盆向后移位程度以及骶髂关节间隙。骨盆出口位（患者仰卧，球管从足部向头侧倾斜 45°角，对准骨盆正中摄 X 线片）用于了解骶髂关节分离间隙，骶骨骨折及其冠状面上的旋转移位。骶尾骨侧位可用于了解骶骨骨折及尾骨脱位及移位方向、程度。腹部平片可了解有无气腹和肠胀气。

表 5－39　骨盆双弓断裂移位骨折的 X 线表现

	分离型	压缩型
骨盆前部	耻骨联合分离或耻骨骨折断端分离	耻骨联合驾叠或耻骨支骨折断端重叠
伤侧髂翼	变宽	变窄
闭孔	变小	变大

髂翼宽度可从测量髋臼上方的宽度或骶髂关节至髂前上棘的距离而定。单纯垂直型损伤可见伤侧半骨盆向上后方移位，无髂骨翼及闭孔扭转变形。此外，伤侧骨盆向上移位亦可出现于分离型和压缩型骨折之中。

耻骨支骨折合并骶髂关节韧带损伤时，因无脱位，X 线表现不明显而易被忽略，仅看到前环耻骨支骨折，被作为稳定性骨折处理。但如仔细对比两侧骶髂关节间隙，在侧方挤压型骨折可见骶髂关节后面略有张开。在前后挤压骨折，前侧韧带损伤，关节前面略有张开，髂后上棘并可稍向后移位。两者均表现为关节间隙略有增宽，结合骨盆变形及前环损伤，可以初步判断为骶髂关节韧带损伤。有条件者，可考虑作 MRI 检查予以证实。

【并发症】

1．失血性休克：骨盆骨折出血量多，严重者可达 2000～4000 mL，是导致死亡的常见原因。骨盆骨折出血的来源主要有骨折断端、盆腔内重要血管损伤、盆腔静脉丛损伤、盆腔内脏器及盆壁肌肉损伤。休克的轻重程度及出现的早迟与骨盆骨折的严重程度相关，一般多发生在伤后 2～3 小时，最快者可发生在伤后 10 分钟内。

2．腹膜后血肿：骨盆各骨主要为骨松质，盆壁肌肉多，其邻近又有甚多动脉及静脉丛，血液供应丰富。骨折后可引起广泛出血，甚至沿腹膜后疏松结缔组织蔓延到肾区或膈下。髂内、外动脉或静脉或其分支，可被撕破或断裂，引起骨盆内大出血。腹膜后血肿可局限于盆腔内，巨大血肿可掀起腹膜，上达肾区或横膈下，甚至把腹腔脏器推向对侧。临床上可出现失血性休克的表现，如面色苍白、四肢冰冷、烦躁不安、出冷汗、脉搏细数、低血压、尿少等，以及腹膜后血肿引起的腹膜刺激征如腹痛、腹胀、腹部压痛、腹肌紧张、肠鸣音减弱或消失。腹膜后血肿应与腹腔内出血鉴别（表 5－40）。

表 5－40　腹膜后血肿与腹腔内出血或脏器损伤的鉴别

	腹膜后血肿	腹腔内出血或脏器损伤
腹膜刺激征	较轻，多为单侧性	重而显著，为全腹性
移动性浊音	无	有
腹腔穿刺	阴性或少量血水	全血或黄色混浊液体
腹部平片	腰大肌阴影模糊，边缘变钝	腰大肌阴影清晰
泌尿系造影	肾、膀胱、输尿管受压变形	无异常
CT 检查	可发现腹膜后血肿块	可发现实质及空腔脏器破裂
MRI 检查	可发现主干血管及较大分支损伤	可发现实质及空腔脏器破裂

3．神经损伤：骨盆骨折并发神经损伤的原因多为骨折时神经受牵拉伤或挫伤引起，或因移位骨片、纤维化血肿、骨痂等压迫造成，少数则是骨折碎片戳刺所致。可发生于坐骨神经、闭孔神经、股神经及骶神经根等。骶丛损伤有时可伴有括约肌功能障碍，下肢某些部位感觉减退或消失，肌肉萎缩无力或瘫痪。骨盆骨折合并神经损伤的诊断常常延误，究其原因多由于早期常须急诊处理休克、内脏器官损伤等危重症，而神经损伤的症状发生较晚，损伤体征少之故。神经损伤的性质大多为不全性损伤，主要表现为某一神经分布区的感觉及运动障碍，程度较轻，多数可逐渐恢复。

4．尿道膀胱损伤：

（1）后尿道破裂（泌尿生殖膈以上尿道损伤）：后尿道破裂的损伤机制是骨盆受横向挤压暴力，骨盆横径变小，前后径增长，引起内侧韧带等软组织受前后方向的严重牵引而致后尿道撕裂，或因骨折端明显移位牵拉而撕裂，少数亦可因骨折端直接戳刺所致（图 5－291）。临床主要表现为排尿困难及尿潴留，排血尿，尿道口有血迹。患者诉会阴部及下腹部胀痛。肛门指诊可发现前列腺向后上移位或前列腺尖浮动。行导尿术时，导尿管不能插入膀胱而进入血肿导出鲜血；作尿道逆行造影时，造影剂往往外溢。

前尿道损伤临床少见，可由骑跨伤引起，其机制多为前尿道被外力挤压于耻骨两弓之下而致。它可依据外伤史，尿道口出血，会阴部、阴囊及阴茎部血肿、瘀血及尿外渗等症状、体征，以及借助尿道造影来明确诊断。

（2）膀胱损伤：膀胱损伤的机制是当膀胱充盈时，受暴力直接打击而破裂；或由于骨折端移位直接刺破膀胱，或因耻骨膀胱韧带牵拉撕裂膀胱（图 5－291）。伤后主诉膀胱区及下腹部疼痛，有尿意但不能自主排出或仅排出少量血尿。诊查时可发现下腹部肿胀、肌紧张、肠蠕动减弱、压痛明显。导尿管可顺利插入，但只能导出少量血尿，试验注入 100 mL 左右的生理盐水不能回抽出等量液体（明显少于或多于注入量）。逆行造影可见造影剂从膀胱流出，进入周围组织。膀胱破裂可按其破裂部位和腹膜的关系分为两种类型，其鉴别要点如表 5－41 所示。

表 5－41　　腹膜内外膀胱破裂的鉴别诊断

	腹膜外破裂	腹膜内破裂
破裂部位	无腹膜覆盖的膀胱前壁或接近膀胱颈部，破裂口不与腹腔相通	膀胱壁与覆盖其上的腹膜一并破裂，破裂口多在顶部和后壁，破裂口与腹腔相通
尿液外溢	渗于耻骨后间隙和膀胱周围，并可向上下蔓延	流入腹腔内
腹膜刺激征	范围局限	范围广泛
腹部移动性浊音	阴性	阳性
腹腔穿刺	阴性	可抽出血尿
膀胱造影	造影剂局限于膀胱周围	造影剂进入腹腔

5．直肠损伤：多由骶骨骨折端向骨盆腔内移位直接刺伤，少数亦可因骶骨、坐骨骨折移位使之撕裂（图 5－291）。直肠破裂在腹膜反折以下时，可引起直肠周围感染，常为厌氧菌感染；如破裂在反折部以上时，可引起弥漫性腹膜炎。主要症状为下腹痛及里急后重感；腹膜外破裂常发生肛周感染，腹腔内破裂早期则有腹膜刺激征；肛门指诊指套上有血迹，可

触及骨折端。

【辨证施治】

（一）急救处理

骨盆骨折往往以失血性休克及盆腔内脏器损伤为主要表现，有时甚至合并脑、胸、腹等重要部位的损伤，死亡率较高，故院前及入院后急救治疗应把防治休克等危及生命的重症放在首位。对骨盆骨折或已有休克征兆的患者，应尽量减少搬动。急救时要将患者平置于木板上并固定骨盆，连同木板搬运，以防在搬运中扰动不稳定的骨盆，增加创伤出血而加重休克。同时积极处理休克等创伤并发症。

（二）卧床休息

简单的骨盆骨折可仅通过卧床休息数周即可获得痊愈。单纯髂骨翼骨折卧床休息至疼痛消失即可逐步下地活动。稳定性耻骨骨折、耻骨联合分离及髂前上、下棘撕脱性骨折，卧床期间臀下置软垫，保持髋关节于屈曲位，至疼痛消失即可逐步下地活动。对坐骨结节撕脱性骨折，保持伸髋屈膝位卧床休息即可。

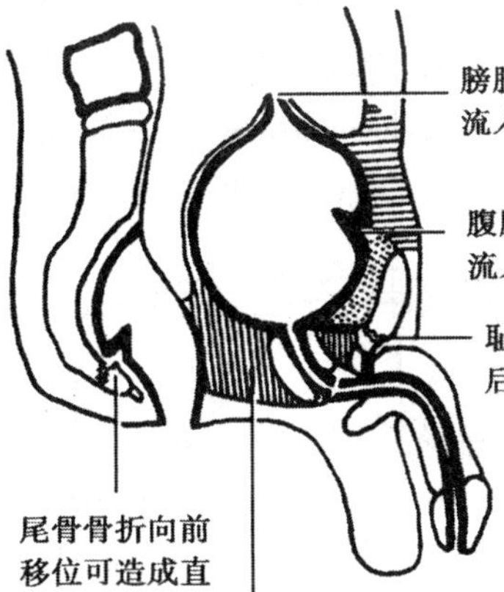

图 5－291　骨盆骨折合并尿道、膀胱和直肠损伤

（三）牵引疗法

大多数骨盆骨折可采用牵引疗法进行治疗。牵引疗法有解除肌肉痉挛、改善静脉回流、减少局部刺激、纠正畸形、固定肢体、促进骨折愈合、方便治疗及护理的作用。牵引质量一般应为体重的1/7～1/5，骨折复位满意后，维持6周左右，并持续直至骨折愈合，时间需8～10周。不宜过早去除牵引或减轻质量，以免骨折再移位。具体牵引方法见表5－42。

表 5－42　　骨盆骨折的牵引治疗方法

	治疗方法
垂直压缩型	先用双侧胫骨结节或股骨髁上骨牵引（图4－66、图4－68），以固定骨盆并纠正上、下移位。向上移位侧的牵引可加大质量，3～5日后摄片复查。待上、下移位纠正后，加用骨盆兜带悬吊牵引（图4－73），以纠正侧向移位
前后压缩型	基本方法同“垂直压缩型”，但须防止过度向中线挤压骨盆，造成相反方向的畸形。如为半侧骨盆单纯外旋，同时向后移位，可采用3个90°牵引法（图5－292），即在双侧股骨髁上作牵引，将髋、膝、距小腿3个关节皆置于90°位，垂直向上牵引，利用臀肌作兜带，使骨折复位。其优点在于方便护理，减轻骶部压迫，防止褥疮发生
侧方压缩型	应用双下肢牵引，加用手法整复，即用手掌自髂骨嵴内缘向外按压，以纠正髂骨内旋畸形；或用4字整复手法纠正，即将髋关节屈曲、外展，膝关节屈曲，患侧足置于健侧膝关节前面，两腿交叉呈4字形，术者一手固定骨盆，一手向下按压膝关节，使之向外旋转复位，然后再行骨牵引

（四）手法复位

许多作者认为手法复位会加重骨折断端的出血，一次手法复位可使断端出血 300～500 mL 之多。因此，骨盆骨折的手法复位在临床上应谨慎使用。当患者体质较好，失血较少，生命体征稳定时，可考虑在良好充分的麻醉条件下应用轻柔的手法进行整复。

1．骨盆环无断裂骨折：髂骨翼骨折，一侧耻骨单支骨折因有丰满的肌肉附着，骨折无移位或仅有轻度移位，此类骨折无须复位。髂骨上、下棘骨折，骨折块有移位者，可试行手法复位：患者仰卧，患侧膝下垫高，使髋、膝关节屈曲，以放松牵拉骨块的肌肉。术者用推挤按压手法将骨折块推回原位。整复坐骨结节骨折时，令患者侧卧，使髋伸直膝屈曲位，术者用两手拇指按压迫使骨折块复位。复位后保持患肢伸髋、屈膝位休息，以松弛腘绳肌，防止再移位。骶尾骨骨折脱位，复位时患者侧卧屈髋屈膝位。术者先用液状石蜡润滑戴手套的示指，然后伸入肛门内，扣住前移或脱位的骶尾骨下端，向后勾托使其复位（图 5－293）。上述复位虽无困难，但骨折的稳定性差，易造成再次移位。

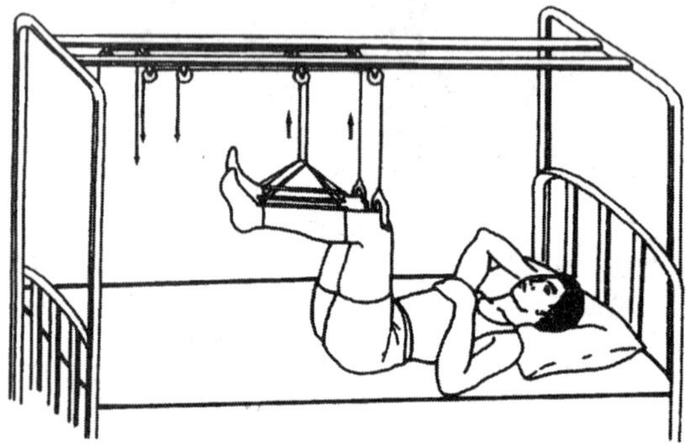

图 5－292　采用 3 个 90°牵引法纠正半侧骨盆外旋并向后移位

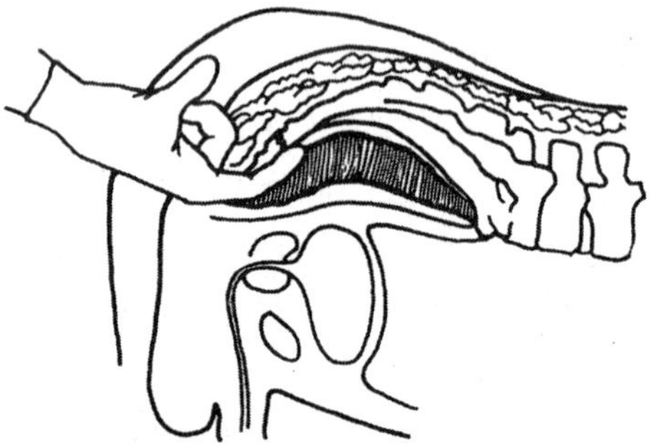

图 5－293　骶尾骨骨折脱位手法复位示意图

2．骨盆环单弓断裂的骨折和脱位：一侧耻骨上、下支骨折，一侧骶髂关节脱位或一侧骶髂关节附近的髂骨骨折，骨盆环保持完整，一般无须整复。

3．骨盆环两处以上的骨折和脱位：生命体征稳定、一般情况良好的患者，可在硬膜外阻滞下进行手法复位。患者仰卧屈髋，用宽布带绕过衬好厚棉垫的会阴部，布带的后段兜住健侧坐骨结节，经健侧肩后外方；前段经患侧肩前外方，于肩上部布带与手术台间撑一厚木块，以防布带钳夹躯干。布带的两端均固定于墙钩上作对抗牵引之用。两助手分别把持两下肢并向远端轻轻牵引，然后将患侧下肢略外展。术者轻轻向外推压患侧髂骨，以解除骨折断端的相互嵌插，同时可纠正髂骨翼内旋移位（图5－294）。然后将患侧髂骨嵴向远侧推挤，矫正一侧骨盆向上移位（图 5－295），此时可闻及骨折端复位的响音。髂骨翼外旋移位者，患者改为健侧卧位，术者挤压患侧髂骨翼，使骨折端互相对合（图 5－296）。

（五）固定疗法

髂前上、下棘骨折复位后，可在屈髋屈膝位，于骨折处置一平垫，然后用多头带或绷带包扎固定 3～4 周。耻骨单支骨折、骶尾骨骨折仅需卧床休息 2～3 周，无须特殊固定。骨盆环单弓断裂无移位骨折，可用多头带或弹力绷带包扎固定 4 周。

骨盆环双弓断裂移位骨折，须予有效的固定和牵引。对髂骨翼外旋移位者，复位后可用

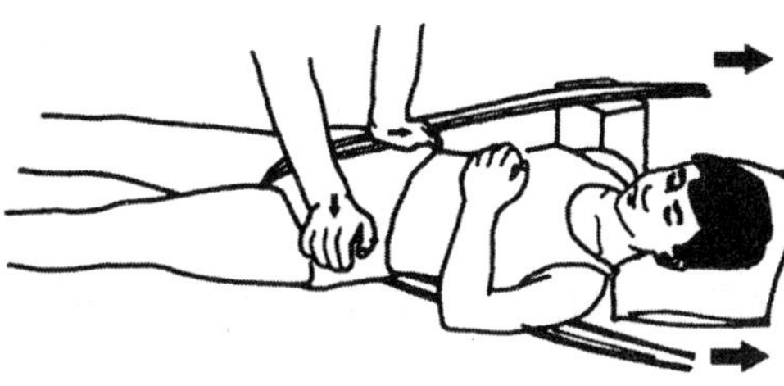

图 5－294　手法纠正骨盆骨折内旋移位

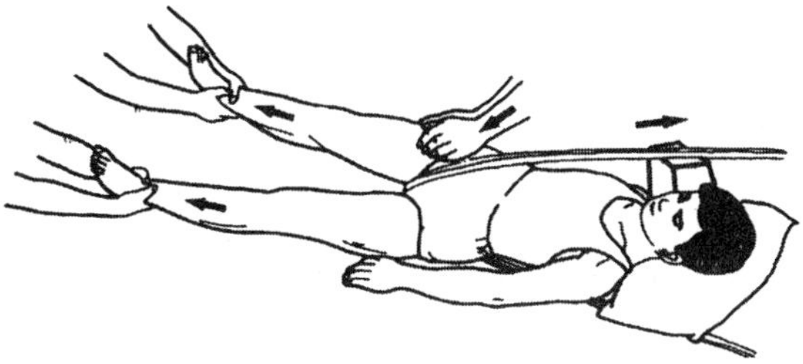

图 5－295　手法纠正半侧骨盆向上移位

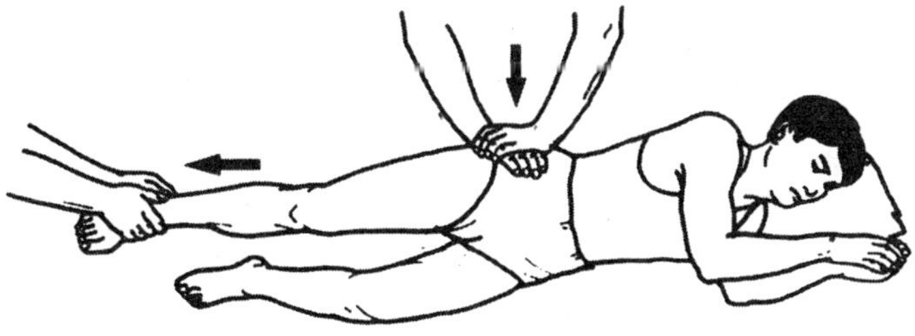

图 5－296　手法纠正骨盆骨折外旋移位

多头带包扎固定 4～6 周或用帆布兜将骨盆悬吊于牵引床的纵杆上（图 4－73）。而髂骨翼内旋移位者，则不宜使用帆布兜悬吊骨盆，可在患者骶部和髂部垫一厚棉垫，利用体重维持骨折对位。对一侧骨盆向上移位者，可行患侧下肢持续牵引维持骨折对位。

（六）功能锻炼

骨盆周围附着有丰厚强壮的肌肉和韧带，骨折复位后一般不易再移位。无移位骨折及未伤及骨盆环后弓的稳定性骨折，可在伤后第 1 周开始下肢肌肉收缩及距小腿关节活动练习。伤后第 2 周开始练习髋、膝关节的伸屈活动，3 周后扶拐下地活动。不稳定性骨折和骨盆环双弓断裂移位骨折，应推迟功能锻炼的时间，早期禁坐，以防骨折再错位。行骨牵引治疗的患者，可在牵引期间进行下肢肌肉收缩及距小腿关节活动，解除固定后逐步进行各关节的功能活动。8～10 周骨折临床愈合后，持拐行走，几周后逐渐锻炼负重步行。

（七）药物治疗

由于骨盆骨折合并症多，对全身影响较大，故药物治疗很重要。早期如因出血过多而引起休克时，可内服独参汤加附子、炮姜，同时冲服三七粉或云南白药。如局部肿胀、疼痛严重者，治宜活血化瘀、消肿止痛，可选用复元活血汤或活血止痛汤。如伤后肠胃气滞、腹胀纳呆、呕吐、二便不通者，治宜活血顺气、通经止痛，可选用顺气活血汤或大成汤。如伤后小便不利、黄赤刺痛、小腹胀满、口渴发热等，治宜清热泻火、利水通淋，可应用导赤散合八正散加减。中期以续筋接骨为主，内服接骨丹。后期宜补肝肾、养气血、舒筋活络为主，可选用生血补髓汤、健步虎潜丸、舒筋活血汤，外用活血止痛散，煎水外洗。

（八）并发症的处理

骨盆骨折引起的严重并发症，为造成早期死亡的主要原因，应及时治疗。

1．失血性休克：处理原则包括保持呼吸道通畅；有效止血和补充血容量；纠正酸中毒、维持酸碱平衡；止痛、镇静等措施。

2．腹膜后血肿：对腹膜后出血，应密切观察，进行输血、输液治疗。若经积极抢救未能使休克好转，血压继续下降，脉搏继续加快或渐微弱，则不能等待纠正休克，应立即经腹膜外结扎一侧或两侧髂内动脉。注意不要误将髂总动脉或髂外动脉结扎，以免引起下肢坏死。

3．膀胱或尿道损伤：对尿道断裂，宜先放置导尿管，防止尿液外渗，引起感染。导尿管插入有困难时，可进行耻骨上膀胱造瘘及尿道会师术。尿道破裂可进行修补，同时作耻骨上膀胱造瘘术。术后 2～3 周，俟尿道断裂处修复后可拔除导尿管。由于断裂处瘢痕形成，容易引起尿道狭窄，以后须定期进行尿道扩张术。

4．直肠损伤：对直肠损伤应早期进行手术剖腹探查，作结肠造口术，使粪便暂时改道，以利伤口愈合，尽可能闭合直肠裂口，直肠内放置肛管排气，并及时全身应用抗生素。

5．神经损伤：因神经损伤多牵拉及挫伤，无须特别处理，保守治疗效果较好，症状往往逐渐好转或消失。个别保守治疗无效者可手术探查。

〔熊渭平〕

〔附二〕 外伤性截瘫

外伤性截瘫是脊柱骨折脱位的严重并发症，因脊髓或马尾神经损伤所致。外伤性截瘫古称“体惰”。《灵枢·寒热病篇》曰：“若有所堕坠，四肢懈惰不收，名曰体惰。”本病预后差，严重者可造成终生残疾甚至危及生命。

【病因病理】

脊椎骨折时，椎体或椎弓的骨折片可能刺伤或压迫脊髓；脊椎移位时，脊髓往往被移位的上下两脊椎呈剪式挤压，严重者可部分或完全断裂。

1．根据脊髓损伤的病理分类：

（1）脊髓震荡：系脊髓的功能性损害，无器质性改变。伤后早期表现为完全或不完全截瘫，故早期须与脊髓实质损伤鉴别：脊髓震荡 24 小时内开始恢复，且在 3～6 周内完全恢复。球海绵体反射或深腱反射的出现是脊髓休克终止的标志。

（2）脊髓受压：由于突入椎管的移位椎体、碎骨块、椎间盘等组织直接压迫脊髓（图 5－278），此为脊髓的外在性压迫因素；当脊髓内部发生出血坏死，或由于伤后水肿，使软脊膜内压力增高，软脊膜紧张，此为内在性压迫因素。无论外在或内在性因素均可使受损之脊髓组织进一步缺血、缺氧，使残余的神经组织坏死、液化，最终导致瘢痕组织形成。

（3）脊髓挫裂伤：多继发于脊柱骨折脱位。因系钝性损伤，故损伤范围比较广泛，所引起的截瘫也比较严重。挫裂伤可在硬膜、脊髓和脊髓血管发生一系列的病理改变。轻者为出血和水肿，重者则可为脊髓不全或完全断裂、毁损甚或挫灭。损伤后期可出现囊性变或萎缩。

（4）马尾损伤：L2 以下骨折脱位可累及马尾，较脊髓损伤少见。部分或全部马尾被挫伤、横断、撕裂或撕脱，硬脊膜常同时损伤。表现为其损伤平面以下的感觉、运动和反射完全消失。大小便及性功能也多同时受累。

2．根据脊髓损伤的程度分型：临床一般分为完全性脊髓损伤、不完全性脊髓损伤和圆锥马尾损伤等类型（附表 5－3）。但近年来无放射影像脊柱骨折脱位的脊髓损伤、上升性脊髓缺血损伤等少见类型逐渐为人们所认识。

附表 5－3　　根据脊髓损伤的程度及部位分型

完全性脊髓损伤	脊髓损伤水平以下的运动、感觉的完全丧失，大小便潴留或失禁，尤其是最低位骶段感觉、运动功能的完全丧失			
不完全性脊髓损伤	脊髓损伤平面以下有部分感觉或运动或括约肌的功能者或两者之一保留者	前脊髓损伤	脊髓前2/3的损伤	损伤平面以下的自主运动和痛觉、温度觉消失，轻触觉、位置觉、震动觉和动觉、深感觉等良好
		中央脊髓损伤	脊髓中央灰质及近灰质的白质损伤	损伤平面以下的上肢运动丧失，但下肢运动功能存在，或上肢功能丧失比下肢严重；括约肌功能常不受损；损伤平面以下的感觉可以部分丧失；损伤平面的腱反射消失而损伤平面以下的腱反射亢进
		半侧脊髓损伤	半侧或部分脊髓损伤	伤侧损伤平面以下的上运动神经元性麻痹，同时伴有深感觉，识别觉的障碍及一过性皮肤感觉过敏；对侧的痛觉、温度觉障碍，伤侧损伤平面以上出现带状全部感觉消失区或感觉过敏区（后根受损所致）
		后部脊髓损伤	脊髓后部损伤	脊髓后柱损伤，损伤平面以下的深感觉（震动、深压、位置觉）全部或部分丧失，而痛觉、温度觉、轻触觉和运动功能保存
圆锥马尾损伤	圆锥及马尾损伤	Ⅰ型	完全性圆锥马尾损伤	L1以下感觉、运动、反射的完全丧失，大便及小便功能障碍及肛门反射、球海绵体反射均为阴性
		Ⅱ型	完全性圆锥损伤，部分马尾损伤	鞍区感觉消失，膀胱直肠功能失控，球海绵体及肛门反射阴性。但双下肢感觉、运动及反射部分保留
		Ⅲ型	不完全圆锥损伤，部分马尾损伤	L2～S4的不完全损伤，表现为双下肢感觉运动损伤不一致，大小便功能部分丧失，肛门及球海绵体反射均为阳性，或者其中之一为阳性
	马尾损伤（L2～S5的神经根及终丝损伤）			不对称的单一或数根神经根支配区的感觉、运动麻痹，二便功能不同程度障碍

骶部感觉功能包括肛门皮肤黏膜交界处的感觉及肛门深感觉，骶部运动功能是肛门指检时肛门外括约肌的自主收缩。骶段感觉、运动功能的完全丧失者为完全截瘫，其病理改变为完全性脊髓损伤。

中央脊髓损伤出现损伤平面以下的上肢运动丧失，下肢运动功能存在或上肢功能丧失比下肢严重的现象，乃因锥体束的排列在颈脊髓中，上肢神经靠近灰质，下肢及排便神经离灰质远，故支配上肢之神经纤维受损较重。

无放射影像脊柱骨折脱位的脊髓损伤是近年被人们逐渐认识的一种类型。其特点是：X线片和CT检查未发现骨折脱位，但在MRI检查时可发现损伤段脊髓有受压、出血及水肿等脊髓信号改变，部分甚至表现有椎体骨小梁微小骨折所致异常信号，或可见韧带或椎间盘受累。

近年来发现一种上升性脊髓缺血损伤，T10～L1脊椎损伤，截瘫平面开始时与脊髓损伤平面一致，但伤后截瘫平面继续上升至T6、T7平面，更有甚者在1～2周间截瘫平面继续上升至颈髓，至C3以上时则出现呼吸衰竭而死亡。上升性截瘫脊髓缺血损伤的原因，一般认为是胸腰段骨折损伤供养下胸段脊髓的主要动脉的大根动脉所致；亦有人认为是脊髓前、后动、静脉的血栓，是积累性扩大蔓延所致。

3. 根据脊髓损伤平面分型：可分为高位截瘫与低位截瘫。损伤在颈膨大或其以上者，则出现高位截瘫，上肢与下肢均瘫痪；损伤在颈膨大以下者，不论损伤平面在胸段或腰段，则仅出现下肢瘫痪，称为低位截瘫。

【诊　断】

（一）临床表现

脊髓损伤后，在损伤平面以下的运动、感觉、反射及括约肌和自主神经功能受到损害。脊髓损伤水平的判断以脊髓损伤后保持正常脊髓功能最低脊髓节段（感觉和运动）水平来确定。如果两者水平不在同一平面，则以两者中节段高的水平为准。必须强调的是：检查时切忌将患者任意翻动，以防加重损伤。

1. 感觉障碍：损伤平面以下的痛觉、温度觉、震动觉、触觉、两点分辨觉及本体觉消失。参照脊神经皮节分布的28个皮区关键点，可判断脊髓损伤平面（附表5－4）。

附表5－4　脊髓感觉水平皮肤标志

神经节段	皮肤标志	神经节段	皮肤标志	神经节段	皮肤标志
C2	枕骨粗隆	T4	第4肋间（乳线）	L2	大腿前中部
C3	锁骨上窝	T5	第5肋间	L3	股骨内髁
C4	肩锁关节的顶部	T6	第6肋间（剑突水平）	L4	内踝
C5	肘前窝外侧面	T7	第7肋间	L5	足背第3跖趾关节
C6	拇指	T8	第8肋间	S1	足跟外侧
C7	中指	T9	第9肋间	S2	腘窝中点
C8	小指	T10	第10肋间	S3	坐骨结节
T1	肘前窝内侧面	T11	第11肋间	S4～S5	肛门周围
T2	腋窝	T12	腹股沟韧带中部		
T3	第3肋间	L1	T12与L2间上1/2处		

2. 运动障碍：脊髓休克期，脊髓损伤节段以下表现为软瘫，反射消失。休克期过后若为脊髓横断伤，则表现为上运动神经元性瘫痪体征，出现肌张力增高，腱反射亢进，出现髌阵挛、踝阵挛及病理反射。脊髓损伤后，运动水平的确定，以保持运动功能（肌力3级以上）的最低脊神经肌肉节段的肌节标志为准（附表5－5）。

附表5－5　脊髓运动水平肌肉标志

神经节段	运动水平肌节标志	神经节段	运动水平肌节标志	神经节段	运动水平肌节标志
C3～C4	膈肌	C8	手固有肌（中指屈指肌）	L4	踝背伸肌（胫骨前肌）
C5	屈肘肌（肱二头肌、肱肌）	T1	小指外展肌	L5	背伸肌（趾长伸肌）
C6	伸腕肌（桡侧腕伸肌）	L2	屈髋肌（髂腰肌）	S1	腓肠肌、肛门括约肌
C7	伸肘肌（肱三头肌）	L3	伸膝肌（股四头肌）		

3. 括约肌功能障碍：脊髓休克期表现为尿潴留，系膀胱逼尿肌麻痹形成无张力性膀胱所致。休克期过后，若脊髓损伤在骶髓平面以上，可形成自动反射膀胱，残余尿少于100 mL，但不能随意排尿。若脊髓损伤平面在圆锥部骶髓或骶神经根损伤，则出现尿失禁，膀胱的排空需通过增加腹压（用力挤压腹部）或借助导尿排尽尿液。大便可出现便秘和失禁。

4. 反射异常：生理反射活动依赖于高级神经中枢的调节和完整的反射弧。刺激皮肤、黏膜引起的反射称为浅反射（如腹壁反射、提睾反射及肛门反射等）；刺激肌腱、骨膜或关节引起的反射称为深反射（如肱二头肌反射、肱三头肌反射、膝腱反射、跟腱反射等)。脊髓损伤后，各种生理反射均可出现异常改变，减弱、消失或亢进。判定反射是否正常须两侧对比，叩击部位须准确，力量应适中均匀。

脊髓受到损害时出现的各种异常反射称为病理反射，其常与相应肢体的腱反射亢进同时出现，是上运动神经元损害的确切证据。在四肢瘫痪时，如果出现上运动神经元损害，则霍夫曼（Hoffmann）征阳性。在下肢瘫痪时，巴宾斯基（Babinski）征阳性提示上运动神经元损害。

5. 其他表现：高位脊髓损伤者，可出现发热反应，多因全身的散热反应失调所致，亦与中枢反射、代谢产物的刺激及炎性反应等有关。此外，损伤严重者尚可出现全身创伤性反应。

（二）辅助检查

辅助检查包括影像学检查和电生理检查等项目。X线检查应常规摄脊柱正侧位，必要时摄斜位。CT检查有利于判定移位骨块侵入椎管程度和发现突入椎管的骨块和椎间盘。磁共振成像（MRI）检查对判定脊髓损伤状况极有价值。MRI可显示脊髓损伤早期的水肿、出血，并可显示脊髓损伤的各种病理变化，脊髓受压、脊髓横断、脊髓不完全性损伤、脊髓萎缩或囊性变等。体感诱发电位（SEP）是测定躯体感觉系统（以脊髓后索为主）的传导功能的检测法，对判定脊髓损伤程度有一定帮助。

根据病史、临床表现、辅助检查等，可以明确诊断。

【辨证施治】

脊髓损伤的治疗原则是：①尽早治疗，在伤后6小时内脊髓白质未破坏前进行治疗，以提高恢复机会；②整复骨折脱位，解除其对脊髓压迫并且稳定脊柱，避免再次损伤脊髓；③积极运用药物及冷疗治疗脊髓损伤；④预防及治疗并发症，如早期呼吸道感染与晚期泌尿系或褥疮感染；⑤功能重建与康复，通过矫形术予以重建或改善截瘫患者的手和下肢功能。

（一）急救与搬运

脊柱脊髓损伤有时合并严重的颅脑损伤、胸部或腹部脏器损伤、四肢血管伤，危及伤员生命安全时应首先抢救。凡疑有脊柱骨折者，应使患者脊柱保持正常生理曲线。切忌使脊柱作过伸、过屈的搬运动作[图5-282(2)]，应使脊柱在无旋转外力的情况下，3人用手同时平抬平放至木板上，人力不够时可用滚动法。对颈椎损伤患者，要有专人扶托下颌和枕骨，沿纵轴略加牵引力，使颈部保持中立位[图5-282(1)]。患者置木板上后用沙袋或折好的衣物放在头颈的两侧，防止头部转动，并保持呼吸道通畅。

（二）复位与固定

脊髓损伤的功能恢复主要取决于脊髓损伤程度，但及早解除对脊髓的压迫是保证脊髓功能恢复的首要问题。手术治疗是脊髓损伤患者全面康复治疗的重要组成部分。手术目的是恢复脊柱正常轴线，恢复椎管内径，直接或间接地解除骨折块或脱位对脊髓神经根的压迫（包括切开硬脊膜甚或脊髓后正中沟及中央管减压），稳定脊髓（通过内固定及植骨融合）。

1. 颈椎前路减压植骨融合术：对C3以下的颈椎骨折可行牵引复位，前路减压或次全椎体切除，同时行植骨融合术，用钢板螺丝钉内固定或颈围外固定。明显不稳者可继续行颅骨骨牵引或头胸石膏固定。

2. 颈椎后路手术：脱位为主者牵引复位后可行后路椎板夹内固定及植骨融合术或用钢丝棘突内固定植骨融合，必要时行后路减压钢板螺钉内固定及植骨融合术。

3. 胸腰段骨折前路手术：对胸腰段椎体爆裂或粉碎性骨折，多行前路减压、植骨融合、钢板螺钉内固定术。对陈旧骨折可行侧前方减压术。

4. 胸腰段骨折后路手术：后路手术包括椎板切除减压、用椎弓根螺钉钢板或棒复位内固定，必要时行植骨融合术。

脊髓损伤早期行手术减压治疗，在显露硬脊膜时应进行局部冷疗，如冷盐水局部灌注。根据诸多作者的实验与临床观察，局部冷疗可以减少脊髓损伤后的出血和水肿。其具体方法是：切除椎板显露硬膜后，将4℃左右生理盐水，通过输入管灌注于硬膜外，出管的水温保持约10℃，争取伤后4小时进行，连续24小时。此外，脊髓损伤后4～6小时内应用高压氧治疗，亦可收到一定的疗效，一般每次高压氧治疗用2个大气压，时间1小时，每日2～3次，两次间隔6个小时，共进行1～3日。

（三）药物治疗

外伤性截瘫的早期，多为瘀血阻滞，经络不通，宜活血祛瘀、疏通督脉，兼以壮筋续骨，中药治疗多选用活血祛瘀汤加地龙、丹参、穿山甲、王不留行等，或用补阳还五汤加减。后期因督伤络阻，多属脾肾阳虚，宜补肾壮阳、温经通络，方用补肾壮阳汤加补骨脂、穿山甲等。后期血虚风动，呈痉挛性瘫痪，宜养血柔肝、镇痉熄风，方用四物汤加蜈蚣、全蝎、土鳖虫、钩藤、伸筋草等。气血两虚者，应予以补益之品，方用补中益气汤加减。若肝肾亏损，宜壮阳补肾、强筋壮骨，方用补肾活血汤。

西药治疗脊髓损伤早期治疗可采用：①脱水疗法，应用20%甘露醇250 mL，每日2次，以减轻脊髓水肿。②类固醇激素治疗，此类药物治疗脊髓损伤具有提高神经的兴奋性与传导性、改善脊髓血流量、减少脂质过氧化、稳定细胞膜的离子通道及抑制损伤后组织内儿茶酚胺的代谢与积聚的作用。目前认为有效方法是大剂量甲泼尼龙（MP）的应用，一般于伤后8小时内应用，治疗时间越早越能提高疗效，但伤后24小时内应用同样有效。其方法是：第1小时首次冲击量为30 mg/kg体重，于15分钟内静脉输入，继之5.4 mg/(kg·h)，静脉滴注，连续23小时。③氧自由基清除剂，如维生素E、A、C及辅酶Q，钙拮抗药，利多卡因等的应用，对防止脊髓损伤后的继发损害有一定好处。④促进神经功能恢复的药物，如三磷酸胞苷二钠，维生素B_1、B_6、B_{12}等。⑤支持疗法，包括维持水、电解质平衡，热量、营养和维生素的补充等。⑥神经节苷酯（GM－1），具有保护细胞膜酶的活性、防止细胞内钙离子聚集、抑制病理性脂质过氧化反应和填补受损神经细胞膜缺损的作用，可使脊髓损伤得到较好恢复。急性期其效果与甲泼尼龙无明显区别，后期应用神经节苷酯仍有助于脊髓功能恢复。急性脊髓损伤100 mg/d，持续18～32日；慢性脊髓损伤100 mg/d，持续8周。

（四）并发症及其防治

1．褥疮：截瘫患者因皮肤感觉缺失，局部血液循环不良，骨突部皮肤长期受压溃破而形成褥疮，继发感染和炎性渗出，并可向深部发展达骨骼并发骨髓炎，褥疮不易愈合甚至可因大量消耗和感染而死亡。预防褥疮的方法是：①保持床垫平软，有条件应卧于水垫上，避免尿粪污染，定期清洁保持皮肤干燥。②每2小时翻身1次，24小时不间断。③对骨突部，如骶骨、大粗隆、足跟、髂嵴等处，用海绵垫或气垫圈保护。发生褥疮的局部用25%～50%乙醇揉擦，并涂抹滑石粉干燥皮肤，并配合适当手法按摩，每日1次。④若已发生褥疮可行理疗、红外线照射，剔除坏死组织，局部应用化腐生肌类中药。待炎症控制、肉芽组织鲜活时作转移皮瓣闭合伤口。局部红肿、炎症浸润时，可选用双柏膏、四黄膏外敷；疮面化脓坏死时，可选用拔毒生肌散、九一丹或生肌玉红膏；疮口脓少，肉芽生长时，可选用生肌膏或橡皮膏。内治宜清热解毒、托里排脓生肌。褥疮较大时应输液和少量多次输血，并注意加强膳食营养。

2．泌尿系统感染：患者常因尿潴留需长期留置导尿管，极易并发泌尿道感染和结石，应注意防治。①行导尿术时注意严格无菌技术，每周更换1次导尿管；②用生理盐水、3%硼酸溶液或0.01%～0.05%呋喃西林溶液冲洗膀胱，每日1～2次；③导尿期间，每4小时开放1次导尿管，以训练形成自动膀胱，避免膀胱长期空虚而挛缩，导致膀胱容量减小；④鼓励患者多饮水，每日＞3000 mL；⑤当膀胱残余尿量＜100 mL时，即可拔除导尿管；⑥应用抗生素治疗泌尿道感染；⑦中药内治除按整体观念辨证施治外，应加用利水通淋药物，可选用导赤散、八正散等方剂加减。

3．关节僵硬和畸形：防治关节僵硬和畸形的办法是被动活动关节和按摩肢体，把肢体关节置于功能位，用护架支起被褥，防止压迫足趾形成足下垂。

4．呼吸道感染：高位截瘫患者因肋间肌麻痹，肺活量小，呼吸道分泌物不易排出，易发生肺部感染。防治办法是鼓励翻身、咳嗽，按腹协助咳痰，必要时用吸引器吸出。每日作蒸气吸入2～3次。

5．便秘：按中医辨证施治或服用麻子仁丸、番泻叶水，亦可采用腹部按摩、肛内应用开塞露、液状石蜡及肥皂水灌肠（每3日1次）等物理疗法。逐渐训练自动排便，如粪块积聚、灌肠仍不能排便时，可在手套外涂润滑油后用手指挖出。

6．高热：见于颈髓损伤患者，体温常高达40℃以上，多由自主神经功能紊乱，对周围环境温度变化丧失调节和适应能力，瘫痪平面以下无汗不能排热等因素所致。防治方法是物理降温如冰敷、乙醇擦浴、冰水灌肠及输液等。

（五）练功与康复

功能锻炼是调动患者的主观能动性以战胜截瘫的一项重要措施。练功活动可促进全身气血流通，加强新陈代谢，提高机体抵抗力；防治坠积性肺炎、褥疮、尿路感染等并发症；增强肌力为恢复肢体功能与下地活动作准备。

损伤早期，在注意稳定骨折部位的同时尽早进行肢体活动。全身条件允许者，受伤1周后即应开始上肢的锻炼。3个月后可练习抓扶床架坐起，或坐轮椅活动，继而练习站立位所需要的平衡动作。应在双杠扶手中学习站立，并采用支具保护膝部，防止跌倒。站稳后练习在双杠中作前进和后退的步行动作，逐渐练习用双拐站立和步行。

练功活动可配合按摩、针灸、理疗。对于瘫痪肢体的早期按摩和被动活动，可预防肌肉挛缩与关节强直。针灸与理疗能提高瘫痪肌肉的肌力，辅助肢体功能重建。

康复治疗是综合应用医学、社会、教育、心理等措施对残疾者进行训练，以减轻致残因素造成的后果，尽量提高其活动功能和改善生活自理能力并重返社会为目的。因此，早期正确的指导和帮助截瘫患者进行功能训练，进行心理康复，调动患者主观能动性，增强克服困难的意志锻炼，使之尽快地适应出院后的生活及工作是截瘫患者康复的主要内容。其内容包括：①终身健康自我管理，如尿路管理、防治合并症管理等；②功能训练，包括生活自理的训练，如练习开关门、上下楼梯、上下轮椅等动作，以便逐步过渡到户外活动；③职业训练，根据截瘫平面和功能恢复情况做好职业训练，如编织、无线电修理等，使患者掌握一门专业技术，以增强战胜疾患的信心，使之能自食其力，对社会作出贡献等。

〔熊渭平　王　力〕

自学指导

【重点难点】

1. 本节的重点：

（1）肋骨骨折：①肋骨及胸廓解剖特点，骨折的好发部位，好发年龄。②直接、间接、混合暴力及肌肉牵拉均可造成骨折，包括单处骨折和双处骨折两大类型。不同类型的骨折合并胸膜、内脏及血管损伤的概率不同。③肋骨骨折的主要症状及加剧因素，气血胸、反常呼吸等主要并发症的临床特点。④肋骨骨折的临床体征及特殊试验（胸廓挤压试验）。⑤X线检查应摄正位及切线位片，以防漏诊。⑥肋骨骨折的治疗重点是止痛和防治气血胸及反常呼吸等并发症。⑦单纯肋骨骨折，一般无须手法整复和固定。

（2）脊柱骨折：①脊柱的构成、生理弯曲及颈、胸、腰椎的解剖结构特点，脊柱的功能，胸腰椎骨折大多发生于T11～L2的解剖因素。②脊柱骨折和脱位大多由间接暴力造成，临床有屈曲暴力、后伸暴力、侧屈暴力、旋转暴力、垂直压缩和水平剪切暴力等6种基本形式，应重点掌握屈曲暴力所导致的脊柱损伤。③判断脊柱损伤后稳定与否的标准，是根据三柱理论脊椎中柱是否损伤。④颈椎及胸腰椎骨折后各自的临床表现及可能引起并发症。⑤X线检查应常规摄脊椎正、侧位片，必要时摄斜位片。根据损伤部位和类型选择摄张口位、斜位片及做CT和MRI检查的临床意义。⑥X线阅片重点包括椎体前、后部高度比较，椎弓根间距和椎体宽度，棘突间距及椎间隙宽度，椎弓根高度等。⑦颈椎骨折后应根据损伤的类型正确选择枕颌布托牵引、颅骨骨牵引或手术治疗。⑧胸腰椎压缩骨折应根据其损伤的程度，分别采用姿势逐步复位法和双踝悬吊复位法。⑨胸腰段不稳定性骨折或伴有脱位者，应行手术复位及内固定。

（3）骨盆骨折：①理解并熟识骨盆及其主弓、副弓的概念和生理功能。②骨盆骨折的机制及分型；重点掌握骨盆环完整及稳定与否决定骨折稳定性的关键点。③外伤史、症状与体征多较严重，挤压、分离试验阳性。④X线常规前后位显示骨折类型及移位情况、判断患侧骨盆旋转移位的方向及程度。⑤并发症主要有失血性休克、腹膜后血肿、神经损伤、尿道膀胱损伤、直肠损伤等。防治休克等危及生命的重症是治疗的首要任务。⑥治疗应根据骨折的不同类型分别予以卧床休息、牵引固定等；手法复位应慎用，一般仅用于移位尾骨骨折或脱位。

2. 本节的难点：

（1）肋骨骨折：①单处骨折与双处骨折的主要区别；②肋骨骨折易发生漏诊的原因；③闭合性、开放性及张力性气胸的发生机制及临床处理要点；④机化血胸（纤维胸）的形成机制；⑤浮动胸壁（连枷胸）及反常呼吸发生的机制、临床表现及治疗方法。

（2）脊柱骨折：①寰椎与枢椎的特殊结构及损伤特点；②脊椎与脊髓的对应关系，上、下肢运动和知觉中枢的位置；③戴尼斯（Denis）的三柱理论及其临床意义，Chance骨折发生的机制；④搬运是脊柱损伤院前治疗的重要一环，临床中应正确运用并避免错误发生；⑤颅骨骨牵引及双踝悬吊复位法操作均有一定的难度和风险，应正确掌握其适应证和禁忌证；⑥完全性及不全性脊髓损伤的鉴别要点及高位截瘫与低位截瘫的区别；⑦根据感觉、运动功能障碍部位判断脊髓损伤平面的标志；⑧脊髓损伤并发症的防治方法。

（3）骨盆骨折：①骨盆入口及出口位摄片检查的投照方法及作用；②髂翼宽度的测量方法；③腹膜后血肿与腹腔内出血或脏器损伤鉴别方法；④根据垂直压缩型、前后压缩型及侧方压缩型3种类型骨折正确选择牵引方法；⑤并发症的处理方法。

【复习思考题】

1. 临床上第4～10肋骨骨折多见的原因是什么？为何肋骨骨折多发于肋骨角？
2. 为何肋骨骨折多发于中老年人而少见于儿童？
3. 直接暴力与间接暴力导致的肋骨骨折有何区别？肋骨单处骨折与双处骨折的主要区别何在？
4. 肋骨骨折的主要症状是什么？为什么说止痛和防治并发症是治疗肋骨骨折的重点？
5. 为什么肋骨骨折易发生漏诊？如何避免？
6. 连枷胸形成的机制是什么？其为何会导致反常呼吸？如何处理？
7. 简述反常呼吸的临床表现及其后果。
8. 试述肋骨骨折并发气血胸形成的机制及分型方法。血胸在什么情况下会形成纤维胸？
9. 脊柱有哪几个生理弯曲？脊柱由哪些椎骨构成？其生理功能是什么？
10. 简述典型脊椎的构成。其各自的作用是什么？颈、胸、腰椎的解剖结构有何区别？
11. 试述脊椎与脊髓的对应关系，上、下肢运动和感觉中枢各位于何处。
12. 根据脊柱损伤的机制进行分型，脊柱损伤可分为哪几种类型？如何判断损伤后脊柱是否稳定？

13. Denis 三柱理论的主要内容是什么？其临床意义何在？
14. 颈及胸腰椎骨折后各有何临床表现？可能引起哪些并发症？
15. 脊柱骨折后，什么情况下需摄张口位及斜位片？什么情况下需做 CT 和 MRI 检查？
16. 脊柱损伤后急救和搬运时需注意哪些问题？为什么？
17. 颈椎骨折后如何选择牵引方法？如何固定？什么情况下需行手术治疗？
18. 试述胸腰椎压缩骨折的姿势逐步复位法和双踝悬吊复位法的操作方法。
19. 根据脊髓损伤的情况，外伤性截瘫可分为哪几种情况？简述高位截瘫与低位截瘫的概念。
20. 脊髓损伤后会出现哪些临床表现？请简述不同节段脊髓损伤后的感觉、运动障碍的区别。
21. 完全性与不全性脊髓损伤的鉴别要点是什么？
22. 不全性脊髓损伤临床分为哪几种类型？
23. MRI 检查对判定脊髓损伤状况有何价值？
24. 脊髓损伤后可能发生哪些并发症？如何防治？
25. 截瘫患者如何进行功能锻炼和康复治疗？
26. 简述骨盆及其主弓、副弓的概念和生理功能。
27. 为什么骨盆骨折时如副弓无断裂，主弓就不会断裂？
28. 骨盆骨折分为哪几种类型？为何骨盆骨折的稳定与否取决于骨盆环的完整性？
29. 如何根据 X 线表现判断骨盆骨折的旋转移位方向？
30. 简述骨盆入、出口位摄片投照方法及临床意义。
31. 为何要把防治休克等危及生命的重症放在治疗骨盆骨折的首位？
32. 骨盆骨折为何要慎用手法复位？如何根据骨折的类型正确选用牵引方法？
33. 骨盆骨折有哪些并发症？如何处理？如何鉴别腹膜后血肿与腹腔内出血或脏器损伤？

〔熊渭平〕

第六章　关节脱位

【目的要求】

1. 掌握关节脱位分类方法、临床特征、手法复位原理及辨证用药原则。

2. 掌握颞颌、肩、肘、髋关节脱位及桡骨小头半脱位的病因病机、临床表现及辨证施治方法。

3. 熟悉肩锁、下尺桡、掌指、指间、跖趾及趾间关节脱位的病因病机、临床表现及辨证施治方法。

4. 了解月骨、膝、髌骨及跖跗关节脱位的病因病机、临床表现及辨证施治方法。

【自学时数】

14～16学时。

本章共9节。第一节介绍了关节脱位的概论、病因病机、创伤解剖、分类、诊断、并发症及治疗方法；第2～9节分别介绍了临床常见的颞颌、上肢、下肢关节脱位，重点讲述了颞颌关节、肩关节、肘关节、髋关节脱位的临床特征及辨证施治方法。

第一节　概　　论

关节脱位又称脱位，古称脱骱、脱臼。由于外力的作用，构成关节各骨的骨端关节面失去了正常的对合关系，发生功能障碍者，称为关节脱位。

在中医历代医籍中对骨关节及其疾患的论述颇多，如有“诸筋者，皆属于节”，“……液脱者，骨属屈伸不利”，“刺关节中液出，不得屈伸”，“跌体者谓骨关节错跌，失于常处”等记载。

关节的主要结构由关节软骨面和关节囊构成。关节软骨面构成关节的骨端接触面，表面覆盖有光滑的透明软骨。有减少骨面间的摩擦、缓冲撞击、增加关节灵活性的作用。关节囊为一结缔组织的膜性囊，外层为纤维层，与骨膜相续；内层为滑膜层，薄而光滑，其周缘附着于关节软骨的边缘。滑膜层含有丰富的血管和淋巴管，能分泌少量滑液，润滑和滋养关节软骨。关节腔（滑膜腔）为关节囊滑膜层与关节软骨之间所围成的潜在性腔隙。关节腔密闭呈负压，对维持关节的稳定性有一定的作用。关节韧带分为囊内韧带和囊外韧带两种，为致密结缔组织，多呈扁带状或条索状，具有连结两骨；增加关节的稳定性；限制关节过度的运动的作用。此外，部分关节两骨关节面之间，尚有关节内软骨，有关节盘和半月板两种。关节内软骨具有增加关节弹性、减少软骨面的冲击和震荡、使两骨关节面互相适应的作用。

一个关节是否稳定，主要取决于3个因素：①骨骼通过关节面的凹凸吻合，维持关节的静力平衡，从生物力学的角度分析，杵臼式关节比较稳定；从骨骼因素看，杵臼式关节稳定性与相对合的关节面角度值成正比。②韧带连结骨端，维持关节的静力平衡；制约关节的过度活动，参与维持关节的动力平衡。关节运动时，在任一方向都会受到某一韧带的制约，以使关节的活动保持在正常的生理范围内。③肌肉通过相互协同和相互制约两种方式来维持关节动力平衡。

【病因病机】

（一）外因

损伤性关节脱位系由外力作用所致，直接暴力和间接暴力均可引起脱位，但以间接暴力引起者多见。其外力形式有跌仆、挤压、扭转、冲撞、坠堕等多种。无论何种形式的暴力致伤，只要外力达到一定程度，超过关节所能承受的应力，就能破坏关节的正常结构，使组成关节的骨端运动超过正常范围而引起脱位。换言之，关节在外力作用下之所以发生脱位，是由于稳定关节的因素，如关节囊、韧带等遭到损伤所致。

（二）内因

关节脱位的内因主要有生理特点及病理因素两大类。

1．生理特点：主要有年龄、性别、体质、关节局部结构等因素。①关节脱位多见于青壮年，儿童和老年人较少见。究其原因，因儿童体重轻，关节软骨富于弹性，缓冲作用大，关节周围韧带和关节囊柔韧而不易撕裂，虽遭受暴力机会多但不易发生脱位，而常常造成骨骺损伤。老年人活动较少，损伤概率相应较低。②由于男性野外工作较多，工作量大，关节活动范围较大，所以关节脱位男性多于女性。③年老体弱多病者，肝肾虚损，肌肉萎缩，经筋松弛，易发生关节脱位，尤以颞颌关节脱位较多见。④关节的局部解剖特点及生理功能与发病密切相关，全身关节中，以肩、肘及颞颌关节脱位较多。以肩关节为例，其关节盂小而浅，肱骨头较大，关节囊的前下方较松弛，且肌肉少，加上关节活动范围大，活动较频繁，受伤机会较多，故肩关节较易发生前脱位。

2．病理因素：先天性关节发育不良，体质虚弱，关节囊和关节周围韧带松弛，较易发生脱位，如先天性髋关节脱位。若关节脱位，虽经手法复位成功，但未作固定或固定时间不足，关节囊和关节周围韧带的损伤，未能很好修复或修复不全，常可导致关节再脱位。多次发生则可形成复发（习惯）性脱位。

关节内病变或近关节的病变可引起骨端或关节面损坏，引起病理性关节脱位。如化脓性关节炎、骨髓炎、骨关节结核等疾病的中、后期可并发关节脱位。某些关节脱位，只是全身性疾病的局部表现，如脊髓前角灰质炎后遗症、小儿脑性瘫痪、中老年人脑卒中引起的半身不遂等，由于广泛性的肌肉萎缩，患肢关节周围韧带松弛，无力承受肢体下垂的质量，形成关节半脱位、脱位，临床上多见于肩关节。

人是一个有机的整体，脱位不单是局部的创伤，它对整个机体都可产生广泛性的影响，临床上常出现不同程度的伤气、伤血、气血两伤、伤经络等病理改变。

【解　　剖】

关节脱位，不仅骨关节面的正常关系遭到破坏，关节囊有不同程度的破裂，关节周围的韧带、肌腱、肌肉亦常有撕裂。如暴力大，骨端移位明显，常合并血管、神经损伤。严重时骨端可穿破软组织和皮肤，造成开放性脱位。脱位伴有大块骨折（如肩关节脱位合并肱骨外科颈骨折）、关节面的挤压骨折、关节面软骨脱落等，亦属较为常见的创伤性病理改变。

关节脱位后，关节腔隙和创伤形成的软组织裂隙，均为损伤出血所填充，形成局限性血肿。如不及时治疗，由于关节囊内、外血肿机化，结缔组织增生，周围软组织的瘢痕形成，则可导致复位困难。若勉强采用手法复位，或手法复位操作粗暴，可导致关节面损伤，使关节周围的血液循环遭到破坏，增加创伤性关节炎的发生率，甚至形成骨端缺血性坏死及骨折发生。

【分　　类】

关节脱位的分类方法有多种，各有其一定的临床意义。

（一）按脱位的病因分类

按脱位的病因分类，可分为外伤性、复发性、病理性和先天性等4类（表6－1）。

表6－1　按脱位的病因分类

病因		特点
外伤性脱位	正常关节因遭受暴力作用而引起脱位者	临床上最为常见，是本章讨论的重点
复发性脱位	两次或两次以上反复发生脱位者称为复发性（习惯性）脱位	多由外伤性脱位未得到有效治疗，尤其是脱位复位后未给予充分固定，导致关节囊和关节周围其他装置的损伤未得到修复而变得薄弱，或先天性骨关节发育不全，在日常工作和生活中受轻微外力即可发生关节脱位。例如，张口大笑或打呵欠产生的颞颌关节脱位；或打扫卫生，举手擦玻璃，或举斧劈柴、穿衣服等都可造成肩关节脱位。这类脱位采用手法复位较容易，但常有复发
病理性脱位	关节结构被病变破坏而产生脱位者	某些疾病发生关节破坏，关节囊韧带松弛，关节稳定性遭到破坏，轻微外力，或无明显外伤史，即可发生脱位。临床上常见的有髋关节结核、化脓性关节炎、骨髓炎等疾病，使关节破坏，导致病理性完全脱位或半脱位
先天性脱位	因胚胎发育异常，导致先天性骨关节发育不良而发生脱位者	如患者出生时，因髋关节囊松弛、伸长，甚至呈哑铃状；股骨头骨骺发育延迟等产生的先天性髋关节脱位，较为常见，女性发病较多。因股四头肌发育异常，或股内侧肌缺如，或伸膝装置外移，造成的髌骨先天性脱位，较为罕见，常为双侧脱位。先天性膝关节脱位，又称先天性膝反屈，本病少见，好发于女性

（二）按脱位的方向分类

按脱位的方向分类，可分为前脱位、后脱位、上脱位、下脱位及中心性脱位。如肩关节脱位时按脱位后肱骨头所处的位置可分为前脱位、后脱位。髋关节脱位时，按股骨头所在的位置可分为前脱位、后脱位及中心性脱位。

四肢及颞颌关节脱位以远端骨端移位方向为准，脊椎脱位则以上位椎体移位方向而定。

（三）按脱位的时间分类

按脱位的时间分类，可分为新鲜脱位和陈旧脱位。一般来说，脱位在2～3周以内者为新鲜脱位，发生在2～3周以上者称为陈旧脱位。但因人、因关节而异，如肩关节脱位3周以上仍多能复位，而肘关节脱位后10天以上就很难整复。所以单纯以时间为界是不全面的。对不同关节脱位，不同年龄的患者，应区别对待。

（四）按脱位的程度分类

按脱位的程度分类，临床上可分为：①完全脱位，组成关节的各骨端关节面完全脱出，互不接触；②不完全脱位，又称半脱位，即组成关节的各骨端关节部分脱出，部分仍有互相接触；③单纯性脱位，系指无合并症的脱位；④复杂性脱位，脱位合并骨折，或血管、神经、内脏损伤者。

（五）按脱位关节腔是否有创口与外界相通分类

按关节脱位后，关节腔是否有创口与外界相通分类，可分为开放性脱位和闭合性脱位两类。

脱位分类的目的是为了给临床诊治提供参考，指导治疗，以便选用相应手法，提高手法复位的成功率。

【诊　　断】

关节脱位的诊断，主要根据临床症状、体征及X线摄片。

（一）一般症状

1. 疼痛和压痛：脱位后，关节囊和关节周围的软组织多有损伤，从而脉络受损，气血凝滞，瘀血留内，阻塞经络，因而局部出现不同程度的疼痛，活动时疼痛加剧。关节脱位的压痛一般比较广泛。如肩关节脱位，整个肩周均存在压痛。

2. 肿胀：脱位后，关节周围软组织损伤，脉络破裂，筋肉出血，组织液渗出，充满关节囊内外，继发组织水肿，因而在短时间内出现肿胀。单纯性关节脱位，肿胀多不严重，且较局限。合并骨折时，多有严重肿胀，伴有皮下瘀斑，甚至出现张力性水疱。

3. 功能障碍：脱位后，骨端关节面的相互关系破坏，其枢纽作用丧失，加之关节周围肌肉损伤和疼痛，导致肌肉出现反射性痉挛，造成脱位之关节活动功能部分障碍或完全丧失。

（二）特有体征

1. 关节畸形：脱位后，关节骨端脱离正常位置，使关节周围的骨性标志相互发生改变，破坏了肢体原有轴线而发生畸形。例如，肩关节前脱位呈“方肩”畸形，是由肱骨头的位置改变，肩峰相对高突所致；肘关节后脱位，可呈“靴形”畸形，肱骨内、外上髁与尺骨鹰嘴三者间的关系失常。关节脱位后，患肢处于异常的位置上而出现畸形。如髋关节后脱位，患肢明显内旋、内收，髋、膝关节微屈，患侧膝部贴附于健侧膝部上，即古之所谓的“粘膝征”。

2. 关节盂空虚：脱位后，构成关节的一侧骨端部分或完全脱离了关节盂，造成脱位关节内空虚，表浅关节比较容易触摸辨别。如肩关节脱位后，肱骨头脱离关节盂，肩峰下出现凹陷，触摸时有空虚感。与此同时可发现移位骨端处于异常的位置。如肩关节前脱位，在喙突下或锁骨下可扪及光滑的肱骨头。

3. 弹性固定：脱位后，骨端位置的改变，关节周围未撕裂的肌肉痉挛、收缩，可将脱位后的骨端保持在特殊的位置上，在对脱位关节作任何被动运动时，虽有一定的活动度，但存在弹性阻力，当去除外力后，脱位的关节又回复到原来的特殊位置，这种体征变化称为弹性固定。

（三）X线检查

X线摄片检查可明确关节脱位的方向、程度及是否合并骨折，选用相应方法治疗，并可用于鉴别疗效、估计预后。由此可见关节脱位应作常规X线摄片检查。

根据病史，熟悉一般症状和特有体征，关节脱位不难作出初步诊断。一般来说，临床上具有一般症状，加上特有体征1～3项，就可作出关节脱位的临床初步诊断。最后确诊尚需X线摄片检查印证。

【并发症】

关节脱位的并发症是指组成关节的骨端移位引起的其他组织损伤。并发症有早期并发症和晚期并发症两种。对前者应做到及时发现、及时处理。后者则应以积极预防为主。

（一）早期并发症

1. 骨折：脱位并发骨折可由以下因素引起。①骨端的相互碰撞，如髋关节后脱位并发髋臼后上缘骨折，或前脱位时股骨头前下方骨折等；②肌肉强力收缩产生的撕脱性骨折，如肩关节脱位并发肱骨大结节撕脱性骨折。以上这两种类型，大多数骨折块不大，脱位整复后，骨折亦可随之复位成功。此外，在少数情况下，由于脱位过程中，剪切暴力和机体的内应力相互作用，脱位还可以并发邻近部位的骨折，如肩关节脱位并发肱骨外科颈骨折。

2. 神经损伤：多因暴力引起脱位的骨端牵拉或压迫神经干而引起。例如，肩关节脱位时，腋神经易被肱骨头牵拉或压迫；髋关节后脱位时，坐骨神经被股骨头压迫或牵拉等。脱位并发大神经干损伤多为挫伤，只有极少数开放性脱位可能并发神经断裂。

3. 血管损伤：多为脱位的骨端压迫，牵拉关节周围的重要血管引起。牵拉的暴力较大可导致血管撕裂，引起广泛性出血。但临床上多为骨端移位压迫动、静脉，造成血管挫伤，如肩关节前脱位的腋动脉挫伤、肘关节后脱位肱动脉受压的损伤、膝关节脱位挤压腘动脉等。这类血管损伤，多能随关节复位而逐渐恢复其血液供应。若为老年患者，伴有动脉硬化症，可因动脉损伤而致血栓形成。

4. 感染：多因开放性脱位未及时清创，或清创不彻底而致，身体虚弱者更易发生。轻者创口感染，重则可并发关节化脓性感染。此外极少数处理不当者，可发生特异性感染，如破伤风、气性坏疽等。此类感染严重，可危及生命，故应特别注意预防。

（二）晚期并发症

1. 关节僵硬：因关节内、外的血肿机化，关节内滑膜反折等处的粘连，以及关节囊及其周围的韧带、肌腱、肌肉等组织的挛缩、粘连而发生。多见于老年患者，系因长期固定，或未及时注意患肢功能锻炼，静脉和淋巴回流不畅，瘀血流注关节所致。治疗应以主动锻炼为主，辅以推拿按摩。

2．骨化性肌炎（创伤性骨化）：好发于肘关节。多因关节脱位并发近关节骨折，或中后期强手法推拿，关节被动屈伸时，骨膜被剥离，骨膜下血肿与周围软组织血肿贯通，随着血肿机化、钙化及骨样组织形成，即发生骨化性肌炎。暴力强大，损伤严重，骨膜下血肿向被破坏组织间隙扩散，亦可形成广泛的骨化性肌炎。

3．创伤性关节炎：由于脱位时，关节软骨面被损伤，造成关节面不平整，或整复操作不当，关节之间关系未完全复原，日久导致部分关节面磨损，活动时引起疼痛，称为创伤性关节炎。后期可发生骨端边缘骨质增生等关节退行性变。常见于下肢负重关节，尤以膝关节多见。

4．骨缺血性坏死：主要由于脱位时损伤关节囊及关节内、外的韧带，骨的血液循环受到破坏，血液供应严重不足，发生骨缺血性坏死。大多在伤后6～12个月发生，其好发部位有股骨头、月骨、距骨等。肱骨头、胫骨上端有时亦可发生。

【辨证施治】

（一）新鲜外伤性脱位

1．治疗原则：脱位治疗的目的是恢复受损关节的正常解剖关系及功能，应根据脱位的不同原因、类型决定治疗方案。

（1）仔细检查、明确诊断：复位前应仔细触摸，结合X线所见，准确判断脱位的类型及程度，并注意有无骨折、血管和神经损伤等并发症存在。明确诊断后，才能制定正确的治疗方案，采用针对性强的方法，复位才易于成功。否则，诊断不明，对关节脱位的病理解剖了解不清，贸然进行复位，不仅成功率低，且易产生合并症。

（2）把握时机、及早治疗：关节脱位的治疗，在全身情况允许下，应尽早进行复位。特别是在脱位的数小时之内进行复位，不但可减少患者痛苦，而且复位易获得成功。

（3）掌握原理、巧妙复位：《伤科汇纂》曰“上髎不与接骨同，全凭手法与身功”，“法使骤然人不觉，患如知也骨已拢”。关节脱位的复位，宜在“巧”字上下功夫，应根据具体病情，选择有效且安全的复位方法、麻醉止痛方法及复位最佳体位（便于操作和肌肉充分放松的体位）。脱位复位方法多根据解剖特点和生物力学原理，利用杠杆作用进行复位，故脱位骨干常承受较大剪切或扭转应力。因此，手法操作要刚柔相济，掌握用力大小和方向，动作要灵活轻巧。严禁使用暴力，否则可造成患肢骨折，甚至损伤重要的血管、神经。

（4）先复脱位、再整骨折：脱位如并发骨折，一般宜先整复脱位，后整复骨折。先整复脱位，骨折往往可随之复位，无须施行特殊手法，如肩关节脱位合并肱骨大结节骨折。对脱位合并骨干骨折者，如髋关节脱位合并股骨上1/3骨折时，亦应先处理脱位，再整复骨折。

（5）合理固定、及时练功：脱位复位后，必须将伤肢固定于该关节的功能位或稳定位，固定时间须足够，以使撕裂的关节囊等软组织充分愈合，否则易产生再脱位甚至形成习惯性脱位。与此同时，在固定期间及去除固定后的功能锻炼，是恢复肢体功能的重要环节，不可忽视。但应避免可能导致关节再次脱位的活动。

2．手法复位：

（1）麻醉选择：一般新鲜脱位，若方法选择、操作适当，无须任何麻醉即可复位成功，或仅选用止痛药、镇痛药。有些患者肌肉发达，或属复杂性脱位，为减轻患者痛苦，使痉挛的肌肉松弛，便于整复成功，可选用针刺麻醉、臂神经丛阻滞、硬膜外阻滞等，必要时亦可选择全身麻醉。

（2）整复手法：关节脱位的诊治方法，历代积累了丰富的宝贵经验。唐代孙思邈、蔺道人，元代危亦林，清代胡廷光、钱秀昌、赵竹泉、赵廷海以及吴谦等，对关节脱位的诊治，都有其特色，为后世骨伤科发展作出了突出的贡献。

手法复位时应根据脱位的方向和骨端所处的位置，选用适当手法，制定整复方案，是术者应遵循的原则。脱位整复操作时，助手应熟悉病变，了解手法操作步骤，密切配合术者施行手法，动作宜缓慢、轻柔、持续，切不可使用任何强大暴力，应充分利用杠杆原理，轻巧地将脱出的骨端通过关节囊裂口送回原位，并结合理筋手法，理顺错乱的筋络，从而达到解剖复位。

脱位整复手法的原理如下。①牵引复位：通过术者与助手对抗牵引达到使脱位复位成功的目的，如肩关节前脱位的直接牵引复位法。②原路返回：根据造成关节脱位的病理改变，使脱出的骨端沿原路返回，如肘关节后脱位。③杠杆作用：利用杠杆原理，以脱位肢体的远端为力点，脱位关节囊为支点，通过旋转、收展、伸屈等活动，拉松阻碍骨端回纳并恢复关节面的正常关系。应用此法时，切忌用力粗暴，以免引起骨折和加重关节囊损伤。④松弛复位：在应用阻滞麻醉和肌肉松弛药后，让患肢下垂，利用肢体的自身质量向下持续悬吊牵引15～20 分钟，患肢即会感到疲劳，肌肉松弛而复位，如肩关节脱位俯卧悬垂复位法。

有关关节脱位复位的基本手法及其操作方法详见第四章第二节相关内容。

手法复位不成功时，应认真分析病情，努力找出阻碍复位的原因，积极治疗。临床上脱位整复常见的失败原因有：手法选择失当，或未掌握手法复位要点，操作不符合要求；或助手配合不协调，或患者的肌肉发达而助手的牵引力不够，重叠移位未能矫正；或麻醉效果欠佳，肌肉松弛不够，或撕脱、游离骨片阻碍复位；或关节囊、肌腱等软组织被夹在关节之间，影响脱位之骨端回复原位。

3. 切开复位：多数新鲜脱位通过手法可获得复位，若脱位不能闭合复位，可视实际情况考虑切开复位。切开复位的适应证有：①多次手法复位失败者；②复杂性脱位，须行血管、神经探查者；③脱位并发骨折，骨折片潜入关节腔内；④脱位并发较大骨折，肌腱、韧带断裂复位成功后可能产生关节不稳定者；⑤开放性脱位需要手术清创者，可在清创同时切开复位。

4. 固定疗法：脱位复位后，应将肢体固定在功能位，或关节稳定的位置上，以减少出血，使损伤的关节囊、韧带等软组织修复，防止脱位再发。这是关节功能恢复的关键。脱位固定的方法，常用的有直角托板、皮肤或骨牵引、绷带或三角巾悬吊、石膏托固定等。可视具体部位选用。如髋关节脱位多采用皮肤牵引或骨牵引固定；肘关节脱位多采用直角托板固定；下颌关节脱位多采用四头带固定等。固定时间，按脱位的部位、有无并发症及并发症的程度而确定。一般上肢脱位应固定 2～3 周，下肢脱位需 3～4 周。脱位固定时间不宜过长，否则易发生组织粘连，影响关节活动，甚至发生关节僵硬。

5. 功能锻炼：是恢复患肢功能的重要环节，应贯穿于脱位治疗的始末。练功可促进血液循环，加快损伤组织的修复，预防肌肉萎缩、骨质疏松、脱钙及关节僵硬等并发症的发生，并可减少组织粘连，尽快恢复关节的正常功能。练功要遵循由健康关节到损伤关节、由单一关节到多个关节，活动范围由小到大，循序渐进，持之以恒。还应积极作自主的活动锻炼。早期以健康关节及肌肉舒缩活动为主。解除固定后，可逐步训练受伤关节，必要时可配合按摩推拿，促进关节功能恢复。练功活动既要及时进行，又要防止活动过猛，尤其要避免粗暴的被动活动。

6. 药物治疗：关节脱位整复后，关节囊和韧带损伤的修复是治疗关键。故脱位的药物治疗应以治筋为主。当脱位合并骨折时，治疗则应筋骨并重。脱位的内外用药，首先必须活血化瘀，然后和营生新，并根据筋伤或骨伤的具体情况，给予续筋或接骨治疗。一般亦应按早、中、后3期进行辨证论治。

(1) 初期：伤后1～2周内，关节周围的筋肉与络脉受损，血离经脉，瘀积不散，经络受阻，气血不得畅通，肿胀剧烈，故以活血化瘀为主，佐以行气止痛。内服可选用舒筋活血汤、肢伤一方、活血止痛汤、云南白药等。外用药可选用活血散、双柏散、散肿止痛膏、定痛膏等。

(2) 中期：伤后2～3周，此期疼痛瘀肿虽散而未尽，筋骨尚未修复，故应和营生新、续筋接骨为主。内服药选用壮筋养血汤、跌打养营汤、续骨活血汤、肢伤二方等；外用药可选用活血散、接骨续筋药膏、舒筋活络药膏等。

(3) 后期：损伤3周以后，亦即解除固定之后，筋骨续连，肿痛消退，但因筋骨损伤内动肝肾，气血亏损，体质虚弱，故应养气血、补肝肾、壮筋骨。内服方可选用补肾壮筋汤、壮筋养血汤、生血补髓汤、虎潜丸、肢伤三方等。后期合并风寒湿，可选用独活寄生汤，外治以熏洗为主，可选用五加皮汤、海桐皮汤、八仙逍遥汤、上肢损伤洗方、下肢损伤洗方等。

(二) 陈旧外伤性脱位

脱位超过2周未能整复者，属陈旧脱位。由于血肿机化，瘢痕形成，关节粘连，关节囊及肌肉挛缩，造成手法复位的困难。临床上应根据患者的年龄、脱位时间、症状和体征及解剖特点，严格掌握闭合复位的适应证和禁忌证。

1. 治法选择：

(1) 综合治疗：脱位时间在1个月以内，关节尚有一定活动度的青壮年患者；无骨折、骨质疏松、骨化性肌炎等并发症；关节软骨面正常或接近正常，尚未并发创伤性关节炎者。可采用舒筋活血药物熏洗及按摩舒筋活络等手法或加用持续牵引后试行手法复位，但忌用暴力，以免发生骨折。

(2) 手术治疗：青壮年患者如有上述并发症或手法复位未能成功者，可考虑手术切开复位或作关节成形术。

(3) 姑息治疗：年老体弱患者，脱位已超过2～4个月，无神经、血管症状和局部疼痛，关节功能尚可者，可听其自然，不予复位，以防疏松的骨质断裂。若局部有酸痛者，可用药物熏洗等方法治疗。

2. 手法复位的禁忌证：①60岁以上的老年患者，往往骨质疏松，采用闭合复位易合并骨折；同时老年人体质衰弱，或多伴有心血管疾病，如高血压、心脏病等，采用闭合复位危险性较大。②关节脱位超过3～6个月者，一般肘关节脱位超过3个月，肩关节、髋关节超过6个月者，瘢痕组织较多，关节粘连较重，闭合复位难以成功。③关节周围软组织内有明显钙化，或已有骨化性肌炎者。④关节脱位合并骨折，骨折块已在畸形位置愈合者。如肘关节脱位合并尺骨鹰嘴骨折，或陈旧肘关节脱位伴有明显侧方移位者。⑤临床检查时，脱位之关节活动较小，甚至僵硬者。⑥脱位之关节周围诸骨过于疏松，明显脱钙者。

3. 闭合复位前的准备：①详细了解患者的全身情况，充分估计患者能否耐受麻醉和手法复位的刺激。②详细检查患肢局部情况，判断手法整复成功的可能性。③认真分析和研究X线片，明确其病理变化，为选择手法和给手法操作提供依据。④加强练功，应以主动和被动功能锻炼相结合，不断加大关节活动范围，为手法整复创造条件。若脱位时间较长，关节活动范围小，肌肉发达丰厚或软组织挛缩较明显，需要采用持续牵引，一般成人可采用骨牵引，儿童可用皮肤牵引。待关节周围组织松弛后，再行手法复位。⑤中药煎汤熏洗并辅以按摩推拿患部，使局部软组织的挛缩逐渐松弛，粘连逐渐松解，以增加手法复位成功的可能性。推拿时手法宜轻柔。⑥研究制定治疗方案及复位操作步骤，充分估计术中可能出现的并发症，并拟定相应的预防措施。

4. 闭合整复操作步骤：

(1) 充分麻醉：陈旧关节脱位应在充分有效的麻醉下施行手法整复。若麻醉效果差，不但加重患者疼痛，而且给整复带来较大困难。

(2) 松解粘连：是脱位整复成功与否的关键。在术前功能锻炼基础上，继续给予被动活动，根据关节原有活动范围，充分进行旋转、拔伸，使受伤关节屈、伸、收、展、旋转等功能恢复或接近正常范围。施行手法松解粘连时，用力由轻至重，活动范围由小到大，动作要稳健有力、缓慢而轻柔，反复摇晃，直至患部在各个方向的活动都已灵活，关节周围软组织的粘连得以充分松解为止，有时需长达1小时左右。否则不但脱位难以复原，而且还有造成骨折的危险，尤其有明显骨质疏松者及复位时杠杆力大者，更易并发骨折。

(3) 整复脱位：经前述手法操作后，根据不同关节、脱位类型选用稳妥有效的复位方法。在整复脱位时，可根据选定的手法操作步骤，施行复位，反复操作，直至脱出的骨端回到关节囊破裂口的相对位置时，再进行复位，则成功机会较多。若手法复位不能成功，应认真分析X线片，详细检查关节周围软组织情况，尽量找到阻碍复位的原因，并给予解除。临床上阻碍复位的原因很多，如为部分粘连尚未解除，应针对粘连部位耐心手法剥离。切不可粗暴操作，勉强复位，这样不但达不到复位目的，还可造成血管、神经损伤，甚至发生骨折，应予避免。若手法整复失败，应考虑手术治疗。

5. 固定与练功：脱位整复后的固定和练功与新鲜脱位基本相同。

第二节　颞颌关节脱位

颞颌关节脱位多发于老年人，尤以身体虚弱的女性多见。构成颞颌关节的骨骼有下颌骨的髁状突、喙突和颞骨的下颌窝、关节结节。颞颌关节的关节囊宽大而富有弹性，关节的稳定主要由颞下颌韧带维持。颞颌关节内有一由纤维软骨构成的软骨盘，呈椭圆形，从矢状面观察，略呈“～”形，周缘与关节囊相连，将关节腔分为上、下两部分。关节运动时，关节软骨盘有较大的移动性。(图6－1)

颞颌关节为一联合关节，双侧关节同时运动，其运动形式具有独特的灵活和多方位的特点。张、合口运动时，关节下部沿冠状轴作铰链式运动；上部髁状突连同关节盘前后滑动。侧向运动时，一侧髁状突沿纵轴在关节盘下原位旋转；对侧髁状突和关节盘在关节腔上部向前移动。

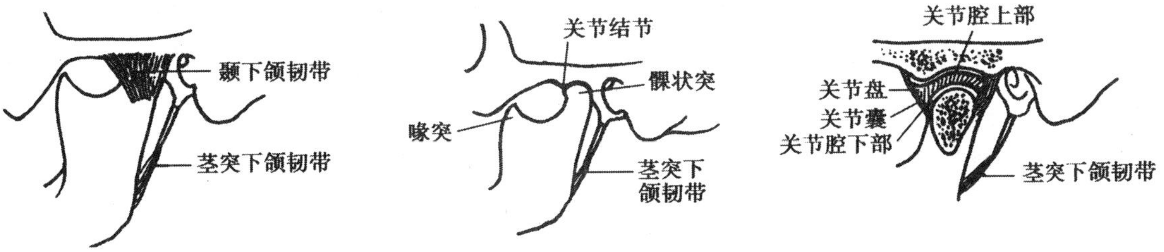

图 6－1　颞颌关节解剖结构

【病因病机】

当颞颌关节大幅度运动或受外力作用，使髁状突过度移动，超出了关节的正常运动范围，而脱离下颌窝，滑至关节结节前方。此时可发生嚼肌的反射性痉挛和颞下颌韧带的紧张，使髁状突上移而嵌顿在关节结节的前方，关节盘被夹在髁状突与关节结节之间以致不能自行复位，此即为颞颌关节前脱位（图 6－2）。脱位后关节囊常被拉长，偶尔也可被撕裂。

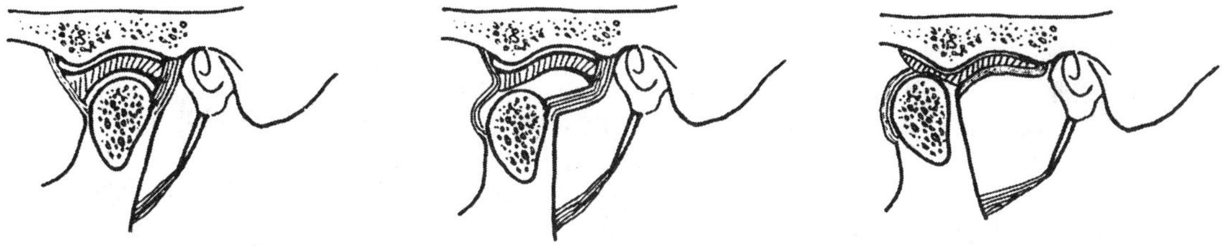

(1)正常闭口状态（髁状突位于下颌窝内）　(2)大开口状态（髁状突与关节盘滑至关节结节之下）　(3)髁状突脱至关节结节前方，关节盘被夹在髁状突和关节结节之间

图 6－2　颞颌关节前脱位的机制和病理

（一）张口过度

大张口时，髁状突与关节盘滑至关节结节之下（此为一不稳定位），如过度张口（如大笑、打呵欠、拔牙、做胃镜检查等），则髁状突有可能越过关节结节滑至其前方，导致双侧前脱位。

（二）暴力打击

在大张口的基础上，下颏部遭受外力打击（如拳击），则可造成颞颌关节双侧前脱位；如下颌体遭受侧方外力打击，则可能造成受打击侧单侧前脱位。

（三）咬食过硬较大的食物

当单侧上、下臼齿间咬食过硬较大的食物时，可导致双侧嚼肌及颞下颌韧带不平衡，使下颌骨向一侧扭转，亦形成单侧前脱位。

在老年人，由于体质虚弱，嚼肌及颞下颌韧带松弛，故易发生颞颌关节脱位。且一旦发生脱位后，则又可由于修复不良而形成习惯性脱位。

【临床表现】

患者常以手托住下颌部就诊，功能障碍表现为语言不清、吞咽困难（流涎不止）；口呈半开状（单侧前脱位者，口半开程度较双侧前脱位为小），不能主动张合。双侧前脱位者局部畸形为下颌骨下垂（单侧前脱位者则表现为口角㖞斜，下颏部偏向健侧）；颏部前突（下齿列位于上齿列之前）；咬肌痉挛，呈块状突出；面颊扁平。触诊时可在耳屏前扪及凹陷，可于颧弓下触及髁状突。

【辨证施治】

（一）手法复位

1. 口腔内复位法：首先应向患者说明复位动作，以取得患者的配合，使之尽量放松，并提示其在复位后不要用力咬合。然后令患者坐在矮凳或地面上，头靠墙。局部轻轻揉按“颊车”穴，以松弛局部肌肉的紧张。术者双拇指裹上数层纱布（防止复位时被患者咬伤），然后伸入患者口中，分别压在两侧下方最后2个臼齿上，其余4指在外面托住下颌体。准备就绪后，术者两拇指用力向后下方按压；余指托住下颌骨向上、向前端托，成一弧形动作（图6-3）。复位成功时可感到一明显的弹响，此时迅速将两拇指滑向外侧，并退出口腔外，以免被咬伤。如为单侧前脱位，在进行复位时，健侧的手可不用力。如一次复位不成功，可于双侧咬肌内注入1%普鲁卡因2～5 mL，使肌肉松弛后再行复位。

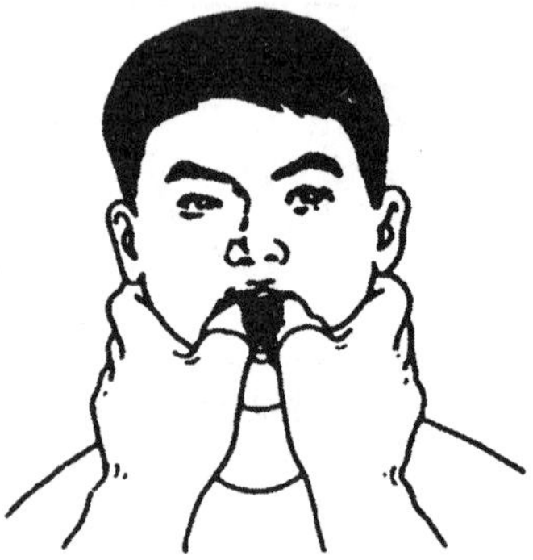

(1)手法复位示意

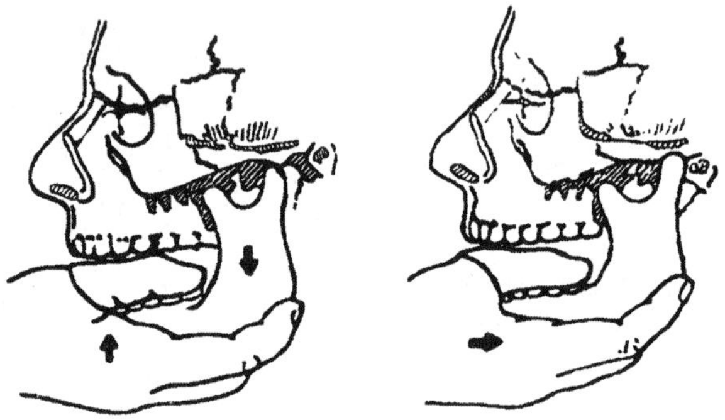

(2)复位过程透视

图6-3　颞颌关节脱位手法复位示意图

2. 口腔外复位法：适用于年老齿落或咬肌痉挛复位困难者。术者双拇指置下颌角前（患者往往感觉下颌部酸胀，口内流涎，咬肌松弛）由轻而重向下、向后按压；余指托住下颌体配合拇指动作。

3. 单侧口腔外复位法：患者头部偏向健侧45°，术者一手掌托颏部；另一手拇指按压下颌角前方，余指放于颈后，向后下方按压推送。托颏部的手以协同动作向后推挤下颌部。

（二）固定疗法

固定的目的是保持复位的位置，使拉长的关节囊得以修复以防止发生再脱位。具体方法是用四头带兜住下颌部，使关节固定于张口度≤1 cm的位置上（图6-4）。固定时间一般为1周左右。固定期间嘱患者不要过度张口，应进食软食或流质。

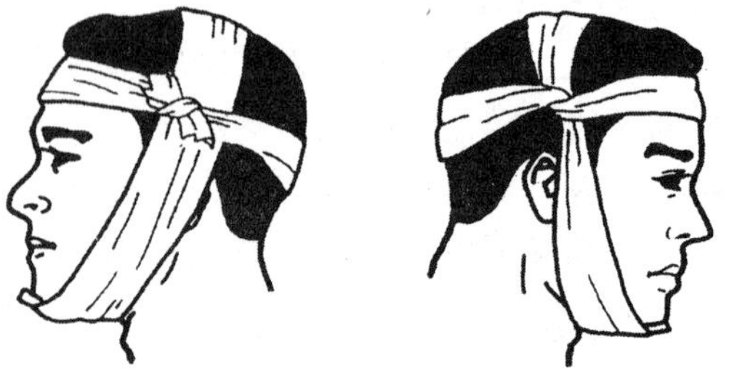

图6-4　颞颌关节脱位固定方法

（三）药物治疗

外用舒筋药水，如舒筋止痛水、茴香酒涂擦患处关节周围。一般患者可内服舒筋活血汤加减；对年老体弱或习惯性脱位者，则要应用补肾壮筋汤、八珍汤等以强壮筋骨、补益气血。

（四）其他治疗

对习惯性脱位患者，应用弹力绷带固定下颌骨限制张口活动，防止脱位。对反复多次脱位者，可应用硬化剂关节腔内注射法。一般应用5%鱼肝油酸钠0.5 mL（或叶虱酸钠、英妥卡因、优库平、50%葡萄糖注射液、无水乙醇等药物）。在无菌及局部麻醉条件下，于张口位向两侧关节囊内注入硬化剂，每周注射1次，经注射2～3次后，可收到促使关节囊纤维化收缩关节囊，限制关节活动度的效果。手术治疗的术式有关节结节加高术、关节囊紧缩术、金属丝悬吊术等。

〔熊渭平　胡立敏〕

第三节　肩部关节脱位

肩关节脱位

肩关节脱位是临床常见的脱位之一，多发生于20～50岁的男性青壮年。从功能解剖和临床的角度看，肩关节包括4个部分，即盂肱关节、胸锁关节、肩锁关节、肩胛胸壁结构(图6－5)。临床所谓的肩关节脱位，系指盂肱关节脱位。

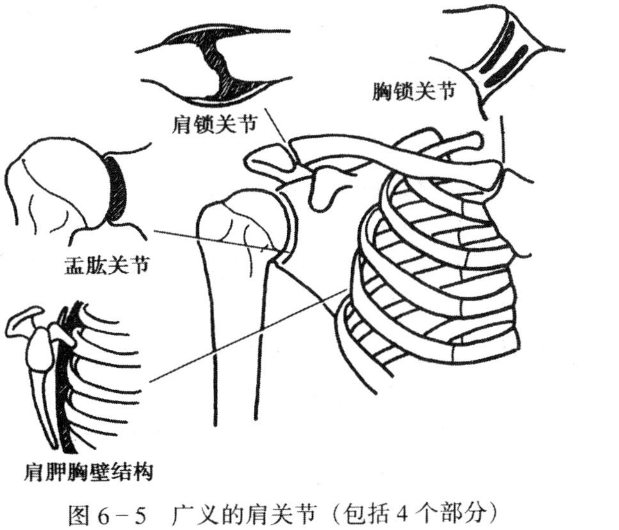

图6－5　广义的肩关节（包括4个部分）

盂肱关节由肱骨头及肩胛盂构成，是一个典型的球窝关节。该关节骨性接触不严密，肱骨头大呈半球状；肩盂浅而小，仅能容纳肱骨头的1/4～1/3，因此盂肱关节具有较大活动范围。关节囊附着于肩胛盂周缘和肱骨解剖颈，其结构松弛薄弱，前方尤其明显。关节囊这一特点为增大肩关节的活动度提供了良好的条件，却不利于肩关节的稳定性。盂肱关节有3组韧带。盂肱韧带起于盂缘上极和盂上结节，止于肱骨小结节，起增强关节囊前壁的作用；喙肱韧带起于喙突，止于肱骨大、小结节，是盂肱关节的悬吊结构；喙肩韧带起于喙突，止于肩峰，可防止肱骨头过分上移（图6－6）。从韧带结构来说，肩关节缺乏坚强的韧带结构，是一不稳定的关节。

肩关节的稳定性主要依赖于肌肉的协调平衡作用来维持。关节周围主要存在三角肌、肩袖肌（冈上肌、冈下肌、小圆肌与肩胛下肌腱）、背阔肌、大圆肌、胸大肌等。其中冈下肌是维持肩关节后方稳定的重要因素；肩胛下肌（起于肩胛下窝，止于肱骨小结节）是防止前脱位的重要的动力性稳定结构。各肌群同步迅速反应，始终保持肩关节的稳定状态。如某一结构遭受破坏，或肌肉的协调作用失去平衡，都可破坏相对稳定性而致脱位。

在盂肱关节周围主要有腋神经和腋动脉等重要的血管、神经存在。腋动脉通过胸小肌的下方，肱骨头前脱位时，腋动脉被顶压前移，胸小肌边缘形成支点，造成剪力致伤。腋神经行于肩胛下肌前方，支配三角肌、小圆肌等。肱骨头前脱位时，腋神经易被肩胛下肌及其肌腱连带前移，而受牵拉或挤压致伤。

在盂肱关节前方有肩胛下肌阻挡以及喙肱韧带与盂肱韧带的加强，后方有小圆肌、冈上肌、冈下肌存在，上方则由喙肩韧带、肩峰与喙突共同构成喙肩弓，防止肱骨头过分上移；而前下方肌肉少，缺乏韧带覆盖，且此处关节囊最为薄弱，是关节的薄弱点，故临床上前脱位多见（图 6－7）。

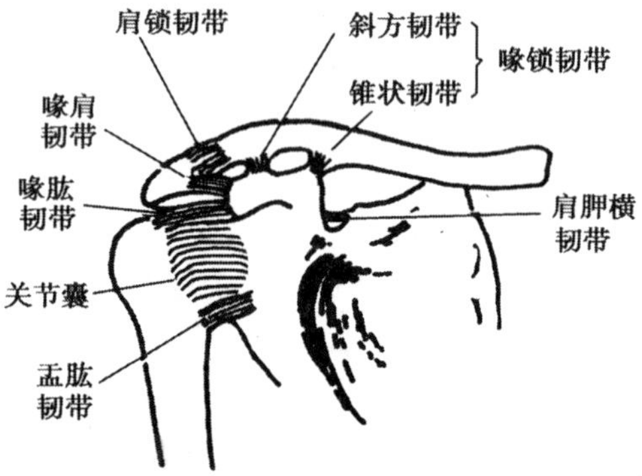

图 6－6　维持肩关节稳定的韧带

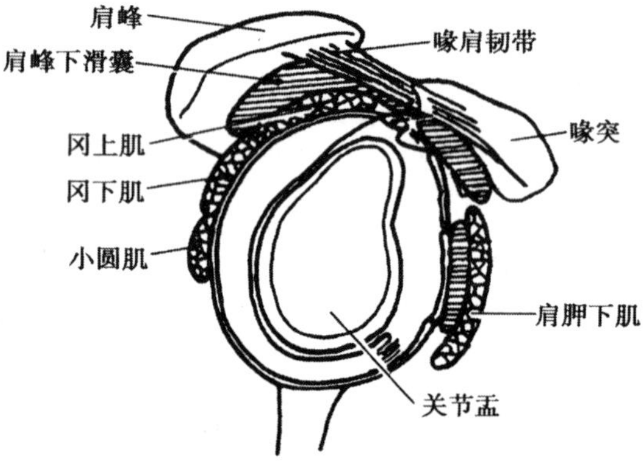

图 6－7　肩关节的四周结构（前下方为其薄弱点）

【病因病机】

（一）脱位机制

间接暴力或直接暴力均可引起肩关节脱位，但以间接暴力多见。

1. 间接暴力：

（1）前脱位：患者于肩关节外展、外旋位跌倒，掌或肘部着地，肱骨头在此位置使关节囊前下方薄弱部被绷紧。暴力由肱骨上传至肱骨头，如暴力足够强大，肱骨头可冲破关节囊的束缚，脱至关节外，一般多位于喙突下。当肩关节处于极度外展（外旋）位或肩关节处于后伸位时跌倒受伤（图 6－8），由于肱骨颈部及肩峰相接触，形成杠杆支点，故传达暴力作用于肱骨时，形成杠杆支撬力，迫使肱骨头向前下方脱至关节盂下（外展作用力越大，则发生盂下型脱位的可能性越大）［图 6－9(1)～(3)］。脱位时，若伴有一侧方应力作用，可使肱骨头向内侧移位至锁骨下。如暴力足够强大，甚至可使肱骨头戳断肋骨进入胸膜腔，但后者临床甚为罕见［图 6－9(4)］。

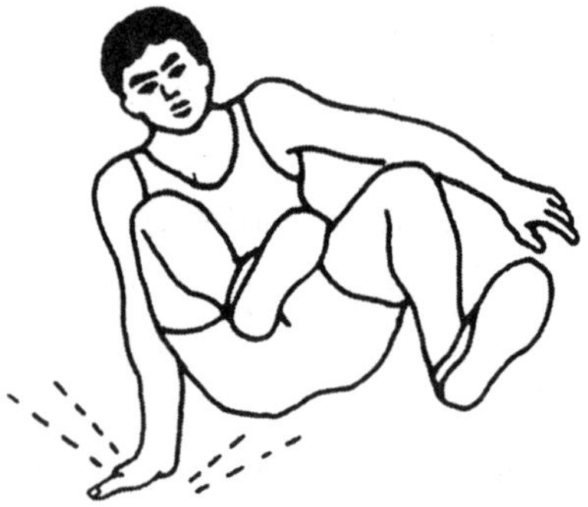

图 6－8　上肢处于后伸位时跌倒姿势

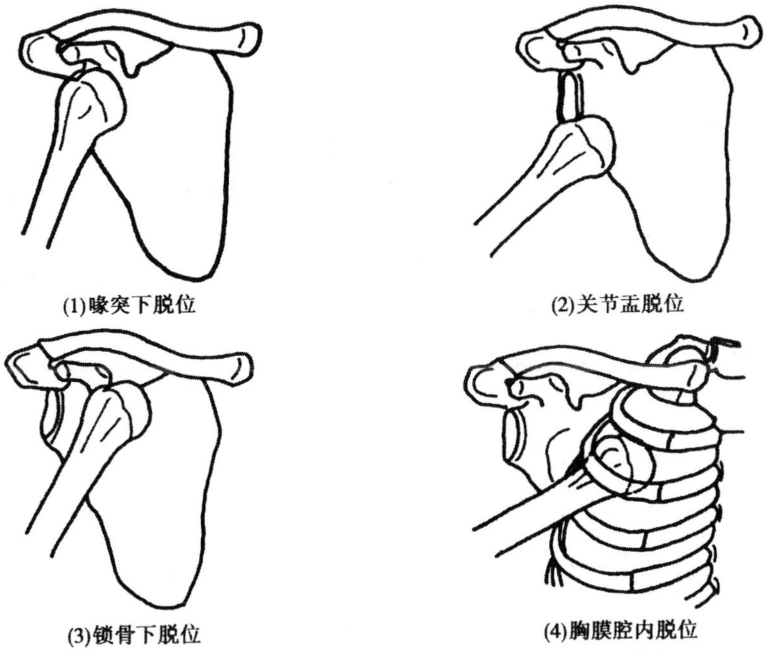

图 6－9　肩关节前脱位的 4 种类型

（2）后脱位：由于肩峰与肩胛冈在关节后方形成一弓状骨性阻挡，加上冈下肌的阻挡及前方胸大肌的牵拉保护，因此，肱骨头向后脱位相当少见。当上臂内收、内旋，且前屈位撑地，可造成肱骨头顶压后侧关节囊，暴力上传使肱骨头冲破紧张的关节囊而发生肩峰下后脱位（图 6－10）。

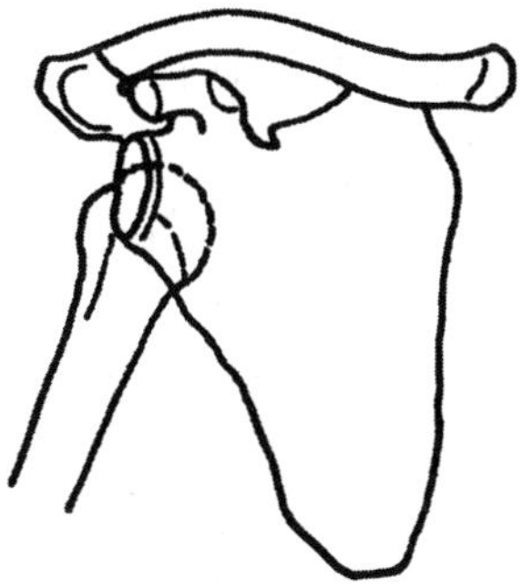

图 6－10　肩关节肩峰下后脱位

2．直接暴力：患者受伤时向后跌倒，肩外侧或后外侧着地，或因来自后方的冲击力，使肱骨头向前脱位。若肩关节前方受冲击，则肱骨头向后方脱出，但很少发生。肩关节上方有喙肩弓保护，故不易遭受打击而发生损伤。

（二）分型与特点

1．按脱位的时间和复发次数分类：如表 6－2 所示。

表 6－2　　**肩关节脱位的分类方法（一）**

	新鲜脱位	陈旧脱位	习惯性脱位
时间	＜3 周	＞3 周	多次反复
外伤史	有	有	无或轻微
疼痛	较剧	较轻	可无疼痛
复位	较易	较难，多行切开复位	容易，可自行复位

2．按肱骨头脱出后所处的位置分类：如表 6－3 所示。

表 6-3　　肩关节脱位的分类方法（二）

<table>
<tr><td rowspan="2">分型</td><td colspan="4">前脱位</td><td colspan="3">后脱位</td></tr>
<tr><td>肩胛冈下</td><td>喙突下</td><td>锁骨下</td><td>胸膜腔内</td><td>盂下</td><td>肩峰下</td><td>后方盂下</td></tr>
<tr><td>暴力性质</td><td colspan="3">传达暴力</td><td>杠杆暴力</td><td colspan="2">传达暴力</td><td>杠杆暴力</td></tr>
<tr><td>发生率</td><td colspan="4">前脱位多见，其中以喙突下脱位常见，胸膜腔内脱位罕见</td><td colspan="3">此型少见，其中肩峰下脱位较后两者常见，后方盂下脱位最少见</td></tr>
<tr><td rowspan="2">受伤体位与伴随应力</td><td colspan="2">肩关节外展外旋位</td><td colspan="2">极度外展外旋位</td><td colspan="3" rowspan="2">上肢伸展位，上臂内收、内旋、前屈位</td></tr>
<tr><td>无伴随应力</td><td colspan="2">伴有侧方应力</td><td>伴有后伸应力</td></tr>
</table>

【诊　　断】

（一）肩关节前脱位

患者多有明显的外伤史。肩关节外展、外旋位跌倒，或伴有外展、后伸等应力。伤后患肩肿胀、疼痛，肩关节活动受限，不能作内收、内旋动作，仅能轻微外展、外旋。患者喜坐位，常以健手扶持患肘的前臂，头倾向患侧以减轻肩部疼痛。由于肱骨头内移脱位，三角肌下空虚，肩峰突出，肩部失去正常圆钝平滑的曲线轮廓，故检查时可见患肩呈方肩畸形（图 6-11）；患肢弹性固定于外展约 30°位；触诊时可感觉肩峰下明显空虚；搭肩试验阳性。X 线检查摄正位、穿胸位或腋窝位即可明确诊断。

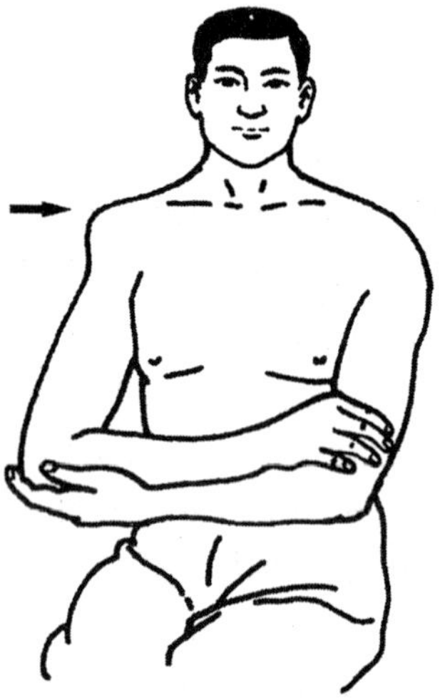

图 6-11　肩关节前脱位的方肩畸形

肩关节脱位早期可并发肩袖损伤；大结节撕脱性骨折或肱骨头和肩盂骨折；腋动脉或腋神经损伤；肩胛下肌损伤以及肱二头肌腱滑脱。晚期则可并发肩关节僵直及复发性肩关节脱位。

肩关节脱位时并发肩袖损伤较常见，但其症状易被肩关节脱位的症状所掩盖，且普通 X 线摄片不能显示其损伤，故在急诊检查和处理过程中往往漏诊。因此，临床上对>40 岁的患者，在康复期间进展缓慢，不能外展上臂或外展时伴有明显疼痛，应考虑有肩袖损伤的可能。可通过肌电图、关节造影、B 超或 MRI 检查确诊。一旦发现肩袖损伤，应尽早手术修补。

（二）肩关节后脱位

外伤史多为患肢在内收内旋、前屈位跌倒或肩前方遭受直接暴力的打击。伤后肩关节疼痛、肿胀，关节活动受限。体格检查时，应注意双肩对比检查（从前方、后方、及从上向下方），患肩前方变平，肩后较为突出，肩峰下可触及脱位的肱骨头，上臂前屈时更为明显。

普通正位 X 线片可以清楚显示盂下型及肩胛冈下型。肩峰下型可摄肩关节标准侧位片（即 X 线球管应倾斜 45°，以适应肩胛骨与胸壁冠状面所成 45°角），此时显现的盂缘与肱骨头是分开的，可清楚判断肱骨头移位方向。

肩关节后脱位非常少见，易造成漏诊，故有“诊断陷阱”之称。其主要原因有：①肩关节后脱位大多为肩峰下脱位，外观上无明显畸形，弹性固定现象也不明显；②肩部损伤后一般临床医师均摄肩关节正位片，但后脱位在此平面中不易显示出来；③如合并肱骨小结节或盂缘骨折，则易被骨折症状掩盖肩关节后脱位的表现。

【辨证施治】

（一）新鲜肩关节前脱位

1．手法复位：

（1）手牵足蹬法：最为常用。以右侧脱位为例，患者仰卧，术者立于伤侧，用右足抵住患者右腋窝部，同时双手握住患者患侧腕部，先沿畸形方向顺势牵引，并将伤肩外旋，逐渐内收、内旋，闻及入臼声，即提示复位成功（图4－13）。

（2）牵引回旋法：适用于肌肉发达的患者。患者取坐位或卧位，患肘关节屈曲90°。术者一手握住患腕，另手握住患侧肘部，先沿上臂畸形方向牵引，保持牵引的同时轻柔匀缓地外旋上臂至极限位，再内收上臂，使肘关节贴近胸壁并横过胸前至体中线，此时，内旋上臂，使患掌搭于健侧肩上，即可复位（图6－12）。

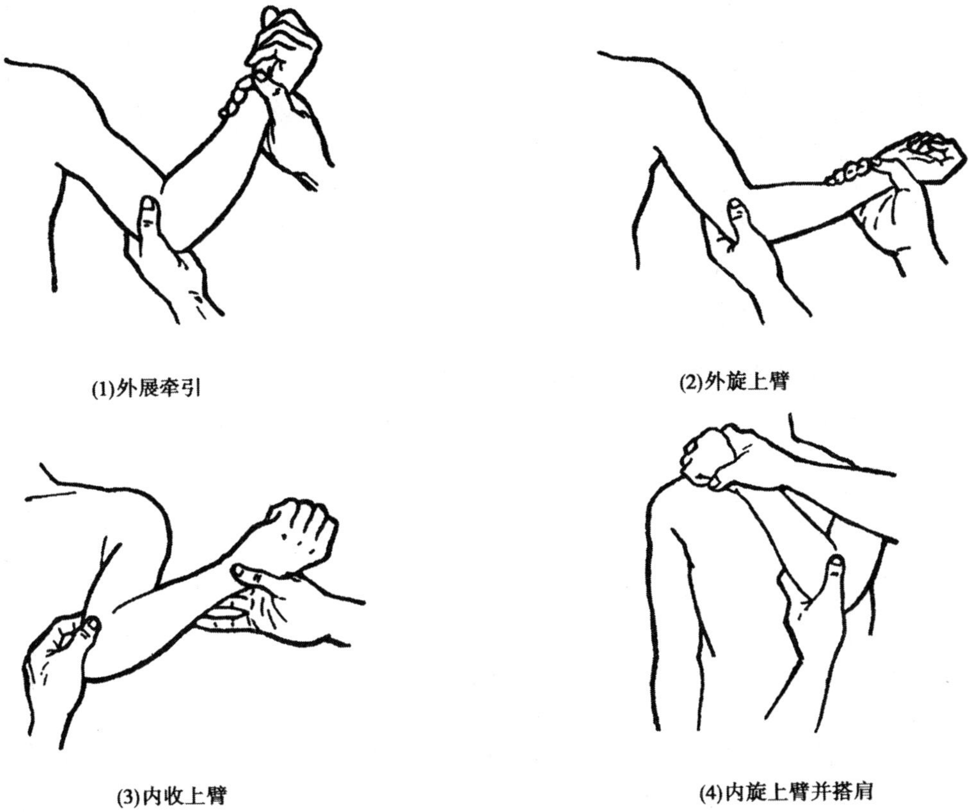

图6－12　牵引回旋法整复肩关节脱位

（3）拔伸托入法：此法稳妥、安全、有效，对年老患者尤为适用。患者坐或卧位，近端助手立于患者健肩后，以两手斜形环抱或用布带套住固定患者，远端助手握伤肢肘部和腕上部，徐徐将伤肢向外下方作拔伸牵引。术者立于伤侧肩部外侧，用两拇指压住伤侧肩峰，余指置入腋下，勾托脱位的肱骨头向外上方。与此同时，令远端助手将伤肢在牵引下慢慢内

收、内旋，直至肱骨头有回纳感或闻及弹响音，复位即告完成。(图 6－13)

若患者肌肉紧张，难以用拔伸托入法复位，可在臂神经丛阻滞下待肌肉松弛后再予以手法复位。如肩关节脱位合并血管、神经损伤；或存在阻碍复位的因素，如肱二头肌长头肌腱后移至肱骨头后；断裂的肩袖嵌入肩盂等；或合并外科颈骨折，闭合复位不成功者，均为切开复位适应证。故临床上对复位困难的病例，应分析查明其原因，采取相应的措施，否则不作分析强力复位，易造成骨折或神经、血管等损伤。

对老年患者要采用稳妥可靠的复位方法，否则易造成意外损伤。如对老年骨质疏松症患者采用屈肘旋转复位法，可能导致外科颈骨折。对老年人有动脉硬化者，采用手牵足蹬法，易损伤血管。对老年患者在常用复位方法未能见效时，可采用悬吊自行复位法或臂神经丛阻滞，待肌肉松弛后再行复位。

2．固定疗法：患肢屈肘上臂内旋并紧贴胸壁，腋窝部可衬以软垫，用绷带将上臂固定于胸廓上，同时用三角巾悬吊前臂于胸前（图 6－14）。时间一般 3～4 周，年老患者固定1～3周即可。

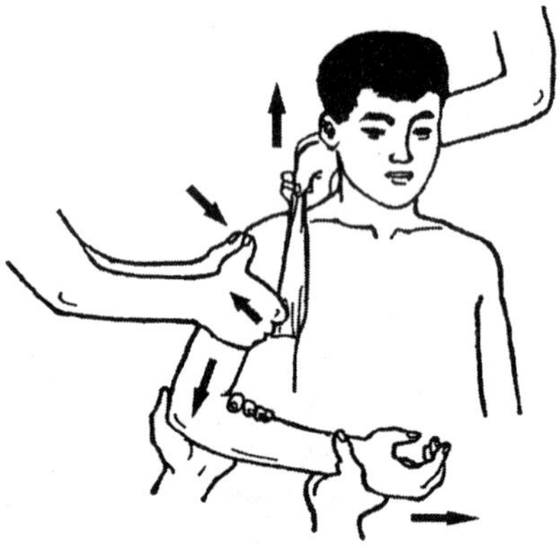

图 6－13　拔伸托入法整复肩关节脱位

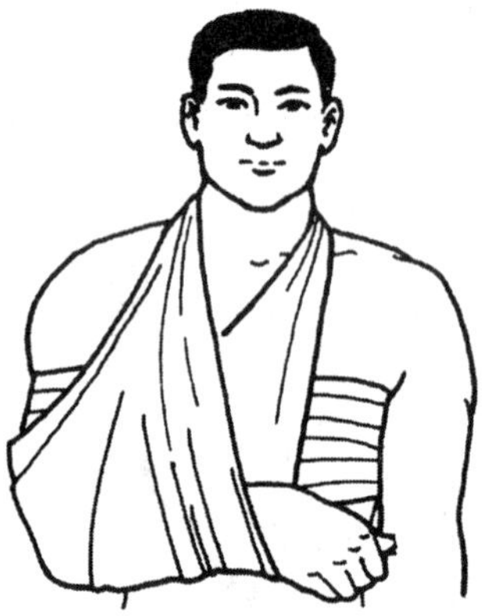

图 6－14　肩关节脱位固定方法

3．药物治疗：初期患者肩部瘀肿疼痛明显，治宜活血化瘀、消肿止痛，可内服壮筋养血汤、跌打养营丸、补肾壮筋汤等。气血虚弱者，可内服八珍汤、左归丸，或补中益气汤加菟丝子、补骨脂。

外治初期局部疼痛瘀肿较剧者，可用消肿散、活血散、消肿膏外敷。若瘀积不散、瘀而化热出现红肿热痛者，可外敷金黄散、双柏散或消瘀止痛膏。1～2 周后，可用接骨续筋药膏或舒筋散外敷。后期可用上肢损伤洗方熏洗，或用药酒外擦，并用理筋手法治疗，也可采用超短波等物理治疗。

4．功能锻炼：固定期间即可开始手指、腕关节的功能锻炼。1 周后将固定上臂的绷带去除，并开始练习肩关节屈伸活动。待解除固定后，逐渐开始主动锻炼肩关节各方向的运动。但应禁止强力被动牵拉患肢，以防损伤软组织及并发骨折。在制动期间限制作外展、外旋活动，以利于损伤的软组织修复。

5．合并损伤的处理：早期疑有肩袖损伤者，应及时诊断和治疗。对损伤范围较大的年轻患者，应考虑手术修复。合并肩盂前缘骨折或大结节骨折者，大多随肱骨头的复位而自行复位。大块肩盂骨折若未复位，应考虑手术切开复位。对肱骨大结节撕脱骨折块向上移位＞1 cm者，应用肩关节外展支架固定或早期切开复位内固定。对早期有血管、神经损伤症状者，应严密观察采取对症治疗，一般多为挫压牵拉性损伤，无手术探查指征。

（二）陈旧肩关节前脱位

陈旧肩关节前脱位的病理特点为：血肿机化填充于关节腔内、外并产生粘连；关节囊破裂口闭合；关节周围软组织挛缩纤维化；肌肉萎缩，尤以冈上肌及三角肌为明显等。因此采用闭合复位非常困难且易合并骨折及血管、神经损伤，故对青壮年患者应考虑手术治疗。但术后长时间固定对肩关节功能的影响较大，故对于老年患者及对肩部活动要求不高、肩部无痛以及脱位时间 2 个月以上的患者可采用功能疗法，即弯腰前屈，利用肢体重力作用作钟摆样活动或肩旋转活动。以主动锻炼为主，后逐步转入增加肌肉力量的锻炼 2～3 个月，以拉长粘连组织及增加各邻近关节的代偿作用。

对陈旧肩关节脱位时间不长，无明显骨质疏松者，可试行手法复位。复位前应先行尺骨鹰嘴牵引 1～2 周；然后在麻醉下用手法松解粘连；最后采用稳妥有效的卧位杠杆复位法进行复位（图 6－15）。具体方法详见本章第一节有关内容。

（三）肩关节后脱位

肩关节后脱位绝大多数采用闭合复位均可获得成功。可采用牵引推拿法，即在牵引下将上臂轻度前屈、外旋牵引即可复位。复位后用外展支架将患肢固定于外展 40°、后伸 40°、轻度外旋位 3 周。陈旧肩关节后脱位手法复位多有困难，应手术切开复位。

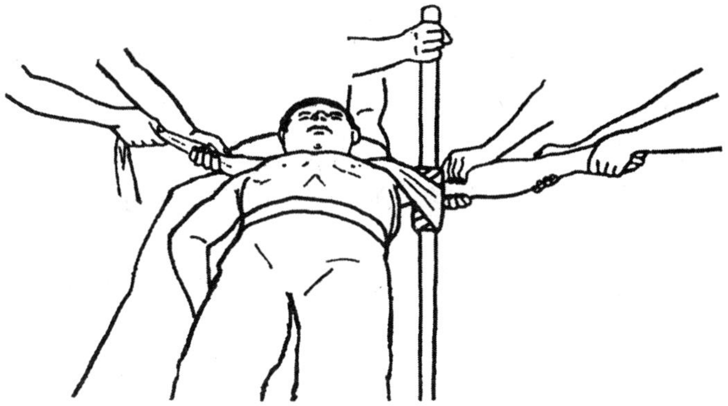

图 6－15　陈旧肩关节脱位卧位杠杆复位法

（四）复发性脱位

复发性脱位的治疗，手法复位容易，其方法与新鲜脱位相同，但复位后应内服补肝肾、壮筋骨药物，如补肾壮筋汤、壮骨强筋汤、健步虎潜丸等，以强筋壮骨防止再脱。如短期内反复发作、保守治疗无效者，可考虑肩关节前盂与肩胛下肌腱成形术等矫形手术。

肩锁关节脱位

肩锁关节脱位是较常见的肩关节损伤，多发于男性青壮年。肩锁关节属微动关节，参与肩关节的联合运动。在上臂外展上举时，有 20°左右的活动范围，起协调肩关节运动的作用。该关节是由锁骨外端与肩峰内面构成，其间有纤维软骨盘存在，关节间隙由外上向内下，倾斜约 50°，故正面观锁骨外端骑架于肩峰上。肩锁关节关节囊薄弱，但上下方有肩锁韧带增强；喙锁韧带起于喙突后内面斜向后上，分斜方韧带和锥形韧带两部分，止于锁骨外端的下缘。肩锁关节的稳定主要由肩锁韧带和喙锁韧带维持，其中水平方向的活动由肩锁韧带控制，垂直方向的活动由喙锁韧带控制，后者亦是上肢的主要悬吊韧带（图 6－6）。三角肌和斜方肌的附着，有加强关节囊的作用。

【损伤机制与分型】

（一）损伤机制及移位特点

直接暴力和间接暴力均可造成肩锁关节脱位。但临床多由直接暴力撞击所致，患者上臂内收位，侧向摔倒，肩部着地（图 5-1）。外力直接作用于肩峰部，将肩胛骨与锁骨同时推向下内，由于锁骨下方为第 1 肋骨，因此锁骨内端被第 1 肋抵挡，不能继续下移，局部形成支点，此时，应力集中于肩锁及喙锁韧带。如暴力较小，关节囊及肩锁韧带因离支点较远，受力较大而断裂，因喙锁韧带完整，故锁骨外侧端仅轻度上移而呈半脱位［图 6-16(1)］。若暴力强大，肩锁韧带和喙锁韧带同时断裂，三角肌和斜方肌的肩峰、锁骨腱性附着部亦撕裂，上肢及肩胛骨重力在失去韧带的悬吊作用后下坠，锁骨受胸锁乳突肌的牵拉而向上移位，肩锁关节全脱位［图 6-16(2)］。间接暴力损伤较少见，患者摔倒时上肢处于外展和轻屈位，暴力经着地的肘或手部上传至肩峰，向上内方推顶肩胛骨，使肩锁韧带和肩锁关节囊过度紧张而撕裂，由于肩胛骨上移时喙锁韧带处松弛状态不易损伤而多造成半脱位。

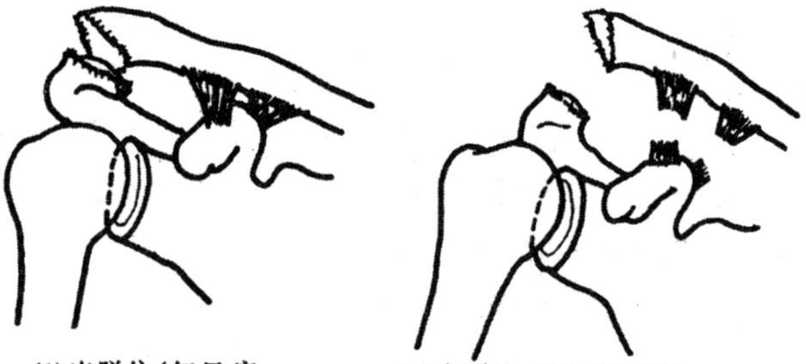

(1)半脱位(仅见肩锁韧带断裂)　(2)全脱位(肩锁韧带与喙锁韧带均断裂)

图 6-16　肩锁关节半脱位和全脱位

（二）肩锁关节脱位的类型及损伤特点（表 6-4）

表 6-4　肩锁关节脱位的类型及损伤特点

	半脱位	全脱位
暴力大小	较小	强大
移位程度	锁骨外端向上或前后轻度移位	锁骨外端显著上移，上肢及肩胛骨下移
肩锁韧带、关节囊损伤性质	撕裂或断裂	断裂，并可伴有斜方肌、三角肌肩峰、锁骨腱性附着处处撕裂
喙锁韧带损伤	无损伤	断裂
功能影响	较小	严重影响上肢功能

【诊　　断】

患者均有摔伤，撞伤肩关节的外伤史。伤后局部有不同程度的疼痛和肿胀及活动受限。体格检查时可见肩部可有擦伤或挫伤。压痛部位以肩锁关节处明显，全脱位者喙突间隙亦具压痛。触诊可发现锁骨外侧端高于肩峰而呈“台阶状”畸形，半脱位者触压时有浮动感，锁骨外端前后方向活动度加大；全脱位者除可扪及关节处间隙增大外，并可触及弹跳感（琴键征），即在托住肘部的同时，用力向下按压锁骨外侧端可使之复位，放手后随即弹起，锁骨外端上下及前后方活动度明显增大（图 6-17）。

诊断不能肯定时，则应摄肩锁关节应力位片（令患者双手分别提约 2.5 kg 的重物，同时摄两侧肩锁关节进行对比），摄片时应注意球管向上倾斜 15°，更有利于肩锁关节的观察（图 6-18）。正常肩锁关节间隙为 1.1～1.3 mm；半脱位时此间隙增大，但＜5 mm，由于存在个体差异，应重视双侧对比，常可发现患侧锁骨外侧端与肩峰间距离较健侧增大。全脱位者，肩锁关节间隙＞5 mm。肩锁关节脱位时，可伴有关节面、关节间盘不同程度的损伤，严重时可发生肩峰、第1肋骨、喙突等骨折。

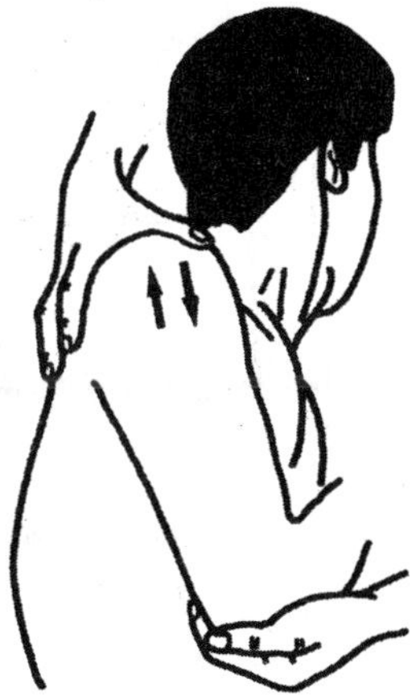

图6－17　肩锁关节脱位可触及弹跳感

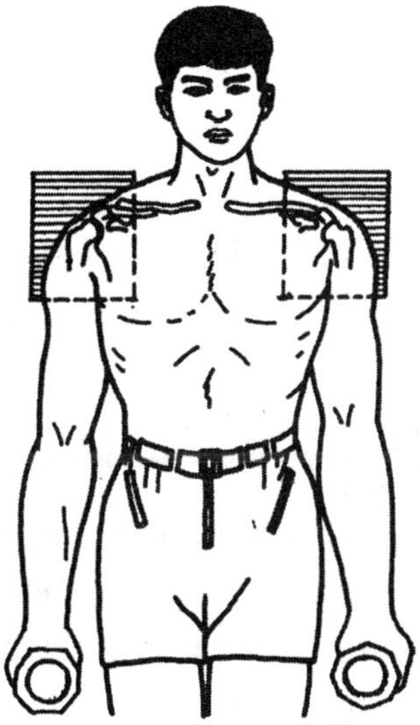

图6－18　肩锁关节应力位摄片示意图

【辨证施治】

（一）手法复位

患者取坐位屈肘，术者一手托住患肘将上臂沿肱骨纵轴上推，同时用拇指按压锁骨外端即可复位（图6－19）。

（二）固定疗法

1．胶布固定法：在锁骨外端前上方、肘下及腋窝部各放棉垫1块，用宽3～5 cm的胶布按以下顺序反复粘贴2～3层，自胸锁关节下方斜向外上，经锁骨上窝达肩锁关节后，绕过肩部向下沿上臂至肘部反向沿上臂而上，再经肩锁关节后，止于同侧肩胛下角内侧，最后用颈腕吊带吊于胸前3～4周（图6－20）。其间如有松动，应随时加固，维持其对位。

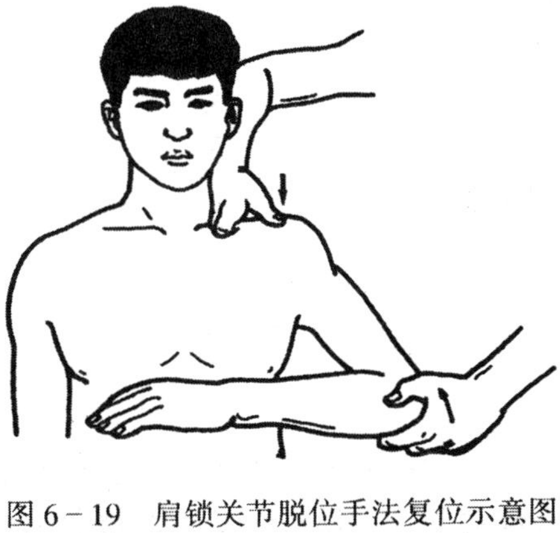

图6－19　肩锁关节脱位手法复位示意图

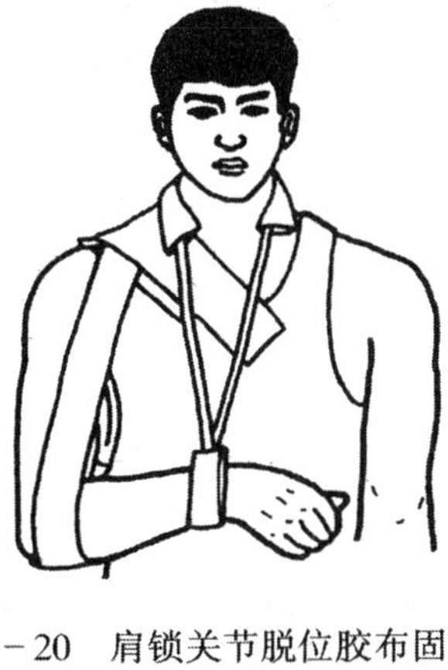

图6－20　肩锁关节脱位胶布固定法

2．石膏围腰及压迫带固定法：患者直立位，两上肢高举，先上石膏围腰，上缘齐乳头平面，下缘至髂前上棘稍下部，围腰前后各装一腰带铁扣，待石膏凝固干透后，用1块厚毡置于肩上锁骨外端隆起部（勿放置在肩峰部）。另用宽3～5 cm皮带或帆布带，通过患肩所放置的厚毡上，将带之两端系于石膏围腰前后的铁扣上，适当用力拉紧，使分离之锁骨外端与肩峰接近同一平面。摄X线片证实无误后，以三角巾将患肢悬吊于胸前。固定4～6周。(图6－21)

（三）药物治疗

初期患者瘀肿疼痛者，治宜活血化瘀、消肿止痛，以血府逐瘀汤、舒筋活血汤、肢伤一方内服。中后期肿痛已减，治宜舒筋活血、强壮筋骨，以壮筋养血汤、跌打养营汤、补肾壮筋汤等内服。年老体弱、气血虚弱的患者，应辨证选方加减，亦可选用健步虎潜丸。

外用药物，早期可用活血散外敷，也可选用消肿散、消肿膏外敷。1～2周时，可用接骨续筋膏或舒筋散外敷，以促进关节周围软组织损伤的修复。后期关节活动障碍选用舒筋药水外擦配合按摩。

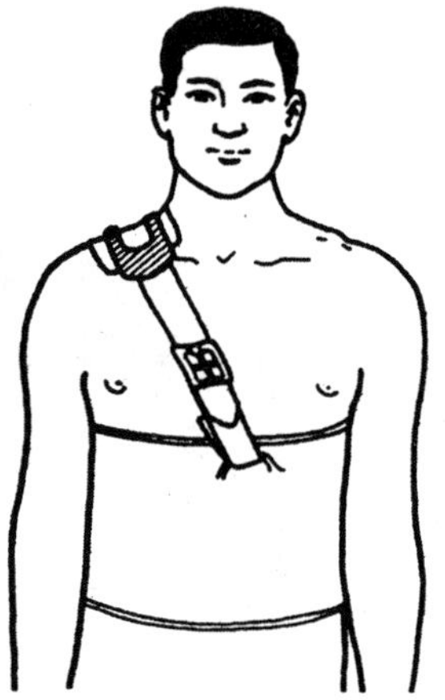

图6－21　肩锁关节脱位石膏围腰及压迫带固定法

（四）练功活动

固定期间，可开始腕指关节活动。3～4周后去除固定，伤侧上肢可行钟摆样运动。5～6周后可开始肩关节运动，以主动运动为主，首先进行屈伸运动，逐渐加大运动幅度，如旋转、外展及上举运动，力量逐渐增强，忌用暴力被动手法。8～10周可进行充分的肩关节运动。老年人关节易产生僵直，因此，对活动量不大的老年人可在吊带或三角巾保护下早期开始活动。

（五）其他治疗

肩锁关节脱位手法整复容易，但整复后维持其对位则十分困难。因此，在临床如遇固定效果不满意或陈旧肩锁关节脱位，并影响关节功能者，可考虑采用手术治疗，如肩锁间固定及韧带修复或重建、喙锁间固定及韧带修复或重建、肌肉移位动力重建、锁骨外端切除等术式。一般年轻患者肩锁关节全脱位，以手术切开复位内固定并修复或修补喙锁韧带为首选。但45岁以上患者则以非手术治疗为首选。因手术或较长时间外固定所引起的肌肉萎缩和关节粘连，比起肩锁关节未能复位所致的病变更为严重。

第四节　肘部关节脱位

肘关节脱位

肘关节脱位是最常见的关节脱位，在全身各大关节脱位中发病率占首位。临床多发于青壮年患者，儿童与老年人则较少见。肘关节为一复合性关节，由肱尺关节、肱桡关节、上尺桡关节所组成，三关节被包绕在同一关节囊中，但活动主体为肱尺关节的屈伸运动。关节囊两侧有侧副韧带加强，前后壁相对较薄弱松弛，加之尺骨冠突较尺骨鹰嘴小，抵抗尺骨向后移位的能力较差，故常见后脱位。肱二头肌、肱肌与肱三头肌是肘关节活动的主要动力肌。

肘后三角由肱骨内上髁、肱骨外上髁及尺骨鹰嘴突组成，在肘关节伸直时，此3点成一直线，当肘关节屈曲90°时，则成一等腰三角形，此三角形关系可作为鉴别肘关节脱位和肘部骨折的标志。

【损伤机制与分型】

（一）肘关节后脱位

患者跌倒时，上肢多处于外展、后伸位，肘关节伸直，前臂旋后，手掌撑地，身体重力与地面反作用力交集于肘，使肘关节过伸，鹰嘴尖端急骤撞击鹰嘴窝，并以该点为支点，产生一杠杆作用力，致使肱骨下端突破肘关节囊前壁，同时撕裂止于喙突的肱肌，而向前下移位；尺桡骨上段同时滑向后上方，形成后脱位（图6－22）。由于暴力方向的不同，肘关节后脱位可同时伴有桡侧或尺侧脱位。如发生侧后方脱位，很容易发生内、外髁撕脱骨折。

肘关节后脱位的主要病理改变为：前关节囊及肱前肌撕裂，后关节囊及肱骨下端后侧骨膜于骨膜下剥离；内侧韧带可有不同程度的撕裂；肱骨内、外上髁与尺骨鹰嘴关系的改变。

肘关节后脱位的典型移位是尺桡骨上段移向后外方。究其原因，盖因肱骨滑车关节面向外侧倾斜，加之受伤时前臂多处于旋后位，使得外力在传导到肘部的瞬间转变为肘外翻及前臂旋后的应力，又因尺骨鹰嘴在鹰嘴窝内碰撞所致的杠杆作用力所致。此种应力的转变类似于机械上的凸轮作用效应。

（二）肘关节前脱位

肘关节前脱位多合并尺骨鹰嘴骨折，患者跌倒时肘关节屈曲，肘尖着地，尺桡骨上端因暴力的作用而向前上移位；受身体重力影响，肱骨远端连同鹰嘴骨折片向后下移位。此外，外力自肘后直接打击，引起尺骨鹰嘴骨折后亦可造成肘关节前脱位（图6－23）。

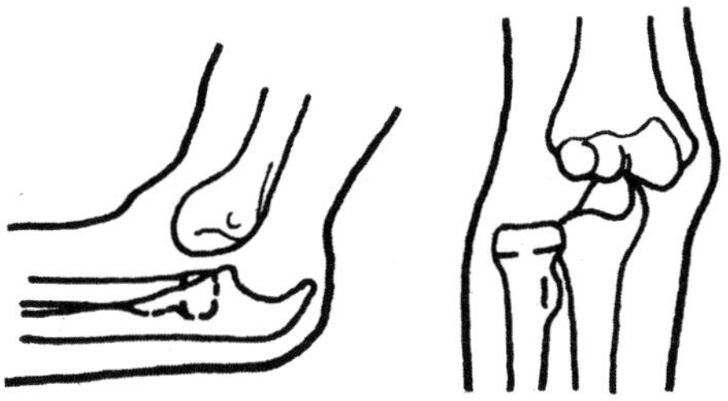

图6－22　肘关节后脱位

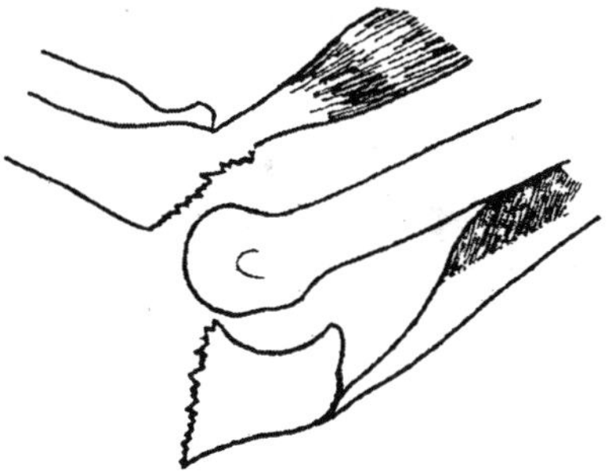

图6－23　合并尺骨鹰嘴骨折的肘关节前脱位

单纯肘关节前脱位很少见，其发生多是肘部承受旋转外力（强力扭转）而致伤，如前臂被机器皮带轮绞拉牵引可造成肘关节前脱位。此外，跌倒时手掌着地，上肢外展后伸，在前臂固定的情况下，身体沿上肢纵轴旋转暴力，可先产生肘侧方脱位，外力继续作用则可致尺桡骨移至肱骨下端前方。

引起肘关节前脱位的暴力比较强大，故脱位所合并的软组织损伤多较严重，如关节囊及侧副韧带多完全损伤或断裂。此外，合并血管、神经损伤的概率亦大为增加。

【诊　　断】

（一）肘关节后脱位

患者有典型的跌倒受伤史。伤后肘关节疼痛、肿胀、活动功能障碍。肘关节弹性固定于轻屈位（图6－24），患者常用健手托住伤肢前臂。肘窝饱满，前后径增宽，上臂与前臂比例失常，前面观前臂变短。肘后鹰嘴突异常后凸，肘后上方空虚、凹陷。肘前可触摸到肱骨下端，尺骨鹰嘴与桡骨小头可在肘后触及，肘后三角关系紊乱，据此可与肱骨髁上骨折相鉴别，肘关节被动屈伸活动受限。X线摄片可明确脱位的类型以及是否合并骨折（图6－25）。根据患者的外伤史、临床表现及X线表现即可作出诊断。

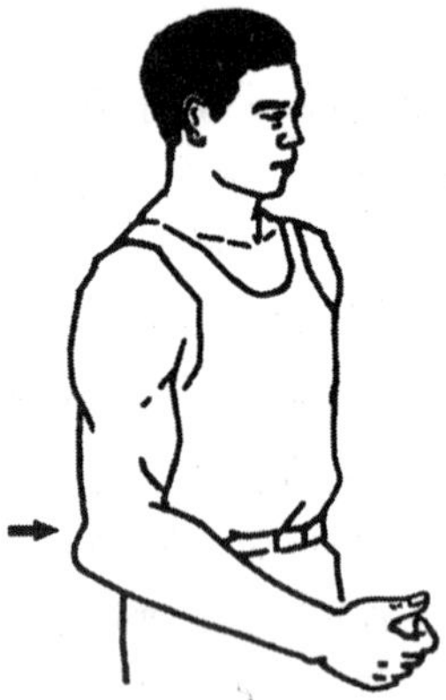
图6－24　肘关节后脱位的常见畸形

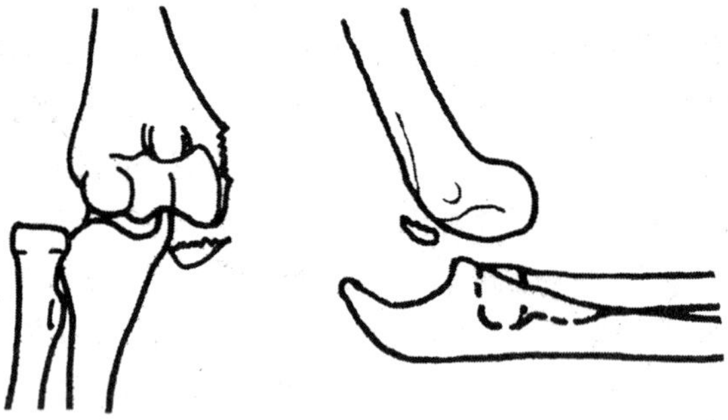
图6－25　合并肱骨内上髁骨折的肘关节后脱位

合并骨折时，肘部肿胀更为明显。若合并肱骨内上髁骨折时，局部压痛明显，有时可触及肱骨内上髁骨折片。若骨折片被前臂屈肌群牵拉，向前下方移位或嵌入肱尺关节间隙时，则肱骨内上髁较为平坦。若合并肱骨外髁后缘骨折时，肱骨外髁伴随尺桡骨上端一起向外后侧移位。肘关节后脱位伴肱骨内上髁骨折时，常合并尺神经的牵拉伤，出现相应的临床表现。

（二）肘关节前脱位

患者前臂有强力牵拉扭转外伤史。伤侧肘关节主动伸屈功能丧失，局部肿痛。肘后部空虚，肘后三角关系失常，前臂较健侧变长，肘前可触及尺骨鹰嘴，前臂可有不同程度的旋前或旋后畸形。肘部侧位X线片上可见尺骨鹰嘴突位于肘前方或合并尺骨鹰嘴骨折，尺桡骨上段向肘前方移位。

【辨证施治】

（一）肘关节后脱位

1．整复方法：单纯性肘关节后脱位就诊及时者不用麻醉即可复位。复位困难者，可选用局部麻醉或臂神经丛阻滞。若存在侧方移位，应先用横挤手法予以整复，否则复位不易成功。常用的复位方法有以下几种：

（1）牵拉屈肘法：患者取仰卧位，患肢上臂置于床边，术者一手按住其下段，另一手握住患肢前臂下端顺畸形位拔伸牵引，然后慢慢屈曲肘关节［图6－26（1）］。或患者取坐位，近端助手把持患肢上臂，远端助手握患肢腕部行对抗牵引，术者双手拇指顶推肘后鹰嘴部，其余手指扣住肱骨下端，运用端提手法的同时令远端助手逐渐屈曲肘关节，当闻及关节弹响音时即提示复位成功［图6－26（2）］。

（2）膝顶拔伸法：患者取坐位，术者站立面对患者，用与患肢同侧的膝部顶压肘前肱骨

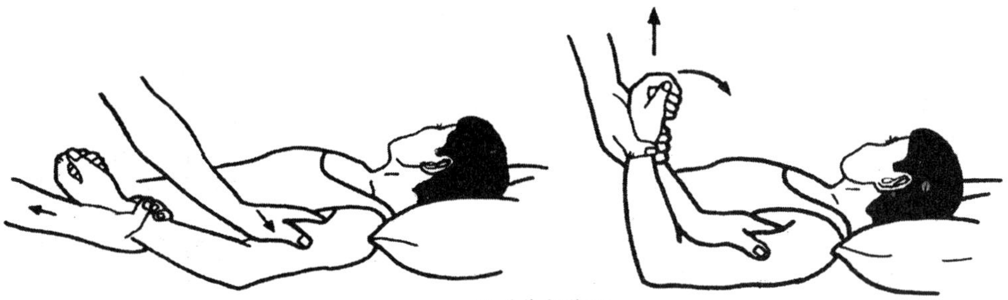

(1)卧位复位法

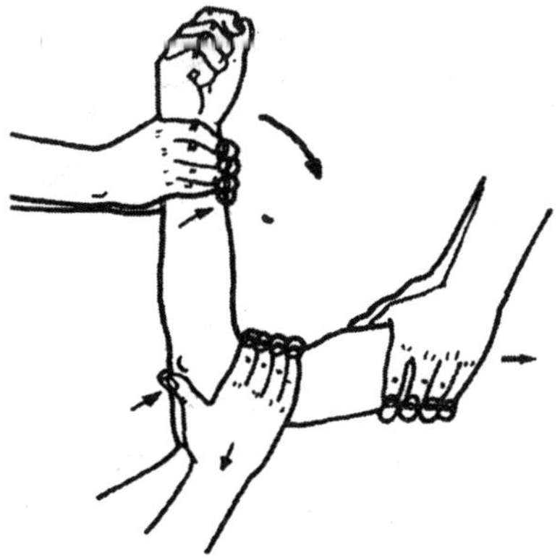

(2)坐位复位法

图 6－26　牵拉屈肘法整复肘关节后脱位

下端，双手握住患肢腕部，在持续牵引下，感到复位的弹响音时，使肘关节屈曲，复位即告成功（图 6－27）。

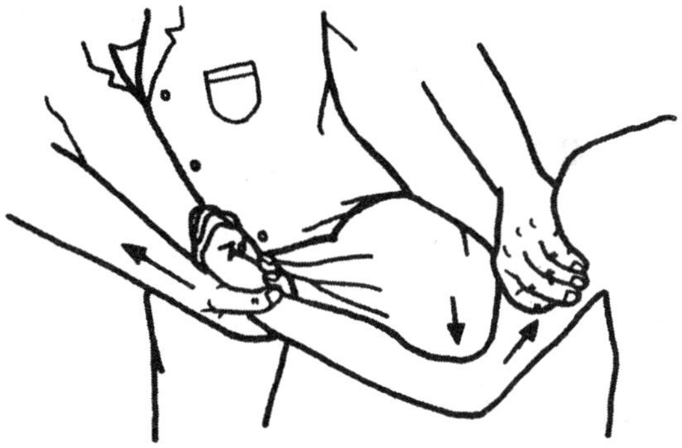

图 6－27　膝顶拔伸法整复肘关节后脱位

如肘关节后脱位合并骨折，原则上先整复脱位，再整复骨折。一般情况下，当脱位整复后，骨折亦随之复位。如果骨折片未复位，再采用相应手法整复骨折。具体方法可参见“肱骨内上髁骨折”整复方法及有关内容。

2．固定疗法：复位以后，检查肘关节主动或被动屈伸是否正常，伸肘 0°，屈肘 135°，手指能触摸到肩峰，肘后三角关系正常即为复位成功。用三角巾悬吊前臂或肘后石膏固定于屈肘 90°，时间 1～2 周（图 6－28）。合并骨折时，骨折局部可用压垫、小夹板或石膏托固定，时间 3～4 周，或根据骨折愈合情况决定固定时间。

3．功能锻炼：解除固定后开始主动屈伸肘关节活动，严禁粗暴的被动活动，以防止骨化性肌炎的发生。一般 2～3 个月后，肘关节功能可恢复正常。

4．药物治疗：复位后，肘关节一般仍有较明显的瘀肿疼痛，应及时给予药物治疗。初期宜活血化瘀、消肿止痛，可内服舒筋活血汤，外敷消肿止痛膏、双柏散。中期宜和营生新、舒筋活络，可内服壮筋养血汤、肢伤二方，外敷舒筋活络膏、接骨续筋药膏。后期宜补养气血，可内服八珍汤或补中益气汤，外用上肢损伤洗方。

（二）肘关节前脱位

1. 整复方法：

（1）方法一：复位时，将肘关节极度屈曲，助手固定患肢上臂，术者一手握住患肢腕部，另一手压于前臂掌侧，将尺桡骨上端向后下压的同时推前臂向后，即可复位。

（2）方法二：患者取坐位或卧位，近端助手固定患肢上臂，远端助手握住患肢腕部，顺畸形位牵引前臂，术者以双手拇指由肘前顶住脱出的尺桡骨上端向后下方推挤，余指由肘后托住肱骨下端向上向前端提，闻及入臼声则提示已复位。

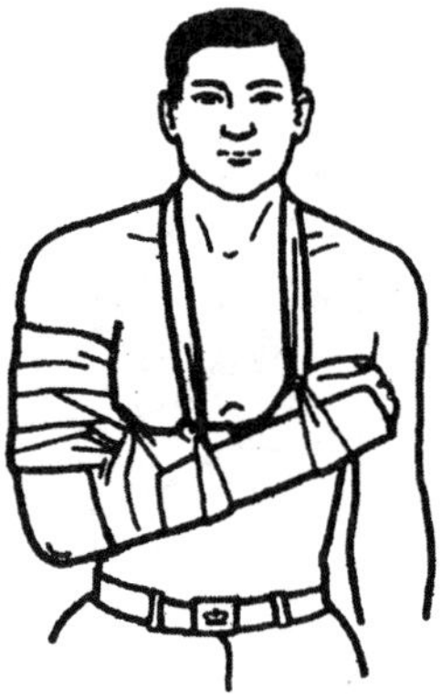

图 6-28 肘关节后脱位固定方法

对合并鹰嘴骨折的肘关节前脱位，复位时不需牵引前臂，只需将尺桡骨上段向后推压，即可复位。复位后将肘关节保持伸直位，或稍过伸位，此时尺骨鹰嘴骨折近端多能自行复位。若复位不良，可参见“尺骨鹰嘴骨折”的复位方法予以整复。

2. 固定疗法：合并尺骨鹰嘴骨折者，应将肘关节固定于伸直位或轻度屈曲位 1～2 周，然后改为屈曲 90°固定 2～3 周直至骨折愈合。单纯性者的固定同“肘关节后脱位”。

3. 功能锻炼和药物治疗：同“肘关节后脱位”。

桡骨小头半脱位

桡骨小头半脱位是临床颇为常见的肘部损伤，多发于<3 岁的幼儿。

【病因病机】

受伤原因多为患儿在肘伸直位时，腕部受到纵向牵拉所致。如穿衣或跌倒后，患儿前臂于旋前位被人用力向上提拉，即可造成桡骨小头半脱位。桡骨小头半脱位的损伤机制有以下几种观点。

传统的观点认为系幼儿桡骨头发育不全，桡骨头与桡骨颈的直径几乎等粗，环状韧带松弛。当肘关节在伸直位，突然受到牵拉，肱桡关节间隙加大，关节内负压骤增，关节囊和环状韧带被吸入肱桡关节间隙，桡骨头被环状韧带卡住，不能回归原位，形成桡骨小头半脱位（图 6-29）。

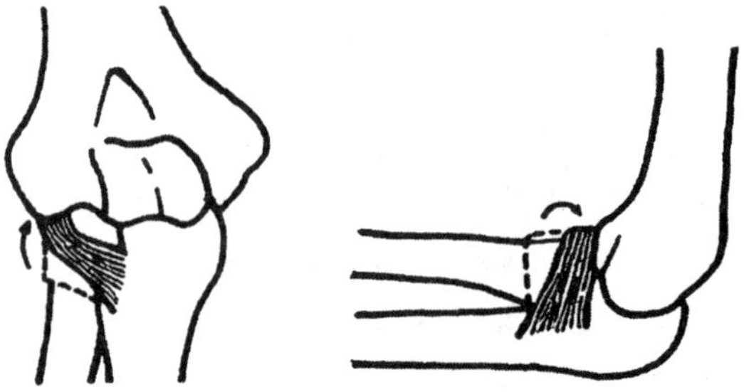

图 6-29 桡骨小头半脱位

近年来有学者通过研究后发现，桡骨小头略呈椭圆形，当前臂处于旋后位时，桡骨头的前面呈尖形隆起，当前臂在旋后位牵引时，环状韧带与骨性隆起形成对抗而不易脱位；与此相对，桡骨头的后外侧相对较平，故当前臂处于旋前位被牵拉时，部分环状韧带紧张，以致滑越桡骨头而产生桡骨小头半脱位。

也有学者认为幼儿环状韧带的前下方附着点较薄弱；桡骨头关节面的平面略向后方远端

倾斜，与桡骨干的纵轴不完全垂直；且略呈卵圆形，在旋后位的矢状径较长；在极度旋前位，桡骨头略离开尺骨的桡骨切迹。当患儿的前臂在旋前位受到向上的外力牵拉时，环状韧带的薄弱点被横行撕脱，使桡骨头向前下方滑出，形成桡骨头半脱位。

综上所述，桡骨小头的解剖特点、关节囊松弛、受伤时前臂的体位及关节腔内负压增大、外力作用等是引起桡骨小头半脱位的主要因素。

【诊　　断】

患者年龄为<3 岁的幼儿，有明确的患肢牵拉史。患儿因疼痛而啼哭，并拒绝使用患肢和别人触动。肘关节轻度屈曲或呈伸直位，前臂旋前贴胸，不敢旋后，不能抬举，不能屈肘，取物时肘关节不能自由活动。被动牵拉前臂或屈肘可引起疼痛。桡骨头处仅有压痛，而无明显肿胀或畸形。X 线检查无异常发现。摄片的主要目的是在病史不是十分明确时，用以排除桡骨头颈部骨折等肘部常见损伤。

【辨证施治】

嘱家长抱患儿正坐，术者面对患儿。以右侧为例，术者左手置于桡骨头外侧，右手握其腕上部，逐渐将前臂旋后，一般在旋后的过程中即可复位。若不能复位在者，用左手拇指加压于桡骨头处，右手稍加牵引至肘关节伸直旋后位，然后屈曲肘关节，一般均能复位在成功（图 6－30）。复位成功时，拇指下可感到桡骨头的滑动或闻及轻微的弹响音。复位后，患儿多能在数分钟内停止哭闹，并能使用患肢上举取物，此即为桡骨小头半脱位复位成功的标志。复位后，一般无须特殊处理，但须嘱家属近期内避免用力牵拉患肢，以免发生再脱位。

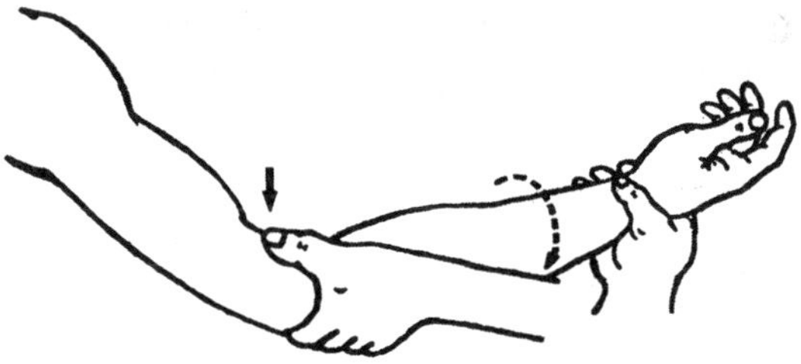

图 6－30　桡骨小头半脱位手法复位示意图

第五节　腕手部关节脱位

月骨脱位

腕骨脱位类型很多，月骨脱位是其中最常见者。中腕关节（又称腕横关节）为一球窝关节，由近排腕骨（舟状骨、月骨、三角骨）构成关节窝；远排腕骨（大多角骨、小多角骨、头状骨、钩骨）构成关节头。骨间韧带和腕辐状韧带维持中腕关节的稳定性。

腕关节的运动由桡腕关节和中腕关节两部分组成，其运动形式有掌屈、背伸，内收、外展以及环转运动。月骨居于近排腕骨正中，其近端凸面和远端凹面分别与桡骨远端和头状骨构成关节；内侧和外侧则分别与三角骨、腕舟骨相邻。故月骨四周均为软骨面；月骨前面即为腕管，内有屈指肌腱和正中神经通过。

月骨与桡骨下端间分别由桡月掌、背侧韧带相连，月骨的血运通过韧带中的营养血管维持（图 6－31）。桡腕掌侧韧带稍长，桡腕背侧韧带较短，故腕骨在掌屈时较松动，而背伸时紧密挤靠，加之月骨掌侧较宽，背侧较尖窄，所以月骨易于向掌侧脱位。

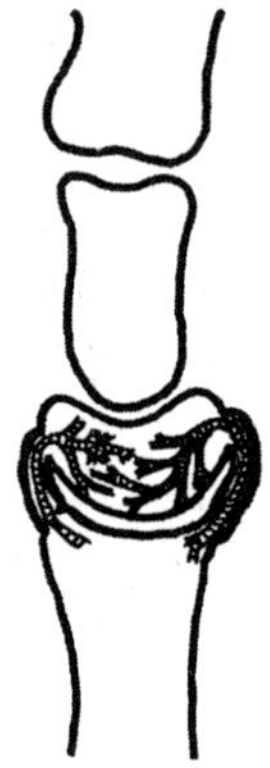

图 6－31　月骨与桡骨的连接与血运

【病因病机】

月骨脱位多由传导暴力所致。患者跌倒时患腕呈极度背伸位，头状骨与桡骨间掌侧间隙增大，月骨被桡骨下段和头状骨挤压，而向掌侧移位。暴力进一步作用可造成掌侧关节囊破裂，月骨向掌侧脱位。由于外力作用的大小不同，月骨脱位可分为前脱位和完全脱位两种。月骨向前脱出的程度不一，其预后亦有区别：月骨前脱位者，桡月背侧韧带断裂，或月骨后角撕脱骨折，月骨向前脱位于桡骨下端的前部，其凸面朝后，凹面朝前，由于掌侧血液供应存在，一般月骨不发生缺血坏死；月骨全脱位者，月骨向前旋转移位明显（可达 90°～270°，甚至可出现月骨凹面向后、凸面向前），此时桡月背侧韧带断裂，桡月掌侧韧带扭曲或断裂，月骨血液供应部分受阻甚至中断，则可发生月骨缺血性坏死（图 6－32）。

对月骨完全脱位是否伴有桡月掌侧韧带断裂，认识并不一致，有学者认为只有月骨远距离脱位才会造成桡月掌侧韧带的断裂。

【诊　　断】

患者有明显的腕背伸手掌着地外伤史，腕部疼痛、肿胀、隆起，局部压痛明显。腕关节各方向活动均受限。由于月骨向掌侧突出，压迫屈指肌腱，则肌腱张力加大，腕关节呈屈曲位，中指不能完全伸直，握拳时第 3 掌骨头明显塌陷，叩击该掌骨头时有纵轴叩击痛。若脱位的月骨压迫正中神经（图 6－33），则拇、示、中指感觉障碍与屈伸受限。X 线摄片正常

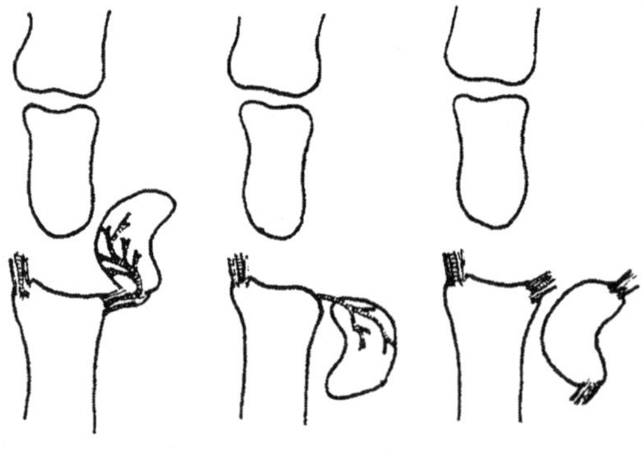

图 6－32　月骨脱位的类型与血液供应的关系

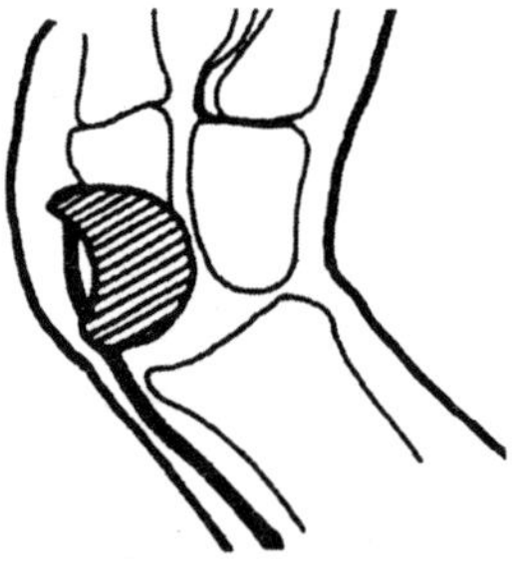

图 6－33　月骨脱位压迫正中神经

月骨正面观为四方形，侧面观呈半月形，且桡骨、月骨、头状骨及第 3 掌骨轴线在一条直线上。腕月骨脱位发生旋转后，正位片显示由正常的四方形变成三角形，月骨凸面转向头状骨，侧位片月骨移位于腕关节掌侧，其凹形关节面与头状骨分离转向掌侧，头状骨可轻度向

近侧移位，位于月骨的背侧（图6－34）。

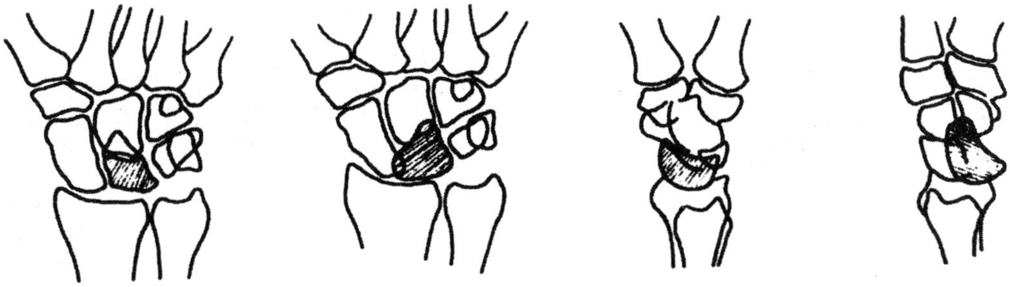

(1)正常月骨正位X线征象　(2)月骨脱位正位X线征象　(3)正常月骨侧位X线征象　(4)月骨脱位侧位X线征象

图6－34　月骨脱位的X线表现

【辨证施治】

月骨脱位的治疗，需视损伤程度及脱位时间长短而定。

（一）手法复位

应用臂神经丛阻滞或局部麻醉，患者取卧位，肘关节屈曲90°，前臂置于旋后位，腕部极度背伸，近端助手握住肘部，远端助手握示指与中指，对抗牵引3～5分钟，术者两手4指托住腕背部，向掌侧端提，使桡骨与头状骨之间的关节间隙加宽，然后用两手拇指尖推压月骨凹面的远端，迫使月骨进入桡骨与头状骨间隙，同时令远端助手逐渐将腕关节掌屈，术者指下如有滑动感，中指可以伸直者，则说明复位成功（图6－35）。

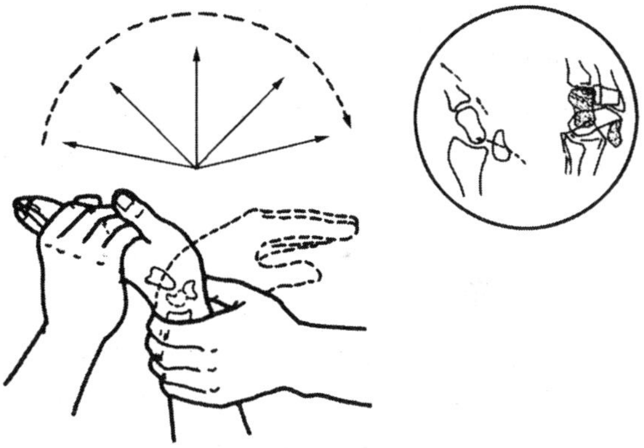

图6－35　月骨脱位手法复位示意图

（二）针拨复位

麻醉后，在无菌操作下及X线透视下，用20号注射针头或细钢针，自掌侧把针刺入月骨凹面的远端，在对抗牵引下将腕关节高度背伸，然后由掌侧向背侧顶拨，并逐渐将腕关节掌屈，即可复位（图6－36）。摄腕关节正侧位X线片，若月骨凹形关节面与头状骨已构成关节，说明已复位成功。

（三）固定疗法

复位后，用塑形夹板或石膏托将腕关节固定于掌屈30～40°位（图6－37）。1周后改为中立位，再固定2周。

（四）功能锻炼

固定期间，除被固定的腕部外，应鼓励患者作指、掌关节的屈伸活动，以促进患肢消肿。解除固定后，逐渐作腕关节主动屈伸活动。但早期应避免作过度腕背伸动作，逐步加大活动度，以防重新脱位。

（五）药物治疗

早期应活血化瘀、消肿止痛，内服可选用舒筋活血汤、肢伤一号方或活血止痛汤。解除

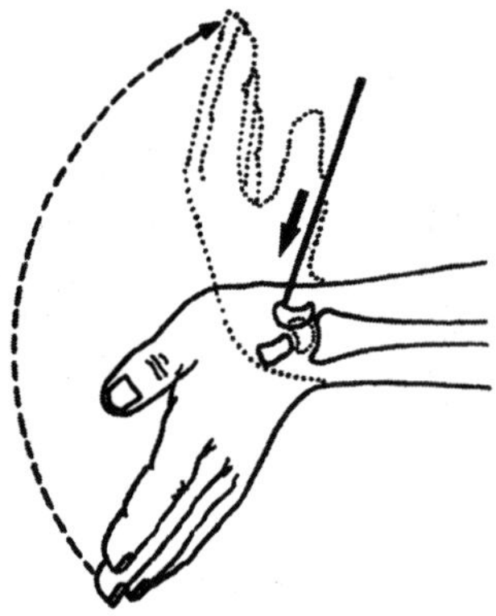

图 6－36　月骨脱位针拨复位示意图

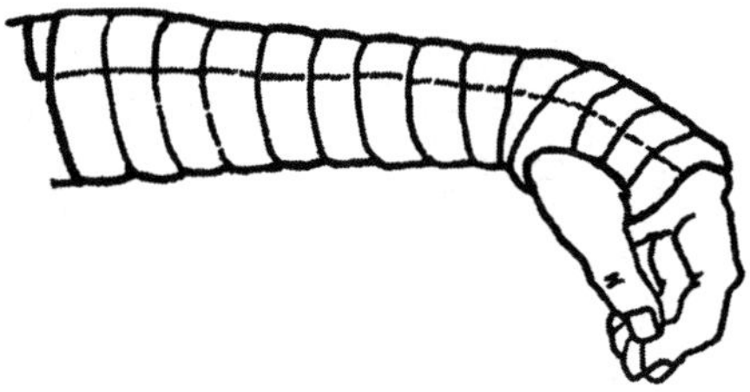

图 6－37　月骨脱位复位后固定方法

固定后可内服壮筋养血汤或补肾壮筋汤，外用海桐皮汤或上肢损伤洗方熏洗。

（六）其他治疗

陈旧月骨脱位因桡骨与头状骨间隙为肉芽组织或纤维组织填充，手法复位不易成功，可试行骨牵引。即在尺骨鹰嘴及第 4 掌骨颈各穿一钢针，对抗牵引 2～3 日后，再采用以上手法复位。若整复失败，或脱位在 2 周以上，手法不易整复者，均可考虑切开复位。若月骨脱位太久，或伴有正中神经损伤的刺激症状；估计瘢痕组织较多，切开复位亦不易成功，月骨游离后可能发生坏死，或虽是新鲜脱位，但桡月前、后韧带均已断裂，日后月骨亦可发生缺血坏死；或合并创伤性关节炎者，均可考虑月骨切除。月骨切除后，固定 1 周即可开始腕关节运动的锻炼，一般对日后腕关节功能影响不大。

下尺桡关节脱位

下尺桡关节脱位又称尺骨头脱位，常为桡骨远端骨折或盖氏骨折整复不良所致。但临床上单纯下尺桡关节脱位亦不少见，因对其认识不足而常被忽视，以致延误治疗。

下尺桡关节由桡骨尺切迹与尺骨小头关节面构成。其稳定性由下尺桡掌侧韧带、下尺桡背侧韧带及三角纤维软骨盘维持。当前臂旋前时，下尺桡背侧韧带及三角纤维软骨盘的背侧缘紧张；反之，当旋后时，下尺桡掌侧韧带及三角纤维软骨盘之掌侧缘紧张（图 6－38）。

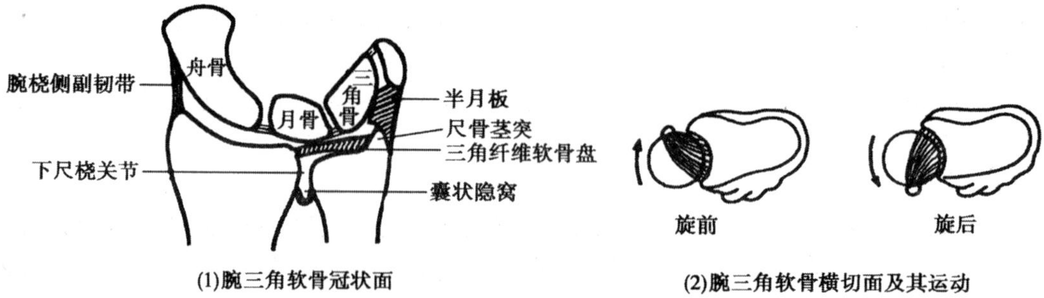

图 6－38　三角纤维软骨盘及其运动

【病因病机】

跌倒、扭伤或忽然提起重物，使腕关节极度桡偏，背屈或旋转的应力均可造成三角软骨撕裂，或与桡尺掌、背侧韧带同时破裂而导致下尺桡关节脱位。当下尺桡背侧韧带断裂时，旋前时即会发生尺骨小头向背侧的半脱位；反之，下尺桡掌侧韧带断裂时，旋后时会发生尺骨小头向掌侧的半脱位。完全性尺骨头脱位必然伴随三角纤维软骨盘撕裂或尺骨茎突的骨折。如尺骨小头完全脱位，而尺骨茎突无骨折时，则必有三角纤维软骨盘的撕裂；否则必有尺骨茎突骨折，其原因是三角软骨盘及尺侧副韧带牵拉所致。

【诊　　断】

临床上患者多有较明显的外伤史。伤后腕部疼痛作前臂旋转动作时尤著，如拧毛巾、打羽毛球、洗衣等，有时尚可伴有活动弹响声。患者常诉患手无力，不能端提重物，握力减弱，伸腕、尺偏及旋后活动受限。局部可见肿胀，并有压痛。被动活动下尺桡关节，可感知较正常侧松弛并伴疼痛。尺骨头向背侧半脱位者，旋前位尺骨头向背侧突出，旋后时自动复位。尺骨头向掌侧脱位时，损伤较重，除腕部肿痛、尺骨头向掌侧突出外，腕及前臂的旋转活动明显受限。尺骨头常交锁在脱位位置。

摄腕关节正、侧位 X 线片，可明确有无下尺桡关节分离或脱位及其脱位的程度。诊断不能肯定时，可摄健侧片进行对比。若疑有三角软骨破裂者，可做腕关节碘剂造影或 MRI 检查。

【辨证施治】

（一）手法复位

尺骨头向背侧半脱位者，应在牵引下将前臂旋后，即可使之复位。对全脱位者，应将尺骨头向内侧和掌侧推挤，以协助复位（图 6－39）。尺骨头向掌侧脱位者，损伤较重，旋转活动明显受限。尺骨头常被交锁在脱位的位置，有时需在麻醉下复位。复位时前臂应置于旋后位牵引，然后在向背侧推压尺骨头的同时，逐渐将前臂旋前。复位时常伴有弹响声。

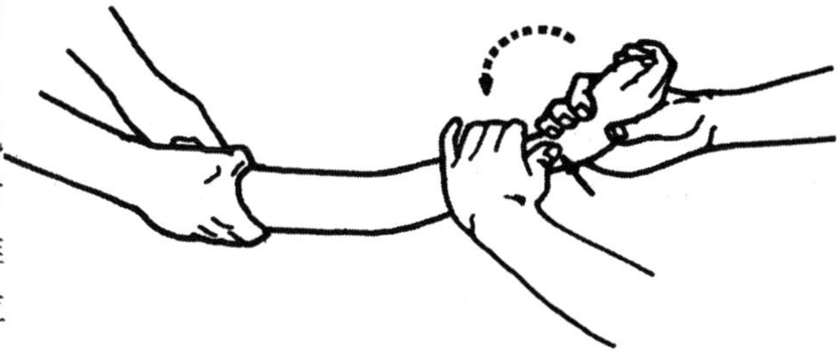

图 6－39　下尺桡关节背侧脱位手法复位示意图

（二）固定疗法

复位后采用夹板或短臂石膏托固定。尺骨头向背侧移位者，于尺骨头背侧加一平垫，将前臂固定于旋后位。尺骨头向掌侧移位者，于尺骨头掌侧放置平垫，将前臂固定于旋前位。固定时间一般为 4～6 周。解除外固定后，即可开始腕关节及前臂功能锻炼。

（三）其他治疗

对急性期失于治疗，造成复发性半脱位者，常有腕部的无力和疼痛。可试用中药熏洗疗法或醋酸泼尼松龙局部封闭，弹力护腕套保护。一般经数月治疗后，症状可减轻或消失。对保守治疗无效者，可行尺骨头切除术，但术后可有手的握力下降的问题存在。

掌指关节脱位

掌指关节脱位系第1节指骨基底部与掌骨头发生移位。以拇指掌指关节脱位常见，示指掌指关节脱位次之。掌指关节为髁状关节，由掌骨头和第1指节基底部构成，第2～5指的掌指关节为球窝关节，有屈伸、收展与环转的功能，关节的两侧、掌侧和背侧均有副韧带。掌骨头侧观呈圆形，从旋转轴到掌侧关节面比到掌骨头远端关节面的半径为长，因此副韧带在屈曲关节时紧张，在伸直时松弛。此韧带与关节囊掌指板共同维持掌指关节的稳定性。此外，掌指关节以屈曲功能强，伸直功能弱，故过伸时易产生脱位。

关节囊的掌侧板是一种较厚的纤维软骨样组织。此组织在掌指关节全脱位时，可嵌入掌骨头背侧及近节指骨基底之间，导致复位困难。

【损伤机制与分型】

掌指关节脱位可分为背侧脱位和掌侧脱位，以背侧脱位多见（图6－40）。拇指掌指关节脱位发生率较高，且多为背侧脱位，常由拇指过伸暴力引起。如跌倒时拇掌关节在伸直位触地，外力使拇指过度背伸，造成掌指关节掌侧关节囊紧张破裂，掌骨头由破裂处脱向掌侧，近节拇指移向背侧。第2～5掌指关节脱位较拇指掌指关节脱位少见，亦以背侧脱位为多，侧方和前方脱位较少见，常因过伸暴力使指节被过度背伸扭曲而发生。掌骨头向掌侧移位，指骨基底部向背侧移位，掌指关节呈过度背伸而弹性固定，关节功能丧失。

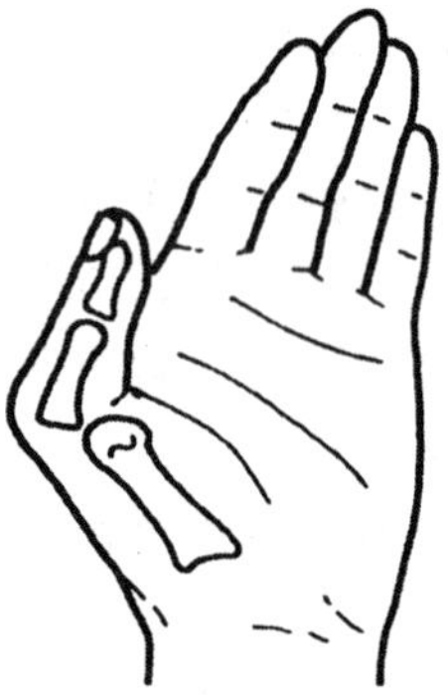

图6－40　拇指掌指关节背侧脱位

【诊　　断】

患者多为在进行篮、排球运动接、抢球时，或斗殴、劳动时受伤。掌指关节被外力作用而过度背伸。伤后患处疼痛、肿胀、功能丧失。拇指（或其他手指）外形短缩、背伸，指间关节屈曲，拇指（或其他手指）掌侧面隆起，可触及掌骨头，掌指关节功能丧失（图6－41）。X线正位片显示关节间隙消失；侧位或斜位片可见指骨呈过伸位向上、向背侧移位，指骨基底部位于掌骨头的后上方（图6－42）。

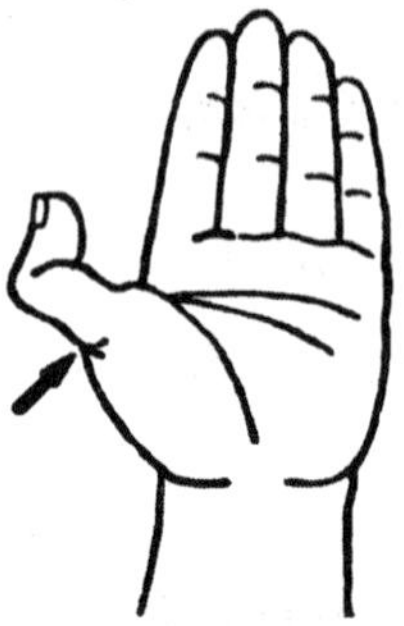

图6－41　拇指掌指关节脱位外观畸形

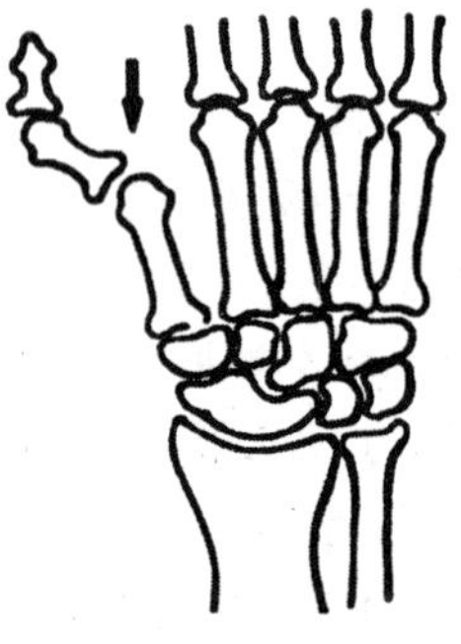

图6－42　拇指掌指关节脱位X线表现

【辨证施治】

（一）手法复位

将患肢腕关节及近节指间关节屈曲，以放松屈指肌腱。术者右手拇、示指握住脱位指骨（或用一绷带绕结于患指上），顺畸形方向持续牵引，左手握住腕关节相对牵引，同时用拇指抵住患指近节指骨基底部，并向掌骨头远侧及掌侧推压，使脱位的指骨基底部与掌骨头相对，然后向掌侧屈曲患指即可复位（图6－43）。

若多次未能复位时，说明掌骨头前方关节囊或屈指肌腱卡住掌骨头，阻碍复位（图6－44），应手术切开复位。掌指关节脱位，如出现关节交锁征，采用暴力牵拉，可造成组织损伤甚至掌骨头骨折。

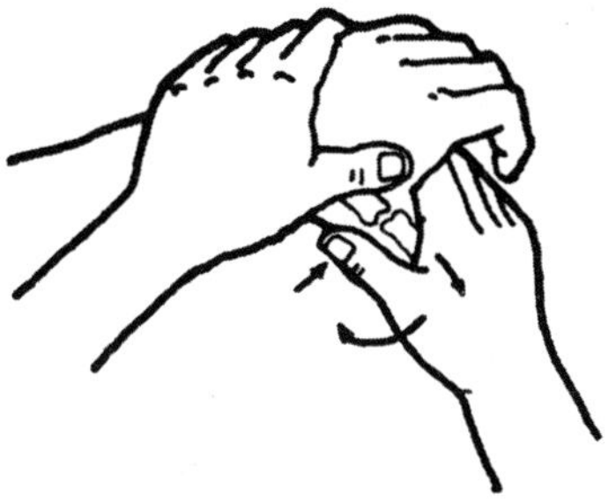

图6－43　拇指掌指关节脱位手法复位示意图

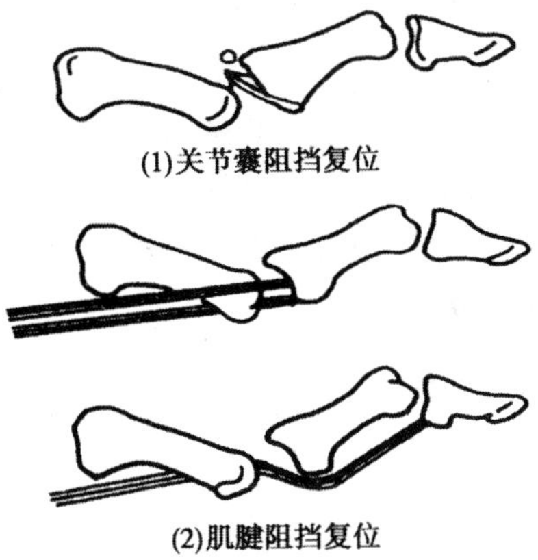

图6－44　掌指关节脱位关节交锁

（二）固定疗法

将患指置于轻度屈曲，对掌功能位，用铝板或竹板压弯塑形，固定1～2周，然后进行主动屈伸关节的功能锻炼。注意关节应固定在屈曲位，在此位置侧副韧带紧张关节稳定，可避免侧方移位。如采用掌指关节伸直位固定，因侧副韧带松弛，如关节于伸直位固定过久，由于侧副韧带挛缩，将导致关节僵直、功能障碍。

（三）练功疗法

损伤早期，除患指外，可作其余关节的练功活动。去除外固定后，即可开始患指掌指关节及指间关节的主动屈伸练功活动，范围从小到大，力量由轻到重。

（四）药物治疗

固定期间，应活血祛瘀、消肿止痛，内服舒筋活血汤或跌打丸等；去除固定后，应舒筋活络，可用上肢损伤洗方熏洗患肢，并配合按摩理筋手法，理顺筋络。

指间关节脱位

指间关节脱位临床颇为多见，各手指的近侧和远侧指间关节均可发生。指间关节由近节指骨滑车与远节指骨基底部构成，为一屈戌关节，其运动形式为屈伸运动。关节囊的两侧有侧副韧带附着。

【损伤机制与分类】

过伸、扭转或成角等形式的暴力，均可造成指间关节囊撕裂或破裂、侧副韧带断裂，进而产生指间关节脱位，有时伴有指骨基底撕脱性骨折（图6－45）。临床以背侧或内侧脱位多见，前侧脱位极少见。

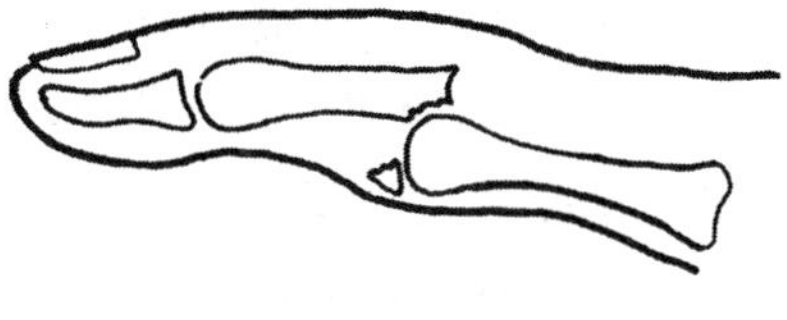

图6－45　指间关节脱位伴指骨基底撕脱性骨折

【诊　　断】

伤后关节局部疼痛、活动障碍。检查时可见伤处肿胀畸形、压痛明显、被动活动时疼痛加剧，且可有明显的弹性固定感。伴有侧副韧带断裂或有指骨基底撕脱性骨折者，则可出现明显侧方异常活动。X线摄片可明确诊断，并确定有无并发骨折。

必须注意的是，部分患者常自行扳正而复位，就诊时常无明显的脱位体征，X线摄片亦可无脱位征象。若被动过伸或侧方活动时，患指关节出现脱位畸形者，应注意与单纯指间关节侧副韧带断裂鉴别。单纯韧带断裂者关节肿胀和压痛局限于一侧，存在异常的侧方活动，侧向分离试验阳性。

【辨证施治】

（一）手法复位

术者一手固定患肢掌部，另一手握住伤指作顺势牵引，同时用拇指将脱位的指骨基底部推向前方，并屈曲手指，即可复位（图6－46）。

（二）固定疗法、练功疗法与药物治疗

复位后，外用活血化瘀、消肿止痛药膏，一般无须外固定。2～3周待损伤的关节囊及韧带修复后即可进行主动锻炼，同时配合应用熏洗疗法。禁忌强力推扳按摩等被动活动。

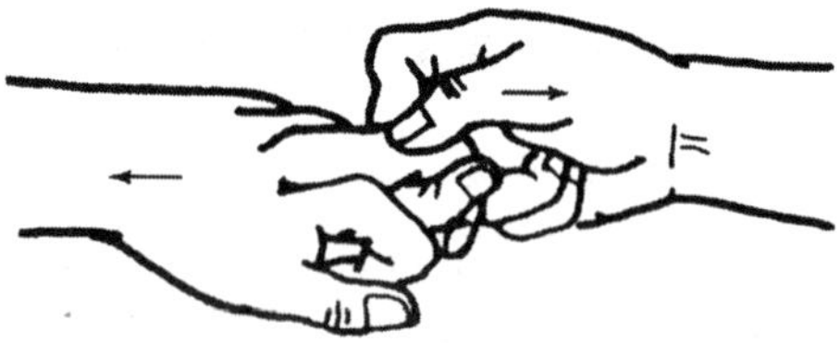

图6－46　指间关节脱位手法复位示意图

必须注意的是，指间关节脱位后，指间关节囊的修复缓慢，常常需要3～5个月才能彻底恢复。治疗不当常出现关节增粗、强直僵硬以及活动痛等后遗症。

第六节　髋关节脱位

髋关节脱位临床多见于男性青壮年。髋关节是由股骨头和髋臼构成的杵臼关节。髋臼向前下方开口，为一半球形深窝，臼缘有一圈关节盂唇加深髋臼，故髋臼可容纳约股骨头的2/3。股骨头呈球形，与髋臼之间有圆韧带相连；与髋臼吻合的关节面角度值达180°。因此，髋关节的骨性稳定因素是十分明显的。此外，髋臼与股骨头之间的强大真空吸引力，对维持关节的稳定亦起重要的作用。（图6－47）

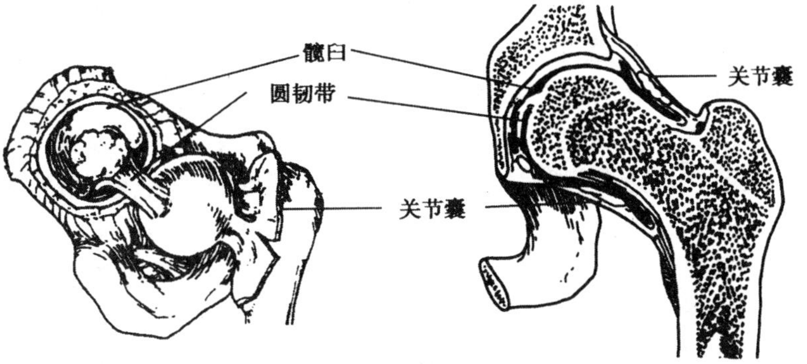

图 6－47 髋关节内部结构示意图

髋关节的关节囊厚而坚韧，由浅层的纵形纤维、深层的环形纤维（轮匝带）和斜形纤维组成。关节囊外有 3 组韧带加强。①髂股韧带：位于关节前侧，呈“∧”形，是人体最强大的韧带。其作用是限制髋关节内收、过伸以及维持人体直立、防止躯干重心后移。②坐股韧带：位于关节的后方，其作用是限制髋关节外展、内旋。③耻股韧带：位于关节的内侧，其作用是限制髋关节外展外旋。关节周围的韧带起维持髋关节静态平衡的作用。（图 6－48）

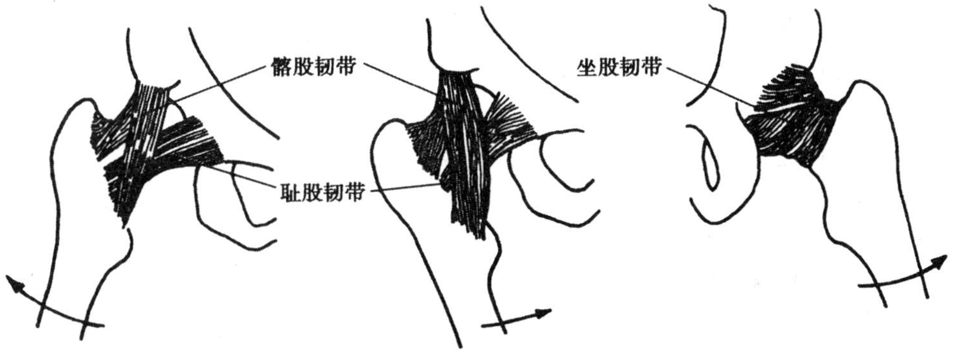

图 6－48 髋关节韧带及作用

髋关节周围有强大的肌肉围绕：前侧为髂腰肌、股直肌；后侧有臀大肌、腘绳肌以及外旋肌群（梨状肌、孖上肌、闭孔内肌、孖下肌、股方肌等）；外侧有臀中肌、臀小肌、阔筋膜张肌；内侧有内收肌群（大收肌、长收肌、短收肌）。这些肌肉群对维持髋关节的动态平衡和稳定起着重要的作用。

髋关节周围的主要血管、神经有：坐骨神经穿梨状肌大孔，经髋关节后方于大粗隆与坐骨结节之间下行；股动脉由关节前内侧通过（体表投影为髂前上棘与耻骨联合的中点）；前内下有闭孔神经穿闭膜管出闭孔。

【病因病机】

髋关节脱位根据脱位后股骨头所处的位置，即髂坐线（Nelaton 线）的前、后或线上，分为前脱位、后脱位和中心性脱位 3 种类型。

（一）髋关节后脱位

髋关节后脱位多因撞车、塌方等严重暴力而受伤。如发生撞车等车祸时，患者处于架腿而坐的姿势，此时膝前被前方的坐椅抵住，腰骶部被椅背挡住固定；或患者弯腰跪地工作时发生塌方等事故，下腰部或骨盆部被重物砸击。患者处于上述姿势时，髋关节为屈曲、内收、内旋位，此时股骨头部分已越出髋臼后缘，并绷紧关节囊的后壁，同时股骨颈的内缘与髋臼的前缘形成杠杆的支点。如此时膝前暴力沿股骨干纵轴上传冲击髋关节或下腰部遭受外力通过传导冲击髋关节，均会引起股骨头的杠杆支撬力冲破髋关节囊后壁的薄弱点（髂股韧带与坐股韧带之间的间隙，部分为闭孔外肌覆盖）而脱出［图 6-49(1)］。

髋关节后脱位的主要病理改变是关节囊破裂，股骨头脱至关节外的髂翼后（髂骨型）或坐骨后（坐骨型）。由于外展肌、伸髋肌松弛，内收肌群收缩而致髋关节呈轻度屈曲、内收内旋畸形。部分病例伴有髋臼后缘骨折，少数患者由于股骨头脱出时挫压或牵拉而致坐骨神经损伤。

（二）髋关节前脱位

髋关节前脱位临床较少见，多为从高处坠落，中途大腿内侧被横杆阻挡，或骑马跌落等骑跨伤而致脱位。当髋关节急骤强力外展外旋时，大粗隆与髋臼上缘相撞形成支点，由于杠杆支撬力作用迫使股骨头向前下方薄弱处（髂股韧带与耻股韧带之间的间隙）冲破关节囊而脱出［图 6-49(2)］。

髋关节前脱位的主要病理改变是关节囊前壁破裂，股骨头脱出至闭孔前方（闭孔型、低位型）或脱至耻骨上支水平（耻骨型、高位型）。偶可合并股动脉、股神经、闭孔神经挫伤或拉伤或髋臼前壁骨折。

（三）髋关节中心性脱位

髋关节中心性脱位多由传导暴力所致，如车撞、砸伤、侧方挤压暴力等。当暴力撞击大粗隆外侧或髋关节轻度外展外旋位，膝前方受暴力打击，暴力上传导致股骨头撞击髋臼底造成髋臼骨折，如暴力较大可致股骨头冲破髋臼底，连同骨折片部分或完全进入盆腔，形成髋关节中心性脱位［图 6-49(3)］。

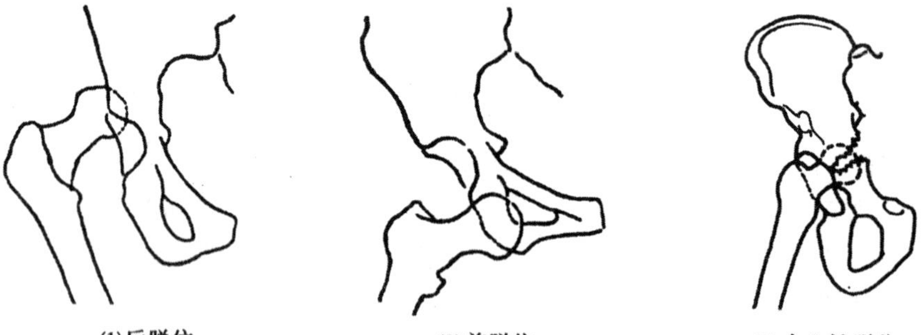
(1)后脱位　(2)前脱位　(3)中心性脱位

图 6-49　髋关节脱位的类型

髋关节中心性脱位的主要病理改变是股骨头向中线移位，髋臼底粉碎性骨折，严重者股骨头和骨折片一起进入盆腔，或股骨头被骨折片嵌夹。因此，准确地说，髋关节中心性脱位并非单纯性脱位，而是骨折脱位。此外，部分患者可并发骨盆其他部位骨折或股骨颈骨折或股骨干骨折。

【诊　　断】

由于髋关节结构稳定，非强大暴力不导致脱位，故临床上患者外伤多较严重。伤后患髋疼痛严重，但须注意的是中心性脱位的疼痛可出现在患侧下腹部（髋臼骨折后形成的血肿刺激），患肢髋关节功能丧失。后脱位者患侧臀部膨隆肿胀，大粗隆上移，髋臼前方空虚，可在髂坐线后上方扪及股骨头，外观髋、膝关节轻度屈曲，呈内收内旋畸形，粘膝征阳性（图6－50）；前脱位者可在髂坐线的前方即闭孔或耻骨上支处扪及股骨头，患肢髋关节轻度屈曲，呈外展外旋畸形，粘膝征阴性（图6－51）；中心性脱位轻者畸形不明显，重者下肢短缩，且伴有大粗隆内移消失。作肛门指诊可扪及脱至盆腔内的股骨头。

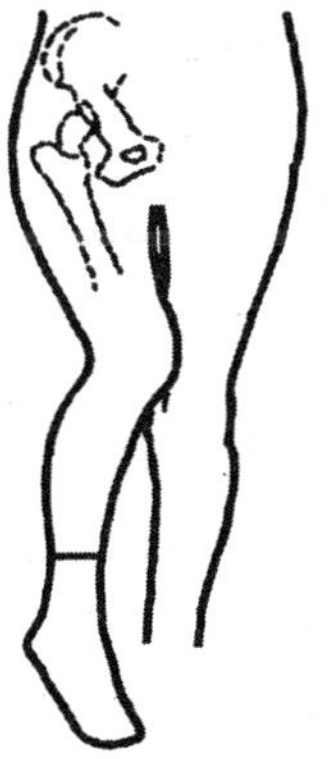

图6－50　髋关节后脱位外观畸形

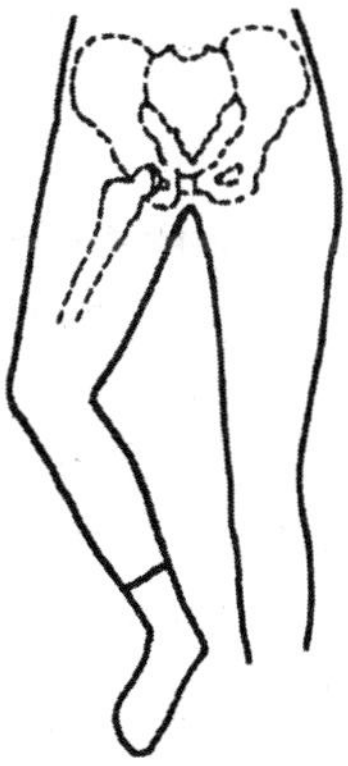

图6－51　髋关节前脱位外观畸形

X线检查一般可摄髋关节正侧位片。后脱位型见股骨近端呈内收内旋位，位于髋臼的外上方，股骨颈内侧缘与闭孔上缘所连的弧线中断。对疑有髋臼骨折者，应加摄谢氏位（患者俯卧，健侧髋部抬高35°～40°，中心对准患侧髋关节）（图6－52），以充分显示骨折的类型及移位情况。前脱位者可见股骨头在闭孔内或耻骨上支附近，股骨近端呈极度外展、外旋位，小转子完全显露。中心性脱位则显示髋臼底骨折，股骨头随髋臼骨折片或盆腔骨折块突入盆腔内。

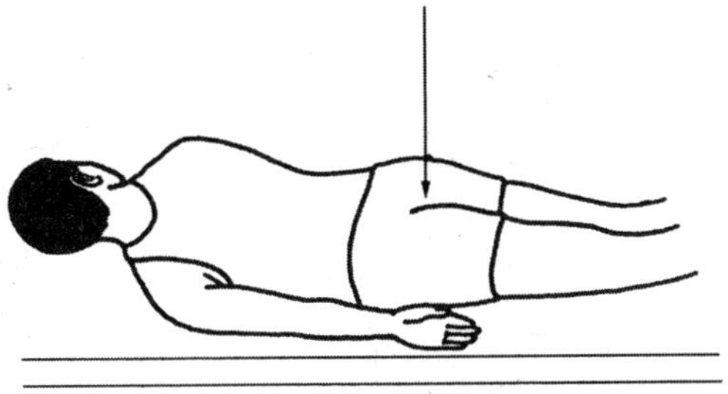

图6－52　谢氏位摄片观察髋臼骨折情况

【辨证施治】

（一）手法复位

手法复位应在充分麻醉、肌肉松弛的条件下进行。

1．髋关节后脱位：

（1）屈髋拔伸法：此法简单、安全、常用。患者仰卧于地面木板上，然后用宽布带固定骨盆，并令助手按压两侧髂嵴部，使对抗牵引的力量确实有效。术者面对患者，骑跨于髋、膝关节各屈曲90°的患肢小腿上（屈曲髋关节有松弛髂腰肌及髂股韧带的作用），然后术者用一手的肘窝套住患肢腘窝部，另一手托住肘后部，沿股骨干纵轴拔伸（使股骨头接近髋臼及关节囊的破裂口，术者可同时下坐，以增加牵引力）；在维持牵引下，慢慢内外旋转患肢，以解脱关节囊对股骨头的嵌顿，促使股骨头撑开关节囊的破裂口（必要时可令助手向前、下、内方推挤大粗隆），即可将股骨头纳入髋臼内，此时可闻及弹响声，最后慢慢将患肢外展伸直（图 6－53）。一般髋臼骨折片多可同时复位。

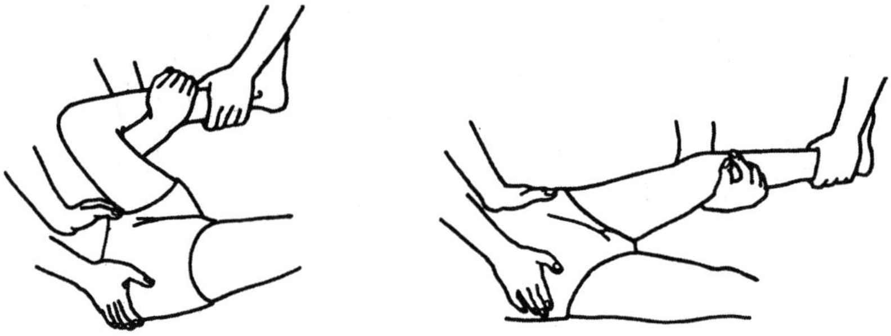
(1)牵引旋转　(2)外展伸直

图 6－53　屈髋拔伸法整复髋关节后脱位

（2）回旋法（问号法）：其基本动作是患侧膝部在对侧腹部画一问号（或反问号）。患者体位同“屈髋拔伸法”。术者立于患者伤侧，用一肘窝提托患肢腘窝，另一手握患肢踝上部，使患肢屈髋屈膝各 90°，然后沿股骨纵轴牵引并慢慢内收内旋髋关节，进一步使髋关节屈曲，使患肢膝部接近对侧髂前上棘和腹壁，在维持牵引下使髋关节外展外旋，最后伸直下肢（图 6－54）。

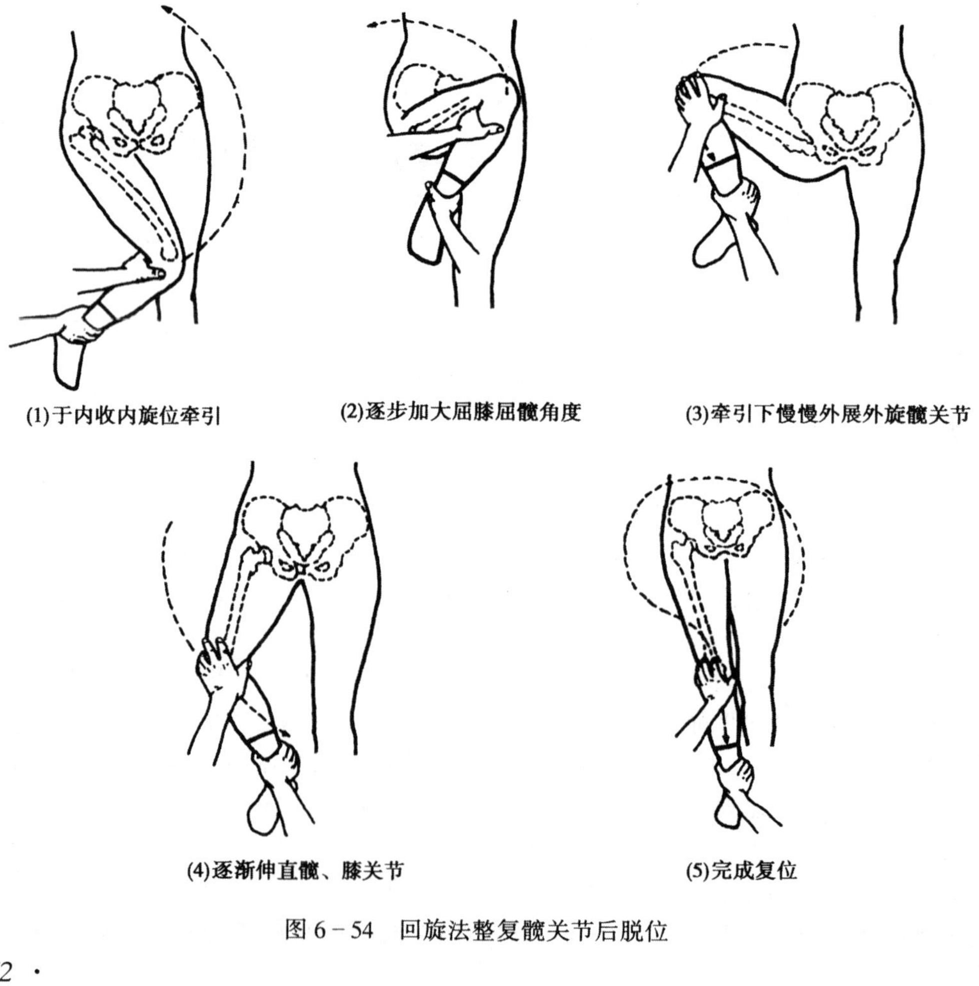
(1)于内收内旋位牵引　(2)逐步加大屈膝屈髋角度　(3)牵引下慢慢外展外旋髋关节

(4)逐渐伸直髋、膝关节　(5)完成复位

图 6－54　回旋法整复髋关节后脱位

此法杠杆作用力大，施法时动作要轻柔，不可使用蛮劲，以免加重软组织损伤甚至导致股骨颈骨折。

（3）拔伸足蹬法：患者体位同“屈髋拔伸法”。术者两手握患肢踝部，用一足外缘蹬于伤侧坐骨结节及腹股沟内侧，手拉足蹬，身体后仰协同用力，在牵引的同时可将伤肢来回内外旋转，闻及弹响声时提示已复位。

2．髋关节前脱位：

（1）屈髋拔伸法：使患者仰卧于地面木板上，然后用宽布带固定骨盆，并令近端助手按压两侧髂嵴部，使对抗牵引的力量确实有效；远端助手双手握患肢小腿上端，并使膝关节屈曲90°，于外展外旋位顺势牵引；在维持牵引力的同时，徐徐将髋关节屈至90°，然后术者双手环抱大腿根部向后外上方牵拉，同时令远端助手将患肢内收（或同时内旋）；当闻及入臼声后，慢慢伸直大腿（图6－55）。

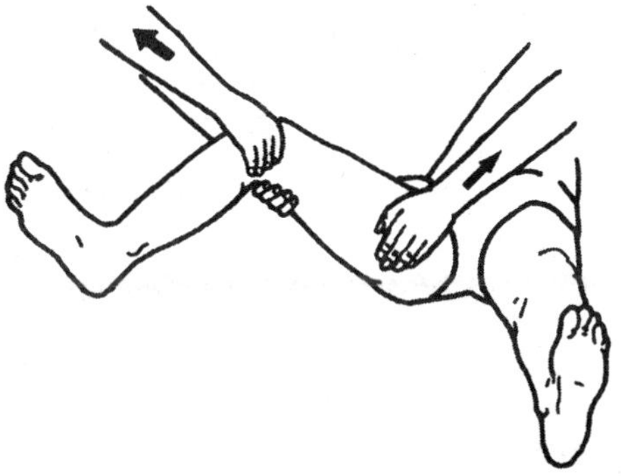

图6－55　屈髋拔伸法整复髋关节前脱位

（2）回旋法：步骤与髋关节后脱位相反。即先将髋关节外展外旋，然后屈髋屈膝，再内收内旋，最后伸直髋、膝关节（图6－56）。

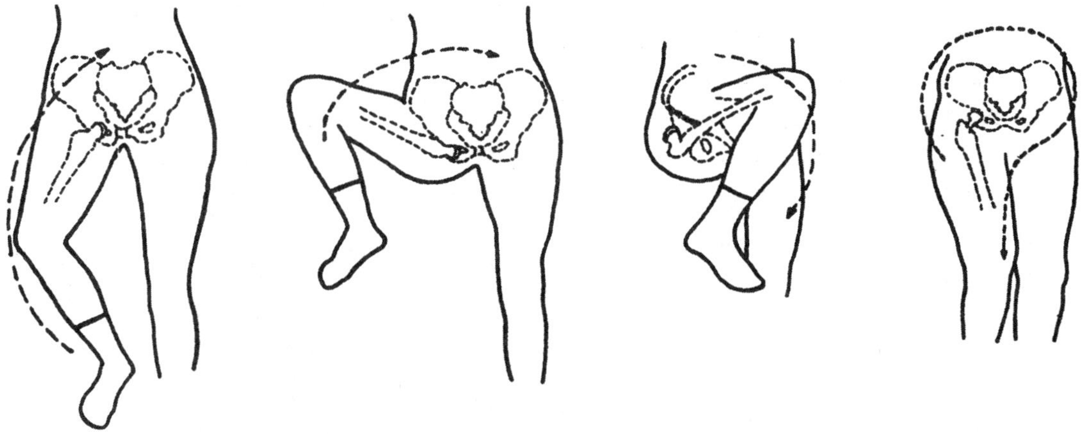

(1)于外展外旋位牵引　(2)逐步加大屈膝屈髋角度　(3)牵引下慢慢内收内旋髋关节　(4)伸直髋、膝关节

图6－56　回旋法整复髋关节前脱位

（3）侧牵复位法：患者体位同“屈髋拔伸法”。令助手用宽布带绕过大腿根部内侧，向外上方牵拉；术者两手分别扶持膝、踝部，连续伸屈患侧髋关节，一俟髋关节出现松动感时，即可慢慢内收患肢，闻及弹响声时提示复位成功（图6－57）。

3．髋关节中心性脱位：

（1）拔伸推拉法：患者仰卧，令近端助手把住腋窝部行反向牵引；远端助手握住患肢踝部，使足中立，髋关节外展30°，轻轻拔伸并旋转患肢。术者一手推顶髂骨，另一手抓住绕过患侧大腿根部的布带，向外牵拉股骨上端。最后比较双侧大粗隆，检查复位效果。轻症患者常可复位成功。（图6－58）

（2）牵引复位法：对采用“拔伸推拉法”未能复位，股骨头突入盆腔内较严重的患者，

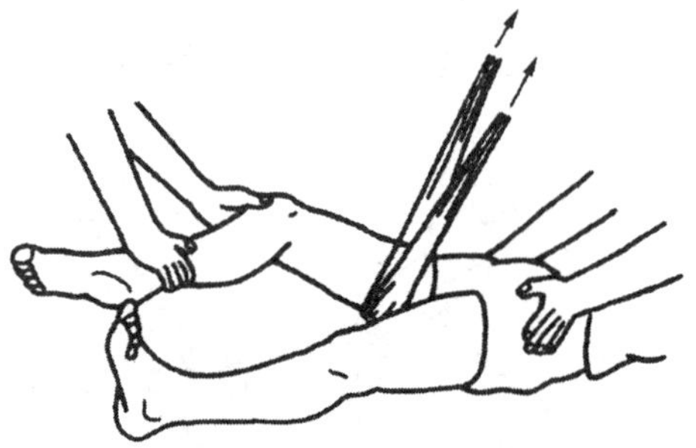
(1)于外展外旋位牵引并屈伸患髋

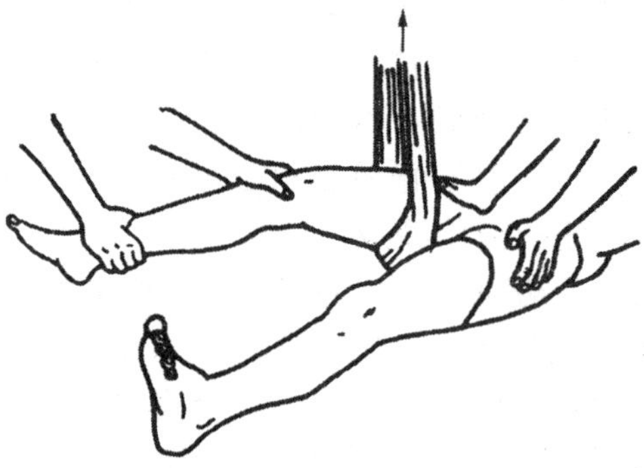
(2)维持牵引下徐徐内收内旋髋关节

图 6－57　侧牵复位法整复髋关节前脱位

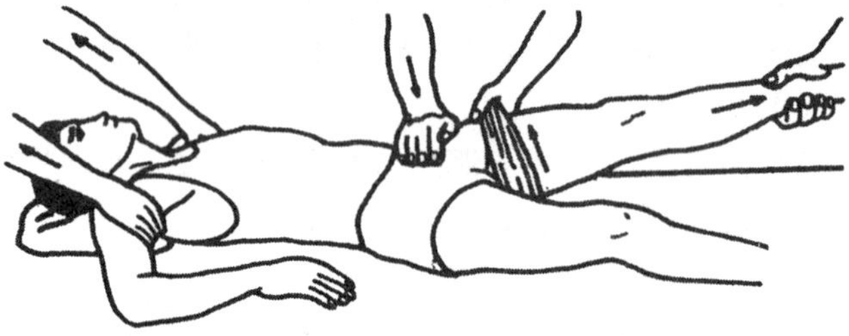
图 6－58　拔伸推拉法整复髋关节中心性脱位

应用骨牵引使其逐步复位。首先在股骨髁上作骨牵引穿针，然后在股骨大转子部外侧交叉穿入 1～2 枚螺纹钢针，必须注意穿透内侧皮质，两者的牵引方向成 90°，使其成一合力牵引。两部位牵引质量均为 8～12 kg。牵引期间应定期行 X 线检查，及时调整牵引质量。一般应力争在 2～3 周内使股骨头复位。股骨大转子部穿针亦可用一枚粗钢针由前向后贯穿，或钻入一带环螺丝钉，作侧方牵引之用。(图 6－59)

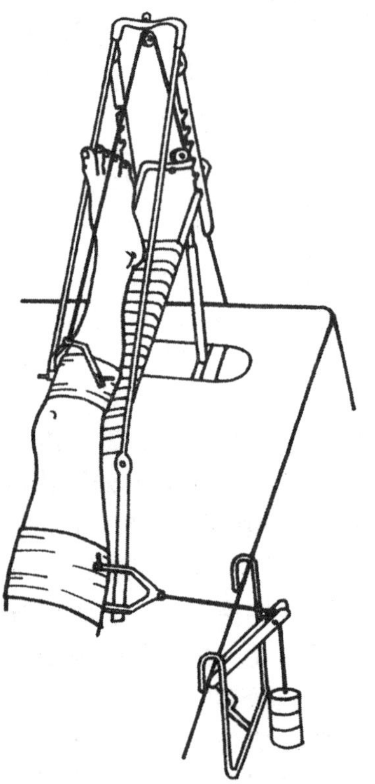
图 6－59　牵引复位法

复位后患髋畸形消失，被动活动正常，双下肢并齐后等长。X 线摄片显示关节已复位。测量 Nelaton 线、Shoemaker 线正常。如手法复位失败，应仔细分析手法复位失败的原因。常见的原因主要有关节囊形成纽扣孔样交锁、断裂的关节盂唇等卷入关节内，在中心性脱位则可能是股骨颈被骨折片嵌夹等。

（二）固定疗法

髋关节后脱位手法复位后，如为单纯性脱位可采用皮肤牵引、支架托、沙袋等制动患肢于外展中立位 3～4周。合并髋臼骨折者，应加用外展板，以便将骨折片顶住固定，时间 5～6 周。前脱位应将患肢固定于内收内旋位，方法及固定时间同后脱位。中心性脱位复位后继续行骨牵引维持其位置，质量可减为 4～6 kg，时间 8～10 周，直至骨折愈合。

（三）功能锻炼

固定期间应进行股四头肌及距小腿关节的功能锻

炼。解除固定后，逐步扶拐不负重行走，3个月后方可逐步负重行走。中心性脱位应在牵引下早期活动髋关节。

（四）药物治疗

初期以瘀肿为主，治宜活血化瘀，可内服舒筋活血汤、活血止痛汤，外敷散瘀膏、双柏散。中后期则着重舒筋活络、补益气血、强壮筋骨，可内服补肾壮筋汤、虎潜丸等，外敷接骨续筋药膏、舒筋活络膏。解除固定后，关节功能未恢复，可用外洗方，如海桐皮汤、下肢损伤洗方等。

如髋关节脱位未能及时诊断和治疗，时间＞3周，则成为陈旧髋脱位。其主要病理改变是存在肌肉挛缩，髋臼内为纤维瘢痕组织所填充，关节囊破裂口已闭合，股骨头被机化纤维化的血肿组织包绕。这些病理变化给手法复位造成了相当的困难。此时，患肢除有上述的症状和体征外，患肢弹性固定更为明显。X线摄片可见局部骨质由于长时间缺乏活动而疏松脱钙。

陈旧髋关节脱位的处理，无论采用手法复位抑或切开复位，均应先行胫骨结节或股骨髁上骨牵引1～2周，以松解肌肉、关节囊、韧带和其他软组织的挛缩粘连。待股骨头逐渐牵至髋臼平面后，在麻醉下先作髋关节各方向的活动，以进一步松解股骨头与周围软组织的粘连，然后用稳妥有效的整复方法予以复位。手法复位失败者，应行切开复位。

第七节　膝部关节脱位

膝关节脱位

膝关节脱位一般发生于青壮年，临床少见。膝关节由股骨下端、胫骨上端和髌骨构成。髌骨后面与股骨滑车的前面形成髌股关节，股骨髁关节面与胫骨平台关节面构成关节。膝关节虽骨性稳定性较差，但其关节内交叉韧带和两侧的侧副韧带有稳定关节的作用。此外，膝关节周围的股四头肌、腓肠肌及腘绳肌等的移行肌腱则有维持膝关节动态平衡的作用。正常时，膝关节在伸直位，周围的肌肉韧带均保持紧张，所以伸直时膝关节保持稳定；而膝关节屈曲时，周围的肌肉韧带均较松弛，所以屈曲位时膝关节的稳定度较差。

【病因病机】

膝关节只有在遭受强大暴力作用的情况下才会发生脱位，根据脱位的程度可分为不全脱位和完全脱位。完全脱位常伴有广泛的关节囊及韧带的撕裂，或伴有关节内撕脱骨折，甚至腘窝部血管、神经和腓总神经等损伤。

根据脱位后胫骨上端移位的方向，则可分为膝关节前脱位、后脱位、侧方脱位及旋转脱位等4种类型，各有其特有的损伤机制和创伤解剖特点（表6－5、图6－60）。

【诊　　断】

膝关节脱位后膝部剧痛，压痛明显，严重肿胀，功能丧失。不全脱位者，由于胫骨平台与股骨髁之间不易交锁形成弹性固定，因而常能自行复位而无明显畸形。完全脱位时，弹性固定明显，且存在不同程度和类型的畸形：前脱位者，膝关节微屈，髌骨前侧凹陷，皮肤形

表 6-5　各类型膝关节脱位的损伤机制与创伤解剖

	损伤机制	创伤解剖
前脱位（较多见）	受伤时，膝关节处于屈曲位，暴力从前向后作用于股骨下端	股骨髁向后急骤移位，突破关节囊的后侧，胫骨上端脱位于股骨下端的前方
后脱位（较少见）	受伤时，膝关节处于屈曲位，暴力从前向后，作用于胫骨上端	胫骨上端向后脱出，多合并严重的交叉韧带、内侧韧带、内侧关节囊的撕裂伤，或发生肌腱断裂或髌骨撕裂骨折。常并发腓总神经损伤，腘窝后血管损伤少见
侧方脱位	膝关节受到来自侧方的暴力，或间接暴力传达到膝关节，引起膝关节的过度内翻或过度外翻，关节囊两侧破裂及韧带断裂而形成侧方脱位	胫骨上端向侧方脱出，以外侧脱位较多见，且常合并腓总神经损伤。此外，关节囊及内侧韧带断裂后常嵌入关节内，导致复位困难；内侧脱位较少见。常合并对侧胫骨平台骨折
旋转脱位（少见）	受伤时膝关节微屈，小腿固定，旋转暴力使股骨发生旋转，迫使膝关节承受扭转应力发生脱位	根据脱位后胫骨上端所处的位置，可分为前内、前外、后内和后外 4 种类型

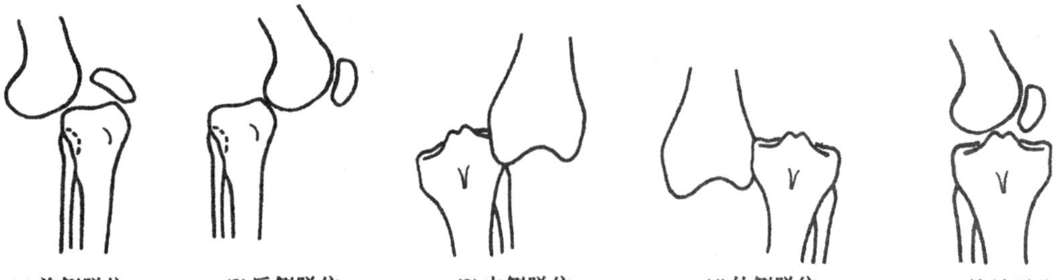

图 6-60　膝关节脱位的类型

成横形皱襞，腘窝部饱满，可触及突起于后方的股骨髁部，于髌腱两侧触及向前移位的胫骨平台前缘，外观呈台阶状变形；后脱位者，膝关节前后径增大，膝关节处于过伸位，胫骨上端下陷并局部出现皱褶，腘窝处可触及胫骨平台后缘高突处，于髌腱两侧可触及向前突起的股骨髁部；侧方脱位者，则有明显的侧方异常活动，于膝关节侧方可触及突起的胫骨平台边缘；旋转脱位者，膝部出现明显畸形，患侧小腿呈内旋或外旋畸形，膝内侧关节间隙处出现皮肤凹陷及皱褶，腘窝部后外侧可触及骨性突起。

并发腘部血管损伤者，可引起血管栓塞，而使肢体远端缺血或坏疽；如出现腓总神经损伤时，可出现足背伸功能丧失和足背外侧痛觉消失等表现。

X 线摄片检查可明确脱位的类型及并发骨折的情况。结合临床查体或行 MRI 检查则可明确并发韧带损伤的情况，如前脱位常合并后交叉韧带断裂；后脱位则多引起前交叉韧带断裂，或前、后交叉韧带同时断裂，或合并内侧韧带断裂。

【辨证施治】

（一）手法复位

整复宜在蛛网膜下腔阻滞或硬膜外阻滞下进行，患者取仰卧位，近端助手双手握住患侧大腿下方，远端助手握住踝部进行对抗牵引。

1．前脱位：于膝关节轻度屈曲位，沿肢体纵轴作对抗牵引，术者一手托股骨下端向前，另一手推按胫骨上端向后，如闻及弹响音则已复位（图6－61）。

2．后脱位：术者一手托胫骨上端向前，一手推按股骨下端向后，听到复位响声即提示复位成功（图6－62）。

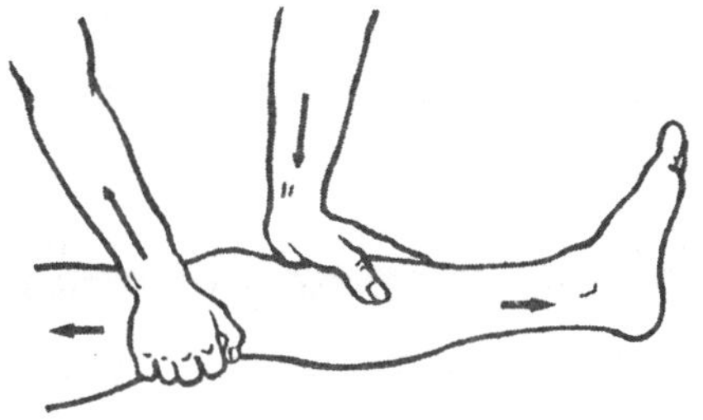

图6－61　膝关节前脱位手法复位示意图

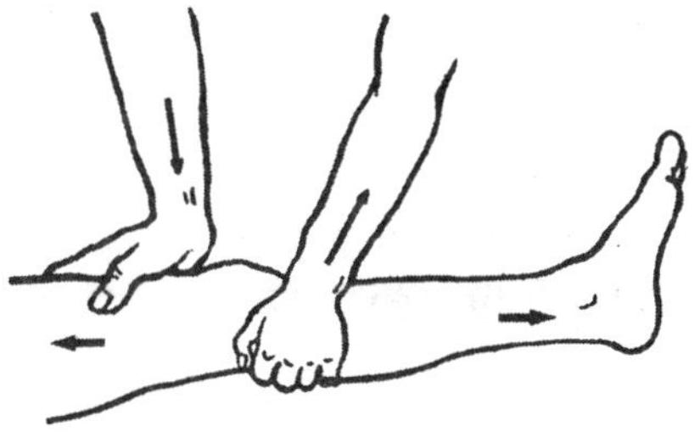

图6－62　膝关节后脱位手法复位示意图

3．侧方脱位：以外侧脱位为例，术者一手将股骨内髁向外侧扳拉，另一手将胫骨外髁向内侧推挤，同时使膝关节呈外翻位，听到响声即告复位（图6－63）。

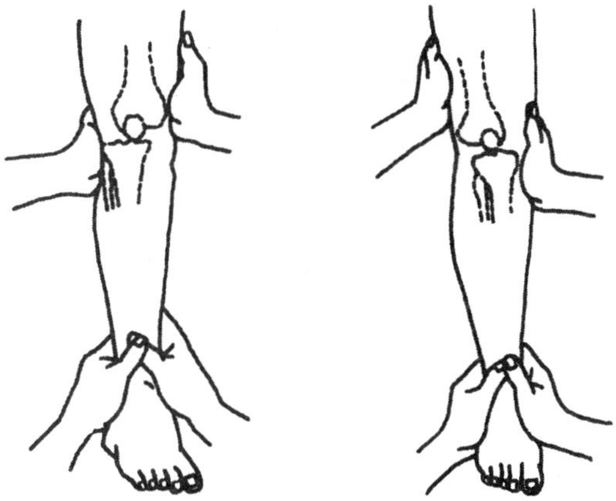

图6－63　膝关节侧方脱位手法复位示意图

4．旋转脱位：术者一手用手掌将胫骨上端向脱位相反方向推挤，并令助手将小腿向畸形相反方向扭转，同时术者用另一手用力扳拉股骨髁部，听到响声后即告复位。

复位困难者，如为外侧脱位，可能系破裂的关节囊和断裂的内侧韧带嵌入关节内所致，旋转脱位则大多系股骨内髁的嵌顿引起。对不能闭合复位者，应及时切开复位。如合并韧带损伤应同时修复，以恢复关节的稳定性。此外，外侧脱位者应注意整复胫骨内侧平台骨折。

复位后应检查膝关节脱位是否已完全整复，检查胫前、后动脉搏动情况，肢端的皮肤颜色和温度。如关节已复位，但足背动脉在经短时间观察后仍不恢复搏动，则应考虑腘部血管损伤。

（二）固定疗法

前、后、旋转脱位复位后应以长夹板或石膏后托固定，固定体位为保持患膝屈曲20°～30°位，腘窝部应加软垫，并严密观察血液循环。侧方脱位复位后，宜用内、外侧长石膏夹或长夹板固定。于脱出部位和上下两端各加一块棉垫保持三点加压，将患膝固定于内翻或外翻位。固定时间一般为4～6周。

（三）功能锻炼

患膝关节制动3～4周后，可推动髌骨，使其上下、内外方向被动活动，以减轻由于关节内血肿引起的粘连。同时行股四头肌主动锻炼。6周后，可在石膏或夹板的保护下下地活动，但勿完全负重。8周后，在膝关节完全稳定情况下开始负重。应强调解除固定后，主动锻炼股四头肌、腘绳肌的重要性。

（四）药物治疗

早期应加强活血祛瘀、舒筋活络药物的应用，可内服桃红四物汤或舒筋活血汤加减，外敷消瘀膏或消肿散等，促进关节内外积血吸收；中后期应补肝肾、强筋骨，可内服生血补髓汤或补肾壮筋汤，外用下肢损伤洗方熏洗，以利关节功能恢复。

髌骨脱位

髌骨脱位比较少见，可分外伤性和习惯性两种。髌骨的上缘与股四头肌腱相连，其下缘通过髌韧带止于胫骨结节上，其两侧为股四头肌扩张部包绕并止于胫骨髁。正常膝关节外翻角为 10°～15°，股四头肌腱拉力方向与髌韧带不在一直线上，两者之间形成一角度（Q 角），加之膝关节囊内侧较外侧松弛，髌骨有向外滑脱的趋势，依靠股内侧肌向内上方的牵拉力维持髌骨的正常位置［图 6－64（1)］。髌骨后方稍隆起，与股骨下端内外髁之间的凹陷滑车关节面相对应，其中央部隆起的纵嵴可阻止髌骨左右滑动，股四头肌收缩和关节囊紧张也可使髌骨紧贴于滑车［图 6－64（2)］。

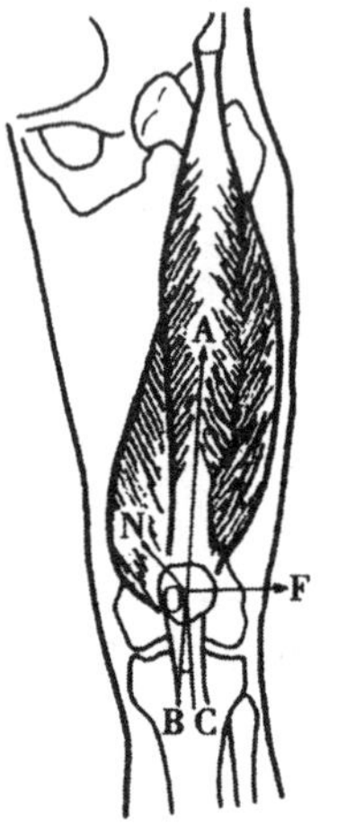

(1)髌骨的力学分析

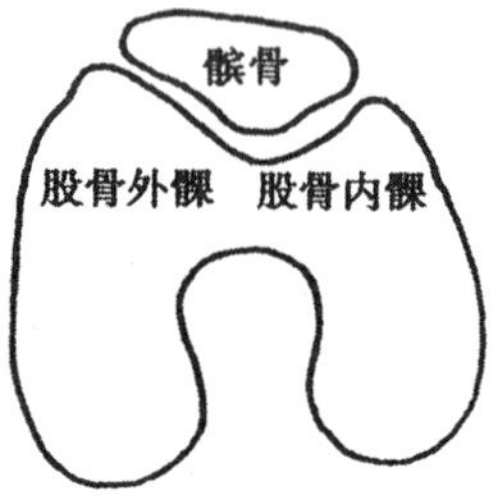

(2)髌骨的正常位置（轴位观）

图 6－64　髌骨的应用解剖

图中 AO 为股四头肌拉力方向；OB 为其延长线；OC 为髌骨中心至胫骨结节中心的连线；OB 与 OC 之间夹角为 Q 角，正常值为 5～15°。当 Q 角＞15°时，股四头肌收缩会产生使髌骨向外移动的分力（OF)。Q 角愈大，OF 愈大，髌骨的稳定性亦愈差

【病因病机】

髌骨脱位是指髌骨完全脱出股骨髁间沟之外，髌骨体一般滑移到股骨外髁的外侧。半脱位的髌骨没有完全脱离股骨髁间沟，仅髌骨脊脱离股骨髁间沟底部向外移，髌骨外缘一般滑出股骨外髁边缘之外。

（一）外伤性脱位

外伤性脱位由直接暴力引起者多见，膝屈曲位跌倒时，膝内侧着地，髌骨内侧受直接暴力冲撞，使髌骨向外翻转移位。因间接暴力所致者少见，膝关节屈曲外展位跌倒，内侧韧带、筋膜等因被动受膝外翻暴力的牵拉紧张而撕裂，亦可因维持髌骨位置正常的内侧分力减小而向外脱位。其主要病理改变为股内侧肌与股四头肌内侧扩张部撕裂，髌骨向外脱位（图 6－65)。少数患者为股四头肌腱外侧部分撕裂，髌骨向内侧脱位。偶见股四头肌断裂，髌骨向下脱位。

（二）习惯性脱位（病理性半脱位）

习惯性脱位机制与外伤性脱位相同，但其病理基础则多为新鲜外伤性脱位处理不当，使关节囊内侧松弛，股内侧肌力减退；或因先天性或损伤因素造成膝外翻者；亦可由于股骨髁骨折畸形愈合，股骨下端髌股关节面的外侧塌陷引起；少数情况下见于小腿外旋畸形，髌韧带附着于胫骨的偏外侧部分者。上述改变可单独或联合构成髌骨脱位或半脱位的病理因素。

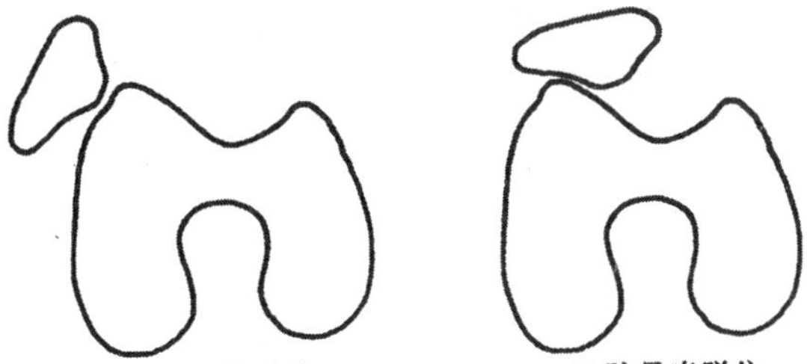

图 6－65　髌骨向外脱位

【诊　　断】

外伤性脱位患者多有较明显的外伤史，伤后患膝局部肿痛，活动受限。检查时可见膝前平坦，髌骨倾斜向外；膝关节呈轻度屈曲位，不能伸直。膝关节内侧压痛明显。X 线正侧位片可清楚显示脱位类型及程度。

习惯性脱位者有反复发作的病史，或可检查出先天性或损伤性病理改变如膝关节明显的外翻畸形，可发现屈膝时髌骨脱位，伸膝时可自动复位。X 线摄片可见股骨外髁低平，滑车凹部变浅等变化。

根据病史、临床症状及体征、X 线表现可明确诊断。

【辨证施治】

（一）手法复位

患者仰卧，患肢髋、膝关节伸直旋中位。术者立于患侧，一手拇指按于髌骨外下方，余指托住膝后，另一手握小腿下端，缓缓伸直膝关节，同时推髌骨向内前方。一般情况下较易复位。若复位不成功，可能系髌骨与股骨外髁嵌顿而阻碍复位。可令近端助手固定大腿上端，远端助手握小腿下端，使膝关节屈曲，术者仍立于患侧，双手抱膝，两拇指分别置于髌骨的两侧，先推挤髌骨向外，加大髌骨的外翻以解除嵌顿，然后令远端助手伸直患膝，术者同时用力推挤髌骨向内即可复位。（图 6－66）

（二）固定疗法

外伤性脱位复位后，以膝关节后侧托板或石膏托将膝关节固定于轻屈位 2～3 周。习惯性脱位者，术后长腿石膏前后夹固定于膝伸直位 4～6 周。

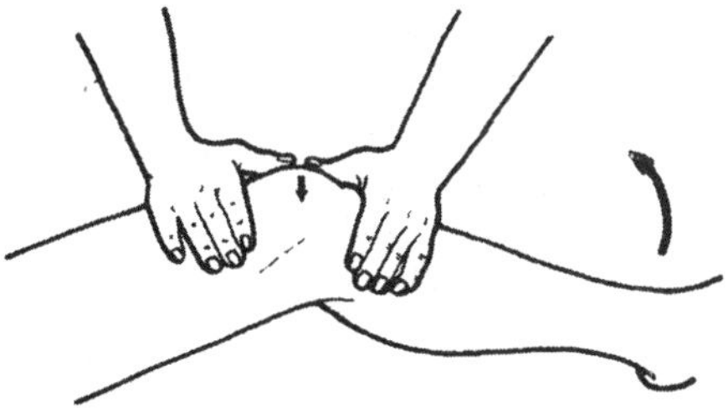

图 6－66　髌骨脱位手法复位示意图

（三）药物治疗与练功疗法

在固定期间应服用活血止痛汤消肿止痛。在保持外固定的基础上，即可开始膝关节功能锻炼，特别需要加强膝内侧肌肉、韧带的锻炼，以防发生再脱位。在软组织充分愈合的基础上，要加强股四头肌锻炼。解除固定后，应以外用中药熏洗、按摩以及屈伸关节锻炼，可减少膝关节疼痛、关节僵硬、患肢无力等后遗症。

（四）其他治疗

习惯性髌骨脱位一般手法复位并不困难，但欲根治应采用手术矫治。主要目的是纠正或加强伸膝装置的正常力线。要根据患者的年龄大小，并针对其发病原因和病理改变选择不同的术式：如髌韧带附着点异常者，宜施行髌韧带及胫骨结节移位术；伴膝外翻畸形者，应行股骨远端截骨术；股骨外髁冠状面低陷，可作楔形植骨术；先天性脱位患者，应作髂胫束及关节囊松解术，股内侧肌缩短术；反复脱位导致创伤性关节炎，可考虑作髌骨切除术。

第八节　跖跗关节脱位

跖跗关节包括骰跖关节和楔跖关节。由跗骨（第 1～3 楔骨和骰骨）的前端关节面与第 1～5跖骨基底部的关节面所构成，其位置相当于足内缘中点与外缘中点的连线，此即为足的中部断面。第 1～3 楔骨分别与第 1～3 跖骨形成关节面，骰骨与第 4、5 跖骨形成关节面。连接各骨之间的韧带为楔骨间韧带、跖骨间韧带、楔跖骨间韧带和楔骰骨间韧带；足底则有跖长(短)韧带连接跖骨和跟骨，对足弓的稳定起重要作用。跖跗关节是正常足横弓的重要组成部分，其骨折脱位后必然引起足部功能的障碍，因此跖跗关节脱位或骨折脱位应力求解剖复位。

【病因病机】

跖跗关节脱位较常见，多因直接暴力所致，如坠堕、重物压砸、车轮辗轧等均可引起（图 6－67）；亦可因扭转暴力造成，如前足受到扭、旋外力时亦可发生跖跗关节脱位。由于外力作用方向不同，跖骨基底部可向内、外、背、跖侧任一方向脱位。脱位的跖骨可为 1 个或数个，临床中可见到第 1 跖骨向内侧脱位并第 1 跖骨基底外侧骨折，第 2～5 跖骨向外侧脱位，或两者同时存在。尤以第 2～5 跖骨一并向外、背侧脱位者多见（图 6－68）。跖跗关节脱位临床常合并有跖骨

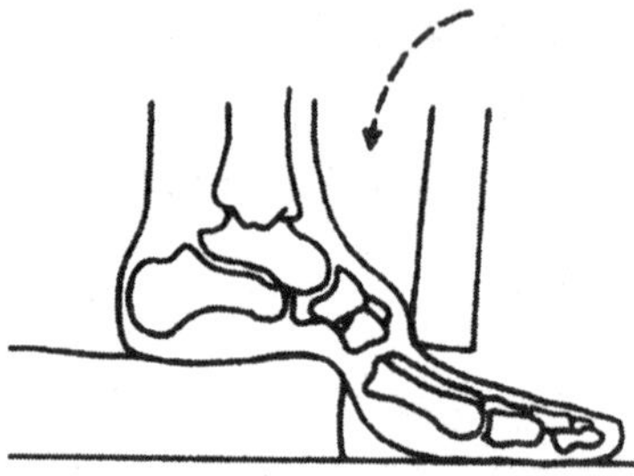

图 6－67　直接暴力导致跖跗关节脱位

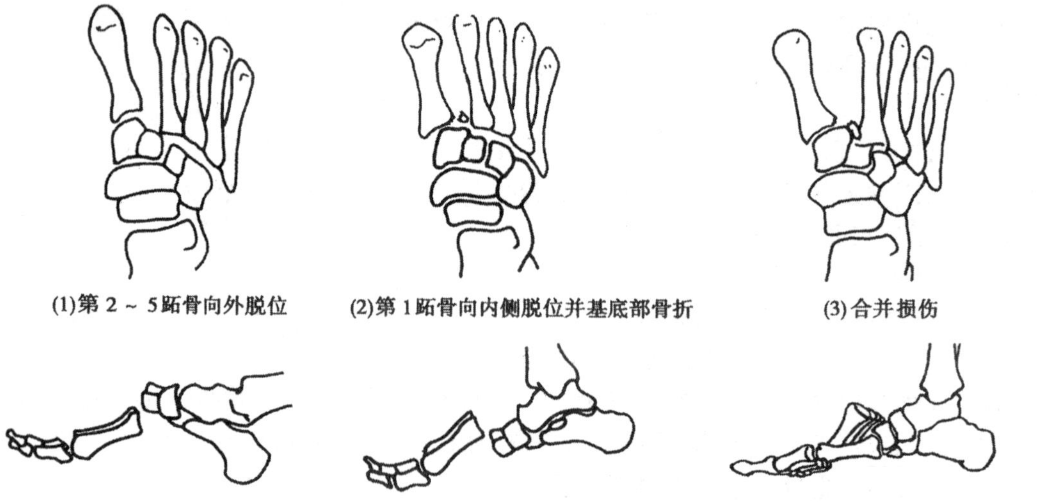

(1)第 2 ～ 5跖骨向外脱位　(2)第 1跖骨向内侧脱位并基底部骨折　(3)合并损伤

(4)跖跗关节跖侧脱位 (侧位观)　(5)跖跗关节背侧脱位 (侧位观)　(6)第 2 ～ 5跖骨背侧脱位 (侧位观)

图 6－68　跖跗关节脱位的类型

基底部、楔骨、舟骨骨折或跖骨基底部之间关节的位置改变。

【诊　　断】

患者多有前足部明显的压砸或扭、旋外伤史，伤后足前部肿胀、疼痛、不能行走，挤压痛明显。前足部向内或外突出，足弓塌陷扁平及足部变宽等畸形。触诊时，常可在足内侧或外侧触及突出的骨端。直接暴力所致者，常伴有较严重的软组织挫裂伤，甚至波及足背动脉，导致前足部分缺血坏死。故在诊断时应注意足背动脉血液循环是否正常。X线摄片可明确脱位的方向、程度及类型，并可了解是否伴有骨折。

【辨证施治】

（一）手法复位

复位前行血肿内麻醉或蛛网膜下腔阻滞，复位时3人操作，近端助手把持小腿下端，远端助手握前足部行拔伸牵引。术者两手对掌挤压，或稍加旋转力，将脱位的跖骨推挤复位，然后行按摩理筋手法，舒展筋络（图6－69）。

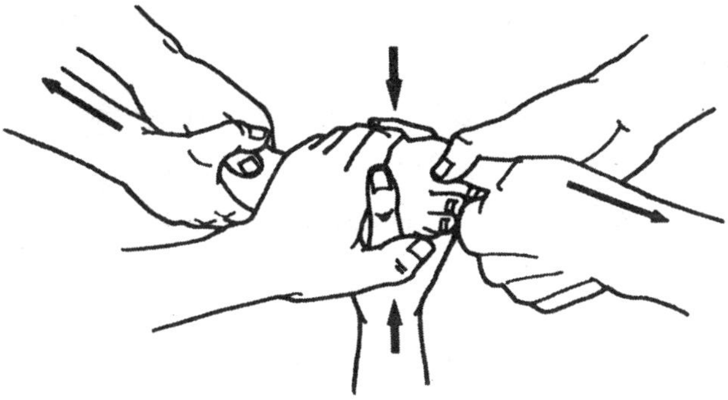

(1)纠正侧方移位

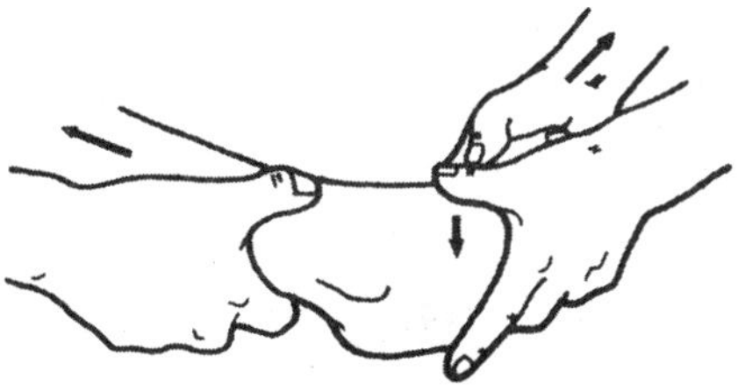

(2)纠正背侧脱位

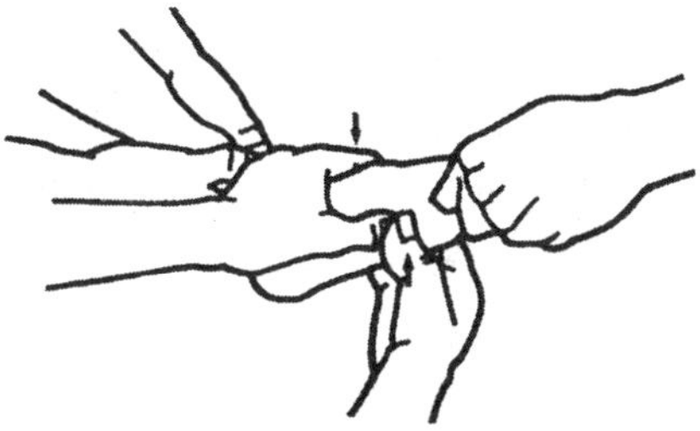

(3)纠正跖侧脱位

图6－69　跖跗关节脱位手法复位示意图

（二）固定疗法

脱位整复后容易发生再移位，因而有效的固定是治疗的关键。固定时在足背及其两侧骨突移位处放好薄棉垫，取2块瓦形硬纸壳内外相扣覆盖，用绷带扎缚2道（图6－70）。如不稳定且有足弓塌陷者，纸壳固定后以绷带包扎数层，再将患足置于带足弓托的木板鞋中，扎缚固定。整复后，应密切注意前足血运，调整扎带的松紧度，并抬高患肢。此外，尚可采用石膏固定。固定时间一般为4～6周。

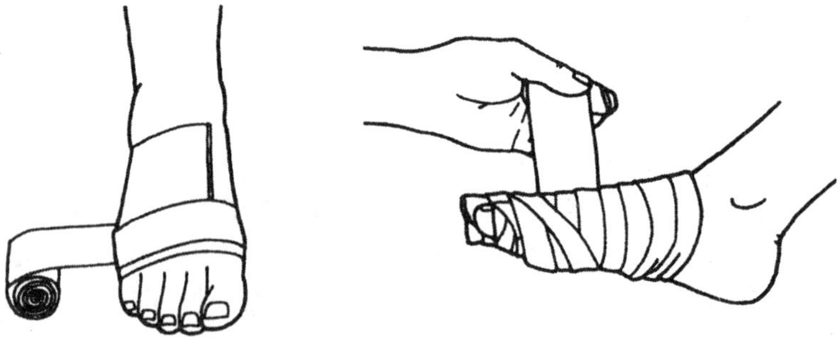

图 6－70　跖跗关节脱位硬纸壳固定法

（三）功能锻炼

整复固定后，可作距小腿关节的屈伸活动。4～6 周后解除固定，逐步练习不负重活动，8 周后逐渐练习负重活动。

（四）药物治疗

早期应活血化瘀、舒筋活络，内服舒筋活血汤，外敷消瘀膏或消肿散等；中、后期应补肝肾、利关节，内服虎潜丸或补肾壮筋汤，外用八仙逍遥汤或下肢损伤洗方熏洗。

（五）其他治疗

对脱位整复后位置不能有效维持或发生再脱位者，或陈旧脱位者，或损伤严重产生后遗症影响足部功能者，应采取手术治疗。手术方法要根据脱位的类型选择入路，并视术中所见决定手术方案，或直视下复位后行钢针内固定，或行关节融合术。

第九节　跖趾关节及趾间关节脱位

跖骨头与近节趾骨构成的关节发生分离者，称为跖趾关节脱位，临床以第 1 跖趾关节脱位常见；趾骨与趾骨之间的关节发生分离者，称为趾间关节脱位，好发于蹞趾与小趾。

跖趾关节由跖骨小头与第 1 节趾骨构成。其结构及功能与掌指关节相似，可作屈伸与收展活动。但活动范围较小，其中背伸活动较跖屈小，以蹞趾最为显著。当全足着地时，跖骨参与形成足纵弓，跖趾关节处于伸展状态。跖趾关节囊薄弱，囊的两侧有侧副韧带加强，在第 1～5 跖骨小头之间有足底深横韧带相连。

趾间关节为滑车关节，可作屈伸活动而无侧向运动。近侧较远侧活动度大。

【病因病机】

《医宗金鉴·正骨心法要旨》曰：“趾骨受伤，多与跗骨相同，惟奔走急迫，因而受伤者多。”跖趾关节与趾间关节脱位，多因奔走急迫，足趾踢碰硬物或重物砸压而引起。也可因足趾遭受过伸暴力，如由高处坠下，跳高、跳远时足趾先着地也可发生。由于第 1 跖骨较长，前足踢碰时常先着力，外力直接碰压亦易损及，故第 1 跖趾关节脱位较常见。脱位的机制多因外力迫使跖趾关节过伸，近节趾骨基底脱出至跖骨头的背侧。若侧副韧带撕裂，则可伴有侧方移位。趾间关节脱位则多为远节趾骨近端移位于近节趾骨背侧。

【诊　　断】

跖趾关节脱位与趾间关节脱位一般有明显的踢碰、压砸等外伤史。伤后局部疼痛、肿胀、活动障碍及畸形，足趾出现短缩、过伸、趾间关节屈曲畸形，跖骨头向足底突出（图6－71）。严重时跖趾骨垂直，足底可触及跖骨头，跖趾关节弹性固定，必要时配合X线检查明确诊断。观察是否伴有骨折。

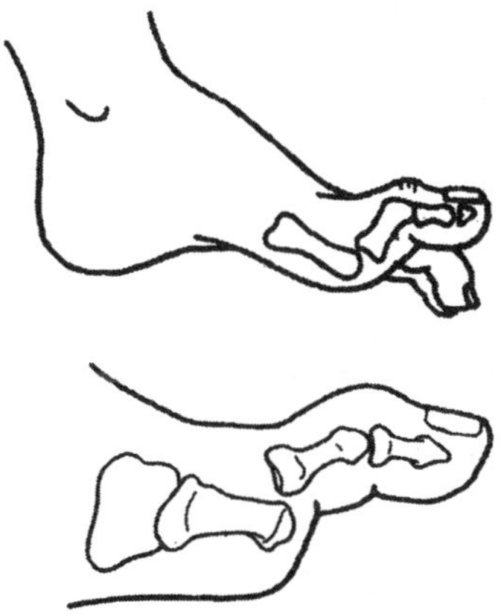

图6－71　第1跖趾关节脱位外观

趾间关节脱位以拇趾的趾间关节脱位较多见。脱位后趾间关节疼痛、肿胀、活动障碍、畸形并伴有弹性固定。根据外伤史及足部临床表现一般可明确诊断，必要时配合足趾正斜位X线检查，确定有否撕脱骨折。部分患者常可自行将其复位，故就诊时往往仅遗留局部肿痛，应防止漏诊。

【辨证施治】

（一）手法复位

整复跖趾关节脱位时，患者取仰卧位，助手握住小腿下段并将小腿固定。术者一手捏住患趾（或用绷带套住足趾），顺近节趾骨的纵轴方向顺势拔伸牵引，并将患趾过伸，另一手拇指顶住趾骨基底部，向足尖方向推按，示、中指扣住跖骨远端向背侧端提，牵引与推提手法配合运用，逐渐将跖趾关节屈曲，如有入臼感，即已复位（图6－72）。趾间关节脱位复位较容易，同样可采取以上拔伸牵引与推提手法，然后屈曲足趾，即可复位。

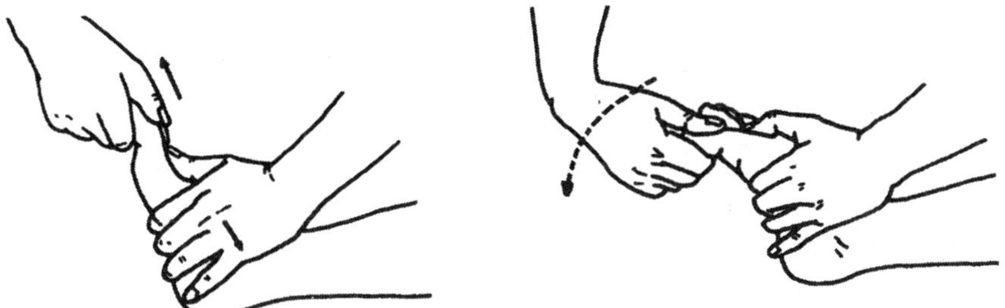

(1)徒手复位法

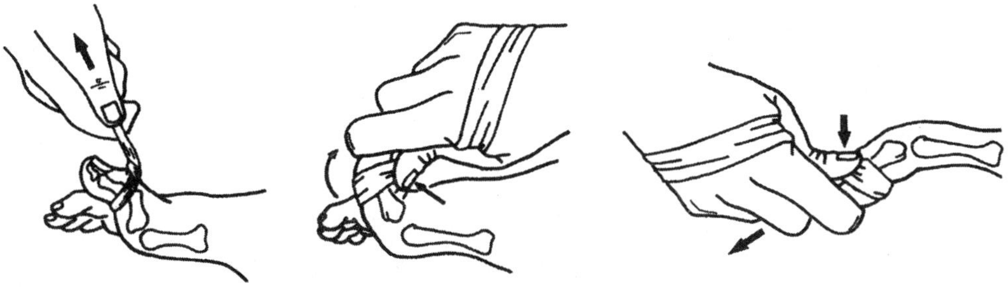

(2)借助绷带辅助牵引手法复位

图6－72　跖趾关节脱位手法复位示意图

（二）固定疗法

跖趾关节脱位整复后，用绷带缠绕患部数层，再用瓦形硬纸壳、小铝板或小竹板固定，外加绷带包扎。趾间关节脱位整复后，可用邻趾法胶布固定，固定时间3周左右。

（三）功能锻炼

早期可行距小腿关节屈伸活动，1周后若肿痛减轻，可扶拐用足跟行走。解除外固定后，可练习跖趾关节活动。4～6周后可弃拐练习负重行走。

（四）药物治疗

早期活血祛瘀、消肿止痛，内服舒筋活血汤，外敷消瘀膏或消肿散；中、后期强筋壮骨，可内服补肾壮筋汤或健步虎潜丸，外用八仙逍遥散或下肢损伤洗方熏洗。

自学指导

【重点难点】

1．本章的重点：

（1）脱位概论：学习时要重点把握以下要点。①关节的稳定取决于骨骼、韧带和肌肉3种因素来维持平衡；②关节脱位主要由传导暴力和杠杆暴力造成；③关节畸形、关节盂空虚、弹性固定是关节脱位的三大特征；④关节脱位的治疗要掌握把握时机、及早治疗，掌握原理、巧妙复位，先复脱位、再整骨折，合理固定、及时练功等原则，在此基础上充分理解脱位整复手法的原理——牵引复位、原路返回、杠杆作用、松弛复位。

（2）颞颌关节脱位：在了解颞颌关节解剖和基本运动形式的基础上，进而理解双侧和单侧前脱位的机制——大张口时，髁状突与关节盘滑至关节结节之下不稳定位，如过度张口或遭受暴力打击，则髁状突有可能越过关节结节滑至其前方，导致双侧前脱位；如下颌体遭受侧方外力打击，则可能造成受打击侧脱位单侧前脱位。患者临床表现以颞颌关节脱位后的功能障碍和畸形为主要特征。手法复位方法应重点掌握口腔内复位法，尤其是要掌握患者坐低位、头靠墙，取得患者的配合，使之尽量放松尤为重要。复位手法的要点是：术者两拇指用力向后下方按压；余指托住下颌骨向上、向前端托，成一弧形动作。

（3）肩部关节脱位：应重点学习肩关节脱位，主要掌握以下要点。①肩关节头盂比例大、关节囊松弛等因素是导致关节灵活但不稳定的主要因素；②肩关节的前下方是该关节的薄弱点，加之肩袖、喙肩弓等解剖因素的存在，因而临床上肩关节脱位绝大多数是前脱位；③造成肩关节前脱位的暴力主要是传达和杠杆两种间接暴力，根据肱骨头脱出后所处的位置，一般可分为喙突下、盂下、锁骨下等常见的类型；④肩关节前脱位的临床主要特征有三角肌下空虚、肩峰突出方肩畸形、患肢弹性固定搭肩试验阳性等；⑤肩关节前脱位的复位方法主要把握在复位的基本要素中，大多数方法均是在牵引的基础上施行内收内旋复位手法。

（4）肘部关节脱位：应重点学习肘关节后脱位，主要掌握以下要点。①肘关节后脱位的临床特征是靴形畸形、肘后三角关系失常、肘后上方空虚凹陷、弹性固定；②造成肘关节后脱位的机制是跌倒时肘过伸引起的杠杆暴力，因此肘关节后脱位的手法复位基本要点是在拔伸牵引的基础上行屈肘复位。

(5) 腕、手部关节脱位：腕部关节脱位应重点学习下尺桡关节脱位的背侧脱位型，其临床特点是尺骨小头向背侧脱位；整复时，仅需将前臂旋后即可使半脱位复位；对全脱位者，可加用推挤手法以协助复位。在学习这部分内容时，可参照盖氏骨折的复位手法进行，以便比较其异同。手部关节脱位临床以掌指关节和指间关节的背侧脱位多见，故亦是临床学习的重点，在理解了过伸暴力引起脱位的机制后，即可推断其临床基本复位手法。

(6) 髋关节脱位：在学习本节时应将重点放在髋关节后脱位。髋关节后脱位的损伤机制是髋关节处于内收内旋位时，股骨颈与髋臼前缘形成支点，关节遭受杠杆暴力作用而脱位。临床特征除弹性固定、髋臼前方空虚之外，最主要的特征是受伤关节处于髋、膝关节轻度屈曲及内收内旋位；其手法复位要点则是在拔伸的基础上旋转患髋，并外展伸直患肢。

2. 本章的难点：

(1) 关节脱位在一般情况下手法复位是比较容易成功的。如临床复位遇到困难时，其原因可能是多种多样的。常见的是手法操作方面的问题，但亦可能是脱位关节的创伤解剖方面的问题。因此，要认真分析手法失败的原因，有针对性地加以解决。

(2) 颞颌关节脱位特别是单侧前脱位的机制较难理解，学习时应在熟悉颞颌关节结构的基础上，重点理解关节运动形式。特别是联合关节的侧向运动中，髁状突的运动轨迹，对了解掌握脱位机制是大有裨益的。

(3) 肩关节前脱位手法复位的难点：①复位方法有多种，但并非每一种方法均适应于每一例病例。因此，临床上存在着手法选择的问题，应根据患者的年龄、肌肉发达程度、脱位的类型等诸多因素加以选择。②锁骨下肩关节前脱位，因其肱骨头向内移位明显，故必须在过度外展位牵引，否则不但难以复位，甚至有可能并发骨折。③肩关节脱位合并外科颈骨折，手法复位相当困难，具体方法可参见第五章第二节，必要应采取切开复位内固定的方法。

(4) 肩锁关节半脱位如程度较轻，诊断存在一定的困难，即使 X 线摄片有时亦难以确定，此时可摄双侧肩关节应力片进行诊断。此外，肩锁关节脱位手法复位虽易，但维持其复位的位置却相当困难，此为肩锁关节脱位治疗的难点。

(5) 肘关节后脱位诊断难点：①须与肱骨髁上骨折特别是儿童的肱骨远端全骺分离进行鉴别；②合并肱骨内上髁骨折时易出现漏诊。有关方法可参阅第五章第二节中的内容。

(6) 月骨脱位的诊断往往被疏漏，临床除应认真仔细检查外，主要应熟悉月骨脱位 X 线表现的特征才不致漏诊。其次，月骨脱位的手法复位亦是难点之一，必要时可行撬拨复位或切开复位。

(7) 髋关节脱位诊治的难点：①中心性脱位如损伤程度较轻时，股骨头向盆腔内突入较少，而畸形不明显，故临床易漏诊；②髋关节后、前脱位的手法整复操作亦为难点之一，特别是回旋法的杠杆力较大，应用不当可造成新的损伤，故一般应以屈髋拔伸法为首选；③采用牵引法整复髋关节中心性脱位时，必须使用合力牵引或使用与股骨颈的方向一致的牵引，单纯的股骨髁上或胫骨结节牵引往往达不到复位目的。

(8) 跖跗关节脱位是比较难诊断和治疗的脱位之一，主要原因在于足部骨较多，排列不甚规则，故临床如脱位程度较轻时易发生漏诊；此外，由于跖跗关节的关节面多且不规则，故手法复位亦有一定的难度。

【复习思考题】

1. 关节脱位的概念是什么？
2. 造成关节脱位的外力因素主要有哪些？为何儿童和老年人关节脱位较少发生？
3. 简述关节脱位的主要创伤解剖。
4. 不同的关节脱位分类方法各有何临床意义？
5. 关节脱位的特征是什么？何谓弹性固定？为什么关节脱位后会发生弹性固定？
6. 关节脱位后会发生哪些并发症？其与骨折的并发症有何异同？
7. 试述新鲜关节脱位的治疗原则，上骱手法有哪几类。
8. 试述陈旧关节脱位闭合整复步骤，如何掌握其适应证。
9. 颞颌关节脱位的临床特征有哪些？试述其手法复位要点。
10. 试从肩关节的解剖特点说明该关节临床易发生脱位及前脱位多见的原因。
11. 简述肩关节前脱位的临床特征及手法复位要点。
12. 简述肩锁关节半脱位和全脱位的创伤解剖、临床表现及治疗方法的异同点。
13. 为何肘关节前脱位临床少见？
14. 试从肘关节后脱位的病因病机阐述其手法复位的机制。为何肘关节后脱位易并发肱骨内上髁骨折？
15. 如何诊断和治疗儿童桡骨小头半脱位？
16. 月骨脱位的机制是什么？临床上如何根据症状、体征及X线表现进行诊断？
17. 试述下尺桡关节脱位的病理解剖特点，背侧型脱位临床应如何诊治。
18. 试述掌指和指间关节背侧脱位的损伤机制及复位方法。
19. 试比较分析髋关节前、后两种类型脱位的损伤机制、临床畸形特点及手法复位方法的异同。
20. 为什么说髋关节中心性脱位不是一种单纯性脱位？
21. 膝关节脱位为何不易发生？试从其解剖结构特点入手加以分析阐述。
22. 髌骨脱位为何多向外侧脱位？习惯性髌骨脱位的病理基础是什么？
23. 跖趾关节脱位为何多发生在第1跖趾关节？试述其脱位的机制和手法复位方法。

〔熊渭平〕

第七章 筋 伤

【目的要求】

1. 掌握筋伤的定义、病因病理、诊断要点及治疗原则。

2. 掌握肩关节周围炎、肱骨外上髁炎、桡骨茎突狭窄性腱鞘炎、腕管综合征、梨状肌综合征、膝关节半月板损伤、髌骨软化症、跟痛症、颈椎病、急性腰扭伤和腰椎间盘突出症的病因病理、诊断要点及治疗原则。

3. 熟悉冈上肌腱炎、腕三角软骨损伤、屈指肌腱腱鞘炎、髋关节暂时性滑膜炎、膝关节侧副韧带损伤、膝关节创伤性滑膜炎、跟部滑囊炎、跖管综合征、落枕、胸部迸挫伤、肋软骨炎、腰部劳损和腰椎管狭窄症的病因病理、诊断要点及治疗原则。

4. 了解上肢、下肢及躯干其他筋伤疾病的病因病理、诊断要点及治疗原则。

【自学时数】

18～20 学时。

本章共 4 节。第一节全面叙述了筋伤的定义、病因、病机、诊断、并发症和治疗等内容。第 2～4 节分别叙述了上肢、下肢及躯干常见筋伤疾患的病因病机、临床表现与诊断、治疗方法，并扼要介绍了各部位筋伤的鉴别诊断。

第一节 概 论

因外来暴力、慢性劳损或风寒湿邪侵袭等原因所造成筋的损伤称为筋伤，其涵义与现代医学所指的软组织损伤大致相当。结合现代医学解剖知识，纵观祖国医学对于“筋”的认识，中医所指广义的“筋”包涵四肢及躯干部，除骨之外的软组织。狭义的“筋”，主要指人体的皮下组织、深筋膜、肌肉、肌腱、关节囊、韧带、腱鞘、滑液囊、椎间盘、关节软骨盘、周围神经及血管等软组织。

人之筋附着于骨，故筋主要有联系诸骨，组成关节，络缀形体及主司关节运动之功能。筋伤之后，即可出现疼痛、瘀肿、功能活动受限、畸形等不同症状表现。无论外来暴力的损伤或风寒外邪的侵袭，筋常首当其冲而遭受损害，故中医有“筋伤未必骨伤，而伤骨必定伤筋”之说。由此可见，筋伤是中医骨伤科学的重要组成部分。

【病因病机】

（一）病因

筋伤病因系指引起筋伤发病的因素。归纳起来有外因和内因两大类。

1．外因：

（1）外力伤害：急骤的外来暴力所致的损伤，如跌仆闪挫、强力扭转、挤压牵拉、坠落撞击等。依外力致伤的性质又分为直接暴力、间接暴力两类。直接暴力是指暴力直接作用于人体部位而引起筋的损伤，多为挫伤；间接暴力是指筋伤发生于远离暴力作用的部位而因暴力的传导所致，多为撕裂伤或断裂伤，如发生于关节部位，则为扭伤。

（2）积累劳损：指人体多动关节周围筋肉及负重部位因长时间的反复多次积累性损伤，发病与职业及年龄有关，属慢性筋伤。

（3）风寒湿邪侵袭：为筋伤发病的诱因之一，临床所见多因外伤或劳损后复感风寒湿邪侵袭而引起的筋伤。

2．内因：

（1）年龄：年龄不同，筋伤的好发部位和发生率不一样，如中老年人易罹患颈椎病、肩周炎、腰椎管狭窄症等疾患；青壮年易患腰椎间盘突出症；而髋关节一过性滑膜炎则仅见于小儿。

（2）体质：筋伤的发生及其预后与体质的强弱有密切关系。体质虚弱者，气血亏损、肝肾不足、筋骨萎软，承受外界暴力和抵御风寒湿邪的能力差，故易发生筋伤疾患；反之，体质强者则不易患病。

（3）解剖结构：筋伤发病部位及发病概率与人体解剖结构特点有着十分密切的关系。

（4）职业工种：职业工种与筋伤发生的关系较密切，如长期低头工作者，易患颈椎病；体力劳动者，易患腰椎间盘突出症；网球运动员易患肱骨外上髁炎等。

总之，外力伤害和积累劳损是筋伤发生的决定性和主导性因素，但同时亦不可忽视内因在筋伤发病中的重要影响。筋伤的发生是内外因素综合作用的结果，两者相互联系、相互影响。

（二）病理

人体是由脏腑、经络、皮肉、筋骨、气血等共同组成的一个有机整体，局部筋伤会引起机体全身的病理变化。《正体类要·序》中有“肢体损于外，则气血伤于内，营卫有所不贯，脏腑由之不和”的论点，阐明并强调了筋伤的局部与整体、外伤与内损的辨证关系。

1．全身病理变化：

（1）气血病理改变：血瘀气滞为筋伤的主要病理改变。“气伤痛，形伤肿”，气滞的特点为外无肿形，胀闷疼痛，范围较广，痛无定处，体表无明显压痛点；血瘀的特点为外有肿形，痛如针刺，痛有定处，伤部多青紫瘀斑。

（2）脏腑病理改变：肝主筋、司运动；肾主骨、司生髓，故筋伤后主要累及肝肾两脏，而出现与两脏相关的病证。

（3）经络病理改变：筋伤必致经络受损，运行阻滞，从而影响各脏腑器官功能，出现相应经络穴位的证候。

2．局部病理变化：筋伤的基本病理变化为瘀血凝滞、筋伤断裂、骨节错缝。其特点是筋膜、筋腱的脉络损伤，血溢脉外，形成血肿，导致局部气血流通受阻，运化失常，水湿停流于肢体的局部继发水肿，因而肿胀是其病理变化之一。创伤血肿或炎症反应致使气血瘀滞，脉络不通，而产生疼痛。此其病理变化之二。由于疼痛和肿胀的影响，或筋伤断裂，或骨节错缝，或神经损伤，或关节内软骨板破裂，致关节交锁，或受伤组织的粘连、纤维化、骨化，或慢性劳损引起骨赘形成，骨刺压迫重要组织，亦可引起肢体活动不利。凡此种种，均可造成肢体关节的活动障碍。此其病理变化之三。

现代医学认为软组织损伤后的基本病理变化是由于致伤因素、出血、凝血等引起的炎性反应。表现为损伤局部的充血，毛细血管壁通透性增高，血浆渗出而出现水肿。此外，严重损伤可引起人体一系列的全身应激反应，主要表现在内分泌与代谢方面的改变。

骨缝是指骨与骨连接处的间隙，亦即关节之间隙，包括可动关节和微动关节。在外力的作用下，关节出现微小的位移，称为骨错缝。骨错缝的病理变化有：①骨关节之间的微小错位；②骨缝发生较严重的参差不齐的半脱位。骨错缝与筋伤两者是相互影响的，骨错缝必然导致筋伤，而筋伤如发生在关节部位亦可引起骨错缝。

【分　　类】

中医文献中，对筋伤的记载有“筋断”、“筋转”、“筋歪”、“筋走”、“筋翻”、“筋柔”、“筋强”、“筋粗”、“筋结”、“筋缩”、“筋痿”等具体名称。目前临床上常见的分类方式主要有以下几种（表 7－1）：

表 7－1　　筋伤的分类

	概　念	特　点
按受伤性质分类		
扭伤	由于扭转、牵拉或肌肉猛烈而不协调的收缩等间接暴力，使关节周围的软组织超越其正常的生理活动范围，引起撕裂、断裂、错位及关节错缝	外力远离损伤部，受伤部位多在关节周围
挫伤	直接暴力打击或挤压撞击肢体局部而引起该处的闭合性损伤	以外力直接作用的局部皮下或深部组织损伤为主，且因外力、部位的不同而损伤程度有异
碾挫伤	由于钝性物体碾挫挤压与旋转挤压之外力直接作用于肢体，造成以皮下及深部组织为主的碾挫伤或脱套损伤	多为开放伤，肌肉组织与神经、血管俱伤，易造成局部感染与坏死
按受伤程度分类		
撕裂伤	由于间接外力作用造成筋络损伤或筋部分撕裂损伤	功能障碍多不严重
断裂伤	其机制与撕裂伤相同，因暴力强大，故造成筋的完全断裂	功能障碍多较严重，且多出现畸形
骨错缝	可动关节和微动关节在外力作用下发生微细位移	多因扭转外力造成
按受伤病程分类		
急性筋伤	猝然遭受外来暴力致伤，伤后不超过2～3周的新鲜损伤，又称新伤	因软组织损伤引起痉挛性疼痛反应
慢性筋伤	一般指急性损伤后失治或治疗不彻底，而形成慢性损伤，伤后超过 2～3 周未愈者，又称陈伤	多因受伤组织修复不良，出现纤维化、粘连而致
按受伤后皮肤黏膜有无破裂分类		
开放伤	筋伤后，皮下及深部组织破裂，并与外界相通者	易发生感染
闭合伤	筋伤后，皮肤保持完整者	不易发生感染

【诊　断】

（一）病史

急性筋伤一般均有明确的外伤史；而慢性劳损的外伤史不明显，多起病缓慢。

（二）症状

1．疼痛：疼痛为筋伤的主要症状。一般而言，急性损伤疼痛较剧烈，呈锐痛、刺痛、胀痛；慢性损伤疼痛多较轻缓，其性质多为钝痛、酸痛、隐痛，或与活动牵扯、天气骤变有关。皮肤及皮下组织损伤疼痛较轻，肌肉及关节韧带的扭挫伤疼痛明显。神经受损者，多有麻木、针刺感或触电样放射痛。

2．肿胀：筋伤多有程度不同的肿胀，其程度与外力大小及损伤的程度有关。肿胀有伤气、伤血之分，故有局限性血肿、皮下弥漫性肿胀及慢性肿胀之别。

3．出血和瘀斑：出血分为外出血和内出血，外出血见于开放伤，内出血则见于闭合伤。瘀斑是内出血的标志之一，是因血液渗于皮下形成。在瘀血的机化分解、吸收消散过程中，瘀斑的颜色变化规律是由青紫（3～5天）至青黄（2周左右）直至消失。

（三）体征

1．压痛：压痛点常为损伤部位，故确定压痛点是寻找筋伤部位的最直接的方法。

2．畸形：多由筋伤断裂、筋腱挛缩、关节错位及瘀血肿胀所致。

3．功能障碍：筋伤早期多由于疼痛性肌肉痉挛或肌肉、肌腱、神经损伤所致肢体关节功能障碍；后期则由于机化、粘连、变性、挛缩等原因导致关节主动和被动活动受限。

4．特殊检查：参见第三章临床检查部分及本章各论部分。

（四）辅助检查

1．X线检查：主要用作与骨折、脱位及骨病等进行鉴别诊断。应力摄影对肌腱、韧带及软骨损伤有一定的参考价值。检查时须采取强迫体位，如内翻、外翻，过屈、过伸等。临床多用于颈椎、腰椎、距小腿关节、膝关节等部位，由于检查会增加患者的痛苦，故有条件者可以CT或MRI取代之。

2．关节造影：用于了解关节软骨、软骨板、韧带、椎间盘及关节结构的病理变化。多用于膝关节和肩关节。采用双重对比造影，造影剂采用滤过空气和有机碘水溶液。

3．电子计算机横断扫描（CT）：可直接显示许多密度近似的，普通X线不能显示的器官、组织的病变。主要用来确诊椎间盘突出症、椎管狭窄、半月软骨损伤等疾病。

4．磁共振（MRI）：对肌肉肌腱的断裂、血肿、肿胀以及血液流通情况均能清晰显示。可用以检查关节软骨和韧带病变、滑膜肥厚、软组织肿瘤、原发性肌肉疾患等。

5．关节镜检查：主要用于明确临床诊断、确定病变部位和损伤程度以及直视下取活检组织、进行手术等，具有准确率高、并发症少等优点。临床多用于膝关节，是很有价值的诊断及治疗方法。

6．肌电图检查：临床上主要用来判断神经肌肉损伤程度和预后。它是记录骨骼肌生物电的一种方法，依据病理肌电图形状、分布和范围，确定神经损伤的部位。

7．实验室检查：主要用于筋伤重症患者，以了解病情变化和指导治疗；也常用于需要与筋伤鉴别的其他疾病的检查。

【并发症】

筋伤发生后，早期或后期可能发生下述并发症。

（一）关节失稳或脱位

筋的撕裂或断裂，可直接影响关节的稳定性，导致关节失稳甚至继发半脱位或脱位（如下尺桡关节脱位）。

（二）骨化性肌炎

骨化性肌炎临床多见于肘关节。因关节损伤严重，或因手法操作粗暴，或因固定不良等，导致血肿吸收差，渗入周围软组织中，经机化、钙化、骨化的病理过程，导致伤部关节周围软组织中出现异位骨化块。临床表现为关节功能障碍，X线片显示不均匀的骨化阴影。

（三）关节内游离体

关节滑膜或软骨损伤，后期滑膜或软骨屑脱落、钙化而成游离体，常随关节的屈伸活动而发生位置改变，故又称关节鼠，临床多发生于膝关节。

（四）骨性关节炎

关节周围筋伤，早期处理不当，导致关节后期承重失衡，软骨面发生退行性变，进而出现关节疼痛、功能障碍等临床症状。X线表现为骨赘形成、关节面粗糙不平、关节间隙不等宽或骨质疏松等征象。

【辨证施治】

（一）治疗原则

治疗时要严格贯彻首重气血、筋骨并重、标本兼治、内外结合的原则，以提高疗效、缩短疗程。

（二）治疗方法

由于筋伤的病情、病程及预后的差异很大，故临床上多采用综合疗法。目前临床常用的筋伤治疗方法有手法、药物、固定、牵引、封闭、针灸、理疗、练功和手术等疗法。应根据患者的具体病情，选择相应的治疗方法。

1．手法治疗：是治疗筋伤的主要方法。具有舒筋活络、消肿止痛、活血化瘀、温经散寒、整复错位、调正骨缝、松解粘连、消除狭窄、滑利关节、调和气血等作用。选用手法要以筋伤的主要症状为主，同时兼顾次要症状。手法治疗临床适用于急、慢性筋伤和劳损性疾患，关节错缝及滑膜嵌顿，创伤后关节僵硬、粘连及组织挛缩痿软者，骨关节炎引起肢体疼痛、活动不利者。

对诊断尚不明确的急性脊柱损伤伴有脊髓症状的患者，急性软组织损伤局部肿胀严重者，可疑或已明确诊断有骨关节、软组织肿瘤的患者，有严重心、脑、肺疾患的患者，有出血倾向的血液病患者，妊娠3个月左右的孕妇，精神病患者，不能配合治疗的患者均不能应用。

施行手法时，要贯彻稳、准、巧的原则，应先轻后重，范围由小到大，速度先慢后快。理筋手法治疗一般分准备、治疗、结束3个阶段进行。施法时要求均匀、柔和、持久、深透有力，同时要充分把握手法的连续性、节律性、自然性及时间和力度，并注意患者的感觉及异常反应，辨证施治。

中医治疗筋伤手法种类较多，为方便学习和运用，可将其归纳分为舒筋通络法和活络关节法两大类。前者有按、摩、推、拿、揉、捏、滚、擦、拍、击、抖、搓诸法；后者有伸屈法、旋转摇晃法、拔伸牵引法、背伸法、斜扳法、踩跷法等。具体手法操作要领，应用范围、作用特点可参阅第四章第二节及本章各节。

2. 药物治疗：中药在筋伤的治疗中，是在辨证施治的基础上贯彻内外兼治，即局部与整体兼顾原则的具体体现。临床可根据病情有针对性地选用：①筋伤初期（1～2 周），对气血瘀滞较甚，肿痛明显的患者，治宜活血化瘀、行气止痛。可内服桃红四物汤、复元活血汤、血府逐瘀汤、柴胡疏肝散等；外用消肿止痛膏、三色敷药、定痛散等。②筋伤中期（3～6 周），临床表现为患部肿痛初步消退，但筋脉拘急并未完全消除。治宜舒筋活血、和营止痛。内治用舒筋活血汤、和营止痛汤、定痛和血汤等；外用海桐皮汤、丁桂散、伤湿止痛膏等。③筋伤后期（6 周后）及慢性劳损患者，因损伤日久，耗损气血，肝肾亏虚，且常兼风寒湿邪侵袭，局部疼痛乏力，活动功能障碍，每遇阴雨则症状加重，或有肌肉萎缩，麻木不仁者，治宜养血和络、强壮筋骨、祛风宣痹为主。方用大活络丸、独活寄生汤、补肾壮筋汤等；外用上肢及下肢洗方、八仙逍遥汤等。

3. 封闭疗法：是常用的筋伤治疗方法，它通过对损伤或病变部位注射类固醇类药和局部麻醉药或其他药物进行治疗，达到抑制炎症渗出、改善局部营养状况、消肿止痛的作用。只要诊断明确，适应证选择恰当，注射部位准确，合理用药，多可取得肯定的疗效。

（1）方法：临床根据不同疾患采用不同方法。①痛点封闭：适应于压痛明显、范围局限，且部位较为表浅的各种急、慢性筋伤患者；②腱鞘内封闭：系将药物直接注射到肌腱鞘管内（图 7－1），主要用于狭窄性腱鞘炎；③硬膜外腔封闭：是将药物注入硬膜外腔中，以减轻炎症对神经根的刺激，缓解疼痛。常用于腰椎间盘突出症、腰椎管狭窄症等。

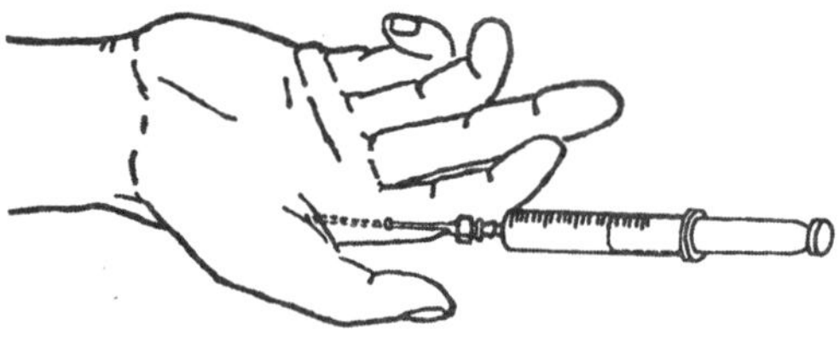

图 7－1　腱鞘内注射示意图

（2）常用药物：醋酸泼尼松龙 12.5～25 mg，0.5%～1%盐酸普鲁卡因 3～10 mL，每周 1 次，3 次为 1 个疗程；醋酸氢化可的松 12.5～25 mg，0.5%～1%盐酸普鲁卡因 2～10 mL，每周 1 次，3 次为 1 个疗程；复方丹参注射液 2～6 mL，0.5%～1%盐酸普鲁卡因 2～10 mL，隔日 1 次，10 次为 1 个疗程。此外药物配用上，局部麻醉药可用 0.5%～1%利多卡因 3～5 mL；类固醇类药尚可用醋酸曲安奈德 5～10 mg 或地塞米松 5～10 mg。

（3）注意事项：严格无菌操作，防止感染发生，注射部位要准确，尤其是胸背部要防止损伤内脏；普鲁卡因术前需要做皮试。推注前要回抽，观察是否有回血，避免将药液注入血管内。有高血压、溃疡病、活动性肺结核的患者禁用类固醇类药，以防加重病情。

4. 牵引疗法：利用帆布或皮革按局部体型制成各种兜托，绑缚患部，通过机械的力量牵拉肢体，以克服肌肉的收缩力、舒筋活络、通利关节。筋伤疾病常用的牵引疗法详见第四章第三节。

5. 固定疗法：及时、适当的外固定有利于减轻疼痛，解除痉挛，预防重复损伤、加重损伤，维持治疗效果，减少并发症和后遗症的发生。一般筋伤通过手法及药物治疗和适当的休息可不用固定，但对较严重的筋伤如肌腱、韧带的断裂伤等需进行固定。常用的固定方法有绷带固定法、弹力绷带固定法、胶布固定法、纸板固定法和石膏固定法。有关具体固定方法及固定后注意事项详见第四章第三节。

6. 练功疗法：又称功能锻炼，是筋伤治疗中不可或缺的组成部分，也是治疗损伤后康复过程中进行自我功能锻炼的一种方法；同时是加速损伤愈合，防止肌肉萎缩、关节粘连和骨质疏松，帮助肢体恢复正常功能活动的重要措施。具体方法详见第四章及本章各论部分。

7. 物理疗法：应用各种物理因素作用于人体以防治疾病的方法称为物理疗法，简称理疗。骨伤科常用的理疗方法有电疗、磁疗、光疗、超声、传导热疗等五大类，具有消炎、镇痛、兴奋、缓解痉挛、松解粘连软化瘢痕等作用。临床应用时需依患者的病情、病位、病程等具体情况有针对性地进行选择。

8. 针灸治疗：损伤初期一般“以痛为腧”与循经取穴相结合，在痛点处进针，用泻法，以消肿止痛、缓解肌肉紧张痉挛。损伤中后期与慢性劳损者主要是循经取穴配合局部取穴，对症施治，用平补平泻法，可取消肿止痛、舒筋活络之功效，促使血脉通畅，肌肉、关节的功能恢复正常。对于损伤后期兼有风寒湿邪者，可在针刺后加用艾灸、火罐等，以增强疗效。

9. 手术治疗：绝大多数筋伤经保守治疗均可获得痊愈，只有极少数重症筋伤患者需要手术治疗，所以应严格掌握筋伤的手术适应证。肌肉、肌腱、韧带的完全断裂伤；反复发作的腱鞘病经非手术治疗无效；非手术治疗无效的某些滑囊病；合并神经、血管损伤，需手术探查治疗者；颈、腰椎间盘突出症，经非手术治疗无效，影响工作和生活者；关节内游离体影响肢体活动者；膝关节半月板损伤等可考虑手术治疗。

第二节　上肢筋伤

肩部扭挫伤

肩部扭挫伤是指肩部受到外力的打击、碰撞，或过度牵拉、扭捩而致肩关节周围软组织的损伤。本病可发生于任何年龄。

【病因病机】

肩部扭伤多为间接外力过度扭转所致，使肩关节囊、肌腱、韧带等扭捩伤或撕裂；肩部挫伤多为肩部受到直接打击或碰撞而致。重物直接打击肩部，可引起肌肉或脉络的损伤，致使瘀肿疼痛，功能障碍。若筋伤严重或筋膜广泛受伤，症状可迁延数周，如失治或治疗不当往往形成慢性迁延过程，可转化为陈伤，表现为慢性疼痛，劳累或天气骤变时加剧，甚或继发肩关节周围炎等疾患。

【诊　　断】

患者有明确的外伤史。伤后局部疼痛、肿胀、出血及瘀斑，伤部压痛明显，范围较广，肌肉纤维撕裂者，肩关节活动障碍明显。临床以冈上肌腱部分或完全断裂多见，患肩出现典型的肌力消失，无力外展患肢（图7－2）。但如协助患肢外展至60°后，即能主动抬举上臂。临床应仔细检查，并结合X线摄片、关节造影等辅助检查及时判断是否合并骨折，以区别关节囊、肌腱、韧带等损伤类型及程度，以制定针对性的治疗措施。

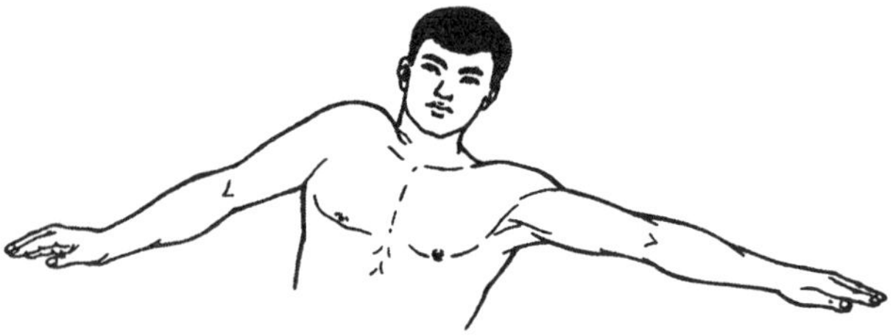

图7－2　右侧冈上肌腱断裂，不能正常外展上臂

【辨证施治】

（一）手法治疗

急性肩部扭挫伤局部出血肿胀较甚，不宜施行手法。损伤静止期无筋伤断裂者可行手法治疗，可应用揉、搓、滚、按等法以活血舒筋通络；选用拨筋、弹筋、点穴以缓解疼痛；推摩法以舒筋、止痛；旋摇肩部以加大肩部活动度，促使移位的关节和筋肉归位（操作方法详见第四章第二节）。肌腱断裂者，不宜手法治疗。

（二）药物治疗

1．内服药：肿痛明显者可选用活血止痛汤加减，或正骨紫金丹、三七活血片、盘龙七伤药片等中成药，作为早期用药。后期以酸胀痛为主者，可以三痹汤加减祛风散寒、舒筋通络。

2．外敷药：消瘀止痛膏、正骨水、跌打止痛液、跌打万花油等任选一种，以活血散瘀，舒筋活络。

（三）固定疗法

一般损伤宜用颈腕带或三角巾悬吊3～7日。冈上肌腱断裂者，应用外展支架将肩关节固定于外展、前屈、外旋位3～4周，以保证断裂的肌腱在无张力的情况下愈合。

（四）练功疗法

功能锻炼以主动活动为主，被动活动为辅。扭捩伤者早期可作耸肩活动，2周后可作耸肩环绕、前屈后伸、展旋等动作。如立位弯腰环转、前后摆动操练法，可反复进行，每次3～5分钟，以尽早恢复活动功能。肌腱断裂患者应在拆除外固定后进行功能锻炼。如不能主动运动时，可借助外力被动活动肩关节。注意动作要协调，活动时应略加以牵引力，保持在无痛或微痛的范围内进行。

（五）其他治疗

肌腱断裂明显，估计非手术治疗难以愈合者，应考虑手术修补，术后用外展支架固定3～4周。后期局部疼痛明显、伴活动障碍者可采用局部封闭疗法或中药离子直流电导入疗法。

肩关节周围炎

肩关节周围炎是肩关节囊及其周围韧带、肌腱和滑囊的慢性非特异性炎症，又称冻结肩、五十肩、漏肩风、肩凝症等。肩关节周围炎是一种多因素诱发的病变，好发于50岁左右的中年人，女性多见，临床以肩痛、肩关节多方向活动障碍等为主要特征。

【病因病机】

肩关节周围炎发病原因常见有退行性变（年老体弱、筋脉失养、慢性劳损、内分泌紊乱），继发于肩部筋伤或骨折、脱位（长期固定不动，组织挛缩粘连），受凉（感受风寒湿邪侵袭肩部），颈椎病（经脉拘紧）等。

中医认为，五旬之人，肾气不足，气血渐亏，加之长期劳累或因肩部受寒致寒凝筋膜而引起。故其外因是寒湿侵袭、劳损；内因是气血虚弱、血不荣筋。

现代医学认为，本病的病理表现主要是肩关节囊与关节周围软组织的范围广泛的慢性无菌性炎症。由于肩部肌腱、肌肉、关节囊、滑液囊、韧带充血水肿，炎性细胞浸润，组织液渗出而形成瘢痕，造成肩周组织挛缩，肩关节滑膜及肩周组织广泛粘连，关节囊皱襞闭锁，导致关节各方向活动严重受限。

【诊　　断】

多数患者慢性发病，隐袭进行，少数有外伤史。临床表现为肩周疼痛，疼痛多为钝痛，甚者呈刀割样痛，夜间加重。疼痛可牵涉至上臂、前臂甚至手部或颈背部，症状因运动加重。肩关节各方向活动受限，但以外展、外旋、后伸障碍为著。压痛部位多在肩峰下滑囊、结节间沟、喙突、大结节等处（图 7－3）。亦常见广泛性压痛而无局限性压痛点。病程长者，可见肩臂肌肉萎缩，常见于三角肌。X 线检查显示多无阳性发现，但可排除骨关节疾病，病程长者可见骨质疏松、冈上肌腱钙化等改变。

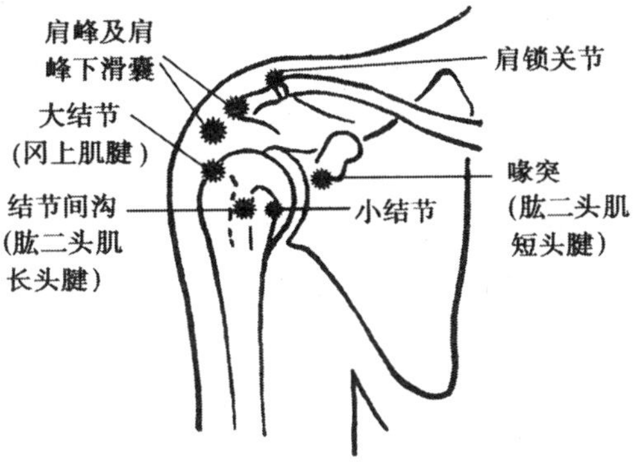

图 7－3　肩部常见压痛点

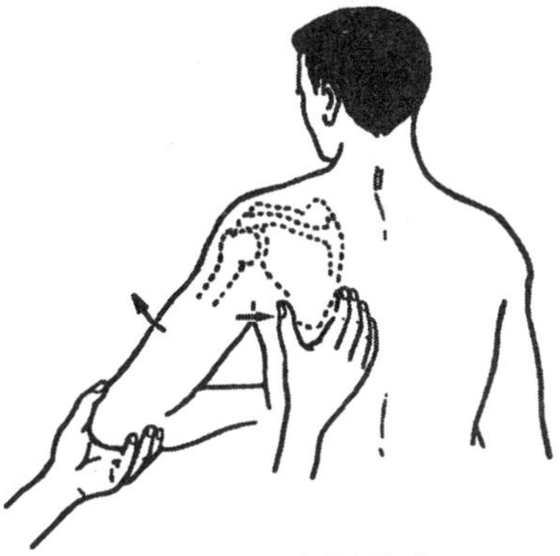

图 7－4　肩胛联动

本病属自限性疾病，病程一般为数月，但亦可长达 2 年。临床上可将本病分为急性疼痛期、粘连僵硬期、缓解恢复期（表 7－2）。

表 7－2　肩关节周围炎的分期

	病　　程	主要临床表现
急性期	约 1 个月，亦可延续 2～3 个月	肩部疼痛，肩关节活动受限，由于疼痛引起的肌肉痉挛，韧带、关节囊挛缩所致，但肩关节本身尚能有相当范围的活动度
粘连期	2～3 个月	疼痛明显减轻，但肩关节因肩周软组织广泛粘连，活动范围严重受限，外展及前屈运动时，肩胛骨随之摆动而出现所谓肩胛联动（图 7－4）
缓解期	6 个月～2 年	为恢复期，疼痛逐渐减轻，肩关节的挛缩、粘连逐渐消除而恢复正常功能

【辨证施治】

肩关节周围炎治疗的关键是消除局部炎症和积极的功能锻炼。部分患者虽可自行痊愈，但时间长，痛苦大，功能恢复不全。积极地治疗，医患密切配合，加强自主练功活动，可以缩短病程，加速痊愈。

（一）急性期

治疗以药物、理疗、封闭、针灸为主。因肩关节被动活动尚有较大范围，以疼痛为主，故应配合减轻持重，减少肩关节活动。

1．药物治疗：内服药主选独活寄生汤或三痹汤，以补气血、益肝肾、温经络、祛风湿为主。外用药多选用海桐皮汤热敷熏洗或坎离砂热熨。

2．封闭疗法：在关节囊内或明显压痛点处，如肱二头肌长头腱鞘、冈上肌、冈下肌、小圆肌起止点处，用普鲁卡因加醋酸泼尼松龙作局部封闭。

3．针灸治疗：取肩髃、肩髎、肩外俞、巨骨、臑俞、曲池等穴，或阿是穴，常用泻法，结合灸法，每日 1 次。

4．物理疗法：可采用超短波、磁疗、蜡疗、光疗、热疗等。以减轻疼痛、促进恢复。对老年病例，不可长期电疗，以防软组织弹性更加减低，反而有碍恢复。

（二）慢性期

患者关节已粘连，关节被动活动功能严重障碍，肩部肌肉萎缩。治疗以手法按摩和自我功能锻炼为主，配合上述疗法，解除肌腱粘连，帮助功能活动恢复。

1．手法治疗：推拿手法虽各家不同，但方法步骤多为先放松后被动活动肩部，体位既可取端坐位，也可取侧卧位或仰卧位。临床主要运用滚法、揉法、拿捏法（详见第四章第二节）作用于肩前、肩后、肩外侧，以充分放松肌肉。然后运用牵拉、抖动、旋转等手法，并作患肢外展、上举、内收、前屈、后伸等动作，以松解粘连，增进关节活动度（图 7－5）。推拿时要注意活动力度，疼痛以患者能忍受为宜，隔日治疗 1 次，10 次为 1 个疗程。

对长期治疗无效，肩关节广泛粘连，肩部僵硬的患者可以运用扳动手法松解肩部粘连。施法应在颈丛或全身麻醉下进行，使肌肉放松，避免并发骨折。

2．练功疗法：是治疗过程中不可缺少的重要步骤，应鼓励患者作臂外展、前屈、后伸、旋转等运动，作“手拉滑车”、“手指爬墙”、“下垂摆动”、“体后拉手”等动作（详见第四章第五节）时，要酌情而行，循序渐进，久之可见效果。练功以每日 2～3 次，每次 10～15 分钟为度，不可操之过急。

冈上肌腱炎

冈上肌起于冈上窝，与冈下肌、肩胛下肌、小圆肌共同组成肩袖（图 6－7）。冈上肌的作用为稳定肱骨头，协同三角肌动作使上肢外展。冈上肌腱炎又称冈上肌腱综合征、外展综合征。

【病因病机】

冈上肌位于腱袖之中央，在肩关节肌群中是肩部四方力量之集汇交叉点，因此是较易劳损

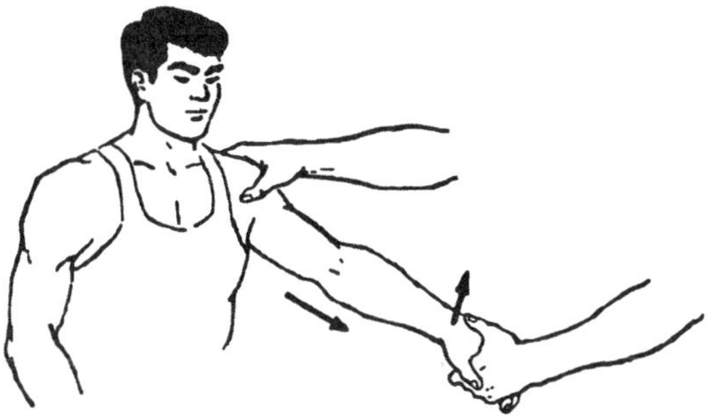

(1)拔伸牵引下前屈

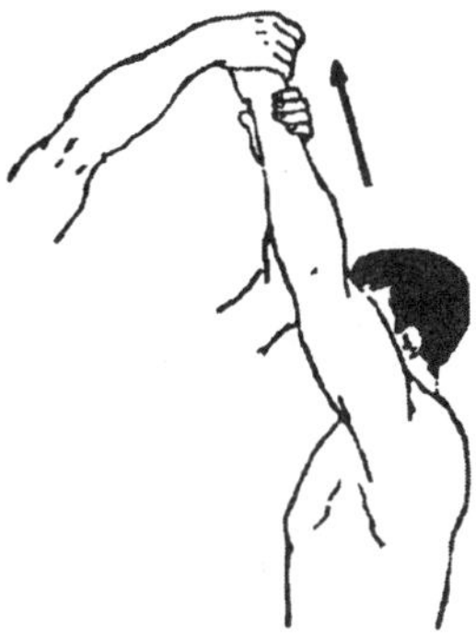

(2)拔伸牵引下上举

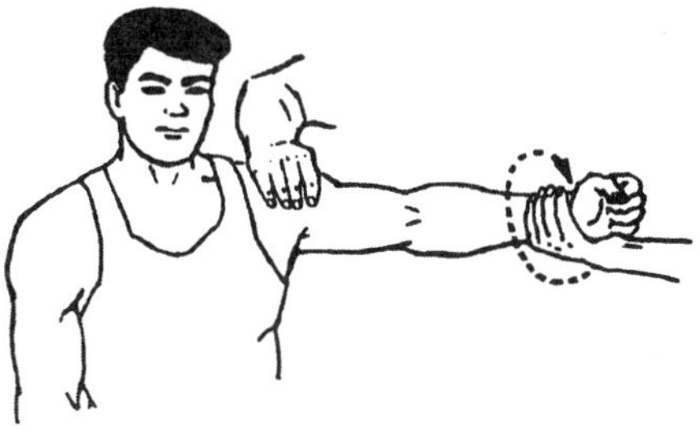

(3)外展位内外旋转

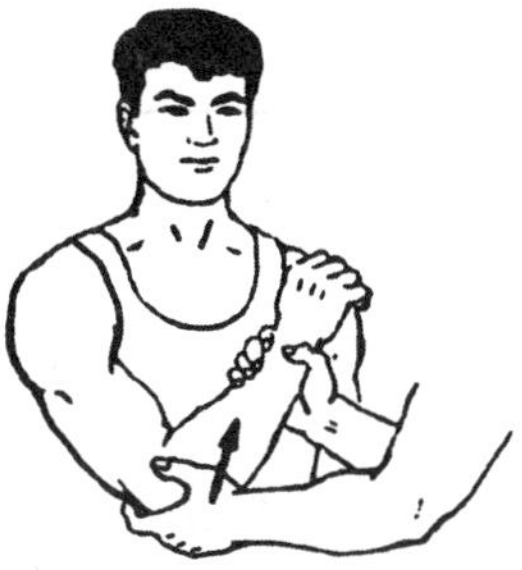

(4)内收内旋

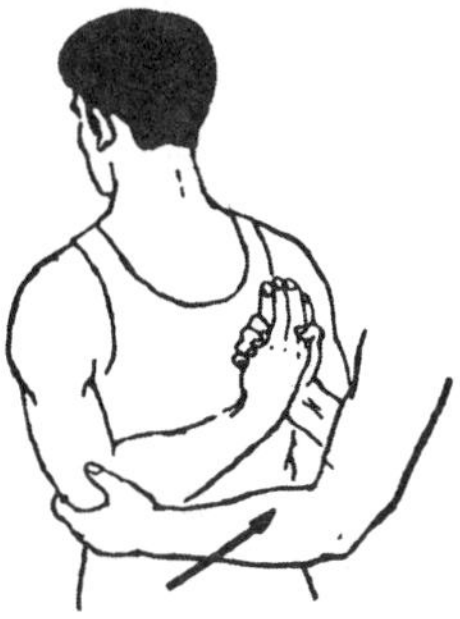

(5)后伸内旋

图 7－5　肩关节周围炎手法治疗示意图

的肌肉。当肩外展 90°时，肩峰下滑囊完全缩进肩峰下，冈上肌腱通过肩峰与肱骨头之间形成的狭小间隙，受喙肩韧带和肩峰的摩擦、挤压而损伤，故易产生退行性变，形成肌腱无菌性炎症（图 7－6）。此外，部分冈上肌腱炎发生后可合并钙化而变得脆弱，如遭受外力可造成扭伤或断裂伤。

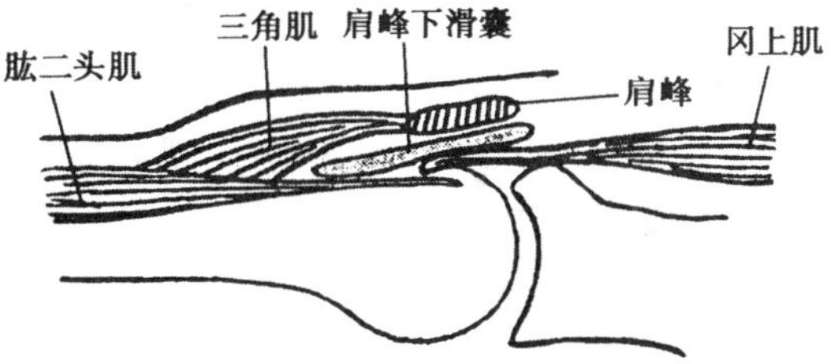

图 7－6　冈上肌腱受喙肩韧带和肩峰的摩擦、挤压

【诊　　断】

冈上肌腱炎好发于中年人，男性多于女性。一般起病缓慢，常有轻微的外伤史或受凉史。临床表现为发病后肩部外侧疼痛，有时向颈部或上肢放射，肿胀不明显。检查可发现肱骨大结节上方压痛，肩关节外展受限，肩关节自动外展于 60°～120°时出现剧痛，＜60°和＞120°运动时无痛，称为疼痛弧，是冈上肌腱炎的特征（图 3－28）。X 线检查一般无异常征象，偶见冈上肌腱钙化，骨质疏松，为组织变性后的晚期变化，称为冈上肌腱钙化。

【辨证施治】

（一）手法治疗

根据急、慢性不同病期，病情轻重，选其所宜。急性期以轻手法为主，慢性期手法可稍重。应先用拿捏法松弛冈上部、肩部、上臂部肌肉，继而按揉，再以弹拨法舒筋活络。最后用摇肩法和牵抖法舒筋活络、活动关节。

（二）固定疗法

急性发作较重者作短期制动，可用三角巾悬吊患肢于胸前1～2周。

（三）封闭疗法

1%普鲁卡因或利多卡因2 mL加醋酸泼尼松龙25 mg作局部封闭。或复方丹参液2～4 mL局部注射。每周1次，连续2～4次。

（四）药物治疗

患者可内服舒筋活血汤、大活络丸等活血散瘀、通络止痛；虚寒证用大、小活络丹；体弱血虚者宜补气补血，方用当归鸡血藤汤加减。还可外用万花油，局部疼痛畏寒者可用温经通络膏。亦可外用腾药热熨患处。

（五）针灸治疗

取穴如天宗、肩髃、臂臑、曲池等，用泻法，以通络止痛、温经散寒。提插捻转，以肩臂酸痛胀麻为度，留针20分钟，可加艾灸。

（六）练功疗法

急性期避免上肢外展外旋等用力动作，疼痛缓解后应加强功能锻炼。慢性期可作前后左右甩手、上下通臂、弯肱拔刀、展旋动作等进行锻炼。

肩部筋伤疾病较为复杂，其鉴别要点见表7－3。

表7－3　肩部筋伤疾病的鉴别要点

	症　状	体　征	影像学检查
肩部扭挫伤	明显外伤史，肿胀，疼痛，功能障碍	压痛、青紫、瘀肿；冈上肌腱断裂时肩关节外展无力	可排除骨折脱位
肩关节周围炎	好发于50岁左右的中老年人。主要症状为肩周疼痛，可放射至前臂或手部、颈部、背部	局部压痛点在肩峰下滑液囊、肱二头肌长头肌腱喙突。肩关节各方向活动受限，但以外展、外旋、后伸障碍显著。病程较长者，可见肩胛带肌肉萎缩，尤以三角肌萎缩明显	病程长者，肩关节局部骨质疏松
冈上肌腱炎	肩部有剧烈的疼痛，疼痛部位一般在肩外侧，并可放射至三角肌止点或手指处	冈上肌腱炎的特征：疼痛弧	偶见冈上肌腱钙化，骨质疏松，为组织变性后的一种晚期变化
肩袖损伤	伤时有撕裂感，伤后疼痛向三角肌附着处放射，晚期外展受限	肩腱袖断裂处可有明显的触痛和压痛、弹响，患者在上举及旋转上臂时可感到有弹响；疼痛弧；完全断裂者可触及断裂的裂隙；陈旧肩袖完全破裂，在三角肌下可触及肿胀的滑囊	X线检查；关节内造影；MRI检查
肩峰下滑囊炎	肩部疼痛	肩峰下局限性压痛，晚期可见肩部肌肉萎缩	少数患者后期可见冈上肌腱钙化阴影
肱二头肌长头腱鞘炎	肩前疼痛，可向上臂和颈部放射，肩部活动时疼痛加重	肱骨结节间沟局限性深压痛；肩部肌肉痉挛；外展及后伸活动明显受限；肱二头肌抗阻力试验阳性	如有陈旧肱骨外科颈骨折、骨刺、骨疣等，有助于本病的诊断

肘部扭挫伤

肘关节的主要活动形式是屈伸，其范围在0°～140°。肘关节的关节囊前后壁薄而松弛，尤以后壁为甚；关节囊内、外侧韧带及伸、屈肌群的肌腱所包裹附着，由于肘关节是活动较多的关节，故发生扭挫伤的机会较多。

【病因病机】

肘部扭伤多由间接外力所致，如跌仆或高处坠下，手掌着地，肘关节处于过度外展、伸直位，造成肘部关节囊、侧副韧带、环状韧带和肌腱不同程度的损伤。扭伤常损伤尺、桡侧副韧带，而以桡侧常见。伤后局部充血、水肿，严重者关节内出血、渗出，影响肘关节活动。直接暴力打击则可造成肘关节挫伤。严重肘部扭挫伤，或伤后处置不当，可使血肿扩大，涉及软组织和骨膜下，两者常相互沟通。血肿机化时，通过膜内成骨及钙质沉积，可造成关节周围软组织的钙化、骨化，从而形成骨化性肌炎。

【诊断与鉴别诊断】

患者有明显的外伤史。临床表现为肘部广泛疼痛，呈弥漫性肿胀，有时出现青紫瘀斑，多见于外后侧。肘关节的内后方和内侧韧带附着部压痛阳性，肘关节处于半屈伸位，活动障碍。

严重扭挫伤应与骨折鉴别，环状韧带的撕裂常导致桡骨头脱位或半脱位，X线摄片检查即可区别之。但儿童骨骺损伤有时难以与肘部筋伤区别，可摄健侧X线片对比予以鉴别。若肿胀消失，疼痛减轻，但肘关节活动功能未见改善，局部软组织僵硬者，应行X线检查，以确定骨化性肌炎是否存在。

【辨证施治】

（一）手法治疗

伤后即就诊者，宜用轻手法，将肘关节在0°～140°的范围内被动屈伸数次，有利于整复微细的关节错位。关节伸直活动受限者，可在拔伸牵引下，揉捏肘前肌肉，然后徐徐伸直肘关节，有时可闻及响声。若屈曲活动受限，于拔伸牵引下，揉捻肘后肌肉，然后慢慢屈曲肘关节。上述手法不宜反复做，更不能强力屈伸，否则易加重损伤。

（二）固定疗法

早期须制动，患肢屈肘90°，用三角巾功能位悬吊于胸前，限制肘关节活动2～3周。

（三）药物治疗

1. 内服药：血瘀气滞证，治宜散瘀消肿，方用活血止痛汤。肿痛甚者可加服三七粉或七厘散。虚寒证，治宜温经散寒、养血通络，方用当归四逆汤加减。

2. 外用药：急性扭挫伤局部瘀肿者，可选用消瘀止痛膏、双柏散外敷；肿痛消退后，可用上肢损伤洗方、海桐皮汤煎水熏洗。

（四）练功疗法

2周后肿痛减轻，可逐步练习肘关节的屈伸功能，应着重于自主锻炼，或辅以被动之理筋按摩，以使粘连机化逐步松解，关节恢复正常。

（五）其他治疗

针灸治疗选曲池、小海、天井穴针刺，强刺激手法，不留针。理疗可选用超短波或中药离子导入等物理疗法。

肱骨外上髁炎

肱骨外上髁炎又称肱骨外上髁综合征、肱桡关节滑囊炎、肱骨外髁骨膜炎，因网球运动员较常见，故又称网球肘。本病临床发病率高，故十分常见。

【病因病机】

肱骨外上髁炎的发生可因急性损伤引起，但临床上多由慢性劳损所致。由于长期劳累，伸腕肌起点反复受到牵拉刺激，引起部分撕裂和慢性炎症，出现局部滑膜增厚和滑膜炎等病理改变，从而形成外上髁骨膜炎、滑膜炎、环状韧带肥厚等。亦有学者认为肱骨外上髁炎的病理机制系伸肌总腱处穿出的神经、血管受压所致。

【诊　　断】

肱骨外上髁炎多见于从事前臂劳动强度较大的工种，如砖瓦工、木工、刻篆人员、网球运动员等。多数病例缓慢起病，男女比例为3:1。临床表现为肘关节外侧酸胀疼痛，外观不肿，持物无力。压痛多位于肱骨外上髁、环状韧带或肱桡关节间隙处（图7－7），以肱骨外上髁部为多，严重者前臂旋转活动可受限。前臂伸肌腱牵拉试验（Mill征）：将患肘伸直，腕部屈曲，作前臂旋前活动时外上髁处出现疼痛者为阳性（图7－8）。X线检查显示多属阴性，偶见肱骨外上髁处骨质密度增高的钙化阴影或骨膜肥厚影像。

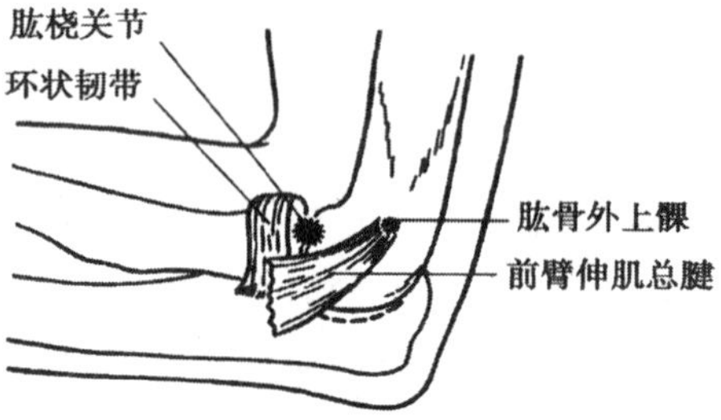

图7－7　肱骨外上髁炎压痛点

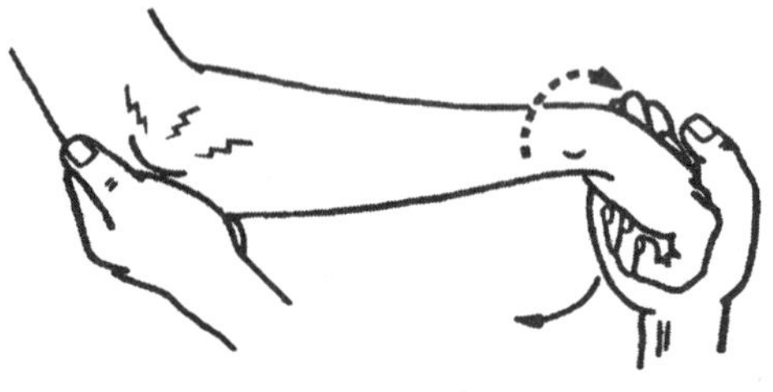

图7－8　前臂伸肌腱牵拉试验

【辨证施治】

（一）手法治疗

先用拨法、揉法和摇法，旋转、揉捏上臂、肘部、前臂数分钟。次用拨法，用拇指在痛点处拨络数次，再用弹筋法提弹前臂伸肌群2～3次（图7－9）。最后用扳法，使前臂屈伸摇动数次（图4－30）。

（二）封闭疗法

用醋酸泼尼松龙12.5 mg加1%普鲁卡因2 mL或用当归注射液2 mL作痛点注射，每周1次，3～4次为1个疗程。

（三）药物治疗

1. 内服药：风寒阻络证治宜祛风散寒、通络宣痹，方用防风葛根汤加减；湿热内蕴证治宜清热除湿，方用加味二妙散等；气血亏虚证治宜补气补血、养血荣筋，方用当归鸡血藤汤加黄芪、桂枝等。

2. 外用药：活血散用酒调敷，或散瘀和伤汤煎水熏洗患处。

（四）小针刀疗法

于肱骨外上髁处行局部麻醉，患肢伸肘位，医生左手拇指在桡骨粗隆处将肱桡肌拨向内侧，小针刀沿肱桡肌外侧缘刺入，直达肱桡关节滑囊和骨面，切开剥离2～3针刀即可出针，无菌纱布覆盖针孔。

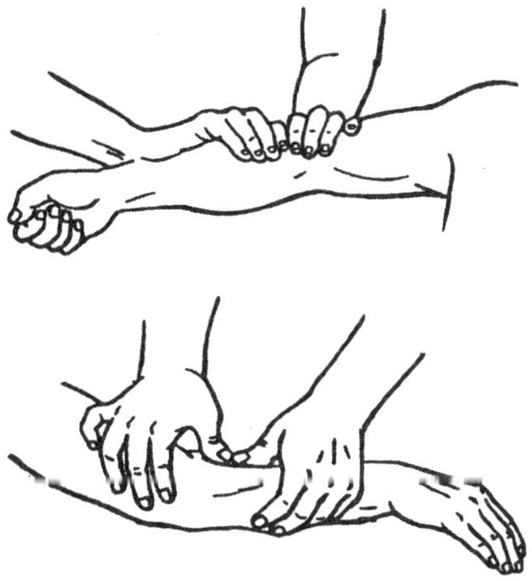

图7－9　肱骨外上髁炎手法治疗示意图

（五）手术治疗

手术治疗适用于保守治疗无效者，常用手术方式有伸肌总腱附着点松解术，即将肱骨外上髁伸肌总腱剥离，实际是以切断支配该肌腱起始部的细微神经支为目的，少数患者需行环状韧带部分切除术。

桡侧腕伸肌腱周围炎

桡侧腕伸肌腱周围炎又称前臂伸肌腱周围炎，常见于木工、砖瓦工等需长时间作高强度频繁伸腕动作的劳动者，亦见于从事写作的文职人员。

【病因病机】

拇长展肌及拇短伸肌在前臂桡背侧中、下1/3处，于桡侧伸腕长、短肌浅面斜行跨过，两者交叉重叠。因此处肌腱无腱鞘，仅有疏松的腱膜组织覆盖，当腕部和手指重复持续用力活动过久，上述两组交叉重叠的肌腱因运动方向不一而互相摩擦，引起腱膜组织的急性炎症反应，导致伸肌腱及其周围筋膜的损伤。及时治疗者2周内可望恢复；久治不愈则易形成纤维变性而引起肌腱粘连。

【诊　　断】

患者有劳损史，好发于中年以上男性，右侧多见，发病与手及腕部过度劳累有关，春秋季发病较多。临床表现为前臂桡背侧下1/3处酸胀或疼痛，局部肿胀，前臂桡背侧中下段皮温升高、压痛阳性。于桡侧伸腕肌走行处，可扪及条索状物。腕部活动不自如，患者握拳并作腕关节强力伸屈时，腕部疼痛加重，且可扪及捻发音。

【辨证施治】

（一）手法治疗

急性期一般不宜手法治疗。肿痛消退后可在患处按揉、推摩，再捏提伸腕肌腱，最后拔伸牵引拇指并稍加旋转动作，促其筋腱舒顺。

（二）封闭疗法

用醋酸泼尼松龙 12.5 mg 加 0.5%普鲁卡因 4 mL，于前臂肌腱的腱膜组织中注射封闭。每周 1 次，连续注射 3～5 次。

（三）固定疗法

若肿胀、疼痛严重者，在使用手法和敷药的同时，用硬纸板、石膏托或夹板置于前臂下 1/3 处固定腕关节于桡偏位 1～2 周，直至肿痛消失。

（四）药物治疗

1. 内服药：瘀滞证治宜祛瘀消肿、舒筋止痛，方用身痛逐瘀汤或正骨紫金丹；虚寒证治宜温经通络、消肿止痛，方用当归四逆汤加减。

2. 外用药：手法结束后可在患处外敷宝珍膏或定痛膏，也可用跌打万花油外搽，若日久肌腱粘连可用海桐皮汤熏洗。

腕关节扭挫伤

腕关节扭挫伤是指外力作用造成的腕部韧带、筋膜等软组织的损伤。

【病因病机】

腕关节是一个多关节复合体，由桡尺骨远端、远近排腕骨及各掌骨基底部组成，其稳定依赖腕部韧带、尺桡侧副韧带。前臂肌腱和滑液鞘均通过腕部。腕关节扭伤多为间接暴力所致，常为跌仆受伤，外力迫使腕部过度背伸、掌屈及扭旋运动，超越腕关节正常活动度，造成相应之肌腱或韧带撕裂损伤。腕部遭受直接暴力打击亦可导致腕部筋肉损伤。受伤类型与程度取决于暴力的方向、大小和持续时间。

【诊　　断】

患者有明显的外伤史。伤后患腕疼痛、酸软无力、肿胀、活动不利，被动活动时疼痛加重。挫伤者肿胀一般较甚，并可伴有皮下瘀斑。触诊时可发现腕部压痛点，其疼痛程度轻重不一。腕掌屈疼痛加剧者为腕背侧韧带损伤，反之为腕掌侧韧带损伤。若损伤严重，腕关节各方向活动均有疼痛及功能障碍者，多为韧带肌腱复合伤。临床宜仔细检查，常规摄腕部正、侧、斜位 X 线片，以除外骨折或半脱位。

【辨证施治】

（一）手法治疗

腕部肿胀、压痛不明显时，可用轻缓的按、摩、揉、捏等手法。先在腕部肿痛处作抚摩、揉捏等手法，然后术者一手握住患腕尺桡骨下端，另一手握住患侧诸手指，在对抗牵引下，一面摇转腕关节，一面按揉伤处，依伤情作屈腕、背伸等活动，最后顺肌腱走行方向理顺筋络。

（二）药物治疗

1. 内服药：瘀滞证治宜活血化瘀、消肿止痛，方用活血止痛汤加减；寒湿阻络证治宜除湿散寒、祛风通络，方用薏苡仁汤加减。

2. 外用药：急性扭挫伤局部瘀肿者，可选用消瘀止痛膏、双柏散或消炎散外敷。肿痛消减后，可选用上肢损伤洗方、海桐皮汤煎水熏洗。

（三）固定疗法

损伤严重者，敷药后应用与腕部贴合的纸板或铝板将腕关节固定于功能位。或用纱布绷带包扎、配戴弹力护腕，以三角巾悬吊2周。去除外固定后，仍需避免腕关节的过度旋转活动，防止复发。

腕三角软骨损伤

腕三角软骨又称腕关节盘，为纤维软骨组织。腕关节盘呈三角形，其尖端起于尺骨茎突，底边附着于桡骨远端的尺骨切迹；其两边缘较厚，与尺桡骨的掌、背侧韧带相连；腕关节盘横隔桡腕关节与下尺桡关节，将两关节腔完全隔开（图6－38）。该软骨盘在任何位置均处于紧张状态，前臂旋后时软骨盘掌侧部分紧张；旋前时背侧部分紧张。腕关节盘正常情况下起稳定下尺桡关节作用，腕推挤与旋转活动时三角软骨盘承受挤压应力和扭转应力。本病可发生于任何年龄，以青壮年女性多见。

【病因病机】

腕三角软骨具有限制前臂过度旋转，对维持下尺桡关节的稳定非常重要。当腕关节遭受突然的过度扭转暴力时，如手掌撑地，腕部在背伸位遭受突如其来的过度扭转暴力时，可引起腕关节盘的损伤或破裂。重者掌背侧韧带破裂，下尺桡关节脱位。

【诊　　断】

患者多有扭转牵拉或跌仆等外伤史，青壮年多见。局部疼痛、肿胀多局限于腕尺侧或下尺桡关节部，腕部屈伸或旋转活动时疼痛明显。下尺桡关节、尺骨头压痛明显；尺偏并纵向挤压腕关节或前臂旋后时，均可加剧局部疼痛；前臂旋转及腕关节屈伸活动受限；对比健侧可发现患侧尺骨小头向背侧突起；旋转患肢前臂时，可发现下尺桡关节活动异常，旋前时尺骨头向背侧脱出，同时可闻及弹响。

X线检查显示下尺桡关节间隙增宽，尺骨头向背侧移位。腕关节造影可见造影剂通过软骨盘裂口流入下尺桡关节腔。

【辨证施治】

（一）新鲜损伤

新鲜损伤以保守治疗为主，整复、敷药与固定相结合。

1. 手法治疗：适度牵引下，术者挤捏尺骨小头与桡骨远端的同时，将患肢前臂旋后，即可使尺骨小头复平。

2. 药物治疗：

(1) 内服药：瘀滞证治宜祛瘀消肿、活血止痛，方用定痛活血汤、七厘散等；虚寒证治宜温经通络，方用当归四逆汤加减；肾亏证治宜调养肝肾，方用补肾壮筋汤、补筋丸等。

（2）外用药：初期用三色敷药或消肿止痛膏。后期可用海桐皮汤煎水熏洗。

3. 固定疗法：外敷药后，用石膏或前臂夹板将患肢固定于旋后位4周即可开始功能锻炼。后期可佩戴护腕保护。

（二）陈旧损伤

陈旧损伤可采用护腕保护以限制下尺桡关节之过度活动，或用醋酸泼尼松龙封闭以缓解症状。对于影响腕部功能，并有持续性疼痛的成年患者，可行尺骨小头切除术。

桡骨茎突狭窄性腱鞘炎

拇长展肌和拇短伸肌腱在桡骨茎突部浅沟内滑动（图7－10），肌腱经过此处的弯曲角较大，当腕部或拇指活动时，此角可进一步加大，故两肌腱长期的间接摩擦易造成慢性损伤。桡骨茎突狭窄性腱鞘炎多发生于中年妇女。

【病因病机】

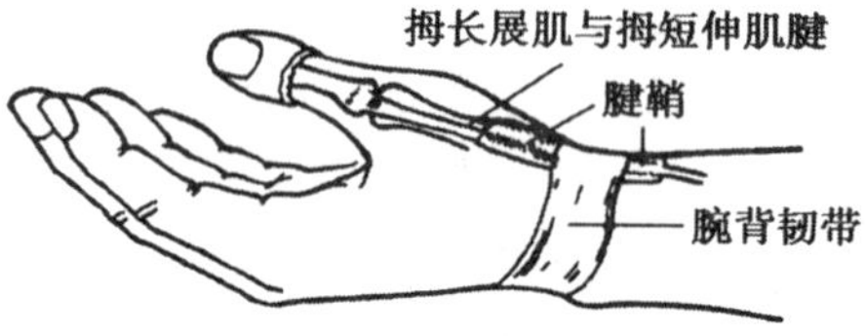

图7－10　桡骨茎突部肌腱及腱鞘的局部解剖

手腕部任何需要过度使用拇指的运动均可使肌腱在腱鞘管道中频繁摩擦，而易罹患本病。拇长展肌和拇短伸肌腱在桡骨茎突部的腱鞘内，因长时间摩擦和反复损伤，腱鞘滑膜出现水肿、增生等无菌性炎症改变，引起腱鞘管壁增厚、粘连或狭窄，最终形成桡骨茎突狭窄性腱鞘炎。

【诊　　断】

桡骨茎突狭窄性腱鞘炎的发病与职业工种密切相关，如临床多见于从事编织、篆刻、纺纱等工作的工人。临床表现为桡骨茎突部疼痛，可向拇指或前臂放散，拇指外展或内收活动时症状加剧，拇指活动不利，持物乏力，尤其不能作提水瓶倒水等腕尺偏动作。

桡骨茎突部压痛明显，局部一般无肿胀，偶可触及隆起的小结节。腕关节尺偏活动受限，握拳试验（Frink-Stein试验）阳性（图3－31）。

【辨证施治】

（一）手法治疗

术者一手托扶患肢，另一手于患处作轻柔按摩、揉捏，同时旋转腕部，然后弹拨肌腱3～5次。最后将拇指伸屈外展数次，并向远心端牵拉。施法时需缓慢稳妥，隔日1次。

（二）固定疗法

初期患部可外敷消肿止痛膏或三色敷膏，纸板或夹板将拇指固定在背伸20°，桡侧偏15°和拇指外展位3～4周。

（三）封闭疗法

醋酸氢化可的松0.5 mL加入1%～2%普鲁卡因2 mL内作鞘内注射，5～7日1次，共3～4次。

（四）小针刀疗法

无菌操作，小针刀刀口线与肌腱平行，刺入后在鞘内纵行疏剥。病情严重者，亦可刺穿腱鞘使刀口接触骨面，刀身倾斜，将腱鞘从骨面上剥离铲起，出针，针孔按压至不出血为止。注意勿伤桡动脉和桡神经浅支。

（五）手术治疗

保守治疗无效者，可在局部麻醉下纵行切开腕背韧带和腱鞘，解除卡压，仅缝合皮肤切口。

腕管综合征

腕管综合征又称腕管狭窄症、正中神经挤压症，是由于腕管内压力增高使正中神经遭受卡压，从而引起的以该神经支配区手指麻木乏力为主的感觉、运动和自主神经功能紊乱的综合征。腕管系指腕掌横韧带与腕骨所构成的骨-纤维管。通过腕管的结构有正中神经、拇长屈肌腱和第2～5指的指浅、深层肌腱。正中神经居于浅层，处于肌腱与腕横韧带间（图7-11）。

【病因病机】

任何使腕管容积减少，腕管内容物增大、增多的原因均可导致正中神经受压而产生神经功能障碍。如腕部骨折脱位（桡骨远端骨折、腕骨骨折脱位）、骨质增生或肌腱纤维化腕横韧带增厚造成腕管容积绝对或相对缩小；腕管内脂肪瘤、腱鞘囊肿、滑膜水肿、腕管内肌腱肿胀可使腕管内容物增大、增多等。其中尤以长期反复手部用力活动使手腕发生慢性损伤，特别是握拳屈腕时，指屈肌腱和正中神经长期反复与腕横韧带来回摩擦更易受伤（图7-12）。此外，风湿或类风湿病、产后或闭经期内分泌功能紊乱以及胶原性疾病等，亦可诱发腕管综合征。

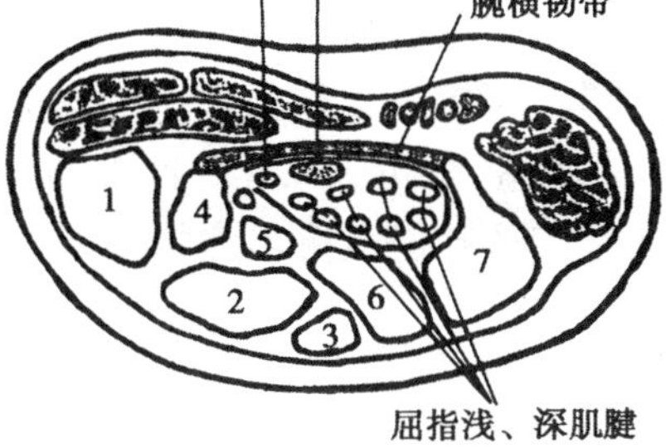

图7-11 腕管横切面及内容物示意图
1～3. 掌骨；4. 大多角骨；5. 小多角骨；6. 头状骨；7. 钩骨

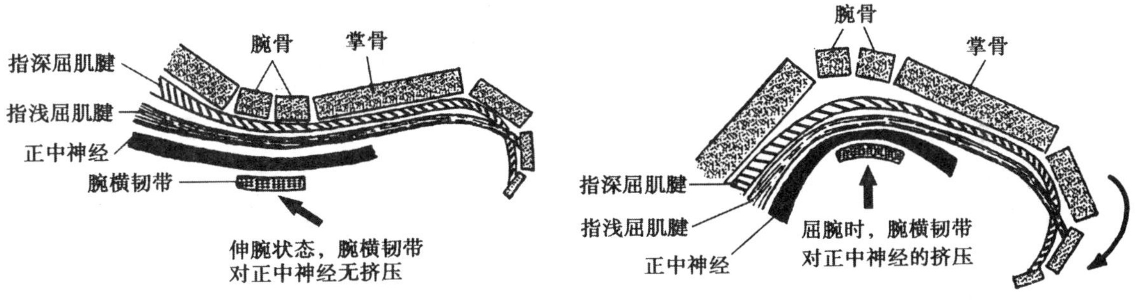

图7-12 腕关节屈伸活动对正中神经的影响

【诊　　断】

腕管综合征好发于木工、裁缝等职业人群，尤以女性多见。其主要表现为患手桡侧3个半手指麻木或刺痛；局部温度增高可诱发疼痛；症状夜间加剧，严重者疼醒，常需起床搓擦或甩手以缓解疼痛；自觉手部有肿胀感，但局部实际无肿胀。

腕部掌长肌腱桡侧深压痛明显；病情严重者常有大鱼际萎缩（检查时须从侧面观察，并与健侧对比），皮肤发亮，指甲增厚，患指溃疡等神经营养障碍的症状。拇、示、中 3 指和环指的桡侧半感觉减退，患手握力减弱，拇指笨拙无力，活动不利，拇指外展肌力减弱。握物或持物时常有失手的情况发生。寒冷季节患肢可出现冰冷、发绀现象。部分患者可有病指出汗减少、皮肤干燥脱屑的症状。

特殊检查有助于腕管综合征的诊断。①垂腕试验：患者双肘搁在桌上，前臂与桌面垂直，双腕掌屈，致正中神经受压于腕横韧带近侧缘，1 分钟后出现窜电样刺痛为阳性（图 7－13）；②叩诊试验：叩击掌长肌桡侧之正中神经出现窜电样刺痛为阳性；③脉带试验：于上臂缠以血压计气囊带，充气 1 分钟后，病侧手即出现充血、疼痛加剧为阳性；④出汗试验：患侧手各指同按于茚三酮试纸上，正中神经分布的手指按压处较正常指色泽淡为阳性（汗液遇茚三酮呈紫蓝色，汗多则色泽深）。

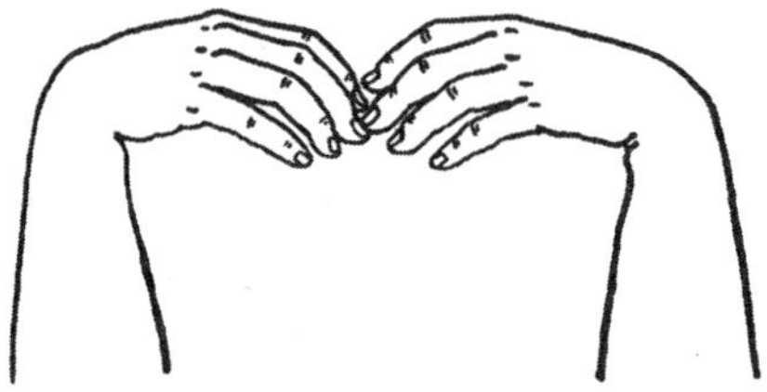

图 7－13　垂腕试验

X 线摄片可用于合并有骨性关节炎、陈旧桡骨远端或腕骨骨折脱位的患者，以供治疗中参考。肌电图检查可显示神经变性。

本病应与颈椎间盘突出症特别是 C6、C7 神经根受压和胸廓出口综合征相鉴别。

【辨证施治】

（一）手法治疗

手法运用一般先在外关、阳溪、鱼际、合谷、劳宫及痛点等穴位施以点压、按摩。然后将患手在轻度拔伸下，缓缓旋转、屈伸腕关节数次。最后，术者以左手握住腕上部，右手拇、示两指捏住患手第 1～4 指，依次行拔伸弹刮，每日 1 次。本病不宜过多或过重施用手法，以免增加腕管内压。

（二）局部制动

初期疼痛较重时，可用石膏托、夹板或铝板固定腕部于功能位观察 1～2 周，以缓解症状。

（三）药物治疗

1. 内服药：瘀滞证治宜活血通络，可选用舒筋活血汤加减；虚寒证治宜调养气血、温经通络，方用当归四逆汤加减。

2. 外用药：可贴宝珍膏或万应膏。

（四）封闭疗法

以醋酸氢化可的松 0.5～1 mL 加 0.5% 普鲁卡因 2 mL 作腕管内注射（图 7－14），5～7 日 1 次，共 3～5 次。注意勿将药物直接注射在正中神经内。

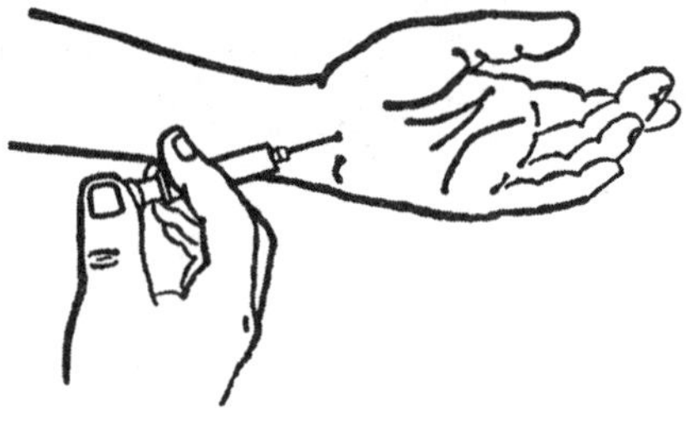

图 7－14　腕管内注射示意图

（五）手术治疗

手术治疗适用于以上疗法无效或多次发作的病例，可用小针刀切开腕横韧带；或在腕部掌侧作 S 形手术切口，切开腕横韧带，探查正中神经，不缝合韧带，效果良好。

腱鞘囊肿

腱鞘囊肿又称滑液囊肿，古称腕筋瘤、腕筋结、筋聚等。它是发生于关节或腱鞘的囊性肿物，大多为单房性，有时也可为多房性，内含无色透明或微白色、淡黄色的浓稠胶冻状黏液。发病部位通常在腕背部或掌侧，但亦可发生于足背等身体其他部位。任何年龄均可发病，女性多于男性。

【病因病机】

长期的腕部劳损是腱鞘囊肿发病的主要因素。其病理实质是关节囊或腱鞘内的滑液增多而发生的囊性疝，囊壁外层由致密纤维组织构成，内层为光滑之白色膜，囊内含胶冻样黏液。其他致病因素尚有关节囊或腱鞘之黏液样变性；少数与关节或肌腱滑膜鞘无关，而是纤维组织之囊肿性变性。

【诊　　断】

腱鞘囊肿起病突然，增长缓慢。手、腕部腱鞘囊肿好发于关节肌腱滑动处，以腕背侧（舟骨月骨间，或小多角骨头状骨间，即拇长伸肌腱与指伸总肌腱间）最为多见。大多为凸显的圆形包块，直径 1～1.5 cm，表面光滑（图 7－15）。患者多无不适感，少数有自觉疼痛和握物时疼痛加重的症状。

囊肿压痛较轻，扪之其边界清楚，不与皮肤相连，基底相对固定。质地为橡皮样或有囊性感，触之有饱满柔韧感。关节位置改变或囊内压降低时，可出现波动感。部分病例经长期的慢性炎症刺激，囊壁肥厚变硬，可达到与软骨相似的程度。

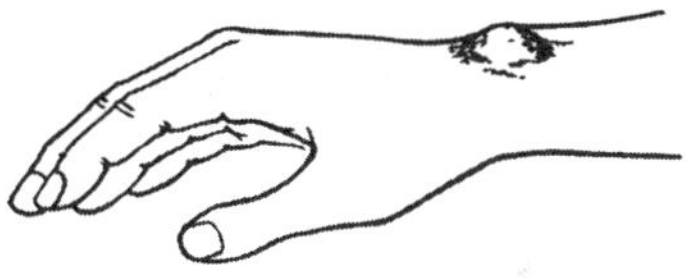
图 7－15　腕背部腱鞘囊肿外观

【辨证施治】

（一）手法治疗

对发病时间短、囊壁薄、未经治疗而囊性感明显者可作指压法。将腕背伸或掌屈（肿物在背侧掌屈，反之背伸），使囊肿固定和紧张，然后术者以拇指用力挤压囊壁。囊壁破裂时，可感觉指下张力突然降低，再揉捏按摩囊肿部位数分钟，以便囊内液体充分流出，使之逐渐减小或消失。术后局部可外敷消肿止痛膏或万应膏，并加压包扎，使肿物渗液进一步消散吸收。

（二）注射治疗

患处消毒后，用粗注射针头垂直刺入囊肿内。先尽量抽出囊液，再注入少量醋酸泼尼松龙。然后用拇指在囊肿处按摩挤压，将囊壁挤破，使囊内胶液及药液向囊外扩散，加压包扎 2～3 日。

（三）手术治疗

保守治疗无效，反复发作者，可考虑手术切除。术中须仔细分离并完整切除囊壁。囊肿与关节相通者，应缝合结扎关节囊破口处，再将筋膜下两侧组织重叠缝合。术毕加压包扎，防止复发。

指间关节扭挫伤

人类的劳动与运动均需通过手指活动来完成，因此指间关节扭挫伤较为常见，临床以青壮年多见，各指均可发生，由于环指灵活性较差而受伤概率较高。

【病因病机】

手指关节受弹击压轧可发生局部组织挫伤；间接暴力作用于指间关节，使之过度背伸、掌屈和扭转等，可造成关节囊、侧副韧带撕裂（图 7－16），屈伸肌腱扭捩伤甚至断裂，严重者损伤关节软骨或导致关节错缝等损伤。

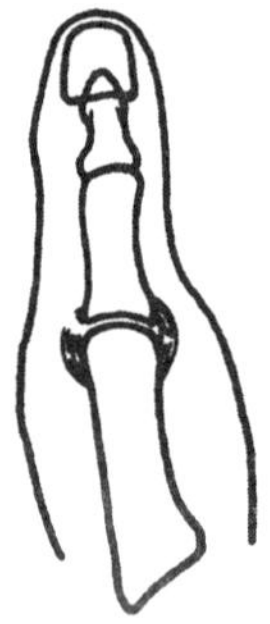

图 7－16　指间关节侧副韧带撕裂示意图

【诊　　断】

患者有碰撞、扭挫或挤压等外伤史。指间关节扭挫伤可发生于各手指的远侧或近侧指间关节，临床以远侧指间关节损伤为多。伤后局部疼痛较剧烈，指间关节肿胀。

伤部压痛明显，手指屈伸障碍。侧副韧带或关节囊撕裂者，指间关节不稳，出现异常侧向活动。少数伤者有关节边缘撕脱骨折、侧副韧带或关节囊撕裂，可见偏斜侧弯畸形（图 7－17）。X 线检查可显示关节间隙不等宽。

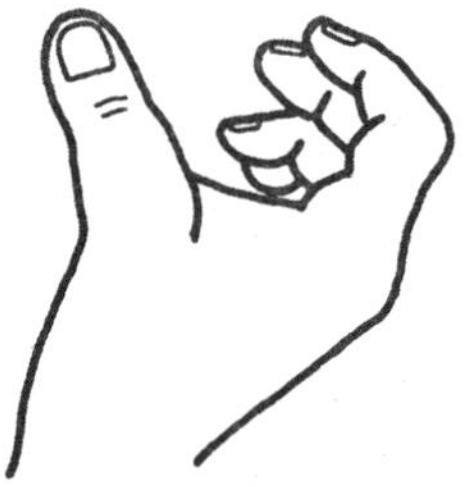

图 7－17　指间关节侧副韧带撕裂外观畸形

【辨证施治】

（一）手法治疗

术者一手托住患手，另一手拇指及示指握住患指末节向远端牵引，使关节间隙拉开，使蜷曲的筋膜舒顺，然后轻揉伤处，并伸屈、旋转关节。筋伤断裂者，可顺筋走行方向轻轻推压，将分离的组织推回原位，并轻轻按压片刻以稳定之。如伤指正直，提示手法成功。

（二）固定疗法

对单纯扭挫伤患者，可用大小适宜手指的纸板或铝板条，将患指固定于屈曲 35°～45°位 3～4 周。肌腱韧带断裂者，应考虑手术治疗。

（三）练功疗法

解除固定后即开始锻炼手指屈伸功能，练功前可先作局部的热敷或熏洗，锻炼应循序渐进，以不引起疼痛为限，禁止作被动猛烈的屈伸活动。

（四）药物治疗

1. 内服药：瘀滞证治宜活血化瘀、消肿止痛，方用活血止痛汤加减；虚寒证治宜温经散寒、养筋通络，方用补筋丸加减。

2. 外用药：初期伤指可敷贴消肿止痛膏，后期可用海桐皮汤熏洗。

伸指及屈指肌腱断裂

手部伸屈肌腱由于抵止部位不同，功能各异，其结构亦各有特点。伸指肌腱抵于末节指骨的基底背面，该肌腱在近侧指间关节背面分成中央束和两个侧束，并有骨间肌和蚓状肌的肌腱加入侧束，形成腱帽。而屈指深肌腱止于末节指骨底部掌侧面，屈指浅肌腱止于中节指骨干的掌侧面。临床上此类疾病并不少见，早期有效的治疗是恢复手指功能的关键。

【病因病机】

手指在伸直位时突受暴力冲击指端，迫使手指过度背伸或侧屈，可致屈指肌腱或伸指肌腱的侧束撕裂损伤，此多见于球类、拳击运动员等；暴力严重时，可使肌腱断裂甚至合并撕脱骨折。直接暴力如锐器切割伤、重物压轧伤，亦可引起伸、屈指肌腱损伤或断裂。

【诊　　断】

患者有撞击、压砸或切割伤史。伤后指间关节疼痛、压痛，肿胀。伸指肌腱断裂患者常有指部畸形出现，若伸指肌腱在掌指关节近侧断裂时，掌指关节不能伸直，而指间关节因蚓状肌及骨间肌牵拉仍可伸直；若中央束断裂，则近侧指间关节不能伸直，而远侧指间关节则被侧束拉呈过伸畸形，即“纽扣指”（图 7－18）。若伤后远侧指间关节肿胀疼痛，末节手指不能主动伸直者，为伸指肌腱断裂。伸指肌腱末节断裂（或末节指骨基底部撕脱骨折）者呈下垂屈曲畸形，即“锤状指”（图 7－19），部分患者 X 线检查可显示患指末节基底部的背侧有小骨片撕脱。

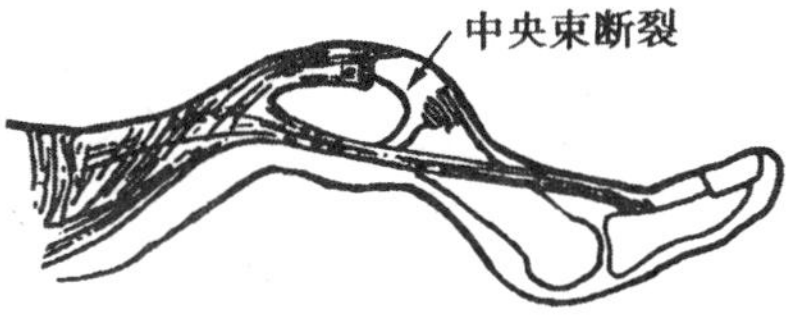

图 7－18　纽扣指

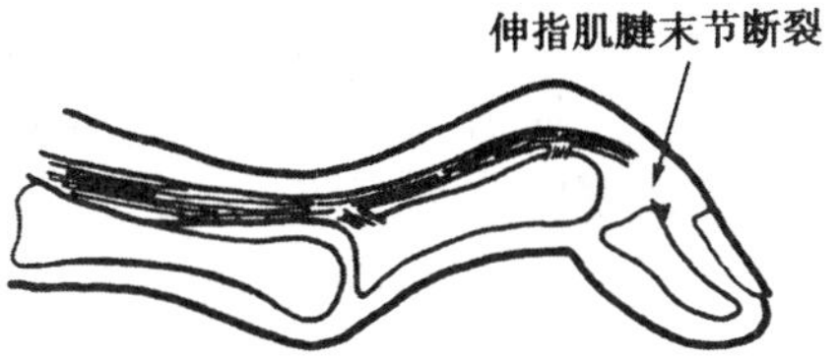

图 7－19　锤状指

检查屈指肌腱损伤时，固定患指中节，嘱患者屈远侧指间关节，如不能活动则为屈指深肌腱断裂（图 7－20）。若固定除患指外的其他 3 个手指于伸直位，嘱患者屈患指近侧指间关节，如不能活动，则为屈指浅肌腱断裂。若两种方法检查手指关节均不能屈曲，则为深、浅屈肌均断裂（图 7－21）。

【辨证施治】

（一）手术治疗

若为伸指肌腱新鲜断裂，可行手术缝合一期修复。若屈指肌腱断裂，可依病情选择治疗方法，一般多采用手术治疗。

（二）固定疗法

肌腱缝合术后宜用夹板或石膏固定 3 周；肌腱未断、仅有撕脱小骨片者，可用铝板或铁丝夹，将患指近侧指间关节尽量屈曲，远侧指间关节过伸位固定 4～6 周；当骨片愈合后，末节指骨无力背伸的症状即可消失，此时可作按摩、中药熏洗及功能锻炼。若固定不牢，则

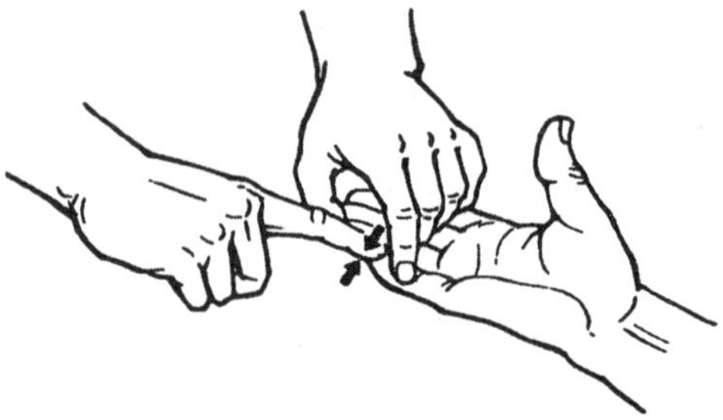

图 7－20　指深屈肌腱检查法

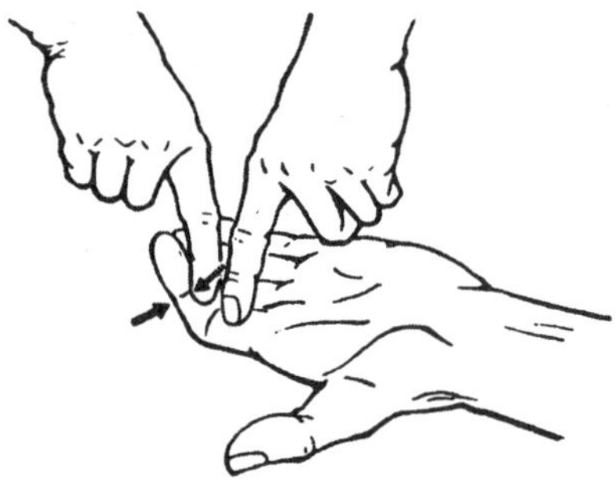

图 7－21　指浅屈肌腱检查法

须手术治疗。

（三）练功疗法

早期的练功活动至关重要，屈指肌腱缝合术后提倡尽早开始保护性的被动活动，以促进关节功能的恢复。

（四）药物治疗

1．内服药：损伤早期治宜清热解毒，内服五味消毒饮或仙方活命饮；后期治宜温经通络，可内服当归四逆汤或麻桂温经汤。

2．外用药：后期可配合中药热敷、熏洗，方用上肢损伤洗方。

屈指肌腱腱鞘炎

屈指肌腱腱鞘炎好发于拇指、中指、环指，一般多见于需要用手指作长期快速活动的劳动者。本病中老年发病较多，女性多于男性。亦有小儿患有先天性腱鞘炎者，但临床十分少见，可能由于籽骨肥大或韧带肥厚所引起。掌骨颈掌侧近掌指关节处有一浅沟，与环状韧带形成坚韧无弹性之骨纤维管，即鞘管（图 7－22）。屈拇长肌和屈指浅、深肌腱，均可通过鞘管进入拇指或其他手指。鞘管有约束屈指肌腱于掌、指骨上的作用。

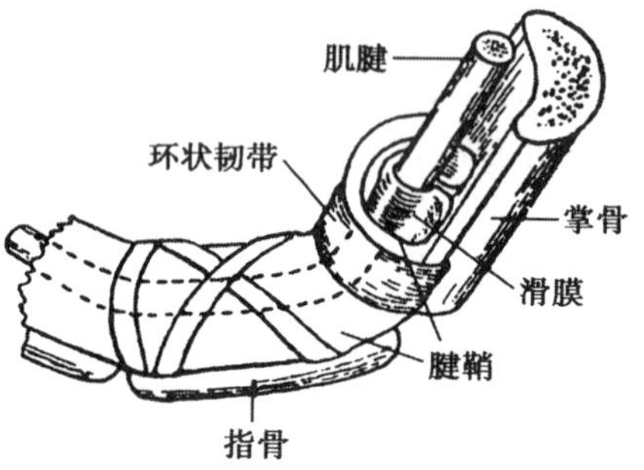

图 7－22　屈指肌腱鞘管模式图

【病因病机】

手指频繁屈伸，使其与环状韧带长时间过度摩擦，或长期用力握持硬物工作，如纺织工、包装工、裁剪及烫熨工等，骨纤维管受硬物与掌骨头两者的挤压，肌腱和腱鞘均可发生慢性损伤性炎症，导致环状韧带增厚，使鞘管纤维化和狭窄；与此同时，屈指肌腱亦发生损伤性水肿，被增厚的环状韧带压成葫芦状，以致腱鞘狭窄口阻碍肌腱滑动，使之屈伸活动受限，称为闭锁；勉强用力屈伸或被动性屈伸患指时，肌腱膨大部分通过或挤过狭窄的鞘管时，随之出现弹跳动作，并伴有弹响声（图 7－23）。

屈指肌腱腱鞘炎发生在拇指称为屈拇长肌腱腱鞘炎，又称弹响拇；发生其他手指为屈指肌腱腱鞘炎，称为弹响指或扳机指。

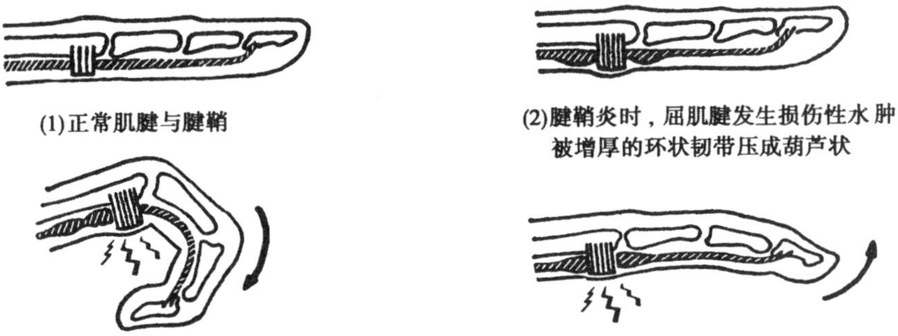

(1)正常肌腱与腱鞘

(2)腱鞘炎时，屈肌腱发生损伤性水肿，被增厚的环状韧带压成葫芦状

(3)屈曲患指，肌腱膨大部分通过狭窄的腱鞘，出现扳机样的弹跳动作

(4)伸直患指时亦发生同样的情况

图 7－23　弹响指发生机制

【诊　断】

屈指肌腱腱鞘炎起病缓慢，逐渐加重。部分患者常诉指间关节疼痛，初期仅晨起或劳累后手指活动受限，掌指关节酸痛，活动或热敷后症状解除。严重者屈指时，手指会受阻而停滞于半屈位，若用力屈指，往往伴有弹跳感及弹响声，方能完成屈指动作；伸指时，同样会出现上述之“停滞”现象或须用手协助扳直。检查时可于掌指关节掌侧面触及一米粒大小的痛性结节，压痛明显。

【辨证施治】

（一）手法治疗

手法治疗适用于初期患者。术者于掌侧关节处的痛性结节处，作按揉弹拨、横向推动、纵向拨筋等动作；最后握住患指末节向远端快速拉开，如有弹响声则效果较好，并轻柔地伸、屈掌指关节 3～6 次，每日或隔日 1 次。

（二）封闭疗法

封闭疗法行鞘内注射疗法。无菌条件下从触及的结节近侧或远侧进针，沿肌腱纵轴刺入增厚的腱鞘与肌腱之间，注入醋酸氢化可的松 12.5 mg 和 2% 普鲁卡因 1 mL。若推药阻力很小，表明针尖在鞘内；若阻力很大，则针尖在肌腱内，需稍作调整再推注药液。每周 1 次，轻者 1～2 次即可，重者鞘内注射 3～4 次。

（三）小针刀疗法

小针刀疗法行挑割疗法——腱鞘松解术。无菌操作、局部麻醉后，用小针刀平行于肌腱方向垂直刺入患指掌侧指横纹硬结处或压痛点处，深度达骨面。沿肌腱走行方向作上下挑割，不要向两侧偏斜，以免挑伤肌腱、神经和血管。如弹响及跳越感消失，手指屈伸无障碍，说明腱鞘已切开。术后用无菌纱布加压包扎。

（四）手术治疗

若以上方法治疗效果不佳，可行手术治疗。即在掌骨头作切口，显露肌腱和腱鞘，直视下于狭窄明显处纵行切开腱鞘。手术应避免误伤肌腱两侧的神经和血管。成功的标准是弹响消失，手指伸屈活动恢复正常。

第三节　下肢筋伤

髋部扭挫伤

髋部扭伤是指在过度扭旋、屈伸姿势下髋部发生扭捩伤，以致髋部肌肉、韧带和关节囊等撕裂、出血、水肿而出现一系列症状。髋部挫伤即指直接暴力打击髋部造成的损伤。髋关节周围的肌肉组织和韧带相当坚固稳定，所以一般伤筋的机会较少，惟小儿髋部肌肉韧带、软骨等尚未发育完全，因此儿童易发生，早期明确诊断和针对性治疗对疾病转归有良好的作用。

【病因病机】

青壮年多因激烈运动、摔跌或高处坠落时，因髋关节姿势不良或过度扭旋，导致髋部肌肉、韧带扭捩伤，往往造成局部组织撕裂或嵌顿、脉络受损、出血水肿、瘀血阻滞，髋部疼痛、活动障碍。

小儿髋臼及股骨头尚未发育成熟，扭捩伤后，股骨头与髋臼关系改变，以致滑膜短暂嵌入关节腔，均可引起滑膜水肿、炎性改变及关节周围软组织肿胀。多见于跳跃，奔跑、跳皮筋、劈叉、体操等运动损伤。

【诊　　断】

患者多有外伤史或过度运动史。损伤后患侧髋部疼痛，腹股沟处肿胀明显，髋关节各方向运动均诱发或加剧疼痛，患肢不敢着地负重行走，呈保护性姿态，如跛行、拖拉步态、骨盆倾斜等。检查时可发现髋内侧之内收肌及腹股沟处压痛和肿胀明显，髋膝微屈，患肢呈外展外旋半屈曲位，骨盆向患侧倾斜，患肢呈假性变长，患髋各方向运动受限，托马斯征阳性。X线检查多无异常征象。

【辨证施治】

（一）手法治疗

患者取仰卧位，术者在髋部痛点施行按揉、弹拨、拔伸等手法，然后将患肢置于屈膝屈髋位，在摇转髋部的同时下压关节，并外展外旋伸直下肢数次，以解脱嵌顿的滑膜和圆韧带，消除肌肉痉挛，恢复髋关节活动度。

（二）固定疗法

一般无须严格固定，但患者应卧床休息，减少负重及行走。

（三）药物治疗

1. 内服药：血瘀气滞证治宜活血行气止痛，方用活血止痛汤加减；风寒湿痹证治宜祛风散寒、除湿通络，方用蠲痹汤加减；筋脉失养证治宜养血壮筋，方用壮筋养血汤加鸡血藤。

2. 外用药：早期宜外敷消瘀止痛药膏，后期可选用海桐皮汤外洗、热敷以促进血液流通，解除肌筋挛缩。

（四）封闭疗法

诊断明确后可用醋酸泼尼松龙5 mL加1%普鲁卡因5～10 mL局部封闭，有助于病情之恢复。

髋关节暂时性滑膜炎

髋关节暂时性滑膜炎是由非特异性炎症引起的短暂的，以急性疼痛、跛行为主症的疾患。目前对其发病机制尚无统一认识，故临床病名称谓繁多，如小儿髋关节一过性滑膜炎、应激髋综合征、单纯性滑膜炎、小儿髋关节半脱位等。临床多见于3～10岁的儿童，女略多于男。部分患儿可以自行恢复，多数患儿需针对性治疗方可痊愈，否则有继发股骨头无菌性坏死的可能，所以早期诊断、及时治疗是本病的关键。

【病因病机】

髋关节暂时性滑膜炎病因尚未明了，可能与外伤或细菌、毒素及超敏反应有关。多数患儿发病前有轻度的髋部扭伤史，部分患儿发病前有上呼吸道感染或痢疾史。儿童时期，股骨头发育未成熟，髋关节活动度大，关节囊较松弛，奔跑跳跃等运动使下肢过度外展或内收时，由于髋关节间隙增宽，关节腔内的负压使关节滑膜、关节内脂肪或股骨头韧带嵌夹所致。为减轻滑膜嵌顿或脂肪、韧带受压所造成的疼痛，往往出现代偿性骨盆倾斜，致患肢假性增长，行走不利。

【诊　　断】

患儿多有蹦跳或滑跌等外伤史或有上呼吸道感染、痢疾史。多数患儿发病较急，临床表现为髋关节疼痛，伴有同侧大腿内侧及膝关节疼痛，跛行。个别病例发热，一般不超过38℃，持续数日。

检查时可发现股三角区肿胀，压痛明显，拒绝移动患肢，运动受限并有肌痉挛。患肢髋关节处于屈曲、内收、内旋位，两下肢长短不一，乃骨盆倾斜所致。患侧4字试验阳性，托马斯征阳性。

X线检查显示髋关节囊肿胀，关节间隙稍增宽，无骨质破坏。髋关节穿刺检查关节液透明，细菌培养阴性；关节囊滑膜组织检查为非特异性炎症变化；实验室检查白细胞总数可增高，血沉略快。

髋关节暂时性滑膜炎应与以下疾病鉴别（表7－4）。

【辨证施治】

因负重及髋关节伸展和内旋活动可增加关节内压而危及股骨头血液供应，故治疗重点是避免负重和限制关节活动。中医手法治疗配合内服及外用药物可获得满意疗效。

（一）手法治疗

患儿仰卧，术者立于患侧，一手握踝部，一手握膝部，先徐徐屈髋屈膝，于无痛状态下旋转摇晃髋部，然后作内收内旋或外展外旋活动，最后伸直患肢。

表 7－4　　髋关节暂时性滑膜炎的鉴别疾病

	症状与体征	实验室检查	X线摄片
髋关节滑膜结核	有明显的结核中毒症状，初起症状为髋痛，儿童多诉膝内侧痛，患髋活动受限，跛行，托马斯征阳性	红细胞和血红蛋白可能偏低，白细胞计数正常或稍高，活动期血沉增快，结核分枝杆菌培养阳性	可见关节囊肿胀，关节间隙稍宽或变窄，晚期可发展为骨关节结核，骨质破坏明显，甚者可形成死骨及窦道，或有病理性脱位征象
化脓性髋关节炎	起病急，高热，寒战，有败血症表现，髋痛、活动受限，患肢屈曲挛缩畸形，托马斯征阳性	白细胞计数及中性粒细胞升高，血沉加快，关节穿刺可抽出脓液，可培养出化脓性细菌	关节囊及周围软组织肿胀明显，关节间隙增宽，晚期可见关节及骨质破坏
股骨头骨骺骨软骨病	髋关节疼痛、压痛阳性，活动轻、中度受限	血沉正常或增快，血常规一般多正常	股骨头骨骺密度增高或碎裂，股骨颈变短增宽

（二）药物治疗

湿热内蕴者，髋部疼痛，跛行，局部灼热感，舌红苔黄腻，脉滑数。治宜清热利湿、宣痹止痛，方选八正散加减。损伤血瘀型者，髋部刺痛伴大腿内侧及膝部疼痛，疼痛固定，尤以夜间为甚，舌紫暗或有瘀斑，脉弦。治宜活血化瘀、行气止痛，方选桃红四物汤加减。病久者可服用舒筋汤。亦可应用水杨酸制剂消炎止痛。

（三）牵引疗法

如出现患肢屈曲、外旋畸形，骨盆倾斜者，可采用下肢皮肤牵引，配合卧床休息，质量为体重的1/7。症状消失后，一般1～2周即可下地活动。

梨状肌综合征

梨状肌综合征在临床腰腿痛患者中为常见病症之一。梨状肌起于第2～4骶椎前面骶孔外侧缘，止于股骨大粗隆。梨状肌的作用是协同其他肌肉完成大腿外旋运动，受骶丛神经支配。梨状肌向外下穿坐骨大孔，将坐骨大孔分成上、下两部分，称为梨状肌上孔及梨状肌下孔，坐骨神经大多经梨状肌下孔穿出骨盆至臀部，部分有解剖变异者则从梨状肌内穿过。梨状肌的体表投影为髂后上棘至尾骨尖作一连线，由此线中点向股骨大粗隆顶点作一连线，此直线即为梨状肌下缘（图7－24）。

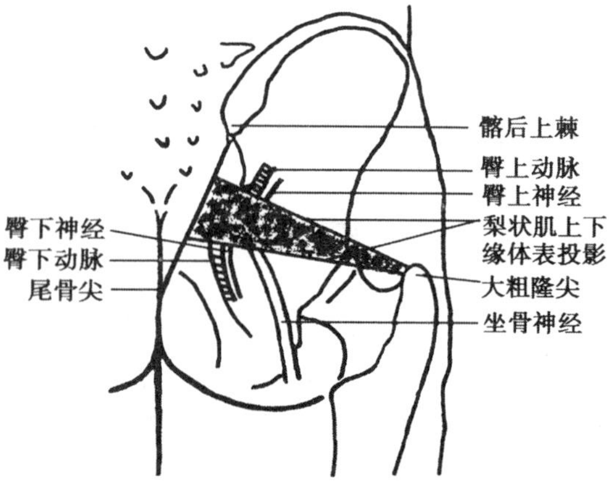

图7－24　梨状肌的体表投影

【病因病机】

髋部扭闪，使髋关节急剧过度内、外

旋或外展，或负重、久立、久蹲，均可使梨状肌损伤。其主要病理变化为肌膜破裂，部分肌束断裂、出血、水肿及肌肉痉挛。后期梨状肌可出现变性，肌肥大和挛缩，逐渐形成一硬性条状肿块，病程长者尚可合并臀大肌、臀中肌萎缩。此外，风寒侵袭以及盆腔内炎症刺激等，亦可诱发梨状肌综合征。梨状肌出现上述病理变化后，常导致坐骨神经于变性挛缩的肌缘之间遭受卡压，继而引起臀后部及大腿后外侧疼痛麻痹，特别是肌肉或神经有变异者更易发生。

【诊　　断】

患者有髋部扭闪外伤史或感受风寒等病史。临床表现为臀部疼痛，向大腿放射；肌痉挛严重者，呈刀割样疼痛，咳嗽、喷嚏可加重疼痛。一般为单侧发病，多伴有跛行。检查时梨状肌肌腹压痛阳性，有时可触及条索状隆起肌束；做肛诊、盆腔检查及按压坐骨切迹时，疼痛明显加剧。患侧下肢抗阻力外展外旋无力或疼痛加重。如被动强力屈曲、内收、内旋患侧大腿时，疼痛明显加剧，并出现沿坐骨神经放射性疼痛，即为梨状肌紧张试验阳性。直腿抬高试验角度＜60°时，梨状肌被拉紧，疼痛明显；而＞60°时，梨状肌不再被拉长，疼痛反而减轻。X线摄片可用于排除髋部骨性病变。

【辨证施治】

（一）手法治疗

手法治疗可行梨状肌弹拨法，患者俯卧，先推按揉摩臀部痛点数分钟，然后用拇指或肘尖来回拨动和按摩梨状肌，弹拨方向与梨状肌纤维方向相垂直，共10～20次。最后按压痛点和牵抖患肢。手法每周2次，连续2～3周。

（二）药物治疗

1．内服药：急性期血瘀气滞证治宜活血化瘀、消肿止痛，方用桃红四物汤加香附、青皮、牛膝、土鳖虫、僵蚕等。寒湿痹阻证治宜散寒除湿、祛风通络，方用独活寄生汤之类。湿热阻络证治宜清热除湿，方用加味二妙散加减。慢性期气血亏虚、经络不通者可用当归鸡血藤汤加黄芪、白术、牛膝、五加皮等。

2．外用药：局部可选用伤湿止痛膏等。

（三）封闭疗法

封闭治疗多在急性期运用，用1%普鲁卡因6～10 mL加醋酸泼尼松龙25～50 mg，以7号长针沿梨状肌体表投影深刺作痛点封闭，可解除痉挛和疼痛，5～7日1次。

（四）针灸治疗

取阿是穴、环跳、殷门、承扶、阳陵泉、足三里等穴，用泻法，以有酸麻感向远端放散为宜。针感不明显者，可加强捻转。急性期每日针刺1次，好转后隔日1次。

（五）手术治疗

非手术治疗无效者，可考虑手术探查，切断梨状肌，解除坐骨神经的卡压。

膝关节侧副韧带损伤

膝关节的内侧及外侧均有坚强的副韧带附着，起维持膝关节稳定的作用。内侧韧带起于股骨内髁结节，止于胫骨内髁的侧面，分深浅两层，扁宽，其深部纤维与关节囊及内侧半月板相连系，于膝伸直位限制膝关节外翻和胫骨外旋，是膝关节内侧的主要稳定结构。外侧韧带起于股骨外髁结节，止于腓骨头，为束状纤维，于膝伸直位限制关节内翻和防止膝过度伸直（图 7－25）。

【病因病机】

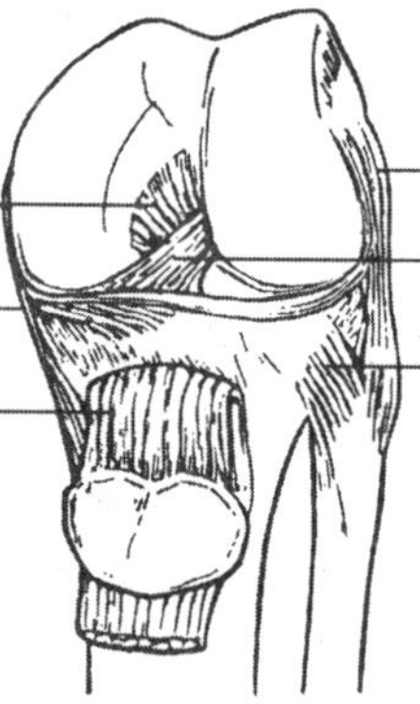

图 7－25　膝部主要韧带示意图

膝关节于轻屈状态下，韧带松弛，关节不稳，易受损伤。如强大外力迫使膝关节过度内翻或外翻，超出韧带或其附着点的承受能力，即可发生损伤。因膝关节存在 0°～10° 生理性外翻，且膝外侧易受到外力的打击或重物压迫，故内侧韧带损伤临床多见。

膝关节侧副韧带损伤依其病理变化分为牵拉伤、部分撕裂及完全断裂。内侧韧带损伤常见，若与膝交叉韧带和半月板损伤同时发生时，则称为膝关节损伤三联症。少数情况下，外力迫使膝关节过度内翻，可发生外侧韧带的损伤或断裂。若暴力强大，损伤严重，可伴有关节囊的撕裂、腓骨头撕脱骨折、腘绳肌及腓总神经损伤。

【诊　　断】

患者多有小腿急骤外展或内收的外伤史。临床表现为膝关节内侧或外侧韧带处肿胀疼痛，皮下瘀斑，膝居轻度屈曲位，主、被动活动均受限。内侧韧带损伤时，压痛点在股骨内上髁；外侧韧带损伤时，压痛点在腓骨头或股骨外上髁。

膝关节侧向试验具有重要意义：内侧韧带损伤时，膝关节被动伸直位并外展小腿做膝内侧分离试验时，可诱发疼痛及异常侧向运动；外侧韧带损伤时，膝关节外侧分离试验阳性（图 3－40）。此试验尚可用于压痛点位于韧带中部者，以与半月板损伤鉴别。完全断裂者，可有异常之内、外翻活动。如合并半月板或膝交叉韧带损伤者肿胀显著，关节内有明显积血。如合并腓总神经损伤，可出现足下垂及小腿外侧下部、足背外侧皮肤感觉障碍。

X 线摄片检查，应置患膝关节于外翻（或内翻）位摄应力位片，正位片可显示韧带损伤侧关节间隙增宽。如疑合并有膝交叉韧带或半月板损伤者，应做 MRI 检查明确诊断。

【辨证施治】

膝关节侧副韧带损伤的治疗应力争准确诊断，早期处理。牵拉伤以手法及药物治疗即可；损伤较重不完全断裂者，关节内积血、积液明显，可用超膝夹板或石膏将患膝固定于轻度屈膝 10°～15° 3～4 周，同时配合药物疗法；完全断裂者应手术修复，术后置膝关节于功能位，石膏固定 4～6 周。

（一）手法治疗

损伤较轻或不完全断裂者可用手法治疗。侧副韧带部分撕裂者，初诊时应予屈伸一次膝关节，以恢复轻微之错位，舒顺筋膜。后期可运用手法以解除粘连，恢复关节功能。先在膝关节周围和大腿前部施以滚、揉法以促进血液循环，加速血肿消散。点按血海、阴陵泉、三阴交等穴。侧方痛点部位及其上下部施以指揉法、摩法、擦法，再沿侧副韧带走行方向施以理筋手法。最后医者扶膝握踝，以扶膝之手指，按揉伤处，握踝之手摇转小腿，同时加以拔伸及屈髋屈膝活动。

（二）固定疗法与练功疗法

侧副韧带部分断裂者，先将膝关节内血肿抽吸干净，用弹力绷带包扎休息，或给予石膏托、超膝关节夹板固定于功能位4～5周。损伤轻者在第2～3日后鼓励患者作股四头肌的功能锻炼，重者在保护局部之前提下，主动练习肌力。

（三）药物治疗

1．内服药：瘀血阻络证治宜活血化瘀、消肿止痛，方用桃红四物汤加牛膝、桑枝之类；筋脉失养证治宜养血壮筋，方用壮筋养血汤加减；湿阻筋络证治宜除湿通络，方用羌活胜湿汤、薏苡仁汤之类。

2．外用药：局部瘀肿者，可外敷消瘀止痛药膏或三色敷药。伤后日久者，局部用下肢损伤洗方或海桐皮汤熏洗患处，洗后贴宝珍膏。

（四）封闭疗法

选用醋酸泼尼松龙25 mg加1%普鲁卡因4～6 mL作痛点封闭，可减轻疼痛和水肿。术后应配合固定疗法。

（五）手术治疗

膝关节外侧韧带完全断裂者亦不致引起严重障碍，因髂胫束与股二头肌能部分代替侧副韧带之作用，故手术可酌情施行。若内侧韧带完全断裂，应尽早作修补术。

膝交叉韧带损伤

膝交叉韧带前后有2，位于膝关节之中，交叉如十字，故又称十字韧带。前交叉韧带起于股骨髁间窝的外后部，向前内止于胫骨髁间隆突的前部，主要限制胫骨前移，还可限制膝关节过伸、胫骨内外旋转和膝关节内、外翻活动；后交叉韧带起于股骨髁间窝的内前部，向后外止于胫骨髁间隆突的后部，主要限制胫骨后移，还可限制膝过伸、膝内旋和膝内、外翻活动（图7－25）。膝交叉韧带对膝关节的稳定有重要作用。

【病因病机】

膝交叉韧带在膝关节伸直或屈曲时，前、后交叉韧带均紧张，因位置深在，非强大暴力不易引起膝交叉韧带损伤或断裂。一般膝交叉韧带损伤多与内、外侧韧带损伤及膝关节脱位等同时发生。

当暴力撞击小腿上端的后方时，使胫骨向前移位，或小腿固定，大腿前方受到向后的暴力作用时，可使股骨向后移位，胫骨相对向前移位，造成前交叉韧带损伤。有时可伴有胫骨隆突撕脱骨折、内侧韧带或内侧半月板损伤。当暴力撞击小腿上端的前方时，使胫骨向后移位，或小腿固定，大腿后方受到向前的暴力作用时，可使股骨向前移位，胫骨相对向后移位，造成后交叉韧带损伤。可伴有膝后关节囊破裂、胫骨隆突撕脱骨折和外侧半月板损伤。

临床以前交叉韧带损伤为多见，主要发生于车祸或剧烈的体育运动等严重外伤。

【诊　　断】

膝交叉韧带断裂常是复合伤的一部分。患者有明显的外伤史。受伤时多有撕裂感，伤后膝关节剧痛并迅速肿胀，关节内积血。膝关节呈半屈曲状态，关节松弛，失去原有的稳定性，膝关节间隙前方压痛明显。抽屉试验是诊断膝交叉韧带损伤的重要方法（图3－42）。

X线检查有时可见胫骨隆突撕脱骨折。膝关节造影、MRI及关节镜检查可协助诊断。

【辨证施治】

（一）固定疗法与练功疗法

膝交叉韧带不全断裂可行非手术治疗，将患膝用夹板或石膏托固定于屈膝20°～40°位6周，使韧带处于松弛状态，以便修复重建；并指导患者早期进行股四头肌舒缩锻炼，防止肌肉萎缩。解除固定后，可练习膝关节屈曲，并逐步练习扶拐行走。后期也可适当进行膝部及股四头肌部的手法治疗，以帮助改善膝关节伸屈功能活动度。

（二）药物治疗

1．内服药：瘀血留滞证治宜活血化瘀、消肿止痛，方用桃红四物汤加味；筋脉失养证治宜养血壮筋，方用壮筋养血汤或补筋丸；湿阻筋络证治宜除湿通络，佐以祛风，方用羌活胜湿汤、薏苡仁汤之类。

2．外用药：局部瘀肿者，可外敷消瘀止痛药膏或清营退肿膏。伤后日久关节活动不利者，可用四肢损伤洗方或海桐皮汤熏洗患膝，洗后外贴宝珍膏。

（三）手术治疗

膝交叉韧带完全断裂或伴有半月板、侧副韧带损伤者，须尽早手术治疗，全面修复。

膝关节半月板损伤

半月板（又称半月软骨）内、外各一，位于股骨髁与胫骨平台之间，为边缘较厚而中央部较薄的纤维软骨，附着于胫骨内外髁的边缘，可加深胫骨髁的凹度，以适应股骨髁的凸度，加强膝关节的稳定性，同时有缓冲震荡的功能。半月板可分为内侧半月板与外侧半月板两部分。内侧半月板呈C字形，较大，前后角间距较远，其后半部分与内侧韧带相连，故后半部固定；外侧半月板呈O字形，较小，前后角间距较近，其活动度比内侧大。伸膝时半月板被股骨髁向前推挤，屈膝时半月板则向后移动。由于半月板属纤维软骨组织，无血运供应，仅靠关节滑液获得营养，故损伤后修复力极差。其边缘与关节囊相连，血运尚好。外侧半月板常有先天性盘状畸形，称为先天性盘状半月板。

【病因病机】

半月板结构与功能特点使其成为膝关节内最易损伤的组织之一。引起半月板破裂的外力因素有撕裂性外力和研磨性外力两种。当膝关节处于轻度屈曲位并作内、外翻或向内、外旋扭运动时，半月板上面虽紧贴股骨髁部随之活动，但下面与胫骨平台之间形成扭转碾挫力极大，若动作突然，扭转碾挫力超过了半月板的承受能力，即可发生半月板撕裂损伤。如足球运动员急速奔跑时突然转身，篮球运动员转身跳跃，铁饼运动员的旋转投掷等。此外，长期蹲、跪工作，由于积累性挤压损伤，会加速半月板的退行性变，容易发生外侧半月板慢性撕裂性损伤。

半月板损伤有边缘性撕裂，中央型纵行撕裂（有如桶柄式撕裂，此型易套住股骨髁发生“交锁”），横行撕裂（多在中部偏前，不易发生交锁），水平撕裂及前、后角撕裂（图7－26）。

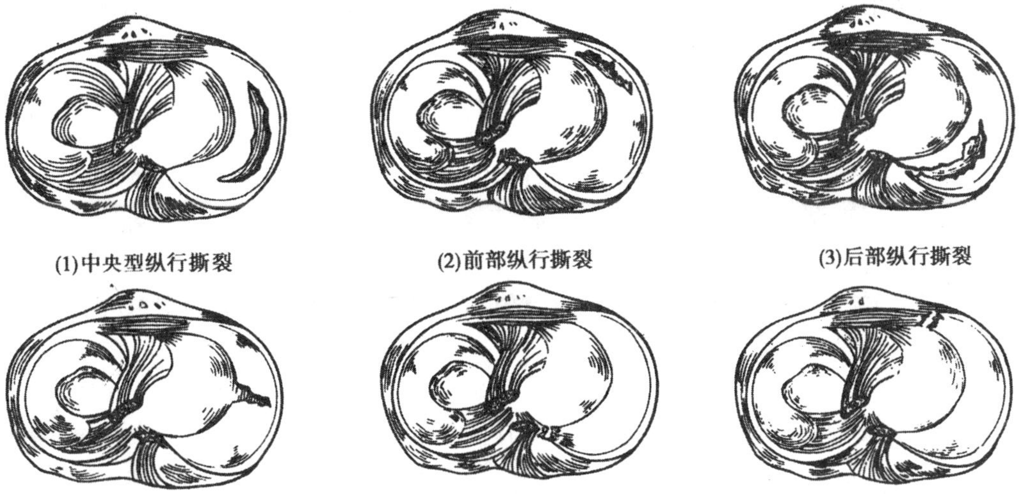

(1)中央型纵行撕裂　(2)前部纵行撕裂　(3)后部纵行撕裂

(4)横行撕裂　(5)后角撕裂　(6)前角撕裂

图7－26　半月板损伤的类型

【诊　　断】

患者多有明确的膝部外伤或劳损史，特别是膝关节突然旋转的损伤，长期蹲位，跪位工作的职业等。急性发病者，伤后膝关节疼痛剧烈，局部肿胀；慢性期主要症状是膝关节活动痛，行走中及膝关节伸屈活动时有弹响、交锁和关节滑落感。交锁现象为：当行走或作某一动作时，伤膝突然被卡住交锁，不能屈伸，有酸痛感；若轻揉膝关节并作小范围的屈伸晃动，则多可解除交锁、恢复行走。

检查时可发现膝关节间隙前方、侧方或后方有压痛点，屈伸功能障碍，后期出现股四头肌萎缩。半月板损伤可通过回旋挤压试验（图3－41）及研磨试验（图3－43）进行诊断，确定侧别和部位。

影像学检查中，X线平片对半月板损伤诊断意义不大，但有鉴别诊断意义，可以排除骨折、骨关节退行性变、关节内游离体等其他病变。气－碘造影有比较高的阳性率，当半月板撕裂后，气体和造影剂进入裂隙内，显示各种不同形态的浓度减低或增高阴影，可能见到半月板线状裂隙或形成锐利的阶梯错位等影像。有条件者亦可行MRI或膝关节镜检查。

【辨证施治】

（一）手法治疗

急性损伤者可作一次被动的伸屈活动，嘱患者放松患肢，先轻轻挤压其患部以消散血肿，再在牵引状态下徐徐屈曲膝关节并内外旋转小腿，然后伸直患膝，可使局部疼痛减轻。进入慢性期并有交锁者，可采用手法解除交锁。患者仰卧，屈膝屈髋90°，助手握持股骨下端，术者握持踝部，两人相对牵引，同时加以内外旋转小腿数次，然后使小腿尽量屈曲，再伸直下肢，即可解除交锁。

（二）固定疗法

急性损伤期，特别是半月板边缘损伤，因血运较好有修复可能者，可用超关节夹板或石膏托固定于屈膝 10°休息位，限制膝部活动，并禁止下床负重。3～5 日后，肿痛稍减，应鼓励患者进行股四头肌的主动舒缩锻炼、防止肌肉萎缩。3～4 周后解除固定，可指导进行膝关节的伸屈活动和步行锻炼。边缘型的损伤大部分可以自行愈合。

（三）药物治疗

1．内服药：血瘀气滞证治宜活血化瘀、消肿止痛，方用桃红四物汤或舒筋活血汤；痰湿阻滞证治宜温化痰湿，方用二陈汤之类。肝肾亏损证治宜补益肝肾，方用补肾壮筋汤或健步虎潜丸。

2．外用药：早期局部瘀肿者可外敷三色敷药。局部红肿者，可敷清营退肿膏。后期可用四肢损伤洗方或海桐皮汤熏洗患膝。

（四）手术治疗

经保守治疗无效的半月板损伤或严重损伤者，应尽量早期手术治疗，以防止后期膝关节退行性变，继发创伤性关节炎。使用关节镜治疗半月板损伤，可获得满意效果。

膝关节创伤性滑膜炎

膝关节创伤性滑膜炎是指膝关节因急性创伤或慢性劳损，引起滑膜损伤，导致膝关节腔内积血或积液的一种非感染性炎症反应疾患。急性创伤性滑膜炎以活动能力较强的青壮年多见；慢性损伤性滑膜炎则好发于中老年，尤以女性肥胖者居多。

膝关节滑膜为构成关节的主要结构，衬于关节囊纤维层内面，滑膜血管丰富，滑膜细胞分泌滑液，润滑关节，并能吸收营养，排除代谢产物。膝关节腔的大部分为关节滑膜所覆盖。

【病因病机】

创伤性滑膜炎多因滑膜急性损伤所致，如暴力打击、扭转等或过度的剧烈运动等，均可使滑膜充血水肿，渗出增加。因瘀血或渗出液充满关节腔，而致关节内压力增高，阻碍淋巴回流，形成恶性循环。积液日久，纤维素沉着，则易发生纤维性机化，关节滑膜在长期慢性刺激下逐渐增厚，形成粘连，进而影响关节活动。

慢性滑膜炎多由急性创伤性滑膜炎失治，或由慢性劳损导致滑膜炎症渗出、关节积液造成，病程较长，久之则可能逐渐衍变成增生性关节炎。

【诊　　断】

患者有膝关节明显的急性外伤史；慢性滑膜炎临床上多见于中老年人，有劳损或关节疼痛的病史。急性滑膜炎表现为伤后 1～2 小时内发生肿胀、疼痛、跛行、活动困难；慢性期患者感觉两腿沉重，关节肿胀，下蹲困难，或上下楼梯疼痛，劳累或遇寒后加重，休息或遇暖后减轻。急性期关节肿胀显著，压痛广泛而明显，皮温略高，关节活动障碍，关节穿刺可抽出血性液体。慢性期关节轻度肿胀，膝眼两侧饱满，轻度压痛，皮温不高，病程日久者股四头肌萎缩、关节不稳、活动受限，穿刺可抽出淡黄色或黄色混浊积液。积液明显者，无论急、慢性滑膜炎，浮髌试验均可为阳性（图 3－39）。

X 线片显示骨与关节结构无明显异常，仅可见关节周围软组织肿胀。慢性患者可见骨质增生。

本病常为膝关节其他损伤的合并症，检查时要仔细，须与骨折、脱位、韧带及半月板损伤等疾患相鉴别。临床膝部常见疾患的压痛部位如图 7－27 所示。

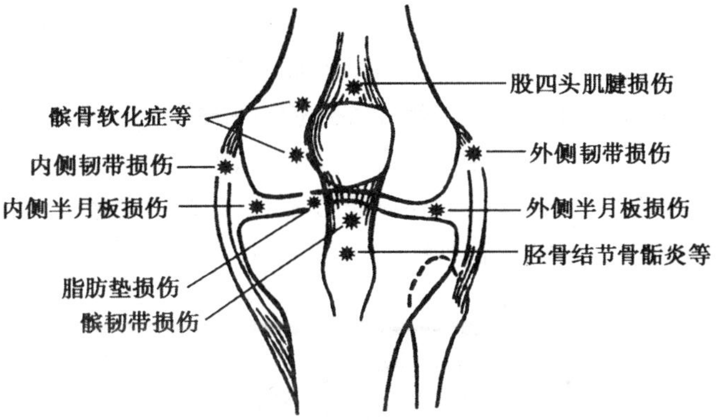

图 7－27　膝部常见伤病的压痛部位

【辨证施治】

（一）手法治疗

急性滑膜炎患者一般忌用手法治疗。慢性期可于关节及周围作按压、揉摩、拿捏等手法，以疏通气血、温煦筋膜、消肿止痛、预防粘连。

（二）药物治疗

1. 内服药：急性期滑膜损伤，瘀血积滞，治宜散瘀生新消肿为主，内服桃红四物汤加三七、车前子、茯苓皮。慢性期水湿稽留，肌筋弛弱，治宜祛风燥湿、强壮肌筋，内服羌活胜湿汤加减；若寒邪较盛，亦可散寒祛风除湿，方用乌头汤。

2. 外用药：局部有瘀肿者，外敷消瘀止痛药膏；属风寒湿者，外敷万应膏，或用熨风散热敷；关节活动不灵便者，可用四肢损伤洗方外洗。

（三）穿刺注射疗法

关节积液显著者，可在无菌条件下穿刺抽液，之后注入醋酸泼尼松龙 25 mg 加 1% 普鲁卡因 2 mL。然后用弹性绷带加压包扎，有利于消除积液和关节功能恢复。

（四）固定疗法与练功疗法

急性期可用长腿石膏托把膝关节固定于伸直位 2 周，卧床休息，抬高患肢，并禁止负重。治疗期间可作股四头肌舒缩活动锻炼。后期应加强膝关节的屈伸锻炼，对消除关节积液、防止股四头肌萎缩、预防滑膜炎反复发作、恢复膝关节伸屈功能起积极作用。

（五）物理疗法

各种热疗、中药离子导入治疗对膝关节慢性滑膜炎均有一定效果。

髌骨软骨软化症

髌骨软骨软化症又称髌骨劳损、髌骨软骨炎、髌骨软骨病等。本病是髌股关节软骨的一种退行性变，在髌骨软骨面退行性变的同时，伴有股骨滑车部软骨面退行性变，是膝关节较常见的一种疾病。

髌骨关节面由软骨覆盖，表面光滑，与股骨髁间切迹关节面相对应形成髌股关节。伸膝时，由于股四头肌松弛，髌骨下部与股骨髁面轻轻接触；屈膝 90°时，髌骨上部与股骨髁面接触；当膝关节完全屈曲时，整个髌面紧贴股骨髁面。

【病因病机】

髌骨软骨软化症好发于活动强度大的青少年、运动员、中年肥胖女性及老年人。反复扭伤、积累劳损或长期感受风寒湿邪等因素均可引起本病。在长期伸屈活动中，由于负重、久行、扭转等活动因素使髌股关节面在较强的压力下反复摩擦或相互撞击，致使软骨面被磨损并营养欠佳，产生退行性变。此时软骨表面有局限性的软骨软化原纤维形成，无光泽，弹性减弱，甚至形成龟裂、缺损而致本病（图 7－28）。与此同时，关节滑膜和脂肪垫亦受累而出现充血、渗出和肥厚等变化。

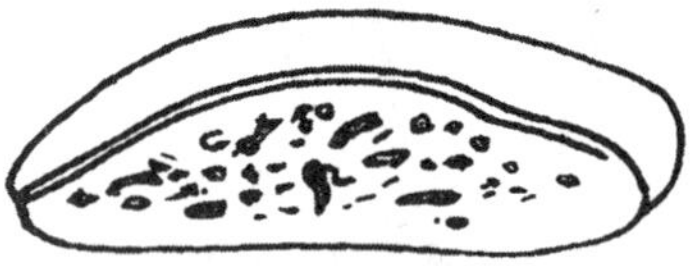

(1)正常平滑的髌骨软骨面

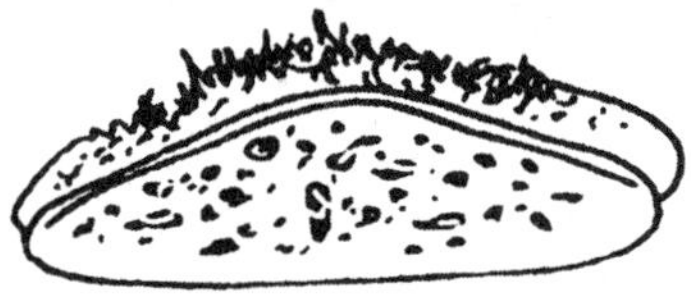

(2)退行性变的髌骨软骨面，软骨出现裂纹及碎裂现象

图 7－28　髌骨软化症病理

此外，关节位置的改变如力线不正、高位或低位髌骨等，其异常应力作用于关节软骨，亦可加速关节软骨退变软化的过程。

【诊　　断】

髌骨软骨软化症起病缓慢，多见于有膝部劳损史或扭伤史的中老年人。发病初期感膝部隐痛或酸痛，继则疼痛加重，上下楼梯时或劳累后症状加剧，休息后减轻或消失。膝部一般无明显肿胀，如有积液则呈局限性肿胀。行走时偶有“卡住”感和弹响声。膝关节活动一般无明显障碍。

髌骨两侧之后部压痛、髌周挤压痛，推动髌骨时可闻及细小至粗糙的摩擦音。检查者向下推挤髌骨，同时嘱患者用力收缩股四头肌，如引起疼痛者为挺髌试验阳性（图7－29）。股四头肌轻度萎缩，患膝可有膝内、外翻和高位或低位髌骨等畸形。

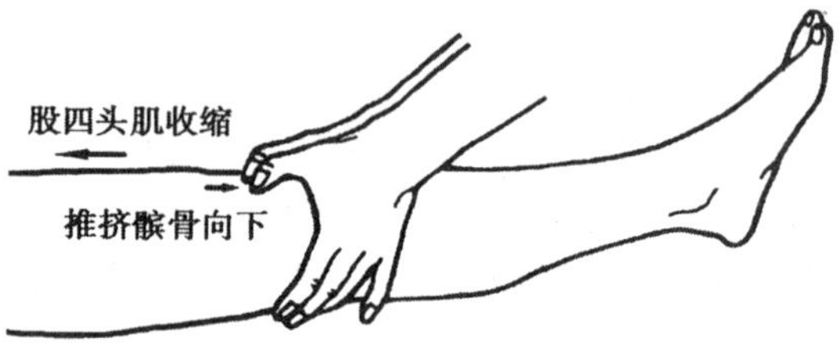

图 7－29　挺髌试验

X 线检查早期髌骨无改变，后期侧位或切线位可见到髌骨边缘骨质增生，髌骨关节面粗糙不平，软骨下骨硬化，髌股关节间隙变窄等改变。膝关节镜是一种有价值的诊查手段，不仅能发现病变，还可明确病灶的广度和深度。

【辨证施治】

髌骨软骨软化症治疗方法甚多，早期合理的治疗可望使病损的关节软骨面得到修复。重点在于改善膝部血运，促进营养供给和修复创面，防止肌肉萎缩，增强关节稳定性。一般采用综合性非手术治疗。

（一）手法治疗

患者取仰卧位，患肢伸直，放松股四头肌。术者先在血海、梁丘、阴陵泉、阳陵泉、内外膝眼等穴位处进行点按，以镇静止痛；再用滚、揉、拿、捏等法放松膝周组织，以舒筋活络；揉捏髌骨，轻轻按压髌骨体作研磨动作，以不痛为度，每次 5～10 分钟。最后被动屈伸、旋转关节以松解粘连，滑利关节。本手法隔日 1 次，每次 15～20 分钟。

（二）药物治疗

1. 内服药：痰湿痹阻证治宜燥湿化痰、活血通络，方用二陈汤加桑枝、地龙等活血通络之品。肝肾亏虚证治宜补养肝肾、温经通络，方用补肾壮筋汤或健步虎潜丸。

2. 外用药：膝部隐痛可外敷舒筋膏，病程长者可用活血止痛类外擦剂。软组织变性者可用海桐皮汤熏洗。

（三）物理疗法

选用电疗、磁疗、超短波等局部透热，有一定效果。

（四）固定疗法与练功疗法

限制引起疼痛的各种活动，减轻劳动强度和活动量，尤其应避免半蹲位，膝屈伸动作宜缓慢。注意膝部保暖，加强股四头肌的伸缩锻炼，以维持股四头肌的张力以及膝周自我按揉活动。必要时可用手杖辅助行走。

距小腿关节扭伤

距小腿关节（又称踝关节）由胫腓骨远端与距骨组成，具有跖屈、背伸、内翻、外翻等运动形式。距小腿关节周围主要的韧带有内侧韧带、外侧韧带和下胫腓韧带。内侧韧带（又称三角韧带）坚韧而强大，起于内踝，自下呈扇形止于跗舟状骨、距骨前内侧、下跟舟韧带和跟骨的载距突；外侧韧带起自外踝，向下分别止于距骨前外侧（距腓前韧带）、跟骨外侧（跟腓韧带）、距骨后外侧（距腓后韧带）；下胫腓韧带（又称胫腓联合韧带）为胫骨与腓骨下端之间的骨间韧带，是保持距小腿关节稳定的重要结构。

距小腿关节扭伤甚为常见，可发生于任何年龄，但以青壮年较多，临床上一般分为内翻扭伤和外翻扭伤两大类，以前者多见。

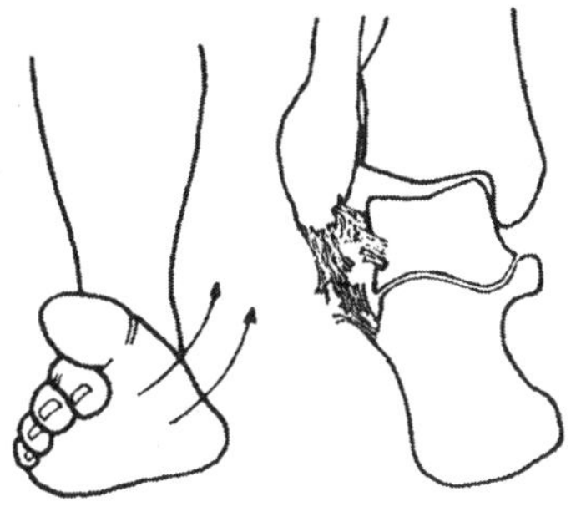

图 7－30　踝部内翻扭伤姿势及外侧韧带撕裂示意图

【病因病机】

距小腿关节扭伤多因行走或跑步时突然踩踏于不平地面上，或上下台阶失足，或运动不慎跌倒所致。足踝部强力向内或向外翻扭转致踝部韧带损失或撕裂（图 7－30）。跖屈内翻损伤时，容易损伤外侧的距腓前韧带；单纯内翻损伤时，则容易损伤外侧跟腓韧带；外翻扭伤时，由于内侧韧带比较坚强，较少发生损伤，但可引起下胫腓韧带撕裂或内踝撕脱骨折。

【诊　　断】

患者有明显的距小腿关节扭伤史。伤后踝部疼痛，活动时加剧，损伤轻者仅局部肿胀，损伤重时整个距小腿关节均可肿胀，有明显的皮下瘀斑，伤足不敢用力着地，跛行。

内翻扭伤者，于外踝前下方肿胀、压痛明显，内翻活动受限，严重时距小腿关节呈内翻畸形；反之，外翻扭伤者，内踝前下方肿胀、压痛明显，外翻活动受限，严重时距小腿关节呈外翻畸形。检查时将足部作内、外翻运动时，如出现剧痛，为足内、外翻试验阳性，提示外侧或内侧韧带损伤。严重扭伤疑有韧带断裂者，应摄距小腿关节强力内、外翻应力位X线片，可显示伤侧关节间隙增宽。如下胫腓韧带断裂，可见下胫腓关节增宽。

【辨证施治】

（一）手法治疗

损伤较重、局部瘀肿较甚者，不宜采用手法治疗。单纯扭伤或部分撕裂合并关节紊乱者，可行手法治疗。患者平卧，术者一手托住足跟，一手握住足尖部，缓缓作距小腿关节的背伸、跖屈及内翻、外翻动作，然后用两掌心对握内外踝，轻轻按压，以理顺筋络、散肿止痛。最后按摩商丘、解溪、丘墟、昆仑、太溪、足三里等穴，以止血止痛，通经络之气。恢复期或陈旧距小腿关节扭伤者，手法宜重，尤其是血肿机化、产生粘连、距小腿关节功能受损者，可采用牵引摇晃法、拨筋屈伸法，以解除粘连、恢复功能。

（二）药物治疗

1. 内服药：早期治宜活血祛瘀、消肿止痛，内服七厘散或舒筋活血汤；后期宜舒筋活络、温经止痛，内服活血酒或小活络丹。

2. 外用药：早期肿胀明显者，外敷双柏散或三色敷药。中、后期肿胀较轻，可外贴伤湿止痛膏、狗皮膏，配合使用四肢损伤洗方熏洗。

（三）固定疗法

早期施以理筋手法并敷药后，用弹力绷带包扎固定，保持距小腿关节于受伤韧带松弛的位置，并暂时限制负重行走。根据损伤程度选用绷带、胶布或夹板、石膏固定距小腿关节，内翻扭伤采用外翻固定，外翻扭伤采用内翻固定，损伤较轻者亦可固定于中立位。一般固定2～3周，韧带完全断裂者固定4～6周。解除外固定后，行距小腿关节屈伸及内、外翻活动，以增强韧带张力、防止粘连。

跟腱损伤

跟腱由小腿部的腓肠肌与比目鱼肌腱联合组成，止于跟骨结节（图7－31），是人体最强大的肌腱之一，承受负重、步行、跳跃、奔跑等活动的强烈牵拉力量。跟腱损伤常发生于运动员和特技演员等从事剧烈运动者。

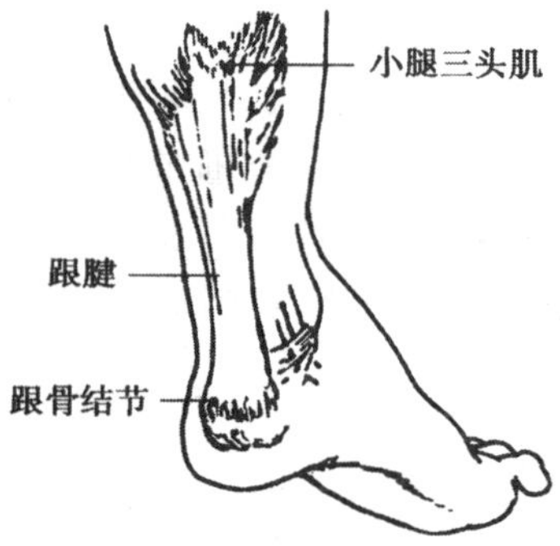

图7－31　跟腱及其附着

【病因病机】

跟腱损伤可因间接暴力或直接暴力所致。有学者认为跟腱损伤与跟腱本身存在病理改变有关。间接暴力损伤多因剧烈运动或劳动时，由于小腿三头肌的骤然收缩，跟腱受强力牵拉，而导致部分撕裂或完全断裂。断面多参差不齐，断端一般在跟腱附着点上方 2～3 cm 跟腱最窄处，腱包膜可以完整。直接暴力损伤多为刀、剪、斧等锐器直接切割所致，造成跟腱开放性损伤，皮肤与跟腱的断裂都位于同一水平，断裂口较整齐，腱膜也多同时受损伤。直接与间接暴力的联合损伤是由于跟腱处于紧张状态时，跟腱受垂直方向砸击，导致小腿三头肌急剧收缩，亦可造成跟腱断裂。此类损伤局部皮肤挫伤较严重，周围血肿较大，跟腱断端亦参差不齐。

【诊　　断】

患者有明显外伤史。伤时患者往往感觉有断裂声，其后立即出现跟腱部位剧痛，功能丧失，当即不能行走，足跖屈无力，活动受限。检查时可见局部肿胀，压痛明显，断裂处可扪及空虚之凹陷，足背伸时尤著，腓肠肌肌腹内可触及隆起肿物，外观可见跟腱部失去原有形态而呈凹陷畸形。小腿三头肌挤捏试验阳性，表明跟腱断裂。跟腱部分断裂者，症状和体征均较轻。陈旧跟腱断裂，因腱鞘较完整，鞘内积血机化，空虚感可不明显。X 线摄片可排除跟骨结节部的撕裂性骨折。

【辨证施治】

（一）手法治疗

将患足跖屈，于肿痛部位作轻柔的按压、理顺手法，并在小腿三头肌肌腹处作按压揉捏，使肌肉松弛以减轻跟腱回缩，促进功能恢复。手法治疗亦可用于手术后期，缓解肌肉挛缩，促进功能恢复。

（二）药物治疗

早期治宜活血祛瘀止痛，内服续筋活血汤、舒筋丸等，外贴宝珍膏。后期治宜补益肝肾、强壮筋骨，内服壮筋续骨丸、加减补筋丸，配合外用熏洗外擦药物，如海桐皮汤外洗、跌打止痛液外擦。

（三）固定疗法与练功疗法

部分断裂者，手法理筋后用夹板或石膏托将距小腿关节固定于跖屈位，并抬高患肢以利消肿，禁止足部背伸活动，3～4 周逐步练习距小腿关节的伸屈活动及负重行走。

（四）手术治疗

对于新鲜完全性或开放性断裂伤，应尽早手术修补缝合。

跟部滑囊炎

跟腱止点的前、后部和前下部各有微小的滑囊（图 7－32）。跟部滑囊炎是指上述滑囊因受到反复的牵拉和摩擦刺激，引起损伤疼痛、肿胀等炎性反应。40～60 岁中老年人多发，尤以长期站立工作者或跟部有挫伤史者多见，一般男性多于女性。

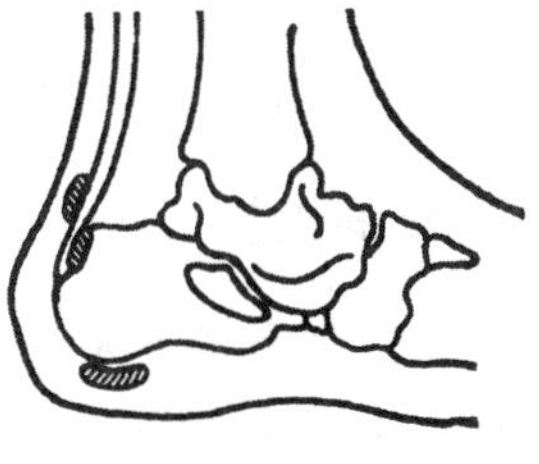

图 7－32　跟部滑囊

【病因病机】

跟部滑囊炎发病多由外力长期刺激，小腿三头肌频繁收缩而致，如长途跋涉、奔跑和跳跃等，使跟腱周围受到反复牵拉、摩擦，使滑囊出现充血、渗出等慢性炎症改变。若跟腱、滑囊有退行性变，则本病更易发生。

【诊　　断】

患者多有慢性损伤史。临床表现为跟腱附着部疼痛，行走时因与鞋帮摩擦而疼痛加重。跟腱附着部表面皮肤增厚、皮色略红、局限性肿胀（图7－33），压痛明显，触之有囊性感。X线摄片检查多无异常发现，侧位片有时距小腿关节后方透亮三角区模糊或消失。病程长者，局部可有脱钙、骨质疏松表现。

本病诊断一般不困难，但有时须与跖筋膜炎、跟下脂肪垫炎、跟骨骨骺炎鉴别。

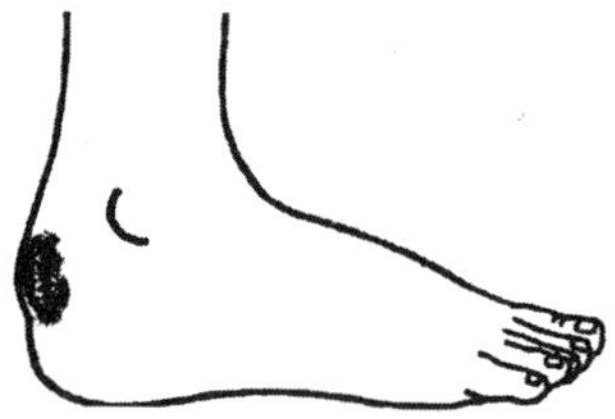

图7－33　跟腱滑囊炎局部肿胀

【辨证施治】

（一）手法治疗

患者俯卧位，在痛点及其周围作推揉挤压手法，并提弹跟腱数次，以使气血流通，减轻疼痛。亦可使用劈法，患者俯卧，患肢屈膝90°。术者一手握住患足背伸固定，使跟腱紧张，另一手于小鱼际处对准滑囊用力劈之。手法目的是促进局部气血流通，消肿止痛，或击破滑囊，使液体吸收。

（二）药物治疗

早期治宜养血舒筋、温经止痛，内服舒筋活络汤、当归鸡血藤汤；外用骨科外洗二方、八仙逍遥汤熏洗或金黄膏外敷。

（三）封闭疗法

在压痛肿胀处注射醋酸泼尼松龙12.5 mg加2%普鲁卡因2 mL，每周1次，连续3～4次。药液不可注入跟腱，以免造成病理性跟腱断裂。

（四）固定疗法与练功疗法

一般不用外固定，但急性期宜休息，症状好转后应避免久行、久站，鞋子以宽松为宜，勿使鞋帮压迫跟腱部。

（五）手术治疗

经非手术治疗无效，疼痛较甚者，可考虑作滑囊切除术。

跟　痛　症

跟痛症为骨伤科常见病，系指由慢性劳损引起的以跟骨疼痛、行走困难为主症的疾患，临床多发生于老年人和肥胖体重者。

【病因病机】

跟痛症多为老年人肝肾功能不足或久病体虚、卧床过久，或因跟部外伤、体态肥胖、体重增加、久行久立等造成足底软组织、跖筋膜负担过重，继而劳损和退行性变所致。如足跟部因不经常负重而发生退行性变，皮肤变薄，跟下脂肪垫部分萎缩，骨骼脱钙，骨质疏松；

或脂肪垫损伤，产生充血、水肿、增生、肥厚性改变；亦可因跟骨底面结节前缘骨刺形成，累及跖筋膜和足内在肌附着处，发生慢性无菌性炎症而导致跟痛症。

【诊　　断】

跟痛症起病缓慢，多为一侧发病，可有数月或数年的病史。临床表现为足跟部疼痛，局部无明显肿胀或轻度肿胀，疼痛可沿跟骨向前扩散到足底，晨起后站立或行走时疼痛较重，行走片刻后减轻，但久行复又加重，重者可出现跛行。跟骨跖面和侧面可有1至数个压痛点（图7－34）。X线摄片检查有时可见跟骨底面结节前缘骨刺形成，但骨刺存在与否及大小与临床症状无必然联系。

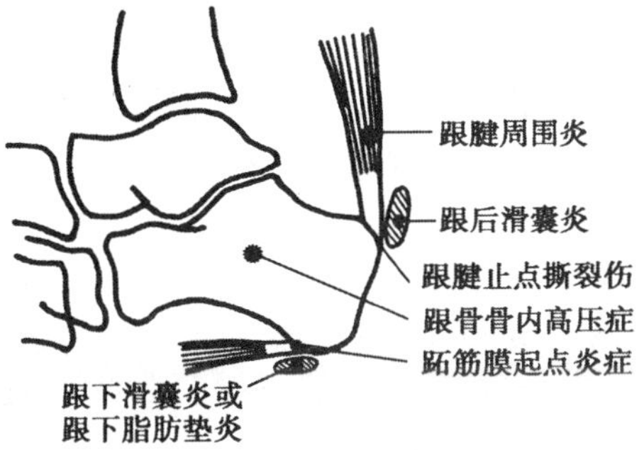

图7－34　跟部常见压痛点

【辨证施治】

（一）药物治疗

治宜养血舒筋、温经止痛，内服当归鸡血藤汤或骨质增生丸，以肾虚为主者应同时治疗原发病，可选用六味地黄丸、金匮肾气丸等，外用八仙逍遥汤或海桐皮汤熏洗患足，或用熨风散热熨。

（二）封闭疗法

用醋酸泼尼松龙25 mg加1%普鲁卡因2～4 mL，从侧方进针，作痛点封闭，将药液注射至骨膜表面。

（三）固定疗法与练功疗法

急性疼痛期宜休息，症状缓解后仍宜减少步行，并在患足鞋内放置软垫，以减轻局部压力。

跖管综合征

跖管综合征是指胫后神经在胫骨内踝后下方的纤维骨性隧道被卡压而引起的一组综合征。跖管为足内踝后下方与距、跟骨和屈肌支持带（又称分裂韧带）所构成的一缺乏弹性的骨纤维管，由后上向前下走行长2～2.5 cm，跖管的深面为跟骨、距骨及关节囊；其浅面为横跨胫骨内踝与跟骨结节之间的屈肌支持带，管内有胫后肌腱、屈趾长肌腱、胫后神经、胫后血管及屈踇长肌腱（图7－35）。

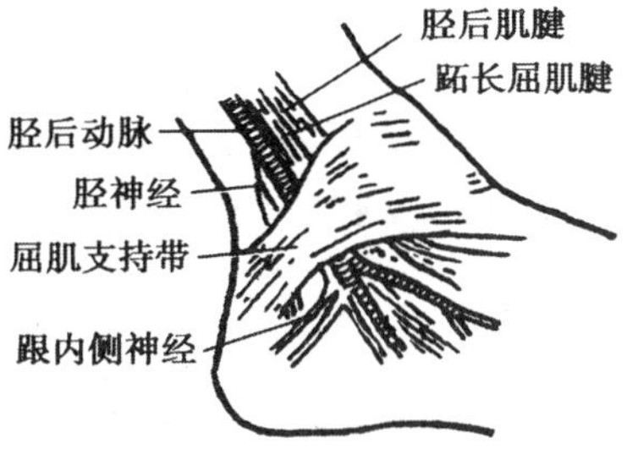

图7－35　跖管解剖示意图

【病因病机】

跖管综合征主要病因是踝部扭伤、骨折畸形愈合，或慢性劳损，导致局部发生腱鞘炎；或由于足的外翻畸形以及分裂韧带张力增加，均可造成腱鞘充血、水肿，鞘壁增厚，管腔变窄，压力增大，压迫管内胫后神经而产生跖管综合征。

【诊　　断】

跖管综合征多发于从事体力劳动或体育运动的男性青壮年，年龄为15～30岁。临床症状主要为足底和足跟内侧疼痛、麻木，劳累后加剧，休息后减轻，严重者足底灼痛，足底皮肤干燥无汗。

跖管部压痛，并可向足底放射，距小腿关节过度背伸或足外翻时可使疼痛加剧，严重者胫后神经支配区的足内在肌萎缩。神经干叩击试验阳性，即叩击或重压内踝后面胫后神经时，足跟及足底部出现疼痛及麻木。病程长者X线片可显示距骨内侧骨刺形成。

【辨证施治】

（一）手法治疗

早期可在内踝后部作推揉、分筋、理筋和按压手法，具有活血通络止痛作用，可指导患者自行操作。

（二）药物治疗

1. 内服药：血瘀气滞证治宜活血化瘀、舒经通络、消肿止痛，方用舒筋活血汤或活血舒筋汤。肝血不足证治宜滋补肝阴、养血壮筋，方用壮筋养血汤、左归丸之类。

2. 外用药：可外用活血消肿药物，如消肿化瘀散等。亦可用骨科外洗二方熏洗。

（三）封闭疗法

可选用醋酸泼尼松龙12.5 mg加1%普鲁卡因4 mL，作跖管内注射，每周1次，共4～5次。

（四）手术治疗

保守治疗1～2个月后仍无好转者可考虑手术治疗。手术切除造成卡压的纤维带，探查胫后神经，如有骨疣或囊肿，应一并切除。

第四节　躯干筋伤

颈部扭挫伤

因各种暴力使颈部过度牵拉、扭转或暴力直接打击，引起颈部软组织损伤者，称为颈部扭挫伤。临床以胸锁乳突肌和斜方肌上部损伤多见，青壮年发病率较高。

【病因病机】

各种形式的暴力，如乘车时猝然减速所致头部猛烈前冲，球类运动员在快速奔跑时头部突然后仰等，均可使颈部突然扭转或过度屈伸，肌肉骤然收缩或过度牵拉，造成颈项部肌肉起止点或肌腹部分纤维撕裂伤而形成颈部扭伤。钝器直接打击颈部引起的挫伤较少见。

【诊　　断】

患者有明确的外伤史。扭伤者多出现一侧颈部疼痛，活动困难。部分患者因损伤波及颈神经根，可出现手臂麻木疼痛、局部沉重感，或伴有头痛、头胀等症状。检查时可在患处触及痉挛之肌肉，重者头歪向患侧，颈部活动受限，以旋转侧屈受限明显。挫伤者局部肿胀及压痛明显，有时可发现皮肤挫伤痕。摄X线片的目的是排除颈椎骨折、脱位。

【辨证施治】

（一）手法治疗

患者取坐位，术者立其后，先点按痛点及风池、天柱等穴，手法由轻到重，继在痛处由下而上进行按摩拿捏，再在患部上下来回滚动，反复数遍。最后视其情况，加用端提摇转法。

（二）针灸治疗

常用穴位有风池、大椎、合谷、昆仑等。用泻法，不留针。

（三）药物治疗

损伤初期以祛瘀活血生新为主，兼有头痛头晕者酌用疏风祛邪药物，内服可用防风芎归汤加减。损伤中期，以舒筋活络止痛为主，可用舒筋活血汤加减；后期宜温经通络，如症状好转时可服小活络丸。外治药以祛瘀止痛为主，局部肿胀者可外敷祛瘀止痛类药膏，不肿胀者可外搽红花油或正骨水等。

（四）固定疗法

急性颈项部扭挫伤，症状严重伴有关节紊乱者，可用枕颌带牵引或以颈托固定。

落　　枕

落枕又称失枕，是指因睡枕高低不适、睡眠姿势不良或感受风寒后，引起颈部肌肉痉挛，出现颈部酸痛、活动不利等症状的一种疾患。落枕好发于青壮年，以冬春季多见。症状轻者数日内可自愈，重者病程可延续数周不愈，影响生活和工作。

【病因病机】

睡眠时枕头过高、过低或过硬，或睡眠时姿势不良，头颈长时间过度偏转，均可使颈部肌肉处于过度紧张状态，颈椎小关节过度扭转，并可导致静力性损伤。往往以累及一侧软组织为主，如胸锁乳突肌、斜方肌、肩胛提肌等。此外平素身体虚弱，气血不足，循行不畅，舒缩活动失调，复遭受风寒侵袭而致病亦为常见因素。

【诊　　断】

落枕起病较快，与睡眠有关。多为晨起时突感颈项部酸楚疼痛，动则疼痛加剧，头部常向患侧偏斜，下颌转向健侧，颈项不能自由旋转后顾，转头时常须整个身体同时转动。因感受风寒致病者，则除颈项强痛外，尚可有恶风、微热、头痛等证。触诊时可发现颈项部肌肉痉挛，触之僵硬压痛。若久延不愈，应摄X线片检查，注意与颈椎病引起的颈肩痛鉴别。

【辨证施治】

落枕病程较短，1周内多能痊愈。如痊愈不彻底，易于复发。手法治疗对落枕有很好的效果，如配合药物、针灸等治疗，多可迅速治愈。

（一）手法治疗

施法时可运用点按、拿捏、弹拨、按摩、滚法等手法。施术部位较为广泛，可扩展至上背部痛点。最后采用端提摇转法：患者坐在低凳上，术者一手托住患者下颌，一手托扶枕部，同时嘱患者尽量放松颈部肌肉，然后两手同时用力缓缓向上端提，在维持拔伸牵引力量的同时摇转颈部，以理顺筋络，活动关节。行端提摇转法后，将头部缓缓地向左右、前后摆动、旋转2～3次（图4－32），常可收到较好的效果。

（二）药物治疗

1．内服药：风寒证治宜疏风散寒，无汗者可用葛根汤；有汗者可用瓜蒌桂枝汤；兼有头痛形寒等表证湿邪者可用羌活胜湿汤。瘀滞证治宜活血舒筋止痛，方用和营止痛汤、活血舒筋汤。

2．外用药：可外擦万花油、正红花油，或外贴伤湿止痛膏、风湿跌打膏等。

（三）针灸治疗

选风池、大椎、风门、外关、阿是穴等，针刺患侧，用泻法，留针5～10分钟。

（四）练功疗法

嘱患者有意识地作头项的俯仰、旋转动作，以舒筋活络。睡眠时枕头高度要合适，避免颈部受凉。亦可配合理疗局部热敷法，效果更好。

颈　椎　病

颈椎病又称颈椎退行性关节炎、颈椎综合征，系颈椎间盘退行性变及其继发病变刺激或压迫脊髓、神经根、椎动脉、交感神经等邻近组织，并因此而引起一系列临床综合征。本病是40岁以上中老年人的常见多发病，男性多于女性。

【病因病机】

颈椎病发病原因主要为颈椎退行性变和颈部损伤。首先，颈椎间盘、椎体、椎间小关节等结构的退行性变，及其继发的椎间隙狭窄、黄韧带增厚、后纵韧带钙化等病理改变，均可影响或压迫颈神经根、脊髓和椎动脉等重要结构。其中尤以钩椎关节骨质增生较易发生且出现较早，而钩突与椎动脉与神经根的关系十分密切（图7－36）。因此，颈椎退行性变是颈椎病发生的主要原因之一。其次，颈部软组织劳损可改变颈椎的生理曲度，加速椎间盘退行性变过程和钩椎关节或关节突关节增生，进而刺激或压迫神经、血管等重要组织而诱发颈椎病。此外，颈椎急性外伤，如

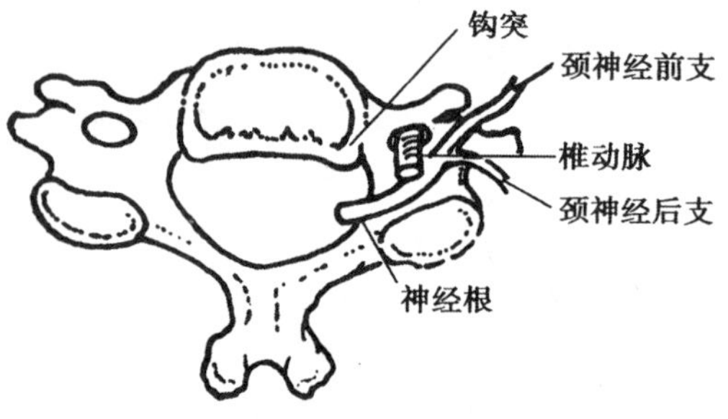

图7－36　钩突与椎动脉及神经根的解剖位置关系

骨折、轻度脱位、严重扭挫伤，皆可加重颈椎间盘退行性变和颈椎损害而诱发颈椎病。其三，先天性畸形如颈椎隐裂、椎体融合、颈肋、椎管狭窄等，均可成为颈椎病发病的病理基础。

因受累组织的不同，可导致各种类型的颈椎病：如颈椎钩突增生，可刺激压迫椎动脉，造成大脑基底动脉的供血不足，造成椎动脉型颈椎病；关节突关节及椎体后外侧的突出物，可使椎间孔变窄，压迫颈神经根和交感神经，导致神经根型或交感神经型颈椎病；椎间盘向后突出或后纵韧带钙化等椎体后方的突出物，可压迫脊髓，造成脊髓型颈椎病等（图 7－37）。因 C5～C6 和 C6～C7 之间的关节活动度较大，故发病率较高。

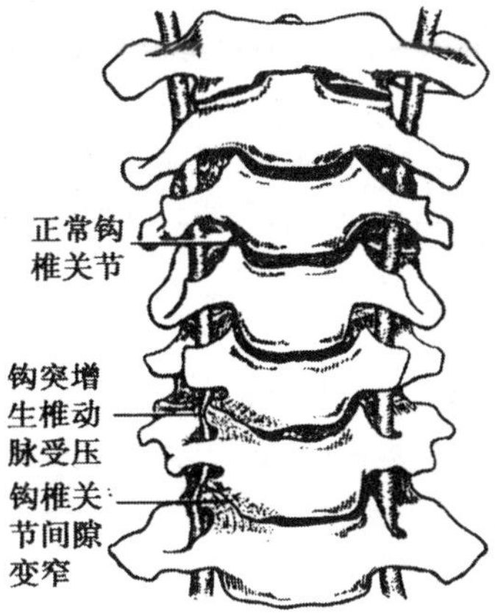

(1)颈椎钩突增生刺激压迫椎动脉

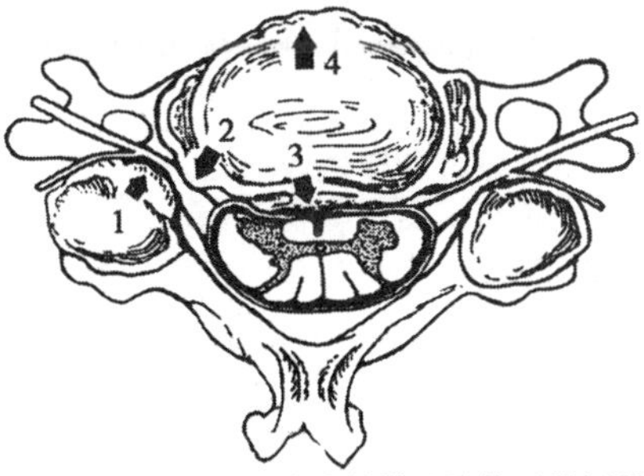

(2)关节突关节骨赘及椎体后外侧骨赘使椎间孔变窄，神经根受压；椎体后缘骨赘可压迫硬脊膜及脊髓；椎体前缘骨赘一般不引起症状，但如过大，可刺激压迫食管

图 7－37　颈椎病形成机制

1．关节突关节骨赘；2．椎体后外侧骨赘；3．椎体后缘骨赘；4．椎体前缘骨赘

【诊　　断】

颈椎病表现复杂，类型颇多，但以神经根型、脊髓型、椎动脉型和交感神经型常见。兹将颈椎病各型的临床特点列于表 7－5，以便临床诊断鉴别之用。

表 7－5　　常见类型颈椎病的临床特点

	神经根型	脊髓型	椎动脉型	交感神经型
症状	颈肩疼痛，枕部及后颈部酸痛，向上肢放射，轻者为酸胀疼痛，重者如针刺或烧灼样	自觉颈部无不适，以慢性进行性四肢瘫痪为特征。下肢发紧、麻木、疼痛、僵硬发抖、无力。打软腿或易绊倒，步态笨拙，或有踩棉花感	头痛头晕，耳鸣眼花，记忆力减退，颈椎活动可诱发眩晕甚至猝倒，但在猝倒后因颈部的位置改变可马上清醒	交感神经兴奋或抑制症状，如上睑下垂、视物模糊、瞳孔散大、头痛、偏头痛、头晕、枕颈部疼痛、心前区疼痛、心动过速或缓慢、血压升高
压痛	病变颈椎棘突，患侧肩胛骨内上角和胸大肌区	病变颈椎棘突部	病变颈椎棘突部	C3、C4 椎间不稳，压痛最常见

续表

	神经根型	脊髓型	椎动脉型	交感神经型
功能障碍	颈部活动受限、发僵；上肢及手指的受累神经支配区皮肤感觉减退；严重者可有上肢肌力减退或伴有肌肉萎缩	上肢动作笨拙，手部内在肌萎缩，手部细小动作失灵，步态不稳，颈部活动受限不明显。甚至四肢瘫痪，小便潴留或失禁，卧床不起	颈部活动受限不明显，但可诱发头晕等症状	头颈部转动时颈部和枕部不适与疼痛的症状可明显加重
特殊检查	臂丛神经牵拉试验、压头试验、椎间孔挤压试验阳性	下肢肌张力可增高；腱反射可亢进；常可引出病理反射，甚至踝阵挛和髌阵挛	压头试验阴性，仰头或转头试验阳性	压迫患者不稳定椎节的棘突可诱发或加重交感神经症状
辅助检查	X线正、侧位片显示颈椎生理前凸减小、消失甚至反张。椎间隙变窄；椎体前、后缘和钩椎关节骨质增生。斜位片示关节突关节增生及椎间孔狭窄等退行性变征象。颈椎过屈、过伸张力位片显示颈椎节段不稳			
	CT、MRI检查可清楚地显示颈椎椎管和神经根管狭窄，椎间盘突出及脊神经受压情况。脊髓造影、椎动脉造影、脑血流图更有助于确定病变部位和受压程度			

注：①颈型颈椎病临床表现为枕颈部疼痛，颈部活动受限，颈肌僵硬，头颈限制在一定位置，颈部两侧压痛明显。食管受压型为颈椎增生压迫食管引起吞咽困难，X线片示椎体前侧有增生突出物，钡餐透视可见食管狭窄或梗阻。

②以上各型中如有以上两种或两种以上类型同时出现者为混合型颈椎病。

③临床上患者的症状往往与X线片征象不成正比，诊断时应以症状为主。

④仰头或转头试验阳性，即在头部后仰或者旋转时，眩晕等症状发作或加重，甚者“猝倒”，故应注意保护患者。

【辨证施治】

（一）手法治疗

患者取坐位，术者立其后。先在颈、肩、背部施用点压、拿捏、弹拨、按摩、滚揉等手法，以舒筋活血、和络止痛、放松肌肉。然后术者一手托住患者下颌，另一手托其后枕部轻轻向上牵引，之后向患侧旋转，并嘱患者尽量放松颈部肌肉。当旋转接近限度时，乘其不备，以适当的力量继续旋转5°～10°，可闻及轻微的关节弹响声。根据需要再向另一侧旋扳（图4－34、图4－35）。最后以揉捏、拍打等手法缓解手法引起的刺激，结束治疗。手法治疗一般限用于颈型和神经根型颈椎病；脊髓型和椎动脉型应慎用或不用手法治疗，否则可能发生意外。

（二）牵引疗法

通常采用枕颌带牵引进行治疗（图4－72）。以神经根型效果较好；脊髓型效果较差，部分病例甚至可使症状加重；椎动脉型和交感神经型宜采用轻质量牵引，若有不良反应，应立即停止牵引。枕颌牵引方法：患者可取坐位或仰卧位，牵引质量为5～6 kg，一般每日1～2次，每次30～50分钟。该方法能缓解肌肉痉挛，拉大椎间隙，减轻神经压迫和刺激，消除组织充血水肿。

（三）针灸治疗

针灸治疗有行气活血、和络止痛之效。神经根型可取风池、夹脊、曲池、合谷、手三里等穴。椎动脉型可取耳穴等。

（四）药物治疗

1．内服药：按照颈椎病的临床特点不同，中医辨证分型将其分为痹痛证、痿软证、眩晕证和瘀滞证等进行辨证用药。痹痛证治宜祛风除湿，方用羌活胜湿汤。痿软证治宜益气活血、疏通经络，方用补阳还五汤加减。眩晕证若属气虚下陷者，症见少气懒言、四肢乏力，治宜补中益气，方用补中益气汤加减；若属气血两虚者，治宜益气养血、舒筋通络，方用归脾汤加味；若属痰瘀交阻者，治宜除湿化痰、散瘀通络，方用温胆汤加减；若属肝肾阴虚者，治宜滋水涵木、调和气血，方用六味地黄丸或芍药甘草汤加减；若属肝阳上亢者，治宜平肝潜阳通络，方用天麻钩藤饮加减。瘀滞证治宜活血止痛、舒筋通络，方用活血止痛汤、活血定痛汤或防风归芎汤加减。

2．外用药：外治药以活血止痛、舒筋活络为主，可选用舒筋活络药膏、活血散外敷。或用万花油、红花油外擦，亦可用坎离砂热熨患处。

（五）固定疗法

常用的颈部固定支具是围领、颈托或充气颈圈。适当固定颈部，可限制颈椎活动和保护颈椎，减少神经根的刺激和椎间关节创伤性反应，有利于组织水肿的消退，巩固疗效，防止复发。

（六）手术治疗

脊髓型颈椎病及部分椎动脉型颈椎病需手术治疗，以消除压迫和刺激因素，稳定颈椎。

项背肌筋膜炎

项背肌筋膜炎又称项背肌纤维炎、项背部软组织劳损、肌肉风湿，是由于项背部软组织无菌性炎症引起的以慢性疼痛、活动受限为主症的疾病。项背肌主要是斜方肌、菱形肌等肌群，受肩胛背神经（C4～C5）支配，数肌因有筋膜覆盖其上，形成一个有机整体。故临床上一处肌肉筋膜受损，由于炎症扩散，往往导致项背部出现大片疼痛区域。

【病因病机】

项背肌筋膜炎病因较复杂，可因项背部肌肉的急性扭挫伤治疗不当；或由于长期单一姿势低头弯腰负重的应力劳损；或因先天畸形、肌力失衡；或因感受寒湿之邪；或因项背部邪毒感染后，余毒未尽引起。以上各种因素均可导致肌肉及筋膜产生无菌性炎症，出现渗出、水肿、痉挛。若日久不愈，可使肌肉筋膜组织逐渐纤维化，形成广泛粘连，甚至肌肉筋膜变性，瘢痕形成，经络气血运行不畅，造成项背乃至腰部持续疼痛。

【诊　　断】

项背肌筋膜炎多见于中老年人。常有急性发作或慢性疼痛急性发作史，前者多有损伤病史，后者常因受凉、劳累而发作或加剧。临床表现为颈、背、肩部肌肉疼痛，常为隐痛或酸胀痛。一般无放射痛与神经根性症状。疼痛时轻时重，或晨起痛重，活动后痛轻，但劳累后亦加重，其严重程度常随气候变化而改变。

触诊项背部肌肉起止点处常有压痛。急性发病颈项部可有特定的痛点，称为激痛点，按压时可引起剧烈的传导性疼痛，甚者可激惹臀部及大腿后部传导性疼痛，疼痛范围与激痛点的敏感度有关。颈、背、肩部活动受限，处于被动体位，腰部僵硬，可触及痉挛的肌肉。慢性期能触及较硬的筋结或条索状的筋束。X线检查多无异常改变，少数有脊柱先天性畸形。实验室检查多无阳性表现，血沉和抗“O”偶有增高。

【辨证施治】

（一）手法治疗

先在肩井、天宗及痛点处点穴按压，继用滚、推等法广泛施术于疼痛区，再用揉按、拿捏、弹拨理筋法放松项背肌，捋顺肌纤维，防止粘连。最后运用拍打叩击法以充分解除肌肉痉挛。上述手法可每日1次。

（二）药物治疗

1. 内服药：风寒湿阻证治宜祛风散寒除湿，方用独活寄生汤加减。气血凝滞证治宜活血化瘀、行气止痛为主，方用身痛逐瘀汤，酌加杜仲、细辛。肝肾亏虚证治宜补益肝肾、强壮筋骨，方用补肾活血汤、补肾壮筋汤加减。

2. 外用药：手法前后患部可外搽跌打止痛液、红花油，术后外用狗皮膏、伤湿止痛膏，或代温灸膏等。

（三）封闭疗法

痛点以醋酸泼尼松龙加普鲁卡因溶液封闭，每周1次，可行3～5次。

（四）针刺治疗

选取大椎、肩井、天宗、心俞、肺俞、膈俞等穴及痛点，平补平泻，隔日1次；可配合拔罐治疗。

（五）物理疗法

选取电疗、磁疗、蜡疗、频谱等理疗，对促进患部血液循环有一定作用。

胸部迸挫伤

胸部迸挫伤是因负重迸气或受暴力撞击等复合伤，而致胸部气血、经络、软组织和肺受损，引起胸部疼痛、呼吸运动受限为主症的一系列病候。本病多发生于从事体力劳动的青壮年人，是骨伤科临床的一种比较常见的疾病。

【病因病机】

在抬、扛、提、举等体力劳动中，如动作过猛或用力不均衡；或急骤之咳嗽、喷嚏等，致使胸壁肌肉猛力收缩，造成肌肉神经受牵拉，痉挛，局部水肿；同时因呼吸气机不利，致使胸膜腔内压骤然增高，呼吸道内的气体冲破薄弱处引起肺泡甚至小支气管破裂，从而引起胸闷窜痛、不敢呼吸等症，称为胸部迸伤，俗称岔气、努伤。若因外来暴力直接冲撞挤压胸壁，如拳击、钝器击打，或摔倒时胸部硌伤等，致使胸壁软组织受伤，伤后局部发生渗出、出血、肿胀等无菌性炎症，或炎症刺激胸壁末梢神经而出现伤部疼痛，称为胸部挫伤。胸壁受伤之时，患者常有自发性的迸气，故严重的胸部挫伤多并发迸伤。胸部迸挫伤若新伤失治或治疗不当，均可使瘀血散而不尽，或结而不化，成为陈伤，而病情缠绵不愈。

迸伤者以伤气为主，气机逆乱，运化阻滞，经络气血运行受阻；挫伤者以伤血为主，皮肤筋肉受挫，络脉受损，血溢脉外，瘀血停滞。因气血相互为用，伤气可伤血，伤血必及气，故多见气血两伤。

【诊　　断】

迸伤患者有抬、扛、提、举及身体扭转等明显的外伤史，但部分患者当时无不适，数小时甚或1～2日后才出现症状；挫伤多有挤压、碰撞、打击等外伤史，以青壮年男性多见。迸伤患者胸胁胀闷作痛，其痛游窜，常无定处，咳嗽、喷嚏或深呼吸时疼痛加剧，疼痛区域模糊；挫伤后疼痛明显，逐渐加重，部位固定不移，咳嗽时加剧，深呼吸及抬肩活动上肢时有牵涉痛。迸伤者无红肿瘀斑；挫伤者皮下瘀肿。部分迸伤患者可痰中带血或咯血等症，患者不能平卧或俯仰转侧。触诊时，迸伤者胸壁无明显压痛点；挫伤者压痛明确。迸伤者以伤气为主，外无形迹，迸挫伤者胸廓挤压试验均为阴性。迸伤者X线检查可帮助发现有无气胸和皮下气肿。挫伤者X线片多无异常。

【辨证施治】

（一）手法治疗

手法治疗多用在疼痛缓解期，可选用按摩、掌揉、拍击、捋顺分筋等手法。施术重点在伤处及肋间肌，以消肿止痛，解除痉挛。亦可让患者正坐，医者双手由患者腋下穿至胸前环抱并向上提拉轻轻旋转摇晃，然后向健侧后外方倾斜，嘱患者深吸气，在用力咳嗽之机医者对伤处进行叩击拍打，并沿肋间隙方向捋顺。如此重复2～3次，往往可收到良好效果。

（二）药物治疗

1. 内服药：伤气证治宜疏肝理气止痛，方用柴胡疏肝散、金铃子散加减。伤血证治宜活血化瘀止痛，方可选用复元活血汤或血府逐瘀汤加减。气血两伤证治宜活血化瘀、理气止痛并重，方用柴胡疏肝散、复元活血汤、血府逐瘀汤加减。胸胁陈伤证治宜行气破瘀，佐以调补气血，方用活血止痛汤加减；瘀血积滞者，用三棱和伤汤加黄芪、党参等。

2. 外治法：胸部挫伤而局部瘀肿疼痛者，宜用消瘀退肿，行气止痛类药膏外敷，可选用消瘀止痛药膏、双柏散、消炎散等。陈伤隐痛或有风寒湿痹痛者，宜用温经散寒、祛风止痛类膏药外贴，可选用狗皮膏药、万应膏、万灵膏等。

（三）封闭疗法

胸壁挫伤之急性期，可选用2%普鲁卡因2 mL加醋酸泼尼松龙12.5 mg痛点注射。注意勿刺伤胸膜，以免发生气胸或皮下气肿。

（四）固定疗法与练动疗法

急性期患者应取半卧位休息，并用胸带固定胸壁，以限制局部之肋间活动，减轻疼痛。缓解期应加强深呼吸活动锻炼，作上肢抬举和扩胸运动。

肋软骨炎

肋软骨炎又称Tietze综合征、胸肋综合征。肋软骨炎是发生在肋软骨部位，以肋软骨疼痛肿胀、肥大隆起、经久难愈为特点的一种无菌性炎症。临床上常见于中青年女性，好发于胸前第2～5肋软骨处，但以第2肋软骨最多见，本病冬春季节发病者较多。

【病因病机】

肋软骨炎发病原因不十分明确，因本病好发于冬春季节，一般认为系病毒感染所致。但亦与机械应力损伤有密切关系：如肋软骨与胸骨衔接处扭挫伤；胸肋关节软骨慢性积累性牵拉伤（如舞蹈杂技演员、体操运动员等职业性劳损）。无论机械应力损伤抑或慢性积累性牵拉伤，均导致伤处发生损伤性炎症反应，引起肋软骨淋巴液及血液供应减少，软骨骨膜慢性水肿，进而出现骨膜肥厚、肋软骨增粗、隆起等一系列病理变化。炎症和增生肥大的软骨进而刺激、压迫邻近肋间神经，从而出现局部疼痛、压痛、抬肩扩胸牵扯痛等症。

【诊　　断】

肋软骨炎起病突然，部分患者发病前常有上呼吸道感染史，或发病时伴有外感症状。病变肋软骨部疼痛，局部隆起或肿胀，深呼吸或咳嗽时痛剧。患处肿大突起、压痛明显且拒按；皮色不红、界线清楚；上肢外展、上举活动困难；胸廓挤压试验可为阳性。X线检查一般无异常改变。实验室检查中白细胞及血沉均正常。

根据患者病史及临床特点，本病诊断一般不困难，但需与佝偻病、肋骨结核、肋骨肿瘤鉴别。

【辨证施治】

（一）手法治疗

患者仰卧，医者手掌在患处揉摩3～4分钟，后用拇指指腹沿肋间疼痛处反复推揉，力量由轻至重，以患者能忍受为宜。

（二）药物治疗

情志失调，证属肝郁气滞者，方用丹栀逍遥丸加减；毒邪蕴结者，方用仙方活命饮加减；气滞血瘀者，方用血府逐瘀汤加减。负重气逆、气滞血凝、积聚不通者，局部可在手法治疗后外敷三黄膏、消肿止痛膏。

（三）封闭疗法

用2%普鲁卡因2 mL加醋酸泼尼松龙12.5 mg于患处浸润注射，每周1次，共3～5次，疗效肯定。

急性腰扭伤

急性腰扭伤系指腰部肌肉、筋膜、韧带、椎间小关节及腰骶关节的急性损伤，多由突然遭受间接外力所致，俗称闪腰、岔气，多发于青壮年和体力劳动者。

【病因病机】

急性腰扭伤的发病机制，或因弯腰转身时突然扭闪，或因体位姿势不正确，或因弯腰提取重物用力过猛（图7－38），致使腰部肌肉强烈收缩，而引起腰部肌肉、韧带、筋膜或脊柱小关节过度牵拉、扭转，甚至撕裂及关节错缝。当脊柱屈曲时，两旁的骶棘肌收缩，以抵抗体重和维持躯干的位置，这时如负重过大，易使骶棘肌和腰背筋膜的附着部发生撕裂伤；当脊柱完全屈曲时，主要依靠韧带限制椎骨间的过度活动以维持躯干位置，韧带处于高度紧张而肌肉收缩力量不足。此时如负重过度，韧带易被牵拉致伤甚至断裂。临床主要有棘上、棘间和髂腰韧带损伤，但以腰骶间、棘间韧带损伤多见。棘上韧带损伤以胸段为多。腰部活动范围过大、速度过快时，椎间小关节受过度牵拉、扭转而间隙扩大，关节内负压增加，将关节滑膜吸入。此时如脊椎突然后伸时，滑膜即可能不及退出而被嵌夹在关节面之间，造成小关节滑膜嵌顿，或关节突关节错位，引起腰部剧烈疼痛，活动功能障碍。急性腰扭伤若处理不当，或治疗不及时，也可使症状长期延续，发生关节炎或粘连，形成慢性腰痛。

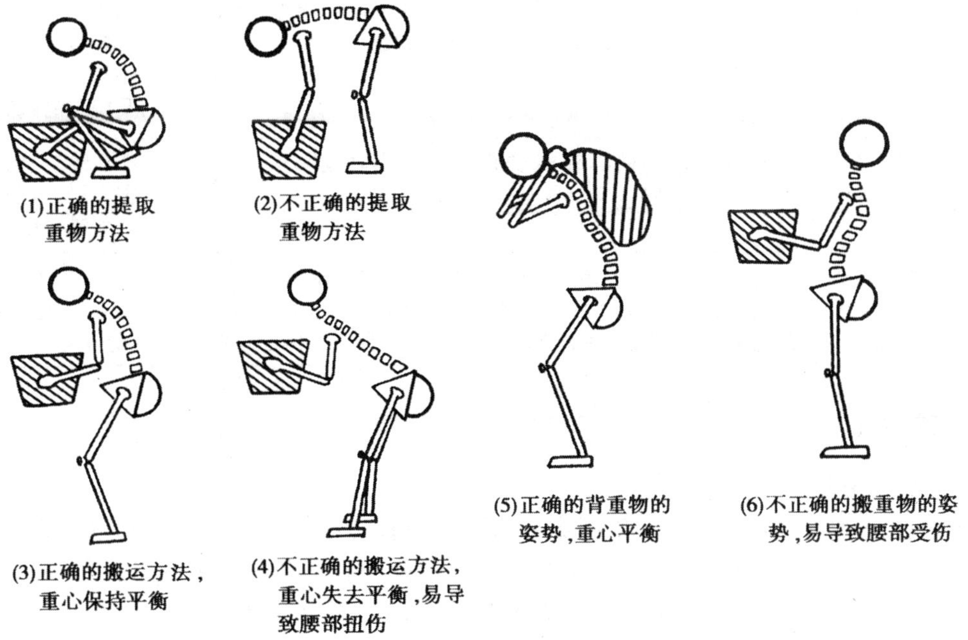

图 7－38　搬运重物的姿势与腰部扭伤的关系

【诊断与鉴别诊断】

急性腰扭伤常导致腰部肌肉、筋膜、韧带、腰椎横突、椎间小关节等损伤，临床可通过确定压痛点来明确其受伤部位（图 7－39）。常见急性腰扭伤的诊断及鉴别诊断详见表 7－6。

表 7－6　　急性腰扭伤的分型、诊断及鉴别诊断

	腰肌及筋膜损伤	腰部韧带损伤		椎间小关节损伤
		髂腰韧带损伤	棘上、棘间韧带损伤	
病史	伤时常感到腰部有响声或有“撕裂”感。随即感腰部一侧或两侧剧痛	弯腰工作或负重时，外力使腰部骤然前屈，腰肌失力，自觉腰部有清脆响声或撕裂样感觉		多有腰部扭伤、闪腰或弯腰后立即直腰的病史
临床表现	疼痛多位于腰骶部，腰部屈伸活动困难，活动时疼痛加剧，腰部僵直，常以双手扶住腰部	疼痛位于腰骶部，有时牵涉一侧或双侧臀部及大腿后部，性质为反射痛；疼痛部位和性质较模糊	呈断裂样、针刺样或刀割样疼痛，局部可出现瘀斑肿胀，坐卧困难，伴下肢反射痛	伤后腰部即发生难以忍受的剧烈疼痛，表情痛苦，腰部不敢活动，惧怕他人搬动。膝关节常取半屈位，两手扶膝以支撑

续表

		腰肌及筋膜损伤	腰部韧带损伤		椎间小关节损伤
			髂腰韧带损伤	棘上、棘间韧带损伤	
专科检查	压痛	棘突旁骶棘肌处，腰椎横突或髂嵴后部压痛	髂嵴后部与第5腰椎间三角区	多在棘突或棘突间	棘突两侧深压痛
	脊柱腰肌	腰肌紧张，伤侧腰肌可肿胀。腰椎生理前凸改变，多呈强直位	肌痉挛主要发生于骶棘肌附着部和臀大肌。脊柱可有侧弯	腰部肌肉痉挛，棘突间距增宽	腰肌紧张、僵硬，脊柱呈僵直屈曲位，可有侧弯，部分患者可扪及偏歪的棘突
	功能障碍	各方向活动均受限，以前屈为主	屈曲、旋转功能障碍	屈曲功能障碍	腰部活动功能几乎完全丧失，尤以后伸活动功能障碍明显
	特殊检查	腰部扭伤有时伴下肢牵涉痛，多为屈髋时臀大肌痉挛，骨盆有后仰活动，牵动腰部的肌肉、韧带所致。故直腿抬高试验阳性，而加强试验为阴性，据此可与腰椎间盘突出症鉴别。髂腰韧带损伤、棘上棘间韧带损伤仰卧屈髋试验阳性。局部封闭后疼痛可减轻或消失			

【辨证施治】

（一）手法治疗

急性腰扭伤者，可运用揉按、捏拿腰肌，压腰扳腿，揉摸舒筋等手法，行气活血、消肿止痛、舒筋活络。对椎间骨节错缝或滑膜嵌顿，须应用特定手法解除滑膜嵌顿，纠正关节紊乱。

1. 俯卧位扳压法：患者取俯卧位，医者用两手从胸背部至腰骶部的两侧、自上而下轻轻揉按，持续3～5分钟，以缓解腰肌紧张和痉挛。然后按压揉摩阿是穴、腰阳关、命门、肾俞、大肠俞、次髎等穴，以镇静止痛。最后医者用左手压住腰部痛点，用右手托住患侧大腿，摇晃拔伸数次后，用力作反向扳动（图4－38）。如腰两侧俱痛者，可将两腿同时向背侧扳动。在整个推拿过程中，痛点应作为手法重点区，急性期症状严重者可每日推拿1次，轻者隔日1次。

2. 斜扳法：患者侧卧，患侧下肢在上，屈髋屈膝各90°，健肢伸直，腰部放松。医者面对患者（或立其身后），两手（或两肘部）分别扳推患者的肩前部及臀上部，先轻轻使腰部扭转数次，然后两手交错扳推，待感到旋转有明显阻力时，再突然施加一个增大旋转幅度的扳推动作（图4－36），此时常可闻及“喀嗒”声。

3. 坐位旋转复位法：患者坐于方凳上，腰部放松，两足分开与肩同宽。以向右侧旋转为例，助手面对患者站立，用两腿夹住患者大腿，双手按住大腿根部，以稳定患者坐姿。医者坐（或弯腰立）于患者右后侧，右手自患者右腋下穿过，绕至颈后，以手掌扶住其颈项，左手拇指向左顶椎偏歪的棘突，然后先使患者腰椎慢慢前屈至一特定角度（拇指下有棘突活动感）时，右手用力将腰椎向右侧屈旋转，左手拇指同时用力顶椎棘突（图4－36），常可闻及一“格嗒”声和感到拇指下有棘突跳动感，提示复位成功。最后使患者恢复正坐，医者用拇、示指自上而下理顺棘上韧带及腰肌。

（二）药物治疗

1. 内服药：气滞血瘀之证治宜活血化瘀、消肿止痛。扭伤者侧重于行气止痛，可用舒筋活血汤加枳壳、香附、木香等。气滞络阻证治宜理气通络、和营止痛，方用泽兰汤加羌活、乳香、没药。血瘀气阻证治宜行气消瘀，方用地龙散、复元活血汤、大成汤等。成药可选用跌打丸、云南白药、三七片、七厘散等。后期补益肝肾，强壮筋骨为主，可用补肾活血汤、补肾壮筋汤、壮筋养血汤等方剂加减。

2. 外用药：局部瘀肿热痛者，可用双柏散、消炎散外敷；如无瘀肿仅有疼痛者，则用狗皮膏、伤科膏药、伤湿止痛膏外贴。

（三）封闭疗法

痛点局限者，可用2%普鲁卡因2 mL加醋酸泼尼松龙12.5 mg于患处封闭注射，有时可收到满意疗效。

（四）针灸治疗

常取阿是穴、肾俞、命门、志室、大肠俞、腰阳关、委中、承山等，强刺激，留针3～5分钟。并可在腰部、骶部等痛点加拔火罐。

（五）固定疗法与练功疗法

急性期患者宜卧硬板床休息2～3周，以减轻疼痛、缓解肌肉痉挛、防止继续损伤，期间配合各种治疗，如用热熨药湿热敷、磁疗、中药离子导入等。疼痛缓解后，宜作腰部背伸功能锻炼，活动时应用腰围或宽布带保护。后期宜加强腰部的各种功能锻炼，以促进气血循行，防止粘连，增强肌力。

腰部劳损

腰部劳损系指腰部肌肉、筋膜、韧带和骨关节等组织的慢性损伤，是腰部慢性疼痛的常见疾患。

【病因病机】

引起腰部劳损的原因颇多，常见的病因有：①长期从事腰部负重或弯腰工作，或长期腰部姿势不良，引起腰背肌肉、筋膜和韧带等劳损；②腰部急性扭挫伤之后，误诊失治，迁延而成慢性腰痛；③素体肾气虚弱，复受风寒湿邪侵袭，以致痹阻筋脉、气血瘀滞、肌筋拘挛而成慢性腰痛；④腰骶部骨骼有先天性畸形和解剖缺陷者，如腰椎骶化、骶椎腰化、骶椎隐裂、游离棘突等，常为腰部慢性劳损的内在因素，可引起腰部活动失衡而成慢性腰痛。

腰部劳损的病理变化主要为慢性撕裂伤及瘀血凝滞。如长期劳损可导致韧带纤维退行性变、弹力减小，久之可出现韧带纤维撕裂或自附着处剥离等损伤；又如腰部肌肉附着于第3腰椎横突上，该处所承受的拉应力甚大，故易发生牵拉损伤，引起局部组织的炎性渗出、充血、水肿等病变，邻近腰脊神经后支、外侧支受炎症刺激，即可继发腰痛和臀腿痛。

【诊　　断】

患者有腰部急性损伤或慢性劳损病史。腰痛多呈酸胀或隐隐作痛；时轻时重，反复发作，休息后减轻，劳累后加重；弯腰活动困难，并加剧疼痛；按压捶击局部后可减轻疼痛。第3腰椎横突综合征患者腰痛可牵涉臀部并向大腿后侧发散；兼有风寒湿邪者，疼痛多与气候变化有关，自觉腰部重着乏力，喜温畏寒，腰痛如折，转侧活动不利。

腰背部外观大多正常，俯仰活动多无障碍，重者可因疼痛而活动障碍。第3腰椎横突综合征患者压痛点在L3横突尖端处；腰背筋膜劳损患者压痛点在骶棘肌、髂嵴后部或骶骨后面腰背肌附着处；棘上韧带劳损患者压痛点在棘突或棘突间（图7－39）。神经系统检查多无异常，直腿抬高试验多为阴性，亦可因反射痛而为阳性，但加强试验则定为阴性。

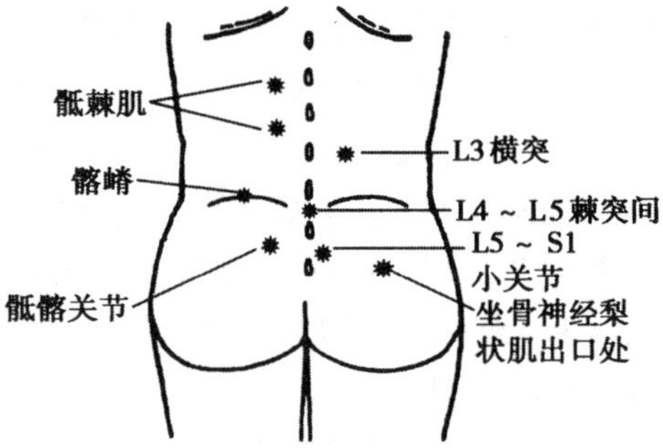

图7－39　腰部常见损伤压痛部位

X线检查可发现腰椎生理曲度变直，侧弯或腰椎骶化、骶椎腰化、隐性脊柱裂或伴有骨质增生。此外第3腰椎横突综合征患者可见L3横突明显过长，或两侧横突不对称。

【辨证施治】

（一）手法治疗

腰部劳损的手法治疗大致与治疗腰部扭伤的揉按、拿捏、扳腿压腰等手法相同。对兼夹寒湿或老年患者，手法宜轻，施术区宜大；对腰肌无力者，重点用滚法、揉法；对腰肌痉挛者，重点应用拿捏、推按及弹拨法，以达舒筋活血、解痉止痛的目的。手法治疗每日1次，10次为1个疗程。治疗期间不宜劳累，并避免受凉。

（二）药物治疗

1．内治法：寒湿证治宜祛风散寒、宣痹除湿、温经通络，方用羌活胜湿汤或独活寄生汤加减。湿热证治宜清热化湿，方用二妙汤加牛膝、木瓜、薏苡仁、豨莶草之类。瘀滞证治宜活血化瘀、行气止痛，方用地龙散加杜仲、续断、桑寄生、狗脊之类。肾虚证肾阳虚者治宜温补肾阳，方用金匮肾气丸、补肾活血汤加减。肾阴虚者，治宜滋补肾阴，方用知柏地黄丸、大补阴丸加减。

2．外治法：可外擦万花油，或外贴伤科膏药如伤湿止痛膏、狗皮膏等。

（三）封闭治疗

对疼痛局限的第3腰椎横突综合征患者，可用2%普鲁卡因2 mL加醋酸泼尼松龙12.5 mg于患处浸润注射，每周1次，共3～5次，常可收到较理想的疗效。

（四）针灸治疗

取阿是穴、肾俞、腰阳关、命门、志室、气海俞等，针刺后可加艾灸、火罐等，以散瘀温经止痛。隔日1次，10次为1个疗程。耳针刺腰骶区为主，也可取神门、肾区等，可稍作捻转，两耳同刺，留针10分钟，隔日1次，连作2～3次。

（五）练功疗法

患者卧硬板床休息，注意加强腰背肌锻炼，如仰卧位的五点拱桥式锻炼、俯卧位的飞燕式锻炼。学习及工作时应经常变换腰部体位，平时注意避感风寒。

腰椎间盘突出症

腰椎间盘突出症又称腰椎间盘纤维环破裂髓核突出症。椎间盘位于椎体与椎体之间，构成脊椎骨的负重关节，为脊柱活动的枢纽。椎间盘由纤维环、髓核和软骨板三部分组成，有稳定脊柱、缓冲震荡、平衡外力等作用。腰椎间盘突出症是在腰椎间盘发生退行性变的病理基础上，复受外力作用，导致纤维环破裂髓核突出，刺激或压迫神经根或马尾等组织而引起腰痛，并伴有下肢神经放射性痛为主症的综合征。临床多见于青壮年，男女之比为6:1。

【病因病机】

随着年龄的增长，以及受长期的外力挤压、牵拉和扭转等因素影响，使椎间盘不断发生退化，髓核含水量逐渐减少，而逐渐失去弹性，继之使椎间隙变窄，周围韧带松弛，或产生裂隙，成为腰椎间盘突出症的内在原因。在此基础上，复受外力作用，如弯腰提取重物时，椎间盘后部纤维张力增大易发生破裂，髓核向后膨出或突出，如压迫后纵韧带则引起腰痛；由于后纵韧带两侧结构薄弱，故髓核多向后外侧突出，而此处正是脊神经穿出椎间孔之部位，故突出物可压迫硬脊膜和脊神经（图 7－40）。神经根受压后变扁，发生充血、水肿、变性，表现出神经根激惹征象；久之可有周围组织的增生肥厚，甚至与突出的椎间盘发生粘连。少数患者腰部着凉后，引起腰肌痉挛，促使已有退行性变的椎间盘突出，引起明显的神经痛症状。

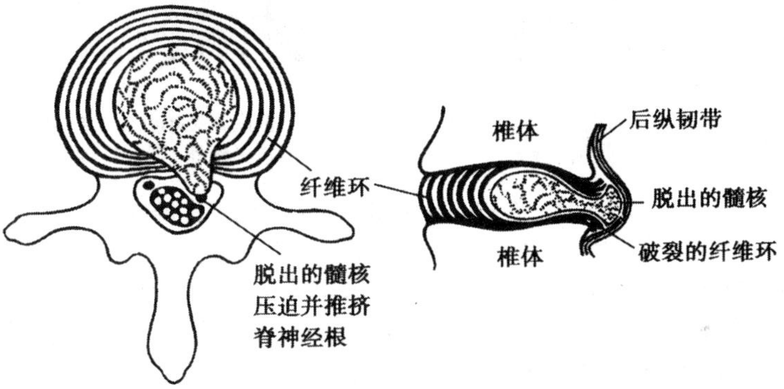

图 7－40　腰椎间盘突出症病理示意图

因L4～L5及 L5～S1 负重量及活动度大，损伤概率高，故椎间盘突出症的好发部位为L4～L5 及 L5～S1，L3～L4 次之。坐骨神经由 L4、L5 和 S1～S3 神经根的前支组成，椎间盘突出后，以刺激 L5 或 S1 神经根为主，因而多表现为坐骨神经痛。边缘突出型者多为单侧发病，双侧同时发病者少见；部分腰椎间盘突出症为中央型，髓核突出于椎管前方中部，压迫硬脊膜及其马尾神经，严重者甚至同时压迫两侧神经根，出现鞍区麻木、疼痛及双下肢症状。纤维环破裂髓核突出后，椎间关节位置多有改变，可继发椎间隙变窄、椎间韧带松弛及小关节错缝等病变。久之则加重椎骨的退行性变，使腰腿痛加剧。

【诊断与鉴别诊断】

（一）症状

腰椎间盘突出症的主症是腰痛伴下肢放射痛。腰痛常局限于腰骶部附近，腿痛多为单侧下肢痛，仅少数中央型或椎间盘突出较大者表现为双下肢症状。咳嗽、打喷嚏、用力排便等使腹压增高的动作可加重疼痛；卧床休息后症状减轻。病程较长者，下肢可有麻木等感觉异常及肌力减弱症状。中央型突出造成马尾神经压迫症状如会阴部麻木、刺痛、排便及排尿障碍或勃起功能障碍等症。急性发作期腰部活动障碍明显，一般病例以腰椎前屈及旋转为主，合并腰椎管狭窄者后伸亦受影响。

（二）体征

1．压痛：下腰段棘突旁和棘突间深压痛，并可沿患侧大腿后侧向下放射至小腿外侧、足跟部患侧环跳、委中、承山等穴压痛敏感，确定压痛点有辅助定位的作用。

2．腰部畸形：正常腰椎生理前凸减小或消失，个别病例出现后凸畸形。部分患者出现脊柱侧弯畸形，其侧弯形式主要取决于突出物与神经根的关系。如突出物位于神经根外上方，则腰椎凸向患侧；反之，突出物位于神经根内下方，则腰椎突向健侧（图 7－41）。

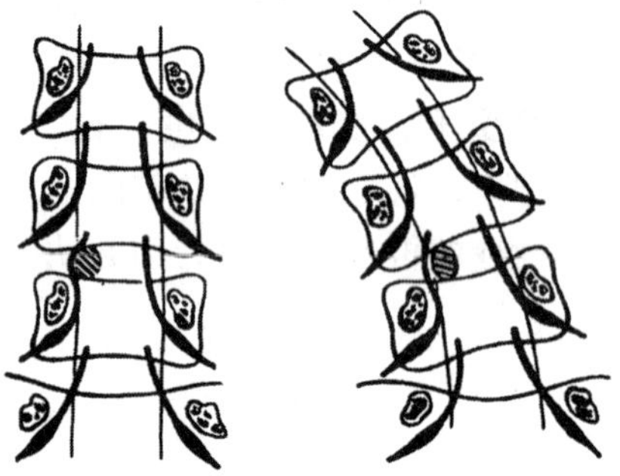

(1)椎间盘突出物位于神经根内下方时，机体为减轻疼痛，则上身倒向患侧；腰椎凸向健侧

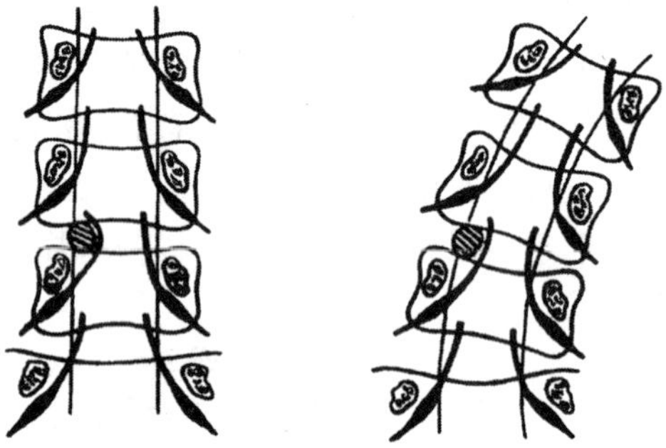

(2)椎间盘突出物位于神经根外上方时，机体为减轻疼痛，则上身倒向健侧；腰椎凸向患侧

图 7－41　腰椎间盘突出症的姿势性脊柱侧弯

3．特殊检查：L4～L5 及 L5～S1 椎间盘突出者，直腿抬高试验及加强试验（图 3－19）阳性；股神经牵拉试验（图 3－20）阳性示 L3～L4 椎间盘突出；屈颈试验及仰卧挺腹试验阳性，表示系椎管内压力增高。

4．感觉障碍：早期多为皮肤过敏，渐而出现麻木、刺痛及感觉减退。L3～L4 椎间盘突出表现为小腿前内侧皮肤感觉异常；L4～L5 椎间盘突出为小腿前外侧、足背前内侧和足底皮肤感觉异常；L5～S1 椎间盘突出为小腿后外侧和足背外侧皮肤感觉异常；中央型者表现为鞍区麻木，有时可扩大到臀部、大腿后侧及腘窝（图 3－45）。

5．肌力减退和肌萎缩：因受损之神经不同，其所支配的肌肉可出现肌力减弱或肌萎缩。L5 神经根受压可使踇长伸肌肌力减弱，L3 或 L4 神经根受压可使股四头肌肌力减退，病程长者可出现肌萎缩。

6．腱反射减弱或消失：L4 神经根受压者，膝反射出现减弱或消失；S1 神经根受压，则跟腱反射减弱或消失。

7．辅助检查：X 线检查可显示腰椎侧弯，腰椎生理前凸消失，椎间隙变窄；椎体缘唇样骨质增生，提示椎间盘退行性变。典型腰椎间盘突出症根据临床症状和体征，一般即可作出大致诊断。但对症状及体征不典型者，或须作定位、定量诊断者，可做脊髓造影检查（髓核造影、蛛网膜下腔造影、硬膜外造影等）、肌电图检查、CT 和 MRI 检查等。尤其是 CT 及 MRI 检查属无创检查，可清晰形象地显示出椎管形态、髓核突出的位置、程度和硬膜囊神经根受压情况（图 3－51、图 3－52）。

本病应与急性腰扭伤、慢性腰部劳损、腰椎结核、腰椎增生性脊柱炎等病变相鉴别（表7－7）。

表7－7　　常见腰痛疾病鉴别表

	症　状	体　征	X线摄片
急性腰扭伤	疼痛剧烈，腰部活动障碍，疼痛可反射至臀和大腿部	骶棘肌痉挛、脊椎运动受限，压痛比较局限	大多无异常征象
慢性腰部劳损	隐痛、酸胀疼痛，劳累后疼痛加重	压痛区广泛，可有骶棘肌紧张和腰部运动受限	一般无异常，有时可见椎体退行性变或解剖结构先天异常
腰椎间盘突出症	腰痛及下肢放射痛，咳嗽等腹压增高动作均可加剧疼痛，平卧休息时减轻	脊柱侧弯，腰椎前突消失，直腿抬高试验及加强试验阳性，下肢感觉、肌力、反射等神经功能异常	脊柱侧弯，腰椎前突消失，椎间隙变窄，左右不对称
腰椎结核	疼痛，午后及夜间加剧，活动痛并障碍；全身乏力，体重减轻，低热盗汗	腰肌呈板样痉挛，脊柱活动受限，可有后凸畸形和寒性脓肿	椎间隙变窄，椎体边缘模糊不清，有骨质破坏。有寒性脓肿时，可见腰大肌阴影增宽
退行性脊柱炎	钝痛，劳累或阴天时加重，晨起时腰部僵硬	脊柱屈伸活动受限	椎体边缘唇状增生，严重者可见骨桥形成，椎间隙稍变窄
老年性骨质疏松	钝痛或剧痛	脊柱运动受限，可出现驼背畸形	骨质疏松，多个椎体变为楔形或呈双凹形
强直性脊柱炎	疼痛，不因休息而减轻，脊柱僵硬不灵活	脊柱各方向活动均受限，直至强直。可出现驼背畸形	早期骶髂关节和小关节突模糊，后期脊柱可呈竹节样改变
先天变异（隐性脊柱裂、腰椎骶化和骶椎腰化）	不一定有症状，或有隐隐作痛，活动后加剧，轻微外力会引起急性损伤	可有压痛和叩击痛，腰部功能轻度受限	隐裂，常见于第5腰椎或第1骶椎椎板部分缺损，或棘突缺如；腰椎骶化为L5的横突肥大，与骶骨或髂骨接触形成假关节。骶椎腰化见S1未与其他骶椎融合
脊柱转移性肿瘤	疼痛剧烈，夜间尤甚	根据转移的情况体征各异	椎体破坏压扁，椎间隙基本正常

【辨证施治】

（一）手法治疗

手法治疗适用于轻症患者，手法的目的是改变突出物与神经根之间的关系，减轻突出物对神经的压迫，松解粘连，消瘀退肿，缓解肌肉痉挛。施术时患者俯卧，先于腰腿病变处依次作揉摩、拿捏、滚按、提腿压腰等手法；然后侧卧作斜扳法（图4－36）；最后让患者仰卧，先屈髋屈膝，顺时针或逆时针摇动，再顺势拔伸牵拉患肢。隔日1次，15日为1疗程，症状明显者每日1次。

（二）麻醉推拿法

由于在硬膜外阻滞下进行手法治疗，故肌肉松弛充分，推拿力量易于达到病位，往往可收到满意疗效，但不宜用于中央型椎间盘突出症患者。

1．拔伸按压法：患者俯卧，胸前及骨盆下垫枕，使腹部悬空，助手2～4人分别抓住两肩及两踝部作拔伸牵引，术者同时用掌根按压L4、L5棘突部3～5次，每次2～3分钟（图7－42）。

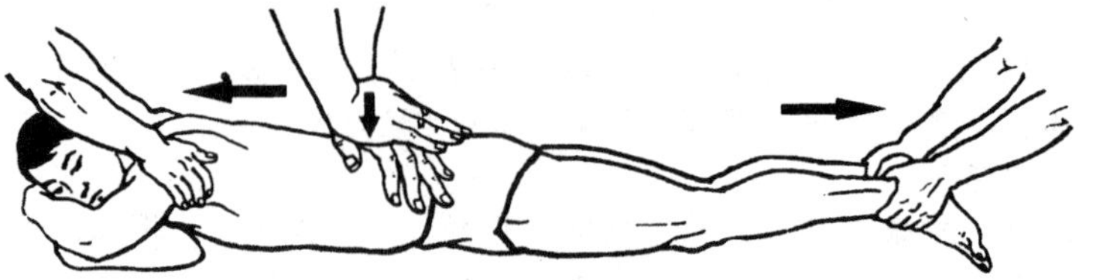

图7－42　拔伸按压法

2．推腰扳腿法：患者俯卧，术者一手托患侧大腿，另一手掌按压患者腰部，先转动髋关节2～3圈后顺势将髋关节在外展30°位置下向后过伸活动3～5次（图4－38），变换体位后扳健肢过伸。

3．托腿运腰法：患者俯卧，术者一手压住腰部，一手臂将双下肢托起摇动2～3圈（此时腰部随之摇动），再作腰过伸活动数次。

4．斜扳法：如图4－36所示。

5．直腿抬高法：患者仰卧，术者将患肢作直腿抬高动作，并在能抬至的最高位置用力将距小腿关节背伸3～5次（图7－43），健侧亦作3～5次。

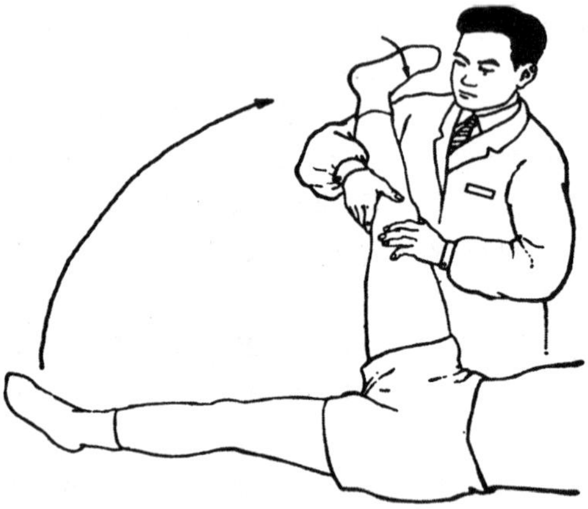

图7－43　直腿抬高法

术后患者卧床休息，腰垫薄枕；当日可能出现腰痛、腹胀等不适，一般会自行消失，无须特殊处理。卧床期间在床上进行腰背伸肌锻炼，1～3周后带腰围下地活动。

（三）药物治疗

1．内服药：急性期血瘀证宜舒筋活血，可用身痛逐瘀汤、舒筋活血汤、腰痛宁加减等。风寒证治宜祛风活络，方用独活寄生汤加减。湿热证治宜清热化湿，方用加味二妙散为主。肾阳虚者，治宜温补肾阳，方用肾气汤，或右归丸合青娥丸；肾阴虚者，治宜滋补肾阴，方用六味地黄丸，或左归饮为主。

2．外用药：局部肿痛并见者，可外敷消瘀止痛药膏；寒湿者，可外敷温经通络膏。亦可外搽万花油，正红花油。此外，可用热熨药热敷患部。

（四）针灸治疗

取大肠俞、秩边、次髎、环跳、承扶、委中、阳陵泉、承山、悬钟、足三里、三阴交、昆仑、阿是穴等。每次按痛处选5～7穴，均取患侧，用泻法，有舒筋、活血、镇痛之效。隔日1次，10次为1个疗程。亦可用药物作穴位注射。

（五）骨盆牵引

骨盆牵引适用于初次发作、急性发作期患者或重症患者。骨盆牵引带固定后，每侧各用

10～15 kg 的质量进行牵引（图 4－74）。每次 30～50 分钟，每日 1～2 次，7～10 日为 1 个疗程。目前临床诸多医院有用各种机械牵引床或电脑程序控制的牵引床，代替骨盆牵引治疗腰椎间盘突出症，但其疗效尚待论证。

（六）硬膜外腔封闭疗法

硬膜外腔封闭疗法系将类固醇类药加局部麻醉药、维生素等注入硬膜外腔的方法，以消除神经根炎症，减轻突出物对神经根的压迫，致使症状得以缓解或消失。此外，在硬膜外腔注入一定量的药液后，可能具有将神经根从突出的椎间盘组织中剥离，同时分离神经根及硬膜外腔周围粘连的作用，此即所谓“液体剥离”的作用。施术时患者侧卧，硬膜外腔穿刺成功后，将配制好的药液即醋酸泼尼松龙 75 mg、1%普鲁卡因 5 mL、维生素 B_1 100 mg、维生素 B_{12} 0.5 mg 加生理盐水稀释至 20～25 mL 缓缓注入硬膜外腔中。5～7 日 1 次，3～5 次为 1 个疗程。

（七）固定疗法与练功疗法

急性期应严格卧硬板床休息 3 周。按摩推拿前后亦应卧床休息，使损伤组织修复。症状基本消失后，可在腰围保护下起床活动。疼痛减轻后，应开始锻炼腰背肌，以巩固疗效。

（八）手术治疗

对于病程长、反复发作、经正规非手术治疗无效者，或有马尾神经受压症状并影响生活和工作者，可考虑手术治疗。手术方式的选择根据患者的病情、术者的经验及设备而定。亦可选用髓核化学（木瓜凝乳蛋白酶、胶原蛋白酶等）溶解法或经皮穿刺髓核切削术等。

腰椎管狭窄症

腰椎管狭窄症为多种原因引起的腰椎椎管、神经根管及椎间孔变形或狭窄，从而引起马尾及神经根受压所出现的临床综合征。本病多发于 40 岁以上的中老年人，好发部位为 L4～L5，其次为 L5～S1。

【病因病机】

根据腰椎管狭窄症的发生原因，临床将其分为先天性（发育性、原发性）和后天性（继发性）两类。并按解剖部位分为中央型（主椎管）狭窄和侧方型（侧隐窝和神经根管）狭窄两类。按受累的部位又可分为局限性和广泛性两类，局限性狭窄者仅 1 个节段或 1 个节段的一部分狭窄。

原发性与继发性两种因素常常相互联系、相互影响。由于先天性椎管发育不良，中年以后腰椎退行性变如骨质增生、黄韧带及椎板肥厚、小关节突肥大、椎间盘退行性变等使椎管容积进一步狭小（图 7－44）。陈旧腰椎间盘突出、脊椎滑脱、腰椎骨折脱位复位不良、脊柱融合术后或椎板切除术后等也可引起腰椎管狭窄。由于椎管容积狭小，因而压迫马尾与神经根而发病。如有外伤炎症、静脉淤血等因素，可使症状加重。腰椎管狭窄症属于中医腰腿痹痛范畴。

【诊　　断】

腰腿痛呈慢性反复发作过程，病程长。临床表现为腰痛在下腰部及骶部，局部多呈现酸

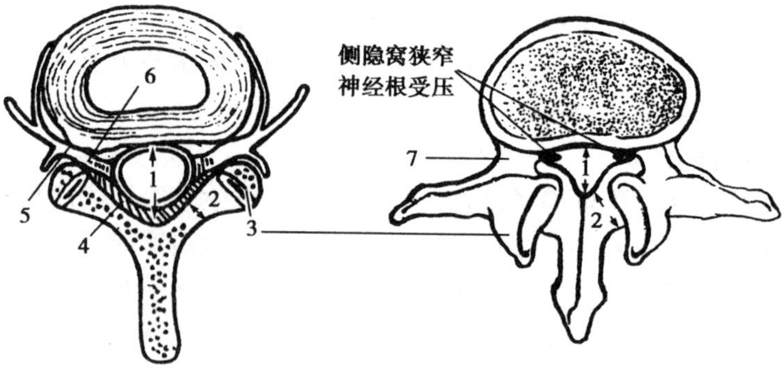

图 7－44　腰椎管狭窄病理示意图

1．椎管矢状径＜14 mm；2．椎板厚度＞5 mm；3．小关节增生肥厚；
4．黄韧带肥厚；5．椎间孔狭窄；6．侧隐窝狭窄；7．椎弓根变短

胀疼痛，常累及双侧下肢，可左右交替出现，腹压增高时不加重症状。腰痛多出现于长时间站立或行走后，骑车则无任何影响。疼痛时，若坐下或蹲下休息，疼痛多能缓解或消失。典型症状为间歇性跛行，即久行后出现小腿痛、无力和麻木而跛行，休息后缓解；如继续行走则症状再次出现。病情严重者，可引起尿急或排尿困难。

腰部检查时体征多较轻微，可能找不到明确的压痛点。腰部后伸受限，常强迫于前屈位姿势，部分患者出现腰椎生理前曲消失或侧弯畸形。马尾神经受压者，可出现鞍区麻木、肛门括约肌松弛无力或男性可出现勃起功能障碍。感觉变化以 L5～S1 神经支配区为主，足趾背伸无力，肌腱深反射障碍。直腿抬高试验可为阳性，但亦可为阴性。腰部后伸试验阳性，即腰部后伸受限并引起小腿疼痛，是本病的一个重要体征。但在先天性腰椎管狭窄症的患者，体检常为阴性，即所谓“症状与体征分离”，易误为夸大主诉。

X 线摄片正位片可见关节突肥大，椎间隙狭窄；侧位片显示椎体后缘有骨刺形成，椎间关节肥大，椎弓根变短，椎间孔前后径变小；或见椎体滑脱、腰骶角增大等改变。CT 扫描有助于明确诊断及量化标准。脊髓造影可显示出典型的“蜂腰状”缺损，根袖受压及节段性狭窄等影像。

【辨证施治】

（一）手法治疗

急性期应卧床休息，一般 2～3 周。病情稳定者，可行手法治疗，以活血舒筋、疏散瘀血、松解粘连，使症状得以缓解或消失。一般可采用按揉法、点压法、滚法、提捏法，配合蹬腿牵引法、腰部按抖法、直腿屈腰法、斜扳法、屈膝屈髋法，但手法均应轻柔，禁用强烈的旋转手法，以防病情加重。

（二）药物治疗

中医认为本病是因肾气亏虚，劳损久伤，或外邪侵袭，以致风寒湿邪瘀积不散所致。辨证属肾虚型偏于肾阳虚者，治宜温补肾阳，方用青娥丸、右归丸，或用补肾壮筋汤加减；偏于肾阴虚者，治宜滋补肾阴，方用左归丸、大补阴丸；外邪侵袭，属寒湿腰痛型者，治宜祛风除湿、温经通络。风湿甚者，以独活寄生汤为主；寒邪重者，以麻桂温经汤为主；湿邪重者，以加味术附汤为主。属湿热证者，治宜清热化湿，方用加味二妙散为主。气虚血瘀证治

宜益气养血、活血化瘀，方用补阳还五汤加减。

（三）封闭疗法

封闭疗法多行硬膜外腔类固醇类药注射疗法，有减轻神经根水肿、粘连，缓解症状的作用。方法同腰椎间盘突出症硬膜外腔注射疗法。

（四）手术治疗

保守治疗无效或典型的严重病例可作手术减压，以解除神经组织和血管在椎管内、神经根管内或椎间孔内所受的压迫。

〔陈　岗　熊渭平　肖昭佳　张伊拉〕

自学指导

【重点难点】

1．本章的重点：

(1)“筋”的概念及其包括范围：理解广义的“筋”和狭义的“筋”，其中狭义“筋”的含义是重点。筋伤的诊断，其重点在筋伤的疼痛特点和专科检查中压痛点、特殊检查方法；筋伤的治疗着重掌握未断筋伤的治疗方法，如手法、牵引、封闭、药物、固定等疗法。

(2) 筋伤概论：应与总论部分的有关内容结合起来学习，相互参照、纵横对比，以加深印象，识记于胸，并注意重点掌握以下问题。

1）狭义“筋”的含义及筋伤的概念。

2）在筋伤病因及病机中，要重点理解的问题是：①外力伤害和积累劳损是筋伤发生的决定性和主导性因素。筋伤的发生是内外因素综合作用的结果。②局部筋伤必然引起机体全身的病理变化，筋伤的局部与整体、外伤与内损之间存在着辨证关系。

3）按受伤性质、程度及皮肤黏膜有无破裂的筋伤分类方法。

4）筋伤的基本病理变化为瘀血凝滞、筋伤断裂、骨节错缝。

5）首重气血、筋骨并重、标本兼治、内外结合是筋伤的治疗原则。

6）理筋手法分 3 个阶段实施的目的和意义；理筋手法分为舒筋通络法和活络关节法两大类。

7）筋伤的药物治疗在贯彻局部与整体兼顾原则的同时，按 3 期辨证施治原则根据病情有针对性地选方用药。

8）封闭疗法的作用原理是抑制炎症渗出、改善局部营养状况及消肿止痛；封闭疗法的种类有痛点封闭、腱鞘内封闭和硬膜外腔封闭等 3 种。

(3) 上肢筋伤：应重点掌握和熟悉的疾病是肩关节周围炎、冈上肌腱炎、肱骨外上髁炎、腕三角软骨损伤、桡骨茎突狭窄性腱鞘炎、腕管综合征、屈指肌腱腱鞘炎。

1）肩关节周围炎：①好发于 50 岁左右的中年人，以肩痛、肩关节多方向活动障碍等为主要特征。②发病原因主要是退行性变和外伤，或感受风寒，或继发于其他疾病。③本病的病理主要是肩关节囊与肩周组织的无菌性炎症和广泛粘连。④本病临床分为急性疼痛期、粘连僵硬期和缓解恢复期。不同病程其临床主要表现和治疗重点亦各异：急性期治疗以药物、封闭、物理、针灸疗法为主；慢性期关节已粘连、活动障碍、肌肉萎缩，治疗以手法按摩和自我功能锻炼为主。

2）冈上肌腱炎：①“疼痛弧”的概念及其意义（疼痛弧是冈上肌腱炎的特征）；②手法及封闭治疗本病的要点。

3）肱骨外上髁炎：①发病机制为劳损→伸腕肌起点受牵拉刺激→撕裂和慢性炎症→局部滑膜炎及增厚→外上髁炎等；②诊断要点是局部压痛及前臂伸肌腱牵拉试验阳性；③手法及封闭为治疗首选。

4）腕三角软骨损伤：①腕三角软骨的起止处；②腕三角软骨在腕关节及前臂活动中所起的作用；③扭转暴力作用是本病的主要病机；④尺骨头压痛明显、旋转活动痛并伴有弹响、腕关节尺偏挤压试验阳性及下尺桡关节间隙增宽、尺骨头向背侧移位是本病的诊断要点。

5）桡骨茎突狭窄性腱鞘炎：①拇长展肌和拇短伸肌腱经桡骨茎突浅沟处弯曲角较大，是本病发病的解剖基础；②肌腱在腱鞘管道中长期频繁摩擦所引起的慢性损伤是其病因；③腱鞘滑膜水肿、增生、管壁增厚、粘连或狭窄是其病理特点；④桡骨茎突部疼痛、压痛，腕尺偏疼痛加剧及握拳试验阳性是其诊断要点；⑤封闭及外用药物治疗可收效。

6）腕管综合征：①腕管内高压使正中神经受压损伤是本病的病理实质。②本病的病因是任何使腕管容积减少，腕管内容物增大、增多的因素。③本病的主要表现为患手桡侧 3 个半手指麻木或刺痛；局部温度增高及夜间加剧；寒冷可致皮肤冰冷、发绀；搓擦或甩手可缓解疼痛。④本病的主要体征是掌长肌桡侧深压痛、大鱼际萎缩、第 1～3 指和环指的桡侧半感觉减退；握力减弱、拇指笨拙无力；垂腕试验、叩诊试验、出汗试验阳性。⑤治疗本病的有效方法，除穴位按压、药物外，当推腕管内封闭和休息制动。

7）屈指肌腱腱鞘炎：与桡骨茎突狭窄性腱鞘炎在病因病理、临床表现和治疗方法等方面均大致相同。

（4）下肢筋伤：应重点掌握和熟悉的疾病是髋关节暂时性滑膜炎、梨状肌综合征、膝关节侧副韧带损伤、膝交叉韧带损伤、膝关节半月板损伤、膝关节创伤性滑膜炎、髌骨软化症、跟部滑囊炎、跟痛症、跖管综合征。

1）髋关节暂时性滑膜炎：①本病的特征是病因不明的髋关节一过性疼痛和跛行；仅见于 3～10 岁的儿童。②负重及髋关节活动可增加关节内压而加重病情，故治疗重点是避免负重和限制关节活动。手法治疗配合内服及外用药物可获得满意疗效。

2）梨状肌综合征：①梨状肌的起止走行及体表投影；梨状肌与坐骨神经的关系。②本病的病因病理为髋部扭闪或劳损使梨状肌痉挛、损伤、变性和硬化，从而使坐骨神经遭受卡压。③本病的临床特点是臀后部及大腿后外侧疼痛麻痹；压痛阳性，可触及条索状肌束；抗阻力外展外旋无力或疼痛加重；梨状肌紧张试验阳性。④本病的治疗方法包括手法、药物、针灸和封闭等，其中以封闭疗法疗效显著。久治不愈者，可考虑手术切断梨状肌，解除坐骨神经的卡压。

3）膝关节侧副韧带损伤：①本病的病因病理是暴力迫使膝过度内翻或外翻，超出韧带承受能力而发生撕裂或断裂。②本病分为牵拉伤、部分撕裂及完全断裂，临床以内侧韧带损伤多见。③本病的诊断要点为膝内、外翻损伤史；韧带伤处肿胀疼痛、膝轻屈、活动受限，压痛点在股骨内上髁或腓骨头；膝关节侧向试验阳性；X线应力位片检查可显示韧带损伤侧关节间隙增宽；疑合并有交叉韧带或半月板损伤者应做MRI检查。④不完全断裂者超膝固定3周，完全断裂者应手术修复。

4）膝交叉韧带损伤：①膝交叉韧带的起止、走向和作用；②膝交叉韧带非强大暴力不引起损伤，故多与侧副韧带损伤及膝关节脱位等同时发生；③前交叉韧带抑或后交叉韧带损伤取决于暴力作用的方向和着力点；④抽屉试验和MRI是本病的关键性诊断依据。

5）膝关节半月板损伤：①半月板的形态、位置、作用及自身修复能力。②主要外力形式是撕裂性外力和研磨性外力。③损伤的类型有边缘性，中央型纵行、横行，水平及前、后角撕裂。④本病的主要临床表现是疼痛、活动痛、关节间隙压痛；弹响、交锁；股四头肌萎缩；回旋挤压试验阳性。辅助检查主要依靠造影及MRI检查。⑤急性损伤及边缘损伤可行固定、练功等保守治疗；症状严重、保守治疗无效者，应行手术或关节镜治疗。

6）膝关节创伤性滑膜炎：①滑膜的生理功能为分泌滑液、润滑关节、吸收营养、排除代谢产物。②急性损伤可致急性滑膜炎，久治不愈或因劳损可导致慢性滑膜炎。③本病的主要病理变化是滑膜充血水肿，渗出增加，积液，纤维性机化、增厚粘连。④本病的诊断要点有病史、关节肿胀、疼痛、跛行、活动障碍；关节积液、浮髌试验阳性。⑤本病的治疗要点是关节穿刺抽吸和注入药物、外敷或内服中药、早期制动和后期练功。手法治疗一般少用。

7）髌骨软化症：髌骨软骨面退行性变是本病的核心内容。导致其发生的原因是反复摩擦、扭伤、劳损或感受寒湿；由于软骨退行性变，摩擦增加而导致疼痛，出现髌股摩擦音和挺髌试验阳性；因软骨退行性变缘于劳损，故症状以膝部用力及劳累后为重，休息后减轻；软骨退行性变可累及滑膜和脂肪垫而产生关节积液、肿胀等变化，严重者可造成软骨下骨硬化、髌股关节间隙变窄等影像学改变。因此，本病的治疗主要是限制引起疼痛的各种活动，减轻劳动强度和活动量，从源头上避免加重软骨退行性变的因素。

8）跟部滑囊炎：①本病的发病原因为外力长期刺激，小腿三头肌频繁收缩；②滑囊充血、渗出等慢性炎症改变是本病的主要病理改变；③本病的主要表现是局部皮肤增厚、局限性肿胀、触之压痛有囊性感；④本病的治疗关键是药物治疗和局部封闭。

9）跟痛症：①本病的病因或为肝肾不足、久病体虚，或因外伤、形体肥胖，造成足底软组织、跖筋膜负担过重，继而劳损和退行性变；②本病的病理变化为跟下脂肪垫、跖筋膜和足内在肌的慢性无菌性炎症，可并发骨质疏松和骨质增生；③本病以跟骨疼痛、行走困难为主症，临床多发生于老年人和肥胖体重者；④本病的治疗要点为休息、局部封闭、中药辨证施治和外用。

10）跖管综合征：应将重点放在胫后神经在跖管内受压这一病理特点上。导致其受压的原因无论是外伤、劳损，抑或畸形，最终均将造成跖管内充血水肿，鞘壁增厚，管腔变窄，压力增大。而临床表现虽然较复杂，但均与胫后神经受压有关。故治疗的重点就是减轻跖管内的压力。

（5）躯干筋伤：应重点掌握和熟悉的疾病是颈椎病、落枕、胸部迸挫伤、肋软骨炎、急性腰扭伤、腰部劳损、腰椎间盘突出症和腰椎管狭窄症的病因病理、诊断要点及治疗原则。

1）颈椎病：是躯干筋伤的重点疾病，学习时应重点掌握以下几点。①颈椎退行性变是本病发病的最主要原因；劳损和外伤是其诱发因素。②本病的病机是退行性变组织和继发病变刺激、压迫神经根、脊髓、椎动脉和交感神经等重要组织，并因此产生神经根型、脊髓型、椎动脉型和交感神经型颈椎病。③发生退行性变的组织主要是椎间盘、钩椎关节、椎体和椎间小关节；继发病变则为椎间隙狭窄、黄韧带增厚、后纵韧带钙化等。④本病多发生在关节活动度较大的C5～C6和C6～C7。⑤各种类型的颈椎病临床表现迥然不同，但各型之间的症状和体征又相互交叉，故须注意鉴别。⑥本病的治疗应根据其类型和临床表现分别采用手法、牵引、固定、药物、针灸和手术治疗。

2）落枕：好发于青壮年，多发生于睡眠之后，以冬春季多见。主要症状为颈部酸痛、肌肉痉挛及活动不利，严重者可出现颈部歪斜。检查可发现颈项部肌肉痉挛，触之僵硬，压痛明显。病程较短，1周内多能自行痊愈。如痊愈不彻底，易于复发。手法治疗落枕效果良好。

3）胸部迸挫伤：①本病是因负重迸气或受暴力撞击导致的复合伤，胸部气血、经络、软组织和肺均可被伤及。②胸部迸伤因呼吸气机不利，致使胸膜腔内压骤然增高而致病；胸部挫伤则以直接暴力冲撞打击所致。迸伤者以伤气为主；挫伤者以伤血为主。③无论胸部迸伤抑或挫伤皆以胸胁部疼痛、胀闷为主症。④迸伤以手法治疗为主；挫伤以药物治疗为主。疼痛剧烈者可行封闭治疗。

4）肋软骨炎：①本病以肋软骨疼痛肿胀、肥大隆起、经久难愈为特点，其病理实质为无菌性炎症。②中医认为本病属情志失调、肝郁气滞，或毒邪蕴结，或气滞血瘀所致。故治疗分别采用丹栀逍遥丸、仙方活命饮、血府逐瘀汤加减处方。③封闭治疗本病效果良好。

5）急性腰扭伤：①多由突然遭受闪扭等间接外力或工作劳动时姿势不正确所致，涉及的组织包括腰部肌肉、筋膜、韧带和椎间小关节等。②临床以腰骶部剧痛、僵直、活动困难为主症；因损伤部位的差异，故临床压痛部位和其他体征均有所区别。③本病的治疗以手法为主，根据不同的病情，在运用揉按、捏拿、压腰扳腿、揉摩舒筋等手法的基础上，分别选用俯卧扳压法、斜扳法、坐位旋转复位法。必要时亦可以药物及封闭疗法辅助之。

6）腰部劳损：①引起腰部劳损的原因包括长期弯腰负重或工作姿势不当而劳损；急性损伤后治疗不当而迁延；素体肾气虚弱，复受风寒湿邪侵袭以及腰骶部骨骼先天性缺陷等。②本病的病变部位包括腰部肌肉、筋膜、韧带和骨关节，病理变化主要为慢性撕裂伤及瘀血凝滞。③本病的临床特点为腰痛程度轻，反复发作，与休息、劳累及气候变化有关，痛点喜按压，部分患者可牵涉臀部和大腿。直腿抬高试验多为阴性，偶为阳性，但加强试验则定为阴性。④本病的治疗应根据患者的具体病情，分别施以手法、药物和封闭等处理措施。

7）腰椎间盘突出症：是躯干筋伤的重点疾病，学习时应把握以下问题。①腰椎间盘退行性变与年龄的增长、外力挤压、牵拉和扭转等因素有关。②本病的主要病理变化是髓核含水量减少，弹性降低，纤维环破裂，继而向后突出，压迫后纵韧带、硬脊膜和脊神经则引起腰痛和臀腿痛。多向一侧突出，故多为单侧神经根受累，严重者同时压迫两侧神经根。少数为中央型，压迫马尾神经。③本病的好发部位为L4～L5及L5～S1，因而多表现为坐骨神经痛；少数患者为L3～L4突出，而表现为股神经症状。④神经根因受压而发生充血、水肿、变性，表现出神经根激惹征象；久之可有周围组织的增生肥厚，甚至与突出的椎间盘发生粘连。⑤本病的主症是腰痛伴下肢放射痛；腹压增高加重疼痛，卧床休息后症状减轻。⑥本病的主要体征有突出节段的压痛，侧弯畸形，直腿抬高试验及加强试验等特殊试验阳性，受累神经根支配区的感觉、肌力、腱反射改变。⑦本病的辅助检查主要是X线、CT和MRI检查。⑧本病的有效治疗方法主要有麻醉推拿、硬膜外腔封闭疗法、牵引、中药辨证施治及手术摘除。临床应根据患者的具体病情选用合适的治疗方法。

8）腰椎管狭窄症：①本病病因有原发性和继发性两类，两种因素常常相互联系、相互影响。②本病按解剖部位可分为中央型（主椎管）狭窄和侧方型（侧隐窝和神经根管）狭窄两部分；按受累范围可分为局限性和广泛性两类。③本病多发于40岁以上的中老年人，主症为下腰部疼痛，腿痛常为双侧，可交替出现。症状以久行久立后为著，骑车则无任何影响。典型症状为间歇性跛行。④本病体征多较轻微，可能找不到明确的压痛点。腰部后伸受限，常强迫于前屈位姿势。腰椎后伸试验阳性是本病的重要体征。⑤本病诊断依据除症状和体征外，主要依靠X线和CT检查。⑥手法、药物及硬膜外类固醇注射等疗法对本病均有一定的治疗作用。保守治疗无效或典型的严重病例可作手术减压。

2．本章的难点：

（1）筋伤概论：①筋的概念、骨错缝概念及骨错缝病理的正确理解。②骨错缝与筋伤的关系（骨错缝必然导致筋伤，而筋伤如发生在关节部位亦可引起骨错缝）。③施行理筋手法时不仅要遵循稳、准、巧原则，同时要充分把握手法的连续性、节律性、自然性及时间和力度，使手法符合均匀、柔和、持久、深透有力的要求，并注意患者的感觉及异常反应。这些均具有一定的难度，要熟练掌握，非一日之功。

（2）上肢筋伤：

1）冈上肌腱部分或完全断裂时，患者无力外展患肢，但如协助患肢外展至60°后，即能主动抬举上臂。究其原因是因为冈上肌是肩关节外展活动的启动肌，肩关节外展前60°，主要依靠冈上肌的收缩，而超过60°后，三角肌成为肩关节外展的主要肌肉，故患者能顺利完成。

2）正确处理活动与静止的关系是肩关节周围炎治疗的难点：急性期炎症明显时，治疗应以制动消炎为主；慢性期以关节粘连、僵硬为主，故治疗以积极的自我功能锻炼和手法按摩为主。临证时不可混淆，应准确把握肩关节周围炎的临床分期，依据其临床表现确定相应的治疗方案。

3）冈上肌腱炎：①冈上肌腱容易出现劳损的原因；②疼痛弧形成的机制；③冈上肌腱炎与肩部扭挫伤、肩关节周围炎、肩袖损伤、肩峰下滑囊炎及肱二头肌长头腱鞘炎的鉴别诊断。

4）肱骨外上髁炎与肱桡关节滑囊炎，两者病灶虽十分接近，但并不是完全等同的。前者压痛部位在肱骨外上髁；后者在肱桡关节，故检查及治疗时不可混淆。

5）当腕三角软骨损伤合并下尺桡关节半脱位时，容易忽视或混淆的问题是患肢的体位。由于下尺桡关节绝大多数均向背侧脱位，故将患肢前臂置于旋前位时，尺骨小头突出明显，此位置摄片容易发现问题；而在固定时则应该将患肢置于旋后位，否则下尺桡关节脱位不易纠正。此外，单纯腕三角软骨损伤易与腕扭伤混淆，X线检查、腕关节造影可协助确诊。

6）治疗桡骨茎突狭窄性腱鞘炎的主要难点是注射的药物必须注入腱鞘管道中，否则疗效将大打折扣。判断注入准确的标准是，患者自觉药物顺腱鞘上、下流动。

7）腕管综合征：应注意与颈椎间盘突出症特别是C6、C7神经根受压和胸廓出口综合征鉴别，因其临床表现有诸多相似之处。在治疗时易出现的错误是重手法刺激和应用热敷熏洗药物进行，导致局部温度增高而加重症状。

（3）下肢筋伤：

1）髋关节暂时性滑膜炎：在临床表现方面与髋关节滑膜结核、化脓性髋关节炎、股骨头缺血性坏死等疾病的早期有某些相似之处，应从体征、实验室和影像学检查等方面鉴别。

2）梨状肌综合征：临床表现与腰椎间盘突出症有诸多相似之处，鉴别要点是后者有腰痛病史、臀腿痛放射至小腿、直腿抬高试验＞60°时疼痛不会减轻、梨状肌紧张试验阴性，CT检查可明确诊断。

3）膝关节内侧韧带损伤：若与膝交叉韧带和半月板损伤同时发生时，称为膝关节损伤三联症。因其损伤严重，可能出现仅注意明显损伤而忽视隐匿损伤的问题，临证时须注意避免。必要时做MRI检查以明确诊断。

4）膝交叉韧带损伤：早期因患者疼痛肿胀等症状严重，行抽屉试验检查困难，如临床高度怀疑，应积极地考虑做MRI检查，及时处理，否则可能贻误最佳治疗时机。对完全断裂尤其是合并半月板及侧副韧带损伤者，应行手术缝合或固定治疗。

5）膝关节半月板损伤：①半月板无血液供应，损伤后修复力极差，故保守治疗效果差。②先天性盘状半月板与半月板损伤鉴别的鉴别要点是前者仅发生于外侧；做麦氏征检查时弹响声大且伴有明显的弹跳感；膝关节造影或MRI检查可确诊。

6）膝关节创伤性滑膜炎：本病常是膝关节其他损伤的合并症，故临床检查时要仔细，须与骨折、脱位、韧带及半月板损伤等疾患相鉴别。学习时应注意将膝关节的相关疾患进行横向对比，熟识各个疾病的特征，并善于利用现代检查手段，方能避免临床误诊。

7）髌骨软化症：起病缓慢，初期常不为患者重视，从而失去了最佳治疗时机，而本病一旦发展至后期则治疗较为困难。故早期诊断、积极治疗是防治本病的关键。此外，本病存在着认识上的误区，部分患者甚至医者将跑步、跳舞等剧烈运动作为治疗本病的手段，会导致适得其反的后果。

8）跟部滑囊炎：有时须与跖筋膜炎、跟下脂肪垫炎、跟骨骨骺炎等疾病表现有类同之处，故临床须注意鉴别。

9）跟痛症：病理实质往往是局部无菌性炎症刺激所致，与骨刺存在与否及大小并无必然联系。故当X线摄片发现跟骨底面结节前缘有骨刺形成时，不可将其作为疼痛的惟一原因。实际上即使将骨刺切除，疼痛亦可能不消除甚至不减轻。

10）跖管综合征：重手法按摩和热疗，如药物熏洗会增加跖管内压力导致跖管综合征患者症状加重，此为治疗跖管综合征最易发生的错误之一。因此，跖管综合征的保守治疗以药物外敷、内服和跖管内注射为主；手术治疗以跖管减压为主。

（4）躯干筋伤：

1）颈椎病：症状复杂、症型繁多，故诊断和鉴别诊断时必须抓住各型的特点。如神经根型以上肢放射痛或针刺烧灼感为主症；脊髓型以下肢症状为主，以慢性进行性四肢瘫痪为特征；椎动脉型以头痛头晕、颈椎活动可诱发眩晕甚至猝倒为特征；交感神经型以上睑下垂、视物模糊、偏头痛、心前区疼痛、心动过速或缓慢、血压升高为特征。但由于各型之间的症状和体征相互交叉，故临床上有时仍难以截然分清，此种情况称为混合型颈椎病。借助现代诊断手段，如CT、MRI、TCD及彩色多普勒等，可以更好地进行鉴别诊断。

2）落枕：①失治者可久延不愈，此时应摄X线片检查，以便与颈椎病引起的颈肩痛鉴别；②施行旋转扳法时，必须在患者颈部肌肉完全放松的前提下进行，并同时注意掌握力度，以免造成意外。

3）胸部迸挫伤：迸伤和挫伤虽为两种不同暴力所造成，但由于严重的胸部挫伤多并发迸伤，故两者临床往往合并存在，临证时须注意鉴别，并采取相应的处理措施。

4）由于肋软骨炎发病原因不十分明确，加之局部常出现肥大隆起、经久难愈的痛性包块，故临床有时会与佝偻病、肋骨结核甚至肋骨肿瘤混淆。鉴别主要依靠病史、患者年龄、发病部位、疼痛性质及X线等影像学辅助检查。

5）急性腰扭伤：①本病包括腰肌及筋膜损伤、髂腰韧带损伤、棘上或棘间韧带损伤和椎间小关节损伤等，临床表现有诸多相似之处，但其治疗则有较大区别，故须注意鉴别。学习时可认真参考表7－6进行。②急性腰扭伤应争取彻底治愈，若处理不当或治疗不及时，可使症状长期延续，形成慢性腰痛。

6）引起腰部劳损的原因众多，病程迁延，症状和体征表现不一，故治疗颇为棘手。临床应抓住第3腰椎横突综合征这一最为常见的疾患，以此为中心进行分析、比较和鉴别，方能在众多纷繁复杂的病症中提纲挈领、执简驭繁。

7）腰椎间盘突出症：①纤维环及髓核突出物，如压迫后纵韧带，因其仅刺激神经根的后支，故一般仅出现腰痛；如单纯压迫神经根，则一般以麻木为主，而当神经根因受压发生充血、水肿等病理改变时，则引起受累肢体的酸胀疼痛。此时治疗忌用重手法推拿和热敷等强刺激疗法。②临床诸多患者久治不愈、反复发作，乃是因为椎间盘突出日久，导致周围组织的增生肥厚，甚至突出物与神经根发生粘连之故。③手法治疗、骨盆牵引等疗法均不能将已突出的椎间盘回纳，其所起的作用仅为改变突出物与神经根之间的关系；减轻突出物对神经的压迫；松解粘连，消瘀退肿，缓解肌肉痉挛。对此不可产生歧义。

8）腰椎管狭窄症：①部分患者症状严重，但检查时体征轻微，如腰部无压痛、直腿抬高试验阴性等，出现所谓“症状与体征分离”，易误为夸大主诉。临床应注意避免。②间歇性跛行虽为本病的典型症状，但亦可出现于腰椎间盘突出症等腰部疾患中，不可误解为只有腰椎管狭窄症才会出现。③产生间歇性跛行的机制是当久行、久立后神经根等椎管内容物出现充血乃至水肿，导致椎管内压力升高，神经根受到刺激而出现下肢症状以致跛行；而患者蹲下或坐下休息后，因充血水肿减轻，故症状亦相应减轻，患者又可继续行走。如此反复即出现所谓的“间歇性跛行”。

【复习思考题】

1. 何谓筋？筋伤的分类方法主要有哪几种？
2. 筋伤的基本病理变化有哪些？其特点是什么？
3. 筋伤治疗的原则是什么？如何把握“筋骨并重”？
4. 如何区分扭伤、挫伤与碾挫伤？撕裂伤与断裂伤？
5. 筋伤可能发生哪些并发症？试分析其机制。
6. 封闭疗法有哪几种方式？常用的注射用药如何配方？操作应注意哪些问题？
7. 冈上肌腱断裂时，患肩为何会出现典型的肌力消失，无力外展患肢？但如协助患肢外展至60°后，即能主动抬举上臂，此现象的机制是什么？
8. 试述肩关节周围炎的发生机制，其临床特征是什么，好发何种年龄的人群。
9. 肩关节周围炎如何分期？其临床意义何在？
10. 为何消除局部炎症和积极的功能锻炼是肩关节周围炎治疗的关键？

11. 简述冈上肌腱炎的发生机制。疼痛弧出现的机制是什么？
12. 肩部筋伤疾病主要有哪些？如何进行鉴别？
13. 肱骨外上髁炎是如何发生的？为何又称网球肘和肱桡关节滑囊炎？为何会出现前臂伸肌腱牵拉试验（Mill 征）阳性？
14. 简述腕三角软骨盘的解剖位置、生理功能及其与损伤机制的关系。
15. 腕三角软骨盘损伤后有何临床表现？其临床表现发生的机制是什么？
16. 试述桡骨茎突狭窄性腱鞘炎的发生机制和病理特点，其主要症状和体征是什么。
17. 腕管综合征病理实质是什么？其临床特征是什么？如何做垂腕试验？
18. 根据腕管综合征的病理，解释为何不宜施用重手法治疗和药物熏洗的道理；封闭疗法和手术治疗的机制。
19. 根据屈指肌腱腱鞘炎的发病机制，解释其发生弹响的原因。该病行封闭疗法时应掌握哪些要点？
20. 髋关节暂时性滑膜炎见于何年龄阶段？其临床有哪些表现？应注意与哪些病变进行鉴别？
21. 髋关节暂时性滑膜炎可否不予治疗？为什么？
22. 简述梨状肌体表投影，该肌与坐骨神经的解剖关系，并由此解释梨状肌综合征的发病机制。
23. 试述梨状肌紧张试验用于检查梨状肌综合征的机制。为何做直腿抬高试验角度＜60°时会诱发疼痛，而抬高角度＞60°时疼痛反而减轻？
24. 膝关节侧副韧带损伤的机制是什么？依其病理变化可分为哪几种类型？膝关节损伤三联症是指什么？
25. 膝关节侧副韧带损伤何种情况下需要摄应力位片？如何拍摄？
26. 膝关节外侧韧带完全断裂者可否不手术修补？为什么？
27. 试从解剖的角度解释为何膝交叉韧带损伤多发生于严重外伤的道理。
28. 试从半月板的解剖特点、生理功能解释半月板易损伤和伤后不易修复的原因。
29. 引起半月板损伤的外力主要有哪几种形式？半月板的损伤类型有哪些？
30. 半月板损伤的临床主要特征有哪些？如何选择辅助检查？
31. 膝关节创伤性滑膜炎的病理特点有哪些？临床分哪几种类型？如何治疗？
32. 髌骨软骨软化症临床为何会出现髌股摩擦音？为何其症状以上下楼及下蹲起立时为著？
33. 跟痛症的病理变化有哪几个方面？骨刺形成与跟痛有无必然联系？
34. 跖管综合征是何神经受压？其临床主要表现有哪些？如何治疗？
35. 落枕是如何产生的？其主要临床表现是什么？手法治疗应注意什么问题？
36. 颈椎病发病的主要原因和诱发因素是什么？简述其发病机制和病理特点。
37. 颈椎病临床分为哪几种类型？简述其各自的临床特点及鉴别要点。
38. 如何根据颈椎病的临床类型进行辨证施治？
39. 胸部迸伤与挫伤有何区别？为何说严重的胸部挫伤多同时有迸伤？简述其治疗方法。
40. 肋软骨炎的临床特点是什么？其病理实质是什么？如何进行辨证施治？

41．导致急性腰扭伤发生的主要原因有哪些？该病损伤所涉及的组织有哪些？简述其发病机制。

42．腰肌及筋膜损伤、髂腰韧带损伤、棘上或棘间韧带损伤和椎间小关节损伤临床表现有何异同？临床如何根据其病理特点分别施治？

43．引起腰部劳损的原因有哪些？各自的致病机制是什么？其临床特点是什么？

44．简述第3腰椎横突综合征的临床特征及治疗要点。

45．腰椎间盘退行性变与哪些因素有关？其主要病理变化是什么？好发于哪几个间隙？

46．为何腰椎间盘突出症患者会出现下肢麻木、酸胀疼痛、感觉和肌力障碍以及腱反射异常？为何部分患者会出现双侧下肢症状？为何会出现腰椎侧弯？

47．腰椎间盘突出症的治疗方法有哪些？临床应如何选用？为何腰腿痛严重的患者施行重手法推拿会加重症状？

48．腰椎管狭窄症的发病原因有哪几种？如何分型？其典型症状是什么？

49．腰椎管狭窄症的患者为何会出现间歇性跛行？

〔熊渭平　黄和生〕

第八章　常见骨关节疾病

【目的要求】

1．掌握类风湿性关节炎、强直性脊柱炎、膝关节骨性关节炎、骨质疏松症、股骨头缺血性坏死和先天性髋关节脱位的病因病机、诊断要点及治疗原则。

2．熟悉痛风性关节炎、退行性脊椎炎、股骨头骨骺骨软骨病、胫骨结节骨软骨病、先天性肌性斜颈和先天性马蹄内翻足的病因病机、诊断要点及治疗原则。

3．了解腰椎峡部不连与腰椎滑脱症、佝偻病、骨软化症、腕月骨骨软骨病及头、胸、腹部宿伤的病因病机、诊断要点及治疗原则。

【自学时数】

10～12学时。

骨关节疾病种类繁多，病因各异，表现复杂，治疗亦颇为棘手。为使学生对骨关节疾病有一初步了解，本章将常见的骨关节疾病分为5节，重点介绍非化脓性关节炎、退行性骨关节病、代谢性骨病、骨软骨病和先天性疾患等临床常见病症，为今后从事骨伤科专业工作奠定基础。最后简要介绍了头、胸、腹部宿伤的辨证施治。

第一节　非化脓性关节炎

类风湿性关节炎

类风湿性关节炎是一种慢性进行性的自身免疫性关节疾病。其特征是对称性多关节炎，开始以关节滑膜病变为主，逐步侵袭肌腱、韧带等结缔组织，最后发生软骨和骨破坏。

【病因病机】

类风湿性关节炎中医称之为“历节风”，属“痹证”范畴。最早见于《金匮要略·中风历节病》“病历节不可屈伸疼痛，乌头汤主之”。对于本病的病因，明代秦景明《病因脉治·痹证》认为是“营气不足，卫外之阳不固，皮毛宣疏，腠理不充，或冒雨寒，露卧当风，则寒邪袭之而成”。之所以称为“历节风”，《圣济总录·历节风》认为：“历节风者，由气血衰弱，为风寒所侵，血气凝涩，不得流通关节，诸节无以滋养，真邪相搏，所历之节，悉皆疼痛，故谓历节风也。痛甚则使人短气汗出，肢节不可屈伸。”可见本病的发病原因是正气不足，卫外不固，腠理空虚，风寒湿邪乘虚而入，侵袭肌肤、腠理，流注经络、关节，致使机体关节正常血运受阻，经络痹塞不通，而发为本病。

现代医学认为本病的病因可能与细菌、病毒感染，遗传因素，内分泌因素，寒冷、潮湿，疲劳，外伤，吸烟及精神刺激等因素有关，其发病可能系多种因素共同作用的结果。一般认为，感染因素可能是发病的诱因，内分泌、遗传及免疫等可能是易患个体的内因，由于内外因素的共同作用，引发本病。

【诊　　断】

1．病史：类风湿性关节炎发病方式各不相同，发病可急可缓，但多呈隐匿性发病。起病以近端指间关节及腕关节最为多见，其次为掌指关节、肘关节、膝关节、距小腿关节和趾关节，关节受累为对称性。初起时仅为单个或数个关节起病，逐渐出现多个关节受累。

2．症状和体征：

（1）晨僵：可持续 1 小时以上甚至整个上午，而且程度较重。

（2）疼痛和肿胀：初起时，以关节疼痛和压痛为主，时轻时重，时好时犯，数周或数月后逐渐并发关节肿胀及活动受限，肿胀在近端指间关节外观呈梭形，在腕关节则以伸侧最明显。肿胀早期以水肿及渗出为主，至中后期则以增生、肥厚为主。

（3）关节畸形：近端指间关节呈鹅颈样畸形或扣眼样畸形，多伴有掌指关节代偿性屈曲而呈峰谷畸形，腕关节呈尺偏畸形，肘关节屈曲呈挛缩畸形，近端趾间关节呈上翘畸形及外翻、锤状趾畸形等。

除以上特征外，还可伴有血管炎、心包炎、心内膜炎、胸膜炎、类风湿结节以及神经系统、淋巴系统和多脏器的损害。

3．X 线检查：

（1）早期：X 线片仅显示关节周围软组织肿胀，骨质疏松，骨质密度减少，正常骨小梁排列紊乱，关节间隙增宽等。

（2）中期：随着病变的发展，关节间隙逐渐狭窄，并可出现软骨面边缘骨质腐蚀，关节软骨下出现细小囊状骨破坏区。关节发生各种脱位、半脱位和畸形。

（3）晚期：关节软骨面完全破坏，关节间隙消失，关节纤维性或骨性强直于各种畸形位置。

4．实验室检查：①类风湿因子、抗核因子、抗角蛋白抗体等相关检查，阳性率占 80% 左右；②血沉、C 反应蛋白、血小板的升降与病情的发展变化呈正相关，且多数伴轻度贫血；③关节滑液外观混浊、稍黏性，黏蛋白试验显示云雾状，可检出类风湿因子和米粒体。

5．诊断标准：1987 年美国风湿病学会（ARA）在第 51 届风湿病学术年会上制定的标准如下。①晨僵至少 1 小时（≥6 周）；②3 个或 3 个以上关节肿（≥6 周）；③腕、掌指或近端指间关节肿（≥6 周）；④对称性关节肿（≥6 周）；⑤皮下结节；⑥手 X 线变化；⑦血清类风湿因子（RF）试验阳性（滴定度 1∶32）。

【辨证施治】

（一）内治法

1．风寒湿痹型：证见手、足小关节游走性疼痛，对称性梭形肿胀，关节上部肌肉萎缩，身瘦、活动受限、病情随气候变化而反复发作，食欲不振，体倦乏力，舌淡苔薄，脉浮紧。治宜祛风除湿、温经散寒，方选桂枝芍药知母汤、防风汤或乌头汤加减。

2. 阴虚内热型：证见筋骨关节疼痛，不能活动，转侧困难，关节肿大，肌肉萎缩，伴头晕、耳鸣、视物昏花，潮热、盗汗、口干不欲饮，或五心烦热，或失眠多梦，消瘦，舌红苔少，脉细数。治宜补肾清热、通经活络，方选补肾清热治尪汤或知柏地黄丸加减。

3. 阳虚内寒型：证见手、腕、肘、膝、距小腿等关节晨僵、疼痛、肿胀、变形、屈伸不利、功能受限、昼轻夜重、时重时轻，伴关节局部寒冷，得温则舒，遇寒加重，纳差，舌淡苔薄，脉沉细弱。治宜补肾祛寒、温经通络，方选补肾祛寒治尪汤或真武汤或右归饮加减。

4. 雷公藤治疗：取雷公藤干根 15 g，加水 400 mL，文火煎 2 小时，不加盖，煎取药液 150 mL，渣再加水煎取 100 mL，混合后分早晚两次服，每日 1 剂，7～10 日为 1 个疗程。疗程间停药 2～3 日，若加猪脚 1 只，或瘦肉 100 g，老酒适量同煎服，效果更好。雷公藤酊、片等成药，则照其说明服用。

（二）外治法

1. 中药外用：可采用各种膏药如伤湿止痛膏、狗皮膏外贴，尚可用中药如风伤洗剂熏洗，祛风水、活络水外擦。

2. 针灸治疗：一般采用皮肤针刺。选择针刺法的原则是：按病取经，经穴相配，循经弹刺，远近结合，以皮肤充血为度。每日 1 次，15 次为 1 个疗程。

（三）其他治疗

1. 西药治疗：

（1）一线抗风湿药：①水杨酸类，如新阿司匹林片、二氟尼柳等；②吲哚醋酸衍生物，如吲哚美辛（消炎痛）、舒林酸（奇诺力）等；③丙酸衍生物，如布洛芬、托美汀、氟吡洛芬等；④灭酸类，如双氯芬酸钠（扶他林）、甲灭酸等；⑤昔康类，如吡罗昔康、萘丁美酮等；⑥COX-2 倾向性抑制药，如美洛昔康（莫比可）；⑦COX-2 选择性抑制药，如塞来昔布（西乐葆）、罗非昔布等。

（2）二线抗风湿药：①柳氮磺吡啶；②抗疟药，如氯喹；③金制剂，如注射用金制剂硫代苹果酸金钠和口服金制剂金诺芬；④青霉胺。

（3）免疫抑制药：如甲氨蝶呤、环磷酰胺等。

（4）糖皮质激素：在下列 3 种情况下可选用激素。①类风湿性关节炎并发血管炎；②过渡治疗；③局部应用，即关节内注射。

以上各类西药的用法、用量和不良反应可参考有关资料。

2. 物理治疗：包括理疗、功能锻炼、热水浴、泥疗、蜡疗等，均可选用。

3. 理筋手法：局部肿痛者可选用点穴镇痛及舒筋手法；关节活动不利、功能障碍者，可选用活络关节手法。

4. 手术治疗：对类风湿性关节炎可起到防止或延缓病情发展以及矫正畸形、恢复关节功能的作用。根据情况可选用滑膜切除术、关节清理术、关节融合术或关节成形术等。

强直性脊柱炎

强直性脊柱炎是一种慢性进行性炎性疾病，主要侵犯骶髂关节、脊柱滑膜关节、椎旁软组织和外周关节，并可伴发关节外表现。其典型表现为腰背部疼痛，从骶髂关节开始，逐步顺脊柱关节上行性蔓延，并造成脊柱骨性强直。

【病因病机】

强直性脊柱炎好发于15～30岁男性青年，男女之比约为10∶1，病因至今不明。目前认为其根本原因为家族遗传，而感染及外伤等则可能为诱因。

1. 基因遗传：强直性脊柱炎患者多数有组织相容性抗原（HLA-B27），其阳性率在我国患者中高达91%。本病的患病率在普通人群中只有0.26%，在强直性脊柱炎的家系中可达4%，而在HLA-B27阳性患者的一级家属中则高达11%～25%。因此，强直性脊柱炎具有明显的家族倾向，其发病与HLA-B27密切相关。

2. 感染因素：泌尿生殖系统感染可能是引起本病的重要因素。而盆腔感染可能是通过淋巴途径或静脉丛先到骶髂关节，然后再到脊柱。感染还可从前列腺或精囊扩散到体循环，从而引起周身关节、肌腱附着点、眼色素膜及全身症状。此外，上呼吸道感染、淋病、局部化脓性感染及肺结核等均可能与本病发生有关。感染学说目前还有许多不能令人信服的地方，有待进一步研究。

3. 其他因素：包括外伤、甲状旁腺疾病、铅中毒、内分泌及代谢缺陷、过敏等。

综上所述，强直性脊柱炎可能是由于基因遗传和环境因素综合作用所引起的疾病，遗传因素是内因，感染、外伤等其他因素为诱因，内外因素共同作用而引起本病。

中医认为本病属“痹证”的范畴，正虚为本，外感为因。当肾督虚损，风寒湿热之邪乘虚而入，痹阻经络，引发本病。如《中藏经》曰：“五脏六腑感于邪气，乱于真气，闭而不仁、故曰痹。”《素问·痹论》曰：“肾痹者，善胀，尻以代踵，脊以代头”；“其入脏者死，其留连筋骨间者死，其留皮肤者易已”。

【诊　　断】

1. 症状：发病隐袭，80%的患者逐渐起病。病初仅感觉下腰部酸胀发僵，常不被注意。随病变发展，病情逐渐加重，症状越来越明显，主要表现为发病部位疼痛，以钝痛为主，甚者剧痛，患者常半夜痛醒，翻身困难。首发部位57%在腰骶部，43%在外周关节，外周关节主要以髋、膝关节多见。早期疼痛多在一侧且多为间断性，数月后双侧出现疼痛且多呈持续性。随着病情发展，疼痛的同时逐渐出现关节僵硬甚至关节强直，且疼痛和强直有明显沿脊柱上行性蔓延的趋势，即病变从骶髂部逐渐蔓延到腰部、胸部和颈部。当累及胸椎时，患者可出现胸痛，咳嗽时加重，胸部呼吸运动力度减弱甚至消失。当最后蔓延到颈椎时，病情逐渐趋于静止，疼痛逐渐消失。病程可历经数年，最后脊柱及髋、膝关节骨性强直在各种畸形位。

本病全身症状轻微，少数重症患者有发热、疲劳、消瘦、贫血或其他内脏器官受累表现，并可见肌腱末端病如跖底筋膜炎、跟腱炎、眼色素膜炎及主动脉瓣闭锁不全、心脏扩大等。

2. 体征：

（1）脊柱僵硬及姿势改变：骶髂关节和椎旁肌压痛为本病早期阳性体征。随后可见平腰（腰前凸减少或消失）及腰椎后伸受限；至晚期，腰椎变为后凸，脊柱各方向活动均受限制。晚期脊柱侧弯时还可见到弓弦征，即侧弯活动时，凹侧椎旁肌像弓弦样紧张。当整个脊柱成纤维性或骨性强直时，脊柱活动完全丧失，脊背呈板状固定。患者为减轻疼痛，多采取脊柱前屈姿势，日久可引起驼背畸形，严重者站立时脸向地面，看不到天空。

（2）胸廓扩展范围减小：检查胸廓扩张范围一般在第 4 肋间隙水平测量，<2.5 cm 为异常，表示其扩张受限，严重者扩张消失。

（3）骶髂关节异常：如局部压痛以及骨盆挤压试验、骨盆分离试验、床边试验、骶骨下压试验阳性等。

（4）周围关节异常：早期可见受累关节肿胀、积液，局部压痛，活动受限；晚期出现关节强直、畸形，如髋、膝关节屈曲挛缩畸形等。髋、膝关节强直常为本病致残的主要原因。

3. 实验室检查：HLA-B27 阳性，活动期血沉增快，C 反应蛋白增高及轻度低色素性贫血等。

4. 影像学检查：

（1）X 线检查：强直性脊柱炎的 X 线表现有以下特征性改变。

1）骶髂关节改变：最早的变化通常在骶髂关节，这是诊断或排除本病的主要依据之一。骶髂关节改变可分为 3 期：①早期关节软骨下骨缘模糊，密度稍高，关节间隙增宽；②中期关节边缘骨质呈锯齿状破坏，髂骨侧致密带增宽，关节间隙狭窄、模糊；③晚期骨小梁通过关节间隙，致密带消失，关节融合。

2）脊柱改变：脊柱 X 线片可见椎体骨质疏松和方形变（方椎畸形），椎间关节模糊，骨性强直，椎旁韧带钙化以至骨桥形成。晚期广泛而严重的骨化性骨桥表现使脊柱呈竹节状融合，称为竹节状脊柱。此外，尚可见脊柱生理弧度改变，出现各种畸形，耻骨联合、坐骨结节和肌腱附着点可见骨质破坏与新骨形成。

3）髋关节改变：早期可见骨质疏松，闭孔缩小，关节囊膨胀；中期可见关节间隙狭窄，关节面腐蚀破坏，髋臼外上缘韧带骨赘明显增生，髋臼内陷及骨盆变形；晚期可见关节间隙消失，骨小梁通过，骨性强直。

（2）CT 检查：适宜于临床疑似病例，其优点是阳性率高，能显示 X 线不能发现的早期病变。

5. 诊断标准：强直性脊柱炎的诊断国内外目前仍沿用 1966 年纽约标准或 1984 年修订的纽约标准。

（1）纽约标准（1966 年）：X 线证实的双侧或单侧骶髂关节炎，并分别附加以下临床表现的 1 条或 2 条。①腰椎在前屈、侧屈和后伸的 3 个方向运动均受限；②腰背疼痛史或现症；③胸廓扩展范围（于第 4 肋间隙水平测量）<2.5 cm。根据以上 X 线片和临床表现，诊断为肯定的强直性脊柱炎的要求是：①X 线片证实的 3～4 级双侧骶髂关节炎，并附加上述临床表现中的至少 1 条；②X 线证实的 3～4 级单侧骶髂关节炎或 2 级双侧骶髂关节炎，并分别附加上述临床表现的 1 条或 2 条。诊断为可能的强直性脊柱炎的要求是：3～4 级双侧骶髂关节炎，但无上述临床表现。

（2）修订的纽约标准（1984 年）：①下背痛的病程至少 3 个月，疼痛随活动改善，但休息不减轻；②腰椎在前屈、后伸和侧屈方向活动受限；③胸廓扩展范围小于同年龄和性别的正常值；④双侧骶髂关节炎 2～4 级或单侧骶髂关节炎 3～4 级。如果患者具备 2～4 级双侧骶髂关节炎或 3～4 级单侧骶髂关节炎并分别附加上述 1～3 条中的任何 1 条，可诊断为肯定的强直性脊柱炎。

按X线片骶髂关节炎的病变程度分为5级：0级为正常；Ⅰ级为可疑；Ⅱ级有轻度骶髂关节炎；Ⅲ级有中度骶髂关节炎；Ⅳ级为关节融合强直。

【辨证施治】

强直性脊柱炎治疗的主要目的是缓解疼痛和僵直，减轻炎症，加强腰背肌等的锻炼，维持良好的姿势，防治和矫正脊柱关节的变形或畸形，减少病残和改进功能。

（一）内治法

中药治疗本病多从祛风散寒、活血通络、补肾壮骨入手，按痹证辨证施治。常选用独活寄生汤、桂枝芍药知母汤、乌头汤、三痹汤、蠲痹汤等加减化裁。发热者加知母、黄柏、石膏；痛甚者加威灵仙、乳香、没药；风胜者加秦艽、川芎；寒胜者加附子、肉桂、干姜；湿胜者加防己、泽泻、薏苡仁、苍术。中成药可选用雷公藤制剂，包括：①酒剂，雷公藤全根煎水后加酒制成，浓度为12.5%，成人每次25～30 mL，每日3次，饭后服；②片剂，系雷公藤全根水浸膏制成的糖衣片，每片含生药1.25 g，每次2～3片，每日3次，饭后服。

（二）一般治疗

1. 保持良好的生理姿势：①睡硬板床，枕头要薄，一旦出现上胸椎和颈椎受累改变，应去枕，尽量采用俯卧或仰卧睡姿，避免加重屈曲畸形的体位，如侧卧蜷缩位等；②站立时应尽可能保持挺胸、收腹和双眼平视的姿势，坐位亦应保持胸部直立位。此外，应定期测量身高，记录身高是早期发现脊柱弯曲的好措施。

2. 功能锻炼：应每日不间断地进行全身功能锻炼，有条件者最好的锻炼方法是游泳。还可作深呼吸操、脊柱和四肢伸展锻炼等。但锻炼时应减少或避免引起疼痛的各种动作。

（三）其他治疗

1. 西药治疗：①非甾体消炎药，首选吲哚美辛，对夜间痛或晨僵明显者睡前加用吲哚美辛栓可明显改善症状。其他药物有阿西美辛、阿西美辛缓释剂、双氯芬酸钠、双氯芬酸缓释剂、美洛昔康等。以上药物都具有疗效好和安全性高的特点，但对各个患者的最佳选择则要因人而异，强调个体化原则。通常用药疗程在3个月左右，如短期服药后症状改善，过早停药，既达不到抗炎效果，也容易引起症状复发。②柳氮磺吡啶、甲氨蝶呤、皮质类固醇激素治疗。目前较普遍的是将柳氮磺吡啶和一种非甾体消炎药联合使用，当临床症状完全控制后，可撤除抗炎药物。

2. 局部治疗和手术治疗：在全身治疗的基础上，对单发或少数难以消退的非感染性关节积液，可采用关节腔穿刺，抽出积液后注入肾上腺皮质激素。目前常用于关节腔注射的制剂有地塞米松和醋酸泼尼松龙。对保守治疗无效，关节已强直在非功能位，且严重影响生活工作者，应手术治疗。一般早期可行滑膜切除术，中期可行关节清理术，晚期根据情况可行关节松解术、截骨术、关节融合术、关节成形术及人工关节置换术等。

痛风性关节炎

痛风性关节炎是指由于嘌呤代谢紊乱，血尿酸异常增高，尿酸盐沉积于关节部位，引起关节炎症和异物反应以及组织破坏而出现的一系列综合征。痛风性关节炎隶属于痛风的范畴，常是痛风的首发表现。除此之外，痛风还常引起痛风石、泌尿系统结石及痛风性肾病等症。

【病因病机】

高尿酸血症是痛风的重要生化基础。当血尿酸达到一定程度，尿酸盐呈过饱和状态，极易在组织内沉积而形成痛风。如尿酸盐主要沉积在关节囊、软骨及骨端骨松质，则出现痛风性关节炎表现。引起高尿酸血症的原因主要有以下两个方面。

1. 尿酸产生过多：尿酸为嘌呤及核酸分解的代谢产物，其来源主要有 3 个途径，即体内的嘌呤物质分解代谢所产生、体内核酸物质分解代谢所产生以及食物中嘌呤物质分解所产生。前两者为内源性尿酸，后者为外源性尿酸。

当内源性或外源性尿酸分解代谢增加时，均可使尿酸形成增多，引起高尿酸血症。内源性除原发性痛风外，常继发于某些疾病，如白血病、红细胞增多症、慢性溶血性贫血、恶性肿瘤等，这些疾病均可引起细胞中核酸大量分解，从而导致高尿酸血症。而外源性尿酸增高主要因大量摄入高嘌呤食物所引起，这些食物包括动物内脏、大脑、瘦肉、豆类以及鱼子、沙丁鱼等。

2. 尿酸排泄减少：除产生尿酸过多会引起高尿酸血症外，尿酸排泄减少也是重要的因素。尿酸的排泄约 2/3 经肾脏，1/3 经消化道排出。当某些疾病或中毒如慢性肾炎、高血压、糖尿病酮中毒、慢性铅或铍中毒等，某些药物如噻嗪类、乙酰唑胺、吡嗪酰胺等，均可抑制肾小管排泄尿酸的能力，导致高尿酸血症。

中医认为本病隶属于“痹证”的范畴。由于素体本虚，风寒、湿热之邪侵袭人体，痹阻于经络关节之间，加之瘀血停积、经脉不通，故出现一系列证候。

【诊　　断】

1. 症状和体征：95%发生于＞40 岁男性，5%左右出现于绝经后妇女。起病急骤，多在夜间发生，突然出现关节剧痛和肿胀。1～2 日症状即达高峰。受累关节明显红肿、发热、活动受限。70%首发于第 1 跖趾关节，其次为足背、距小腿、膝、指、腕等关节，肩、髋、脊柱受累较少。初期约 90%仅出现单关节病变，通常持续 1 周而自行缓解；缓解期关节不遗留任何不适，1～2 年又可再发；随着病程的延长，间歇期逐渐缩短而发作期逐渐延长，且受累关节愈来愈多，最后症状和体征不能完全缓解，并遗留关节畸形。首次发作时，可伴有畏寒、发热、乏力、食欲减退等全身症状。

痛风性关节炎病程 10 年左右，可出现痛风石，常见部位为耳轮、第 1 跖趾关节、指、腕、膝、肘等处，也可见于任何关节周围。痛风石可大可小，大的如鸡蛋大小，小的如芝麻粒大，质硬、易破溃，内为白色石灰样物质。

2. X 线检查：早期仅见受累关节周围软组织肿胀。反复发作者软组织内可见不规则团块致密影，称为痛风结节，结节内可见痛风石钙化影。由于痛风石在软骨的沉积，可造成软骨破坏和关节间隙狭窄，关节面不规则。病程较长者，关节边缘可见偏心性半圆形骨质破坏，较小者似虫噬状，且逐渐向中心扩展，形成穿凿样缺损。

3. 实验室检查：血尿酸增高，血沉增快，白细胞增多，晚期尿中常有蛋白和其他改变，血中非蛋白氮亦可增高。关节滑液增多，白色而不透亮，可见到白细胞吞噬或游离的、呈针状的尿酸盐结晶体，并有负性双折光现象，痛风石活检为尿酸盐结晶。

【辨证施治】

（一）内治法

1. 风湿热型：证见关节疼痛、红肿，扪之发热、得冷则舒、遇热加剧，舌红苔黄腻，脉滑数。治宜祛风除湿、退热除痹，方选清痹汤加减。

2. 风寒湿型：证见关节疼痛、屈伸不利、局部皮色不红，触之不热、遇寒痛增、得热痛减，舌淡苔白腻，脉弦滑。治宜祛风散寒、除湿通痹，方选痛痹汤加减。

3. 瘀血型：证见关节针刺或刀割样痛，固定不移，压痛明显，局部皮色紫暗，肌肤甲错，关节畸形，舌紫暗有瘀斑，脉弦涩。治宜活血化瘀、通络止痛，方选化瘀通痹汤加减。

（二）外治法

1. 中药外敷：属风湿热型，可用金黄膏、双柏膏外敷；风寒湿型，可用武力拔寒散外敷；瘀血型可用化瘀散外敷。

2. 中药离子导入疗法：可用山慈菇 10 g，生南星 10 g，加 75%乙醇浸泡，痛区离子导入。

（三）其他治疗

其他治疗包括低嘌呤饮食、忌酒、多食碱性食物、休息、控制用药及治疗原发疾病等。痛风性关节炎急性发作期应尽早使用抗炎止痛药物，禁用降尿酸药物及影响尿酸排泄的药物，一般常用舒林酸或萘丁美酮或双氯芬酸钠或阿西美辛，以上药物只选一种，症状消失则停用。对上述药物无效或产生不良反应者，还可选用泼尼松和秋水仙碱等。痛风间歇期及慢性期治疗可用促尿酸排泄药和控制尿酸生成药，促尿酸排泄药有丙磺舒、苯溴马隆等，控制尿酸生成药有别嘌醇。

第二节　退行性骨关节病

膝关节骨性关节炎

骨性关节炎既往称为增生性关节炎，又称骨关节病。其特征为可动关节因关节软骨面破坏或变性而出现关节炎的症状。膝关节是人体关节中负重量大、运动多、结构复杂的关节，在承重关节中，骨性关节炎以膝关节最常受累，亦最具有代表性。

【病因病机】

骨性关节炎多见于 50～60 岁以上人群，女多于男；发病机制尚不清楚，一般认为与衰老、创伤、炎症、肥胖、代谢障碍和遗传等因素有关。按病因学分类，本病可分为原发性和继发性两种。原发性骨性关节炎往往受年龄、体质、遗传、代谢等影响，而继发性骨性关节炎则常继发于关节损伤、炎症和畸形等病变。

本病的病理过程为在创伤、代谢及遗传等多种因素作用下，关节软骨由于磨损或细胞代谢障碍而出现损伤。损伤的软骨细胞一方面将释放出溶酶体酶和胶原蛋白酶等蛋白溶解酶，使软骨基质发生降解，出现胶原蛋白网络断裂，网络中的蛋白聚糖降解，蛋白聚糖的丧失可导致软骨弹性下降，软骨中的酶抑制剂和滑液中的降解酶位置交换以及软骨表面膜破坏、润滑性降低，从而使软骨易受损伤；另一方面，软骨在降解过程中，产生的颗粒和降解产物进入滑膜衬里，引起细胞吞噬反应，出现滑膜炎症和渗出，滑膜产生的炎性因子反过来又可加速软骨的破坏。如此循环往复、恶性循环，最后软骨消耗殆尽，将导致骨质的裸露，出现关节的病变。

软骨无神经支配，故疼痛原因系静脉压升高，关节囊膨胀，肌肉痉挛，韧带牵拉，滑囊炎以及软骨下显微骨折等引起。

中医认为本病的发病以肾虚为本，外伤劳损为诱因。肾主骨，藏精生髓，肾精不足致骨髓空虚，加之外伤劳损，即易罹患骨性关节炎。

【诊　　断】

1. 症状：临床以膝关节疼痛和活动受限为主症。

（1）疼痛：发病初起多为轻中度间歇性钝痛，多伴有膝关节周围组织痉挛和牵扯感，病情严重时疼痛加重且呈持续性，甚至出现针刺样或撕裂样疼痛。疼痛多在活动或变换体位时发生，特点为上下楼梯及下蹲起立时痛甚，尤以下楼梯时更著，休息后可缓解。后期休息时亦感疼痛，并常常夜间痛醒。

（2）活动受限：早期常较轻微，仅在晨起或久坐后感觉关节活动不灵便，活动后可恢复。随着病情加重，受累关节活动范围逐渐减小，以至最后固定于某一姿势。关节局部常出现晨僵，但持续时间短，一般为数分钟，活动后缓解。

2. 体征：早期膝关节外观多较正常，如伴有滑膜炎时可出现膝关节肿胀。部分患者早期压痛点并不明确，随着病情进展，膝关节伸屈时可闻及或触及清晰的响声或摩擦声，按压髌骨刺激髌关节疼痛明显，后期可出现膝内、外翻畸形。

3. X线检查：早期X线显示多正常，随着病情发展，X线片可显示内、外侧关节间隙不对称，即膝关节间隙可<3 mm，且间隙狭窄多不一致，内侧狭窄较重，股骨常向外侧移位而形成膝内翻；关节边缘骨赘形成；关节面下骨硬化变形、囊性变；关节鼠形成。

4. 实验室检查：多无特殊异常。血沉一般不超过30～35 mm/h，滑液清晰，黏度正常，黏蛋白凝固试验正常，白细胞轻至中度升高，多$<8\times10^{9}\ L^{-1}$，以淋巴细胞为主，滑液内有时可含有软骨碎屑。

【辨证施治】

（一）内治法

中医认为本病以肾虚为本，外伤劳损为诱因，故治疗本病应遵循肾主骨生髓，髓充则骨健，治肾即可治骨的理论，着重补肝肾、舒筋络、消肿止痛。方选壮腰健肾丸、健步虎潜丸等加减；偏于肾阳虚者，可用金匮肾气丸；偏于肾阴虚者，可用知柏八味丸；兼有风寒湿者，可用独活寄生汤加减；兼有外伤劳损者，可用补肾活血汤加减。

（二）外治法

1. 理疗、按摩及练功：如红外线、热辐射短波、微波等均可应用。此外，热水浴、液状石蜡浴、热气浴、温泉浴等亦可使用，湿热浴一般比干热浴好。在关节炎的急性发作期应暂停透热疗法，以免使关节肿痛加重。理疗后可行理筋手法，对肿痛关节宜轻手法或不施行手法，以防刺激骨刺，使其增大或加剧症状。对附近肌肉可施用重手法，以改善肌肉的血液循环和营养，防止肌肉萎缩。手法选择时应以镇痛和舒筋法为主，活络展筋法为辅。除适当休息外，在间歇期应鼓励患者作适当的运动，尤其是非承重下伸屈膝关节，可有效地锻炼股四头肌并保持关节的正常功能。

2．外用中药：可用回阳玉龙膏调酒热敷或以舒筋活络膏温敷患处。亦可取风伤洗剂加黄酒 60 g 煎水熏洗或用旧伤洗剂加陈醋 45 g 煎水熏洗。

3．针灸治疗：应循经取穴及取阿是穴、耳针取压痛点。

（三）其他治疗

1．西药治疗：单纯疼痛、症状剧烈者，短期内可使用镇痛药，如对乙酰氨基酚（扑热息痛）、鸦片样物质等；如合并肿胀、积液等炎症表现，可使用非甾体消炎药，如阿司匹林、布洛芬、保泰松、吲哚美辛以及舒林酸、阿西美辛等；也可用糖皮质激素类药物或玻璃酸钠行关节腔内注射。此外，根据情况可选用过氧化物歧化酶、D－葡糖胺以及四环素族抗生素、葡糖胺聚糖、S－腺苷基蛋氨酸、骨重吸收剂、人工合成基质金属蛋白酶抑制物、促进软骨修复的细胞因子以及大剂量维生素 C 等，可改善病情和保护关节软骨。

2．手术治疗：对病变严重，持续疼痛及功能障碍严重者可考虑手术治疗或关节镜治疗。手术方法包括膝关节清理术、骨赘或骨切除术、骨融合术、膝关节成形术、固定术以及全膝关节置换术等。

退行性脊椎炎

退行性脊椎炎是指因胸腰段脊椎退行性变所引起的一组综合征，又称增生性脊椎炎。

【病因病机】

退行性脊椎炎属中医学“痹证”和“腰痛”的范畴，其内因为肾气不足，外因为外伤或劳损。中医认为，肾主骨之盛衰，肾气足则筋骨强健，肾气虚则筋骨疲萎，肾气的盛衰直接影响筋骨的强弱。《素问·脉要精微论》曰：“腰者，肾之府，转摇不能，肾将惫矣。”《素问·生气通天论》亦曰：“因而强力，肾气乃伤，高骨乃坏。”可见引起本病的主要原因是肾虚不能化精生髓充骨，加之积劳外伤，致腰骨发生退行性变而引起本病。概言之，素体禀赋不足，或年老精血亏损，或久病体虚，致肾气不足，不能濡养充实筋骨，加之劳力过度，或积劳外伤，均可损伤筋骨；或遇风寒湿邪侵袭，痹阻于腰背经脉，致局部气血运行紊乱，即可引发本病。

现代医学认为，本病可分为原发性和继发性两种。①原发性退行性脊椎炎：主要系生理性退行性变所引起。中年之后，椎间盘中髓核的水分逐渐减少，使椎间盘耐压能力下降，变扁而致椎间高度下降，引起椎间隙狭窄的同时，导致脊柱的生物力学平衡被打破，从而使脊柱受力分布发生改变。根据 Wolff 定律，骨的生长与重建要适应功能的需要。因此，高应力部分的骨质按需要向周围生长，以扩大受力面积，增加脊柱的稳定性，从而在诸多部位出现骨质增生，形成骨赘。外伤和劳损，如长期固定于某种姿势工作和负重劳动等，本身即为应力性损伤，外力的积累会引起上述退行性变和骨质增生。故骨质增生是机体为减小异常应力和损害，重新恢复脊柱稳定的一种代偿性反应。骨质增生虽普遍存在，但多数人并无临床症状，只有当局部失代偿，或增生的骨刺直接压迫重要组织时，方出现临床症状。②继发性退行性脊椎炎：主要因脊柱外伤或疾病引起，如脊柱骨折、脱位、关节软骨损伤以及椎体结核、骨髓炎、脊柱先后天性畸形等，这些因素均可破坏脊柱结构的力学平衡，造成承受应力过大的部位产生骨赘，严重者形成骨桥，从而诱发本病。

【诊　　断】

1. 症状：患者多为＞40 岁中老年人，或曾有外伤史，或有脊柱疾病史。临床症状主要为腰背部疼痛或酸胀，部位深在，喜捶击，晨起时明显，活动后减轻，但活动过多或负重量过大时加重，经休息后又可减轻。症状时轻时重，时有时无，遇寒冷阴雨天可诱发或加重症状。严重时腰背部疼痛剧烈，转身困难，甚至出现臀部及下肢痛。

2. 体征：多无明显阳性体征，腰部外观基本正常，部分患者腰椎生理前凸减小，脊柱无明显侧弯、突起或塌陷，腰肌稍紧张，多数无明确压痛点或压痛深在，叩击腰部多有舒适感，腰椎各方向活动基本正常。

3. X 线检查：影像学检查是诊断本病的重要依据。X 线摄片可见椎间隙狭窄或不对称，椎体前缘或侧缘骨质增生明显，椎体边缘呈唇样或喙状改变，严重者形成骨桥，跨越椎体间隙；部分患者椎体呈双凹征，或呈楔形变，后关节重叠、间隙变窄，关节面不平整，甚至出现假性滑脱。

【辨证施治】

（一）内治法

1. 肾精亏损型：证见腰部隐痛，腰膝酸软，喜揉按压，遇劳加剧，得温痛减，面色㿠白，手足不温，少腹拘急，小便清长，舌淡苔薄，脉沉细。治宜补肾壮阳、舒筋通络，方选右归饮或补肾壮筋汤加减。

2. 劳力过度型：证见腰部酸楚疼痛，遇劳则发、休息则减，肢倦乏力，少气懒言，或面黄唇淡，伴头晕、自汗、心悸等证，舌淡苔薄，脉细数。治宜补益气血、化瘀通经，方选八珍汤或黄芪桂枝五物汤加减。

3. 风寒痹阻型：证见腰背部酸重、疼痛、转侧不利，畏寒恶风，得温则舒、遇寒则剧，舌淡苔薄白，脉弦紧。治宜疏风散寒、蠲痹止痛，方选独活寄生汤或羌活胜湿汤加减。

此外如肾虚著者，可用骨质增生丸、骨刺片、壮腰健肾丸或健步虎潜丸等；偏于肾阳虚者，可用金匮肾气丸；偏于肾阴虚者，可用知柏八味丸；兼有外伤瘀滞者，可用补肾活血汤等。

（二）外治法

1. 手法治疗：以舒筋活络、温经通脉为原则。手法可以纠正患者脊椎间关系的紊乱，松解局部粘连，解除肌肉僵硬，改善局部血液循环，消除炎症，缓解症状，并有利于功能的恢复。其具体操作如下：①患者俯卧，术者双拇指按压肾俞、大肠俞、腰眼、环跳、委中、承山、昆仑、太溪诸穴，以酸胀为度；②以双手掌交叠沿脊柱由上至下推压 3～5 遍骶棘肌；③于腰部、背部及骶臀部施行滚法、揉法及按压法，对症状明显部位重点按压；④患者双手抓住床头，术者双手紧握患者踝部拔伸 2～3 分钟，然后用力轻轻抖动数次；⑤患者俯卧，以虚拳叩击腰骶部、臀部，最后以拍法收功。

2. 针灸疗法：可选肾俞、三焦俞、命门、环跳、委中、昆仑等穴，每次 3～4 穴，留针

15 分钟，每日或隔日 1 次，10 次为 1 个疗程。

3. 物理疗法：可选用超短波、红外线或中药离子导入等方法。

4. 外用药物：可选用麝香风湿油或狗皮膏等外用。

（三）调护

退行性脊椎炎平时应注意避免过度劳累，充分休息，保持正确的工作和生活姿势，加强腰背肌肉锻炼，寒冷天气注意腰部保暖，卧硬板床，急性期应用腰围保护。

腰椎峡部不连与腰椎滑脱症

腰椎峡部不连又称腰椎椎弓峡部裂，是腰椎椎弓峡部骨缺损、被纤维组织所替代的一种病症。腰椎滑脱症是指腰椎的某一椎体及其整个节段向前滑动后所引起的一系列综合征。因腰椎滑脱主要由峡部不连所引起，故将两者合并讨论。峡部不连多发生在儿童期，成年后才出现症状，系成年后退行性变及劳损所引起。20～50 岁为多发年龄；75%发生在 L5，20%发生在 L4。

【病因病机】

1. 腰椎峡部不连的原因：可分为先天性和后天性两类。前者系指先天性腰椎椎弓中央及两侧的化骨中心未能连接而致峡部不连，后者系由应力骨折（疲劳骨折）引起。多见于举重、排球和体操等运动员、军人或体力劳动者，峡部骨折亦可在一次性损伤中造成。

2. 腰椎滑脱的发生机制：正常人直立时躯干质量通过第 5 腰椎传达到骶骨，由于骶骨上面向前倾斜，故第 5 腰椎受体重压力时有向前、向下滑移的倾向，正常情况下被后关节突阻挡（L5 的下关节突被阻挡在 S1 上关节突的后面）。此外，椎间盘、前纵韧带和后韧带组合亦有阻止其滑脱的作用。当 L5 峡部不连（两侧上下关节突之间的峡部断裂）时，L5 椎体及上关节突与其棘突、椎板、下关节突分离；如 L5～S1 椎间盘同时发生退行性变，即可能出现 L5 连同其上的椎体向前下滑脱。[图 8－1（1）]

【诊　　断】

1. 症状：下腰痛，即在直立位时腰部承受应力最大的部位出现疼痛，正中或偏一侧，部位深在。其性质为酸痛或胀痛。初始于直立位腰部用力活动时明显，休息后减轻，病情呈间歇性；以后疼痛变为持续性，活动和休息均有疼痛感。疼痛可向臀部或大腿放射，如压迫神经根可出现下肢放射痛。

2. 体征：L5 或 L4 的棘突压痛、横向推挤痛、棘旁深压痛；腰后伸疼痛加剧，背伸肌紧张；站立时腰生理前凸加大，腹部前凸明显，骶骨因骨盆后旋而突出，导致臀部后撅，L4～L5 棘突间常有"阶梯"感，即 L5 棘突后突而 L4 棘突前凹，腰部活动受限。

3. X 线检查：

(1) 正位片：于环形椎弓根阴影下，可见一低密度裂隙，多为双侧。

(2) 侧位片：可见骨折裂隙，并可确定滑脱程度。将第 1 骶椎上缘分为 4 等份，正常时第 5 腰椎椎体后缘与第 1 骶椎椎体的后上缘形成一连续的弧线。若滑脱时第 5 腰椎椎体前移，前移＜1/4 者为Ⅰ度；＞1/4，＜1/2 者为Ⅱ度；＞1/2，＜3/4 者为Ⅲ度；＞3/4 者为Ⅳ

度。此外，尚可见滑脱之椎间隙变窄、关节面硬化、唇样增生等变化。

（3）斜位片：峡部是指脊椎上下关节突之间的狭窄处，位于椎弓的后外方，故斜位观察最清楚。因此，双侧腰椎斜位X线片是诊断峡部裂的主要依据，它能显示两侧峡部的情况。正常椎弓附件投影像，为一“猎狗”外形，即狗头为同侧横突，狗耳为上关节突，狗眼为椎弓根的纵切面影，狗颈为峡部，狗身为椎体，前后腿分别为同侧和对侧的下关节突，尾巴为对侧的横突。若有椎弓峡部不连，则可在“狗颈”部见一带状裂隙，故又称狗脖子项链征［图8－1（2）］。

【辨证施治】

（一）内治法

内服药物难以复位，但能帮助减轻病症。主要采用补肾壮阳、舒筋活络剂，方选健步虎潜丸、六味地黄丸、金匮肾气丸等。

（二）外治法

可用腰围保护。手法仅适用于有腰痛的椎弓峡部不连或轻度脊柱滑脱症。具有促进局部气血流畅、缓解肌肉痉挛和整复腰椎滑脱的作用，但务须轻柔和缓、力度适当，切忌强力按压、扭转腰部，以免造成更严重损伤。

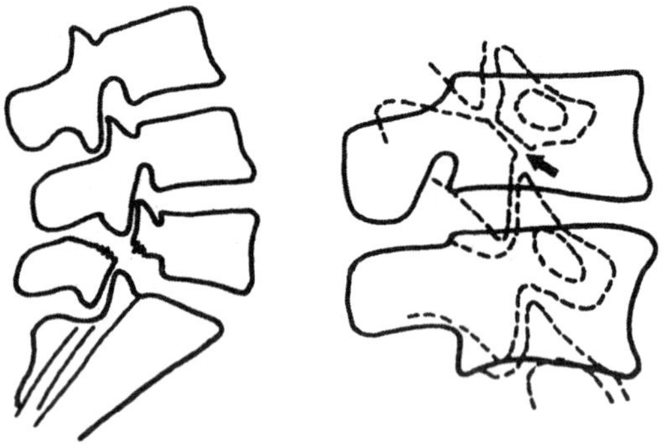

(1)腰椎峡部不连　　(2)狗脖子项链征

图8－1　腰椎峡部不连及其X线特征

（三）其他治疗

对腰椎滑脱明显或腰痛较重、持续不缓解影响正常生活及工作，经非手术治疗不能减轻症状者以及有神经压迫症状者可施行手术治疗。手术的目的是解除神经压迫，加强脊柱稳定。目前临床上主要有原位融合术和复位融合内固定术两大类。

第三节　代谢性骨病

佝偻病

佝偻病是一种因维生素D不足引起的慢性营养缺乏症，即长骨骨骺闭合以前的骨钙化疾病，好发于0.5～2岁的幼儿。其原因是由于维生素D或其活性代谢物缺乏，同时合成钙或磷的能力不足以及由此所引起的钙、磷代谢紊乱。本病属中医“五迟”、“五软”、“龟背”、“鸡胸”、“解颅”等范畴。

【病因病机】

（一）病因

1. 维生素D缺乏：日光紫外线照射不足、生长过速、胃肠道疾病、肝脏疾病及呼吸道感染，都可影响维生素D及钙、磷的吸收和利用；慢性肾炎和肾盂肾炎患者常并发慢性中毒，造成肾功能低下，影响钙、磷吸收，或降低活化维生素D的能力，而引起佝偻病。

2. 胎中失养、先天不足：《医宗金鉴·幼科心法》曰“小儿五迟之病，多因父母气血虚弱，先天有亏，致小儿生下即筋骨软弱，步行艰难，齿不速长，坐不能稳，皆肾气不足之故”。若孕母起居失常，户外活动少，日光照射不足，营养失调或患有痼疾，都直接影响胎儿的营养和发育，致使先天肾气不足。

3. 调护不当、后天亏乏：小儿“脾常不足”，运化功能薄弱，再加饮食失节，喂养失调，损伤脾胃，则脾胃运化失职，水谷精微不能吸收，无以濡养肌肉筋骨。“脾气虚则四肢不用”，故形体消瘦。

（二）病机

中医认为肾主骨，齿为骨之余，发者肾之荣；若齿久不生，生而不固；发久不生，生而不黑，皆胎弱也。皆由父母精血不足，肾气虚弱，不能荣养而然。若长而不立，立而骨软，大不能行，行则筋软，皆肝肾气血不充，筋骨痿软之故。肝血虚，而筋不荣膝，膝盖不成，手足痉挛者；肾气虚，而髓不温骨，骨不能用，故足胫无力。

现代医学认为，本病的病理特征是钙不能及时地沉着于骨样组织和骨前期软骨内。而正常的钙沉积取决于血清钙和磷的平衡，血清钙、磷的平衡取决于其吸收、排泄和在骨内外的游动速度。这些均受维生素D的影响和调节。而维生素D的来源主要是食物（如蛋黄、牛奶、肉类、鱼肝油等）和皮肤中的7-脱氢胆固醇（经日光中的紫外线照射后转变为维生素D)。由此可见，当遇到下列情况时，可导致维生素D的缺乏：①营养缺乏和日光照射不足；②维生素D需要量增加，如未成熟儿；③消化系统疾病，如脂肪痢、胃切除后、胆总管梗阻等使维生素D吸收障碍；④慢性肝炎，胆总管阻塞引起肝细胞损害，或慢性肾功能衰竭而使维生素D的羟化功能障碍等。

基于引起佝偻病的病因不同，可将其分为营养性佝偻病、肠性佝偻病、遗传性肾性佝偻病、后天肾性佝偻病及新生儿佝偻病等。

佝偻病的主要病理变化在骨骼，骨生长由于无机物质显著减少而停滞。在软骨或骨样组织阶段，因钙盐不足不能完全骨化，导致骨骺软骨增生，骨骺增大；原有骨质脱钙或被吸收，出现骨质软化，由于体重和肌肉牵拉的作用而变形。畸形最早发生在骨端，随着骨骼的生长，畸形移至骨干中部，故后期长骨出现弯曲畸形，胸部和骨盆亦发生畸形。

【诊　　断】

1. 病史：婴幼儿患者可有营养不良、胃肠道疾病、肾脏疾病等病史。

2. 症状和体征：发病早期，患儿的骨骼变化尚不明显。常表现为易于激动、烦躁不安，甚则惊厥、手足搐搦或精神淡漠、头汗多等症状。骨骼畸形改变表现在患儿头部增大，囟门迟闭（多>1岁）。前额向外膨出，胸骨隆起，呈鸡胸畸形。胸廓沿横膈附着处向内陷没，形成横沟，即哈里逊（Harrison）沟。肋骨软骨处增大，在前胸两侧形成“串珠”畸形。四肢远端因骨样组织增生，以致腕及踝部膨大似手镯、脚镯状畸形；下肢可发生膝内翻、膝外翻、军刀腿、平足等畸形。

3. X线检查：特征性X线变化主要见于干骺端。最早的X线片改变为长骨骨骺端的临时钙化带不规则、模糊和变薄；干骺端有一定程度的凹陷，呈杯口状，边缘模糊，并有毛刷状密度增高，自干骺端向骨骺方向延伸。骨骺出现迟缓，并与干骺端的距离增大。骨皮质密度减低，骨小梁粗糙，可因骨膜下钙化不全而使长骨骨干变粗。四肢常呈O形或X形畸形。在恢复期，干骺端边缘清楚、规则，但干骺端仍宽阔，骨骺相继出现，但严重畸形者多恢复困难。

4．实验室检查：血清钙一般正常或稍偏低；血磷明显下降，可降至0.65～0.97 mmol/L；血清碱性磷酸酶中度升高；尿钙减少，一般在1.25 mmol/d左右，严重者尿钙不能测出。

【辨证施治】

（一）内治法

中医认为小儿佝偻病属虚证，主要累及肾、脾两脏，故采用补法治疗。

1．先天不足：选用六味地黄汤或河车大造丸加减。若肾阴虚者，选六味地黄汤或知柏地黄丸；纳差者，加砂仁、茯苓；行迟者，加五加皮、杜仲；语迟者，加菖蒲、远志。

2．后天失养：选用补中益气汤加减。若项软不正，加六味地黄丸、鹿茸、五味子；夜惊者，加蝉衣；便溏不化者，加山药、炒神曲。

（二）外治法

对<4岁的儿童，病变尚未痊愈，程度较轻的膝内、外翻畸形，可以手法或外固定矫正。由于支架使用时间较长，应密切注意监护，以免因外固定使用不当引起压迫性溃疡。

（三）其他治疗

1．西药治疗：新生儿无维生素D储存，人工喂养的婴儿，每日应补充维生素D 400 IU，可预防佝偻病的发生。对<3个月的早产儿，应加大维生素D的剂量，每日可达2000 IU。同时口服葡萄糖酸钙、碳酸钙等，每日1～2 g；供给钙质食物如牛奶、蛋品等。

2．手术治疗：对<4岁的儿童，胫骨内翻畸形，可用折骨术矫正。折骨时应注意保护胫骨上、下端的骨骺，避免损伤。术后用夹板或石膏固定3周。对>4岁的儿童，骨质较坚硬，或畸形最显著处位于关节附近者，应作截骨术。但须注意的是，术前应肯定病情已稳定，至少X线片显示骨的轮廓规则和清晰，并有象牙质变，方可行截骨术或折骨术，否则可能导致骨不连。

【预防与护理】

佝偻病的预防和护理有着十分重要的临床意义。

1．预防：①注意孕妇保健为预防小儿佝偻病的重要措施，孕妇应多进行户外活动，多晒太阳并注意加强营养；②保证小儿经常直接接触日光；③对未成熟儿、双胎、人工喂养和生长迅速的婴儿，阳光照射不足时应补充维生素D和钙剂。

2．护理：①佝偻病患儿体质虚弱，抗病能力差，应特别注意护养，防止发生上呼吸道感染。②勿使患儿过早、过多地坐立和行走。扶抱时应注意姿势正确，以免发生骨骼畸形。③有下肢畸形者，应限制站立或行走。

骨软化症

骨软化症是成人的佝偻病，其特点是骨组织中新生的类骨中矿物盐沉着不足，骨样组织增生，骨质软化，造成脊柱、骨盆及下肢长骨抗应力强度减弱而出现畸形和不全骨折。中医把骨软化症归属于“骨痹”、“骨痿”的范畴。

【病因病理】

（一）病因

中医认为本病之初期为“骨痹”，诱因为“寒”，故临床上表现为“骨重酸痛”等症状；进而“邪气”渐深，化寒为热，以至“骨枯髓减”和“腰脊不举”之骨痿阶段；病程继续进展，则会引起骨骼的严重损害甚至畸形。

现代医学认为骨软化症主要是骨基质缺乏钙化。其单位体积内骨基质组织含量正常，但矿物质含量减少。骨软化症可继发于很多疾病，如胃切除术后、慢性肾炎、家族性磷酸盐多尿症、长期使用抗惊厥药和异丙嗪以及营养性维生素 D 缺乏等，均可使维生素 D 摄入或代谢发生障碍，不能产生有效的 1,25－二羟胆固醇，以致肠道对钙的吸收减少和钙的骨沉积减少，最终导致骨软化。

（二）病理

新骨形成发生缺陷，以致大量骨密质为骨松质所取代，皮质变薄，骨松质中的骨小梁纤细、数量减少，常被纤维组织或类骨组织所替代，以致抗应力强度减弱，在应力作用下产生弯曲畸形，甚至发生病理性骨折。

【诊　　断】

1. 病史：患者可有胃切除史、脂肪痢病史，或饮食内长期缺乏维生素 D 和长期居住恶劣环境的生活史。

2. 症状和体征：自发性周身性骨痛为其主要表现，多起于腰腿部，重者行走困难，甚至不能翻身。压痛以胁肋部为著，如发生病理性骨折常有严重的局限性压痛。骨骼可因体重压力和肌肉牵拉力出现畸形，以脊柱和下肢多见，如骨盆狭窄、驼背、脊柱侧弯、膝内翻、膝外翻、长管状骨弯曲等。如小腿肌无力，行走时呈摇摆步态，上楼困难，蹲坐时起立困难；如躯干肌无力，则表现为下床困难。少数患者出现手足搐搦，系因低血钙使神经肌肉兴奋性增高之故。

3. X 线检查：全身骨呈弥漫性脱钙，以腰椎及骨盆为著，如椎体呈双凹征或楔形变，骨盆呈三叶状及髋内翻、膝外翻和胫骨弓状变形等。当骨钙化不全严重时，骨小梁影像模糊，呈毛样。部分患者骨骼出现 Milkman 假性骨折线（Looser 线），多出现于股骨颈、耻骨支等部位，表现为线状透光带，横过上述骨骼。

4. 实验室检查：早期可无异常，晚期出现低血钙、低血磷、碱性磷酸酶常升高。

【辨证施治】

（一）内治法

骨软化症的病机关键在于肾精亏虚，骨髓失充，故治疗本病多从益肾填精壮骨着手，同时根据先天、后天的关系，结合具体证候，注意健脾益气。

1. 肾虚寒滞：用独活寄生汤加减。若痛甚，加制川乌、制马钱子；精亏神疲甚者，加鹿茸、狗脊；脾虚明显者，加黄芪、薏苡仁，或合归脾丸。

2．肾亏骨枯：用左归丸加减。

（二）其他治疗

1．西药治疗：对营养性骨软化症可同时给予维生素 D。脂肪消化不良者，应同时给予胆盐和胰腺素。

2．手术治疗：对髋内翻、膝内翻、膝外翻患者，可在骨质软化症经治疗完全静止后截骨矫正畸形。手术前后应经常检查血清钙、磷和碱性磷酸酶的含量。严格控制维生素 D 的剂量，必要时停止使用。

【预防与护理】

改善饮食，多食动物肝脏、脂肪、蛋类、乳类、海产品、新鲜蔬菜等食物。鼓励患者多在日光下活动。

骨质疏松症

骨质疏松症是指以单位体积内骨量低于正常为特征的骨骼疾患，其主要表现为骨质的有机成分生成不足，继发钙盐减少及骨组织的微细结构破坏。骨质疏松症属于中医“虚劳”的范畴，与脾肾两脏关系密切。

【病因病机】

（一）病因

中医认为骨质疏松症的发生、发展与“肾气”密切相关。同时，脾为后天之本，气血生化之源。由于营养失调，脾胃损伤，无以化精血以滋肾充胃，导致本病。肾主藏精，其充在骨，肾阴不足则骨无以充，故骨骼疼痛酸楚，甚者发生骨折。或因饮食不节，损伤脾胃，久则脾胃功能日益衰弱，影响水谷精微之化生，气血之生长，内不能和调五脏六腑，外不能洒陈营卫经脉，加之年老体弱，肢体少动，日久酿成本病。

现代医学认为本病由以下原因引起。①原发性骨质疏松：包括绝经后（Ⅰ型）骨质疏松和老年性（Ⅱ型）骨质疏松。前者主要病因为性激素不足，患者以女性为主，60～65 岁为发病高峰期。脊柱椎体骨折为其主要临床表现。与Ⅰ型骨质疏松相比，Ⅱ型骨质疏松男性患者比例增加，但仍以女性为多。骨折常于绝经后 25～40 年内发生，以髋部骨折居多。Ⅱ型骨质疏松与Ⅰ型骨质疏松的一个重要区别在于血清甲状旁腺激素水平是上升的。②继发性骨质疏松：其病因较多，可发生于任何年龄，生化检测常无明显异常或表现为原发疾病的特征，包括废用性、营养性、内分泌性、青年特发性骨质疏松和遗传性结缔组织疾病等。

骨质疏松症的发生与否与影响骨细胞功能的某些激素和全身、局部的调节因子有关，如甲状旁腺激素、维生素 D_3、降钙素、促生长素、糖皮质激素、胸腺素、胰岛素和性激素等。

（二）病机

骨的重建主要包括骨吸收和骨形成，其中起主要作用的是破骨细胞和成骨细胞。如骨吸收与形成之间的动态平衡被破坏，骨吸收超过骨形成时，骨量即开始丢失。因破骨细胞过度吸收骨质，结果使骨的厚度变薄，特别是骨内膜面变薄，导致髓腔扩大。但由于骨外膜下的成骨细胞仍缓慢地产生新骨，故骨的周径略有增加。椎体内横形骨小梁吸收较快；承重骨小梁部分消失，部分代偿性增粗。

【诊　　断】

1．病史：老年患者可无明确病史，其他原因引起的骨质疏松症则有相应病史。并发骨折者，可有相应的外伤史，但由于引起骨折的外力往往非常轻微，加之部分并发骨折的患者无明显症状，故患者就诊时常无明确的外伤史。

2．症状和体征：

（1）腰背痛：腰背疼痛是骨质疏松症患者最常见的临床症状，当脊柱发生椎体压缩骨折时表现得尤为明显。疼痛程度较轻而持续时间较长，但亦有疼痛剧烈并持续数周者。急性腰背痛缓解之后，留有不同程度的慢性腰痛。

（2）骨折：脊柱椎体压缩骨折、髋部骨折和桡骨远端骨折是最常发生的3种骨折。胸腰椎骨折严重者可致背腰部畸形，肺活量减少甚至引起肺部感染，或影响心功能。骨折可导致患者身长和体重均下降，脊柱缩短，肋下缘与髂嵴靠近，脊柱出现后凸畸形。

3．实验室检查：血液生化检测无明显异常；血清钙和无机磷含量、碱性磷酸酶多正常；尿磷、尿钙亦无异常，但尿羟脯氨酸可能增高。并发骨折时，血清碱性磷酸酶略增高。如伴有软骨病者，血磷、血钙偏低，碱性磷酸酶增高。

4．X线检查：X线平片检查敏感度低，故轻症难以发现，只有当骨量减少30%以上方能显示。此时可见骨密度减低，骨小梁稀疏、减少、变细甚至消失，以脊椎横形骨小梁吸收最早，残余骨小梁呈栅状排列。随着病程进展，纵形骨小梁亦被吸收。四肢骨尚可见程度不等的骨皮质变薄等X线征象。

5．骨密度测定：可反映骨组织骨矿含量，给出骨量减少情况一个相对量化的标准。通常采用的方法有单光子吸收法、双光子吸收法、双能X线吸收法及定量CT扫描等。

【辨证施治】

（一）内治法

《理虚元鉴·治虚有三本》曰：“脾为百骸之母，肾为性命之根，治肺治肾治脾，治虚之道毕矣”；“虚则补之”。故对骨质疏松症，中医应以调补脾肾为本。

1．脾气虚型：选用参苓白术散加减。若见饮食不清、胃脘不适者，可加山楂、厚朴、麦芽等。

2．肾阴虚型：选用左归丸加减。如阴虚火旺之症明显者，可与知柏地黄丸合用。

（二）其他治疗

1．营养与运动疗法：由于骨骼蛋白质和钙盐均有丢失，故应在饮食中补充蛋白质、钙盐及各种维生素，对改善症状有一定帮助。此外，应鼓励患者作适度的体育活动，以刺激成骨细胞增殖活跃，促进骨质形成。

2．西药治疗：

（1）性激素：雌激素是预防绝经后骨质疏松症的首选药物，可减少骨折发生，疗效肯定。雌激素亦可与雄激素（如丙酸睾酮等）联合使用以增加疗效，但女性患者应注意防止发生男性化倾向。

（2）补充钙剂：补充适量钙剂，可缓解疼痛，促进正钙平衡。口服钙剂可用乳酸钙、碳酸钙等，目前认为有机钙更有利于吸收。对特发性骨质疏松症可用葡萄糖酸钙静脉间歇滴注治疗。

（3）维生素D：可促进钙吸收和正钙平衡。但对单纯骨质疏松症患者，维生素D无效。大剂量应用维生素D和钙剂时，应注意观察血钙和尿钙，以免发生尿路结石。

（4）降钙素：通过抑制破骨细胞的形成，达到减少骨吸收的作用，具有明显的镇痛和降低骨折发生率的作用。临床可用于绝经前后的骨量丢失，尤其是高转换型骨质疏松。由于其长期应用会继发甲状旁腺功能亢进，故应补充钙剂。

此外，甲状旁腺激素、二膦酸盐和小剂量氟化物亦有一定的治疗作用。

3. 病因治疗：病因明确者，如原发性甲状旁腺功能亢进，则应考虑切除甲状旁腺或肿瘤组织。

4. 并发骨折的治疗：椎体骨折者，需卧床及对症治疗。止痛药物、热敷等可缓解疼痛，减轻肌肉痉挛。但卧床时间不宜过长，应鼓励患者在有效保护措施的前提下，早期起床活动，并注意防止发生意外。

骨质疏松症起病缓慢，大约5年以上方能在X线片上显示。故治疗后，尽管骨组织有一定的合成代谢，但X线显示明显好转也需相当长的疗程，因此临床应以疼痛缓解、症状减轻及出现钙正平衡、尿羟脯氨酸排泄减少来评价疗效。

第四节　骨软骨病

股骨头骨骺骨软骨病

股骨头骨骺骨软骨病又称股骨头幼年变形性骨软骨炎、Legg-Calvé-Perthes病，临床习称Perthes病或扁平髋。

【病因病机】

股骨头骨骺骨软骨病属“骨痹”的范畴，古称之为“骨蚀”。如《灵枢·关节真邪》曰：“虚邪之入于身也深，寒与热相搏，久留而内著。寒胜其热，则骨疼肉枯；热胜其寒，则烂肉腐肌为脓，内伤骨，内伤骨为骨蚀。”中医认为本病是由于年幼体弱，肾气不充，不能温煦形体，濡养筋骨；加之外力损伤或寒湿侵袭，则筋骨损伤，营卫受阻，致使局部关节经脉瘀滞、血流不畅，筋骨关节失养而引发本病。

本病的确切原因尚不清楚。目前认为其根本原因主要是缺血性坏死，而缺血则因股骨头骨骺营养血管闭塞或血液供应障碍所致。

【诊　　断】

股骨头骨骺骨软骨病好发于3～12岁儿童，4～7岁为发病高峰；男女之比约为6:1。

1. 症状：髋部疼痛及跛行为本病的主症。疼痛的性质多为钝痛或胀痛，部位多在腹股沟与大腿根部，常放射至膝部，活动后疼痛加剧，休息后缓解；跛行多因疼痛引起，劳累后加重，休息后减轻或消失；少数重症患者产生肢体畸形者，亦可造成跛行。

2．体征：典型体征为患髋有轻度屈曲、内收畸形；大腿和臀部肌肉明显萎缩，髋前区和臀外侧压痛，轻者仅伸髋和内旋活动轻度受限；重者髋关节各方向活动均受限，以外展和内旋受限最为明显。被动活动髋关节时可察觉内收肌痉挛；患侧4字试验阳性。

3．X线检查：应摄双侧髋关节正、侧位及蛙式位片。X线表现可分为3期：

(1) 早期（坏死期）：关节囊呈球形肿胀，骺线加宽，骨骺密度均匀增高，骨纹消失；股骨头外侧轻微变扁；头臼距离加宽。蛙式位片可见股骨头前外侧有线形裂隙，系软骨下微细骨折形成的新月形透光带，骺外侧骨质疏松，且出现囊样缺损区，但无硬化环。

(2) 中期（进展期）：股骨头坏死进行性加重，骨骺密度呈不均匀性增高，骨骺变扁、碎裂，有时呈现大小不等的囊变。骨骺可过早闭合，股骨颈增宽变短。

(3) 晚期（修复期）：股骨头骺坏死与吸收，在稀疏区布满骨小梁，碎块重新融合，头骺又趋于光滑如球状，股骨头呈蕈状或圆帽状或蘑菇状，颈干角变小而髋内翻，臼浅而不规则，有时呈现半脱位或骨关节退行性变。

【辨证施治】

（一）内治法

1．湿痹型：证见髋关节疼痛、运动受限、肌肉萎缩，食纳差，肢体重着，舌淡苔白或白腻，脉弦细滑。治宜化湿健脾、温经通络，方选桂枝芍药知母汤加减。

2．血瘀型：证见髋部僵硬疼痛、拒按、痛有定处，跛行，舌质紫暗或舌有瘀斑，脉弦涩。治宜活血化瘀、通经活络，方选身痛逐瘀汤加减。

3．肾虚型：证见髋关节胀痛、疼痛绵绵，四肢酸软，神疲乏力，舌淡苔薄白，脉沉细无力。治宜补肾壮骨，方选健步虎潜丸加减。

4．劳损型：证见髋部疼痛、活动受限，跛行日久，时发时止，舌淡苔白，脉弦紧。治宜行气活血、强筋健骨，方选顺气活血汤加减。

（二）外治法

1．卧床和牵引：疾病早期滑膜刺激症状明显时，应卧床休息，同时行皮肤牵引，患肢应置于外展40°和轻度内旋10°～15°位，牵引时间1～2周，直至刺激症状消失。

2．外展支架：应用外展支架使两下肢保持40°外展和轻度内旋10°～15°位（图8－2），患者可扶双拐下地行走，夜间可去除支架，但两下肢仍应保持在外展、内旋位。支架一般使用1～2年，在此期间每3～4个月摄X线片复查1次，如显示病变已修复，则可去除支架，正常行走。

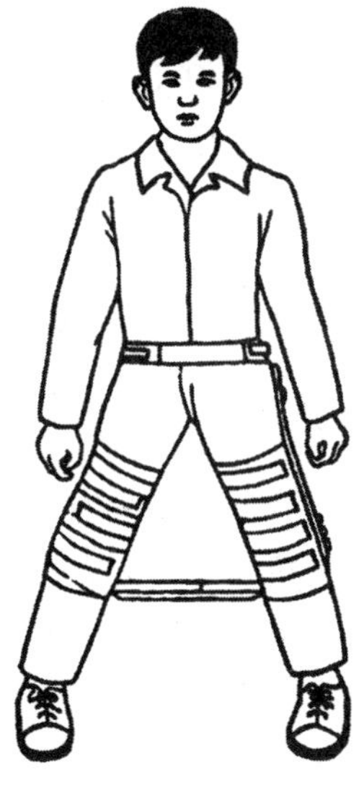

图8－2　应用外展支架维持双侧下肢于外展及轻度内旋位

（三）其他治疗

早期髋部积液明显时，可行髋关节穿刺抽吸，并可结合理疗、热敷等疗法。手术治疗包括软组织松解术、各种截骨术、钻孔减压术、滑膜切除术、植骨术、骨瓣移植术、血管植入术等，可根据情况进行选择。

【预　　后】

股骨头骨骺骨软骨病的预后与病变的程度和治疗及时与否、措施得当与否有直接关系：①坏死仅累及骨骺的一小部分，则日后股骨头可能恢复正常、髋关节功能良好；②坏死累及大部分骨骺，但诊断、治疗及时，股骨头未塌陷变形，日后髋关节功能亦好；③坏死累及股骨头大部分，坏死骨分离，股骨头塌陷变形，或合并半脱位，则日后髋关节退化不可避免，髋关节功能将受影响。

胫骨结节骨软骨病

胫骨结节骨软骨病又称 Osgood-Schlatter 病、胫骨结节骨骺炎、胫骨结节骨突炎。患者多为喜欢剧烈运动的 12～15 岁男孩，多为单侧发病，双侧发病约占 30%。

【病因病机】

胫骨骨凸的骨化中心约于 11 岁出现，17 岁左右融合，成为胫骨结节。在少年发育旺盛时期，过多的剧烈运动使胫骨结节受到髌韧带的过度牵拉。由于韧带的抗牵拉强度远远超过骨骺，故长期反复的牵拉和损伤必然引起胫骨结节的部分撕脱；并阻断或减少了来自髌韧带的血液供应，导致骨突部骨骺缺血、坏死。后期由于成骨细胞的增生活跃，局部骨质增生，以致胫骨结节明显增大。

【诊　　断】

1. 症状和体征：疼痛常于剧烈运动后发生，如踢球、跳高、跳远、爬山等。行走时疼痛明显，严重时可出现跛行。检查时可见局部肿胀隆起、压痛明显，股四头肌抗阻力运动可诱发疼痛。晚期胫骨结节肥大突起。

2. X线检查：早期显示髌韧带附着处软组织肿胀阴影，随后胫骨结节骨骺密度增高，边缘不规则，甚至出现碎裂，碎片的远端向前、向上分离。晚期胫骨结节部形成一外形不规则的骨性隆凸，其前下方有时可见游离的骨块。

【辨证施治】

胫骨结节骨软骨病有自愈倾向，大多数患者只需减少活动，避免剧烈运动数周，症状即可缓解或消除。亦可配合中药外敷、熏洗、离子导入等疗法。病情较严重的病例，可能需用石膏制动。局部封闭可收到减轻疼痛、缩短病程的疗效。疼痛持续、经非手术治疗无效者，可行手术钻孔术。对胫骨结节过大、影响美观者，可待骨骺闭合后行手术切除。

腕月骨骨软骨病

腕月骨骨软骨病又称月骨缺血性坏死、月骨无菌性坏死（Kienböck disease），多见于20～30岁的青壮年，男性多于女性。

【病因病机】

月骨与桡骨下端间分别由桡月掌、背侧韧带相连（图 6－31），月骨的血运通过韧带中的营养血管维持，其中以桡月掌侧韧带中的滋养血管为主，其背侧韧带中的血运较少，故一旦前方的主要血管受到损伤，则易导致月骨缺血坏死。本病的发生多数与创伤有关。①急性外伤：如月骨脱位；②慢性损伤：如风镐工、木工、气锤工、电钻工等劳动者，因腕部长期承受高强度震动外力作用，易损伤月骨的营养血管而引起月骨缺血性坏死。

【诊　　断】

1. 症状和体征：起病缓慢，初始腕部僵硬、疼痛无力、活动受限，尤以背伸活动受限为著，叩击第 3 掌骨可诱发腕部疼痛。重者呈持续性疼痛，握力明显减弱，少数病例可出现腕管综合征的表现。

2. X 线检查：早期可为阴性，以后见有月骨密度增加，骨内出现斑点状或囊样透亮区。中期月骨塌陷变形、变扁、变小，前后径增宽，纵轴变短。后期严重者可出现关节面不平整、骨质疏松等骨关节病改变。

【辨证施治】

腕月骨骨软骨病早期以保守治疗为主，包括休息、制动、理疗、内服中药和中药熏洗等。手术方法有月骨钻孔植骨术、月骨－舟骨融合术、月骨－头骨融合术及月骨摘除术等。

〔附一〕 股骨头缺血性坏死

股骨头缺血性坏死是由于各种原因破坏了股骨头的血液供应，造成股骨头坏死后出现的病症。本病不属于骨软骨病的范畴，但由于其与股骨头骨骺骨软骨病有诸多相似之处，为便于学习，列于本节讨论。

【病因病机】

1. 股骨颈骨折：供应股骨头血液循环的主要血管受损，造成股骨头缺血性坏死。骨折线越靠近头下，越容易损伤股骨头的血运，从而引起坏死。

2. 髋关节损伤：如髋关节脱位后，因创伤严重或整复方法不当造成再损伤；滑膜切除时将股骨头脱出，手术切除关节囊、圆韧带以及纠正骨骺滑移或髋内翻时作楔形截骨术等，均能损伤股骨头的血液循环，引起股骨头坏死。

3. 股骨头骨软骨病：参见本章本节“股骨头骨骺骨软骨病”。

4. 血红蛋白病：如珠蛋白生成障碍性贫血（地中海贫血）。引起本病的机制是由于血液黏度增加，血液在小血管内滞留、栓塞，阻断了骨的血液供应所致。

5. 减压病：是由于所在环境的气压骤然减低而造成的综合征，股骨头缺血性坏死仅为其表现之一。本病主要发生在深海潜水员、战斗机飞行员等从事特殊工作的人群。出现临床症状之前，多有进入高压环境或从事高空飞行的历史。因减压过快，致使血液中释放出来的氮气在血管中形成栓塞，即可导致减压病。

6. 长期应用皮质激素：一方面可导致高脂血症及全身性脂肪栓塞，如脂肪球易黏着在血管壁上，造成血管梗阻致使骨缺血坏死；另一方面可使血液处于高凝状态及血管炎，特别是在胶原性疾患中易造成血管栓塞及骨坏死。此外，长期服用激素可导致骨质疏松，在身体重力作用下，使疏松的股骨头产生骨小梁骨折及软骨下骨压缩而引起股骨头塌陷。

7. 酒精中毒：引起骨缺血性坏死的机制尚不清楚。一般认为系因胰酶释放，造成脂肪坏死，继而钙化所致。亦可能是过量饮酒导致高脂血症，使血液处于高凝状态，进而使血管堵塞造成骨缺血性坏死。

8. 特发性缺血性坏死：指原因不明的骨坏死症。常见于下肢负重关节，尤以股骨头缺血性坏死最常见。

9. 其他疾患：痛风、动脉硬化、烧伤等，偶尔亦可引起本病。多因病变导致血管壁损害、血管栓塞而造成骨坏死。

【诊　　断】

1. 症状：早期症状为髋关节或膝关节痛，尤以内收肌痛出现最早。疼痛持续或呈间歇性，如双侧发病则多呈交替性疼痛，症状反复发作。早期多较轻微，但逐渐加剧，亦可在遭受轻微外伤后疼痛骤然加重。严重者跛行，甚至需扶拐行走。

2. 体征：早期髋关节活动无明显障碍；随病情进展可出现局部压痛及髋关节内旋、外展活动受限。

3. 影像学检查：根据病程进展，X 线表现可分为 4 期。①Ⅰ期（软骨下溶骨期）：股骨头外形完整，股骨头负重区软骨下骨质中，可见一呈月牙形的弧形的透明带，称为新月征，对早期诊断股骨头缺血性坏死有重要意义。②Ⅱ期（股骨头修复期）：股骨头外形完整，关节间隙正常，但股骨头负重区软骨下骨质密度增高，其周围可见点片状密度减低区或囊性变，其四周有一高密度硬化带包绕。③Ⅲ期（股骨头塌陷期）：股骨头负重区软骨下骨质密度增高，并出现程度不同的碎裂、塌陷，股骨头轻度变形。关节间隙正常，Shenton 线基本正常。④Ⅳ期（股骨头脱位期）：股骨头扁平，负重区明显塌陷，其内下方骨质多无塌陷。其外上方未被髋臼覆盖部分，因未承重而形成一轻度隆起的骨突。股骨头向外上方轻度移位，Shenton 线不连续。关节间隙多变窄，髋臼外上缘骨赘形成。CT 检查对发现早期微小病灶特别是显示新月征有重要价值。MRI 检查可在脂肪细胞坏死后 12～48 小时显示低信号改变，故较 CT 能更早作出骨坏死的诊断。

【辨证施治】

（一）内治法

1. 气滞血瘀型：证见髋部疼痛，轻度跛行，舌质紫暗或有瘀点，脉弦涩。治宜活血化瘀、通络止痛，方选桃红四物汤、加味二妙散等。

2. 肝肾两虚型：证见髋关节功能障碍及髋周围疼痛，伴体倦乏力、四肢疲软等证，舌淡苔薄，脉沉细弦。治宜补益肝肾、养血充髓，方选八珍汤、补阳还五汤加减。

3. 气血两虚、肝肾俱亏型：证见髋部间歇性疼痛，下肢乏力，关节屈伸不利，伴神疲气短，舌淡苔薄白，脉细滑。治宜固本培元、气血双补，方选六味地黄丸、十全大补汤加减。

（二）外治法

1. 外用药：常用外用药多以桃仁、红花、穿山甲、乳香、没药、大黄等活血化瘀药物为主药，佐以温经通络止痛之品如川椒、细辛、南星等，可制成膏药敷于患处，也可煎汁外洗或离子导入等治疗，以缓解软组织痉挛及疼痛。

2. 手法复位：对松解软组织痉挛、通经活血止痛、增加关节活动度有一定效果。操作时先从点、按、揉等轻手法开始，主要作用于髋周痛点及相应穴位；待充分放松得气后，可用较重手法揉捏髋周肌肉，最后慢慢地活动髋关节，以增加活动度，并以牵拉、拍打手法结束治疗。

3. 物理治疗：适用于Ⅰ期患者，Ⅱ期病变范围较小者亦可采用。可通过卧床休息、扶拐、带坐骨支架、用助行器行走或坐轮椅等严格限制承重的措施和牵引，以减轻股骨头的压力，缓解软组织的痉挛，矫正部分畸形和半脱位。

（三）其他治疗

股骨头缺血性坏死的手术治疗有钻孔减压术、带肌蒂或血管蒂植骨术、血管移植术、截骨术、人工关节置换术和闭孔神经切断术等。

第五节　先天性疾患

先天性肌性斜颈

先天性肌性斜颈是由于一侧胸锁乳突肌纤维化和挛缩引起的颈部不对称畸形，其特征为患者头部斜向患侧，下颌和面部转向健侧（图8－3）。

【病因病机】

（一）病因

先天性肌性斜颈病因尚不完全清楚，多数认为有以下2种原因：胚胎发育异常，子宫内胎位不正，分娩时产伤致胸锁乳突肌发生撕裂伤，出现血肿机化、肌纤维变性和增生挛缩；亦可由于胸锁乳突肌滋养动脉出生时发生栓塞，以致该肌缺血变性、机化挛缩。

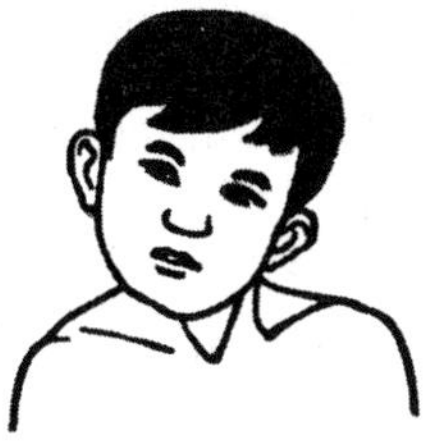

图8－3　先天性肌性斜颈

（二）病理

患者病变侧胸锁乳突肌肌纤维和肌腱变性、坏死和机化，继之纤维组织增生，形成瘢痕，导致肌肉挛缩。至少儿期，由于胸锁乳突肌长期牵拉，头部倾斜造成颜面和颅骨的改变。

【诊　　断】

1．病史：患儿可能有妊娠期间子宫内胎位不正，或由于臀先露和分娩时局部拉伤史。

2．症状和体征：婴儿出生后1～2周可发现头颈歪斜，头部转向健侧受限。手法可短暂纠正，但释手后畸形复现。胸锁乳突肌内可触及局限性肿块，呈椭圆形，有硬韧感，无明显压痛，有逐渐增大的趋势。2个月后肿块逐渐缩小，半年至1年之内基本消失。如肌肉挛缩未予治疗，则斜颈逐渐发展，头向患侧倾斜，下颏和颜面转向健侧。当头颈部主动或被动转向健侧或仰头时，则患侧胸锁乳突肌紧张而突出于皮下如条索状。畸形严重者患侧肩部耸起，头颅前后径变小，枕部歪斜，面部不对称，患侧面部窄小，眉眼与口角之间距较健侧缩小。

3．X线检查：除颈椎侧弯畸形外，骨质无异常征象。

【辨证施治】

1．非手术治疗：目的是促进局部肿块早期消散，防止肌纤维挛缩。适用于出生后半岁以内的婴儿。方法有手法牵伸挛缩的肌肉、按摩机化包块、局部热敷及体位纠正等。非手术治疗须坚持3～6个月方可奏效。

手法治疗于出生后 2 周方可开始。先将头部向健侧侧屈，直至患儿的耳郭触及健侧肩部；然后将头面部转向患侧，使下颏转向并对准患侧肩部，保持此姿势 10～15 秒，每次作 15～20 次，每日 3～4 次。手法扳治的同时可作局部按摩和热敷，按摩手法必须轻柔缓慢，以免造成损伤。按摩和热敷最好在喂奶时进行，以分散患儿的注意力。

体位疗法的方法是患儿睡眠时取仰卧位，用棉垫包裹的沙袋固定头部偏向健侧，下颌部转向患侧。亦可将患儿的小床靠墙放置，使健侧朝向墙壁，如此处理，则每当逗引患儿时，其头部即自动转向患侧。

2．手术治疗：适用于 0.5～12 岁患儿未得到正规治疗或经非手术治疗失败者。对＞12 岁的患者，如颈椎骨质结构无改变，面部畸形不严重者亦可手术矫治。对大龄患者，且面部严重畸形者，手术治疗会加剧面部畸形，故一般不主张手术矫治。

手术方法是将胸锁乳突肌的胸骨端和锁骨端切断，松解其挛缩，同时还应切断邻近的挛缩筋膜，使斜颈畸形得以矫正。如松解后其斜颈畸形不能充分矫正，可在乳突下方将胸锁乳突肌的乳突端切断。亦有人主张切除一段挛缩的肌肉，使之不能连接。术后用石膏固定头颈部置于反畸形位 6～8 周。

先天性髋关节脱位

先天性髋关节脱位是髋关节先天发育异常所致的畸形，其特征是患儿出生时股骨头部分或全部脱出髋臼，病变累及髋臼、股骨头、关节囊、韧带和周围的肌肉。

先天性髋关节脱位的发病率受种族、生活习惯及地理位置的影响。世界上某些地区如意大利、法国、阿尔巴尼亚等地中海国家，发病率高达 0.3%，瑞典的发病率更高达 1%，我国发病率为 0.091%～0.82%。一般单侧发病多于双侧，双侧同时发病者约占 25%。女性多于男性，为 4∶1～6∶1。

【病因病机】

（一）病因

先天性髋关节脱位的确切病因尚不清楚，一般认为它是由多种因素影响所致，遗传因素起着重要作用。多数学者认为胚胎期髋臼发育不良及关节囊、韧带松弛是主要原因。某些外在因素，如羊水过少、子宫内压力过大，孕妇孕期患病或有外伤史以及胎位不正、臀先露等，均可能与本病的发生有一定关系。

（二）病理

1．骨性变化：髋臼缘低平，臼底变浅；软骨性股骨头与髋臼的大小不相称；股骨颈明显短缩、前倾角显著增大，可达 90°之多；颈干角增大呈髋外翻畸形。后期股骨头压迫髂骨翼外侧，局部形成假性髋臼。

2．软组织变化：①关节囊松弛，被牵伸呈椭圆形，其内下部分被嵌于股骨颈与髋臼之间，使之呈哑铃状。其峡部恰为髂腰肌跨越关节囊处。②圆韧带发育不良，并逐渐衰变消失，但少数患者的圆韧带亦可肥大增厚。③关节周围发生变化的肌肉主要有内收肌群、腘绳肌、股直肌、缝匠肌、阔筋膜张肌和耻骨肌等被缩短，髂腰肌、股方肌和闭孔肌群等被拉长。④臀大肌和臀中肌等肌力明显减弱。

上述病理变化中，关节囊哑铃状改变，内收肌、腘绳肌变短挛缩，髂腰肌短缩并紧压在关节囊前方及髋臼变浅等是妨碍股骨头复位的主要因素。

【诊　　断】

1. 病史：常有孕期羊水过少、胎位不正及臀先露史。

2. 症状和体征：

(1) 新生儿或婴儿期：此期因患儿尚未开始行走，临床症状不明显，故难以引起注意。临床如发现有下列体征者，应密切注意、高度怀疑有先天性髋关节脱位的可能：①一侧下肢活动少，蹬踢力量小于对侧者；②双侧大腿内侧皮肤皱褶不对称，患侧皮纹深陷；③为患儿更换尿布时，闻及髋部弹响声；④下肢伸直或屈髋时，髋关节外展受限。此期特殊检查方法有：①Ortolani 试验，用于识别股骨头是否能整复或脱出于髋臼。检查时患儿仰卧，屈膝屈髋各 90°，检查者拇指置小转子处，其余 4 指置于大转子处，然后外展髋关节。当外展时闻及弹响声，系股骨头进入髋臼内的"入臼声"；反之，内收髋关节时闻及弹响声，则为股骨头重新脱出髋臼，均提示 Ortolani 试验阳性。此体征只适用于新生儿期及＜3 个月婴儿的检查。②蛙式外展试验（图 3－37）阳性。③Allis 征（图 3－34）阳性。

(2) 幼儿期：站立时臀部高耸，腰部前凸明显；双下肢不对称，患肢短缩；走路时步态呈摇摆状跛行；臀部扁而宽，股骨大粗隆突出［图 8－4（1）］。双侧脱位者会阴部增宽，臀部后耸，腰前凸增大［图 8－4（2）］。触诊时可发现脱位侧股三角空虚、凹陷，股动脉搏动减弱。髋关节外展受限，内收肌紧张。此期的特殊检查方法有：①望远镜（Telescoping）试验，检查者一手握住大腿远端，另一手稳定骨盆，置髋关节于内收位，依次于屈曲和伸直牵拉患肢，如有活塞样异常活动或感觉者为阳性；②Trendelenburg 征阳性（图 3－32）。

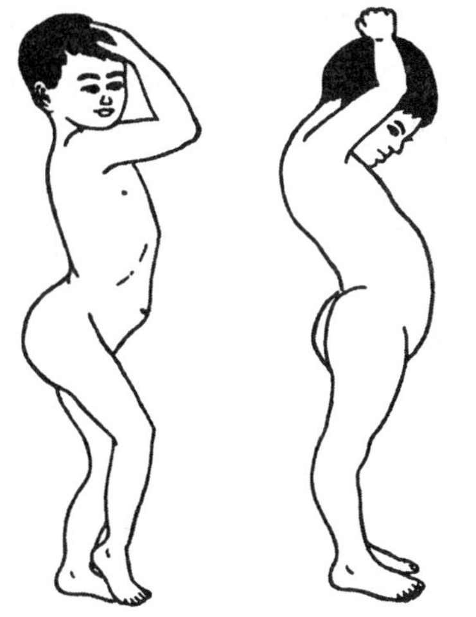

图 8－4　先天性髋关节脱位的外观畸形

3. X 线检查：

(1) 新生儿或婴儿期：此年龄组中，新生儿的髋关节骨化不全，软骨成分多，X 线诊断难度较大，但仍为诊断的主要依据之一。①Y 线：髋臼在婴儿期由髂骨、耻骨和坐骨连接而成，三者之间的软骨连接即形成 Y 形，故又称 Y 形软骨。Y 线即为连接 Y 形软骨中心的横线，是测量先天性髋关节脱位的一条基本线。②Perkin 线：自髋臼顶最外缘向下作与 Y 线垂直的直线，Perkin 线与 Y 线将髋关节分成 4 个方块，称为 Perkin 方块。正常股骨头的骨化中心位于内下方块内；若骨化中心在其他方块内，即为先天性髋关节脱位。③髋臼指数（髋臼角）：为髋臼顶的平行线与 Y 线形成的夹角，此角正常值新生儿为 30°，2 岁时减为 20°。如髋臼角＞30°提示髋臼发育不良或疑有先天性髋关节脱位。

(2) 幼儿期：患儿年龄＞1 岁以后，股骨头骨骺已骨化，X 线片上清晰可见股骨头脱出髋臼，向外上方移位，髋臼变浅变小（髋臼指数增大）。此外尚可见：①CE 角，即中心边缘

(center-edge) 角，又称 Wiberg 角。CE 角为 Perkin 线与股骨头中心至髋臼外缘连线相交之角，正常范围为 20°～40°。当髋关节脱位时，CE 角减小，甚至变为负角。②Shenton 线，即股骨颈内缘与闭孔上缘之连线，正常此线呈连续弧形。当髋关节脱位时，股骨近端上移，此线中断，失去连续性。(图 8－5)

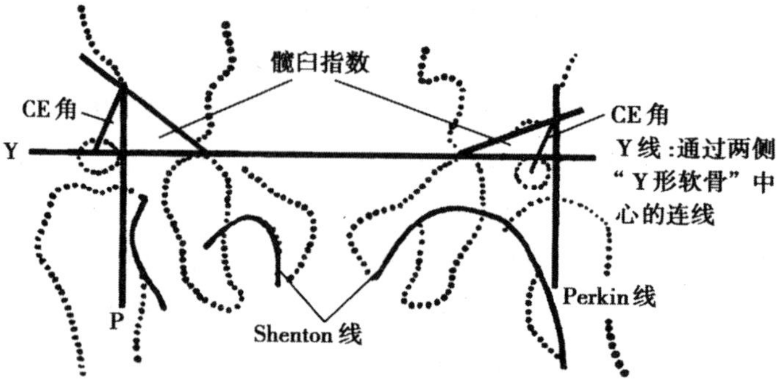

图 8－5　婴幼儿先天性髋关节脱位的 X 线表现及测量方法

【辨证施治】

先天性髋关节脱位的治疗应根据患者的年龄和病理特点采用相应的治疗方法。总的原则是早期诊断，及时治疗。早期治疗方法简单，患儿痛苦小，效果好，合并症少。通常主张＜3岁的患儿采用非手术治疗，即闭合复位后用外固定支具稳定复位后的髋关节；＞3 岁的患儿主要采用手术治疗。

（一）非手术治疗

1．婴儿期（＜3 个月）：应用外展支具如外展尿枕、连衣挽具等（图 8－6），使双髋维持于外展位。两大腿夹角不小于 40°，一般应在 70°左右，保持外展位 6～12 个月。

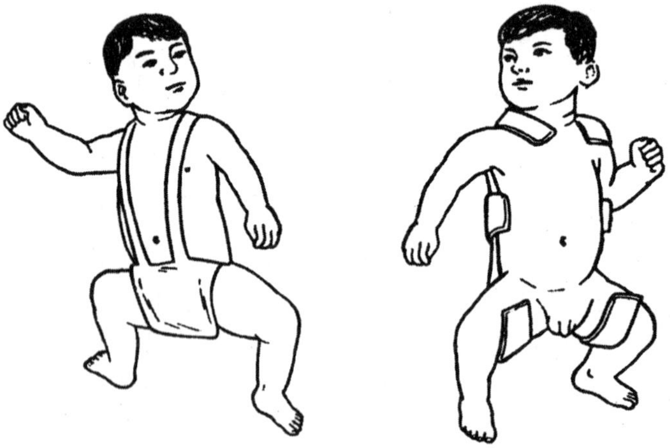

图 8－6　适用于婴儿期先天性髋关节脱位的外展固定支具

2．3 个月～2 岁：＜1 岁者，可在麻醉下手法复位，复位后用外展石膏管型或外展支架固定。若复位困难，可先行皮肤牵引或骨牵引 7～10 日，以松弛挛缩的关节囊和肌肉，俟股骨头基本牵至髋臼水平时再行手法复位；伴有内收肌紧张者，可行皮下切断后再予复位。

复位满意后用蛙式石膏固定。3个月后在麻醉下改为双下肢髋人字石膏管型固定（外展30°，内旋约30°，髋关节伸直0°位）。固定3个月后拆除躯干部石膏，保留下肢石膏，使已复位的髋关节保持在较稳定的位置下练习活动及下地行走。固定期间每3个月更换1次石膏并复查X线片，以了解复位情况。如前倾角>30°，应用双下肢外展内旋石膏再固定3个月。

3. 2～3岁：由于年龄增大，体重增加，髋周围软组织继发性挛缩明显，故复位之前应进行骨牵引，以充分松解挛缩肌肉及关节周围软组织，并同时作内收肌切断，以保证复位成功，然后手法闭合整复石膏外固定治疗。复位时切忌使用暴力，以免引起股骨头缺血坏死。如复位失败，或髋臼发育不良，应作切开整复暨骨盆截骨或股骨截骨术。

（二）手术治疗

>3岁的患儿由于继发性病理变化严重，手法复位难以成功，需行切开复位和髋骨截骨术，以加深髋臼，使股骨头覆盖良好，稳定复位的关节。其主要手术方式有：

1. 切开复位术：指征是幼儿髋臼发育较好，复位后比较稳定，前倾角<30°～40°者，术后以髋人字石膏固定6周即可行患髋功能锻炼。

2. 切开复位臼盖成形术：对年龄较大或髋臼发育严重不良，单纯复位后不稳定者，切开复位同时进行髋臼造盖成形术。

3. 切开复位骨盆旋转截骨术：髋臼发育不良，髋臼仅能容纳股骨头的1/3～1/2者，可在切开复位的同时施行髂骨旋转截骨术，防止股骨头再脱位。

4. 股骨转子下旋转截骨术：对前倾角加大超过45°者，应行股骨转子下旋转截骨术。术中保留20°左右的前倾角，患侧前倾角减去20°即为截骨远端旋外的角度。

5. 其他术式：>8岁的患者软组织已与骨骼固定，手术效果差，为改善髋关节的稳定性，减少腰椎前凸，消除腰痛和髋关节痛，只能采用姑息补救办法，如股骨大转子下截骨术、髋臼加盖术等。

先天性马蹄内翻足

先天性马蹄内翻足是足部常见的畸形之一，约占75%以上。其发生率为新生儿的1%～4.4%。男女之比约为2∶1，单足发病者较多。

【病因病机】

（一）病因

先天性马蹄内翻足的发病原因尚不清楚，遗传为重要因素，患儿常有家族史。胎生期体位学说认为，正常胎儿两足在子宫内呈极度背伸位，足背儿可触及小腿前面；如胎儿期足部呈内翻、下垂姿势，则出生后仍可能处于此畸形位，出现马蹄内翻足。其他病因假设尚有环境、遗传、胚胎发育不良等学说，故马蹄内翻足的发生是多种因素造成的，子宫内环境因素可能是一个重要环节。

（二）病理

先天性马蹄内翻足的典型畸形有4种不同的畸形分别或合并存在，即足内翻、踝跖屈、足前部内收和胫骨内旋（图8－7）。幼儿大多只有软组织改变而骨关节正常，肌力不平衡普遍存在：即内翻肌（胫前肌及胫后肌）强而短缩；外翻肌（腓骨长、短肌）弱而伸长，以致内翻肌与外翻肌不平衡。同时足跖屈肌（小腿三头肌）强于足背伸肌（胫前肌及伸趾长肌），从而形成典型的马蹄内翻足畸形。随着畸形的发展，各肌肉发育不良：胫前肌挛缩，腓骨肌细小，因长期足内翻而处于被动牵拉延长状态，其肌力及外翻作用逐渐减少。距下、距舟关节韧带挛缩，内踝部内侧韧带亦发生挛缩。

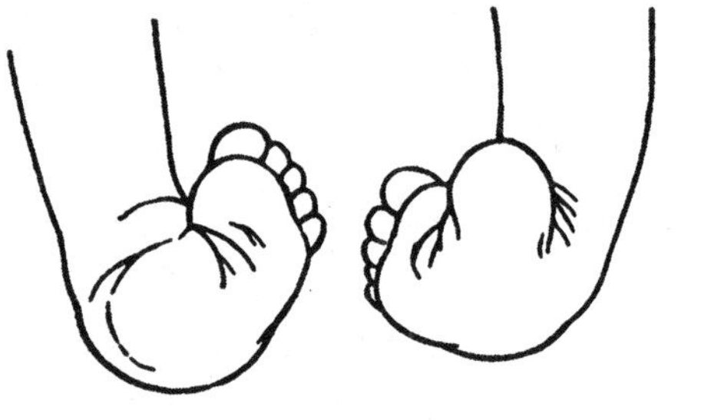

图 8－7　先天性马蹄内翻足

由于患足处于畸形位负重，以致骨关节畸形日趋严重，形成固定的骨关节畸形，足部僵硬短小，发育不良，小腿细弱，足外侧及足背负重处形成胼胝。距骨头跖屈内收，隆起于足背部。跟骨内翻向内倾斜，其内侧结节向内踝靠近，舟骨和骰骨向内侧移位。

【诊　　断】

1．症状和体征：

（1）早期：婴儿组织柔软，手法可纠正大部分或全部畸形，但释手后畸形复现。可见足部呈跖屈、内翻，跟腱挛缩，前足内收，足跟显小，足内侧缘皮肤皱褶等畸形。

（2）晚期：在足背可触及距骨头，足内侧下凹，外侧凸起，全足呈跖屈位，足前部内收。当患儿行走时，则表现足背外侧着地，跟轴向内侧偏斜，久之于足背外侧出现胼胝和滑囊，足短小且明显内翻，跛行。双侧内翻畸形时，小腿内旋内翻呈 O 形，行走时出现摇摆步态。

2．X 线检查：其目的主要是通过测量明确足下垂和内翻的程度，以便制定正确的矫正方案。①正位片：可见距骨纵轴与跟骨纵轴之间的夹角，正常为 30°。足跟部内翻时，此角明显减小，严重者可为 0°。②第 1 跖骨纵轴与距骨纵轴形成的夹角：正常为 0°～20°，前足部内收时此角增大。③正常侧位片：示距骨纵轴与第 1 跖骨平行，足下垂患者则相交成角。④X 线侧位片：如距骨－舟骨纵轴与跟骨跖面所形成的夹角＜30°，则说明后足部下垂。

【辨证施治】

（一）非手术治疗

1．＜6 个月：可单纯应用手法逐渐矫正。尤其在新生儿阶段，可利用生长速度快的有利因素来达到矫正的目的。正确的步骤是先纠正前足部内收，再纠正后跟部内翻，最后纠正足踝部和距下关节的下垂。其具体手法如下：①矫正前足内收畸形时，术者一手握住后跟部，另一手置于第 1 跖骨内侧，向外反复推挤，并维持于矫正位 10～20 秒。②当畸形不严重时，可同时矫正前足内收和后跟部内翻。方法是术者左手拇指置于足跟内侧，向外推动后跟部［图 8－8（1）］，同时余指握住患足距骨头的外侧作为对抗力。右手握前足部，推前足外展［图 8－8（2）］。③矫正蹄状下垂畸形时，须将足维持在轻度外翻或中立位时进行。术者一手握住足跟部向下牵拉，另一手将足踝部背伸，范围逐渐增至 90°以上［图 8－8（3）］，同样维持数十秒。手法治疗的时间每次为 10～15 分钟。

应该强调的是，必须教会患儿的母亲或其他抚养者进行正确的手法矫治方法。在矫正足部下垂畸形时，应避免将跗中关节背伸，否则容易出现纵弓下陷，形成摇椅足。

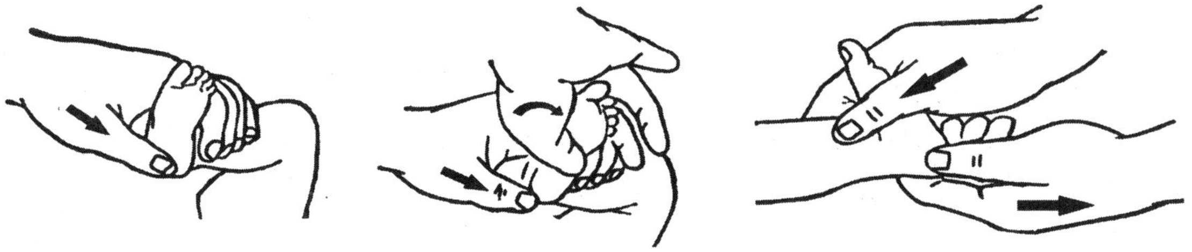

(1)推足跟部向外　　(2)将前足部外展、外翻　　(3)向下牵拉足跟并背伸距小腿关节

图 8－8　先天性马蹄内翻足手法复位示意图

2．6 个月～3 岁：应在手法矫治的同时配合石膏固定逐渐矫正。手法步骤同前，手法矫治一部分畸形后，用石膏管型将包括足趾在内的患足固定于矫正后位置，但应露出足趾尖，以便观察足趾血液循环。石膏上端应超过膝关节，将膝关节固定于屈曲 90°位，以便同时逐渐矫正小腿的旋前畸形，并能防止石膏管型脱落。4～6 周更换石膏，逐渐使畸形达到过度矫正的位置。

（二）手术治疗

对 6 岁以上至 12 岁以下的儿童，足部骨骼发育尚未成熟，只适于作软组织手术，主要有跟腱延长、足跟内侧软组织松解等。12 岁以上的患者足部骨骼畸形已形成，可作截骨矫正关节融合术。

〔附二〕 头、胸、腹部宿伤

头部宿伤

头部宿伤又称头部内伤后遗症，是脑震荡、脑挫裂伤或颅内血肿等头部内伤的后遗症。

【病因病机】

头部内伤，伤后失治，或治疗不当，或治而不彻底，以致气血不和，脑髓功能失调，导致机体功能紊乱；加之久病必虚，若外邪乘虚而入，可并发一系列正虚邪实证候。

【诊　　断】

1．病史：患者均有严重的头部外伤史，如脑震荡、脑挫裂伤或颅内血肿等头部内伤病史。

2．症状和体征：伤后遗留头痛头晕、记忆力减退、心悸失眠，甚至痴呆、抽搐、惊厥、恶心、呕吐、口角㖞斜、偏瘫、失语等。

【辨证施治】

1．以“头痛头晕”为主证：可分为 6 型。

(1) 瘀血结滞型：证见头痛剧烈，伴刺痛感，持续时间长，时有头晕，舌暗紫色，脉紧。治宜破瘀散结，方选脑震荡散加减或藜洞丸加减。

(2) 肝阳上亢型：证见头痛、偏于两侧，眩晕明显，眼睑酸垂，畏光，喜静恶躁，泛恶欲吐，甚则巅顶似有重物下压，舌淡红，脉细数。治宜养阴清肝、育阴潜阳，方选天麻钩藤饮加减。

(3) 肝肾阴虚型：证见头痛头晕，目眩耳鸣，咽干唇燥，腰酸遗精，舌干红，脉细数。治宜滋肾平肝，方选六味地黄丸或杞菊地黄丸加减。

(4) 中气下陷型：证见头痛头晕，站立不稳，气短神疲，脘腹胀闷，舌胖大，脉细。治宜补阳益气、健脾补中，方选补中益气汤加减。

(5) 肝火上炎型：证见头痛头晕，痛时觉胀热感，头筋突起，面红目赤，口干，便秘，舌红苔黄，脉弦数。治宜清肝泻火，方选龙胆泻肝汤加减。

(6) 阴血不足型：证见头痛头晕，面色皖白，唇淡少华，舌淡苔薄，脉沉细弱。治宜滋肝养血、兼清头目，方选四物汤加菊花、陈皮、炙甘草。

2. 以“恶心呕吐”为主证：可分为3型。

(1) 肝气犯胃型：证见恶心呕吐，嗳气泛酸，脘腹疼痛，胸胁胀闷，精神抑郁，舌淡苔薄腻，脉弦滑。治宜疏肝和胃，方选左金丸加减。

(2) 湿困脾胃型：证见泛恶欲吐，脘腹胀闷，纳食减少，四肢困倦，舌淡苔厚腻，脉濡。治宜健胃燥湿，方选平胃散加减。

(3) 痰浊中阻型：证见恶心呕吐频繁，兼有呃逆，舌淡苔浊腻，脉濡滑。治宜化痰辟浊，方选玉枢丹或小半夏加茯苓汤加减。

3. 以“心悸失眠”为主证：可分为3型。

(1) 心血虚型：证见心悸失眠，眩晕，心神不安，目眩健忘，面色无华，舌淡苔薄，脉细无力。治宜滋养心血、宁心安神，方选归脾汤加减。

(2) 心气虚型：证见心悸眩晕，怔忡气短，易疲乏，自汗，舌淡体胖，脉细弱。治宜益气养血、养心安神，方选养心汤加减。

(3) 心肾阴虚型：证见心悸失眠，眩晕，咽干唇燥，多梦健忘，舌偏红，脉细数。治宜滋肾养心，方选天王补心丹。

4. 以“血虚肢麻”为主证：证见肢体麻木，筋脉不利，爪甲不荣，面色无华，眼睑苍白，眩晕心悸，舌质偏淡，脉细无力。治宜补血养肝，方选补肝汤。

5. 以“痴呆”为主证：证见患者精神痴呆，或失语，或语言蹇涩，或错语健忘，舌干红无苔，脉弦细数。治宜养阴开窍清脑，方选收呆汤加减。若兼有失语者，可投以启音饮或菖蒲启音饮。

6. 以“偏瘫”为主证：证见患者偏瘫或半身不遂，口眼㖞斜或手足拘急，行动不便，舌淡红，脉细缓。治宜补气养血、活血通络，方选补阳还五汤加减，筋挛加钩藤、威灵仙，筋弛加五加皮、大力草；若兼有口眼㖞斜者，可投以全蝎除风汤加减。

7. 以“惊痫”为主证：证见猝然僵仆，不省人事，口吐白沫，四肢拘急抽搐，反复发作，舌淡苔白腻，脉弦。治宜平肝化痰开窍，方选镇肝熄风汤加减。

脑震荡

脑震荡又称脑气震动、脑海震动，是头部内伤轻症。

【病因病机】

外力击打，大脑震荡，脑气震动，心乱气越；加之头部脉络受损，气滞血瘀，清窍受阻，脑髓受压，故清阳不得上升，浊阴不能下降，气机逆乱，神明昏蒙，致发诸证。

现代研究认为：脑震荡系头部被暴力击打后，中枢神经系统遭受强烈刺激，使神经细胞发生超常抑制，出现功能障碍，但在病理解剖上无明显形态变化和器质性损害。

【诊　　断】

1. 病史：患者有明显的头部外伤史。

2. 症状和体征：①短暂的意识丧失，损伤后有短暂的神志昏迷，持续时间数秒或数分钟，意识清醒后可以恢复正常。②近事遗忘症，清醒后不能回忆受伤当时或受伤前后的情况，但对往事却能清楚回忆，故又称逆行性遗忘症。③清醒后可有头痛、头晕、搬动头部或坐起时症状加重。④神经系统检查无阳性体征，体温、呼吸、脉搏和血压在意识障碍期间可出现变化，清醒后恢复正常。脑脊液、颅骨检查均正常。

【辨证施治】

脑震荡轻者大多可以自愈，一般无须特殊治疗；症状较重者，急性期可内服中药，针灸及对症处理。

（一）内治法

内治法多按 3 期治疗。

1. 昏迷期：证见大脑震荡昏迷不醒，瘀阻气闭者。治宜开窍通闭，方选苏合香丸灌服。

2. 苏醒期：脑震荡苏醒后初期，头痛、头晕、恶心、呕吐、夜寐差。治宜疏肝活血安神，方选柴胡细辛汤。头痛剧烈者，加紫丹参、川芎、藁本、蔓荆子；头晕甚者，加蒺藜、双钩藤、龙齿、天麻；恶心、呕吐者，加紫丁香、姜竹茹、姜半夏；夜寐差者，加夜交藤、炒枣仁、炙远志。

3. 恢复期：脑震荡 2 周以后，主要症状基本消失，但仍感头晕、神疲、精神不振者。治宜益气健脑补肾，方选归脾汤或杞菊地黄汤加减。

（二）针灸治疗

1. 脑晕为主者：刺内关、百会、足三里，配风池、三阴交等穴。

2. 头痛为主者：①偏头痛，针太阳、外关，配风池、四渎；②前头痛，针印堂、合谷，配上星、列缺；③后头痛，针哑门、后溪，配昆仑、风池；④头顶痛，针涌泉，配太冲、百合；⑤全头痛，针印堂、哑门，配足三里、合谷、四渎。

3. 呕吐：针内关、哑门，配内关、中脘。

4. 呃逆：针天突，配内关、中脘。

5. 失眠：针足三里、哑门或神门，配内关、三阴交。

（三）一般治疗

患者卧床休息、保持平和心态以及安静优雅的环境等有利于康复。

胸部宿伤

胸部内伤超过 1 个月以上，仍遗留胸胁疼痛等后遗症者，称为胸部宿伤或陈伤。

【病因病机】

胸部宿伤多因胸部受伤之后未能及时治疗，或治疗不当，或治而未根除所致。由于积瘀散而未尽，瘀结不化，以致酿成宿疾。同时，由于络隧瘀阻痞塞，加之寒湿侵袭，故每遇阴雨晦冥即伤痛不已。

【诊　　断】

1. 受伤史：胸部曾有明显的外伤史。

2. 临床表现和分型：

(1) 瘀宿胸膈型：证见胸胁隐隐作痛，经久不愈，时轻时重，尤以劳累后为甚，舌淡苔薄白，脉细涩。

(2) 瘀邪互结型：证见胸胁痞满疼痛，昼轻夜重，痛处拒按，局部肿硬，不思饮食，大便秘结，口干唇燥，舌苔黄，脉沉涩。

（3）瘀宿肋膜：是指瘀血留滞于肋骨骨膜而形成肋软骨炎，此症多局限于第2～5肋软骨部，尤以第2肋软骨多见。证见伤处酸胀疼痛，咳嗽或活动患侧手臂时加重，局部肿胀、隆起，触之坚硬，压痛明显，表面光滑，不红不热，反复发作，舌淡苔薄，脉沉弦而涩。

【辨证施治】

胸部宿伤主要采用中药内治法。

1．瘀宿胸膈型：治宜活血祛瘀、通经活络。先以藜洞丸内服，继以四物汤加瓜蒌仁、延胡、三七以补而行之。当疼痛消失后可内服八珍汤。

2．瘀邪互结型：治宜活血散结。首以小陷胸汤合四物汤加丹皮，继以逍遥散和之。诸症悉退后可内服补中益气汤。

3．瘀宿肋膜型：治宜疏肝、活血、祛瘀。方选复元活血汤加乳香、没药，肿痛消失后宜丹栀逍遥散和之，日后以四君子汤调理。

腹部宿伤

腹部宿伤是指腹部受伤超过1个月以上者。腹部宿伤在临床上多表现为虚证，多由伤久气血亏损所致，但亦有实证者。无论虚证或实证，若不及时治疗，则实证可能转为虚证，虚证可转为重证。因此，必须予以足够的重视。

【病因病机】

腹部宿伤多因伤后未治或治疗不当，或治不彻底，因而瘀在腹中，久则内结，或散而未净，或结而不化，以致酿成宿伤。

【诊　　断】

1．外伤史：有腹部外伤史1个月以上。

2．临床表现：腹部宿伤在临床上有癥瘕之分。因为腹部瘀血久停经络脏腑之间，故可结为癥瘕。癥结为实证，瘕症为虚证。

（1）腹部癥结：证见腹部原伤处时时隐痛，痛点固定，局部拒按，可触及硬块结，推之不移，饮食无味，大便秘结，小便短赤，甚则经枯血闭，舌质青紫，苔黄脉沉涩或弦紧。

（2）腹部瘕症：证见形体消瘦，面色少华，目青体倦，食欲减退，伤处胀痛不舒，忽紧忽散，肠鸣漉漉，轻按则舒，重按则痛，平时乍轻乍重，劳累或受寒疼痛加重，苔白腻，脉濡细或弦紧。

【辨证施治】

（一）内治法

1．腹部癥结：体实者，治宜破血行气，内服抵当汤或膈下逐瘀汤，并结合内服藜洞丸；体虚者，治宜攻补兼施，内服八珍汤与血府逐瘀汤加减。癥结消失后，内服逍遥散和之，日后内服八珍汤或益气养荣汤调理。

2．腹部瘕症：治宜散气解血，内服九气丸，在上腹者加厚朴、枳壳、防己、白芍；在下腹者加橘核、小茴香、荔枝核、槟榔、川楝子、五灵脂。若瘕已散，治宜调和气血，内服逍遥散加丹皮、香附，或归脾汤加柴胡、郁金以防气血再聚。日后宜补养气血，以八珍汤或十全大补汤调理。

（二）外治法

1. 腹部癥结：可采用刺络拔罐法治疗，即在癥结部先用七星针叩打，使局部渗血，再拨火罐，留罐10～15分钟，取罐时表皮少量出血可用消毒干棉球擦去。此法可促进癥结消失。此外，还可取鲜蛇舌草、鲜鹅不食草各30～50 g，混合后捣烂醋调外敷癥结之外，以助癥结消散。

2. 腹部瘕症：可外敷温经通络膏或万应膏。

〔梁 翔 刘 峰 胡立敏 熊渭平〕

自学指导

【重点难点】

1. 本章的重点：

(1) 类风湿性关节炎：是本章的重点疾病，兹将其重点归纳于后。①本病属中医“痹证”范畴，古称“历节风”。②本病是一种慢性、进行性的自身免疫性关节疾病。其特征是对称性发生的多关节炎；病变发展从关节滑膜开始逐步侵袭肌腱、韧带，最后破坏软骨和骨。③发病部位以近端指间关节及腕关节多见；对称性发病；从单个到多个关节受累。④症状和体征特点为晨僵、疼痛、压痛、近端指间关节及腕关节的特征性畸形。⑤X线表现的特征是早期为骨质疏松，关节间隙增宽；中期为关节间隙狭窄，软骨下骨质破坏和关节畸形；晚期为软骨面破坏、间隙消失、纤维性或骨性强直。⑥实验室检查以血沉、类风湿因子、C反应蛋白及抗核因子最具代表性，如果在关节液中查出类风湿因子和米粒体则更具诊断价值。⑦诊断应参照美国风湿病学会1987年制定的7条标准进行。⑧治疗除中药辨证施治外，尚可采用抗风湿药、免疫抑制药、糖皮质激素及雷公藤制剂；外治方法则有外用中药、中药离子导入、超短波理疗、功能锻炼及理筋手法等；必要时尚可采用手术治疗。

(2) 强直性脊柱炎：①本病的特征是慢性进行性进展；上行性逐步蔓延；侵犯部位以骶髂关节和脊柱滑膜关节为主。②本病发病的根本原因为基因遗传，故HLA-B27的阳性率在本病患者中高达91%，感染及外伤等仅为诱因。中医则认为本病属痹证，正虚为本，外感为因。③临床表现主要抓住好发年龄和性别之比；隐袭起病；腰骶部疼痛伴脊柱关节僵硬，甚至骨性强直于畸形位；病程长达数十年等特点。④实验室检查除HLA-B27阳性外，尚有活动期血沉增快、C反应蛋白增高等。⑤影像学检查主要有骶髂关节间隙改变。由增宽至狭窄、模糊，最终融合；脊柱方椎畸形，椎旁韧带骨化；晚期呈竹节状融合。⑥一般治疗以保持良好的生理姿势和功能锻炼为主；中药内治多从祛风散寒、活血通络、补肾壮骨入手；西药治疗主要以非甾体消炎药与柳氮磺吡啶联合运用。

(3) 痛风性关节炎：主要抓住嘌呤代谢紊乱、血尿酸异常增高这一关键问题。①由于尿酸盐沉积于关节部位，引起关节炎症和异物反应，故临床出现关节剧痛和肿胀。其特点是起病急骤；受累关节红肿、发热（关节滑液中可见针状的尿酸盐结晶体），活动受限；70%首发于第1跖趾关节，95%发生于＞40岁男性。②由于尿酸盐沉积，故病程长者可在耳轮、第1跖趾关节等处出现大小不等的痛风石。③由于尿酸盐沉积引起组织破坏，故可导致软骨破坏和关节间隙狭窄，关节面不规则；关节边缘虫噬状或穿凿样缺损等X线改变。病程长者肾脏遭受损害，则晚期尿中常有蛋白，血中非蛋白氮增高。④因本病起病急骤，故控制症状以抗炎止痛药物为主；而在间歇期及慢性期治疗，则用促尿酸排泄药和控制尿酸生成药。⑤由于患者嘌呤代谢紊乱，血尿酸异常增高，故须低嘌呤饮食、忌酒、多食碱性食物及治疗引起血尿酸增高的原发疾病等。

（4）膝关节骨性关节炎：其主要病理改变是关节软骨面破坏和变性，学习时应紧紧围绕此中心问题展开。①引起上述病理改变的主要原因是衰老（故多见于50～60岁以上人群）、肥胖、代谢障碍、遗传、创伤和炎症（故有原发性和继发性两类）等。②上述病理改变导致关节炎症，故临床出现关节疼痛（特点为活动或变换体位时明显，以上下楼梯及下蹲起立时更著，休息后可缓解）和活动受限（伴有关节摩擦声）等症。③后期因关节软骨面破坏或变性严重，致使关节活动范围减小。X线显示关节间隙不对称；膝内翻；骨赘形成；关节软骨下骨硬化、囊性变；关节鼠形成等征象。④针对关节软骨面破坏和变性的病理特点，中医治疗重补肝肾、舒筋络、消肿止痛，并配合外用中药、针灸、理疗、按摩及练功；西药使用非甾体消炎药，或用糖皮质激素类药物消除关节内炎症；或玻璃酸钠作关节腔内注射。

（5）退行性脊椎炎：①造成脊椎退行性变的病因有原发性（生理退行性变和劳损）和继发性（外伤或疾病）两种。②本病的发病机制主要为脊柱结构的力学平衡被破坏，造成承受应力过大的部位椎间隙狭窄和骨赘形成，进而诱发本病。③由于生理性退行性变是主要病因，故患者多为>40岁中老年人，其特征性表现为腰背部疼痛或酸胀，部位深在、喜捶击，晨起时明显，活动后减轻，但活动过多反加重。症状轻重与天气变化、劳累及休息关系密切。查体多无明显阳性体征。④X线检查是诊断本病的重要依据。可见椎体骨质增生，严重者形成骨桥，跨越椎体间隙；椎间隙狭窄或不对称，部分椎体呈双凹征，或呈楔形变，甚至出现假性滑脱。⑤中医分肾精亏损、劳力过度和风寒痹阻3型辨证施治。手法治疗以舒筋活络、温经通脉为原则。物理治疗可选用超短波、红外线或中药离子导入等方法。

（6）腰椎峡部不连与腰椎滑脱症：应重点把握“不连”和“滑脱”这两个关键词。①不连是病因，滑脱是后果；不连是腰椎峡部，滑脱主要发生在第5腰椎。在此基础上进一步学习理解腰椎滑脱的机制。②峡部不连分为先天性和后天性两类。前者系化骨中心未能连接而致，后者系由疲劳骨折引起。由此可更好地理解峡部不连多发生在儿童期，成年后出现症状的原因。③从熟识峡部的解剖方位入手，能更好地理解峡部不连的X线表现。斜位片可见狗脖子项链征；而要确定滑脱的程度，则需从侧位片上予以测定。④明确本病的病理实质后，才能更好地识记本病的主症（下腰部酸痛或胀痛，可牵涉臀部和大腿，后伸疼痛加剧），典型畸形（腰椎生理前曲加大、腹部前凸明显、臀部后撅）；才能更好地理解本病的治疗为何应以腰围保护和手术治疗为主，药物仅能减轻疼痛及手法应慎用的道理。

（7）佝偻病：应抓住的中心问题是本病是一种因维生素D不足引起的慢性营养缺乏症。由于维生素D及其活性代谢物缺乏，引起钙、磷代谢紊乱，故而软骨或骨样组织因钙盐不足而不能完全骨化，导致骨骺软骨增生，原有骨质脱钙或被吸收，最终出现骨质软化的病变。在掌握了这一中心问题后，进而了解引起维生素D不足的多种原因；维生素D缺乏引起的诸多临床表现，尤其是头部增大，囟门迟闭，鸡胸、串珠胸，四肢远端手镯、脚镯状畸形等改变及其相应的X线特征。围绕维生素D不足这一病因，治疗重在补充维生素D和钙剂；中医则从补脾益肾入手，培补其先天不足，纠正其后天失养。除此之外，对于上述畸形的治疗则以手术治疗为主。

（8）骨软化症：从“骨软化症是成人的佝偻病”这一概念入手，将骨软化症与佝偻病结合起来学习，将收到事半功倍的效果。具体操作上，建议将两者的病因病理、临床诊断和辨证施治诸方面逐一进行比对，在同中寻异、异中觅同。

（9）骨质疏松症：其病理特点是单位体积内骨量低于正常，学习时即应以此为中心展开。①骨量丢失的实质是骨质的有机成分生成不足，继发钙盐减少并伴有骨组织的微细结构破坏。中医认为其属虚劳之范畴，与脾肾两脏关系密切。②骨量丢失的原因有原发性和继发性之分，但无论何种原因，其机制均为骨吸收与形成之间的动态平衡被破坏，骨吸收超过骨形成，骨量丢失达到一定程度即发病。③在理解了本病的病因病机后，识记其临床特征就比较容易，由于骨量的丢失而导致骨的机械强度下降，加之劳损而引起骨组织微细结构破坏，进而产生腰背、骨节疼痛，易并发骨折，故而出现剧烈疼痛。严重骨折可致背腰部畸形、身长和体重下降、脊柱后凸畸形等改变。在此基础上，进一步了解本病的骨密度减低，骨小梁稀疏、减少、变细甚至消失等X线特征表现就会相对容易。④本病分为原发性（包括绝经后Ⅰ型、老年性Ⅱ型）和继发性两大类。应根据其病因病理特点进行针对性治疗，如中医辨证施治，病因治疗，补充雌激素、钙剂、维生素D和降钙素，治疗并发的骨折等。

（10）股骨头骨骺骨软骨病：主要因股骨头骨骺营养血管闭塞、供血障碍所致。学习时应掌握的要点有：①发病高峰年龄为4～7岁的儿童，男女之比约为6∶1。②主症为髋部酸胀疼痛及跛行，劳累加重，休息减轻。③典型体征为患肢轻度屈曲、内收畸形，压痛和活动受限（以外展和内旋受限为著）；4字试验阳性。④X线表现分为3期，早期除新月征外，尚有骺外侧出现囊样缺损；中期骨骺的外形和密度出现变化，伴有股骨颈的增宽变短；晚期股骨头骺外形逐渐恢复，但严重者修复不全，头、颈、臼均可不规则，甚至有半脱位。⑤治疗的重点是卧床休息和皮肤牵引；在外展支架保护下扶双拐行走；手术治疗。⑥中医认为本病的病因是年幼体弱，肾气不充，不能温煦形体、濡养筋骨，复受外力损伤或寒湿侵袭而致，故分湿痹型、血瘀型、肾虚型和劳损型进行辨证施治。

（11）股骨头缺血性坏死：紧紧把握“股骨头缺血”这一关键词。无论何种病因，其最终均导致股骨头缺血性坏死。本病的症状、体征和影像学检查均为股骨头坏死的表现：如疼痛是缺血坏死以后引起的无菌性炎症，亦符合中医“不通则痛”的论点；关节活动障碍为疼痛、肌肉痉挛和后期关节退行性变所致；而新月征、骨密度增高和囊性变、碎裂塌陷、脱位等影像学征象，均为股骨头坏死的X线表现。最后，本病的治疗方法除人工关节置换术外，均以改善股骨头的血运为目的。

（12）由于胫骨结节骨骺的抗牵拉强度小于髌韧带，故过多的剧烈运动、长期的反复牵拉和损伤，可引起胫骨结节骨骺的部分撕裂和血液供应障碍，进而导致骨骺缺血坏死。故临床上出现疼痛、活动痛、肿胀等症状；而后期的局部骨质增生则导致了骨突的肥大；胫骨结节骨骺的病理变化反应在X线征象上，则为骨骺密度、形态、边缘的变化，甚或出现游离碎片。本病属自愈性疾病，除减少剧烈运动、局部制动外，主要是对症治疗。

（13）无论急性外伤抑或慢性劳损引起的腕月骨骨软骨病，其机制均为桡月掌侧韧带中的滋养血管损伤，继而导致月骨缺血性坏死。与所有骨软骨病一样，疼痛和功能障碍（活动受限和握力减弱）为其主症；X线征象亦以受累骨密度和形态变化为特点；治疗以休息、制动、理疗、内服中药和中药熏洗等保守方法为主，重症患者可行减压、融合或摘除术。

（14）引起先天性肌性斜颈的病因虽有多种观点，但对其病理实质的认识是一致的，即肌纤维的变性机化，继之纤维组织增生，瘢痕形成（故肌内可触及局限性、椭圆形有硬韧感的肿块），进而肌肉挛缩而引起斜颈。学习本病时，应掌握的关键问题是胸锁乳突肌的起止点及其病理机制。①由于胸锁乳突肌起于乳突，止于胸锁关节，呈后上斜向前下的走行方向，故当该肌挛缩时，在牵拉头部歪向患侧的同时，使下颌部转向健侧。如此理解此问题则能较快地记住并不易忘记其主要畸形特点。②在正确理解了本病发病机制及畸形特点后，就能事半功倍地识记并掌握治疗方法，因无论是手法推扳抑或是体位疗法，治疗的原理均为反畸形纠正。

（15）掌握原发性与继发性病理变化是学习先天性髋关节脱位的关键所在。前者包括髋臼、股骨头、关节囊和圆韧带发育不良；后者则主要是股骨头脱位和肌肉的继发挛缩或被拉长。在此基础上，理解和熟识本病的重点就能迎刃而解：①由于股骨头向后上脱出，故外观患侧髋、臀部皮纹增多、深陷；Ortolani 试验、蛙式试验、Allis 征均为阳性。待患儿站立后，臀部高耸、患肢短缩、股三角空虚等体征亦因股骨头脱出而显现。②由于脱位后继发臀中肌等肌无力，故患者行走时呈摇摆步态；不能以患肢独立，故 Trendelenburg 征阳性。③由于髋臼浅平，故髋臼指数加大；而 CE 角减小、Shenton 线中断则为股骨头脱位后的 X 线改变。④先天性髋关节脱位的治疗主要是针对上述病理改变而设计的，如各种复位固定方法即为整复和维持股骨头的位置；而外展内旋位固定除能稳定复位的位置外，同时具有刺激髋臼发育，使头－臼更加吻合而稳定；切断松解挛缩的内收肌和髂腰肌即是解除阻挡复位的病理因素，为顺利复位创造条件。至于各种截骨术亦是针对本病的病理特点而设计：或为加深髋臼、减小髋臼指数，或为改善头臼关系、稳定髋关节。

（16）先天性马蹄内翻足：典型畸形有 4 种不同的畸形分别或合并存在，即足内翻、踝跖屈、足前部内收和胫骨内旋。学习本病时应重点掌握：①上述畸形在早期程度较轻，可用手法进行矫治，且效果及预后较佳。②手法治疗应掌握的关键是正确的矫治步骤；当畸形不严重时，可同时矫正前足内收和后跟部内翻；矫正蹄状下垂畸形时，须将足维持在轻度外翻或中立位时进行。③对年龄较大的婴儿在手法矫治的同时应配合石膏固定逐步矫正。后期形成固定的骨关节畸形，则需借助手术方能矫正。

2．本章的难点：

（1）类风湿性关节炎：多隐匿发病，故不易早期确诊，以致造成失去最佳治疗时机。正确把握本病的临床特征是早期诊断、及时治疗的关键。其次，临床上常犯的错误是将类风湿因子等实验室检查是否阳性作为诊断的主要依据，凡是阴性者即排除类风湿性关节炎。正确的诊断应严格按照美国风湿病学会（ARA）1987 年制定的标准执行。

（2）强直性脊柱炎：80%的患者隐渐起病，且初始症状轻微易被忽略，以致造成严重畸形方被重视，此为诊治本病的难点。此外，在学习时必须明确的问题是：虽然绝大多数强直性脊柱炎患者 HLA-B27 为阳性，但不能认为 HLA-B27 阳性者必定会发生强直性脊柱炎，也不可认为 HLA-B27 阴性者必定不会发生强直性脊柱炎，更不能说 HLA-B27 阳性就是强直性脊柱炎。

（3）痛风性关节炎：因其起病急骤，关节红肿热痛，故临床易与化脓性感染混淆。本病在临床症状消失后，血尿酸并不一定降至正常，如此时停止治疗则会引起病症反复发作，长此以往，尿酸盐结晶的沉积将导致骨关节破坏等严重并发症。

（4）临床诊治膝关节骨性关节炎时，应注意的问题有：①对肿痛关节宜轻手法或不施行手法，以防刺激骨刺使其增大或加剧症状。②必须纠正部分患者的错误观念，即依靠锻炼去改善关节活动不利的症状，实际上本病的主要病因是劳损，过度的活动不仅于事无补，反而会增加关节的损伤，加重临床症状。

（5）退行性脊椎炎：骨质增生是机体为减小异常应力和损害，重新恢复脊柱稳定的一种代偿性反应。骨质增生虽普遍存在，但多数人并无临床症状，只有当脊柱局部结构的退行性变进入失代偿期，或增生的骨刺直接压迫重要组织时，方出现临床症状。故不可仅凭X线片上有骨质增生就诊断为退行性脊椎炎。

（6）腰椎峡部不连与腰椎滑脱症：①腰椎峡部不是椎弓根，椎弓根是椎体与椎板之间的连接部；腰椎峡部则是上、下关节突的连接部。椎弓根在侧位即可显示；峡部则只有在斜位片上才能显示，故临床凡是怀疑有腰椎峡部不连或骨折者，均应摄斜位片。②手法治疗可促进局部气血流畅、缓解肌肉痉挛及改善症状，但并无促进峡部骨折愈合的作用。故临床要慎用手法，且务须轻柔和缓、力度适当，切忌强力按压、扭转腰部，以免造成更严重损伤。③腰椎滑脱除可因峡部不连引起外，尚可由退行性腰椎不稳衍变而来。此类滑脱多见于中老年妇女，X线摄片无峡部骨折，其发生机制是由于腰椎长期节段性不稳，使相应椎间关节突出现磨损、退行性变而逐渐变得水平；加之椎间盘同时发生退行性变，导致椎体逐渐滑脱，但峡部仍保持完整，故又称假性滑脱；为区别起见，有峡部骨折的腰椎滑脱亦可称为真性滑脱。

（7）佝偻病：①用鱼肝油（含维生素A和D）代替维生素D治疗佝偻病，当剂量较大时容易出现维生素A中毒的不良反应。②治疗本病时应注意预防骨关节畸形的发生，因在急性期内患儿的体重应力和肌肉牵拉均会造成肢体畸形。故此期应注意限制其坐、立、行等活动，或用夹板、支具等制动，以防止畸形发生。③矫正佝偻病并发的畸形，亦是临证时的难点之一，应根据患儿的年龄、畸形部位和程度分别选用手法、外固定、支具或手术等疗法进行矫治。

（8）骨软化症：与佝偻病有诸多相似之处，故学习及临证难点亦基本相同。除此之外，骨软化症的X线特征之一是在胫骨、腓骨、股骨颈和耻骨等处常可见多发性、对称性出现的带状骨密度减低区，此即为Milkman假性骨折线（Looser线），临床不可将其误诊为骨折。

（9）骨质疏松症：患者不仅有骨的钙盐沉积减少，更重要的是骨质的有机成分生成不足，导致单位体积内骨量低于正常，并伴有骨组织的微细结构破坏。所以说矿物质与有机基质的比例正常，但骨小梁的量减少，是骨质疏松症与成人骨软化症的根本区别所在。亦是学习本病时不易理解的难点问题。由此可引出本病与成人骨软化症治疗的区别，不仅要补充维生素D和钙剂，更需要使用性激素等药物，以促进骨基质的形成。此外，本病起病缓慢，病变发展5年以上方能在X线片上显示，故诊断时不能单纯以X线征象排除或肯定骨质疏松症是否存在；同样道理，本病经治疗后亦不可能企望在短时间内X线表现即有明显好转，疗效的判定应以临床症状的减轻、缓解和实验室检查之生化指标为准。

（10）股骨头骨骺骨软骨病：①本病的主症为髋部疼痛及跛行，但由于儿童神经系统发育不完善，定位不准确，故部分患者常常主诉膝关节疼痛，临床如不注意辨别，非常容易漏诊。②X线检查不能仅摄正、侧位片，更应摄蛙式位片，以清晰显示股骨头前外侧的新月形透光带，对早期发现股骨头骨骺骨软骨病具有重要的意义。③本病的预后与病变的程度和治疗及时与否、措施得当与否有直接关系，故对保守治疗效果不好者，应根据具体病情选择手术治疗，方法包括软组织松解术、截骨术、钻孔减压术、滑膜切除术、植骨术、骨瓣移植术、血管植入术等。

（11）股骨头缺血性坏死：其治疗始终是困扰骨科医生的难题，提高疗效的关键是早期诊断、及时治疗。但本病早期症状较轻，往往不被患者所注意；待临床症状较为严重时，则已出现股骨头塌陷甚至并发骨关节炎，此时治疗多颇为棘手。故临证时对可疑患者应注意其早期X线中新月征的特征性表现，必要时借助CT检查发现早期微小病灶。

（12）胫骨结节骨软骨病：其诊断和治疗一般不存在明显的难点。但急性期其局部骨突高凸甚或红肿，X线有骨密度变化等表现，对初学者或经验不足的实习医生有误诊为骨感染或骨肿瘤之类骨病的可能，尤其是对骨软骨病知之甚少者更容易犯此类错误。

（13）腕月骨骨软骨病：临床早期漏诊率较高，究其原因主要包括以下几点。①发病率较低；②起病缓慢；③初始症状轻微且不具特征性；④X线片早期无阳性发现。故临证疑为本病时，应加强随访观察，并摄多角度位X线片，必要时做CT检查，以期早期发现、早期治疗。

（14）先天性肌性斜颈：掌握正确的矫治方法是学习和临证的难点。如将患儿头部向健侧侧屈时，应达到使患儿的耳郭触及健侧肩部的程度；而将头面部转向患侧时，则应使下颏旋转直至对准患侧肩部的位置，否则难以达到理想的矫治效果。此外，对大龄患者保守治疗无效，如面部畸形严重，手术治疗会加剧面部畸形，故亦为临证的难点。

（15）先天性髋关节脱位：①各种特殊试验是早期发现新生儿和婴儿的先天性髋关节脱位的重要手段，故不仅要熟记其临床意义，更重要的是应把握其正确的检查方法和阳性体征的判断。②Y线、Perkin线的确定，髋臼指数、CE角及Shenton线的测量等X线测量方法，对初学者均有一定的难度。学习时可用透明纸临摹插图中的骨骼部分，然后独立画线测量，或对X线片进行实际画线测量，才能较好地理解和掌握。③本病各年龄阶段的病理变化各不相同，即使是同一年龄其病变亦可有较大差异，故准确把握和选择治疗方法是临证的难点。

（16）先天性马蹄内翻足：①在矫正足部下垂畸形时，将跗中关节背伸，久之导致足纵弓下陷，形成摇椅足，是治疗本病常犯的错误；②本病的X线检查4种测量方法有一定难度，理解和熟悉方法可参照教材中所述方法进行。

【复习思考题】

1. 类风湿性关节炎的临床特征是什么？实验室检查的主要项目有哪些？
2. 类风湿性关节炎的指间关节和腕关节典型畸形是什么？
3. 简述类风湿性关节炎的早、中、晚3期X线影像的特征。
4. 中医如何认识类风湿性关节炎？临床如何辨证施治？
5. 试述强直性脊柱炎的病程进展特点。其发生的主要原因可能是什么？依据是什么？
6. 简述强直性脊柱柱炎骶髂关节及脊柱的典型X线征象，主要的实验室检查项目。
7. 痛风性关节炎的发病原因及病理特点是什么？该病最多发生在哪个关节？
8. 简述痛风性关节炎的起病特点、临床表现及治疗原则。
9. 膝关节骨性关节炎的主要病理改变是什么？简述其病变各期的X线检查征象。

10. 为何诊治膝关节骨性关节炎时不宜施行重手法？为何不能依靠锻炼去改善临床症状？
11. 简述退行性脊椎炎的发病机制。其临床特征及 X 线表现是什么？
12. 怀疑有腰椎峡部不连的患者为何要摄斜位片？试说出其理由。
13. 试描述腰椎滑脱症的临床典型畸形，并解释其发生的机制，如何根据 X 线征象进行分度。
14. 佝偻病是由于缺乏何种营养素引起的疾患？临床可能出现哪些骨关节畸形？
15. 佝偻病的治疗关键是什么？中医如何辨证施治？如何预防本病发生骨关节畸形？
16. 试说出佝偻病与骨软化症的异同点。试比较分析骨软化症与骨质疏松症的病理特点。
17. 原发性骨质疏松症分为哪几种类型？继发性骨质疏松症的病因有哪些？
18. 简述骨质疏松症的临床特征、X 线表现及治疗原则。中医如何进行辨证施治？为何该病临床血液生化检测血清钙正常还要补充钙剂？试说明其道理。
19. 简述股骨头骨骺骨软骨病的典型症状、体征及好发年龄。其预后与哪些因素有关？
20. 何谓 X 线新月征？它出现于股骨头骨骺骨软骨病的哪一病理阶段？其他阶段的 X 线特征有哪些？
21. 股骨头缺血性坏死的发生与哪些因素有关？简述其临床治疗的基本原则。
22. 试列表分析比较股骨头缺血性坏死和股骨头骨骺骨软骨病的临床异同点。
23. 根据胫骨结节骨软骨病的发病机制，简述其临床好发年龄、临床特点及治疗原则。
24. 试从解剖特点阐述腕月骨骨软骨病的发病机制。该病临床为何容易漏诊？
25. 先天性肌性斜颈的主要病理特点是什么？其典型畸形的特点是什么？简述其形成机制。
26. 采用手法矫治先天性肌性斜颈应注意掌握哪些要点？为何该病要早期诊断、及时治疗？
27. 试述先天性髋关节脱位的主要病理变化及其与临床表现、X 线征象的内在联系。
28. 请用透明纸临摹教材中婴儿骨盆骨骼的插图，然后分别绘出 Y 线、Perkin 线，并确定其髋臼指数、CE 角及 Shenton 线，最后进行测量和判断。
29. 临床如何根据先天性髋关节脱位患儿的年龄及病理特点选择不同的治疗方法？同时说明其理由。
30. 先天性马蹄内翻足有哪几种典型的畸形？请简述其各种畸形发生的机制。
31. 如何用手法矫治先天性马蹄内翻足的畸形？施行手法时应注意掌握哪些要点？避免何种错误？

〔熊渭平　涂　宏〕

附　　篇

模拟试题及参考答案

模拟试题（一）

一、单项选择题（在备选答案中选择1个最佳答案，并把它的标号写在题后的括号内）

1. 我国现存的第一部骨伤科专著是（　　）
A.《肘后救卒方》　B.《刘涓子鬼遗方》　C.《世医得效方》　D.《仙授理伤续断秘方》　E.《黄帝内经》
2. 治疗骨折延迟愈合最常用的治法是（　　）
A. 健脾益气　B. 活血化瘀　C. 疏肝理气　D. 清热利湿　E. 补肾续骨
3. 上臂的长度为（　　）
A. 喙突至肱骨外上髁　B. 喙突至肱骨内上髁　C. 肩峰至肱骨内上髁　D. 肩峰至肱骨外上髁　E. 以上都不是
4. 伤科疾患中，损伤疼痛剧烈者（　　）
A. 弦脉　B. 迟脉　C. 细脉　D. 浮脉　E. 洪脉
5. 具有祛瘀消肿、镇静止痛功能，特别适用于胸腹胁肋挫伤疼痛的理筋手法是（　　）
A. 揉法　B. 轻度按摩法　C. 拿捏法　D. 拨络法　E. 擦法
6. 下肢练功的主要目的是（　　）
A. 恢复关节功能　B. 恢复肌肉力量　C. 恢复负重和行走功能　D. 防止肌肉萎缩　E. 促进下肢血运的流通
7. 伤后感染邪毒，局部出现红肿热痛的患者，宜选择的外用药为（　　）
A. 消肿散　B. 温经通络膏　C. 散瘀膏　D. 舒筋活络膏　E. 金黄膏
8. 投掷手榴弹时导致肱骨干骨折，其外力性质是（　　）
A. 直接暴力　B. 间接暴力　C. 肌肉的强力收缩　D. 持续劳损　E. 以上都不是
9. 下列哪项不是瘀血热的常见症状？（　　）
A. 伤后24小时后发热　B. 体温在38℃左右　C. 脉弦数　D. 恶寒　E. 舌红有瘀斑
10. 骨折功能复位要求儿童下肢短缩不得超过（　　）
A. 2 cm　B. 1 cm　C. 1.5 cm　D. 2.5 cm　E. 3 cm
11. 下列哪项不属影响骨折愈合的因素？（　　）
A. 骨折断面接触状况　B. 骨折损伤程度　C. 伤口的处理　D. 局部感染　E. 骨折断端血供情况
12. 扭转暴力所造成的尺桡骨干双骨折，其骨折类型表现为（　　）
A. 横断形　B. 斜形　C. 螺旋形　D. 粉碎性　E. 嵌插型

13. 下列哪项不是青枝骨折特点？（　　）

A. 多见于儿童　B. 无明显功能障碍　C. 畸形不严重　D. 是一种不完全骨折　E. 无肿胀及局部压痛

14. 老年人下列哪项易出现骨折不愈合？（　　）

A. 股骨干骨折　B. 股骨颈骨折　C. 股骨转子间骨折　D. 股骨髁上骨折　E. 股骨大转子骨折

15. 踝关节内翻造成的内踝骨折多呈（　　）

A. 斜形骨折　B. 横断形骨折　C. 粉碎性骨折　D. 裂缝骨折　E. 撕脱性骨折

16. 胫骨骨折可能出现迟缓愈合或不愈合的常见部位是（　　）

A. 近端　B. 上段　C. 中下段　D. 下端　E. 以上都不是

17. 桡骨下端伸直型骨折复位后，应使腕关节固定于（　　）

A. 背伸桡偏位　B. 背伸尺偏位　C. 掌屈桡偏位　D. 掌屈尺偏位　E. 以上都不是

18. 桡神经损伤可出现的症状是（　　）

A. 爪形手　B. 小指感觉障碍　C. 腕下垂　D. 第4、5指屈曲不全　E. 拇指不能对掌

19. 锁骨骨折的好发部位是（　　）

A. 近端　B. 远端　C. 中段　D. 中内1/3交界处　E. 中外1/3交界处

20. 桡骨小头半脱位，错误的提法是（　　）

A. 有牵拉外伤史　B. 好发于<3岁小儿　C. 肘关节半屈位不能抬举取物　D. 桡骨小头处压痛　E. X线检查可见桡骨小头移位

21. 不宜理筋手法治疗的颈椎病是（　　）

A. 脊髓型　B. 椎动脉型　C. 神经根型　D. 颈型　E. 交感神经型

22. 膝关节侧副韧带损伤，一般需固定时间为（　　）

A. 1周　B. 2～3周　C. 3～4周　D. 4～5周　E. 2个月

23. 腰椎管狭窄症的发病好发年龄为（　　）

A. >60岁　B. >50岁　C. >40岁　D. >30岁　E. 20～30岁

24. 扳机指最好发于（　　）

A. 拇指　B. 示指　C. 中指　D. 环指　E. 小指

25. 腰椎间盘突出症检查跟腱反射减弱或消失，其突出间隙一般定位在（　　）

A. L2～L3　B. L3～L4　C. L4～L5　D. L5～S1　E. S1～S2

二、多项选择题（在备选答案中有2～5个是正确的，将其全部选出并将它们的标号写在题后的括号内，错选或漏选均不给分）

1. 损伤导致“气”的功能失调，可有哪些病理表现？（　　）

A. 气滞　B. 气虚　C. 气闭　D. 气脱　E. 气逆

2. 肋骨骨折并发血胸，出血量大时可出现（　　）

A. 呼吸困难　B. 发绀　C. 语颤减低　D. 气管移向健侧　E. 肋间凹陷

3. 肱骨干中1/3骨折，骨折远端受下列哪些肌肉牵位而上移位？（　　）

A. 三角肌　B. 肱二头肌　C. 喙肱肌　D. 肱三头肌　E. 肱桡肌

4. 下列哪些骨折早期X线不容易发现？（　　）

A. 股骨颈骨折早期　B. 肋软骨骨折　C. 无移位的胫骨骨折　D. 无移位的腕舟骨骨折　E. 跖骨颈疲劳骨折

5. 梨状肌综合征的诊断要点为（　　）

A. 臀腿痛　B. 劳累后加剧　C. 严重者跛行　D. 梨状肌部位可触及条索状隆起　E. 直腿

抬高试验多为阴性

6. 骨折特有体征是（　　）

A. 局部肿痛　B. 局部畸形　C. 异常活动　D. 功能障碍　E. 骨擦音

7. 骨折夹板固定后应注意的事项有（　　）

A. 观察患肢的血运情况　B. 尽快解除夹板固定　C. 适当抬高患肢　D. 患肢尽量不活动　E. 注意调整夹板扎带松紧度

8. 脱位的早期并发症有（　　）

A. 骨折　B. 关节僵硬　C. 骨化性肌炎　D. 神经损伤　E. 血管损伤

9. 骨盆骨折的并发症有（　　）

A. 血管损伤　B. 直肠损伤　C. 尿道损伤　D. 膀胱损伤　E. 失血性休克

10. 易发生延迟愈合的骨折是（　　）

A. 肱骨外科颈骨折　B. 股骨干骨折　C. 股骨颈头下型骨折　D. 股骨粗隆间骨折　E. 胫骨下 1/3 骨折

11. 桡骨远端骨折整复时，应尽量恢复正常掌倾角和尺倾角，其中（　　）

A. 掌倾角 10°～15°　B. 掌倾角 15°～20°　C. 掌倾角 20°～25°　D. 尺倾角 15°～20°　E. 尺倾角 20°～25°

12. 肱骨外科颈骨折，蘑菇垫位置是（　　）

A. 外展型骨折蘑菇垫放在腋下　B. 外展型骨折蘑菇垫放在肱骨内上髁　C. 内收型骨折蘑菇垫放在腋下　D. 内收型骨折蘑菇垫放在肱骨内上髁　E. 内收型骨折蘑菇垫放在肩前

13. 下列哪些属于稳定性骨折？（　　）

A. 椎体压缩未超过 1/2　B. 椎体压缩并爆裂粉碎　C. 横突骨折　D. 椎板骨折　E. 椎体骨折合并椎弓根骨折

14. 分骨垫放置适用于（　　）

A. 桡尺骨干双骨折　B. 掌骨骨折　C. 跖骨骨折　D. 胫腓骨骨折　E. 肋骨骨折

15. 股骨头缺血坏死又可称为（　　）

A. 股骨头骨膜炎　B. 股骨头骨骺炎　C. 股骨头软骨炎　D. 股骨头骨髓炎　E. 股骨头无菌坏死

三、填空题

1. 最早记载悬吊复位法治疗脊柱骨折的著作是________，作者是明代的________。
2. 肱骨髁上骨折时，应重点注意矫正________移位，防止肘关节________形发生。
3. 骨折移位有________、________、________、________、________ 5 种形式。
4. 脱位并发骨折时，治疗一般先________，再________。
5. 治疗股骨颈骨折时，为防止髋内翻发生要重视________，该角的正常值范围是________。
6. 肱骨外上髁炎多发于肘关节屈伸过多的工种，如________，故又称________。
7. 治疗新鲜脱位，早期用药以________为主，佐以________。
8. 缺血性肌挛缩好发部位是________和________。
9. 治疗髌骨骨折时，要求恢复________功能，保持________，防止创伤性关节炎发生。
10. 创伤急救四大技术是________、________、________、________。

四、名词解释

1. 间接暴力　2. 异常活动　3. 提携角　4. 方肩畸形　5. 浮髌试验

五、简答题

1. 攻下逐瘀法哪些患者不宜使用?
2. 简述胫腓骨骨折可能出现畸形愈合及创伤性关节炎的原因。
3. 简述肘关节后脱位诊断要点。
4. 简述神经根型颈椎病的主要临床表现。
5. 简述股骨头坏死常见原因。

六、论述题

1. 试述桡骨下端伸直型骨折诊断、手法复位、夹板固定的要点。
2. 试述下列病案的诊断、证型、非手术治疗方案(包括辨证施方)。

   刘某，男，36岁，因腰痛1周，加重伴右下肢疼痛2日而就诊。患者1周前因感寒而出现腰痛，经拔火罐及理疗，腰痛明显减轻，前日因弯腰搬物，再次出现腰痛并伴右下肢疼痛，再次拔罐治疗不见好转。查体：脊柱右突，腰部活动受限，L4～L5棘间及右旁压痛明显，且向右下肢放射，直腿抬高试验左/右分别为80°/30°，右侧加强试验阳性，右小腿外侧皮肤感觉迟钝，右伸踇肌力三级。舌质偏暗红，苔白，脉弦紧。

模拟试题(二)

一、单项选择题(在备选答案中选择1个最佳答案，并把它的标号写在题后的括号内)

1. 首次提出“肢体损于外，则气血伤于内，营卫有所不贯，脏腑由之不和”论点的医著为(　　)
   A.《医宗金鉴》　B.《黄帝内经》　C.《证治准绳》　D.《正体类要》　E.《仙授理伤续断秘方》
2. 骨折后期，年老体弱，筋骨萎软，骨折迟缓愈合，骨质疏松，治宜选(　　)
   A. 补气养血法　B. 舒筋活络法　C. 补养脾胃法　D. 温经通络法　E. 补益肝肾法
3. 测量下肢长度应从(　　)
   A. 髂前上棘至外踝下缘　B. 髂前上棘至内踝下缘　C. 脐至外踝下缘　D. 髂后上棘至内踝下缘　E. 髂后上棘至外踝下缘
4. 上肢练功的主要目的是(　　)
   A. 恢复手的功能　B. 增强肌肉力量　C. 防止肌肉萎缩　D. 避免关节粘连、僵硬　E. 加强关节活动度
5. 经常在理筋手法开始或结束时使用的手法是(　　)
   A. 浅表抚摩法　B. 揉法　C. 屈伸法　D. 搓法　E. 拿捏法
6. 骨折功能复位对长骨干骨折的对位要求至少应达到(　　)
   A. 1/3左右　B. >1/2　C. >1/3　D. 1/2左右　E. >2/3
7. 横断形或锯齿形骨折，经拔伸牵引不易完全矫正重叠移位时，可用手法(　　)
   A. 分骨　B. 旋转　C. 折顶　D. 纵压　E. 回旋
8. 搭肩试验常用于检查下列何种疾病?(　　)
   A. 肩关节周围炎　B. 肱骨外科颈骨折　C. 冈上肌腱炎　D. 桡神经损伤　E. 肩关节脱位
9. 不属导致骨折段移位的因素是(　　)
   A. 暴力大小和作用方向　B. 伤者的年龄　C. 搬运不当　D. 肌肉的牵拉力　E. 肢体远侧

段的质量

10. 整复桡骨干上 1/3 骨折时，前臂牵引位置应为（　　）

A. 中立位　B. 旋前位　C. 旋后位　D. 由中立位逐渐改为旋后位　E. 由中立位逐渐改为旋前位

11. 疲劳骨折多见于（　　）

A. 第 1 跖骨　B. 第 2 跖骨　C. 第 3 跖骨　D. 第 4 跖骨　E. 第 5 跖骨

12. 股骨颈骨折移位采用持续牵引时，患肢应置于（　　）

A. 外展外旋位　B. 外展中立位　C. 内收外旋位　D. 内收内旋位　E. 以上都不是

13. 在骨折的急救中，哪项处理欠妥当？（　　）

A. 首先抢救生命　B. 当时即用布类包扎创口　C. 实施外固定制动　D. 患者经妥善固定后应迅速转送往医院　E. 若有外露的骨折断端均应立即复位

14. 上臂处外展位手撑地造成的肱骨外科颈骨折多为（　　）

A. 伸直型骨折　B. 屈曲型骨折　C. 外展型骨折　D. 内收型骨折　E. 骨折合并肩关节脱位

15. Linton 角＜30°的骨折属于（　　）

A. 囊内骨折　B. 囊外骨折　C. 外展型骨折　D. 内收型骨折　E. 头下型骨折

16. 股骨干中 1/3 骨折多有成角畸形，成角方向多为（　　）

A. 前外侧　B. 前内侧　C. 后外侧　D. 后内侧　E. 内侧

17. 胫骨平台骨折后期容易出现的并发症是（　　）

A. 腓总神经损伤　B. 骨化性肌炎　C. 缺血性肌挛缩　D. 缺血性骨坏死　E. 创伤性关节炎

18. 肋骨骨折初期药物治疗的治法为（　　）

A. 活血化瘀，理气止痛　B. 活血和营，接骨续筋　C. 行气活血，舒筋活络　D. 接骨续筋，温经通络　E. 和营止痛，活血舒筋

19. 未伤及骨盆弓的骨损伤是（　　）

A. 单侧耻骨上、下支骨折　B. 耻骨联合分离　C. 邻近骶髂关节的髂骨骨折　D. 骶尾骨骨折　E. 双侧耻骨上、下支骨折

20. 颞颌关节脱位复位后固定时间是（　　）

A. 2～3 日　B. 4～5 日　C. 6～7 日　D. 8～10 日　E. ＞10 日

21. 最不主张保守牵引治疗的颈椎病类型是（　　）

A. 神经根型　B. 颈型　C. 椎动脉型　D. 脊髓型　E. 交感神经型

22. 肩周炎可出现的阳性体征是（　　）

A. 直尺试验阳性　B. 搭肩试验阳性　C. 疼痛弧征阳性　D. 臂丛牵拉试验阳性　E. 耸肩试验阳性

23. 腕管综合征受到挤压的神经是（　　）

A. 尺神经　B. 正中神经　C. 桡神经　D. 肌皮神经　E. 臂丛神经

24. 跟骨骨牵引治疗胫腓骨骨折时，进针点内侧应比外侧（　　）

A. 低 0.5 cm　B. 高 0.5 cm　C. 低 1 cm　D. 高 1 cm　E. 一样平

25. 骨质疏松症疼痛部位最多见于（　　）

A. 颈部　B. 四肢　C. 胸部　D. 腰骶部　E. 髋关节部

二、多项选择题（在备选答案中有 2～5 个是正确的，将其全部选出并将它们的标号写在题后的括号内，错选或漏选均不给分）

1. 骨折后因长期卧床所引起的并发症有（　　）

A. 休克　B. 感染　C. 褥疮　D. 尿路感染　E. 坠积性肺炎

2. 影响骨折愈合的因素有（　　）

A. 性别　B. 年龄　C. 损伤部位　D. 损伤程度　E. 损伤的时间

3. 肘关节后脱位的临床表现有（　　）

A. 肘关节疼痛，肿胀，功能障碍　B. 肘窝前饱满，可及肱骨下端　C. 前臂较健肢长　D. 肘关节弹性固定 90°屈曲位　E. 肘后三角骨性标志改变

4. 直接暴力所致的骨折常有下列哪些特点？（　　）

A. 表现为横形或粉碎性骨折　B. 表现为斜形骨折　C. 软组织损伤一般较轻　D. 软组织损伤一般较重　E. 双根长骨同时骨折，骨折线大多同处一个水平面

5. 落枕的常见症状有（　　）

A. 睡眠后颈部疼痛　B. 头歪向健侧　C. 不能自主旋转患侧颈项　D. 头晕不适　E. 上肢伴有麻木

6. 创伤性股骨头坏死的因素有（　　）

A. 股骨颈基底部骨折　B. 股骨粗隆间骨折　C. 创伤性骨关节脱位　D. 股骨颈头下型骨折　E. 长期使用肾上腺皮质激素

7. 常易合并创伤性休克的骨损伤是（　　）

A. 多发性骨折　B. 长管状骨骨折合并肢体严重挤压伤　C. 骨盆骨折　D. 股骨干骨折　E. 前臂闭合骨折

8. 腰段脊髓损伤可出现的临床表现是（　　）

A. 下肢运动和感觉完全或部分消失　B. 呈现痉挛性瘫痪　C. 膝、踝反射亢进　D. 二便不通　E. 久则形成反射性排尿

9. 伤筋的主要症状是（　　）

A. 疼痛　B. 肿胀　C. 功能障碍　D. 肢体肌肉萎缩　E. 异常活动

10. 髌骨软化症的阳性体征为（　　）

A. 抽屉试验阳性　B. 侧向分离试验阳性　C. 挺髌试验阳性　D. 髌骨研磨试验阳性　E. 下蹲试验阳性

三、填空题

1. 骨折移位方式有成角、________、________、________、________移位 5 种。
2. 测量关节活动的记录方法有________法和________法。
3. 治疗骨折，内服药物初期以________、________为主，后期则以________、________为主。
4. 髌骨骨折多由________暴力引起，骨折多呈________型骨折。
5. 胫腓骨干骨折的治疗原则主要是恢复________和________功能。
6. 肩关节前脱位根据位置不同分为________、________、________脱位。
7. 跟骨结节角是________结节上缘与________形成的夹角，其度数为________。
8. 导致骨折的外力因素主要为________、________、________、________ 4 种。
9. 抽屉试验一般用于膝关节的________损伤检查，而侧向挤压试验用于________损伤检查。
10. 肘关节损伤后出现“靴状”畸形，一般可考虑为________或________两种诊断。

四、名词解释

1. 骨折　2. 胸廓挤压征　3. 弹性固定　4. 宿伤　5. 髋内翻

五、简答题

1. 骨折临床愈合标准是什么？

2. 髌骨骨折治疗原则和主要固定方法是什么？
3. 简述新鲜颞颌关节脱位口腔内复位法。
4. 简述 L4、L5 椎间盘突出症皮肤感觉和肌力异常的主要表现。
5. 根据气血损伤侧重情况，列方说明行气活血法的运用。

六、论述题

1. 试述肩关节前脱位的诊断、拔伸足蹬复位法和固定。
2. 试述下列病例的诊断及诊治处理方案。

李某，女，17 岁，右前臂肿痛，不能活动 1 小时。自诉 1 小时前在旱冰场跌倒，右手触地，当即感右前臂剧痛，变形，不能活动，随后肿痛加剧，由他人护送前来就诊。查见右前臂肿胀，畸形，局部可触及明显骨擦音和异常活动。

模拟试题（三）

一、单项选择题（在备选答案中选择 1 个最佳答案，并把它的标号写在题后的括号内）

1. 首先明确提出“正骨八法”的作者是（　　）
A. 清代的吴谦　B. 明代的薛己　C. 晋代的葛洪　D. 唐代的孙思邈　E. 清代的胡适光
2. 投掷手榴弹时导致肱骨干骨折，外力性质是（　　）
A. 直接暴力　B. 传达暴力　C. 杠杆暴力　D. 肌肉强力收缩　E. 持续劳损
3. X 线检查跟骨时，最多采用（　　）
A. 侧位　B. 轴位　C. 正位　D. 斜位　E. 以上都不是
4. 舒筋活络法属损伤中期治法，其属内治八法中的（　　）
A. 补法　B. 下法　C. 清法　D. 消法　E. 和法
5. 经常使用于理筋手法开始或结束时的手法是（　　）
A. 浅表抚摩法　B. 揉法　C. 屈伸法　D. 搓法　E. 拿捏法
6. 有背向移位的斜形长骨骨干骨折，应采用以下哪种手法整复？（　　）
A. 折顶　B. 分骨　C. 屈伸　D. 旋转　E. 回旋
7. 尺神经损伤引起手的功能障碍是（　　）
A. 垂腕　B. 第 1、2 指不能屈　C. 第 4、5 指不能外展和背伸　D. 拇指不能对掌　E. 拇指不能外展和背伸
8. 腕舟骨骨折愈合较慢的主要原因考虑为（　　）
A. 附近主要血管损伤　B. 附近神经损伤　C. 附近软组织覆盖太少　D. 骨折难以固定　E. 血运不良和剪力大
9. 儿童肱骨髁上骨折容易并发（　　）
A. 肘外翻　B. 肘内翻　C. 肘关节旋转困难　D. 肘关节僵直难屈　E. 前臂旋转困难
10. 股骨转子间骨折中属于稳定性骨折的是（　　）
A. 顺转子间型　B. 反转子间型　C. 转子下型　D. 顺转子粉碎型　E. 以上都不是
11. 胫骨平台骨折后期容易并发（　　）
A. 缺血性肌挛缩　B. 创伤性关节炎　C. 迟发性畸形　D. 缺血性骨坏死　E. 以上都不是
12. 髌骨骨折切开复位内固定的手术指征为（　　）
A. 骨折分离移位＞1 cm　B. 无移位骨折但伴有表面破损　C. 无移位的粉碎性骨折　D. 骨折

分离移位＞2 cm　　E. 以上都不是

13. 引起胸腰椎体压缩性骨折的最常见暴力为（　　）

A. 传达暴力　B. 直接暴力　C. 肌肉牵拉　D. 慢性劳损　E. 旋转暴力

14. 掌骨颈骨折复位时，应使掌指关节处于（　　）

A. 伸直牵引　B. 半屈曲　C. 过伸　D. 屈曲 90°　E. 屈曲 30°

15. 不属熏洗药物功效范围的是（　　）

A. 行气活血　B. 消肿止痛　C. 温经通络　D. 补益气血　E. 舒筋活络

16. 可引起反常呼吸的骨折为（　　）

A. 1 根肋骨骨折　B. 数根肋骨骨折　C. 后肋骨折　D. 1 根肋骨多处骨折　E. 多根肋骨多处骨折

17. 下列哪项不属月骨脱位临床表现症状？（　　）

A. 腕部掌侧隆起疼痛　B. 掌腕横纹处压痛　C. 腕关节呈屈曲位　D. 叩击第 2 掌骨头有疼痛　E. 腕关节呈屈曲困难

18. 椎动脉型颈椎病的最大特点是（　　）

A. 头痛　B. 猝倒　C. 行走失稳　D. 头颈旋转时眩晕　E. 伴有自主神经紊乱症状

19. 膝交叉韧带损伤的特有体征为（　　）

A. 4 字试验阳性　B. 侧向分离试验阳性　C. 回旋挤压试验阳性　D. 抽屉试验阳性　E. 研磨试验阳性

20. 腰椎间盘突出症发病最主要原因是（　　）

A. 腰椎失稳　B. 腰椎骨质疏松　C. 腰椎间盘自身退行性变　D. 腰椎骨质增生　E. 腰肌劳损

21. 腕管综合征后期可出现肌肉萎缩，下列哪项明显？（　　）

A. 掌侧骨间肌　B. 背侧骨间肌　C. 蚓状肌　D. 大鱼际　E. 旋前方肌

22. 气胸胸腔穿刺部位是（　　）

A. 第 2 肋间锁骨中线　B. 第 2 肋间腋后线　C. 第 3 肋间锁骨中线　D. 第 7 肋间腋后线　E. 第7 肋间腋前线

23. 重症肩周炎患者出现肩臂肌肉萎缩，尤以何肌肉明显？（　　）

A. 冈上肌　B. 胸大肌　C. 肱二头肌　D. 背阔肌　E. 三角肌

24. 膝关节侧副韧带损伤需固定的时间是（　　）

A. 1～2 周　B. 2～3 周　C. 3～4 周　D. 4～6 周　E. 2 个月

25. 伤筋初期治疗原则是（　　）

A. 活血和营，舒筋活络　B. 活血祛瘀，理气止痛　C. 温经止痛，滑利关节　D. 温经散寒，通络止痛　E. 补益肝肾，宣痹通络

二、多项选择题（在备选答案中有 2～5 个是正确的，将其全部选出并将它们的标号写在题后的括号内，错选或漏选均不给分）

1. 伤科练功疗法的作用可归纳为（　　）

A. 活血化瘀、消肿定痛　B. 濡养患肢关节筋络　C. 扶正祛邪　D. 避免关节粘连和骨质疏松　E. 行气活血

2. 高处坠落时，足跟着地常发生的损伤可有（　　）

A. 颅底骨折　B. 脊柱损伤　C. 骨盆骨折　D. 跟骨骨折　E 距骨骨折

3. 治疗股骨颈及转子间骨折时，必须注意保持好的生理角度有（　　）

A. 内翻角　B. 髋臼角　C. 颈干角　D. 前倾角　E. 外翻角

4. 肌肉强力收缩可造成下列哪些骨折？(　　)

A. 髌骨骨折　B. 尺骨鹰嘴骨折　C. 肱骨内上髁骨折　D. 髂前上棘骨折　E. 第 5 跖骨基底部骨折

5. 影响胫腓骨干骨折移位的因素是（　　）

A. 骨折部位　B. 暴力方向　C. 小腿重力　D. 足部重力　E. 肌肉收缩

6. 正中神经损伤而引起的手的功能障碍表现为（　　）

A. 第 1、2 指不能屈曲　B. 拇指不能对掌　C. “虎口区”皮肤感觉功能障碍　D. 拇指不能外展背伸　E. 拇指示指和中指的远节感觉功能障碍

7. 股骨颈外展型骨折的特点是（　　）

A. 移位少或呈嵌插骨折　B. 骨折局部剪力小较稳定　C. 血运破坏较少愈合率较高　D. 骨折部位多位于头下部　E. 骨折线与股骨干纵轴线的垂直线所成的倾斜角＜30°

8. 桡尺骨干双骨折整复后初中期的练功活动有哪些？(　　)

A. 手指的屈伸活动　B. 腕关节屈伸活动　C. 上肢肌肉舒缩活动　D. 前臂旋转活动　E. 肘关节屈伸活动

9. 下列骨折属于关节内骨折的是（　　）

A. 肱骨外髁骨折　B. 肱骨髁上骨折　C. 肱骨髁间骨折　D. 肱骨外上髁骨折　E. 肱骨内上髁骨折

10. 腰部扭伤的多发部位有（　　）

A. 骶髂关节　B. 椎间关节　C. 椎间盘　D. 骶棘肌　E. 腰骶关节

11. 桡骨茎突的腱鞘内通过的肌腱有（　　）

A. 桡侧伸腕长肌腱　B. 桡侧伸腕短肌腱　C. 外展拇长肌腱　D. 伸拇短肌健　E. 伸指总肌腱

12. 痹痛型颈椎病阳性体征有（　　）

A. 旋颈诱发试验阳性　B. 压头试验阳性　C. 神经根牵拉试验阳性　D. 锥体束征阳性　E. 屈颈试验阳性

13. 枕颌牵引法适用于（　　）

A. 局部型颈椎病　B. 痹痛型颈椎病　C. 眩晕型颈椎病　D. 混合型颈椎病　E. 瘫痪型颈椎病

14. 髌骨软化症阳性体征有（　　）

A. 抽屉试验阳性　B. 侧向分离试验阳性　C. 髌骨研磨试验阳性　D. 挺髌试验阳性　E. 下蹲试验阳性

15. 跖管综合征的临床表现有（　　）

A. 足背疼痛麻木　B. 足跟内侧疼痛麻木　C. 足跟外侧疼痛麻木　D. 足底疼痛麻木　E. 踝关节过度背伸并足外翻时疼痛

三、填空题

1. 损伤后血的功能失调而出现的病理现象主要有________、________、________、________。
2. 损伤治疗的总法则是________、________、________、________。
3. 骨折后长期卧床，容易出现的并发症有坠积性肺炎、________和________。
4. 正常人桡骨下端掌倾角为________，而尺偏角为________。
5. 踝部内翻骨折，内踝多为________，外踝多为撕脱性________，严重者可合并后踝骨折。
6. 具有加强腰背肌力、缓慢整复胸腰段椎体单纯压缩骨折功效的四步练功方法是________、________、________和________。

7. 肘关节后脱位和肱骨髁上伸直型骨折皆可出现________畸形，但仅有________肘后三角发生改变。
8. 颈椎病中最常见的类型是________，若患者出现拇、示指感觉减退，是由________受刺激所为。
9. 肩关节周围炎好发于________年龄人，其活动受限，尤以患肢________时明显。
10. 屈指肌腱鞘炎多发于________的掌侧指掌关节处，桡骨茎突狭窄性腱鞘炎检查________试验阳性。

四、名词解释

1. 结节关节角（贝累角）　2. 骨折功能复位　3. 开放性骨折　4. 肩运动疼痛弧　5. 梨状肌综合征

五、简答题

1. 简述攻下逐瘀法适应证及临床选方用药（写出方名即可）。
2. 简述摸诊的主要用途及常用手法。
3. 简述旋前圆肌止点以上的桡骨干骨折骨折断端移位趋势及原因。整复时患者前臂如何取位？
4. 简述腰椎管狭窄症的临床症状特点。
5. 简述骨质疏松症的含义及治疗目标。

六、论述题

1. 试述髋关节后脱位的诊断要点及回旋整复手法。
2. 试述下列病例的诊断、诊断依据及主要处理方法。

赵某，男，32 岁。左小腿肿痛变形，流血及不能站立 1 小时入院。自诉 1 小时前被小车撞伤左小腿，当即左小腿中上段剧痛、肿胀、出血，不能站立，但无昏迷，全身其他处无伤痛，被他人护送前来急诊。查见生命体征平稳，左小腿中上段内前方有一约 5 cm 纵形破损裂口，出血，可见骨质外露。局部明显畸形，可触及异常活动和骨擦音，患足血运及感觉运动正常。

参考答案

模拟试题（一）

一、单项选择题

1. D　2. E　3. D　4. A　5. B　6. C　7. E　8. C　9. D　10. A　11. C　12. C　13. E　14. B　15. A　16. C　17. D　18. C　19. E　20. E　21. A　22. D　23. C　24. A　25. D

二、多项选择题

1. ABCDE　2. ABCD　3. BD　4. ABDE　5. ABCD　6. BCE　7. ACE　8. ADE　9. ABCDE　10. CE　11. AE　12. AD　13. ACD　14. ABC　15. BCE

三、填空题

1.《世医得效方》　危亦林

2. 尺偏　内翻
3. 侧方　分离　旋转　成角　重叠
4. 整复脱位　整复骨折
5. 颈干角　110°～140°
6. 网球运动员等　网球肘
7. 活血祛瘀　行气止痛
8. 前臂　小腿
9. 伸膝装置功能　关节面的完整光滑
10. 止血　包扎　固定　搬运

四、名词解释

1. 损伤发生在远离暴力作用的部位，则该暴力称为间接暴力。间接暴力造成的骨折多为斜形、螺旋形、压缩性和撕裂性。
2. 异常活动系指在肢体没有关节处出现了类似关节的活动，或关节原来不能活动的方向出现了活动或原活动度加大，多见于骨折或韧带断裂（如膝交叉韧带断裂后，膝关节出现异常的前后活动）。
3. 提携角又称携带角，肘关节完全伸直前臂旋后时，上臂与前臂之间约有 5°～15°的外翻角即为携带角。
4. 肩关节前脱位后，由于肱骨头内移脱位，三角肌下空虚，肩峰突出，肩部失去正常圆钝平滑的曲线轮廓，故检查时可见患肩呈方肩畸形。
5. 浮髌试验用于检查膝关节腔内积液。检查时患腿伸直，检查者一手压在髌上囊部，向下挤压使积液流入关节腔内，然后用另一手拇、中指固定髌骨内外缘，示指按压髌骨，这时可感到髌骨有漂浮感，重压时下沉，松指时浮起称为浮髌试验阳性。

五、简答题

1. 攻下逐瘀法常用苦寒泻下药品，药性较为峻猛，故对年老体弱、气血虚弱、失血过多、慢性劳损、妊娠妇女、产后及月经期间应当禁用或慎用。
2. 小腿肌肉主要分布在胫骨后侧和外侧，故肢体的内动力不平衡、胫腓骨骨折后、骨折端所受肌肉收缩力不等以及暴力方向、足的质量诸因素容易引起断端移位，进而造成畸形愈合。而正常人的距小腿关节与膝关节是在两个相互平衡的轴上运动，一旦出现成角和旋转移位，即可破坏两轴的平衡，导致关节负重面改变，最终出现创伤性关节炎。
3. 肘关节后脱位的诊断要点为：肘关节疼痛、肿胀、功能障碍，肘关节弹性固定于半屈伸位；肘窝前饱满，尺骨鹰嘴后突，肘后三角改变，呈靴样畸形，肘关节前后径增宽，可伴有内、外翻畸形。
4. 神经根型颈椎病的主要临床表现为：颈痛伴上肢放射性疼痛、麻木，颈部活动受限；受压神经根皮肤节段分布区感觉减弱，腱反射异常，肌力减退；神经根牵拉试验及椎间孔压缩试验多为阳性。
5. 股骨头坏死常见原因为：①创伤，是引起股骨头坏死的最主要、最常见原因，如股骨颈骨折、髋关节脱位或扭伤等；②医源性因素，如长期使用激素类药物或非激素类镇痛药物以及放射、损伤等；③疾病，如气压病、某些血液病和血管性疾病、类风湿性疾病；④过度饮酒或其他。

六、论述题

1. （1）诊断要点：患者有跌倒手撑地受伤史，伤后局部肿痛。骨折远端向背侧移位，可见餐叉样畸形；向桡侧移位，可见枪上刺刀样畸形；可触及断端骨擦音，桡骨远端正侧位 X 线片可帮助确诊。
（2）手法复位要点：整复时，患臂中立位，助手握肘，术者双拇指放于骨折远端背侧，双手扣紧患掌大小鱼际，拔伸牵引，纠正重叠移位后，骤然猛抖，掌屈尺偏腕关节即可。

(3) 夹板固定要点：用 4 块夹板绑扎固定，桡侧和背侧板超腕关节，骨折远端背侧和骨折近端掌侧各放置平垫。

2. (1) 诊断：腰椎间盘突出症。

(2) 证型：气滞血瘀、风寒痹阻。

(3) 治疗方案：①卧硬板床休息；②腰部保暖；③腰椎牵引 20 kg 左右；④理筋手法，局部揉按穴位，点压、扳腰或旋腰；⑤中药治宜活血祛瘀、祛风散寒、通络止痛，方用桃红四物合独活寄生汤加减。

模拟试题（二）

一、单项选择题

1. D　2. E　3. B　4. A　5. A　6. C　7. C　8. E　9. B　10. D　11. B
12. B　13. E　14. C　15. C　16. A　17. E　18. A　19. D　20. A　21. D
22. E　23. B　24. C　25. D

二、多项选择题

1. CDE　2. BD　3. ABE　4. ADE　5. AC　6. CD　7. ABCD　8. ABCDE
9. ABC　10. DE

三、填空题

1. 侧方　短缩　分离　旋转
2. 邻肢夹角　中立位 0°
3. 活血化瘀　理气止痛　补气养血　强壮筋骨
4. 间接　横断
5. 小腿长度　负重
6. 盂下　喙突下　锁骨下
7. 跟骨　距下关节面　30°～45°
8. 直接暴力　间接暴力　肌肉牵拉　积累性劳损
9. 膝交叉韧带　侧副韧带
10. 肘关节脱位　肱骨髁上骨折

四、名词解释

1. 由于外力的作用，破坏了骨或软骨的完整性和连续性者，称为骨折。
2. 胸廓挤压征用于诊断肋骨骨折和胸肋关节脱位。检查分两步：先进行前后挤压，检查者一手扶住后背部，另一手从前面推压胸骨部，使之产生前后挤压力，如有肋骨骨折时，则骨折处有明显疼痛感或出现骨擦音；再行侧方挤压，用两手分别放置胸廓两侧，向中间用力挤压，如有骨折或胸肋关节脱位时，则在损伤部出现疼痛反应。
3. 脱位后，骨端位置的改变，关节周围未撕裂的肌肉痉挛、收缩，可将脱位后的骨端保持在特殊的位置上，在对脱位关节作任何被动运动时，虽有一定的活动度，但存在弹性阻力，当去除外力后，脱位的关节又回复到原来的特殊位置，这种体征变化称为弹性固定。
4. 宿伤又称陈伤，指新伤失治，日久不愈，或愈后又因某些诱因导致原受伤部位再次复发者。
5. 股骨颈与股骨干纵轴之间相交成角，称为颈干角，正常值为 110°～140°。当颈干角＜110°时为髋内翻。

五、问答题

1. 骨折临床愈合标准是：①骨折局部无压痛和纵向叩击痛；②骨折局部无异常活动；③X线摄片显示骨折线模糊，有连续性骨痂通过骨折线；④功能测定，在解除外固定情况下，上肢能平举1 kg重物达1分钟，下肢能连续徒手行走3分钟，并不少于30步。
2. （1）治疗原则：恢复伸膝装置功能，保持关节面的完整，光滑，防止创伤性关节炎的发生。
（2）主要固定方法：无移位骨折可用夹板或石膏托固定膝关节于伸直位；轻度移位采用抱膝环或弹性抱膝兜固定；移位严重者可手术切开内固定。
3. 新鲜颞颌关节脱位口腔内复位法为：术者将双手拇指伸入患者口腔，按在两侧下臼齿上，其余4指外托下颌，双拇指先向下按，待下颌骨移动时再往里推送，其余各指协调向上端送下颌骨，听到滑入关节声音说明脱位已复，此时拇指应迅速向两旁滑开。
4. L4、L5椎间盘突出主要压迫第5腰神经根，故有小腿外侧及足背皮肤感觉敏感或迟钝，甚至消失，其肌力改变主要是足背肌，尤其是伸踇肌肌力减弱。
5. 以行气为主可选用柴胡疏肝饮，以活血消瘀为主选用复元活血汤，行气活血并重可据损伤部位不同选用血府逐瘀汤或膈下逐瘀汤等。

六、论述题

1. （1）诊断：有明显外伤史，伤后患肩局部疼痛，肿胀，活动受限，弹性固定于肩关节轻度外展位，20°～30°，肩峰突出呈方肩畸形，在喙突下、腋下或锁骨下可触及肱骨头，而肩峰下空虚；患者常用健侧手掌托扶患肢前臂，搭肩试验和直尺试验均为阳性，X线摄片可以帮助确诊。
（2）拔伸足蹬复位法和固定：患者取仰卧位，术者立于患侧，双手握紧患肢腕部，并用足背外侧抵于患者腋窝。一般左脱位用左足，右脱位用右足。将患肩外展外旋位持续拔伸牵引，继则徐徐内收、内旋，利用足背外侧跖骨头处为杠杆支点，将肱骨头挤入关节盂，在内收、内旋同时足背外缘可内翻。若复位有回纳感或弹响，表示复位成功。复位后用胸壁绷带固定患肢上臂于胸前，保持内收、内旋位，固定2周即可。
2. （1）诊断：右前臂双骨折。
（2）诊治处理方案：①摄右前臂正、侧位片；②手法复位并小夹板固定或切开复位内固定；③中药辨证施治或西药消肿镇痛等对症处理；④随时调整夹板扎带松紧，定期复查；⑤交代注意事项，指导功能锻炼。

模拟试题（三）

一、单项选择题

1. A　2. D　3. A　4. E　5. A　6. E　7. C　8. E　9. B　10. A　11. B
12. D　13. A　14. D　15. D　16. E　17. C　18. D　19. D　20. C　21. D
22. A　23. E　24. C　25. B

二、多项选择题

1. ABCD　2. ABCDE　3. CD　4. ABCDE　5. BCDE　6. ABE　7. ABCDE　8. ABCE
9. AC　10. ABDE　11. CD　12. BC　13. BC　14. CDE　15. BDE

三、填空题

1. 血瘀　血虚　血脱　血热

2. 动静结合　筋骨并重　内外兼治　医患合作
3. 尿路感染　褥疮
4. 10°～15°　20°～25°
5. 斜形骨折　横断形骨折
6. 五点支撑法　三点支撑法　拱桥法　飞燕点水法
7. 靴状　肘关节后脱位
8. 神经根型　C6 神经根
9. 50 岁左右　外展后伸
10. 拇、中指　握拳

四、名词解释

1. 跟骨结节与后关节突的连线与前后关节突的连线交叉所成角称为结节关节角，正常大约是 40°。
2. 骨折的某种移位因种种原因未完全纠正，但骨折在此位置愈合后对肢体功能无明显妨碍者，称为功能复位。
3. 骨折处皮肤或黏膜破裂，骨折端通过破裂口与外界相通者，称为开放性骨折。
4. 嘱患者肩外展或被动外展患肢，当外展到 60°～120°范围时，冈上肌腱在肩峰下摩擦，肩部出现疼痛为阳性征，这一特定区域的外展痛称为疼痛弧。
5. 梨状肌综合征是指由于梨状肌损伤，刺激和压迫坐骨神经而引起的臀腿痛。

五、简答题

1. 攻下逐瘀法适用于跌打损伤的初期。皮肉筋骨及脏腑经络受损导致的气滞血瘀、恶血留内、壅塞经络之症。临床上可根据损伤部位不同选方用药。如胸部伤损蓄瘀者可用大成汤加减，腹部伤损蓄瘀者可用鸡鸣散加减，腰及四肢伤损蓄瘀可用桃仁承气汤加减。
2. 摸诊主要用于摸压痛，摸畸形、摸肤温、摸异常活动、摸弹性固定和摸肿块，其常用的手法为触摸法、挤压法、叩击法、旋转法、屈伸法等。
3. 旋前圆肌止点以上的桡骨干骨折，骨折近段受肱二头肌及旋后肌的牵拉而向后旋转移位，而骨折远段受旋前圆肌及旋前方肌收缩牵拉出现旋前移位。根据骨折整复以远端对近端的原则，整复该骨折时应将前臂中立位转向旋后位。
4. 腰椎管狭窄症的临床症状特点主要表现为：①长期反复性腰腿痛伴间歇性跛行；②主诉症状重而体征少，甚至没有阳性体征；③腰腿痛以腰椎后伸活动时加重。
5. 骨质疏松症是以全身骨量减少为特征，即单位体积骨量减少，骨有机成分生存不足，钙盐沉着减少，并以全身性骨痛甚或畸形、骨折为主要临床表现的病症。该症的治疗目标是：减少骨量的进一步丢失；增加骨量；减轻骨痛；降低骨折的危险性。

六、论述题

1. （1）诊断要点：髋关节有屈曲内收位较大暴力受伤史，伤后髋关节疼痛，屈曲内收，内旋畸形，活动受限，股骨大粗隆上移，在髂前上棘与坐骨结节连线后上方可触及股骨头。患肢弹性固定于畸形位。患膝贴于健侧大腿中下段，呈粘膝征阳性，X 线摄片可助确诊。

（2）回旋整复手法：其整复可用回旋法，具体操作如下。患者仰卧，助手固定骨盆。术者立于伤侧，一手握患者伤肢踝部，另一手屈肘钩托患者腘窝，向上提拉同时，将大腿尽力内收内旋，并屈曲髋关节，使大腿贴近腹壁，然后再将伤肢外展、外旋及伸直，一气呵成。若患髋有弹响，多即复位成功。

2. （1）诊断：左胫腓骨上段开放性骨折。

(2) 诊断依据：有小车撞伤史；伤后左小腿疼痛，肿胀，伴有局部创面并出血及骨质外露；局部检查有畸形，异常活动和骨擦音。

(3) 主要处理：创口加压包扎止血；摄左小腿中上段（包括膝关节）X线正侧位片；完善术前常规检查，如血常规、血型、出凝血机制检查；尽早清创缝合，亦可同时复位行内固定术；手法整复骨折行外固定，如石膏托、夹板或跟骨骨牵引；西药预防创口感染及对症处理，中药辨证施治。

〔胡立敏　陈　岗〕

附方索引

二　画

二妙汤（《医学正传》）

〔组成〕苍术　黄柏

〔功效与适应证〕治湿热下注，脚膝腰痛。

〔制用法〕水煎服。

二陈汤（《和剂局方》）

〔组成〕半夏 9 g　陈皮 9 g　茯苓 9 g　甘草 3 g

〔功效与适应证〕燥湿化痰，理气宽胸。治胸胁损伤，咳嗽痰多。

〔制用法〕水煎服。

二味参苏饮（《正体类要》）

〔组成〕人参 30 g　苏木 60 g

〔功效与适应证〕益气补血。用于出血过多、瘀血入肺，面黑喘促。

〔制用法〕水煎服。

七厘散（伤科七厘散《良方集腋》）

〔组成〕血竭 30 g　麝香 0.36 g　冰片 0.36 g　乳香 4.5 g　没药 4.5 g　红花 4.5 g　朱砂 3.6 g　儿茶 7.2 g

〔功效与适应证〕活血散瘀，定痛止血。治跌打损伤，瘀滞作痛，筋伤骨折，创伤出血。

〔制用法〕共研极细末，每次 0.2 g，每日 1～2 次，米酒调服或酒调敷患处。

七三丹（经验方）

〔组成〕熟石膏 7 份　升丹 3 份

〔功效与适应证〕提脓拔毒去腐。用于创伤感染伤口，流脓未尽，腐肉未清。

〔制用法〕共研细末，掺于创面，或制成药条，插入疮中。

十灰散（《十药神书》）

〔组成〕大蓟　小蓟　荷叶　侧柏叶　茅根　茜草根　大黄　山栀　棕榈皮　牡丹皮　以上各药等量

〔功效与适应证〕凉血止血。治疗损伤所致呕吐血、咯血、创面渗血。

〔制用法〕各烧灰存性，研极细末保存待用。每次 10～15 g，用鲜藕汁或鲜萝卜汁调服。

十全大补汤（《医学发明》）

〔组成〕党参 10 g　白术 12 g　茯苓 12 g　炙甘草 5 g　当归 10 g　川芎 6 g　熟地黄 12 g　白芍 12 g　黄芪 10 g　肉桂 0.6 g（焗冲服）

〔功效与适应证〕补气补血。治疗损伤后期气血衰弱，溃疡脓清稀，自汗，盗汗，萎黄清瘦，不思饮食，倦怠气短等症。

〔制用法〕水煎服，每日 1 剂。

十味参苏饮（《易简方》）

〔组成〕人参 10 g　桔梗 6 g　半夏 10 g　紫苏 10 g　前胡 10 g　葛根 10 g　枳壳 10 g　茯苓 10 g　陈皮 6 g　甘草 5 g　生姜 3 片

〔功效与适应证〕补气宁血，和肺降逆。治肺伤咳血衄血，发热气逆，血蕴于肺。

〔制用法〕水煎服。

丁桂散（《中医伤科学讲义》经验方）

〔组成〕丁香　肉桂　上药各等份

〔功效与适应证〕祛风散寒，温经通络。治阴证肿疡疼痛。

〔制用法〕共研细末，加在膏药上，烘热后贴患处。

人参养荣汤（《和剂局方》）

〔组成〕党参 10 g　白术 10 g　炙黄芪 10 g　炙甘草 10 g　陈皮 10 g　肉桂心 1 g　当归 10 g　熟地黄 7 g　五味子 7 g　茯苓 7 g　远志 5 g　白芍 10 g　大枣 10 g　生姜 10 g

〔功效与适应证〕补益气血，养心宁神。治损伤后期气血虚弱，阴疽溃后，久不收敛，症见面色萎黄、心悸、健忘、失眠或虚损劳热者。

〔制用法〕作汤剂，则水煎服，其中肉桂心焗冲服，每日 1 剂。亦可以作丸剂，按以上药量比例，共研细末，其中姜枣煎浓汁，为丸如绿豆大，每次 10 g，每日 2 次。

八珍汤（《正体类要》）

〔组成〕党参 10 g　白术 10 g　茯苓 10 g　炙甘草 5 g　川芎 6 g　当归 10 g　熟地黄 10 g　白芍 10 g　生姜 3 片　大枣 2 枚

〔功效与适应证〕补益气血。治损伤中后期气血俱虚，创面脓汁清稀，久不收敛者。

〔制用法〕清水煎服。每日 1 剂。

八仙逍遥散（《医宗金鉴》）

〔组成〕防风 3 g　荆芥 3 g　川芎 3 g　甘草 3 g　当归 6 g　苍术 10 g　丹皮 10 g　川椒 10 g　苦参 15 g　黄柏 6 g

〔功效与适应证〕祛风散瘀，活血通络。治软组织损伤之后瘀肿疼痛，或风寒湿邪侵注，筋骨酸痛。

〔制用法〕煎水熏洗患处。

九气丸（《血证论》）

〔组成〕姜黄 10 g　香附 12 g　甘草 6 g

〔功效与适应证〕行气散滞。治腹部宿伤，气结作痛。

〔制用法〕水煎服。

三　画

三痹汤（《妇人良方》）

〔组成〕独活 6 g　秦艽 12 g　防风 6 g　细辛 3 g　川芎 6 g　当归 12 g　生地黄 15 g　芍药 10 g　茯苓 12 g　肉桂 1 g（焗冲）　杜仲 12 g　牛膝 6 g　党参12 g　甘草 3 g　黄芪 12 g　续断 12 g

〔功效与适应证〕补肝肾，祛风湿。治气血凝滞，手足拘挛，筋骨萎软，风湿痹痛等。

〔制用法〕水煎服，每日 1 剂。

三黄宝蜡丸（《医宗金鉴》）

〔组成〕天竺黄 10 份　雄黄 10 份　刘寄奴 10 份　红大戟 10 份　归尾 5 份　朱砂 3 份半　儿茶 3 份半　净乳香 1 份　琥珀 1 份　轻粉 1 份　水银 1 份（同轻粉研至不见星）　麝香 1 份

〔功效与适应证〕活血祛痰，开窍镇潜。治跌打损伤，瘀血奔心，痰迷心窍等症。

〔制用法〕各药研细末，用黄蜡适量冷丸。每次 1～3 g。

三色敷药（《中医伤科学讲义》经验方）

〔组成〕黄荆子（去衣炒黑）8 份　紫荆皮（炒黑）8 份　全当归 2 份　木瓜 2 份　丹参 2 份　羌活 2 份　赤芍 2 份　白芷 2 份　片姜黄 2 份　独活 2 份　甘草半份　秦艽 1 份　天花粉 2 份　怀牛膝 2 份　川芎 1 份　连翘 1 份　威灵仙 2 份　木防己 2 份　防风 2 份　马钱子 2 份

〔功效与适应证〕消肿止痛，祛风湿，利关节。治损伤初、中期局部肿痛，亦治风寒湿痹痛。

〔制用法〕共研细末。用蜜糖或饴糖调拌如厚糊状，敷于患处。

三棱和伤汤（《中医伤科学讲义》经验方）

〔组成〕三棱　莪术　青皮　陈皮　白术　枳壳　当归　白芍　党参　乳香　没药　甘草

〔功效与适应证〕活血祛瘀，行气止痛。治胸胁陈伤，隐隐作痛。

〔制用法〕根据病情需要决定各药量，水煎内服，每日 1 剂。

大成汤（《仙授理伤续断秘方》）

〔组成〕大黄 20 g　芒硝 10 g（冲服）　当归 10 g　木通 10 g　枳壳 20 g　厚朴 10 g　苏木 10 g　川红花 10 g　陈皮 10 g　甘草 10 g

〔功效与适应证〕攻下逐瘀。治跌打损伤后，瘀血内蓄，昏睡，二便秘结者，或腰椎损伤后伴发肠麻痹，腹胀。

〔制用法〕水煎服。药后得下即停。

大红丸（《仙授理伤续断秘方》）

〔组成〕何首乌 500 g　制川乌 710 g　制南星 500 g　芍药 500 g　当归 300 g　骨碎补 500 g　牛膝 300 g　细辛 250 g　赤小豆 1000 g　煅自然铜 120 g　青桑炭 2500 g

〔功效与适应证〕坚筋固骨，滋血生力。治骨折筋断，瘀血留滞，外肿内痛，肢节痛倦。

〔制用法〕共研细末，醋煮面糊为丸，如梧桐子大，朱砂为衣。每次30丸，温酒下，醋汤亦可。

大定风珠汤（《温病条辨》）

〔组成〕阿胶10 g　白芍20 g　麦冬20 g　地黄20 g　五味子6 g　麻仁6 g　牡蛎12 g　龟板12 g　炙甘草12 g　鸡子黄1个（加入药汁中搅匀）　鳖甲12 g

〔功效与适应证〕育阴潜阳，平肝熄风。治损伤后肝阳上亢而致眩晕、口干、舌红、咽燥、抽搐、肢麻等症。

〔制用法〕水煎服。

小活络丹（《和剂局方》）

〔组成〕制南星3份　制川乌3份　制草乌3份　地龙3份　乳香1份　没药1份　蜜糖适量

〔功效与适应证〕温寒散结，活血通络。治跌打损伤，瘀阻经络，风寒湿侵袭经络作痛，肢体不能伸屈及麻木，日久不愈等症。

〔制用法〕共为细末，炼蜜为丸，每丸3 g，每次1丸，每日服1～2次。

小蓟饮子（《济生方》）

〔组成〕小蓟10 g　生地黄25 g　滑石15 g　蒲黄（炒）6 g　通草6 g　淡竹叶10 g　藕节12 g　当归10 g　栀子10 g　甘草6 g

〔功效与适应证〕凉血止血，利水通淋。治泌尿系损伤瘀热结于下焦，血淋者。

〔制用法〕水煎内服。

小柴胡汤（《伤寒论》）

〔组成〕柴胡10 g　制半夏10 g　党参10 g　黄芩10 g　生姜6 g　大枣5枚　甘草6 g

〔功效与适应证〕疏肝解郁，治一切扑损胸伤，肝胆火盛作痛，寒热往来，日晡发热或潮热，胁下作痛，痞满不舒。

〔制用法〕水煎服。

小陷胸汤（《伤寒论》）

〔组成〕黄连3 g　半夏10 g　瓜蒌实12 g

〔功效与适应证〕清热化痰，宽胸散结。治胸部宿伤所致的痰热内阻，胸中痞满胀痛，口苦，舌苔黄腻等症。

〔制用法〕水煎服。

小半夏加茯苓汤（《金匮要略》）

〔组成〕半夏10 g　茯苓15 g　生姜6 g

〔功效与适应证〕化痰辟浊。治伤后痰浊中阻，恶心呕吐，心下痞满。

〔制用法〕水煎服。

万应膏（成药）

〔功效与适应证〕活血祛瘀，温经通络。治跌打损伤，风寒湿侵袭而筋骨疼痛，胸腹气痛等。

〔制用法〕把膏药烘热贴患处。

万花油（市场成售）

〔功效与适应证〕治筋伤、扭挫等损伤。

上肢损伤洗方（《中医伤科学讲义》经验方）

〔组成〕伸筋草15 g　透骨草15 g　荆芥9 g　防风9 g　红花9 g　千年健12 g　刘寄奴9 g　桂枝12 g　苏木9 g　川芎9 g　威灵仙9 g

〔功效与适应证〕活血舒筋。用于上肢骨折、脱位、扭挫伤后经络挛缩酸痛。

〔制用法〕煎水熏洗患肢。

下肢损伤洗方（《中医伤科学讲义》经验方）

〔组成〕伸筋草15 g　透骨草15 g　五加皮12 g　三棱12 g　莪术12 g　秦艽12 g　海桐皮12 g　牛膝10 g　木瓜10 g　红花10 g　苏木10 g

〔功效与适应证〕活血舒筋。治下肢损伤挛痛者。

〔制用法〕煎水熏洗患肢。

四　画

五味消毒饮（《医宗金鉴》）

〔组成〕金银花15 g　野菊花15 g　蒲公英15 g　紫花地丁15 g　天葵子10 g

〔功效与适应证〕清热解毒。治附骨痈初期，开放性损伤创面感染初期。

〔制用法〕水煎服，每日1～3剂。

天麻钩藤饮（《杂病证治新义》）

〔组成〕天麻6 g　钩藤10 g　石决明15 g（先煎）　杜仲12 g　黄芩6 g　栀子6 g　益母草10 g　桑寄生10 g　夜交藤10 g　茯神10 g

〔功效与适应证〕清热化痰，平肝潜阳。治脑震荡而引起的眩晕、抽搐及阴虚阳亢，肝风内动，兼见痰热内蕴之症。

〔制用法〕水煎服，每日1剂。

天王补心丹（《摄生总要》）

〔组成〕生地黄8份　五味子2份　当归身2份　天冬2份　麦冬2份　柏子仁2份　酸枣仁2份　党参1份　玄参1份　丹参1份　白茯苓1份　远志1份　桔梗1份　朱砂1份　蜜糖适量

〔功效与适应证〕滋阴清热，补心安神。治因损伤后而耗血伤阴，心神不定，以致睡眠不安，心悸等。

〔制用法〕除朱砂及蜜糖外，共为细末，然后炼蜜为丸如绿豆大，朱砂为衣。每次10 g，每日2～3次。若作汤剂，则根据病情决定药量或加减。

太乙膏（《外科正宗》）

〔组成〕玄参100 g　白芷100 g　当归身100 g　肉桂100 g　赤芍100 g　大黄100 g　生地黄100 g　土木鳖100 g　阿魏15 g　轻粉20 g　柳枝100 g　血余50 g　东丹2000 g　乳香25 g　没药15 g　槐枝100 g　麻油2500 g

〔功效与适应证〕清热消肿，解毒生肌。治各种疮疡及创伤。

〔制用法〕除东丹外，将余药入油煎，熬至药枯，滤去渣滓，再入东丹（一般每500 g油加东丹20 g），熬搅拌匀成膏。隔火炖烊，摊于纸或布料敷贴。

云南白药（成药）

〔功效与适应证〕活血止血，祛瘀定痛。治损伤瘀滞肿痛，创伤出血，骨疾病疼痛等。

〔制用法〕内服每次0.5 g，隔4小时1次。外伤创面出血，可直接掺撒在出血处，然后包扎；亦可调敷。

六味地黄（丸）汤（《小儿药证直诀》）

〔组成〕熟地黄20 g　山药12 g　茯苓10 g　泽泻10 g　山茱萸12 g　牡丹皮10 g

〔功效与适应证〕滋阴降火。治肾水不足，腰膝酸痛，头晕目眩，咽干耳鸣，潮热盗汗，骨折后期迟缓愈合等。

〔制用法〕水煎服，每日1剂。作丸，将药研末，蜜丸，每次10 g，每日3次。

化坚膏（《中医伤科学讲义》经验方）

〔组成〕白芥子2份　甘遂2份　地龙肉2份　威灵仙2份半　急性子2份半　透骨草2份半　麻根3份　细辛3份　乌梅肉4份　生山甲4份　血余1份　诃子1份　全蝎1份　防风1份　生草乌1份　紫硇砂半份（后入）　香油80份　东丹40份

〔功效与适应证〕祛风化瘀。用于损伤后期软组织硬化或粘连等。

〔制用法〕将香油熬药至枯，去渣，炼油滴水成珠时下东丹，待烟散净后再下硇砂。

少腹逐瘀汤（《医林改错》）

〔组成〕小茴香7粒　干姜3 g　延胡索6 g　没药3 g　当归9 g　川芎3 g　肉桂1 g　赤芍6 g　蒲黄10 g　五灵脂6 g

〔功效与适应证〕活血祛瘀，温经止痛。治腹部挫伤，气滞血瘀，少腹肿痛。

〔制用法〕水煎服，每日1剂。

双柏（散）膏（《中医伤科学讲义》）

〔组成〕侧柏叶2份　黄柏1份　大黄2份　薄荷1份　泽兰1份

〔功效与适应证〕活血解毒，消肿止痛。治跌打损伤早期，疮疡初期，局部红肿热痛，或局部包块形成而无溃疡者。

〔制用法〕共研细末，作散剂备用，用水、蜜糖煮热调成厚糊状外敷患处。亦可加入少量米酒调敷，或用凡士林调煮成膏外敷。

风寒砂（见坎离散）

乌药顺气散（《杂病源流犀烛》）

〔组成〕乌药10 g　白术10 g　党参12 g　白芷10 g　陈皮6 g　青皮10 g　茯苓10 g　甘草3 g

〔功效与适应证〕顺气散滞。治跌扑损伤，腹胀气滞作痛，闷胀不舒。

〔制用法〕水煎服。

丹栀逍遥散（《内科摘要》，即加减逍遥散）

〔组成〕柴胡　当归　白芍　白术　茯苓　丹皮　栀子　薄荷　煨姜　甘草

〔功效与适应证〕清热凉血，疏肝解郁。治疗肝胆两经郁火，胸胁疼痛，头眩，日晡发热，寒热往来。

〔制用法〕水煎服。

止血宁痛汤（《上海伤科研究所魏氏方》）

〔组成〕落得打6 g　降香2 g　鲜生地12 g　参三七3 g　茯神12 g　仙鹤草12 g　白芍12 g　藕节炭12 g　茜草炭12 g

〔功效与适应证〕止血定痛。治阳络破损，以致胸胁疼痛、咳血、吐血等症。

〔制用法〕水煎服。

巴戟汤（《医宗金鉴》）

〔组成〕巴戟（去心）15 g　当归30 g　大黄

15 g　芍药 30 g　川芎 30 g　地黄 30 g

〔功效与适应证〕养血逐瘀，清心益神。治头部损伤、瘀留清窍，髓海不足。

〔制用法〕水煎服。

木香顺气汤（《卫生宝鉴》）

〔组成〕木香 10 g　青皮 6 g　陈皮 6 g　苍术 10 g　厚朴 10 g　益智仁 6 g　泽泻 6 g　当归 10 g　茯苓 6 g　半夏 6 g　党参 10 g　柴胡 6 g　吴茱萸 6 g　草豆蔻 5 g　升麻 3 g　干姜 3 g

〔功效与适应证〕顺气散滞。治跌打损伤，胸腹闷胀，两胁疼痛。

〔制用法〕水煎服。

五　画

四生散（原名青州白丸子，《和剂局方》）

〔组成〕生川乌 1 份　生南星 6 份　生白附子 4 份　生半夏 14 份

〔功效与适应证〕祛风逐痰，散寒解毒，通络止痛。治跌打损伤肿痛，肿瘤局部疼痛，关节痹痛。

〔制用法〕共为细末存放待用，用时以蜜糖适量调成糊状外敷患处。用醋调煮外敷亦可。如出现过敏性皮炎即停敷。亦可为丸内服，但必须防止中毒。

四肢损伤洗方（《中医伤科学讲义》经验方）

〔组成〕桑枝　桂枝　伸筋草　透骨草　牛膝　木瓜　乳香　没药　红花　羌活　独活　落得打　补骨脂　淫羊藿　萆薢

〔功效与适应证〕温经通络，活血祛风。用于四肢骨折、脱位、扭挫伤后筋络挛缩酸痛。

〔制用法〕煎水熏洗患处。

四君子汤（《和剂局方》）

〔组成〕党参 10 g　炙甘草 6 g　茯苓 12 g　白术 12 g

〔功效与适应证〕补益中气，调养脾胃。治损伤后期中气不足，脾胃虚弱，肌肉消瘦，溃疡日久未愈。

〔制用法〕水煎服，每日 1 剂。

四物汤（《仙授理伤续断秘方》）

〔组成〕川芎 6 g　当归 10 g　白芍 12 g　熟地黄 12 g

〔功效与适应证〕养血补血。治伤患后期血虚之症。

〔制用法〕水煎服，每日 1 剂。

四逆汤（《伤寒论》）

〔组成〕熟附子 15 g　干姜 9 g　炙甘草 6 g

〔功效与适应证〕回阳救逆。治损伤或骨疾病出现汗出肢冷，脉沉微或浮大无根等亡阳证。

〔制用法〕水煎服。现亦有制成注射剂，供肌内或静脉注射用。

四黄散（膏）（《证治准绳》）

〔组成〕黄连 1 份　黄柏 3 份　大黄 3 份　黄芩 3 份

〔功效与适应证〕清热解毒，消肿止痛。治创伤感染及阳痈局部红肿热痛者。

〔制用法〕共研细末，以水、蜜糖调敷或用凡士林调制成膏外敷。

左归丸（《景岳全书》）

〔组成〕熟地黄 4 份　山药 2 份　山茱萸 2 份　枸杞子 2 份　菟丝子 2 份　鹿胶 2 份　龟板 2 份　川牛膝 1 份半　蜜糖适量

〔功效与适应证〕补肾益阴。治损伤日久或骨疾病后，肾水不足，精髓内亏，腰膝腿软，头昏眼花、虚热，自汗盗汗等症。

〔制用法〕药为细末，炼蜜为丸如豆大。每次 10 g，每日 1～2 次，饭前服。

右归丸（《景岳全书》）

〔组成〕熟地黄 4 份　山药 2 份　山茱萸 2 份　枸杞子 2 份　菟丝子 2 份　杜仲 2 份　鹿角胶 2 份　当归 1 份半　附子 1 份　肉桂 1 份　蜜糖适量

〔功效与适应证〕补益肾阳。治骨及软组织伤患后期，肝肾不足、精血虚损而致神疲气怯，或心跳不宁，或肢冷痿软无力。

〔制用法〕共为细末，炼蜜为小丸。每次 10 g，每日 1～2 次。

左金丸（《丹溪心法》）

〔组成〕黄连 180 g　吴茱萸 30 g

〔功效与适应证〕清泻肝火，降逆止呕。治损伤后肝火炽盛，左胁疼痛，脘痞吞酸，口苦，呕吐等证。

〔制用法〕共研细末，水泛为丸，每次服 2～3 g，开水送服。

玉枢丹（又名紫金锭，成药）

〔功效与适应证〕解毒消肿。治附骨痈疽肿痛。

〔制用法〕内服，每次1～2锭。外用醋抹涂。

玉真散（《外科正宗》）

〔组成〕生南星　白芷　防风　羌活　天麻　白附子各等份

〔功效与适应证〕祛风镇痉。用于破伤风。

〔制用法〕共研细末。每次3～6 g。

玉屏风散（《世医得效方》）

〔组成〕黄芪180 g　白术60 g　防风60 g

〔功效与适应证〕益气固表止汗。用于表虚，卫阳不固。

〔制用法〕共研细末，每次6～9 g，每日2次，开水送服。亦可水煎服，用量按原方比例酌减。

白虎汤（《伤寒论》）

〔组成〕生石膏30 g（先煎）　知母12 g　甘草4.5 g　粳米12 g

〔功效与适应证〕清热生津，除烦止渴。治阳明气分热盛，口干舌燥，烦渴引饮，面赤恶热，大汗出，脉洪大有力，或滑数者。

〔制用法〕水煎服，每日1～2剂。

白降丹（《医宗金鉴》）

〔组成〕朱砂1份　雄黄1份　水银5份　硼砂2份半　火硝7份　食盐7份　白矾7份　皂矾7份

〔功效与适应证〕蚀腐平胬。治溃疡脓腐难去，或已成瘘管，肿疡而脓不能自溃以及赘疣、瘰疬等症经外用其他消散药物无显效者。

〔制用法〕研制成细末，以清水调敷病灶上，或做药捻，插入疮口内、瘘管中，外盖药膏，每次0.01～0.05 g，每1～2日换1次。

白头翁汤（《伤寒论》）

〔组成〕白头翁15 g　黄柏10 g　黄连6 g　秦皮9 g

〔功效与适应证〕清热、凉血、止泻。治结肠损伤，大便泄泻无度，肛门灼热坠痛。

〔制用法〕水煎服。

生肌玉红膏（《外科正宗》）

〔组成〕当归5份　白芷1.2份　白蜡5份　轻粉1份　甘草3份　紫草半份　血竭1份　麻油40份

〔功效与适应证〕活血祛腐，解毒镇痛，润肤生肌。治溃疡脓腐不脱，新肌难生者。

〔制用法〕先将当归、白芷、紫草、甘草四味，入油内浸3日，慢火熬微枯，滤清，再煎滚，入血竭化尽，次入白蜡，微火化开。将膏倾入预放水中的盅内，候片刻，把研细的轻粉末放入，搅拌成膏。将膏匀涂纱布上，敷贴患处。并可根据溃疡局部情况的需要，掺撒提脓、祛腐药在膏的表面上外敷，效果更佳。

生肌（膏）散（《外伤科学》经验方）

〔组成〕制炉甘石50份　滴乳石30份　滑石100份　琥珀30份　朱砂10份　冰片1份

〔功效与适应证〕生肌收口。治溃疡脓性分泌已经比较少，期待肉芽生长者。

〔制用法〕研极细末。掺创面上，外再盖膏药或油膏。亦可用凡士林适量，调煮成油膏外敷，其中冰片亦可待用时才掺撒在膏的表面方敷。

生肌八宝（丹）散（《中医伤科学讲义》）

〔组成〕煅石膏3份　赤石脂3份　东丹1份　龙骨1份　轻粉3份　血竭1份　乳香1份　没药1份

〔功效与适应证〕生肌收敛。用于各种创口。

〔制用法〕共研成极细末，外撒创口。

生脉散（《内外伤辨惑论》）

〔组成〕人参1.6 g　麦冬1.6 g　五味子7粒

〔功效与适应证〕益气敛汗，养阴生津。治热伤气津，或损伤气血耗损，汗出气短，体倦肢凉，心悸脉虚者。

〔制用法〕水煎服，或为散冲服，每日1～4剂，或按病情需要酌情使用。现代亦有制成注射剂，供肌内或静脉注射，急救情况下亦有用来作心腔内注射。

加减补筋丸（《医宗金鉴》）

〔组成〕当归30 g　熟地60 g　白芍60 g　红花30 g　乳香30 g　茯苓30 g　骨碎补30 g　陈皮60 g　没药9 g　丁香15 g

〔功效与适应证〕活血、壮筋、止痛。治跌打损伤，血脉壅滞，青紫肿痛。

〔制用法〕共研细末，炼蜜为丸，如弹子大，每丸9 g，每次1丸，用无灰酒送下。

加味芎䓖汤（《医宗金鉴》）

〔组成〕川芎6 g　当归6 g　百合（水浸1日）6 g　荆芥6 g　白术6 g

〔功效与适应证〕和胃行血。治跌打损伤，瘀血入胃作呕而形气虚者。

〔制用法〕水煎服。

术附汤（《医宗金鉴》）

〔组成〕熟附子 10 g　白术 15 g

〔功效与适应证〕温阳祛寒。治寒湿相搏肢体疼痛，及平素阳衰并有损伤的患者。

〔制用法〕水煎服。

归脾汤（《济生方》）

〔组成〕白术 10 g　当归 3 g　党参 3 g　黄芪 10 g　酸枣仁 10 g　木香 1.5 g　远志 3 g　炙甘草 4.5 g　龙眼肉 4.5 g　茯苓 10 g

〔功效与适应证〕养心健脾，补益气血。治骨折后期气血不足，神经衰弱，慢性溃疡等。

〔制用法〕水煎服，每日 1 剂。亦可制成丸剂服用。

龙胆泄肝汤（《医宗金鉴》）

〔组成〕龙胆草（酒炒）10 g　黄芩（炒）6 g　栀子（酒炒）6 g　泽泻 6 g　木通 6 g　当归（酒洗）1.5 g　车前子 3 g　柴胡 6 g　甘草 1.5 g　生地（炒）6 g

〔功效与适应证〕泻肝经湿热。治肝经所过之处损伤而有瘀热者，或痈疽之病表现有肝经实火而津液未伤者均可使用。

〔制用法〕水煎服，每日 1～2 剂。

外敷接骨散（《中医伤科学讲义》经验方）

〔组成〕骨碎补　血竭　硼砂　当归　乳香　没药　川断　自然铜　大黄　土鳖虫　各等份

〔功效与适应证〕消肿止痛，接骨续筋。用于骨折及扭挫伤。

〔制用法〕共研细末，饴糖或蜂蜜调敷。

正骨熨药（《中医伤科学讲义》经验方）

〔组成〕当归 12 g　羌活 12 g　红花 12 g　白芷 12 g　乳香 12 g　没药 12 g　骨碎补 12 g　防风 12 g　木瓜 12 g　川椒 12 g　透骨草 12 g　续断 12 g

〔功效与适应证〕活血舒筋。

〔制用法〕上药装入布袋后放在蒸笼内，蒸热后敷患处。

平胃散（《和剂局方》）

〔组成〕苍术 10 g　厚朴 10 g　陈皮 10 g　生姜 6 g　大枣 15 g　甘草 3 g

〔功效与适应证〕健胃燥湿。治头部宿伤，湿困脾胃而证见泛恶欲呕，脘腹胀闷，食欲不振，四肢困倦，舌苔后腻等。

〔制用法〕水煎服。

六　画

当归补血汤（《内外伤辨惑论》）

〔组成〕黄芪 15～30 g　当归 3～6 g

〔功效与适应证〕补气生血。治血虚发热，以及大出血后，脉芤，重按无力，气血两虚等症。

〔制用法〕水煎服。

当归鸡血藤汤（经验方）

〔组成〕当归 15 g　熟地 15 g　桂圆肉 6 g　白芍 9 g　丹参 9 g　鸡血藤 15 g

〔功效与适应证〕补气补血。用于骨伤后期气血虚弱患者，肿瘤经放射治疗或化学治疗期间有白细胞及血小板减少者。

〔制用法〕水煎服，每日 1 剂。

当归导滞汤（《伤科汇纂》）

〔组成〕当归　大黄　各等份

〔功效与适应证〕祛瘀通便。用于跌打损伤，瘀血在内，胸腹胀满，或大便不通，或喘咳吐血。

〔制用法〕共研细末，每次 9 g，温酒下。气虚加肉桂。

红油膏（《中医伤科学讲义》经验方）

〔组成〕九一丹 10 份　东丹 1 份半　凡士林 100 份

〔功效与适应证〕化腐生肌。治溃疡不敛。

〔制用法〕先将凡士林加热至全部液状，然后把两丹药粉调入和匀为膏，摊在敷料上敷贴患处。

红升丹（《医宗金鉴》）

〔组成〕雄黄 1 份　朱砂 1 份　皂矾 1 份　水银 2 份　白矾 2 份　火硝 8 份

〔功效与适应证〕提脓祛腐。治疮疡已溃，腐肉难脱，瘘管等。

〔制用法〕研制成药末（原是丹剂，其制法参阅《医宗金鉴》）。掺在创面上；亦可由凡士林调成软膏，再制成软膏纱条敷贴；或制成药条，插入瘘管深处。该药中有氧化汞，须注意防止汞中毒。

夺命丹（《伤科补要》）

〔组成〕归尾 60 份　桃仁 60 份　血竭 10 份　土鳖虫 30 份　儿茶 10 份　乳香 20 份　没药 20 份

红花 10 份　自然铜 40 份　大黄 60 份　朱砂 10 份　骨碎补 20 份　麝香 1 份

〔功效与适应证〕祛瘀宣窍。治头部内伤脑震荡昏迷及骨折的早中期。

〔制用法〕共为细末，用黄明胶热化为丸如绿豆大，朱砂为衣，每次 10～15 g，每日 3～4 次。

血府逐瘀汤（《医林改错》）

〔组成〕当归 10 g　生地黄 10 g　桃仁 12 g　红花 10 g　枳壳 6 g　赤芍 6 g　柴胡 3 g　甘草 3 g　桔梗 4.5 g　川芎 4.5 g　牛膝 10 g

〔功效与适应证〕活血逐瘀，通络止痛。治瘀血内阻，血行不畅，经脉闭塞疼痛。

〔制用法〕水煎服，每日 1 剂。

先天大造丸（《医宗金鉴》）

〔组成〕人参 60 g　土炒白术 60 g　当归身 60 g　白茯苓 60 g　菟丝子 60 g　枸杞 60 g　黄精 60 g　牛膝 60 g　补骨脂（炒）30 g　骨碎补（去毛，微炒）30 g　巴戟肉 30 g　远志（去心）30 g　广木香 15 g　青盐 15 g　丁香 10 g　以上各药共为末　熟地（酒煮）60 g　何首乌（去皮，与黑豆同煮去豆）60 g　胶枣肉 60 g　肉苁蓉(去鳞，酒浸）60 g　紫河车 1 具（用白酒煮熟烂）　以上各药分别捣成膏状　白蜂蜜适量

〔功效与适应证〕补气血，壮筋骨。治骨伤患后期虚亏者，如流痰（骨结核）溃后，脓稀难敛，形体消瘦等。

〔制用法〕将药末同捣烂的膏混合，炼蜜为丸如梧桐子大。每次 15～20 丸，每日 3 次，空腹时温酒或开水送下。

壮腰健肾丸（经验方）

〔组成〕熟地　杜仲　山芋　枸杞子　补骨脂　红花　羌活　独活　肉苁蓉　菟丝子　当归

〔功效与适应证〕调肝肾、壮筋骨。治骨折及软组织损伤。

〔制用法〕水煎服。

壮筋养血汤（《伤科补要》）

〔组成〕当归 9 g　川芎 6 g　白芷 9 g　续断 12 g　红花 5 g　生地 12 g　牛膝 9 g　牡丹皮 9 g　杜仲 6 g

〔功效与适应证〕活血壮筋。用于软组织损伤。

〔制用法〕水煎服。

壮筋续骨丹（《伤科大成》）

〔组成〕当归 60 g　川芎 30 g　白芍 30 g　熟地 120 g　杜仲 30 g　续断 45 g　五加皮 45 g　骨碎补 90 g　桂枝 30 g　三七 30 g　黄芪 90 g　虎骨 30 g　补骨脂 60 g　菟丝子 60 g　党参 60 g　木瓜 30 g　刘寄奴 60 g　土鳖虫 90 g

〔功效与适应证〕壮筋续骨。用于骨折、脱位、伤筋中后期。

〔制用法〕共研细末，糖水泛丸，每次 12 g，温酒下。

阳和汤（《外科全生集》）

〔组成〕熟地 30 g　鹿角胶 10 g　姜炭 5 g　肉桂 3 g(焗冲)　麻黄 5 g　白芥子 6 g　生甘草 3 g

〔功效与适应证〕温阳通脉，散寒化痰。治各类阴疽如流痰、流注等。

〔制用法〕水煎服。

阳和解凝膏（《外科正宗》）

〔组成〕鲜牛蒡子、根、叶、梗 90 g　鲜白凤仙梗 12 g　川芎 12 g　附子 6 g　桂枝 6 g　大黄 6 g　当归 6 g　肉桂 6 g　草乌 6 g　地龙 6 g　僵蚕 6 g　赤勺 6 g　白芷 6 g　白蔹 6 g　白及 6 g　乳香 6 g　没药 6 g　续断 3 g　防风 3 g　荆芥 3 g　五灵脂 3 g　木香 3 g　香橼 3 g　陈皮 3 g　菜油 500 g　苏合油 12 g　麝香 3 g　黄丹 210 g

〔功效与适应证〕行气活血，温经和阳，驱风化痰，散寒通络。治各类疮疡属阴证者。

〔制用法〕先将鲜牛蒡，白凤仙入锅中，加入菜油，熬枯去渣，次日除乳香、没药、麝香、苏合油外，余药俱入锅煎枯，去渣滤净，加入黄丹，熬至滴水成珠，不黏指为度，离火后，再将乳香、没药、麝香、苏合油入膏搅和，半月后可用。用时摊于敷料上贴患处。

如意金刀散（《外科正宗》）

〔组成〕松香 5 份　生矾 1 份　枯矾 1 份

〔功效与适应证〕止血燥湿。治创面渗血或溃烂流液。

〔制用法〕共研细末。掺撒溃创面。

防风归芎汤（《中医伤科学讲义》经验方）

〔组成〕川芎　当归　防风　荆芥　羌活　白芷　细辛　蔓荆子　丹参　乳香　没药　桃仁　苏木　泽兰叶

〔功效与适应证〕活血化瘀，祛风止痛。治跌打损伤，青紫肿痛。

〔制用法〕水煎温服用。

全蝎除风汤（《河南正骨研究所郭氏经验方》）

〔组成〕当归9 g　全蝎4.5 g　白附子6 g　白芷6 g　川芎6 g　乌药9 g　白芍6 g　茯苓9 g　桔梗9 g　防风6 g　荆芥穗6 g　僵蚕3 g　姜黄连3 g　甘草2 g

〔功效与适应证〕祛风通络。治伤后肝风内动，口眼㖞斜。

〔制用法〕水煎服。

收呆汤（《串雅内编》）

〔组成〕党参30 g　柴胡30 g　白芍120 g　郁金15 g　当归30 g　菖蒲30 g　附子3 g　茯苓90 g　枣仁30 g　神曲15 g　半夏30 g　制南星15 g　甘草15 g

〔功效与适应证〕通窍醒神。治脑髓损伤而遗留神情呆滞者。

〔制用法〕水煎服。

行气活血汤（《伤科大成》）

〔组成〕郁金3 g　苏梗3 g　当归尾8 g　制乳香3 g　香附5 g　延胡索5 g　青皮3 g　茜草3 g　木香5 g　泽兰3 g　红花5 g

〔功效与适应证〕行气活血。治腹部气血两伤，肿胀疼痛，行走不便。

〔制用法〕水煎服。

安宫牛黄丸（《瘟病条辨》）

〔组成〕牛黄4份　郁金4份　黄连4份　黄芩4份　栀子4份　犀角4份　雄黄4份　朱砂4份　麝香1份　冰片1份　珍珠2份　蜜糖适量

〔功效与适应证〕清心解毒，开窍安神　治神昏谵语，身热，狂燥，痉厥以及头部内伤晕厥。

〔制用法〕研极细末为丸，炼蜜为丸，每丸3 g，每次1丸，每日1～3次。

安脑宁神丸（《伤科学》经验方）

〔组成〕明天麻1份　刺蒺藜2份　杭菊1份　嫩钩藤2份　党参2份　川芎1份　炙黄芪2份　炒白术1份　白芍1份　熟地3份　珍珠母4份　枣仁2份　陈皮1份　当归1份半　枸杞子2份　炙甘草1份　炙远志（去心）1份

〔功效与适应证〕开阳益气，健脑安神。治脑震荡后头晕、目眩、耳鸣、心悸、夜寐不酣，经常反复发作或时发时愈。

〔制用法〕共研细末，每次10 g，每日3次，米酒调服。

伤药膏（《中医伤科学》经验方）

〔组成〕乳香10份　没药10份　血竭10份　羌活10　独活10份　续断10份　甲珠10份　香附10份　木瓜10份　川芎10份　自然铜10份　川乌6份　草乌6份　南星6份　紫荆皮8份　白芷8份　泽兰8份　小茴8份　上桂8份　麝香1份

〔功效与适应证〕活血祛瘀，消肿止痛。治各类骨折、脱位、伤筋。

〔制用法〕共研细末。蜜或水、酒各半调敷。

红灵酒（经验方）

〔组成〕生当归60 g　红花30 g　花椒30 g　肉桂60 g　樟脑15 g　细辛15 g　干姜30 g　用95%乙醇1000 mL，泡浸7日备用，每日用棉花蘸乙醇在患处揉擦2次，每次擦药10分钟。

〔功效与适应证〕能活血止痛消肿。

七　画

补中益气汤（《东垣十书》）

〔组成〕黄芪15 g　党参12 g　白术12 g　陈皮3 g　炙甘草5 g　当归10 g　升麻5 g　柴胡5 g

〔功效与适应证〕补中益气。治疮疡日久，元气亏损，损伤气血耗损，中气不足诸症。

〔制用法〕水煎服。

补肾壮筋汤（丸）（《伤科补要》）

〔组成〕熟地黄12 g　当归12 g　牛膝10 g　山茱萸12 g　茯苓12 g　续断12 g　杜仲10 g　芍药10 g　青皮5 g　五加皮10 g

〔功效与适应证〕补益肝肾，强壮筋骨。治肾气虚损，习惯性关节脱位等。

〔制用法〕水煎服，每日1剂。或制成丸剂服。

补阳还五汤（《医林改错》）

〔组成〕黄芪30 g　归尾6 g　赤芍4.5 g　地龙3 g　川芎3 g　桃仁3 g　红花3 g

〔功效与适应证〕活血补气，疏通经络。治气虚而血不行的半身不遂，口眼㖞斜，以及外伤性截瘫。

〔制用法〕水煎服。

补肝汤（《医宗金鉴》）

〔组成〕当归10 g　熟地12 g　白芍10 g　川芎

6 g　枣仁 10 g　麦冬 12 g　木瓜 10 g　甘草 6 g

〔功效与适应证〕养血益肝。治血虚肢麻，筋脉不利，爪甲不荣。

〔制用法〕水煎服。

苏子降气汤（《和剂局方》）

〔组成〕紫苏子 9 g　法夏 9 g　前胡 6 g　厚朴 6 g　当归 6 g　甘草 4 g　沉香 1.5 g

〔功效与适应证〕降气平喘。用于瘀血壅盛之喘咳。

〔制用法〕水煎服。

苏合香丸（《和剂局方》）

〔组成〕白术 2 份　青木香 2 份　乌犀屑 2 份　香附子（炒去毛）2 份　朱砂（研水飞）　诃子（煨去皮）2 份　白檀香 2 份　安息香（别为末用无灰酒 1 L 熬膏）2 份　沉香 2 份　麝香（研）1 份　荜茇 2 份　龙脑（研）1 份　乳香（研）1 份　苏合香丸 1 份（入安息香膏内）　白蜜糖适量

〔功效与适应证〕温宣通窍。治头部内伤昏迷。

〔制用法〕固体药分别研成末，安息香以酒熬膏后与苏合香混合，再把各药末加入，并炼蜜为丸，每丸 3 g。每次 1 丸，温开水送服，小儿减半。

花蕊石散（《本草纲目》引《和剂局方》）

〔组成〕花蕊石 1 份　石硫磺 2 份

〔功效与适应证〕化瘀止血。治创伤出血。

〔制用法〕共入瓦罐煅研细末。外掺伤面后包扎。

坎离散（成药）

〔组成〕麻黄　归尾　附子　透骨草　红花　干姜　桂枝　牛膝　白芷　荆芥　防风　木瓜　生艾绒　羌活　独活各等份　醋适量

〔功效与适应证〕祛风散寒止痛。治腰腿疼痛，风湿性关节疼痛。

〔制用法〕用醋水各半，将药熬成浓汁，再将铁砂炒红后搅拌制成。使用时加醋约半两，装入布袋内，自然发热，敷在患处，如太热可来回移动。

芪附汤（《魏氏家藏方》）

〔组成〕黄芪　附子

〔功效与适应证〕温阳固表。治伤患气血耗失至卫阳不固，虚汗自冒。亦治伤患后期肢节冷痛。

〔制用法〕水煎服。

鸡鸣散（《伤科补要》）

〔组成〕归尾　桃仁　大黄

〔功效与适应证〕攻下逐瘀。治胸腹部挫伤，疼痛难忍，并见大便秘结者。

〔制用法〕根据病情实际需要酌情拟定剂量，水煎服。

杞菊地黄丸（《医级》）

〔组成〕杞子 12 g　杭菊 12 g　熟地 15 g　山药 12 g　山茱萸 10 g　牡丹皮 10 g　茯苓 10 g　泽泻 6 g

〔功效与适应证〕滋养肝肾，育阴潜阳。治肝肾不足，眩晕头痛，视物不清，耳鸣肢麻等症。

〔制用法〕水煎服，或为丸服。

驳骨散（《外伤科学》经验方）

〔组成〕桃仁 1 份　黄连 1 份　金耳环 1 份　川红花 1 份　防风 2 份　干草 2 份　蒲公英 2 份　黄柏 2 份　黄芩 2 份　栀子 2 份　生地黄 2 份　赤芍 2 份　自然铜 2 份　土鳖虫 2 份　侧柏 6 份　大黄 6 份　骨碎补 6 份　当归尾 4 份　薄荷 4 份　毛麝香 4 份　牡丹皮 4 份　金银花 4 份　透骨草 4 份　鸡骨香 4 份

〔功效与适应证〕消肿止痛，散瘀接骨。治骨折及软组织扭挫伤的早中期。

〔制用法〕共研细末。水、酒、蜂蜜或凡士林调煮外敷患处。

启音饮（《内伤证治》引《正骨学讲义》）

〔组成〕菖蒲 9 g　蝉蜕 9 g　羌活 6 g　防风 6 g　茯苓 9 g　枳壳 6 g　黄连 3 g　半夏 6 g　荆芥 6 g　天麻 3 g　天竺黄 3 g　竹沥油（掺入药汁中）50 g　生姜 9 g

〔功效与适应证〕祛痰浊、开音窍。治头部损伤而致失语者。

〔制用法〕水煎服。

苇茎汤（《千金方》）

〔组成〕芦根 30～60 g　薏苡仁（炒）30 g　丝瓜瓣 25 g　桃仁 10 g

〔功效与适应证〕清肺化痰，逐瘀排脓。治跌打损伤，肺热咳嗽，或瘀热而成肺痈。

〔制用法〕水煎服。

沙参麦冬汤（《温病条辨》）

〔组成〕沙参 10 g　麦冬 10 g　玉竹 7 g　冬桑叶 5 g　生扁豆 5 g　天花粉 5 g　甘草 3 g

〔功效与适应证〕滋阴清热，润肺止咳。治跌打损伤，瘀热燥伤脾胃阴津，发热咳嗽，干咳少痰。

〔制用法〕水煎服。

八　画

参附汤（《世医得效方》）

〔组成〕人参 12 g　附子（炮去皮）10 g

〔功效与适应证〕回阳救逆。治伤患阳气将脱，表现休克，四肢厥冷，气短呃逆，喘满汗出，脉微细者。

〔制用法〕水煎服。

参苓白术散（《和剂局方》）

〔组成〕白扁豆 12 g　党参 12 g　白术 12 g　茯苓 12 g　炙甘草 6 g　山药 12 g　莲子肉 10 g　薏苡仁 10 g　桔梗 6 g　砂仁 5 g　大枣 4 枚

〔功效与适应证〕补气、健脾、渗湿。治疮疡及损伤后期，气血受损，脾失健运者。

〔制用法〕水煎服。可制成散剂服，其中大枣煎汤送散服。

和营止痛汤（《伤科补要》）

〔组成〕赤芍 9 g　当归尾 9 g　川芎 6 g　苏木 6 g　陈皮 6 g　桃仁 6 g　续断 12 g　乌药 9 g　乳香 6 g　没药 6 g　木通 6 g　甘草 6 g

〔功效与适应证〕活血止痛，祛瘀生新。治损伤积瘀肿痛。

〔制用法〕水煎服。

和营理气汤（《中医伤科学》经验方）

〔组成〕当归 10 g　白芍 10 g　丹参 12 g　川芎 6 g　郁金 10 g　延胡索 12 g　小茴 6 g　香附 10 g　青皮 10 g　木香 5 g　乌药 10 g

〔功效与适应证〕行气散瘀，合营止痛。治跌打损伤气血，胸闷不舒。

〔制用法〕水煎服。

和营通气散（《伤科学》经验方）

〔组成〕当归 6 份　丹参 6 份　川芎 2 份　延胡索 2 份　香附 6 份　青皮 2 份　枳壳 2 份　郁金 4 份　制半夏 4 份　木香 1 份　大茴香 1 份

〔功效与适应证〕行气活血，散滞止痛。治胸腹损伤，气血阻滞，胸腕腰腹闷胀不舒，呼吸不利。

〔制用法〕共研细末，每次 1.5 g，每日 2 次。

金黄（散）膏（《医宗金鉴》）

〔组成〕大黄 5 份　黄柏 5 份　姜黄 5 份　白芷 5 份　制南星 1 份　陈皮 1 份　苍术 1 份　厚朴 1 份　甘草 1 份　天花粉 10 份

〔功效与适应证〕清热解毒，散瘀消肿。治感染阳证，跌打肿痛。

〔制用法〕共研细末。可用酒、油、花露、丝瓜叶或生葱等捣汁调敷。或用凡士林 8/10、药散 2/10的比例调制成膏外敷。

金铃子散（《圣惠方》）

〔组成〕金铃子　延胡索　各等量

〔功效与适应证〕理气止痛。治跌打损伤后心腹胸胁疼痛，时发时止，或流窜不定者。

〔制用法〕共为细末，每次 9～12 g，每日 2～4 次。

金匮肾气丸（附桂八味丸，《金匮要略》）

〔组成〕熟地黄 25 g　山药 12 g　山茱萸 12 g　泽泻 10 g　茯苓 10 g　丹皮 10 g　肉桂 3 g(焗冲)　熟附子 10 g

〔功效与适应证〕温补肾阳。治伤病后肾阳亏损者。

〔制用法〕水煎服。或制成丸剂淡盐汤送服。

狗皮膏（成药）

〔功效与适应证〕散寒止痛，舒筋活络。治跌打损伤及风寒湿痹痛。

〔制用法〕烘热外敷患处。

肢伤二方（《外伤科学》经验方）

〔组成〕当归 12 g　赤芍 12 g　续断 12 g　威灵仙 12 g　生薏苡仁 30 g　桑寄生 30 g　骨碎补 12 g　五加皮 12 g

〔功效与适应证〕祛瘀生新，舒筋活络。治跌打损伤，筋络挛痛。用于四肢损伤的中、后期。

〔制用法〕水煎服。

肢伤三方（《外伤科学》经验方）

〔组成〕当归 12 g　白芍 12 g　续断 12 g　骨碎补 12 g　威灵仙 12 g　川木瓜 12 g　天花粉 12 g　黄芪 15 g　熟地黄 15 g　自然铜 10 g　土鳖虫 10 g

〔功效与适应证〕补益气血，促进骨合。治骨折后期。

〔制用法〕水煎服。

定痛膏（《疡医准绳》）

〔组成〕芙蓉叶 4 份　紫荆皮 1 份　独活 1 份　生南星 1 份　白芷 1 份

〔功效与适应证〕祛风消肿止痛。治跌打损伤肿痛。疮疡初期肿痛。

〔制用法〕共研细末。用姜汁、水、酒调煮热敷；或用凡士林调煮成软膏外敷。

定痛和血汤（《伤科补要》）

〔组成〕桃仁　红花　乳香　没药　当归　秦艽　续断　蒲黄　五灵脂

〔功效与适应证〕活血定痛。用于各部损伤。瘀血疼痛。

〔制用法〕水、酒各半，煎服。

宝珍膏（成药）

〔组成〕生地1份　茅术1份　枳壳1份　五加皮1份　莪术1份　桃仁1份　山柰1份　当归1份　川乌1份　陈皮1份　乌药1份　三棱1份　大黄1份　首乌1份　草乌1份　柴胡1份　香附1份　防风1份　牙皂1份　肉桂1份　羌活1份　赤芍1份　南星1份　荆芥1份　白芷1份　藁本1份　续断1份　良姜1份　独活1份　麻黄1份　甘松1份　连翘1份　冰片1份　樟脑1份　乳香1份　没药1份　阿魏1份　细辛1份　刘寄奴1份　威灵仙1份　海风藤1份　小茴香1份　川芎2份　血余7份　麝香2/3份　木香2/3份　附子2/3份　东丹30份

〔功效与适应证〕行气活血，祛风止痛。治风湿关节痛及跌打损伤疼痛。

〔制用法〕制成药膏贴患处。近年来药厂制成粘胶布形膏药，名为伤湿宝珍膏，使用更方便。

青黛膏（经验方）

〔组成〕青黛45 g　大黄30 g　黄柏30 g　熟石膏100 g　上药共研细末，加凡士林500 g，调和如软膏，摊于纱布或韧性纸上。

〔功效与适应证〕能除蓄蕴内热，泻实热，荡积滞，清泄湿热。

拔毒膏（《证治准绳》）

〔组成〕马齿苋汁　猪膏脂　石蜜

〔功效与适应证〕清热解毒。治热毒侵注，局部胀痛。

〔制用法〕熬成膏为度，药量可灵活配定。外涂患处。

抵当丸（汤）（《伤寒论》）

〔组成〕水蛭9 g　虻虫9 g　桃仁6 g　大黄15 g　蜜糖适量

〔功效与适应证〕破瘀血，消癥瘕。用治各种骨肿瘤有瘀阻者。

〔制用法〕共为细末，蜜为丸如绿豆大小。每次3～6 g，每日1～2次。作汤剂时，水煎服，但须注意病者的耐受情况。

九　画

活络油膏（《中医伤科学讲义》经验方）

〔组成〕红花60 g　没药60 g　白芷60 g　当归240 g　白附子30 g　钩藤120 g　紫草60 g　栀子60 g　黄药子30 g　甘草60 g　刘寄奴60 g　丹皮60 g　梅片60 g　生地240 g　制乳香60 g　露蜂房60 g　大黄120 g　白药子30 g

〔功效与适应证〕活血通络。用于损伤后期软组织硬化或粘连。

〔制用法〕上药置大铁锅内，再放入麻油4500 g，用文火将药炸透存性，过滤去渣。再入锅内武火烧熬，放黄蜡1500 g、梅片60 g，用木棍调和装盒。用手指蘸药擦患处。

活血散（《中医正骨经验概述》）

〔组成〕乳香15 g　没药15 g　血竭15 g　贝母9 g　羌活15 g　木香6 g　厚朴9 g　制川乌3 g　白芷24 g　麝香1.5 g　紫荆皮24 g　生香附15 g　炒小茴香9 g　甲珠15 g　煅自然铜15 g　独活15 g　续断15 g　虎骨（现代用狗骨代）15 g　川芎15 g　木瓜15 g　肉桂9 g　当归24 g

〔功效与适应证〕活血舒筋，理气止痛，治跌打损伤，瘀肿疼痛，或久伤不愈。

〔制用法〕共研细末，开水调成糊状外敷患处。

活血酒（《中医正骨经验概述》）

〔组成〕活血散15 g　白酒500 g

〔功效与适应证〕通经活血。用于陈旧扭挫伤。寒湿偏盛者之腰腿痛。

〔制用法〕将活血散泡入白酒中，7～10日即成。

活血祛瘀汤（经验方）

〔组成〕当归15 g　红花6 g　土鳖虫9 g　自然铜9 g　狗脊9 g　骨碎补15 g　没药6 g　乳香6 g　三七3 g　路路通6 g　桃仁9 g

加减法：①便秘，去骨碎补、没药、乳香，加郁李仁15 g，火麻仁15 g；②疼痛剧者加延胡索

9 g；③食欲不振，加砂仁 9 g；④心神不宁，加龙齿 15 g，磁石 15 g，枣仁 9 g，远志 9 g；⑤尿路感染，加知母 9 g，黄柏 15 g，车前子 15 g，泽泻 15 g。

〔功效与适应证〕活血化瘀，通络消肿，续筋接骨。用于骨折及软组织损伤的初期。

〔制用法〕水煎服，每日 1 剂。

活血止痛汤（《伤科大成》）

〔组成〕当归 12 g　川芎 6 g　乳香 6 g　苏木 5 g　红花 5 g　没药 6 g　土鳖虫 3 g　三七 3 g　赤芍 9 g　陈皮 5 g　落得打 6 g　紫荆藤 9 g

〔功效与适应证〕活血止痛。治跌打损伤肿痛。

〔制用法〕水煎服。目前临床上常去紫荆藤。

活血汤（经验方）

〔组成〕柴胡 6 g　归尾 9 g　赤芍 9 g　桃仁 9 g　鸡血藤 15 g　枳壳 9 g　红花 5 g　血竭 3 g　（本方从复元活血汤变化而成）

〔功效与适应证〕活血祛瘀，消肿止痛。用于骨折早期。

〔制用法〕水煎服。

活血膏（散）（《陈修园医书四十八种》）

〔组成〕白陶土 200 份　黄柏 10 份　栀子 10 份　樟脑 1 份　薄荷 1 份　蜜糖适量

〔功效与适应证〕散瘀活血，消肿止痛。治跌打损伤，瘀血作痛。

〔制用法〕共为细末，水蜜各半调制成膏。外敷。

活血舒肝汤（河南正骨研究所郭氏验方）

〔组成〕当归 12 g　柴胡 10 g　赤芍 10 g　黄芩 6 g　桃仁 5 g　红花 3 g　枳壳 10 g　槟榔 10 g　陈皮 5 g　大黄（后下）10 g　厚朴 6 g　甘草 3 g

〔功效与适应证〕破血逐瘀，行气止痛。治伤后瘀血初起。

〔制用法〕水煎服。

复元活血汤（《医学发明》）

〔组成〕柴胡 15 g　天花粉 10 g　当归尾 10 g　红花 6 g　穿山甲 10 g　酒浸大黄 30 g　酒浸桃仁 12 g

〔功效与适应证〕活血祛瘀，消肿止痛。治跌打损伤，血停积于胁下，肿痛不可忍者。

〔制用法〕水煎，分 2 次服，如第 1 次服完后，泻下大便，得利痛减，则停服；如 6 个小时以后，仍无泻下者，则服下第 2 次，以利为度。

复元通气散（《正体类要》）

〔组成〕木香　茴香（炒）　青皮　穿山甲（炙）　陈皮　白芷　甘草　漏芦　贝母各等份

〔功效与适应证〕理气止痛。治打扑损伤，气滞作痛。

〔制用法〕研末为散，每次 3～6 g，温酒调下。

独活寄生汤（《千金方》）

〔组成〕独活 6 g　防风 6 g　川芎 6 g　牛膝 6 g　桑寄生 18 g　秦艽 12 g　杜仲 12 g　当归 12 g　茯苓 12 g　党参 12 g　熟地黄 15 g　白芍 10 g　细辛 3 g　甘草 3 g　肉桂 2 g(焗冲)

〔功效与适应证〕益肝肾，补气血，祛风湿，止痹痛。治腰脊损伤后期，肝肾两亏，风湿痛及腿足屈伸不利者。

〔制用法〕水煎服。可复煎外洗患处。

独参汤（《景岳全书》）

〔组成〕人参 10～20 g

〔功效与适应证〕补气、摄血、固脱。治失血后气血虚衰，虚烦作渴，气随血脱之危症。

〔制用法〕水炖服。近年来亦有制成注射剂用者。

骨科外洗一方（《外伤科学》经验方）

〔组成〕宽筋藤 30 g　钩藤 30 g　金银花藤 30 g　王不留行 30 g　刘寄奴 15 g　防风 15 g　大黄 15 g　荆芥 10 g

〔功效与适应证〕活血通络，舒筋止痛。治损伤后筋肉拘挛，关节功能欠佳，疼痛麻木或外感风湿作痛等。用于骨折及软组织后期或骨科手术后已能解除外固定，作功能锻炼者。

〔制用法〕水煎熏洗。

骨科外洗二方（《外伤科学》经验方）

〔组成〕桂枝 15 g　威灵仙 15 g　防风 15 g　五加皮 15 g　细辛 10 g　荆芥 10 g　没药 10 g

〔功效与适应证〕活血通络，祛风止痛。治损伤后期肢体冷痛，关节不利及风寒湿邪侵注，局部遇冷则痛增、得温稍适的痹证。

〔制用法〕煎水熏洗，肢体可直接浸泡，躯干可用毛巾湿热敷擦。但注意防止水温过高引起烫伤。

骨刺丸（《外伤科学》经验方）

〔组成〕制川乌 1 份　制草乌 1 份　细辛 1 份　白芷 1 份　当归 1 份　萆薢 2 份　红花 2 份　蜜糖适量

〔功效与适应证〕祛风散寒，活血止痛。治损伤后期及骨刺所致的疼痛，或风寒湿痹痛。

〔制用法〕共为细末，炼蜜为丸。每丸 10 g，每次 1～2 丸，每日 2～3 次。

逐瘀护心散（河南正骨研究所郭氏验方）

〔组成〕朱砂 5 份　琥珀 5 份　麝香 1 份　乳香（去油）5 份　没药（去油）5 份　三七 5 份

〔功效与适应证〕逐瘀通窍，醒脑宁神。治疗或预防瘀血攻心，昏迷不省人事之证。

〔制用法〕共研细末，每次 3 g，每日 3 次，黄酒冲服。

茴香酒（《中医伤科学讲义》经验方）

〔组成〕茴香 15 g　丁香 10 g　樟脑 15 g　红花 10 g　白干酒 300 g

〔功效与适应证〕活血行气止痛。治扭挫伤肿痛。

〔制用法〕把药浸泡在酒中，1 周以后，去渣取酒即可。外涂擦患处。亦可在施行理伤手法时配合使用。

十　画

桃核承气汤（《伤寒论》）

〔组成〕桃仁 10 g　大黄 12 g（后下）　桂枝 6 g　甘草 6 g　芒硝 6 g（冲服）

〔功效与适应证〕攻下逐瘀。治跌打损伤，瘀血停溢，或下腹蓄瘀，疼痛拒按，瘀热发狂等症。

〔制用法〕水煎服。

桃花散（《外科正宗》）

〔组成〕白石灰 6 份　大黄 1 份

〔功效与适应证〕止血。治创伤出血。

〔制用法〕先将大黄煎汁，泼入白石灰内，为末，再炒，以石灰变成红色为度，将石灰过筛备用。用时掺撒于患处，纱布紧扎。

桃仁四物汤（《中国医学大辞典》）

〔组成〕桃仁 25 粒　川芎 3 g　制香附 3 g　当归 3 g　赤芍 3 g　生地 2 g　红花 2 g　牡丹皮 3 g　延胡索 3 g

〔功效与适应证〕通经活血，行气止痛。用于骨伤患有气滞血瘀而肿痛者。

〔制用法〕制用法。

桃仁四物汤（元戎四物，《医宗金鉴》）

〔组成〕当归　川芎　白芍　生地　桃仁　红花

〔功效与适应证〕活血祛瘀。用于损伤血瘀。

〔制用法〕水煎服。

海桐皮汤（《医宗金鉴》）

〔组成〕海桐皮 6 g　透骨草 6 g　乳香 6 g　没药 6 g　当归 5 g　川椒 10 g　川芎 3 g　红花 3 g　威灵仙 3 g　甘草 3 g　防风 3 g　白芷 2 g

〔功效与适应证〕活络止痛。治跌打损伤疼痛。

〔制用法〕共为细末，布袋装，煎水熏洗患处。亦可内服。

逍遥散（《和剂局方》）

〔组成〕柴胡 30 g　当归 30 g　白芍 30 g　白术 30 g　茯苓 30 g　甘草 15 g

〔功效与适应证〕疏肝解郁，健脾益血。用于伤后肝气郁结，肝气犯胃，胸肋胀痛，头痛目眩，口燥咽干，神疲食少，或寒热往来。

〔制用法〕共研细末，生姜、薄荷少许煎汤冲服，每次 6～9 g，每日 3 次。亦可水煎服，用量按原方比例酌减。

桂麝散（《药蔹启秘》）

〔组成〕麻黄 15 g　细辛 15 g　肉桂 30 g　牙皂 10 g　半夏 25 g　丁香 30 g　生南星 25 g　麝香 7.8 g　冰片 1.2 g

〔功效与适应证〕温化痰湿，消肿止痛。治疮疡阴证未溃者。

〔制用法〕共研细末，挤膏药上，贴患处。

损伤药酒（《中医伤科学讲义》经验方）

〔组成〕红花 6 g　黄芩 15 g　乌药 15 g　茯苓 15 g　生地 15 g　五加皮 15 g　杜仲 15 g　牛膝 15 g　远志 15 g　麦冬 15 g　秦艽 15 g　丹皮 15 g　松节 15 g　泽泻 15 g　元胡 15 g　当归 18 g　枸杞子 18 g　虎骨（现代用狗骨代）24 g　桃仁 12 g　阿胶 12 g　续断 9 g　补骨脂 9 g　枳壳 9 g　桂枝 9 g　香附 9 g

〔功效与适应证〕活血舒筋。用于远年宿伤。

〔制用法〕浸酒。每日饮一小杯。

损伤风湿膏（《中医伤科学讲义》经验方）

〔组成〕生川乌 4 份　生草乌 4 份　生南星 4 份　生半夏 4 份　当归 4 份　黄金子 4 份　紫荆皮 4 份　生地 4 份　苏木 4 份　桃仁 4 份　桂枝 4 份

僵蚕 4 份　青皮 4 份　甘松 4 份　木瓜 4 份　山柰 4 份　地龙 4 份　乳香 4 份　没药 2 份　羌活 2 份　独活 2 份　土鳖虫 2 份　骨碎补 2 份　赤石脂 2 份　红花 2 份　丹皮 2 份　落得打 2 份　白芥子 2 份　细辛 1 份　麻油 320 份　黄铅粉 60 份

〔功效与适应证〕祛风湿，行气血，消肿痛。治损伤肿痛或损伤后期并风湿痹痛。

〔制用法〕用麻油将药浸泡 7～10 日后以文火煎熬，至色枯，去渣，再将油熬，约 2 小时，滴水成珠，离火，将黄铅粉徐徐筛入搅匀，成膏收储，摊用。

通窍活血汤（《医林改错》）

〔组成〕赤芍 3 g　川芎 3 g　红花 9 g　桃仁（研如泥）9 g　鲜生姜（切）9 g　老葱 3 根（切碎）　红枣（去核）7 个　麝香 0.15 g（冲服）

〔功效与适应证〕活血通窍，用于头面部等上部出血。或颅脑损伤瘀血，或头部损伤后头昏、头痛，或脑震荡等。

〔制用法〕将前 7 味加入黄酒 250 g 煎一盅，去渣，将麝香入酒内，再煎二沸，临卧服。

通关散（《伤科补要》）

〔组成〕牙皂 25 份　白芷 15 份　细辛 15 份　冰片 1 份　麝香 1 份　蟾酥 2 份半

〔功效与适应证〕通窍。用脑震荡晕厥。

〔制用法〕共为极细末。把药末吹入病者鼻中取嚏令醒。

通肠活血汤（《伤科大成》）

〔组成〕当归 12 g　枳壳 20 g　苏木 10 g　桃仁 10 g　红花 6 g　乳香 10 g　没药 10 g　木通 10 g　大黄（后下）10 g　甘草 6 g

〔功效与适应证〕活血逐瘀，行气散滞。治腹部损伤，瘀血作痛。

〔制用法〕水煎服。

柴胡疏肝散（《景岳全书》）

〔组成〕柴胡　芍药　枳壳　甘草　川芎　香附

〔功效与适应证〕疏肝理气止痛。治胸肋损伤。

〔制用法〕按病情拟定药量，并酌情加减，煎服。

调经散（《证治准绳》）

〔组成〕当归 10 g　川芎 5 g　白芍 10 g　陈皮 5 g　青皮 5 g　熟地 10 g　黄芪 10 g　乳香 6 g　乌药 6 g　小茴香 3 g

〔功效与适应证〕和血调气，通经散痛。治跌打损伤，气滞络脉，关节不利而疼痛者。

〔制用法〕水煎服。

脑震荡散（《伤科学》经验方）

〔组成〕落得打 6 份　参三七 3 份　天麻 3 份　钩藤 1 份半　白芷 1 份　石菖蒲 3 份　木瓜 1 份半　川芎 3 份

〔功效与适应证〕行瘀散滞，疏风止痛。治头部损伤，脑震荡，眩晕，头痛，偏头痛。

〔制用法〕共研细末，每次 2～5 g，每日 3 次。

养心汤（《证治准绳》）

〔组成〕黄芪 15 g　党参 10 g　茯神 10 g　当归 10 g　川芎 5 g　柏子仁 10 g　远志 10 g　酸枣仁 10 g　五味子 5 g　茯苓 10 g　肉桂 6 g　半夏曲 10 g　甘草 5 g

〔功效与适应证〕补益气血，养心宁神。治损伤后期，心虚血少，神气不宁，怔忡惊悸。

消瘀膏（经验方）

〔组成〕大黄 1 份　栀子 2 份　木瓜 4 份　蒲公英 4 份　姜黄 4 份　黄柏 6 份　蜜糖适量

〔功效与适应证〕祛瘀、消肿、止痛。用于损伤瘀肿疼痛。

〔制用法〕共为细末，水蜜各半调敷。

消肿散（经验方）

〔组成〕制乳香 1 份　制没药 1 份　玉带草 1 份　四块瓦 1 份　润青叶 1 份　虎杖 1 份　五香血藤 1 份　天花粉 2 份　生甘草 2 份　叶下花 2 份　叶上花 2 份　虫蒌粉 2 份　大黄粉 2 份　黄芩 2 份　五爪龙 2 份　白及粉 2 份　红花 1 份　苏木粉 2 份　龙胆草 1 份　土黄连 1 份　飞龙掌血 2 份　绿葡萄根 1 份　大红袍 1 份　凡士林适量

〔功效与适应证〕消瘀退肿止痛，治各种闭合性损伤肿痛。

〔制用法〕研末混合，用适量凡士林调煮成膏。外敷患处。

消肿止痛膏（《外伤科学》经验方）

〔组成〕姜黄　羌活　干姜　栀子　乳香　没药

〔功效与适应证〕祛瘀、消肿、止痛。治损伤初期瘀肿疼痛者。

〔制用法〕共研细末。用凡士林调成 60% 软膏外敷患处。

十 一 画

接骨紫金丹（《杂病源流犀烛》）

〔组成〕土鳖虫　乳香　没药　自然铜　骨碎补　大黄　血竭　硼砂　当归　各等量

〔功效与适应证〕祛瘀、续骨、止痛。治损伤骨折，瘀血内停者。

〔制用法〕共研细末。每次 3～6 g，开水或少量酒送服。

接骨续筋药膏（《中医伤科学讲义》经验方）

〔组成〕自然铜 3 份　荆芥 3 份　五加皮 3 份　皂角 3 份　续断 3 份　羌活 3 份　茜草根 3 份　乳香 3 份　没药 2 份　骨碎补 2 份　接骨木 2 份　红花 2 份　赤芍 2 份　土鳖虫 2 份　白及 4 份　血竭 4 份　硼砂 4 份　螃蟹末 4 份　饴糖或蜂蜜适量

〔功效与适应证〕接骨续筋。治骨折，筋伤。

〔制用法〕共为细末，饴糖或蜂蜜调煮外敷。

接骨膏（《外伤科学》经验方）

〔组成〕五加皮 2 份　地龙 2 份　乳香 1 份　没药 1 份　土鳖虫 1 份　骨碎补 1 份　白及 1 份　蜂蜜适量

〔功效与适应证〕接骨、活血、止血。治骨折损伤瘀肿疼痛。

〔制用法〕共为细末，蜂蜜或白酒调成厚糊状敷。亦可用凡士林调煮成膏外敷。

接骨丹

〔组成〕

1. **十宝散**（《证治全生集》）　真血竭 4.8 g　明雄黄 12 g　上红花 12 g　净儿茶 0.72 g　朱砂 3.6 g　乳香 3.6 g　当归尾 30 g　净没药 4.2 g　麝香 0.09 g　冰片 0.36 g

2. **夺命接骨丹**（《中医伤科学讲义》经验方）　归尾 12 g　乳香 30 g　没药 30 g　自然铜 30 g　骨碎补 30 g　桃仁 30 g　大黄 30 g　雄黄 30 g　白及 30 g　血竭 15 g　土鳖虫 15 g　三七 15 g　红花 15 g　儿茶 15 g　麝香 15 g　朱砂 6 g　冰片 6 g

〔功效与适应证〕活血止痛接骨。用于跌打损伤，筋断骨折。

〔制用法〕共为细末。每次 2～3 g，每日 2 次。

麻桂温经汤（《外科补要》）

〔组成〕麻黄　桂枝　红花　白芷　细辛　桃仁　赤芍　甘草

〔功效与适应证〕通经活络祛瘀。治损伤之后风寒客注而痹痛。

〔制用法〕按病情决定剂量，水煎服。

清心药（《证治准绳》）

〔组成〕当归　丹皮　川芎　赤芍　生地黄　黄芩　黄连　连翘　栀子　桃仁　甘草

〔功效与适应证〕祛瘀消肿，清热解毒。用于开放性骨折、脱位及软组织损伤。

〔制用法〕水煎服。

清瘟败毒饮（《疫疹一得》）

〔组成〕生石膏 30 g（先煎）　知母 10 g　甘草 30 g　生地黄 25 g　黄连 6 g　栀子 6 g　桔梗 6 g　黄芩 10 g　玄参 10 g　连翘 12 g　丹皮 6 g　淡竹叶 12 g　犀角（现代用牛角代）0.6 g（锉末冲）

〔功效与适应证〕清热解毒，凉血止血。治疗疮走黄，痈毒内陷，阳毒炽盛，证见寒战壮热，烦躁口渴，昏狂谵语，或吐血、衄血、皮肤发斑。

〔制用法〕水煎服，日 1～2 剂。

清上瘀血汤（《医宗金鉴》）

〔组成〕羌活 20 g　独活 15 g　连翘 20 g　桔梗 15 g　枳壳 15 g　赤芍 15 g　当归 20 g　栀子 15 g　黄芩 15 g　生地 15 g

〔功效与适应证〕活血祛瘀，祛风解毒。治膈上损伤后，吐血，咯血，痰中带血。

〔制用法〕水煎服。

续骨活血汤（《中医伤科学讲义》经验方）

〔组成〕当归尾 12 g　赤芍 10 g　白芍 10 g　生地黄 15 g　红花 6 g　土鳖虫 6 g　骨碎补 12 g　煅自然铜 10 g　续断 12 g　落得打 10 g　乳香 6 g　没药 6 g

〔功效与适应证〕祛瘀止血，活血续骨。治骨折与软组织损伤。

〔制用法〕水煎服。

续断紫金丹（《中医伤科学讲义》经验方）

〔组成〕酒炒当归 4 份　熟地 8 份　酒炒菟丝子 3 份　骨碎补 3 份　续断 4 份　制首乌 4 份　茯苓 4 份　白术 2 份　丹皮 2 份　血竭 2 份　怀牛膝 5 份　红花 1 份　乳香 1 份　没药 1 份　虎胫骨（现代用狗骨代）1 份　儿茶 2 份　鹿角霜 4 份　煅自然铜 2 份

〔功效与适应证〕活血止痛，续筋接骨。治筋伤骨折。

〔制用法〕共为细末，每次服3～5g，每日2～3次。

黄连解毒汤（《外台秘要》引崔氏方）

〔组成〕黄芩　黄连　黄柏　山栀

〔功效与适应证〕泻火解毒。治创伤感染，附骨痈疽等。

〔制用法〕按病情拟定药量，水煎，每日2～3次。

理气止痛汤（经验方）

〔组成〕丹参9g　广木香3g　青皮6g　炙乳香5g　枳壳6g　制香附9g　川楝子9g　延胡索5g　软柴胡6g　路路通6g　没药5g

〔功效与适应证〕活血和营，理气止痛。用于气分受伤，郁滞作痛诸症。

〔制用法〕水煎服。

羚羊角煎（《医醇賸义》）

〔组成〕羚羊角（先煎）5g　蝉蜕5g　石决明10g　柴胡10g　白芍10g　龟板12g　丹皮10g　菊花10g　生地15g　薄荷6g　夏枯草10g

〔功效与适应证〕清热凉血，祛风镇痉。治伤后瘀血犯肝而引起肝风内动，证见抽搐、惊厥、言语不利、肢麻等。

〔制用法〕水煎服。

菖蒲启音饮（《内伤证治》引《正骨学讲义》）

〔组成〕菖蒲10g　当归10g　荆芥穗6g　僵蚕3g　乌药10g　枳壳10g　陈皮5g　柴胡3g　川芎3g　薄荷6g　姜黄连3g　甘草2g

〔功效与适应证〕活血散滞，通利音窍。治脑髓损伤，邪滞音窍而致失语者。

〔制用法〕水煎服。

宿伤拈痛汤（《内伤证治》经验方）

〔组成〕当归10g　白芍10g　制马前子1g　穿山甲10g　姜黄10g　乳香10g　没药10g　红花6g　羌活10g　独活10g　木香5g　柴胡10g　防风10g　肉桂(焗冲) 5g　茯苓10g　制草乌10g　制川乌10g　陈皮6g

〔功效与适应证〕通经活络，行瘀散结。治一切宿伤而瘀结作痛者。

〔制用法〕水煎服。

混元膏（《医宗金鉴》）

〔组成〕羚羊角5份　没药5份　漏芦3份　红花3份　大黄2份　麝香3份　升麻3份　白及5份　生栀子2份　甘草2份　明雄黄5份　白蔹3份

〔功效与适应证〕活血散结，消肿止痛。治打扑损伤，头部瘀肿疼痛，或颅骨骨折等。

〔制用法〕共研细末，用高醋熬成膏，外敷患处。

十 二 画

葛根汤（《伤寒论》）

〔组成〕葛根15g　麻黄8g　桂枝15g　白芍15g　甘草5g　生姜3片　大枣3枚

〔功效与适应证〕解肌散寒。治头部扭伤兼有风寒乘袭者。

〔制用法〕水煎服。煎渣湿热敷颈部。

跌打丸（军中跌打丸，《全国中医成药处方集》济南地区经验方）

〔组成〕当归1份　土鳖虫1份　川芎1份　血竭1份　没药1份　麻黄2份　自然铜2份　乳香2份

〔功效与适应证〕活血破瘀，接骨续筋。治跌打损伤，筋断骨折，瘀血攻心等症。

〔制用法〕共为细末。蜜丸，每丸5g，每次1～2丸，每日1～2次。

舒筋活血汤（《伤科补要》）

〔组成〕羌活6g　防风9g　荆芥6g　独活9g　当归12g　续断12g　青皮5g　牛膝9g　加皮9g　杜仲9g　红花6g　枳壳6g

〔功效与适应证〕舒筋活络。治软组织损伤及骨折脱位后期筋肉挛痛者。

〔制用法〕水煎服。

舒筋汤

〔组成〕

1.**《外伤科学》经验方**　当归10g　白芍10g　姜黄6g　宽筋藤15g　松节6g　海桐皮12g　羌活10g　防风10g　续断10g　甘草6g

2.**经验方**　当归12g　陈皮9g　羌活9g　骨碎补9g　伸筋草15g　五加皮9g　桑寄生15g　木瓜9g

〔功效与适应证〕祛风舒筋活络。治骨折及关节脱位后期，或软组织病变所致的筋络挛痛。

〔制用法〕水煎服。

舒筋活络丸（成药）

〔组成〕沉香 20 份　虎骨（现代用狗骨代）20 份　龟板 20 份　麝香 20 份　蔻仁 20 份　麻黄 20 份　黄连 40 份　白芷 40 份　细辛 40 份　玄参 40 份　白术 40 份　香附 40 份　骨碎补 40 份　何首乌 40 份　地龙 40 份　干姜 40 份　灵仙 40 份　白花蛇 40 份　天竺黄 40 份　羌活 40 份　防风 40 份　藿香 40 份　川芎 40 份　赤芍 40 份　甘草 40 份　大枣 40 份　僵蚕 40 份　茯苓 40 份　天麻 40 份

〔功效与适应证〕活血破瘀，接骨续筋。治跌打损伤，筋断骨折，瘀血攻心等症。

〔制用法〕共为细末。蜜丸，每丸 5 g，每次 1～2丸，每日 1～2 次。

舒筋活血汤（《伤科补要》）

〔组成〕羌活 6 g　防风 9 g　荆芥 6 g　独活 9 g　当归 12 g　续断 12 g　青皮 5 g　牛膝 9 g　五加皮 9 g　杜仲 9 g　红花 6 g　枳壳 6 g

〔功效与适应证〕舒筋活络。治软组织损伤及骨折脱位后期筋肉挛痛者。

〔制用法〕水煎服。

舒肠散滞汤（《内伤证治》经验方）

〔组成〕归尾 6 g　制南星 6 g　枳壳 10 g　半夏 6 g　薏苡仁 10 g　没药 6 g　红花 6 g　川芎 10 g　菖蒲 10 g　草果仁 6 g　砂仁 5 g　广木香 5 g　厚朴 15 g　丁香 3 g　陈皮 6 g　羌活 10 g　防风 6 g

〔功效与适应证〕行气活血，散滞舒肠。治跌打损伤而伤后吐粪者。

〔制用法〕水煎服。

舒筋活血片（经验方）

〔组成〕红花 24 g　香附 9 g　狗脊 120 g　五加皮 60 g　络石藤　伸筋草　泽兰叶　鸡血藤各 90 g　桑寄生 120 g　煅自然铜 150 g

〔功效与适应证〕舒筋活血。治筋骨痛，腰背酸痛，肢体拘挛，跌打损伤。

舒筋药水（伤筋药水，经验方）

〔组成〕生草乌　生川乌　羌活　独活　生半夏　生栀子　生大黄　生木瓜　路路通各 120 g　生蒲黄　樟脑　苏木各 90 g　赤芍　红花　生南星各 60 g　白酒 10000 g　米醋 2500 g

〔功效与适应证〕舒筋活络。治筋络挛痛，筋骨酸软麻木。

〔制用法〕药在酒醋中浸泡 7 日，严密盖闭，装入瓶中备用。患处热敷或熏洗后，用棉花蘸本品在患处轻擦，每日 3～5 次。

犀角地黄汤（《千金方》）

〔组成〕生地黄 30 g　赤芍 12 g　丹皮 9 g　犀角（现代用水牛角代）0.6 g（锉细末冲）

〔功效与适应证〕清热凉血解毒。治热入血分，疮疡热毒内攻，表现吐血、衄血、便血，皮肤瘀斑；高热神昏谵语，烦躁等症。

〔制用法〕水煎服。生地黄先煎，犀角冲末冲，或研汁和服。

散瘀和伤汤（《医宗金鉴》）

〔组成〕马钱子 15 g　红花 15 g　生半夏 15 g　骨碎补 9 g　甘草 9 g　葱须 30 g　醋 60 g（后下）

〔功效与适应证〕活血祛瘀止痛。治软组织损伤瘀肿疼痛及骨折关节脱位后期筋络挛痛。

〔制用法〕用水煎药，沸后，入醋再煎 5～10 分钟，熏洗患处，每日 3～4 次，每次熏洗都将药液煎沸后用。

散滞逐瘀汤（《内伤证治》经验方）

〔组成〕当归 25 g　大黄 20 g（后下）　赤芍 10 g　枳实 12 g　泽兰 10 g　红花 6 g　桃仁 10 g　广木香 3 g　穿山甲 10 g　芒硝 10 g（冲）　甘草 3 g　青皮 10 g

〔功效与适应证〕破气散滞，逐瘀通便。治腹部气血损伤而胀痛严重者。

十　三　画

腾药（《刘寿山正骨经验》经验方）

〔组成〕当归　羌活　红花　白芷　防风　制乳香　制没药　骨碎补　续断　宣木瓜　透骨草　川椒各等份

加减法：手部加桂枝、郁李仁；足部加黄柏、茄根；腿部加牛膝、狗骨；腰部加杜仲、桑寄生；胸部加郁金、茵陈；左肋部加栀子、降香；右肋部加陈皮、枳壳；肩部加川芎、片姜黄；骨折加土鳖虫、自然铜；兼风寒加厚朴、肉桂；理气加葱头、天仙藤；理血加汉三七、木槿花；舒筋加芙蓉叶、金果榄。

〔功效与适应证〕活血散瘀，温经通络，消肿止痛，舒筋接骨。用于骨折、脱位、筋伤及陈伤、痹证等适用熏洗者。

〔制用法〕上药共为粗末，每用120 g加入大青盐、白酒各30 g拌匀，装入白布袋内缝口，备用。

洗用：煎水熏洗患处。每日2次，翌日仍用原汤煎洗，如此复煎，可用数日。

腾用（即热熨）：用药两袋，干蒸热后轮换敷在患处，每次持续1小时左右，每日2次。用毕后药袋挂在通风阴凉处，翌日再用时，在药袋上洒少许白酒，每袋可用4～7日。

十四画以上

膜韧膏（《外伤科学》经验方）

〔组成〕血竭1份　山柰2份　生石膏2份　血余炭2份　公丁香2份　生甘草2份　红粘谷子6份　樟脑4份　苏木4份　羌活4份　制乳香4份　制没药4份　当归4份　独活4份　红花4份　细辛4份　栀子4份　白凤仙花4份

〔功效与适应证〕活血舒筋，消肿止痛，治跌打损伤肿痛者。

〔制用法〕共研细末。蜂蜜调敷。

黎洞丸（《医宗金鉴》）

〔组成〕牛黄1份　冰片1份　麝香1份　阿魏5份　雄黄5份　大黄10份　儿茶10份　血竭10份　乳香10份　没药10份　田三七10份　天竺黄10份　藤黄10份（隔汤煮十数次，去浮沫，用山羊血拌晒。如无山羊血，以子羊血代之）

〔功效与适应证〕祛瘀生新。治跌打损伤，瘀阻气滞，剧烈疼痛，或瘀血内攻，以及无名肿毒等症。

〔制用法〕共研细末，将藤黄化开为丸，如芡实大，焙干，稍加白蜜，外用腊皮固封。每次1丸，开水或酒送服。外用时，用茶卤磨涂。

增液汤（《温病条辨》）

〔组成〕玄参30 g　麦冬25 g　生地黄25 g

〔功效与适应证〕增液润燥。骨伤病而津液耗损，口干咽燥，大便秘结；或习惯性肠燥便秘。

〔制用法〕水煎服。

蠲痹汤（《百一选方》）

〔组成〕羌活6 g　姜黄6 g　当归12 g　赤芍9 g　黄芪12 g　防风6 g　炙甘草3 g　生姜5片

〔功效与适应证〕行气活血，祛风除湿。治损伤后风寒乘虚入络者。

〔制用法〕水煎服。

膈下逐瘀汤（《医林改错》）

〔组成〕当归9 g　川芎6 g　赤芍9 g　桃仁9 g　红花6 g　枳壳5 g　丹皮9 g　香附9 g　延胡索12 g　乌药9 g　五灵脂9 g　甘草5 g

〔功效与适应证〕活血祛瘀。治腹部损伤，蓄瘀疼痛。

〔制用法〕水煎服。

橘核荔枝汤（经验方）

〔组成〕橘核5 g　川楝子5 g　荔枝核5 g　赤芍9 g　木香3 g　乳香3 g　没药3 g　大茴香3 g　小茴香3 g　白芍9 g　当归9 g　桂圆核9 g

〔功效与适应证〕疏肝行气止痛。治肝经气伤作痛者，如睾丸挫伤，少腹挫伤胀痛者。

〔制用法〕水煎服。

橘术四物汤（《证治准绳》）

〔组成〕当归10 g　川芎6 g　白芍10 g　生地12 g　桃仁10 g　红花6 g　白术10 g　陈皮5 g

〔功效与适应证〕活血散瘀，行气止痛。治跌打损伤，体内瘀血虽用攻下之剂仍未尽者。

〔制用法〕水煎服。

〔王丽华〕

参考书目

1 吴阶平．黄家驷外科学．第4版．北京：人民卫生出版社，1986
2 张安桢．中医骨伤科学．北京：人民卫生出版社，1988
3 胥少汀．实用骨科学．第2版．北京：人民卫生出版社，1999
4 郭世绂．临床骨科解剖学．天津：天津科学技术出版社，1988
5 王亦聪．骨与关节损伤．第3版．北京：人民卫生出版社，2001
6 武汉医学院．外科学．北京：人民卫生出版社，1981
7 丁继华．中医骨伤科基础．第2版．北京：人民卫生出版社，1998
8 刘柏龄．中医骨伤科学．北京：人民卫生出版社，1998
9 孟继懋．中国医学百科全书·骨科学．上海：上海科学技术出版社，1984
10 岑泽波．中医伤科学．上海：上海科学技术出版社，1985
11 孙树椿．中医筋伤学．第2版．北京：人民卫生出版社，2000
12 尚天裕．中国接骨学．天津：天津科学技术出版社，1995
13 岑泽波．中医正骨学．北京：人民卫生出版社，1991
14 杨克勤．矫形外科学．上海：上海科学技术出版社，1986
15 江西中医学院．人体解剖组织胚胎学．上海：上海科学技术出版社，1979
16 汤邦杰．中医伤科学．长沙：湖南科学技术出版社，1988

图书在版编目（CIP）数据

中医骨伤科学/彭太平主编. —3版.—长沙 ：湖南科学技术出版社，2004.8（2024.12重印）
全国高等中医药院校成人教育教材
ISBN 978-7-5357-0320-0
Ⅰ. ①中… Ⅱ. ①彭… Ⅲ. 中医骨伤科学—成人高等教育—教材 Ⅳ. ①R274
中国版本图书馆CIP数据核字(2014)第100069号

全国高等中医药院校成人教育教材
中医骨伤科学
委托修订：国家中医药管理局人事教育司
主编单位：江西中医药大学
主　　编：彭太平
出 版 人：潘晓山
责任编辑：李 忠 黄一九 石 洪
出版发行：湖南科学技术出版社
社　　址：长沙市芙蓉中路一段416号泊富国际金融中心
网　　址：http://www.hnstp.com
邮购联系：本社直销科 0731-84375808
印　　刷：长沙市宏发印刷有限公司
（印装质量问题请直接与本厂联系）
厂　　址：长沙市开福区捞刀河大星村343号
邮　　编：410153
版　　次：2004年5月第3版
印　　次：2024年12月第29次印刷
开　　本：787mm×1092mm 1/16
印　　张：34
字　　数：827千字
书　　号：ISBN 978-7-5357-0320-0
定　　价：58.00元